全国医学院校高职高专规划教材
供护理类专业用

内科护理学

第2版

主　编　孟共林　李　兵　金立军
副主编　李群芳　谢亮球　田玉梅　熊天山
编　者（按姓名汉语拼音排序）
　　　　丁建华（邵阳医学高等专科学校）
　　　　黄小红（邵阳医学高等专科学校附属医院）
　　　　金立军（铜仁职业技术学院）
　　　　李　兵（湖南医药学院）
　　　　李群芳（湖南环境生物职业技术学院）
　　　　刘继荣（邵阳医学高等专科学校）
　　　　栾　娈（北京卫生职业学院）
　　　　孟共林（邵阳医学高等专科学校）
　　　　田玉梅（湖南医药学院）
　　　　王燕燕（北京卫生职业学院）
　　　　魏丽鸿（河西学院）
　　　　谢亮球（邵阳医学高等专科学校）
　　　　熊天山（铜仁职业技术学院）
　　　　徐　艳（邵阳医学高等专科学校）
　　　　印　琼（湖南医药学院）
　　　　张根萍（邵阳医学高等专科学校第一附属医院）
　　　　张宏伟（济南护理职业学院）
　　　　周群香（邵阳市中医医院）

北京大学医学出版社

NEIKE HULIXUE

图书在版编目（CIP）数据

内科护理学 / 孟共林，李兵，金立军主编. —2版. —北京：北京大学医学出版社，2016.1（2019.4重印）
 全国医学院校高职高专规划教材
 ISBN 978-7-5659-1265-8

Ⅰ. ①内… Ⅱ. ①孟… ②李… ③金… Ⅲ. ①内科学-护理学-高等职业教育-教材 Ⅳ. ①R473.5

中国版本图书馆CIP数据核字（2015）第264254号

内科护理学（第2版）

主　　编：孟共林　李　兵　金立军
出版发行：北京大学医学出版社
地　　址：（100191）北京市海淀区学院路38号　北京大学医学部院内
电　　话：发行部 010-82802230；图书邮购 010-82802495
网　　址：http://www.pumpress.com.cn
E-mail：booksale@bjmu.edu.cn
印　　刷：中煤（北京）印务有限公司
经　　销：新华书店
责任编辑：靳新强　　　责任校对：金彤文　　　责任印制：李　啸
开　　本：850mm×1168mm　1/16　印张：28.75　字数：840千字
版　　次：2011年8月第1版　2016年1月第2版　2019年4月第3次印刷
书　　号：ISBN 978-7-5659-1265-8
定　　价：55.00元
版权所有，违者必究
（凡属质量问题请与本社发行部联系退换）

全国医学院校高职高专规划教材编审委员会

主 任 委 员　王德炳
学 术 顾 问　程伯基
副主任委员　马晓健　邓　瑞　匡奕珍　李金成　陈文祥
　　　　　　唐　平　秦海洸　袁　宁
秘 书 长　陆银道　王凤廷
委　　　员　（按姓名汉语拼音排序）

鲍缇夕　曹玉青　陈涤民　陈小红　陈小菊
邓开玉　段于峰　付林海　耿　磊　桂　芳
郭　兴　郝晓鸣　何辉红　贺志明　侯志英
胡祥上　黄雪霜　黄泽智　简亚平　江兴林
姜海鸥　蒋乐龙　金立军　雷芬芳　李　兵
李　青　李杰红　林新容　刘翠兰　刘美萍
柳　洁　吕　冬　栾建国　马尚林　马松涛
马新华　孟共林　聂景蓉　裴巧霞　彭　湃
彭艾莉　蒲泉州　饶利兵　申小青　舒安利
谭安雄　唐布敏　陶　莉　田小英　田玉梅
汪小玉　王化修　王嗣雷　王喜梅　王小莲
王玉明　魏明凯　邬贤斌　吴和平　吴水盛
谢日华　熊正南　徐友英　徐袁明　许健瑞
阎希青　阳　晓　姚本丽　义家运　易礼兰
应　萍　曾琦斐　张　申　张丽霞　张荔茗

序

医药卫生类高职高专教育是我国医学教育体系的重要组成部分，随着国家对医药卫生体制改革的逐步推进，社会对基层卫生服务人才的需求与日俱增，对新时期高职高专医学人才培养及教材建设提出了更高要求。北京大学医学出版社于2011年组织全国高职高专院校教师编写出版了本套高职高专教材，由于教材的内容精练、案例经典、符合临床、实用性强，受到众多高职高专院校师生的好评。

高职高专医学教材应服务于人才培养目标，基于高职高专学生的认知特点，以学生为中心、以就业为导向、以职业技能和岗位胜任力培养为根本，与课程、临床岗位和行业需求对接，促进产教融合。为推进教材建设、更好地服务于人才培养目标、将本套教材锤炼为精品之作，北京大学医学出版社对参与这套教材编写与使用的院校进行了深入调研，于2014年下半年正式启动了本套教材的修订再版工作，首先召开了教材编审委员会议，统一了教材修订再版的总体精神，重新审定再版教材目录、对个别主编进行了调整，然后召开了全体主编人会议。本轮教材修订加大了"双师型"和临床实践一线作者的比例，更加紧密地结合国家临床执业助理医师、全国护士执业资格考试大纲，理论、知识强调"必需、够用"；精选案例以促进案例教学；专业课教材的学习目标按布卢姆教育目标分类编写，突出了职业技能和岗位胜任力培养。力求以学生为中心，引导自主学习，渗透职业教育理念。总之，本轮教材在延续上版优点的基础上，体例更加规范，版式更加精美，质量明显提升，适用性更强。

在本次修订再版工作中，各参编院校给予了高度重视和大力支持，众多参编教师投入了极大的热情和精力，在主编带领下克服困难，以严肃、认真、负责的态度出色地完成了编写任务，在此一并致以衷心的感谢！"知行合一、行胜于言"一定程度上体现了职业教育理念，相信在北京大学医学出版社精心组织、编审委员会顶层设计和全体作者对教材的精雕细琢下，这套教材一定能与时俱进、日臻完善，满足新时期高职高专医学人才培养的需求，在教学实践中经受住检验，在教材建设"百花齐放、百家争鸣"的局面中脱颖而出，成为好学、好教、好用的精品教材。

王德炳

前 言

在新一轮医药卫生体制改革逐步推进的大背景下，为进一步促进医药卫生类高职高专教育事业的发展，加强新时期高质量的高职高专教材建设，北京大学医学出版社启动了全国医学院校高职高专规划教材第二轮修订，本教材是在郑丽忠、刘振华、李兵主编的《内科护理学》（"十二五"国家级规划教材）的基础上编写的。

本教材的修订，做了较大的改动，关于疾病的概念、分类和分型、治疗目的内容均是较新的。同时链接了内科护理的新理论、新技术、新方法以及临床新指南，努力做到教材的新颖性；并紧密结合最新护士执业资格考试大纲，凸显高职高专护理教材的特点要求。

全书分为9个章节。第一章为绪论，阐述"为什么学""学些什么""怎么学"；其余各章分别描述了呼吸、循环、消化、泌尿、血液、内分泌、神经系统常见疾病和风湿性疾病患者的护理。在编写过程中力求体现以下特点：①结构清晰，条理清楚，注意处理共性和个性的关系，避免重复，每一节前的学习目标突出知识点，节后小结将知识点给以总结，前呼后应；章后有自测题，通过练习更好地掌握知识点。②逻辑思维性强，穿插常见疾病案例，提出问题，起到承上启下的作用，引导学生思考。③强调实践操作，醒目地呈现操作流程，使学生更易学习。④内科疾病患者中慢性病患者较多，且跟生活方式有关，因此健康教育是内科护理的重点内容之一，教会患者改变不良的生活方式，建立健康的生活方式；教会患者及家人自我防护和保健知识非常重要，本教材也突出了这一点。

本教材在编写时力求语言准确、表达清楚、重点突出、实用性强。不仅适用于高职高专、成人教育，还可作为临床护理人员自学的参考书。

在本教材的编写过程中，各参编院校领导、老师、邵阳医专附属医院各内科科主任等给予了大力支持和帮助，在此表示诚挚的谢意。编写过程中集思广益，博采众长，但受时间、学识和资讯等方面的限制，书中难免有不当之处，恳请各位读者在使用中提出宝贵的意见，使本教材不断完善。

孟共林
2015 年 10 月 5 日

目 录

第一章 绪论 …………………………… 1
 一、内科护理学的性质、内容及特色
  …………………………………… 1
 二、内科护理学的学习目标和要求
  …………………………………… 2
 三、内科护理学的学习方法 ………… 2

第二章 呼吸系统疾病患者的护理 …… 4
 第一节 呼吸系统疾病常见症状、体征
   及护理 ……………………… 4
  一、咳嗽、咳痰 …………………… 4
  二、肺源性呼吸困难 ……………… 6
  三、咯血 …………………………… 8
  四、胸痛 …………………………… 10
 第二节 急性呼吸道感染患者的护理
   ………………………………… 12
 第三节 支气管哮喘患者的护理 …… 15
 第四节 支气管扩张症患者的护理 … 23
 第五节 慢性支气管炎和慢性阻塞性肺
   疾病患者的护理 …………… 27
 第六节 慢性肺源性心脏病患者的护理
   ………………………………… 34
 第七节 肺部感染性疾病患者的护理
   ………………………………… 38
  一、概述 …………………………… 39
  二、肺炎链球菌肺炎 ……………… 40
  三、几种不同病原体所致肺炎的
   特点 …………………………… 41
 第八节 肺脓肿患者的护理 ………… 44
 第九节 肺结核患者的护理 ………… 47
 第十节 原发性支气管肺癌患者的护理
   ………………………………… 54
 第十一节 自发性气胸患者的护理 … 59
 第十二节 呼吸衰竭患者的护理 …… 63
 第十三节 急性肺损伤与急性呼吸窘迫
    综合征患者的护理 ……… 70
 第十四节 呼吸系统疾病常用诊疗技术
    及护理 …………………… 72
  一、吸入器的使用方法 …………… 72
  二、胸部叩击与胸壁震荡 ………… 72
  三、体位引流 ……………………… 73
  四、呼吸功能锻炼 ………………… 73
  五、机械通气 ……………………… 74
  六、纤维支气管镜检查技术 ……… 76
  七、胸腔穿刺术 …………………… 77

第三章 循环系统疾病患者的护理 … 85
 第一节 循环系统疾病常见症状、体征
   及护理 ……………………… 85
  一、心源性呼吸困难 ……………… 85
  二、心源性水肿 …………………… 87
  三、心源性晕厥 …………………… 88
  四、心悸 …………………………… 89
 第二节 心力衰竭患者的护理 ……… 91
  一、慢性心力衰竭 ………………… 91
  二、急性心力衰竭 ………………… 97
 第三节 心律失常患者的护理 ……… 99
  一、概述 …………………………… 99
  二、窦性心律失常 ………………… 100
  三、期前收缩 ……………………… 103
  四、阵发性心动过速 ……………… 105
  五、扑动与颤动 …………………… 107

六、预激综合征 …………… 110
七、心脏传导阻滞 …………… 110
八、心律失常的护理 ………… 112
第四节 原发性高血压患者的护理 … 115
第五节 冠状动脉粥样硬化性心脏病
患者的护理 ………………… 122
一、概述 ……………………… 122
二、心绞痛 …………………… 123
三、心肌梗死 ………………… 126
第六节 心脏瓣膜病 ……………… 133
一、二尖瓣狭窄 ……………… 133
二、二尖瓣关闭不全 ………… 135
三、主动脉瓣狭窄 …………… 135
四、主动脉瓣关闭不全 ……… 136
五、风湿性心瓣膜病的护理 … 137
第七节 感染性心内膜炎 ………… 138
第八节 心肌疾病 ………………… 142
一、心肌病（原发性）……… 142
二、心肌炎 …………………… 146
第九节 心包炎 …………………… 148
一、急性心包炎 ……………… 149
二、缩窄性心包炎 …………… 150
三、心包炎患者的护理 ……… 150
第十节 循环系统常用诊疗技术及
护理 ………………………… 152
一、心脏电复律术 …………… 152
二、心电监护技术 …………… 153
三、心包穿刺技术 …………… 154
四、心导管检查术 …………… 155
五、心导管射频消融术 ……… 157
六、冠状动脉造影术 ………… 158
七、经皮腔内冠状动脉成形术和经皮
冠状动脉内支架置入术 …… 159

第四章 消化系统疾病患者的护理 … 169
第一节 消化系统疾病常见症状、体征
及护理 ……………………… 169
一、恶心与呕吐 ……………… 169
二、腹痛 ……………………… 171
三、腹泻与便秘 ……………… 172
四、黄疸 ……………………… 174
五、呕血与黑便 ……………… 175
第二节 胃炎患者的护理 ………… 175
一、急性胃炎 ………………… 175
二、慢性胃炎 ………………… 176
三、胃炎的护理 ……………… 178
第三节 消化性溃疡患者的护理 … 180
第四节 胃癌患者的护理 ………… 186
第五节 肠结核与结核性腹膜炎患者
的护理 ……………………… 190
一、肠结核 …………………… 190
二、结核性腹膜炎 …………… 192
三、肠结核和结核性腹膜炎患者的
护理 ………………………… 193
第六节 溃疡性结肠炎患者的护理 … 195
第七节 肝硬化患者的护理 ……… 198
第八节 原发性肝癌患者的护理 … 205
第九节 肝性脑病患者的护理 …… 211
第十节 急性胰腺炎患者的护理 … 216
第十一节 上消化道大出血患者的
护理 ………………………… 221
第十二节 消化系统疾病常用的诊疗
技术及护理 ………………… 225
一、腹腔穿刺术 ……………… 225
二、肝穿刺活组织检查术 …… 227
三、纤维胃、十二指肠镜检查术 … 228
四、纤维结肠镜检查术 ……… 229
五、双气囊三腔管压迫止血术 …… 231

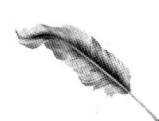

第五章 泌尿系统疾病患者的护理 ··· 240

第一节 泌尿系统疾病常见症状、体征及护理 ····· 240
- 一、肾性水肿 ········· 240
- 二、肾性高血压 ······ 242
- 三、尿异常 ············· 243
- 四、尿路刺激征 ······ 244
- 五、肾区疼痛 ········· 245

第二节 肾小球疾病患者的护理 ······ 247
- 一、概述 ··············· 247
- 二、急性肾小球肾炎 ········· 248
- 三、慢性肾小球肾炎 ········· 250
- 四、肾病综合征 ······ 252

第三节 尿路感染患者的护理 ········· 256

第四节 肾衰竭患者的护理 ········· 260
- 一、急性肾衰竭 ······ 261
- 二、慢性肾衰竭 ······ 264

第五节 泌尿系统疾病常用诊疗技术及护理 ····· 269
- 一、血液透析 ········· 270
- 二、腹膜透析 ········· 272

第六章 血液系统疾病患者的护理 ··· 278

第一节 血液系统疾病常见症状、体征及护理 ····· 278
- 一、贫血 ··············· 278
- 二、出血或出血倾向 ········· 278
- 三、继发感染 ········· 281

第二节 贫血患者的护理 ········· 283
- 一、概述 ··············· 283
- 二、缺铁性贫血 ······ 285
- 三、巨幼细胞贫血 ········· 288
- 四、再生障碍性贫血 ········· 290

第三节 出血性疾病患者的护理 ····· 294
- 一、概述 ··············· 294
- 二、特发性血小板减少性紫癜 ········· 296
- 三、过敏性紫癜 ······ 299
- 四、血友病 ············· 300
- 五、弥散性血管内凝血 ········· 303

第四节 白血病患者的护理 ········· 305
- 一、概述 ··············· 306
- 二、急性白血病 ······ 307
- 三、慢性粒细胞白血病 ········· 312

第五节 淋巴瘤患者的护理 ········· 315

第六节 血液系统疾病常用诊疗技术及护理 ····· 319
- 一、造血干细胞移植术 ········· 319
- 二、骨髓穿刺术 ······ 321

第七章 内分泌和代谢性疾病患者的护理 ········· 330

第一节 内分泌和代谢性疾病常见症状、体征的护理 ····· 330
- 一、身体外形的改变 ········· 330
- 二、生殖发育及性功能异常 ········· 331

第二节 腺垂体功能减退症患者的护理 ········· 332

第三节 甲状腺疾病患者的护理 ····· 335
- 一、单纯性甲状腺肿 ········· 335
- 二、甲状腺功能亢进症 ········· 337
- 三、甲状腺功能减退症 ········· 342

第四节 皮质醇增多症患者的护理 ··· 344

第五节 糖尿病患者的护理 ········· 347

第六节 痛风患者的护理 ········· 358

第七节 肥胖症患者的护理 ········· 361

第八节 内分泌和代谢性疾病常用诊疗技术及护理 ····· 363
- 一、基础代谢率测定 ········· 364

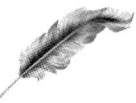

二、血糖检测技术 …………… 364

第八章 风湿性疾病患者的护理 …… 373

第一节 风湿性疾病常见症状、体征及护理 …………… 373
一、关节疼痛与肿胀 ………… 373
二、关节僵硬与活动受限 ……… 375
三、皮肤受损 ………………… 376

第二节 系统性红斑狼疮患者的护理 …………… 378

第三节 类风湿关节炎患者的护理 … 382

第四节 强直性脊柱炎患者的护理 … 386

第九章 神经系统疾病患者的护理 … 391

第一节 神经系统疾病常见症状、体征及护理 …………… 391
一、意识障碍 ………………… 391
二、语言障碍 ………………… 393
三、感觉障碍 ………………… 395
四、运动障碍 ………………… 397

第二节 周围神经疾病患者的护理 … 400
一、三叉神经痛 ……………… 400
二、面神经炎 ………………… 401
三、多发性神经病 …………… 402
四、急性炎性脱髓鞘多神经病 …… 403

第三节 脊髓疾病患者的护理 …… 406
一、急性脊髓炎 ……………… 406
二、脊髓压迫症 ……………… 407
三、脊髓疾病的护理 ………… 408

第四节 脑血管疾病患者的护理 …… 409
一、概述 ……………………… 409
二、短暂性脑缺血发作 ……… 411
三、脑梗死 …………………… 412
四、脑出血 …………………… 415
五、蛛网膜下腔出血 ………… 418

第五节 帕金森病患者的护理 …… 420

第六节 癫痫患者的护理 ………… 424

第七节 重症肌无力患者的护理 …… 429

第八节 神经系统疾病常用诊疗技术及护理 …………… 433
一、腰椎穿刺技术 …………… 433
二、脑血管造影技术 ………… 434
三、高压氧治疗 ……………… 435

中英文专业词汇索引 …………… 444

主要参考文献 …………………… 447

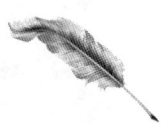

第一章 绪 论

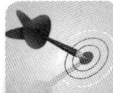

学习目标

通过本章内容的学习，学生应能
识记：
说出内科护理学的概念及内科护理学的重要性。
理解：
解释内科护理学的性质、内容及特点。
运用：
应用整体的理念、护理程序的思维方法及绪论所提的学习方法学好内科护理学。

内科护理学是研究内科疾病患者生理、心理和社会等方面健康问题的发生、发展规律，并用护理程序的步骤和方法诊断和处理患者的健康问题，以达到促进和保持患者健康的一门临床护理学科。

一、内科护理学的性质、内容及特色

（一）课程性质

内科护理学是护理专业一门必修的核心课程。它是建立在基础医学、护理学理论、健康评估基础之上，综合社会科学和人文科学的一门学科。其涉及范围广，所阐述的内容丰富，知识体系的整体性强。它不仅与临床医学、预防医学、人文社会科学等有密切联系，而且与其他临床护理学科也有密切联系，其所阐述的观点和内容对临床各科护理具有普遍的指导意义，是临床各科护理学的基础。故学好内科护理学是学好临床专业课的关键。

通过本课程的学习，使学生树立"以人的健康为中心""以病人为中心"的现代护理理念和服务理念，并能运用护理程序对内科患者实施整体护理，为护理对象提供减轻痛苦、促进健康、保持健康的服务。

（二）教材内容

本教材以"必需、够用"为原则，以"三基"为重心，突出护理专业学生必须掌握的当前临床适用的内容为重点，确保知识的系统性和实用性。同时增加了内科护理的新理论、新技术、新方法以及临床新指南，努力做到教材的新颖性。并紧密结合最新护士执业资格考试大纲，凸显作为高职高专护理专业学生教材的特点要求。

本教材总体形式仍然按内科各临床专科分篇，共分为9章，包括绪论，呼吸、循环、消化、泌尿、血液、内分泌、神经八大系统常见疾病和风湿性疾病患者的护理。为了突出教材的精炼性和直观性。在编写时，我们按照两种形式编写：各系统疾病常见症状和体征的护理和疾病护理部分，以护理程序为框架进行编写，为避免重复，在疾病的护理中省去了护理评估、护理目标和效

果评价；各系统常用诊疗技术的护理部分，运用图表框架的形式编写。

（三）教材特色

1. 设置"学习目标"和"小结" 教材各节设"学习目标"，节后有"小结"，"小结"与"学习目标"呼应，突出知识点，简洁明了、利于学生总结。每章后有"自测题"，题型基本与护士执业资格考试接轨，有利于学生对知识点的检测。

2. 强化案例教学 重点和典型病例导入必要的引导性、情境性案例，将案例放在该节的治疗要点后，并附1~2道与案例中知识点相关的思考题，起到承上启下的作用，使教材内容与临床、护理实践紧密结合，促进学生自主学习。

3. 用活"知识链接" "知识链接"可介绍内科学和内科护理学领域的历史渊源、研究热点、最新成果、学科前沿趋势以及与本节相关的基础知识回顾、理论联系临床等内容，以拓宽学生的知识面，帮助学生更广泛、更深入地了解相关知识，激发学生学习兴趣。

二、内科护理学的学习目标和要求

根据实用型人才培养目标，内科护理学的学习目的是通过教学活动，使护理专业学生能够全面、系统地熟悉内科常见疾病的基本知识，理解疾病给患者身心带来的痛苦；掌握内科常见疾病的护理知识和技术，并具有运用护理程序为患者提供护理服务，解决健康问题，完成护理工作任务的能力。通过学习，学生应达到以下目标和要求：

1. 识记层次 要求学生记住即可，包括疾病的概念、病因、治疗要点、急危重症患者的抢救原则。

2. 理解层次 要求学生在记忆的基础上，能领会知识，即能用自己的话来说明或概述所学的知识。包括每个疾病的发病机制、临床表现特征、护理措施和健康指导内容。

3. 应用水平 要求学生在知道和领会的基础上，能将所学的知识应用在实践中，具有独立解决问题的能力。如具有对内科常见疾病患者的病情变化进行观察、监护和初步分析的能力，具有对内科常见急危重症患者进行初步应急处理和配合医生抢救的能力，具有熟练地运用护理程序为患者实施整体护理的能力，以及具有向个体、家庭、社区提供保健服务和健康指导的能力。

4. 职业素质 树立全心全意为患者服务的思想，养成关心、爱护、尊重护理对象的行为意识，表现对护理对象的高度责任心、同情心与爱心；具有认真、热情、主动地执行护理措施的工作意识，养成自觉按照护理程序工作的习惯；具有刻苦勤奋的学习态度、理论联系实际的学习风气、严谨求实的工作作风、团结协作的团队精神、稳定良好的心理素质、较强的环境适应能力和创新意识。在学习和实践中培养良好的职业道德和敬业精神。

三、内科护理学的学习方法

为了帮助学生更好地学习和掌握该课程内容，使学生具备调控自我学习的能力、监控自我学习的意识，以及思维能力的培养，提供以下学习策略与方法供参考和借鉴。

（一）明确学习目标

学习目标是在学习过程中所要求完成的任务或达到的某种程度。它对学生的学习具有指向性和控制性。因此，建议学生在思考每一节的学习目标，要有计划、有步骤地逐步完成本课程的学习任务。

（二）具有整体护理观

首先，学习时要将各学科知识相互联系，这样才能全面把握内科护理学的内涵。其次，树立"人"的整体观念，将护理对象——人，视为生物、心理、社会、文化发展的统一整体，与周围环境保持平衡与协调，人体局部病变实际上是整体病变的局部表现。在学习疾病护理时，不仅要着眼于局部病变，还要关注人的生理、心理、社会、精神、成长与发展等各个层面的需要，即提

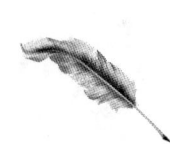

供全方位的整体护理。在临床上，每个患者的情况是错综复杂、瞬息万变的。因此，既要求知晓某种疾病常见临床过程，又要全面认识和考虑患者的具体情况，这样才给予个性化的整体护理。

（三）调整学习策略，提高学习效果

1．学会预习　预习是培养独立思考和自学能力的重要途径，目的在于提高听课效率。为此，应在每次上课前1~2天对教学内容进行预习。预习时，先通读一遍教材内容，明确课程的主要内容，大致找出重点和难点，标记出有疑惑或不理解的内容；对教材中涉及的基础知识部分若已遗忘，可查看相关教材进行复习，为听课做好充分准备。

2．学会听课　内科护理学教学内容的信息量大。因此，上课时跟着教师的讲课思路，专心致志地听讲，才能系统掌握知识内容，全面了解学科发展动向。听课时若遇到没听懂或不理解的内容，不要将思维停滞在此，以免落后于教师的讲授进度，影响后续内容的听讲和理解。疑惑之处可在书上做好记号，课后通过询问老师、查找资料或上网去更好地认识和理解。

3．学会抓重点　每个系统第一节相当于该系统常见症状护理的共性，而具体某个疾病的症状是该系统疾病症状护理的个性，处理好共性和个性的关系。要抓住疾病的临床表现、护理措施重点内容。

4．学会思考　内科护理学理论性、实践性很强。其"难学、难教"，是师生共同面对的问题。因此学会思考是非常重要的。除了教师要启发学生如何思考外，要求学生能积极地思考，而只有勇于思考才能理解知识，更好地运用知识去发现问题、解决问题，提高学习效率。如在学习疾病的临床表现时，教师应引导学生去思考分析"为什么有这样的症状、体征和并发症"，让学生能很好地理解记忆；同时还要引导学生思考判断"患者护理问题"，然后再根据护理问题寻求解决方法即护理措施。课后对该系统的症状护理及疾病护理、甚至每一个护理情景，尽可能从纵向、横向去反思、去归纳总结，找出本系统共同特征，具体疾病的特征，以利于巧妙、快速记忆知识点。

（孟共林）

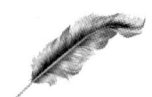

第二章 呼吸系统疾病患者的护理

第一节 呼吸系统疾病常见症状、体征及护理

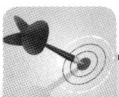

学习目标

通过本节内容的学习，学生应能
识记：
陈述引起咳嗽与咳痰、咯血、呼吸困难、胸痛的概念和病因，提出相关的护理诊断。
理解：
总结咳嗽与咳痰、咯血、呼吸困难、胸痛的临床特点、分析其护理措施。
运用：
演示有效咳嗽、排痰的措施，会联系实际对咯血、呼吸困难、胸痛等症状进行有效的护理。

呼吸系统疾病常见的症状有咳嗽与咳痰、肺源性呼吸困难、咯血和胸痛。

一、咳嗽、咳痰

咳嗽（cough）是机体的防御反射，通过咳嗽清除呼吸道内的分泌物和异物。咳嗽反射减弱或消失可引起肺不张和肺部感染，甚至死亡。但频繁剧烈的咳嗽则会影响日常工作和休息，带来不适感，甚至出现并发症。咳痰（expectoration）是借助咳嗽反射及支气管黏膜上皮细胞的纤毛运动、支气管平滑肌收缩，将呼吸道分泌物从口腔排出体外的动作。咳嗽和咳痰两者可同时出现；也可仅有咳嗽、无痰或少量痰称为干咳，咳嗽伴有痰液称为湿咳。

【护理评估】
（一）健康史
患者有无呼吸道疾病（哮喘、过敏性鼻炎、呼吸系统的肿瘤等）、心血管疾病、理化因素等引起咳嗽、咳痰的基本病因；有无受凉、气候变化、吸入花粉、精神刺激等诱因。

（二）身体状况
1. 咳嗽、咳痰和特点
（1）咳嗽发生的急缓、性质、出现及持续时间：突然发生咳嗽，多见于刺激性气体所致的急性上呼吸道炎症、支气管异物或过敏性疾病等；长期反复发作的慢性咳嗽、咳痰，多见于慢性呼吸系统疾病；夜间入睡或晨起时咳嗽伴泡沫痰或脓痰，多见于慢性支气管炎、支气管扩张、肺脓肿；夜间阵发性咳嗽及明显咳痰，多见于左侧心力衰竭；金属音调咳嗽，见于支气管腔狭窄或受压，如支气管肺癌、纵隔肿瘤；咳嗽声音嘶哑，见于喉炎、喉癌等；咳嗽声调低微或无声，常由极度衰弱或声带麻痹等所致。

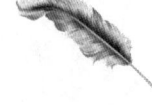

(2) 痰液的颜色、性质、气味、数量：白色泡沫痰或黏液样痰多见于支气管炎和支气管哮喘等；脓性痰见于化脓菌感染；咳黄绿色痰见于铜绿假单胞菌感染；克雷伯杆菌感染时痰呈红棕色胶冻样；肺炎链球菌肺炎时咳铁锈色痰；急性肺水肿时咳粉红色泡沫样痰；恶臭痰则提示厌氧菌感染；痰量每日数毫升至数百毫升不等，一般认为每日咳痰量大于100ml为大量咳痰，大量脓痰放置后分三层（上层为泡沫、中层为浆液、下层为脓液和坏死组织）。

(3) 伴随症状：咳嗽伴发热提示存在感染；咳嗽伴胸痛表示病变已累及胸膜；伴呼吸困难显示肺通气（或）换气功能障碍。

2．身体评估 生命体征、呼吸型态及意识状态；营养状况及体位：有无消瘦及营养不良，是否存在端坐呼吸；皮肤黏膜情况：有无发绀、脱水及出汗；胸部体征：呼吸运动情况、是否有干、湿性啰音。

（三）心理评估

频繁剧烈的咳嗽，尤其是夜间咳嗽或大量咳痰者，常出现烦躁不安、失眠、焦虑、抑郁、注意力不集中等而影响日常生活和工作；痰中带血时患者可出现紧张，甚至恐惧。

（四）辅助检查

血常规检查白细胞及分类有无异常，以判断有无感染；痰液检查有无致病菌；X线胸片、纤维支气管镜检查、肺功能测定有无异常。

【常用护理诊断/问题】

1．清理呼吸道无效 与无力咳嗽、痰液黏稠、胸痛、意识障碍有关。

2．有窒息的危险 与意识障碍、分泌物阻塞呼吸道、大咯血有关。

3．焦虑 与剧烈咳嗽、咳痰不畅影响休息、睡眠、病情加重有关。

【护理目标】 患者能有效咳嗽和排痰且症状减轻，无窒息发生，睡眠改善。

【护理措施】

（一）一般护理

1．改善环境 保持环境整洁、安静、舒适、空气新鲜，维持适宜的室温（18～20℃）与湿度（50%～60%），减少尘埃与烟雾的刺激，避免受凉，吸烟者戒烟。

2．体位与休息 保持舒适体位，取坐位或半坐卧位有利于呼吸和痰液咳出。避免剧烈运动，频繁剧烈咳嗽时应注意休息。

3．饮食 补充营养与水分：慢性咳嗽能量消耗增加，应给予高蛋白、高热量、高维生素饮食，不宜摄入刺激性食物，如生冷辛辣等，以免刺激呼吸道加重咳嗽。适当补充水分，患者情况允许时，每日保证饮水在1500ml以上，以利痰液湿化。做好口腔护理，痰有异味者，痰杯加盖并及时清理痰液。

（二）促进有效排痰

1．指导有效咳嗽 适用于神志清醒、有痰且能咳嗽的患者。方法：①患者取坐位或立位，上身略向前倾，双手支撑在桌子、椅背等物体上，先作5～6次深呼吸，然后于深吸气末屏气几秒钟，连续咳嗽数次使痰至咽部附近，再用力咳嗽将痰排出；②患者坐在床上，两腿并拢屈曲放置一枕头以顶住腹部（使膈肌上升），咳嗽时身体前倾，头颈屈曲，咳嗽将痰液排出；③患者取侧卧屈膝位，使膈肌、腹肌收缩，增加腹压，并经常变换体位有利于痰液咳出；④对胸、腹部有伤口者，为避免咳嗽而加重伤口的疼痛，咳嗽时用双手或枕头轻压伤口两侧，起固定或扶持作用，以减轻咳嗽引起伤口局部的牵拉和疼痛。

2．湿化呼吸道 适用于痰液黏稠不易咳出者。常用超声雾化吸入和蒸气吸入法，常在雾化液中加入某些药物如痰溶解剂、平喘药、抗生素等，起到祛痰、消炎、止咳、平喘的作用。注意事项：①防止窒息：干结分泌物湿化后易膨胀阻塞支气管，应帮助患者翻身、拍背，及时排痰，尤其是体弱、无力咳嗽者。②控制湿化温度：一般温度应在35～37℃，过高会灼伤气道，过低

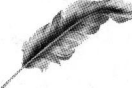

会引起寒战；③避免湿化过度：湿化时间不宜过长，一般每次 10～20min。④防止感染：定期对湿化装置、病房消毒，严格无菌操作，加强口腔护理。⑤注意用药：遵医嘱用药，观察药物副作用。

3．胸部叩击与胸壁震荡　详见本章第十四节"常见呼吸系统诊疗技术及护理"。

4．体位引流　适用于支气管扩张、肺脓肿等有大量痰液而排出不畅时。原则：将患者安置于适当的体位（根据患者病变的部位，如胸片提示的病灶所在的肺叶或肺段），抬高患侧肺的位置，使引流支气管开口向下，利用重力作用使呼吸道的分泌物流入大支气管、气管而随咳嗽排出体外。具体措施详见本章第十四节"常见呼吸系统诊疗技术及护理"。

5．机械吸痰　经患者的口、鼻腔、气管插管或气管切开处进行负压吸痰。每次吸引时间应少于15s，两次抽吸间歇时间大于3min，并在吸痰前、中、后适当吸氧，避免吸痰引起低氧血症。具体操作见（护理学基础电动吸痰的技术）。

（三）病情观察

1．密切观察咳嗽、咳痰情况　详细记录痰液的颜色、量与性质；咳嗽是否伴有发热、胸痛、喘息和咯血等。

2．警惕发生窒息和自发性气胸　对意识障碍、痰量较多又无力咳嗽者，应警惕窒息的发生；对剧烈咳嗽者应警惕发生自发性气胸。如患者突然出现烦躁不安、神志不清、面色苍白或发绀、出冷汗、呼吸急促等应考虑发生窒息，应及时吸痰，并报告医生配合抢救；如患者突然出现一侧剧烈胸痛、呼吸困难、发绀、呼吸音减弱或消失，叩诊鼓音应考虑发生自发性气胸，应立即采取半坐卧位，避免用力、屏气、咳嗽等增加胸腔内压力的活动，并做好胸腔抽气或胸腔闭式引流的准备。

（四）用药护理

指导患者遵医嘱合理使用消炎、镇咳、祛痰药，并观察疗效及不良反应。痰量多的患者不宜单独使用强镇咳药，以免痰液阻塞气道，加重病情或发生窒息。

（五）心理护理

建立良好的护患关系，取得患者的信任，以便采取有效的应对技巧，如患者出现精神不振、焦虑、自感喘憋时，应设法分散患者的注意力，指导患者做慢而深的呼吸，以缓解症状。积极热情为患者提供必要的护理措施，如协助患者翻身、拍背，指导患者有效咳嗽、咳痰等。

（六）健康指导

指导患者避免各种诱发或加重咳嗽咳痰的因素，养成合理饮食、休息的生活方式；有传染性咳嗽告诉患者及家属的预防传染的方法，避免疾病传播；教会患者掌握正确有效的咳嗽和咳痰的方法，以及正确使用雾化吸入器或蒸气吸入的技能。

【效果评价】

患者是否能掌握有效的咳嗽、咳痰的方法，咳嗽、咳痰是否减轻；睡眠是否得到改善；未发生窒息或及时发现并及时处理。

二、肺源性呼吸困难

肺源性呼吸困难（pulmonary dyspnea）是呼吸系统疾病引起的通气、换气功能障碍，导致缺氧和（或）二氧化碳潴留所致。患者自感空气不足，呼吸费力，伴有呼吸频率、节律与深度的改变；重者可出现张口呼吸、鼻翼扇动、口唇发绀、甚至端坐呼吸等。

【护理评估】

（一）健康史

详细询问患者呼吸困难发生的缓急、进展特点、与活动的关系；了解有无慢性阻塞性肺疾病、支气管哮喘、支气管肺癌、肺炎、肺结核、肺不张、肺梗死、气胸及大量胸腔积液等病史。

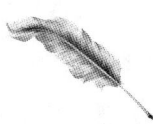

(二)身体状况

1. **身体评估** 有无烦躁不安、神志恍惚、谵妄或昏迷等意识改变;有无皮肤和口唇发绀、鼻翼扇动、张口呼吸或点头样呼吸,有无呼吸频率、深度、节律有无改变;有无"三凹征"、异常呼吸音、哮鸣音、湿性啰音等。

2. **呼吸困难的分类** 根据肺源性呼吸困难特点及病因分为三种类型,见表2-1-1。

3. **呼吸困难程度** 可通过了解呼吸困难与日常生活活动能力水平的关系进行评估,见表2-1-2。

表2-1-1 肺源性呼吸困难的特点及病因

类 型	特 点	病 因
吸气性	吸气显著费力,严重者可出现"三凹征"、伴有干咳及高调吸气性喉鸣	喉部、气管、大支气管的狭窄与阻塞。如喉头水肿、气管异物等
呼气性	呼气费力、呼气缓慢、呼气时间明显延长,伴有呼气性哮鸣音	慢性阻塞性肺气肿、支气管哮喘、慢性支气管炎等
混合性	吸气、呼气均感费力,呼吸频率增快、深度变浅,可伴有呼吸音异常或病理性呼吸音	重症肺炎、重症肺结核、弥漫性肺间质疾病、大量胸腔积液、气胸和广泛胸膜肥厚等

表2-1-2 呼吸困难程度与日常生活活动能力水平的关系

分度	呼吸困难程度	日常生活活动能力
Ⅰ度	日常活动无不适,中、重度体力活动时出现气促	正常,无气促
Ⅱ度	平地行走无气促,登高或上楼时出现气促	满意,有轻度气促,但日常生活可自理,不需要帮助或中间停顿
Ⅲ度	与同龄健康人以同等速度行走时呼吸困难	尚可,有中度气促,日常生活可自理但必须停下来喘气,费时、费力
Ⅳ度	以自己的步速平地行走100m或数分钟即有呼吸困难	差,有显著呼吸困难,日常生活自理能力下降,需要帮助
Ⅴ度	洗脸、穿衣,甚至休息时也有呼吸困难	日常生活不能自理,完全需要帮助

【**心理-社会状况**】 患者有无悲观、沮丧、焦虑、抑郁等不良情绪反应。

【**实验室检查**】 了解血气分析结果有无PaO_2下降和$PaCO_2$升高,判定缺O_2和CO_2潴留的程度;肺功能的测定或明确肺功能障碍的程度和类型;X线胸片、CT检查等能确定病变的部位和性质。

【**常用护理诊断/问题**】

1. **气体交换受损** 与肺部病变广泛使有效呼吸面积减少有关。
2. **低效型呼吸型态** 与支气管平滑肌痉挛使气道狭窄或肺气肿有关。
3. **活动无耐力** 与日常活动时供氧不足、疲乏有关。

【**护理目标**】 患者呼吸困难的程度减轻或消失;日常活动的耐力逐渐提高。

【**护理措施**】

(一)一般护理

1. **环境** 保持病室环境安静、舒适,空气新鲜,温、湿度适宜,避免刺激性气体的吸入。严重呼吸困难者尽量减少与患者不必要的交谈,以减少耗氧量。

2. **体位与休息** 采取半卧位或端坐位,使膈肌下移有利于呼吸;适当休息,减少活动和不必要的谈话,根据呼吸困难的程度给予日常生活的帮助,减少耗氧量,缓解症状。

3. **保持口腔清洁** 对张口呼吸、痰液黏稠者应每日进行口腔护理2~3次,并根据需要补充足够的水分,湿化痰液,以利于排痰。

4．饮食　保证每日足够的热量，宜进富含维生素、易消化的食物。

（二）病情观察

密切观察患者呼吸困难的程度及病情变化，随时监测血气分析的结果，以便早期发现，及时处理。严重缺氧或二氧化碳潴留而引起的呼吸困难者，常出现烦躁不安、意识模糊、嗜睡甚至昏迷；重度呼吸困难者还会出现张口呼吸、鼻翼扇动、大汗及痛苦面容。

（三）对症护理

1．合理氧疗　吸氧是纠正缺氧、缓解呼吸困难最有效的手段，氧疗能提高氧饱和度及氧分压，减轻组织损伤，恢复器官功能，提高机体运动和耐受能力，应遵医嘱给予合适的氧流量吸入。

（1）一般缺O_2而无CO_2潴留者（PaO_2 50～60mmHg）可用一般氧流量（2～4L/min）给氧。

（2）严重缺O_2而无CO_2潴留（PaO_2 40～50mmHg）可用鼻导管或面罩短时间、间歇高流量（4～6L/min）给氧。

（3）缺O_2而有CO_2潴留者（PaO_2＜60mmHg，$PaCO_2$＞50mmHg），可用鼻导管或鼻塞法持续低流量（2～4L/min）给氧，以防止缺氧纠正过快，削弱呼吸中枢的兴奋作用，加重CO_2潴留。重度呼吸困难者可通过面罩加压呼吸机辅助呼吸，必要时通过气管插管、气管切开建立人工气道，改善通气。

（4）用氧效果观察　注意用氧效果观察，防止O_2中毒和CO_2麻痹；注意消毒措施防止交叉感染。

2．指导患者有效呼吸　对慢性阻塞性肺气肿的患者，指导做缩唇呼吸或腹式呼吸，改善呼吸功能。

3．保证睡眠和休息　患者有睡眠障碍，让其尽量减少白天睡眠时间和次数，必要时要按医嘱应用镇静剂，呼吸衰竭的患者慎用、禁止使用吗啡。

（四）用药护理

遵医嘱合理使用支气管舒张剂、抗菌药物、止咳祛痰药、呼吸兴奋剂及镇静剂等。用药期间注意药物的疗效及不良反应。

（五）心理护理

做好患者的心理疏导工作，增加巡视次数，以缓解其紧张情绪，对烦躁不安的患者，应设法分散其注意力，如听轻音乐，做全身肌肉放松操等，也可指导患者做深而慢的呼吸，以缓解症状。

【健康指导】　指导患者合理安排休息与活动，合理饮食，戒烟，加强环境管理避免刺激性气体吸入，对慢性呼吸困难者进行正确有效的呼吸功能锻炼，合理氧疗，避免受凉，适当运动以增强机体抵抗力；掌握相关的预防与保健知识，保持情绪稳定。

【护理评价】　呼吸困难的程度是否减轻或消失；日常活动的耐力是否逐渐提高。

三、咯血

咯血（hemoptysis）指喉及喉以下的呼吸道或肺组织血管破裂出血，经咳嗽由口腔咯出者。少量咯血表现为痰中带血，大咯血时血液自口鼻涌出，常阻塞呼吸道，导致窒息而死亡。常见原因见下表（2-1-3）。

表2-1-3　咯血常见原因

病　因	常见疾病
呼吸系统疾病	支气管扩张症、肺结核（最常见）、支气管肺癌、肺炎、慢性支气管炎、肺脓肿、肺梗死
循环系统疾病	风湿性心脏病二尖瓣狭窄、原发性肺动脉高压症、高血压性心脏病、某些先天性心脏病
急性传染病	肺出血型钩端螺旋体病、流行性出血热
血液病	血小板减少性紫癜、白血病、再生障碍性贫血
其他	系统性红斑狼疮、结节性多动脉炎、肺出血-肾炎综合征

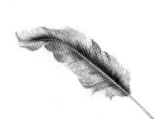

【护理评估】
（一）健康史
详细询问患者咯血的时间、次数、性质、量及治疗经过；了解有无支气管扩张、肺结核、支气管肺癌及肺炎等病史；有无风湿性心脏病二尖瓣狭窄、血小板减少性紫癜、急性白血病、流行性出血热及系统性红斑狼疮等病史；有无过度劳累、受凉、感染等诱因。

（二）身体状况

1．咯血的特点

（1）咯血量：如＜100ml/24h 为小量咯血；100～500ml 为中等量咯血；＞500ml/24h 或一次咯血量超过 300ml 以上称大量咯血。

（2）咯血的颜色和性状：咯血多为鲜红色、不易凝固，且与痰液混合。

2．全身状况　窒息是咯血的直接死亡原因，应及时识别和抢救。评估患者面容与表情、意识状态、呼吸音等，及时发现窒息；观察咯血是否通畅，有无屏气现象。当患者出现精神紧张，坐卧不安、面色晦暗、咯血不畅，往往是窒息的先兆。当患者突然出现表情恐怖、胸闷气促、张口瞪目、双手乱抓或指喉头（示意吸气困难）、大汗淋漓、唇舌发绀、呼吸音减弱或消失、甚至意识丧失等，提示已经发生窒息，应紧急处理。

（三）心理-社会评估
咯血时，患者及家属会出现紧张、烦躁、恐慌等心理变化，致咯血不止；大咯血或并发窒息时则极度恐惧。

（四）辅助检查
行血常规、痰液、X线胸片、CT、血气分析、纤维支气管镜检查有利于病因诊断，评估病情。

【常用护理诊断/问题】

1．有窒息的危险　与大咯血所致血液排出不畅、呼吸道阻塞有关。

2．焦虑、恐惧　与突发性大咯血或咯血反复不止有关。

【护理目标】　缓减或停止咯血；稳定情绪，杜绝窒息的发生或及时发现、及时处理。

【护理措施】
（一）一般护理

1．环境　保持病室安静，避免探视以及不必要的交谈，减少肺活动度，有利于止血后恢复。

2．休息与体位　小量咯血者可静卧休息，大量咯血者须绝对卧床休息，避免搬动，头偏向一侧，以利于血液引流排出。取患侧卧位，以利于健侧通气，出血部位不明时取平卧位。

3．保持口腔清洁　晨起、咯血后、饭前、饭后用清水或漱口液协助患者漱口，保持口腔清洁，以防继发感染。

4．饮食　大量咯血者必须暂时禁食，小量咯血者或咯血停止后，宜进少量温凉流质饮食，多饮水、适量食用含纤维素食物，以保持排便通畅，避免排便时腹压增大而再度引起咯血。

（二）病情观察
密切监测血压、脉搏、呼吸、心率、瞳孔大小、意识状态、尿量等方面的变化并详细记录。监测并记录咯血的量、颜色、性质及出血的速度，了解患者对咯血症状的认识程度。严密观察患者有无窒息的发生。备好吸引器、气管插管等急救物品，以便及时抢救。

（三）窒息预防与抢救护理
预防窒息是大咯血护理的首要措施，大咯血时首先应保证气道通畅，改善缺氧状态。

1．保持呼吸道通畅　嘱患者轻轻将气管内的存留的积血咯出，不能屏气，以免诱发喉头痉挛，血液引流不畅形成血块，导致窒息；安慰患者消除紧张，以免情绪加重呼吸道平滑肌痉挛。

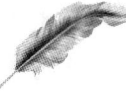

遵医嘱氧气吸入。

2. 窒息的抢救护理　出现窒息时立即采取头低足高（45°）俯卧位，轻拍背部将气管内的血液排出，清除口、鼻腔内血凝块，或迅速用吸引器清除呼吸道内的积血。必要时立即行气管插管或纤维支气管镜直视下吸取血块。气管血块清除后，给予高流量吸氧，若患者自主呼吸未恢复，立即应用呼吸机，必要时气管切开。同时密切观察病情变化，监测血气分析，警惕再次发生窒息的可能。

（四）用药护理

垂体后叶素主要的不良反应是引起子宫、肠道平滑肌收缩和冠状动脉收缩，故对高血压、冠心病及孕妇忌用；有恶心、便意、心悸、面色苍白等不良反应，使用过程中须密切注意观察。输血、补充血容量速度不宜过快，以免肺循环压力增高，再次引起血管破裂而咯血。

（五）心理护理

安慰患者及家属，解释相关因素，及时清除血迹，以消除其紧张、恐惧心理。

【健康指导】　向患者和家属解释咯血的原因，发生咯血时采取正确的卧位及自我紧急护理措施，及时咯出血块，严禁屏气或剧烈咳嗽；在清除咯出血液时戴手套，衣服和被褥要先消毒再清洗，防止经血液传播疾病。

【效果评价】　患者咯血量、次数得到有效控制或咯血停止；情绪稳定，未发生窒息或发生窒息能及时发现和抢救。

四、胸痛

胸痛（chest pain）是指各种刺激因素导致的胸内脏器或胸壁组织病变引起的胸部疼痛。

【护理评估】

（一）健康史

详细询问患者胸痛发生的时间、部位、性质、疼痛程度，与咳嗽、深呼吸、活动的关系；了解有无带状疱疹、肋间神经炎、肋骨骨折等胸壁疾病史；有无胸膜炎、肺炎、支气管肺癌、肺梗死等呼吸系统疾病病史；有无心绞痛、心肌梗死、急性心包炎等循环系统疾病病史；有无食管炎、食管癌、食管裂孔疝、膈下脓肿、肝脾疾病等消化系统疾病病史。

（二）身体状况

1. 胸痛特点　胸痛主要由胸部疾病所致，少数由其他部位的病变引起；其疼痛程度与原发疾病的病情轻重并不完全一致；其性质可表现为隐痛、钝痛、刺痛、灼痛、刀割样或压榨样疼痛。如心绞痛及心肌梗死常表现为胸骨上中段后方或心前区呈压榨样疼痛或窒息样疼痛；肋间神经痛常沿肋间神经呈带状分布，呈灼痛或触电样疼痛；自发性气胸常在剧烈活动时诱发，且在咳嗽、深吸气时加重；胸膜炎所致的胸痛，以腋下明显，且可随咳嗽和深呼吸而加剧。胸痛伴咳嗽、咯血者提示肺部疾病，如肺炎、肺结核、支气管肺癌等；胸痛伴呼吸困难提示肺部大面积病变，如肺梗死、气胸及渗出性胸膜炎等。

2. 全身状况　胸壁和胸廓外观是否有改变，有无压痛，叩诊和听诊有无异常，有无胸膜摩擦音和心包摩擦音。

（三）心理评估

有无烦躁、焦虑、失眠等不良情绪反应。

（四）辅助检查

行血常规、痰液、胸腔积液、X线胸片、CT、心电图检查有利于病因诊断，评估病情。

【护理诊断/问题】

疼痛　与病变累及胸壁组织、胸膜、肋骨、胸骨等或心肌缺血、缺氧有关。

【护理目标】　减轻或消除患者的胸痛。

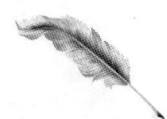

【护理措施】
（一）一般护理
1. 注意休息　调整情绪，转移注意力，有利于缓解胸痛。
2. 调整体位　协助患者采取舒适的体位，如侧卧位、坐位、半坐卧位，以减轻疼痛或防止疼痛加重；胸膜炎患者宜取患侧卧位，以减少局部胸壁与肺的活动，缓解疼痛。

（二）病情观察
密切监测胸痛的部位、性质、程度、时间、加重和缓解因素；注意观察生命体征、呼吸困难、咳嗽、心悸等情况，便于及时给予相应的处理。

（三）对症护理
1. 稳定情绪　指导患者采用减轻疼痛的方法，如放松技术、局部按摩、穴位按压、欣赏音乐等，转移疼痛的注意力。解除不安情绪，及时向患者说明胸痛的原因及护理措施，以取得患者信任，使其情绪稳定。
2. 缓解疼痛　因胸部活动引起剧烈疼痛者，在呼气末用15cm宽胶布固定患侧胸廓，可减小呼吸幅度，达到缓解疼痛的目的；亦可采取局部湿热敷、冷湿敷或肋间神经封闭疗法止痛。
3. 药物止痛　在患者出现剧烈胸痛或持续性隐痛影响休息，胸痛伴呼吸困难，癌症引起胸痛等情况下，可按医嘱适当使用镇痛剂和镇静剂。

（四）用药护理
遵医嘱准确使用镇痛剂和镇静剂，用药期间注意药物的疗效及不良反应，尤其要注意药物依赖性的发生。

（五）心理护理
及时向患者说明胸痛的原因及护理措施，以取得患者信任；解除不安情绪，保持稳定情绪；注意休息，配合治疗。

【健康指导】　指导患者应用减轻和避免胸痛的方法：分散注意力；患侧卧位或用枕压住病变侧；缓慢呼吸等。

【护理评价】　患者胸痛是否减轻或消失。

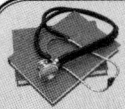

小　结

咳嗽、咳痰是呼吸系统疾病最常见的症状，感染是引起咳嗽的主要原因，重点观察咳嗽的特点，痰液的性质，其主要护理诊断是清理呼吸道无效，通过指导患者深呼吸有效咳嗽、拍背和胸部叩击、雾化吸入、体位引流、机械吸痰等措施促使痰液的排出。

咯血重点观察咯血量的多少，有无窒息发生，一旦发生应清理呼吸道的积血，保持呼吸道通畅，其主要的护理诊断是有窒息的危险。

呼吸困难重点观察呼吸困难的类型和程度，其主要的护理诊断是气体交换受损，通过通畅气道和氧疗来缓解呼吸困难。

胸痛重点观察胸痛的特点，其主要的护理诊断是疼痛，采取非药物和药物止痛。

（金立军　徐　艳）

第二节　急性呼吸道感染患者的护理

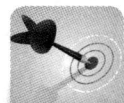

学习目标

通过本节内容的学习，学生应能
识记：
描述上呼吸道感染、急性气管-支气管炎的概念和病因。
理解：
解析上呼吸道感染、急性气管-支气管炎的临床表现及治疗要点。
运用：
运用护理程序对急性呼吸道感染患者实施有效的整体护理及进行健康指导。

急性呼吸道感染（acute respiratory tract infection）通常包括急性上呼吸道感染（acute upper respiratory tract infection）和急性气管-支气管炎（acute trachea bronchitis）。

急性上呼吸道感染是鼻腔、咽、喉部急性炎症的总称，是呼吸道最常见的一种传染性疾病。多数由病毒感染引起，少数由细菌及其他微生物所致。一年四季均可发病，但以冬春季节、气候突变时多发。其特征是起病急、病情轻，病程短，预后良好，但发病率高，不仅影响工作和生活，还会并发肾炎、风湿热、心肌炎、病毒性心肌炎等严重并发症，甚至威胁生命，并且有一定传染性，因此应积极防治。

急性气管-支气管炎是由生物、理化因素或过敏等因素引起的气管、支气管黏膜的急性炎症。多散发，无流行倾向，年老体弱易感。症状主要为咳嗽、咳痰，常发生在寒冷季节或气候突变时，也可由急性上呼吸道感染迁延不愈所致。

【病因及发病机制】
（一）诱因
各种可使全身或呼吸道局部防御功能降低的原因，如受凉、醉酒、淋雨、过度紧张和疲劳等情况均可诱发。

（二）病因
1. **急性上呼吸道感染**　70%～80%的感染由病毒引起，常见的病毒有流感病毒、副流感病毒、鼻病毒、呼吸道合胞病毒、腺病毒、埃可病毒、柯萨奇病毒、麻疹病毒、风疹病毒等。少数由原发或继发细菌感染引起，常见致病菌有溶血性链球菌，其次为流感嗜血杆菌、肺炎链球菌和葡萄球菌等，偶见革兰阴性杆菌。当全身或呼吸道局部防御功能低下时，尤其是年老体弱或有慢性呼吸道疾病者更易患病，原已存在于上呼吸道或从外入侵的病毒、细菌迅速繁殖，通过飞沫或被污染的用具传播，引起发病。

2. **急性气管炎-支气管炎**　①感染：主要为上呼吸道感染的致病菌蔓延所致。②理化因素刺激：如冷空气、粉尘、刺激性气体或烟雾刺激、损伤所致。③过敏反应：如吸入花粉、有机粉尘、真菌孢子、细菌蛋白质等过敏原，引起气管炎-支气管炎症反应。

（三）发病机制
当全身或呼吸道局部防御功能低下时，尤其是年老体弱或有慢性呼吸道疾病者更易患病，原

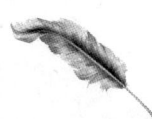

已存在于上呼吸道或从外入侵的病毒、细菌迅速繁殖，通过飞沫或被污染的用具传播，引起发病。人体对其感染后产生的免疫力较弱，且短暂，病毒之间也无交叉免疫，故可反复发病。

【临床表现】

(一)急性上呼吸道感染

1. 普通感冒　俗称"伤风"，又称急性鼻炎，以鼻咽部卡他症状为主要表现，最常见的病原体是鼻病毒。起病较急，初期咽干、喉痒，继之喷嚏、鼻塞、流清水样鼻涕，2～3天后分泌物变稠。可伴头痛、咽痛，有时咳嗽或有少量黏液痰等。一般无发热或仅有低热、轻度头痛、全身不适等症状。检查可见鼻腔黏膜充血、水肿、有分泌物，咽部轻度充血。如无并发症，一般经5～7天痊愈。

2. 病毒性咽炎和喉炎　以咽喉部炎症为主。

(1) 急性病毒性咽炎：多由鼻病毒、腺病毒、流感病毒、副流感病毒以及肠病毒、呼吸道合胞病毒等引起。表现为咽部发痒和灼热感，咽部疼痛轻而短暂，偶有咳嗽，可有发热和乏力。当有吞咽疼痛时，常提示有链球菌感染。体检咽部明显充血和水肿，颌下淋巴结肿大且有触痛，腺病毒感染时可伴有眼结膜炎。

(2) 急性病毒性喉炎：多由鼻病毒、甲型流感病毒、副流感病毒及腺病毒等引起。常有发热，临床特征为声嘶、说话困难、咳嗽、咳痰时喉部疼痛。体检可见喉部水肿、充血，局部淋巴结轻度肿大和触痛，可闻及喘息声。

3. 疱疹性咽峡炎　常由柯萨基病毒A引起，多发夏季，以儿童多见，偶见于成人。表现为明显咽痛、发热。体格检查：咽部充血，软腭、腭垂、咽部及扁桃体表面有灰白色疱疹和浅表溃疡，周围有红晕。病程约1周。

4. 咽结膜热　主要由腺病毒、柯萨奇病毒等引起。儿童多见，临床表现有发热、咽痛、畏光、流泪、咽部及眼结膜明显充血。病程4～6天，常发生于夏季，在游泳中传播。

5. 细菌性咽、扁桃体炎　多由溶血性链球菌引起，其次为流感嗜血杆菌、肺炎链球菌、葡萄球菌等引起。起病急，有明显咽痛、畏寒、发热，体温可达39℃以上，伴头痛、乏力、恶心、呕吐及全身肌肉酸痛。体格检查：咽部明显充血，扁桃体肿大、充血，表面有黄色点状渗出物，颌下淋巴结肿大、有压痛，肺部无异常体征。

6. 并发症　本病若不及时治疗，可并发急性鼻窦炎、中耳炎、气管-支气管炎。部分患者可继发肾小球肾炎、心肌炎、风湿热等。

> **知识链接**
>
> **急性上呼吸道感染对孕妇的影响**
>
> 妊娠期妇女，应积极预防上呼吸道感染。因为妊娠期患者，尤其是EB病毒、柯萨奇病毒感染，该病毒可通过胎盘引起胎儿心肌炎和脑膜炎而死亡，也可引起胎儿畸形。因此，孕妇患本病后，应做有关检查，排除胎儿畸形。

(二)急性气管炎-支气管炎

1. 全身表现　起病急，一般症状较轻，仅有中度发热（38℃左右），头痛、全身酸痛等，多于3～5天后消退。

2. 呼吸道症状　起病时常有上呼吸道感染症状，随后出现咳嗽、咳痰（最常见的症状），初为干咳或少量黏液痰，以后转为黏液脓痰或脓性痰液。较重者常在晨起、晚睡体位改变时或吸入冷空气后出现阵发性咳嗽，延续2～3周才消失，如迁延不愈可发展为慢性支气管炎。

3．肺部体征　呼吸音正常，两肺可听到散在干、湿性啰音。

【辅助检查】

1．血常规检查　病毒感染时白细胞计数正常或偏低，淋巴细胞比例升高。细菌感染时白细胞计数可偏高。

2．病原学检查　根据需要对病毒和（或）病毒抗体进行检测，以判断病毒的类型，区别病毒和细菌感染。细菌培养可判断细菌类型和进行药敏试验。

3．X线检查　胸部多无异常改变。

【治疗要点】　目前尚无特效的抗病毒药物疗法，以对症治疗为主。确有细菌感染者可选用抗生素治疗。

1．对症治疗　目的是减轻症状，缩短病程和预防并发症。

（1）解热镇痛：如有头痛、发热、肌肉酸痛者可选用阿司匹林、对乙酰氨基酚、布洛芬等。

（2）抗过敏：对频繁喷嚏、流清鼻涕者选用马来酸氯苯那敏（扑尔敏）或苯海拉明等抗过敏。

（3）抗鼻塞：鼻塞时可用1%麻黄碱滴鼻。

（4）止咳润喉：干咳者选用喷托维林，咽痛时含润喉片或做药物雾化吸入。

2．对因治疗

（1）抗病毒：早期应用抗病毒药物如利巴韦林、金刚烷胺和奥司他韦等有一定效果。

（2）抗细菌：根据病原选用敏感的抗生素，常选如青霉素、红霉素、头孢菌素、氧氟沙星等控制感染。

3．中医治疗　可选用具有清热解毒和抗病毒作用的中药，如板蓝根等均在临床中广泛使用。

【常用护理诊断/问题】

1．舒适的改变：鼻塞、流涕、咽痛、头痛　与病毒和（或）细菌感染有关。

2．清理呼吸道无效　与呼吸道感染、痰液黏稠、支气管痉挛有关。

3．体温过高　与病毒和（或）细菌感染有关。

【护理措施】

（一）一般护理

1．休息与活动　症状明显时，嘱患者多休息，适当限制活动量，避免劳累。

2．饮食护理　给予清淡、易消化的高热量、高蛋白、高维生素、低脂肪的流质或半流质饮食，鼓励多饮水，以稀释痰液、补充体液等，维持体液平衡。避免刺激性食物，忌烟酒。

3．避免交叉感染　注意呼吸道隔离，做好消毒，房间保持空气流通，避免交叉感染。

（二）病情观察

警惕并发症发生。如上呼吸道感染患者咳嗽加重、咳脓痰、体温进一步升高，提示并发下呼吸道感染；若发热、头痛加重伴脓性鼻涕，提示鼻窦炎；恢复期患者出现心悸、胸闷、胸痛提示合并病毒性心肌炎；若出现水肿、血尿、高血压等表现，提示并发肾小球肾炎，应及时报告医师并协助处理。

（三）对症护理

1．发热护理　患者体温超过39℃时可进行物理降温，如头部冷敷、温水或乙醇擦浴等。必要时遵医嘱应用药物降温，观察并记录降温效果。退热时患者常大量出汗，应及时擦干，更换衣服及被褥。对年老体弱者，应观察血压、脉搏变化。

2．咳嗽、咳痰　按本章第一节相关护理措施进行护理。

（四）用药护理

遵医嘱用药，并告知患者药物的名称、作用、剂量、用法、不良反应及注意事项。应用抗生素者，注意观察有无迟发性过敏反应；应用解热镇痛剂者，如阿司匹林等，应注意避免大量出

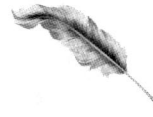

汗，以免引起虚脱等。

【心理护理】 向患者说明上呼吸道感染的预后好，不要有心理负担，但也不要过于轻心，以免引起并发症。解释急性气管-支气管炎的相关知识，使患者了解疾病的预防、治疗知识，从而减轻或消除焦虑情绪。

【健康指导】

1. 生活方式指导 平时应适当运动、加强耐寒锻炼，增强体质，提高御寒能力，是预防呼吸道感染最好的方法；要养成良好的生活习惯，保证足够的休息和睡眠时间；生活要有规律，避免过度劳累和戒烟酒刺激；合理膳食，加强营养，提高抗病能力。

2. 疾病知识指导 指导患者及家属了解引起本病的病因、诱因和并发症。

①避免受凉、淋雨、过度疲劳等诱发因素。②防止交叉感染：在流行季节尽量少去公共场所；年老体弱者外出可戴口罩，避免冷空气刺激，减少传染机会。③识别并发症并及时就诊：恢复期胸闷、心悸，眼睑水肿，腰酸或关节痛者等应及时就诊。④用药指导：对经常、反复发生呼吸道感染的患者，可酌情应用增强机体抵抗能力的药物，如卡介苗素或黄芪口服液或肌注免疫球蛋白等。

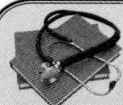

小　结

急性上呼吸道感染主要是鼻、咽、喉局部炎症性改变的卡他样症状。急性气管-支气管是咳嗽、咳痰，两者主要是由病毒引起，但在病毒感染的基础上可继发细菌感染。治疗和护理主要是休息和对症治疗，当然有细菌感染证据时使用敏感的抗生素，同时要加强健康指导，避免诱因、适当锻炼，保证营养，增强机体抵抗力防止呼吸道感染。特别是上呼吸道感染要防止并发症发生。

（金立军　徐　艳）

第三节　支气管哮喘患者的护理

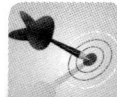

学习目标

通过本节内容的学习，学生应能

识记：

描述支气管哮喘的定义、病因、哮喘急性发作时病情严重程度分级和哮喘控制水平分级。

理解：

分析支气管哮喘的发病机制，总结其临床表现和治疗要点。

运用：

联系实际为支气管哮喘做出正确并实施有效的护理措施及健康指导，演示药物吸入操作技术。

支气管哮喘（bronchial asthma）简称哮喘，是以嗜酸性粒细胞、肥大细胞和T淋巴细胞等反应为主的气道变应性炎症和气道高反应为特征的慢性炎症性疾病。临床上以反复发作性呼气性呼吸困难伴哮鸣音为特点，常在夜间和（或）清晨发作和加重，多数患者可自行缓解或经治疗后缓解。本病约40%有家族史，可发生于任何年龄，约有半数在12岁以前起病。儿童发病率高于成人，发达国家高于发展中国家，城市高于农村。

哮喘是全球性疾病，全球约有3亿人，我国哮喘患者超过1500万。哮喘患病率随国家和地区不同而异，从1%～30%不等，我国为0.5%～5%，且呈逐年上升的趋势。因此全球哮喘病防治委员会（GINA）与欧洲呼吸学会（ESR）代表世界卫生组织（WHO）提出世界哮喘预防日，并将哮喘预防日定为每年5月第一个周二。其宗旨是使人们意识到哮喘是一个全球性的健康问题，宣传已经取得的科技进步，并促使公众和有关当局参与实施有效的管理方法。

【病因及发病机制】

（一）病因

本病的病因还不十分清楚，目前认为哮喘是多基因遗传性疾病，受遗传和环境因素双重影响。

1．遗传因素　已知哮喘与多基因遗传有关。临床家系调查发现，哮喘患者亲属患病率高于群体患病率，并且亲缘关系越近，患病率越高；患者病情越严重，其亲属患病率也越高。

2．环境因素　主要为哮喘激发因素，包括：

（1）吸入过敏原：如尘螨、花粉、真菌、动物毛屑、二氧化硫、氨气等各种特异性和非特异性吸入物。

（2）感染：如细菌、病毒、原虫、寄生虫等感染后，可直接损害呼吸道上皮，致使呼吸道反应性增高而诱发哮喘。

（3）食物：引起过敏最常见的食物是鱼类、虾蟹、蛋类、牛奶等。

（4）精神因素：患者情绪激动、精神紧张、恐惧等致自主神经功能紊乱、迷走神经兴奋亢进促使哮喘发作。

（5）药物：如阿司匹林、普萘洛尔（心得安）、磺胺药物、蛋白制剂、血清制剂等。

（6）其他：气候改变、运动、妊娠等。

（二）发病机制

哮喘的发病机制不完全清楚。多数人认为，变态反应、气道炎症、气道反应性增高及自主神经功能失调等因素相互作用，共同参与哮喘的发病过程。（图2-3-1，图2-3-2）

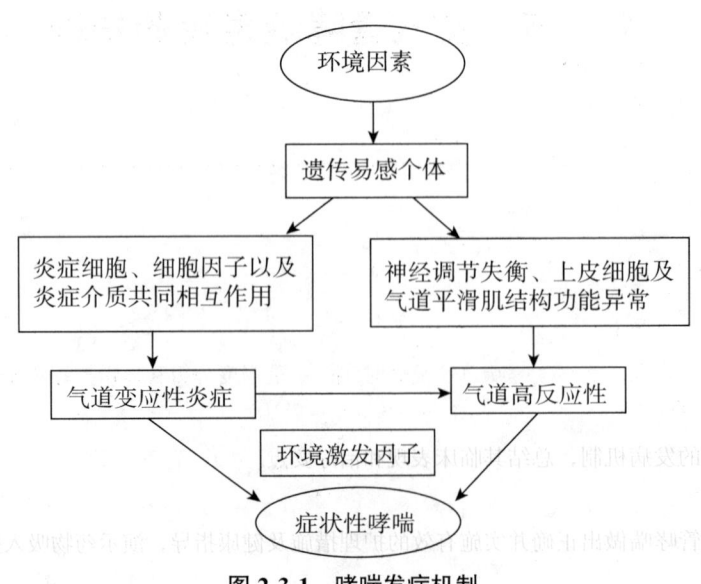

图2-3-1　哮喘发病机制

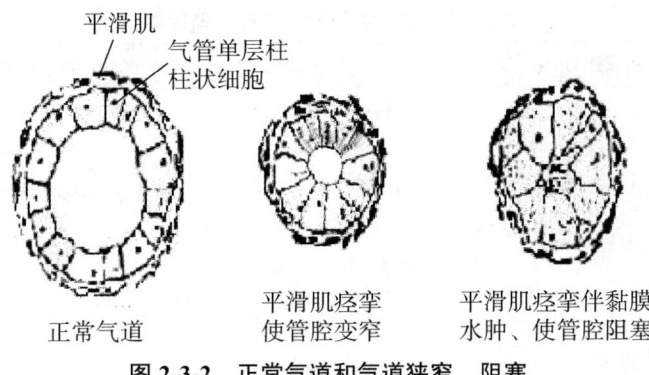

图 2-3-2 正常气道和气道狭窄、阻塞

1. 变态-炎症机制 哮喘反应是由多种炎症细胞、炎症介质（组胺、前列腺素、白三烯等）和细胞因子（血小板活化因子、嗜酸性粒细胞趋化因子、中性粒细胞趋化因子）参与相互作用的结果，气道炎症是哮喘的本质。根据变应原吸入后哮喘发生的时间，分为速发型哮喘反应（Ⅰ型）、迟发型哮喘反应（Ⅳ型）和双相哮喘反应。Ⅰ型吸入变应原的同时立即发生反应，15～30min达高峰，2h逐渐恢复正常；Ⅳ型约在吸入变应原6h左右发作，持续时间长，症状重，常呈持续性哮喘表现，为气道慢性炎症所致。

2. 气道高反应性 表现为气道对各种刺激因子出现过强或过早的收缩反应，是哮喘发生、发展的另一个重要因素。

3. 神经机制 支气管受复杂的自主神经支配。除胆碱能神经、肾上腺素能神经外，还有非肾上腺素能非胆碱能神经系统的调节。支气管哮喘与β-肾上腺素受体功能低下和迷走神经张力亢进有关，也与非肾上腺素能非胆碱能神经释放舒张和收缩支气管平滑肌的神经递质失调有关，结果引起支气管平滑肌收缩。

【临床表现】

（一）症状

1. 先兆症状 哮喘发作前患者多有干咳、打喷嚏、流泪等先兆，随即很快出现哮喘发作。

2. 典型症状 典型表现为发作性呼气性呼吸困难伴哮鸣音或咳嗽、哮鸣，多在夜间或清晨发作和加重。重者被迫采取坐位或呈端坐呼吸，甚至出现发绀等。每次发作持续数分钟、数小时或数天，经支气管解痉剂治疗可缓解或自行缓解。某些患者在缓解数小时后再次发作。

3. 不典型症状 部分哮喘患者以发作性咳嗽为其唯一的临床表现而无喘息，称咳嗽变异性哮喘；有些青少年则以运动后出现胸闷、咳嗽和呼吸困难为特征，称为运动性哮喘。

4. 重症哮喘 严重哮喘发作经治疗不缓解，持续24h以上称为哮喘持续状态，又称重症哮喘。常见原因有：感染未控制；出汗或利尿失水，使痰黏稠阻塞小支气管；变应原未消除；酸中毒；心肺功能不全；肾上腺皮质功能不全；用药不当等。表现为哮喘症状频发，呼吸困难、呈张口呼吸、发绀，严重者哮鸣音可不出现称寂静肺，大汗淋漓、极度焦虑，甚至嗜睡和意识障碍。

（二）体征

缓解期可无异常体征。发作时胸部呈过度充气状态，呼吸运动减弱，叩诊呈过清音，听诊两肺满布哮鸣音，呼气延长。严重者有呼吸费力、胸腹反常运动和发绀、大汗淋漓、脉搏加快和奇脉等体征。

（三）支气管哮喘的分期及控制水平分级

根据临床表现哮喘分为急性发作期、非急性发作期。

1. 急性发作期 是指气促、咳嗽、胸闷等症状突然发生，常有呼吸困难，以呼气流量降低为其特征，常因接触变应原等或治疗不当所致。哮喘急性发作时病情严重程度分级（表2-3-1）。

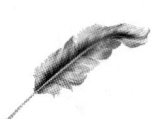

表 2-3-1 哮喘急性发作时病情严重程度分级

病情程度	临床表现	生命体征	血气分析	支气管舒张剂
轻度	对日常生活影响不大,可平卧,说话连续成句,步行、上楼时有气短	脉搏 < 100 次/min	基本正常	能控制
中度	日常生活受限,稍事活动便有喘息,喜坐位,说话时断时续,有焦虑和烦躁,哮鸣音响亮而弥漫	脉搏 100~120 次/min	PaO_2 60~80mmHg $PaCO_2$ ≤45mmHg	仅部分缓解
重度	喘息持续发作,日常生活受限,休息时也喘,端坐前弓位,大汗淋漓,常有焦虑和烦躁	脉搏明显增快,有奇脉、发绀	PaO_2 < 60mmHg $PaCO_2$ > 45mmHg	无效
危重	患者不能说话,出现意识障碍,呼吸时哮鸣音明显减弱或消失,胸腹部反向运动	脉搏 > 120 次/min 或徐缓不规则,血压下降	PaO_2 < 60mmHg $PaCO_2$ > 45mmHg	无效

2．非急性发作期 指哮喘患者虽无急性发作,但在相当长的时间内仍有不同频度和(或)不同程度的喘息、咳嗽、胸闷等症状,肺通气功能下降。新版全球哮喘防治(GINA)将哮喘控制水平分为控制、部分控制、未控制 3 级 (表 2-3-2)。

表 2-3-2 哮喘控制水平分级

临床特征	完全控制(满足以下所有条件)	部分控制(任何 1 周内出现以下 1~2 项特征)	未控制(任何 1 周内)
白天症状	无(或≤2 次/周)	> 2 次/周	出现≥3 项部分控制特征
活动受限	无	有	
夜间症状/憋醒	无	有	
需要使用缓解药物的次数	无(或≤2 次/周)	> 2 次/周	
肺功能(PEE 或 FEV_1)	正常或≥80%预计值	< 80%预计值 或本人最佳值	
急性发作	无	≥1 次/年	任何一周出现 1 次

(四) 并发症

发作时可并发气胸、纵隔气肿、肺不张;长期反复发作或感染可并发慢性支气管炎、肺气肿、支气管扩张症、间质性肺炎、肺纤维化和肺源性心脏病。

【辅助检查】

1．血常规检查 发作时可有嗜酸性粒细胞增高,但多不明显,合并感染时白细胞总数和中性粒细胞增高。

2．痰液检查 痰涂片可见嗜酸性粒细胞增多。合并感染时进行痰培养,药敏试验等。

3．肺功能检查

(1) 通气功能检查:哮喘发作时呈阻塞性通气功能障碍,呼气流速指标显著下降,第一秒用力呼气量(FEV_1)、第一秒用力呼气量占用力肺活量的比值(FEV_1/FVC%)、最大呼气流速值(PEFR)均减少,其中以 FEV_1/FVC% 下降(低于 70% 或低于正常预计值的 80%)为判断气道阻塞的重要指标。肺容量指标可见肺活量减少,残气量、功能残气量和肺总量增加(残气量> 40%)。缓解期可逐渐恢复,有效的支气管舒张剂可使上述指标好转。

(2) 支气管舒张试验:测定气道的可逆性改变。常用吸入型支气管舒张药,如沙丁胺醇、特布他林。如 FEV_1 较用药前增加≥12%,且其绝对值≥200ml,则判断为舒张试验阳性。

(3) PEF(风流速)及其变异率测定:PEF 反应气道功能的变化。若日内或昼夜 PEF 变异率

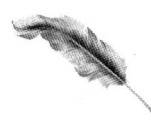

≥20%，则符合气道气流受限可逆性改变的特点。

4. **胸部 X 线检查** 发作时两肺透亮度增加，呈过度充气状态；缓解期无明显异常，合并感染时，可见肺纹理增粗及炎症的浸润阴影。

5. **血气分析** 中、轻度哮喘发作时有不同程度的缺氧，PaO_2 降低，如伴有 $PaCO_2$ 下降，pH 值上升，提示肺泡过度通气，表现为呼吸性碱中毒。如伴有 $PaCO_2$ 升高，提示有 CO_2 潴留，提示有呼吸性酸中毒。若缺氧明显，可合并代谢性酸中毒。

6. **特异性变应原的检测** 哮喘患者大多数伴有过敏体质，对众多的变应原和刺激敏感。结合病史测定变应原指标有助于病因诊断和预防反复发作。

【治疗要点】 目前无特效的治疗方法，但长期规范化治疗可使哮喘症状得到控制，减少复发，乃至不发作，使患者与正常人一样生活、工作和学习。治疗原则：消除病因，控制发作及预防复发。

（一）消除病因

避免各种诱因，脱离变应原，是治疗哮喘最有效的方法。

（二）药物治疗

1. **支气管舒张剂** 主要作用为舒张支气管、控制哮喘的急性症状。根据病情单用或联合应用以下药物。

（1）β_2 肾上腺受体激动剂（简称 β_2 受体激动剂）：是控制哮喘急性发作的首选药物。主要通过激动气道平滑肌的 β_2 受体，活化腺苷酸环化酶，使细胞内的环磷腺苷（cAMP）含量增加，从而松弛支气管平滑肌。常用 β_2 受体激动剂药物有沙丁胺醇、福莫特罗、沙美特罗及丙卡特罗等。给药途径有吸入、口服和静脉注射，吸入给药剂型有定量雾化剂（MDI）和干粉吸入装置，干粉吸入装置比 MDI 方便，吸入下呼吸道的药量较多，首选 MDI 吸入法。

（2）茶碱类：是目前常用的治疗哮喘的药物之一。茶碱类除能抑制磷酸二酯酶，提高平滑肌细胞内的 cAMP 浓度外，同时具有腺苷受体的拮抗作用；并能促进体内肾上腺素的分泌；增强气道纤毛清除功能和抗炎作用。目前常用药物有氨茶碱、茶碱等，可口服和静脉给药。口服氨茶碱、茶碱控释（缓）片（舒弗美），能较好控制夜间哮喘的发作。对重、危症哮喘，必要时可用氨茶碱注射剂于葡萄糖稀释后缓慢静脉推注，静脉滴注维持，每日用量一般不超过 1.0g。

（3）抗胆碱药物：胆碱能受体（M 受体）拮抗剂，有降低迷走神经兴奋性而起到舒张支气管及减少痰液的作用。常用异丙托溴胺吸入或雾化吸入，约 10min 起效，维持 4~6h，适用于夜间哮喘及痰液较多的患者。

2. **抗炎药**

（1）糖皮质激素（简称激素）：是当前控制哮喘最有效的药物。主要作用机制是抑制气道变应性炎症，降低气道高反应性。可通过吸入、口服和静脉给药。吸入给药是控制哮喘长期稳定的最基本治疗方式，是哮喘的第一线治疗药物；常用药物有倍氯米松、布地奈德、沙美特罗替卡松粉吸入剂（舒利迭）等。口服给药用于吸入给药无效或需要短期加强者；常用的药物有泼尼松、泼尼松龙等。静脉给药用于重度或严重哮喘发作时，且及早用，常用的药物有氢化可的松、甲泼尼松等。

（2）白三烯（LT）受体拮抗剂：具有抗炎和舒张支气管平滑肌的作用。可用于不能使用激素的患者或联合用药，常用药物如扎鲁司特、孟鲁司特。

（3）色甘酸钠：是非糖皮质激素抗炎药物，能够稳定肥大细胞膜，抑制介质释放。对预防运动或变应原诱发的哮喘最为有效，雾化吸入或干粉吸入。

3. **免疫疗法** 分为特异性和非特异性两种。前者又称为脱敏疗法，采用特异性变应原（如螨、花粉、猫毛等）做定期反复皮下注射，剂量由低到高，以产生免疫耐受性，使患者脱敏；非

特异性免疫疗法，如注射卡介苗、转移因子等生物制品，抑制变应原反应过程。目前采用基因工程制备的人重组抗 IgE 单克隆抗体治疗中重度变应性哮喘，已取得较好效果。

（三）急性发作期的治疗

急性发作期治疗的目的是尽快缓解气道阻塞，纠正低氧血症，恢复肺功能，预防进一步恶化或再次发作，维持水电解质平衡、纠正酸碱失衡，防止并发症。一般根据病情严重程度分级进行综合性治疗。如病情恶化缺氧不能纠正时，进行无创或有创机械通气。

（四）哮喘的长期治疗

一般急性发作期症状缓解后，其气道慢性炎症仍然存在。因此必须根据个案的病情制订长期治疗方案，以防止哮喘急性发作。此期用药原则是以最小剂量、最简单的联合、最少的不良反应达到最佳控制症状。

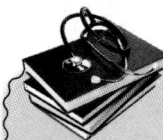

案例 2-1

患者，男，16 岁。反复发作性呼吸困难 5 年，加重 2 天。患者 5 年前每于春暖花开的季节出现发作性呼气性呼吸困难伴哮鸣音，每次发作须用解痉、平喘等药物后才能缓解。2 天前，在春季旅游途中感胸闷，呼吸困难，伴大汗，急诊入院。查体：T 37.3℃，P120 次/分，R26 次/分，BP120/78mmHg；颜面发绀，端坐呼吸，大汗淋漓，肋间隙饱满，双肺叩诊呈过清音，两肺布满哮鸣音；心律齐，无杂音；其他未见异常。实验室及其他检查：血象 WBC 9.8×10^9/L，N 75%，E 7%；X 线胸片：双肺透光度增强，双肺下界下移，心影缩小。初步诊断：支气管哮喘急性发作（重症）。

问题与思考：
1. 判断支气管哮喘的依据，为什么说是急性发作期？
2. 请提出主要的护理问题？
3. 如何对该患者实施合理的护理措施及健康指导。

【常用护理诊断/问题】
1. 低效性呼吸型态　与支气管狭窄、气道阻塞有关。
2. 清理呼吸道无效　与分泌物增多、黏稠有关。
3. 体液不足或有体液不足的危险　与哮喘发作时间长、张口呼吸、多汗等体液丢失过多有关。
4. 焦虑或恐惧　与呼吸困难、哮喘发作伴濒死感、哮喘反复发作有关。
5. 知识缺乏：缺乏正确使用吸入器的相关知识。

【护理措施】

（一）一般护理

1. 环境　寻找变应原，分析诱因，避免再次接触，保持室内空气清新、舒适，温湿度适宜（温度在 18～22℃，湿度在 50%～60%）。室内避免放置花草，使用羽毛枕头，避免房间内尘埃飞扬，避免吸入刺激性物质而导致哮喘发作。
2. 体位　发作时取舒适的坐位或半卧位，上身尽量前倾，可用床头桌使患者伏桌休息，以减少体力消耗。
3. 饮食　发作期患者以予清淡、易消化、高热量、高维生素的流质或半流质饮食为主。避免进食硬、冷、油腻食物；忌食易致过敏的食物，如鱼、虾、蟹、蛋、牛奶等；避免刺激性食物

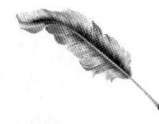

和饮酒，对呼吸明显增快、大汗、痰液黏稠的患者应鼓励其多饮水，2000～3000ml/d，以补充丢失的水分，稀释痰液，防止痰栓阻塞小支气管，必要时遵医嘱静脉补液。

4．口腔与皮肤护理　哮喘发作时，患者大量出汗，应每天温水擦浴，勤换衣服和床单，保持皮肤清洁、干燥。协助并鼓励患者咳嗽后漱口，保持口腔清洁。

5．氧疗护理　急性哮喘发作患者常伴有不同程度的低氧血症，应遵医嘱给予鼻导管或面罩吸氧，改善呼吸功能。一般吸入较高浓度氧（4～6L/min），以及时纠正缺氧，当出现 CO_2 潴留时应按照Ⅱ型呼吸衰竭的氧疗原则给予持续低流量（1～3L/min）吸氧。哮喘患者均存在气道高反应性，因此吸入的氧气应加温、加湿，避免呼吸道干燥和寒冷气流的刺激而加重呼吸道痉挛。

（二）病情观察

加强对急性期患者的监护，观察意识状态。对重症患者每10～30min，测量呼吸、脉搏、血压1次，动态观察呼吸频率、节律、深度及辅助呼吸肌是否参与呼吸运动、呼吸音、哮鸣音及动脉血气分析等变化，警惕气胸、呼吸衰竭等并发症。观察病情治疗和氧疗的效果。严密观察夜间或凌晨有无哮喘发作及病情变化。哮喘发作严重时做好机械通气的准备。

（三）用药护理

1．激素　吸入的主要不良反应为口咽部真菌感染、声嘶或呼吸道不适等，应指导患者吸入后立即漱口、洗脸。全身用药应注意肥胖、糖尿病、高血压、骨质疏松、消化性溃疡等不良反应，口服用药宜在饭后服用，以减少对胃肠道黏膜的刺激。

2．$β_2$ 受体激动剂　指导患者按医嘱用药，不宜长期规律、单一、大剂量使用，否则会引起气道 $β_2$ 受体功能下调，药物减效。由于本类药物无明显抗炎作用，故宜与吸入激素等抗炎药物配伍使用。主要不良反应为偶有头痛、头晕、心悸、手指震颤等，停药或坚持用药一段时间后症状可消失，用量过大可引起心律失常，甚至发生猝死，需观察心率、心律。

3．茶碱类　主要不良反应为胃肠道毒性（恶心、呕吐）、心血管毒性（心动过速、心律失常、血压下降、心搏骤停）、中枢神经毒性（癫痫样抽搐、昏迷乃至死亡），故静脉注射速度不宜过快，注射时间在10min以上，用量不宜过大，以防中毒。对发热、妊娠、小儿、老年人及肝、肾功能障碍、甲状腺功能亢进患者慎用。与西咪替丁、喹诺酮类、大环内酯类药物合用可使茶碱排泄减慢，应减少用量。

4．白三烯受体拮抗剂　主要不良反应是胃肠道症状，通常较轻微，少数有皮疹、转氨酶升高等，停药后可恢复正常。

5．其他　吸入抗胆碱药，少数患者出现口苦或口干感。色甘酸钠可有咽喉不适，胸闷等不良反应，孕妇慎用。

（四）指导患者正确使用吸入器

1．定量吸入器（MDI）　护士应先为患者演示呼吸动作的配合，再指导患者反复练习，直至完全掌握。用药时先打开盖子，摇匀药液，深呼气至不能再呼时张口，将定量雾化吸入器喷嘴置于口中，双唇包住咬口，以慢而深的方式经口吸气，同时用手指按压喷药，至吸气末屏气10s，使较小的雾粒沉降在气道远端，然后缓慢呼气，休息3min后再重复使用（图2-3-3）。

2．干粉吸入器　护士应指导患者将药物正确放入干粉吸入器，吸入前先呼气，然后用口唇含住吸嘴用力深吸气，屏气5～10s。

（五）心理护理

哮喘发作时患者精神紧张、烦躁、恐惧，而不良情绪常会诱发或加重哮喘发作。应提供良好的心理支持，尽量守护在患者床旁，多安慰患者，使其产生信任和安全感。哮喘发作时多伴有背部发胀、发凉的感觉，可采用背部按摩的方法使患者感觉通气轻松，并通过暗示、诱导或现身说法等方式或适当允许患者家属陪伴，使患者身心放松，情绪渐趋稳定，有利于症状

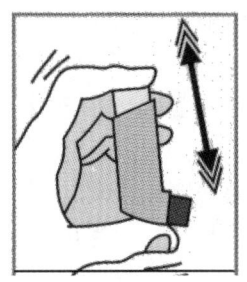 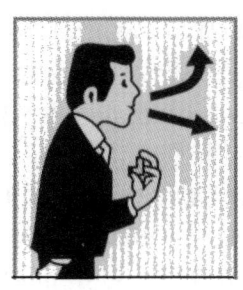 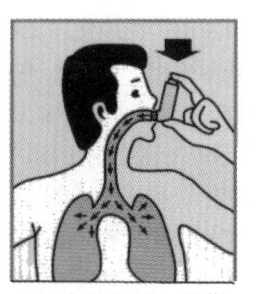 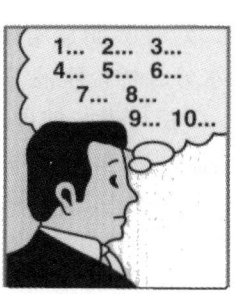

1.打开盖子摇匀吸入器　　2.尽量呼气　　3.口含吸入器，手指按压药罐，同时用口慢慢吸入　　4.屏气，在舒适的情况下可延长屏气时间，再慢慢呼气

5.若要进行另一次吸入，需要间隔1nin以上再重复步骤2、3、4

图2-3-3　手持定量雾化（MDI）方法

缓解。

【健康指导】　对哮喘患者进行哮喘知识的教育指导、有效地控制环境、避免诱发因素要贯穿整个哮喘的保健治疗中。

1．疾病知识指导　组织哮喘患者定期进行哮喘防治知识学习，向患者解释支气管哮喘的发病诱因和发生机制、治疗目的，让患者认识到哮喘目前虽不能根治，但以抑制炎症为主的长期规范的治疗，能够有效控制哮喘。从而使患者对哮喘有更进一步认识，在控制症状和预防复发上得到提高。遵医嘱用药，做好用药指导。

2．生活方式指导　控制环境和避免诱因。忌食诱发哮喘的食物，如鱼虾等，戒烟。注意保暖，预防呼吸道感染，减少复发。加强环境管理，保持家居环境清洁，室内温度和湿度适宜，去除哮喘的诱发因素，如避免接触刺激性气体、烟雾、灰尘和油烟等，经常进行吸尘，清除尘螨和真菌，包括及时清洗空调滤网，使用无香料的肥皂和除臭剂，不用香水、喷雾剂，不在家里养宠物，不在房间里吸烟。保持床铺清洁，哮喘患者的床铺不要铺草垫，也不要用毛毯作卧具，不要用动物羽毛装枕芯、被褥。枕头要经常放在阳光下暴晒，被套、枕套、床单都要经常清洗。在病情稳定期，可适当进行耐寒锻炼、呼吸功能锻炼及全身体能锻炼，以提高机体的耐寒能力、增强体质、预防或减轻过敏状态、加强呼吸肌功能及全身体能，提高免疫力、预防感冒。

3．自我监测病情　指导患者学会使用峰流速仪监测PEFR，做好哮喘日记，为疾病的预防和治疗提供参考资料，峰流速仪随身携带，使用方便。

知识链接

峰流速仪

峰流速仪是目前国际上通用的、简易的、能在家中使用的肺功能检测仪器，是哮喘病人不可缺少的检测工具。临床实验观察证实，每天测量的PEFR与标准的PEFR进行比较，不仅能早期发现哮喘，还能判断哮喘控制程度和选择治疗措施。如果PEFR经常保持在80%～100%，为安全区，说明哮喘控制理想；如果PEFR在50%～80%，为警告区，说明哮喘加重，需及时调整治疗方案；如果PEFR在＜50%，为危险区，说明哮喘严重，需立即就诊。峰流速仪的使用方法是：取站立位，尽可能深吸一口气，然后用唇齿部分包住口含器，以最快的速度，用一次最有力的呼气吹动游标滑动，游标最终停止的刻度，就是此次峰流速值。

4．治疗指导　向患者介绍相关药物，消除对使用激素的排斥心理，使其掌握药物的基本用途和正确使用方法，以及正确使用吸入气雾剂的方法。并告知患者在初诊、明确诊断并给予治疗方案后1周内复诊一次，评估治疗情况，并指导药物的规范使用。

（金立军　徐　艳）

第四节　支气管扩张症患者的护理

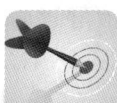

学习目标

通过本节内容的学习，学生应能

识记：

陈述支气管扩张的定义、病因。

理解：

解释支气管扩张症发病机制、临床表现、治疗要点。

运用：

能联系实际为患者提出正确的护理诊断，并实施有效的护理措施和健康指导。

支气管扩张症（bronchiectasis）是指支气管及周围肺组织慢性炎症及支气管阻塞，引起支气管组织结构较严重的病理性破坏，导致支气管腔不可逆性地扩张和变形。临床上以慢性咳嗽、大量脓痰和反复咯血为特征。多见于儿童及青壮年。

【病因及发病机制】

（一）支气管-肺组织感染和支气管阻塞

1．感染　婴幼儿麻疹、百日咳、支气管肺炎等感染是支气管-肺组织感染和支气管阻塞最常见的原因；肺结核、重症肺炎、COPD也可引起支气管扩张。

2．阻塞　肿瘤、异物吸入或因管外肿大淋巴结压迫引起支气管阻塞，可以导致远端支气管-肺组织感染。支气管阻塞致肺不张，并发支气管扩张。

总之，感染引起支气管阻塞，阻塞又易继发感染，反复的感染与阻塞使两者之间互为因果，最终促使支气管扩张的发生和发展。

（二）支气管先天性发育缺损和遗传因素

1．先天性发育障碍　可能系先天性结缔组织异常、管壁薄弱所致的扩张。

2．遗传因素　与遗传因素有关的肺囊性纤维化，由于支气管黏液腺分泌大量黏液，血液内含有抑制支气管柱状上皮细胞纤毛活动物质，致分泌物潴留在支气管内，引起阻塞、肺不张和继发感染，诱发支气管扩张。

（三）机体免疫功能失调

目前发现，自身免疫性疾病，如系统性红斑狼疮、类风湿性关节炎、溃疡性结肠炎以及艾滋病等感染性疾病患者可伴有支气管扩张症，脏器移植导致的排斥反应亦可引起支气管扩张症，有些不明原因的支气管扩张症患者体液和（或）细胞免疫功能有不同程度的异常，提示支气管扩张

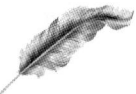

症可能与机体免疫功能失调有关。

继发于支气管-肺组织炎性病变的支气管扩张多见于左下叶。扩张形态可分为柱状和囊状两种，亦常混合存在。常伴毛细血管扩张，或支气管动脉和肺动脉的终末支扩张与吻合，形成血管瘤，可出现反复大量咯血。支气管扩张发生反复感染，其炎症蔓延到邻近肺实质，引起不同程度的肺炎、小脓肿或肺小叶不张及伴有慢性支气管炎的病理改变，久之可形成肺纤维化和阻塞性肺气肿。病变严重时，肺泡毛细血管广泛破坏，肺循环阻力增加，低氧血症引起肺小动脉血管痉挛，肺动脉高压，增加右心负担，并发肺源性心脏病，乃至右心衰竭。

【临床表现】

（一）症状

1．慢性咳嗽伴大量脓性痰　咳嗽、咳痰与体位改变有关，晨起及晚间卧床改变体位时，咳嗽明显、痰量增多；呼吸道感染急性发作时，黄绿色脓痰明显增加，一日数百毫升（痰液静置后分为三层，上层为泡沫，中层为黏液，下层为脓性物质和坏死组织沉淀物），若有厌氧菌感染，则有臭味。

2．咯血　咯血可反复发生，程度不等，从痰中带血至大量咯血，咯血量与病情严重程度有时不一致，支气管扩张咯血后一般无明显中毒症状。有些患者仅有咯血而无明显的咳嗽、咳痰等呼吸道症状，临床上称为"干性支气管扩张"。

3．肺部感染　若反复继发感染，支气管引流不畅，痰不易咳出，可感到胸闷不适。炎症扩展到病变周围的肺组织，出现高热、食欲缺乏、盗汗、消瘦、贫血等症状。一旦咳痰通畅，大量脓痰排出后，患者自感轻松，体温下降，精神改善。

（二）体征

早期或干性支气管扩张可无异常肺部体征。病变严重或继发感染时在下胸部、背部可闻及固定的、持续存在的、较粗的湿啰音；结核引起的支气管扩张多见于肩胛间区，咳嗽时可闻及干、湿啰音。部分患者有杵状指（趾）。

【辅助检查】

1．X线检查　早期无异常或仅见患侧肺纹理增多及增粗现象；典型的X线表现为粗乱肺纹理中有多个不规则的环状透亮阴影或沿支气管的卷发状阴影，感染时阴影内出现液平面。

2．胸部CT检查　显示管壁增厚的柱状扩张或成串成簇的囊样改变。由于其无创伤、易被患者接受，现已成为支气管扩张症的主要诊断方法。

3．支气管造影　可明确支气管扩张的部位、性质和范围，以及病变严重的程度，为治疗或手术切除提供重要参考依据。现已被CT取代，主要用于准备进行外科手术的患者。

4．纤维支气管镜检查　可明确出血、扩张或阻塞部位，还可进行局部灌洗，取冲洗液进行细胞学检查，或细菌培养等，对诊断和治疗也有帮助。

【治疗要点】　其原则是保持呼吸道通畅，治疗基础病（控制感染），处理咯血，必要时进行手术治疗。

（一）保持呼吸道通畅

通过祛痰剂稀释痰液，再经体位引流排出，以减少继发感染和减轻全身中毒症状。

1．祛痰剂　口服氯化铵、溴己新。亦可用溴己新8mg溶液雾化吸入，或生理盐水超声雾化吸入使痰液稀薄，必要时可加用支气管舒张剂喷雾吸入，以缓解支气管痉挛，再做体位引流，以提高疗效。

2．体位引流　体位引流的作用有时较抗生素治疗更为重要，使病肺处于高位，其引流支气管开口向下可使痰液顺体位引流至气管而咳出。根据病变部位采取不同体位引流，每日2～4次，每次15～20min。

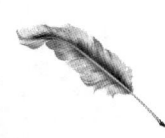

> **知识链接**
>
> **引流时患者体位安置**
>
> 　　原则上抬高患肺位置，引流支气管开口向下，有利于潴留的分泌物随重力作用流入大支气管和气管排出。病变位于上叶者，取坐位或健侧卧位。中、下叶支气管扩张症患者，首先抬高床脚30～50cm，取头低脚高位。病变位于中叶者，取仰卧位稍向左侧。病变位于舌叶者，取仰卧位稍向右侧。病变位于下叶尖段者，取俯卧位。病变位于下叶各底段者，前底段取仰卧位，外底段取侧卧位（患侧在上），后底段取俯卧位。
>
> 　　注意引流的体位不宜刻板进行，必须采用患者能够接受而又易于排痰的体位。

（二）控制感染

是支气管扩张急性感染期的主要治疗措施。应根据临床表现和痰培养结果选用有效的抗感染药物。轻症者常选用阿莫西林、环丙沙星、头孢菌素类口服。严重感染时可用氨苄西林、头孢菌素加阿米卡星静脉滴注。也可在全身用药同时配合局部给药，提高效果，如用青霉素或庆大霉素于体位引流后雾化吸入。有时可考虑环甲膜穿刺，注入抗感染药物及湿化液。经纤维支气管镜局部灌洗后，注入抗感染药物也有显著疗效。有基础病变者积极治疗原发病。

（三）手术治疗

对于反复发生呼吸道感染或大咯血的患者，经内科保守治疗效果不好者可外科手术切除病变肺段或肺叶。

【常用护理诊断/问题】

1．清理呼吸道无效　与痰液黏稠、咳嗽无力、咳嗽无效有关。

2．营养失调　与反复感染导致机体消耗过多有关。

3．体温过高　与急性肺部感染有关。

4．恐惧　与大咯血或担心再次咯血有关。

5．潜在的并发症：窒息、慢性肺源性心脏病等。

【护理措施】

（一）一般护理

1．环境与休息　保持环境整洁、舒适，适宜的温、湿度，空气清新，减少不良环境刺激，尤其是避免尘埃与烟雾的刺激。注意保暖，避免受凉。急性感染或咯血者应卧床休息，取半坐卧位或高枕卧位，以利于呼吸和咳痰，从而减轻呼吸困难。

2．饮食　注意加强营养，提供高热量、高蛋白、富含维生素和易消化食物，促进食欲，维持良好营养状态；鼓励患者多饮水，每日饮水量在1500ml以上，充分稀释痰液，利于痰液排出。咯血者按咯血患者的饮食护理。

3．口腔护理　有大量脓痰或有异味者和咯血者，护士要指导患者餐前以清水或漱口液漱口，保持口腔清洁，以防继发感染，还可增进食欲。

（二）病情观察

观察痰液和咯血的量、颜色、性质、气味与体位的关系；监测生命体征、呼吸运动、呼吸音、意识状态等的变化，并做好记录。观察有无窒息前先兆（胸闷、憋气、唇甲发绀、面色苍白、冷汗淋漓、烦躁不安等）征象，发现异常及时报告医师并配合抢救。

（三）对症护理

1．咯血的护理　见本章第一节"呼吸系统常见症状与体征的护理"。

2．体位引流排痰　详见本章第十四节"常用诊疗技术的体位引流护理"。

（四）用药护理

支气管扩张症急性感染时，常用阿莫西林、环丙沙星、头孢菌素类抗生素或青霉素，应注意观察抗生素的疗效及不良反应。可加用氯化铵、溴己新、复方甘草合剂等祛痰剂或用溴己新溶液、生理盐水超声雾化吸入以稀释痰液，利于排出。对大咯血患者禁用吗啡，以免抑制咳嗽，引起窒息。

（五）心理护理

对焦虑不安的患者，提供安静、舒适的环境，加强巡视，多与患者交谈，以缓解其紧张不安的情绪。建立良好的护患关系，取得患者的信任，允许和鼓励患者表达自己的感受。协助患者认识其焦虑，并教会应对技巧，如患者出现精神不振、焦虑、自感喘憋时，应设法分散其注意力，指导做慢而深的呼吸，以缓解症状。

【健康指导】

1．疾病知识指导　①向患者及家属介绍呼吸道感染、支气管阻塞与支气管扩张的发生、发展存在着密切的关系。②积极预防呼吸道感染，及时治疗上呼吸道慢性感染病灶，避免受凉及刺激性气体吸入，戒烟，注意口腔卫生，注意防止异物误吸入气管等，以防诱发呼吸道感染。③指导患者掌握有效咳嗽、雾化吸入、体位引流的方法，以及抗菌药物的作用、用法、不良反应等。④指导患者学会自我监测病情，告知患者咯血时要保持镇静，尽量将血咯出，以免导致窒息。⑤对并发肺气肿者，应鼓励及指导其坚持进行适当的呼吸运动锻炼，促进呼吸功能的改善，保存和恢复肺功能。戒烟，避免到空气污浊的公共场所和有烟雾的场所，避免接触呼吸道感染的患者等。

2．生活方式指导　向患者及家属说明合理补充营养对机体康复的重要意义，保证高热量、高蛋白、高维生素的摄入；适当运动，以增加抵抗力；保持情绪稳定，心态平和；生活规律。

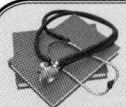

小　结

支气管扩张症是由于支气管及其周围组织的慢性炎症和阻塞，导致支气管管腔扩张和变形的慢性化脓性疾病。主要病因是支气管及其周围组织感染、支气管阻塞，特征性表现为慢性咳嗽、大量脓痰、反复咯血。治疗要点是控制感染；护理主要是保持呼吸道通畅如体位引流和有效咳嗽、排痰，防止窒息发生。

（熊天山）

第五节　慢性支气管炎和慢性阻塞性肺疾病患者的护理

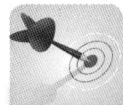

学习目标

通过本节内容的学习，学生应能

识记：

描述慢性支气管炎、肺气肿和慢性阻塞性肺疾病的概念、病因。

理解：

理解慢性支气管炎、慢性阻塞性肺疾病的临床表现、辅助检查、治疗要点和家庭氧疗的意义。

运用：

运用护理程序对慢性支气管炎、慢性阻塞性肺疾病患者实施有效的整体护理，能演示缩唇呼吸、腹式呼吸及呼吸操等康复锻炼措施。

慢性支气管炎（chronic bronchitis）简称慢支，是指气管、支气管黏膜及其周围组织的慢性非特异性炎症。其诊断标准：咳嗽、咳痰或伴有喘息，每年发病持续 3 个月，连续 2 年或 2 年以上，并排除其他可以引起类似症状的慢性疾病。肺气肿（emphysema）是指终末细支气管远端气腔出现异常持久的扩张，并伴有肺泡壁和细支气管的破坏，而无明显的肺纤维化。

慢性阻塞性肺疾病（chronic obstructive pulmonary disease，COPD）简称慢阻肺，是以持续气流受限为特征的可以预防和治疗的疾病，其气流受限多呈进行性发展，与气道和肺组织对香烟、烟雾等有害气体或有害颗粒的异常慢性炎症有关。肺功能检查对确定气流受限有重要意义，在吸入支气管扩张剂后，第一秒用力呼气容积占用力肺活量的百分比（$FEV_1/FVC\%$）< 70%，表明存在不完全可逆的气流受限。

慢阻肺与慢性支气管炎和肺气肿有密切的关系。当慢性支气管炎和肺气肿患者的肺功能检查出现持续气流受限时，则能诊断为慢阻肺；如患者仅有慢性支气管炎和（或）肺气肿，而无持续气流受限，则不能诊断为慢性阻塞性肺疾病。

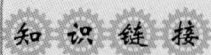

CODP 与哮喘

哮喘的发病机制和治疗反应与 COPD 不同，因此被认为是不同的临床疾病。然而部分哮喘患者的气流受限也可逐步发展为部分可逆，这些患者和 COPD 很难鉴别，但应按照哮喘治疗。

在普通人群中，哮喘和 COPD 的发病率较高，因此部分人群同时合并存在两种疾病。其特点为明显的气流受限，对支气管扩张剂的反应很好，但 1 秒钟用力呼吸容积（$FEV1$）不能达到正常，并且进行性加重。

慢阻肺是呼吸系统疾病中的一种常见病、多发病，其病死率较高。调查结果显示我国40岁以上人群中慢阻肺的患病率高达8.2%。因肺功能进行性减退，严重影响患者的劳动力和生活质量。慢阻肺造成巨大的社会和经济负担，根据世界银行/世界卫生组织发表的研究报告，至2020年时慢阻肺将位居世界疾病经济负担的第5位。为此，全球慢性阻塞性肺疾病创议组织（GOLD）倡议设立世界慢阻肺日，自2002年起，将在每年11月第三周的周三举行世界慢性阻塞性肺疾病日纪念活动，并提出了"为生命呼吸"的口号，目的在于提高对慢阻肺作为全球性的健康问题的了解和重视程度。

【病因及发病机制】 其病因与发病机制尚未阐明，可能是多种环境因素与机体自身因素长期相互作用的结果。凡能引起慢性支气管炎的病因均可引起慢阻肺。

1．吸烟　为重要的发病因素，烟草中含焦油、尼古丁和氢氰酸等化学物质，可损伤气道上皮细胞，使纤毛运动减退和巨噬细胞吞噬功能降低；支气管黏液腺肥大、杯状细胞增生，黏液分泌增多，使气道净化能力下降；支气管黏膜充血、水肿、黏液积聚，容易继发感染；慢性炎症及吸烟刺激黏膜下感受器，使副交感神经功能亢进，引起支气管平滑肌收缩，气流受限。烟草、烟雾还可使氧自由基产生增多，诱导中性粒细胞释放蛋白酶，抑制抗蛋白酶系统，破坏肺弹力纤维，诱发肺气肿形成。吸烟者慢性支气管炎的患病率比不吸烟者高2～8倍，烟龄越长，吸烟量越大，COPD患病率越高。

2．职业性粉尘和化学物质　当职业性粉尘及化学物质，如烟雾、变应原、工业废气及室内空气污染等浓度过大或接触时间过长时，均可能产生与吸烟无关的COPD。

3．空气污染　大气中的有害气体，如二氧化硫、二氧化氮、氯气等会损伤气道黏膜，使纤毛清除功能下降，黏液分泌增加，为细菌感染增加条件。

4．感染　感染是COPD发生、发展的重要因素之一。病毒、细菌和支原体是本病急性加重的重要因素。病毒主要为流感病毒、鼻病毒、腺病毒和呼吸道合胞病毒等；细菌感染以肺炎链球菌、流感嗜血杆菌、卡他莫拉菌及葡萄球菌为多见。

5．蛋白酶-抗蛋白酶失衡　蛋白酶对组织有损伤、破坏作用，抗蛋白酶对弹性蛋白酶等多种蛋白酶具有抑制功能。其中α_1-抗胰蛋白酶（α_1-AT）是活性最强的一种。蛋白酶和抗蛋白酶维持平衡是保证肺组织正常结构免受损伤和破坏的主要因素。蛋白酶增多或抗蛋白酶不足均可导致组织结构破坏，产生肺气肿。

6．其他　如机体内在因素、自主神经功能失调、营养、气温的突变等都有可能参与COPD的发生、发展。

COPD的病理改变主要表现为慢性支气管炎及肺气肿的病理变化。支气管黏膜上皮细胞变性、坏死，形成溃疡。纤毛倒伏、变短、不齐、粘连，部分脱落。各级支气管壁有各类炎症细胞浸润，以浆细胞、淋巴细胞为主。肺气肿的病理改变可见肺过度膨胀，弹性减退。表面可见多个大小不一的大泡。按累及肺小叶的部位，可将阻塞性肺气肿分为小叶中央型、全小叶型及介于两者之间的混合型三类（图2-5-1）。

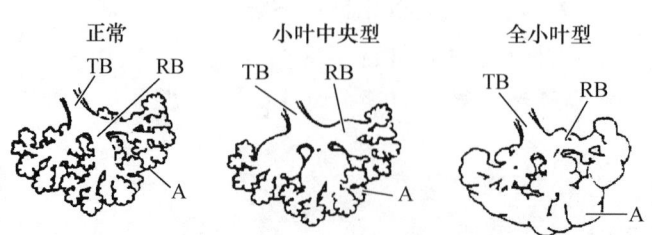

图2-5-1　小叶中央型和全小叶型肺气肿
TB.终末细支气管　RB.呼吸性细支气管　A.肺泡

慢性支气管炎并发肺气肿时，视其严重程度可引起一系列病理生理改变。早期病变局限于细小气道，仅闭合容积增大，反映肺组织弹性阻力及小气道阻力的动态肺顺应性降低。病变侵入大气道时，肺通气功能明显障碍，最大通气量均降低。随着肺气肿日益加重，大量肺泡周围的毛细血管受膨胀肺泡的挤压而退化，致使肺毛细血管大量减少，肺泡间的血流量减少，此时肺泡虽有通气，但肺泡壁无血液灌流，导致生理无效腔气量增大；也有部分肺区虽有血液灌流，但肺泡通气不良，不能参与气体交换。如此，肺泡及毛细血管大量丧失，弥散面积减少，产生通气与血流比例失调，使换气功能发生障碍。通气和换气功能障碍可引起缺氧和二氧化碳潴留，发生不同程度的低氧血症和高碳酸血症，最终出现呼吸衰竭。

【临床表现】

（一）症状

1. 慢性支气管炎症状　起病缓慢，病程漫长，反复急性发作而病情逐渐加重。主要症状为慢性咳嗽、咳痰、或伴有喘息，即归纳为咳、痰或喘。初期症状轻微，仅在寒冷季节或气候突变时发作，重者四季均咳，夏季气候转暖时可自然缓解。急性加重是指咳嗽、咳痰、喘息症状突然加重，主要原因是呼吸道感染。

（1）咳嗽：一般晨间咳嗽为主，睡眠时有阵咳或排痰。

（2）咳痰：一般呈白色黏液或白色泡沫痰，偶有痰中带血；清晨排痰多，起床后变动体位可刺激排痰；在急性发作期，咳嗽痰量增多，症状加重，合并细菌感染时变为黄痰或黄绿色浓痰。

（3）喘息或气急：喘息明显者常称为喘息性支气管炎，部分可伴发支气管哮喘；若伴有肺气肿时或表现为劳动或活动后气急。

（4）分型：①单纯型：主要表现为咳嗽、咳痰；②喘息型：除咳嗽、咳痰外，尚有喘息症状，常伴有哮鸣音。

（5）分期：①急性发作期：指在一周内出现脓痰，痰量明显增多，或伴有发热、白细胞计数增高，或咳嗽、咳痰、喘息症状中任何一项加重；②慢性迁延期：不同程度的咳嗽、咳痰、喘息症状迁延不愈一个月以上；③临床缓解期：咳嗽、咳痰、喘息症状基本消失，或偶有轻微咳嗽及咳痰，持续两个月以上。

2. 慢性阻塞性肺疾病症状

（1）慢性咳嗽、咳痰：随病程发展终生不愈。常晨间咳嗽明显，排痰多，夜间阵咳或排痰，痰为白色黏液或白色泡沫痰，偶可带血丝。急性发作时痰量增多，可有脓痰。

（2）气短或呼吸困难：是 COPD 的典型表现。早期仅于活动后出现，后逐渐加重，发展至日常活动甚至休息时也感气短。

（3）喘息和胸闷：部分患者特别是重度患者或急性加重时出现喘息。

（4）其他：晚期患者可出现体重下降、食欲缺乏、营养不良等全身症状。

（二）体征

早期多无阳性体征。慢性支气管炎急性发作期可在背部或双肺底闻及干、湿性啰音，咳嗽后消失。伴有喘息时闻及哮鸣音和呼气延长。

慢阻肺随疾病进展出现以下体征：

1. 视诊　胸廓前后径增大，肋间隙增宽，剑突下胸骨下角增宽称桶状胸。呼吸运动减弱。部分患者呼吸变浅、频率增快，严重者可有缩唇呼吸等。

2. 触诊　双侧语颤减弱。

3. 叩诊　胸部过清音，心浊音界缩小，肺下界和肝浊音界下移。

4. 听诊　呼吸音减弱，呼气延长，部分患者可闻及湿性啰音和（或）干性啰音。

（三）COPD 的病程分期

1. 急性加重期　指 1 周内出现脓性或黏液脓性痰，痰量明显增加，或伴有发热等症状，或

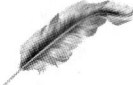

"咳""痰""喘"症状中任何一项明显加剧。

2．稳定期 指"咳"、"痰"、"喘"症状稳定或症状轻微长达1个月以上者。

（四）稳定期严重程度肺功能评估

可使用（GOLD）分级：慢阻肺患者吸入支气管扩张剂后 $FEV_1/FVC < 70\%$；再依据其 FEV_1 下降程度进行气流受限的严重程度的肺功能分级（见表2-5-1）。

表2-5-1　COPD患者气流受限严重程度的肺功能分级

肺功能分级	患者肺功能 FEV_1 占预计值的百分比（$FEV_1\%pred$）
GOLD Ⅰ级（轻度）	$FEV_1\%\,pred \geq 80\%$，有或无慢性咳嗽、咳痰
GOLD Ⅱ级（中度）	$50\% \leq FEV_1\%pred < 80\%$，常伴有慢性咳嗽、咳痰
GOLD Ⅲ级（重度）	$30\% \leq FEV_1\%pred < 50\%$，多伴有慢性咳嗽、咳痰
GOLD Ⅳ级（极重度）	$FEV_1\%pred < 30\%$

知识链接

6分钟步行试验（6WMT）

在平坦的地面划出一段长30.5米（100英尺）的直线距离，两端各置一把椅子作标志。患者在期间往返运动，速度由自己决定，在旁的检测人员每2分钟报时一次，并记录患者可能发生的不适（气促、胸闷、胸痛），但不能与患者有任何交流，不得有任何提示、鼓励。如患者不能坚持可暂停试验或终止试验。6分钟结束后计算其步行距离。

6WMT < 332米，提示COPD患者的生存率显著降低；6WMT每增加50米COPD患者死亡的风险降低18%；运动时动脉血氧饱和度下降超过10%，提示COPD患者死亡的风险增加2.9倍。

（五）并发症

可并发自发性气胸、慢性肺源性心脏病和慢性呼吸衰竭等。

【辅助检查】

1．肺功能检查　是判断气流受阻的主要客观指标，对COPD诊断、严重程度分级、疾病进展、预后判断和治疗效果均有重要意义。常用的指标有：

（1）第一秒用力呼气量占用力肺活量百分比（FEV_1/FVC）：是评价气流受阻的一项敏感指标，可检出轻度气流受阻。

（2）第一秒用力呼气量占预计值百分比（$FEV_1\%$预计值）：是估计COPD严重程度的良好指标，它变异性小，易于操作，可作为COPD肺功能检查的基本项目。

（3）吸入支气管舒张剂后 $FEV_1/FVC < 70\%$ 及 $FEV_1 < 80\%$ 预计值：可确定为不完全可逆的气流受限。

（4）肺总量（TLC）、残气量（RV）增高，肺活量（VC）减低：表明肺过度充气，有参考价值。

2．胸部X线检查　早期胸片可无异常变化，随病情进展可出现两肺纹理增粗、紊乱，合并肺气肿可见胸廓扩张，肋间隙增宽，两肺野透亮度增加。

3．动脉血气分析　对确定发生低氧血症、高碳酸血症、酸碱平衡失调以及判断呼吸衰竭的类型有重要价值。

4．其他检查　合并细菌感染时，血白细胞升高，痰培养可检出病原菌。

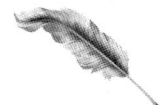

【治疗要点】
（一）稳定期
1. 去除病因　教育与督导吸烟的COPD患者戒烟，并避免吸二手烟。嘱患者尽量避免或防止粉尘、烟雾及有害气体吸入。
2. 支气管舒张剂　是控制COPD症状的重要治疗药物，主要包括$β_2$受体激动剂和抗胆碱能药。首选吸入治疗。
（1）$β_2$受体激动剂：主要有沙丁胺醇气雾剂，每次100～200μg（1～2喷），雾化吸入，疗效持续4～5h，每24小时不超过8～12喷。特布他林气雾剂亦有同样作用。
（2）抗胆碱药：是COPD常用的药物，主要为异丙托溴铵气雾剂，定量吸入，起效较沙丁胺醇慢，持续6～8h，每次40～80μg（每喷20μg），每天3～4次。
（3）茶碱类：茶碱缓释或控释片，0.2g，每12h一次；氨茶碱0.1g，每日3次。
3. 祛痰药　对痰不易咳出者可应用盐酸氨溴索30mg，每日3次，或羧甲司坦0.5g，每日3次，同时注意补液。
4. 长期家庭氧疗（LTOT）　可提高COPD患者生活质量和生存率。LTOT的主要指征：①静息时PaO_2≤55mmHg或SaO_2≤88%，有或无高碳酸血症。②PaO_2≤55～60mmHg，或SaO_2≤88%，合并有肺动脉高压、心力衰竭所致的水肿或红细胞增多症。一般采用低流量（1～2L/min）低浓度（25%～29%）持续（≥15h/d）鼻导管吸氧，目的是使患者在静息状态下PaO_2≥60mmHg和（或）SaO_2＞90%，并且CO_2潴留无明显加重。

（二）急性加重期治疗
1. 控制感染　急性加重期应根据致病菌的性质及药物敏感情况选择有效的抗生素治疗。
2. 支气管扩张药　常用$β_2$肾上腺素受体激动剂（沙丁胺醇）、抗胆碱药、氨茶碱或其缓释片。
3. 祛痰药　常用药有氨溴索或羧甲司坦等。对痰液黏稠者也可雾化吸入，雾化液中加入抗生素及痰液稀释剂。对老年、体弱及痰多者，不应使用强镇咳剂，如可待因等。
4. 糖皮质激素　必要时可应用糖皮质激素，如口服泼尼松龙等。
5. 合理吸氧　根据血气分析，调整吸氧的方式和氧浓度。一般给予鼻导管低流量（1～2L/min）低浓度（28%～30%）持续吸氧，应避免吸入氧浓度过高引起CO_2潴留。

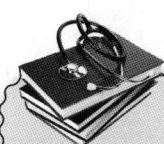

案例2-2

患者，男，68岁。因反复咳嗽、咳痰18年，活动后气促6年，加重2天入院。查体：T 37.5℃、P 84次/min、R 24次/min、BP120/76mmHg，呼吸急促，口唇轻度发绀，桶状胸，两肺语颤减弱，叩诊呈过清音，呼吸音减弱，左下肺可闻及湿啰音。律齐，心音低钝。腹软，肝未触及。双下肢无水肿。辅助检查：①血象：WBC $11.6×10^9$/L，N 0.85；②胸部X线：两肺纹理增多、紊乱，两肺透亮度增加；③心电图：窦性心动过速；④血气分析：PaO_2 72mmHg，$PaCO_2$ 57.2mmHg。

初步诊断：慢性阻塞性肺疾病（急性加重期）。

问题与思考：
1. 为什么诊断为慢性阻塞性肺疾病？有何依据？
2. 请提出2个合理的护理问题？
3. 如何对该患者实施合理的护理措施和健康指导。

【常用护理诊断/问题】

1. 清理呼吸道无效　与痰液黏稠、年老体弱、咳嗽无力有关。
2. 气体交换受损　与肺部感染、通气和换气功能障碍有关。
3. 活动无耐力　与低氧血症致重要组织器官缺氧有关。
4. 营养失调：低于机体需要量　与长期慢性疾病引起食欲减退、能量消耗增加有关。
5. 潜在并发症：自发性气胸、呼吸衰竭、肺性脑病等。

【护理措施】

（一）一般护理

1. 改善环境　保持室内空气流通、新鲜，湿度、温度适宜，冬季注意保暖，避免冷空气的直接吸入。
2. 休息与活动　发作期注意休息，轻、中度患者坚持力所能及的活动，重度患者绝对卧床休息。病情缓解后逐渐增加全身活动。
3. 体位　取舒适体位，如半坐卧位，既节省体力，又有利于呼吸。
4. 饮食　应给予高热量、高蛋白、高维生素、清淡易消化的饮食，避免产气食物摄入，以防腹胀，使膈肌上升而影响肺部换气功能。呼吸困难伴有便秘者，应鼓励多饮水，多食含纤维素高的蔬菜和水果，保持大便通畅。

（二）病情观察

除观察患者咳嗽、咳痰和呼吸困难的变化外，应密切观察患者神志、生命体征等变化，警惕呼吸衰竭、自发性气胸等并发症的发生。

（三）对症护理

1. 保持气道通畅　指导痰液多黏稠、难以咳出的患者多饮水，遵医嘱每天用生理盐水、硫酸庆大霉素、α-糜蛋白酶等药物雾化吸入；指导患者采取合理的排痰措施（详见本章第一节促进有效排痰的措施），及时清除呼吸道分泌物，保持呼吸道通畅，是改善通气、防止和纠正缺氧与二氧化碳潴留的前提。
2. 合理吸氧　吸氧是纠正缺氧最直接和最有效的方法，但不适当的氧疗不仅会影响疗效，甚至还会造成一些比较严重的后果。通常给予低流量（1～2L/min）低浓度（28%～30%）持续吸氧，每天吸氧时间≥15h。吸氧后PaO_2达到55mmHg以上，$PaCO_2$呈逐渐下降趋势。

（四）用药护理

遵医嘱应用抗炎、解痉、祛痰、镇咳药，注意观察疗效及不良反应；不宜选用强效镇咳药如可待因，以免抑制咳嗽中枢，加重呼吸道阻塞，导致病情恶化。

（五）呼吸功能锻炼

指导患者进行腹式呼吸和缩唇呼吸，以加强膈肌运动，提高支气管内压，提高通气，延缓小气道陷闭，改善呼吸功能。

1. 腹式呼吸锻炼　患者取坐位或立位，一手置于腹部，另一手置于胸部，用鼻吸气尽力挺腹，胸部不动，然后用口呼气，使腹肌收缩，腹部下陷。呼吸时应使胸部保持最小的活动度。每分钟10次左右，每次练习10～20min，每日2次（见图2-5-2）。
2. 缩唇呼吸锻炼　患者用鼻深吸气用口慢慢呼气，呼气时将口唇缩成吹笛子状，气体经缩窄的口唇缓慢呼出，同时收腹（见图2-5-3）。吸气与呼气时间之比为1∶2或1∶3。目的是防止呼气时小气道过早陷闭，以利肺泡排气。
3. 呼吸操　双手上举，用鼻缓缓吸气时，膈肌最大限度下降，腹部凸出。弯腰，双手下垂并与上身垂直，同时缩唇呼吸，腹肌收缩。吸气与呼气时间之比为1∶2或1∶3。
4. 全身锻炼（肌肉训练）　能有效地挖掘呼吸功能的潜力。尤其配合使用缩唇腹式呼吸后，更能提高呼吸效率。常采用平地行走、慢跑、打太极拳、练气功、家务劳动等形式。运动时间、

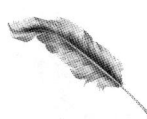

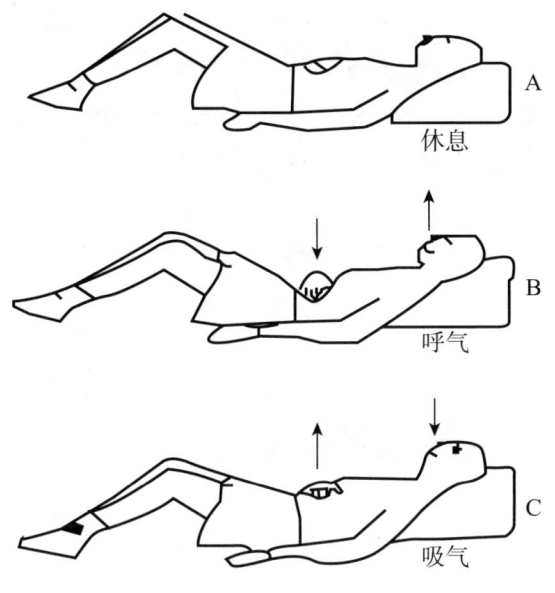

图 2-5-2　腹式呼吸方法

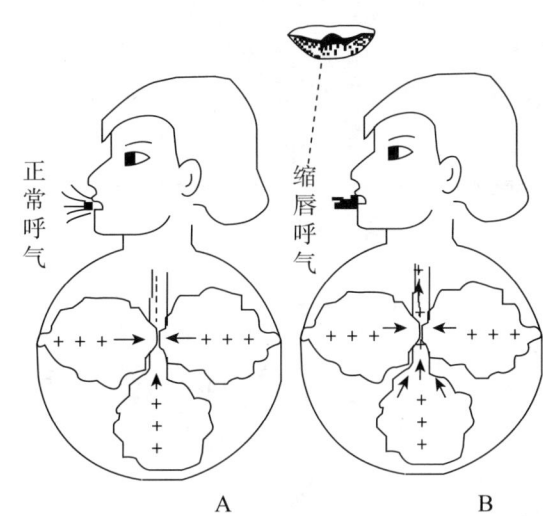

图 2-5-3　缩唇呼吸方法

程度根据患者自觉症状及呼吸、心率而定。一般每天锻炼 3～4 次。对病情较重者，鼓励患者进行床边活动，注意做好防护工作。锻炼应以患者不感到过度疲劳为宜，坚持锻炼有利于提高体力、耐力和抵抗力。

5．有条件时，指导康复期患者进行膈肌起搏、吸气阻力器呼吸锻炼，以锻炼后患者自觉舒适为宜，防止过度锻炼，使膈肌负担加重或 CO_2 排出过多。

（六）心理护理

护士要多与患者沟通，安慰患者，帮助患者了解疾病的过程，提高应对能力，增强自信心。教会患者缓解压力的方法，如听轻音乐、下棋、做游戏等娱乐活动，以分散患者的注意力，以消除焦虑急躁情绪。

【健康指导】

1．生活方式指导　指导患者注意休息，合理膳食；保持良好的心态，戒烟酒；生活要规律，坚持适度肢体锻炼。

2．疾病知识指导　向患者及家属解释本病的发生、发展过程及导致疾病加重的因素。告诫患者戒烟是防止本病的重要措施；嘱患者注意防寒、保暖，防治各种呼吸道感染；改善环境卫生，加强劳动保护，避免烟雾、粉尘和刺激性气体对呼吸道的影响。

3．康复指导　教会患者缩唇呼吸和腹式呼吸锻炼方法，以提高通气和改善呼吸功能；鼓励患者每天坚持耐寒锻炼，如冷水洗脸、洗脚等。

4．家庭氧疗指导　告诫患者及家属宜采取低流量（1～2L/min）低浓度（28%～30%）持续吸氧，每天吸氧时间≥15h。

小　结

慢支、肺气肿与 COPD 关系非常密切，是呼吸系统常见疾病。慢支的临床特征是"咳"、"痰"伴或不伴"喘"，随着病情进展可发展为肺气肿、COPD；慢支的治疗和护理主要是防止感染，延缓进展。COPD 其特点为不完全可逆的进行性气道阻塞，临床上表现为长期反复咳嗽、咳痰和呼吸困难,标志性症状是气促、呼吸困难。肺功能检查是判断气流受阻的主要客观指标。控制感染、保持呼吸道通畅、纠正缺氧是治疗的关键。指导患者有效的排痰,教会患者家庭氧疗、缩唇呼吸锻炼、腹式呼吸呼吸操、全身肌肉锻炼是最重要的护理技能。戒烟是防止本病的重要措施,应指导吸烟者戒烟。

(金立军 徐 艳)

第六节 慢性肺源性心脏病患者的护理

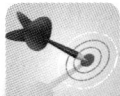

学习目标

通过本节内容的学习,学生应能

识记:

复述慢性肺源性心脏病的概念、病因及辅助检查方法。

理解:

解释慢性肺源性心脏病的发病机制、临床表现、并发症、治疗要点。

运用:

能对慢性肺源性心脏病的患者实施有效的整体护理,并正确地进行健康指导。

慢性肺源性心脏病(chronic pulmonary heart disease)简称肺心病,是由于支气管-肺组织、胸廓或肺血管的慢性病变引起的肺组织结构和功能异常,出现肺动脉高压,继而右心结构(或)和功能改变的疾病。本病是我国呼吸系统的常见病,多见于40岁以上的中老年人,随年龄增长患病率增高,男女无明显差异,我国平均患病率为0.4%。急性发作以冬春季多见。重症肺心病的病死率仍较高。

【病因及发病机制】

(一)病因

1. 支气管、肺疾病 以COPD最多见,占80%~90%,其次为支气管哮喘和支气管扩张、重症肺结核、尘肺等。

2. 胸廓运动障碍性疾病 严重的脊柱后凸、侧凸,脊椎结核及胸廓成形术后造成的严重胸廓或脊柱畸形等。

3. 肺血管疾病 较少见,如原发性肺动脉高压、广泛或反复发生的多发性肺小动脉栓塞及肺小动脉炎等。

4. 其他 如神经肌肉疾病(如脊髓灰质炎)、睡眠呼吸暂停综合征等,均可产生低氧血症,引起肺血管收缩,导致肺动脉高压而发展为慢性肺心病。

(二)发病机制

1. 肺动脉高压的形成 形成肺动脉高压是肺心病发生的关键环节,而肺动脉高压的形成与

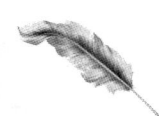

下列因素有关。

（1）肺血管功能性改变：主要为缺氧性肺血管收缩。缺氧引起肺血管收缩，是肺动脉高压形成的主要原因。高碳酸血症还可刺激颈动脉窦和主动脉体化学感受器，使儿茶酚胺分泌增加，肺血管收缩。

（2）肺血管器质性改变：长期反复发作的慢支及其周围炎症可累及邻近肺细小动脉，引起管壁炎症，管壁增厚，管腔狭窄或纤维化，甚至完全闭塞，肺泡内压增高，压迫肺泡壁毛细血管，使肺泡壁毛细血管床减少，当其减少超过70%时，则肺循环阻力增大，促使肺动脉高压发生。

（3）血容量增多和血液黏稠度增加：慢性缺氧产生继发性红细胞增多，血液黏稠度增加，血流阻力随着增高，且常伴有血容量增加，更使肺动脉压增高。缺氧和高碳酸血症使交感神经兴奋，可增加心排血量，又使肾小动脉收缩，肾血流量减少，促使水、钠潴留，水与钠的潴留可增加肺血流量，从而加重肺动脉高压和心脏负荷，使肺心病发展，发生右心衰竭。

以上因素导致肺循环阻力增加，肺动脉高压，右心负荷增加，长期作用发生右心室肥厚扩张，发展为肺心病。

2．右心功能改变和心力衰竭　肺循环阻力增加后，使右心后负荷增加，早期为克服肺动脉压升高的阻力而逐渐发生代偿性右心室肥大。晚期当肺循环阻力长期持续增高，超出右心室代偿能力时就会逐渐发生右心功能不全，最终导致右心衰竭。

【临床表现】　本病发展缓慢，临床上除有COPD的各种症状和体征外，主要是逐渐出现肺、心功能不全及其他器官损害的征象。按其功能可分为代偿期和失代偿期。

（一）肺、心功能代偿期（缓解期）

此期主要是原发病或COPD的表现。如慢性咳嗽、咳痰、气急或伴喘息，活动后可感心悸、呼吸困难、乏力和活动耐力下降。体检可有明显肺气肿体征，感染时可闻及干、湿性啰音；P_2亢进（提示有肺动脉高压）；剑突下可见心脏收缩期搏动（提示右心室肥厚、扩大）；部分患者因肺气肿使胸膜腔内压升高，阻碍腔静脉回流，可见颈静脉充盈。

（二）肺、心功能失代偿期（急性加重期）

此期以呼吸衰竭的表现最突出，而心力衰竭的症状无或很轻。由肺血管疾患引起的肺心病则以心力衰竭为主，呼吸衰竭较轻。

1．呼吸衰竭　常因急性呼吸道感染而诱发，患者呼吸困难加重，夜间尤甚，常有头痛、失眠、食欲缺乏，甚至出现烦躁、嗜睡、谵妄、昏迷、抽搐等肺性脑病的表现。体检：明显发绀、球结膜充血、水肿；因高碳酸血症可出现周围血管扩张、多汗和皮肤潮红等。

2．心力衰竭　以右心衰竭为主，表现为心悸、气短、食欲缺乏、腹胀、恶心、尿少，下肢乃至全身水肿。体检可有明显发绀、颈静脉怒张；剑突下可扪及心脏收缩期搏动，心界向左扩大，三尖瓣区可闻及收缩期吹风样杂音，可有奔马律；肝大、肝颈静脉回流征阳性；下肢及腰骶部可呈凹陷性水肿，严重右心力衰竭者腹水征阳性。

（三）并发症

1．肺性脑病　是肺心病死亡的首要原因。肺性脑病是呼吸衰竭发展到严重阶段，导致严重缺氧和二氧化碳潴留所引起的以中枢神经系统功能障碍为主要表现的一种临床综合征。早期患者有头痛、烦躁不安、神志恍惚、胡言乱语、夜间失眠、兴奋；进而出现谵妄、躁动、抽搐、球结膜水肿，甚至昏迷而死亡。

2．酸碱失衡、电解质紊乱　可发生各种类型的酸碱失衡及电解质紊乱，以呼吸性酸中毒最多见。低钾、低氯时伴代谢性碱中毒。使用机械通气如过度通气会导致呼吸性碱中毒。

3．心律失常　多为一过性心律失常，常因缺氧、高碳酸血症、感染、酸中毒、电解质紊乱、药物（洋地黄）等引起，可有房性期前收缩、室性期前收缩、窦性心动过速、心房颤动、房室传

导阻滞等。

4．休克　肺心病发生休克者不多，以中毒性休克为主。

5．弥散性血管内凝血　常在酸中毒、低氧血症及并发细菌性感染时，由于细菌毒素的作用，引起毛细血管内皮受损和组织损伤。

6．上消化道出血　肺心病并发上消化道出血约占5.7%，病死率高达92%。

7．多器官功能障碍综合征　是慢性肺心病的主要死亡原因。在肺心病的急性发作期，由于肺部感染等因素，导致呼吸功能不全或心功能不全，可同时发生脑、肾、肝、胃肠等多器官功能不全，易产生多器官功能衰竭。

【辅助检查】

1．X线检查　除原有肺、胸基础疾病及急性肺部感染的特征外，尚有肺动脉高压征和右心室增大。

2．心电图检查　电轴右偏，肺性P波，可有右束支传导阻滞及低电压图形，是诊断肺心病的主要依据。

3．超声心动图检查　右心室流出道内径（≥30mm），右心室内径（≥20mm），右心室前壁的厚度，左、右心室内径比值（<2），右肺动脉内径或肺动脉干及右心房增大等指标，以诊断肺心病。

4．动脉血气分析　表现低氧血症或合并高碳酸血症，当 $PaO_2 < 60mmHg$、$PaCO_2 > 50mmHg$ 时，提示有呼吸衰竭。

5．血液检查　红细胞及血红蛋白增高；合并感染时，白细胞总数升高、中性粒细胞增加；部分患者可有肝、肾功能异常；血清钾多增高，血清钠、氯、钙等多低于正常。

【治疗要点】　肺心病源于慢性肺部疾病，而支气管、肺的急性感染又是使病情加重、导致肺心功能衰竭的最主要诱因，因此，肺心病治疗必须以治疗肺为本，治心为辅。

（一）急性加重期

1．控制感染　是治疗肺心病急性发作期的重要环节。宜根据痰培养和药敏结果选择抗菌药物。常用的抗感染药物有青霉素类、氨基糖苷类、喹诺酮类和头孢菌素类等。

2．控制呼吸衰竭　应采取综合措施，如缓解支气管痉挛、清除痰液、畅通呼吸道、持续低浓度给氧、应用呼吸兴奋剂等。必要时施行气管切开、气管插管和机械通气等。

3．控制心力衰竭　肺心病多因呼吸道感染而加重心力衰竭，因此，一般只要有效地控制呼吸道感染，改善缺氧和高碳酸血症，配合应用利尿剂，即可控制心力衰竭，无需使用强心剂。但对以右心衰竭为主的患者，或呼吸道感染已控制、利尿剂不能取得良好的疗效时，即应考虑应用强心剂。

（1）利尿剂：为避免大量利尿引起血液浓缩，使痰液黏稠，加重气道阻塞和低钾血症，应缓慢、小量、间歇使用作用轻的利尿剂为原则。常采用氢氯噻嗪加氨苯蝶啶或螺内酯，一般不超过4天，如水肿较重者可用呋塞米，同时口服氯化钾。

（2）洋地黄制剂：由于肺心病患者长期处于缺氧状态，对洋地黄类药物耐受性低，易发生中毒。因此，以快速、小剂量（常规剂量的1/2或2/3）应用洋地黄制剂为原则。常用药物为毛花苷C（西地兰）、毒毛花苷K（毒毛旋花子苷K）。用药前必须积极纠正缺氧和低钾血症，用药过程中应密切观察药物的毒性反应。

4．控制心律失常　一般经控制感染、纠正缺氧后心律失常可自行消失。如心律失常持续存在，可根据心律失常的类型给予抗心律失常药物。

（二）缓解期

积极治疗原发病和预防呼吸道感染是缓解期治疗的重点。再者是采用中西医结合治疗，增强患者的免疫力，去除诱发因素，减少或避免急性加重期的发生，延缓病情发展。

【常用护理诊断／问题】

1．气体交换受损　与通气功能障碍、缺氧有关。

2．清理呼吸道无效　与痰多黏稠、无力咳嗽或无效咳嗽等有关。

3．活动无耐力　与呼吸衰竭、心力衰竭有关。

4．体液过多　与右心衰竭有关。

5．潜在并发症：肺性脑病、电解质紊乱、多脏器功能衰竭等。

【护理措施】

（一）一般护理

1．休息与活动　在心功能代偿期要量力而行，活动以不增加心脏负担为原则；在心功能失代偿期须绝对卧床休息，给予生活照顾。

2．体位　取有利于呼吸的体位，如抬高床头、半坐卧位、高枕卧位等，以减少机体耗氧量，从而减慢心率和减轻呼吸困难，有利于肺、心功能的改善。

3．饮食　宜低盐、低热量、高蛋白、高维生素、清淡、易消化和富含纤维的饮食。若应用排钾利尿剂的患者应注意钾的摄入，鼓励患者多吃含钾高的食物和水果如香蕉、枣子等。

（二）病情观察

密切观察血压、脉搏、呼吸、体温和神志的变化，特别是呼吸的频率、节律、深度及其变化特点，如由深而慢的呼吸变为浅快呼吸，且出现点头、提肩呼吸、节律不规则等提示有呼吸衰竭的可能；观察有无头晕、烦躁不安、神志改变等肺性脑病的症状；观察水肿程度，准确记录24h出入液量；定时监测动脉血气分析和电解质的变化。

（三）对症护理

1．保持呼吸道通畅　协助患者翻身并辅以拍背，如胸部叩击和震荡、体位引流、吸痰等以利于排痰；超声雾化吸入稀释痰液；必要时遵医嘱应用呼吸兴奋剂及支气管舒张剂。

2．纠正缺氧　持续低流量吸氧，氧浓度一般在25%～29%，氧流量1～2L/min，经鼻导管持续吸入，必要时可通过面罩或呼吸机给氧，吸入的氧必须湿化。如患者吸氧后呼吸困难减轻、心率减慢、发绀减轻、皮肤转暖、神志转清、尿量增加等说明吸氧治疗有效，反之则考虑CO_2潴留加重。

3．水肿护理　水肿患者宜限制水、盐摄入，下肢抬高，做好皮肤护理，避免皮肤长时间受压；准确记录24h出入量；每日进水量限制在1～1.5L。根据病情限制输液量、控制输液速度。输液量每天不超过1L，速度不超过30滴/min。

（四）用药护理

1．利尿剂　利尿剂的使用应以缓慢、小量和间歇用药为原则，利尿过猛易导致：①脱水使痰液黏稠不易咳出，加重呼吸衰竭；②低钾、低氯性碱中毒，抑制呼吸中枢，使通气量降低，耗氧量增加，加重神经精神症状；③血液浓缩可增加循环阻力，且易发生弥散性血管内凝血。利尿剂尽可能在白天给药，以免因频繁排尿而影响患者夜间睡眠。用药后应观察精神症状、痰液黏稠度、有无腹胀、四肢无力等，准确记录给药时间和24h尿量，如出现尿量过多、脉搏细快、血压下降、全身乏力、口渴等血容量不足现象，应立即报告医生停药。

2．强心剂　遵医嘱给药，注意药效并观察毒性反应。由于肺心病患者长期处于缺氧状态，对洋地黄类药物耐受性很低，故疗效差、易中毒，用药前应注意纠正缺氧，宜选用速效、排泄快的制剂，剂量宜小。应注意：肺心病患者使用洋地黄时不宜以心率作为衡量药物的应用和疗效观察指征。

3．呼吸兴奋剂　必须在保持呼吸道通畅的基础上应用呼吸兴奋剂，同时配合氧疗，在用药过程中注意药物副作用。切勿随意使用催眠、镇静剂以免诱发或加重肺性脑病。

（五）心理护理

患者的心理状态对疾病的转归有很大的影响。在患病时会出现种种不良的负性情绪，如出现紧张、焦虑、悲观失望的情绪，还会出现行为退化或过度依赖心理等。护士与患者交流时，应做到语言温和，把患者当亲人，生活上多关心、多照顾，建立良好的护患关系，了解患者的心理状

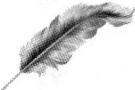

态,及时解除思想顾虑,使其积极配合治疗和护理。

【健康教育】

1. 生活方式指导　告知患者合理膳食,增加营养,保证足够的热量和蛋白质供应的重要性。生活要规律,缓解期应当适量运动,并保持良好的心态。

2. 疾病知识指导　①帮助患者及家属认识肺心病的病因,向患者宣传及时控制呼吸道感染、增强体质、改善心肺功能、防止肺心病进一步发展的重要性。②教会患者呼吸训练、呼吸体操等方法,嘱家属督促其长期坚持。③积极防治呼吸道慢性疾患,避免各种诱发因素,并戒烟。④定期门诊随访。患者如感到呼吸困难加重、咳嗽剧烈、咳痰、尿量减少、水肿明显或家属发现患者神志淡漠、嗜睡或兴奋躁动、口唇发绀提示病情变化或加重,需及时就医诊治。

3. 用药指导　遵医嘱使用利尿剂、强心剂,切勿随意使用催眠、镇静剂以免诱发或加重肺性脑病。

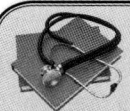

小　结

慢性肺源性心脏病是由于支气管、肺、胸廓或肺血管的慢性病变引起的肺组织结构和功能异常,出现肺动脉高压,致使右心室扩张、肥大,伴或不伴右心功能衰竭的心脏病。我国引起肺心病的首要原因是COPD,导致肺心病的关键环节是形成肺动脉高压。临床上除有COPD的各种症状和体征外,逐渐出现呼吸衰竭或心力衰竭,以呼吸衰竭突出,心力衰竭轻微,肺性脑病是其死亡的主要原因。治疗以治肺为主,治心为辅,重在控制感染,保持呼吸道通畅。护理重点:保持呼吸道通畅,合理上氧(采取低流量、低浓度持续上氧),有心力衰竭时利尿剂应用要缓慢,慎重强心剂,并实施适合的健康教育。

（金立军　徐　艳）

第七节　肺部感染性疾病患者的护理

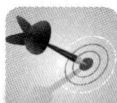

学习目标

通过本节内容的学习,学生应能

识记:

复述肺炎、大叶性肺炎、社区获得性肺炎、医院感染性肺炎概念;陈述肺炎链球菌肺炎的临床特点和护理措施。

理解:

解释肺炎的分类,区分各型肺炎的临床特点、辅助检查和治疗要点。

运用:

能够运用护理程序对不同肺炎患者实施整体护理和健康指导。

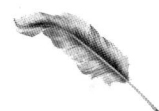

一、概述

肺炎（pneumonia）是指发生在终末气道、肺泡和肺间质的炎症。由多种病原体、理化因素、免疫损伤和过敏等因素引起。本病是呼吸系统常见病，尤以感染性肺炎最常见。

【分类】

（一）解剖分类

1．大叶性（肺泡性）肺炎　致病菌以肺炎链球菌最常见。病原菌先在肺泡引起炎症，然后通过肺泡间孔（Cohn氏孔）向其他肺泡蔓延，以致肺段的一部分或整个肺段、肺叶发生炎症。典型患者表现为肺实质的炎症，通常不累及支气管。

2．小叶性（支气管性）肺炎　致病菌有肺炎链球菌、葡萄球菌、病毒、肺炎支原体及军团菌等。病原体通过支气管入侵，引起细支气管、终末细支气管和肺泡的炎症，常继发于其他疾病，如支气管炎、支气管扩张、上呼吸道病毒感染以及长期卧床的危重患者。

3．间质性肺炎　可由细菌、支原体、衣原体、病毒或肺孢子菌等引起。以肺间质为主的炎症，包括支气管壁、支气管周围组织，有肺泡壁增生及间质水肿。由于病变在肺的间质，故呼吸道症状轻，病变广泛则呼吸困难明显。

（二）病因分类

1．细菌性肺炎　如肺炎链球菌、金黄色葡萄球菌、甲型溶血性链球菌、肺炎克雷伯杆菌、流感嗜血杆菌、大肠埃希菌、铜绿假单胞菌等引起的肺炎。

2．非典型病原体肺炎　如支原体、衣原体、军团菌等引起的肺炎。

3．病毒性肺炎　如腺病毒、呼吸道合胞病毒、流感病毒、麻疹病毒、巨细胞病毒、单纯疱疹病毒及冠状病毒等引起的肺炎。

4．真菌性肺炎　如白念珠菌、曲霉菌、放线菌、肺孢子菌等引起的肺炎。

5．其他病原体所致肺炎　如立克次体、弓形虫等引起的肺炎。

6．理化因素所致肺炎　如放射性损伤引起的放射性肺炎，胃酸吸入引起的化学性肺炎，对吸入或内源性脂类物质产生炎症反应的类脂性肺炎等。

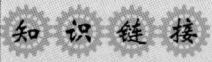

非典型性肺炎

非典型性肺炎（atypical pneumonias）是指由支原体、衣原体、军团菌、立克次体以及其他一些不明微生物引起的肺炎。而典型肺炎是指由肺炎链球菌等常见细菌引起的大叶性肺炎或支气管肺炎。2002年冬季和2003年春季在我国发生一种传染性非典型肺炎（infectious atypical pneumonia），世界卫生组织（WHO）将其命名为严重急性呼吸道综合征（severe acute respiratory syndrome，简称SARS），为新型冠状病毒（corona virus）引起，主要通过近距离呼吸道飞沫传播，以肺间质病变为主，传染性强，病死率高。还有近年来发生的禽流感病毒所致的肺炎也属此类。

（三）患病环境分类

1．社区获得性肺炎（community acquired pneumonia，CAP）　也称医院外肺炎，是指在医院外罹患的感染性肺实质炎症，包括有明确潜伏期的病原体感染而在入院后平均潜伏期内发病的肺炎。CAP常见病原体为肺炎链球菌、支原体、衣原体、流感嗜血杆菌和呼吸道病毒等。

2．医院获得性肺炎（hospital acquired pneumonia，HAP）　也称医院内肺炎，是指病人入院时不存在、也不处于潜伏期，而于入院48h后在医院（包括老年护理院和康复院等）内发生的肺炎，也包括出院后48h内发生的肺炎。HAP还包括呼吸机相关肺炎和卫生保健相关性肺炎，其中以呼吸机相关肺炎最多见，预防和治疗较困难。无感染高危因素患者常见病原菌依次为肺炎球菌、流感嗜血杆菌、金黄色葡萄球菌、大肠埃希菌、肺炎克雷伯杆菌等；有感染高危因素患者的病原体依次为金黄色葡萄球菌、铜绿假单胞菌、肠杆菌属、肺炎克雷伯杆菌等。

【病因及发病机制】

1．病原微生物侵入　可经以下途径侵入下呼吸道：①吸入口、咽、喉部的分泌物；②直接吸入空气中细菌；③菌血症；④邻近部位的感染直接蔓延等。

2．机体防御功能下降　各种因素使呼吸道防御功能以及机体的正常免疫功能下降时，易导致肺炎的发生。这些因素通常称肺炎易患因素，包括年老体弱、长期卧床、意识不清、吞咽和咳嗽反射有障碍者；慢性或重症疾病患者（如慢性气道阻塞、未控制的糖尿病、尿毒症、癌症、脑血管病等）；长期使用糖皮质激素、免疫抑制剂或抗肿瘤药物者；接受机械通气以及大手术（尤其胸、腹部手术）者；以及受凉、吸烟、酗酒等诱发因素。

二、肺炎链球菌肺炎

肺炎链球菌肺炎（streptococcus pneumonia）是由肺炎球菌或称肺炎链球菌引起的肺炎，约占院外感染肺炎的半数。冬季与初春为高发季节，常与呼吸道病毒感染同时存在。患者多为无基础病变的青壮年及老年人，男性多见。临床以起病急骤、高热、寒战、咳嗽、血痰和胸痛为特征。由于抗生素的广泛使用，典型者已日趋减少，但由于耐药率升高，未能使肺炎的死亡率持续下降。

肺炎链球菌是革兰阳性球菌，多成双排列或短链排列，有荚膜，其毒力大小与荚膜中的多糖结构及含量有关。肺炎球菌是上呼吸道的正常菌群，当机体免疫力受损或下降时，有毒力的肺炎链球菌进入下呼吸道致病。发病时肺炎球菌在肺泡内繁殖滋长，引起肺泡壁水肿，白细胞、红细胞渗出，渗出液含有细菌，沿肺泡蔓延，累及整个肺叶或肺段而致肺炎。病变易累及胸膜而导致渗出性胸膜炎。

【临床表现】

1．症状

（1）诱因：发病前常有受凉、淋雨、疲劳、醉酒、精神刺激、上呼吸道病毒感染史等诱因。部分患者有呼吸道感染的先驱症状。

（2）全身中毒症状：典型表现为起病急骤、畏寒、寒战、高热，体温可在数小时内达39～40℃，呈稽留热。全身肌肉酸痛。

（3）呼吸系统症状：①咳嗽、咳痰，开始痰少，带血丝，24～28h后呈铁锈色，与肺泡内浆液渗出和红细胞、白细胞渗出有关。②呼吸困难，如肺实变广泛，因呼吸面积减少缺氧而引起发绀。③患侧胸痛，呈针刺样，深呼吸或咳嗽时加剧，可放射至肩部、腹部，易误诊为急腹症、心绞痛或心肌梗死。

（4）其他症状：食欲缺乏，有恶心、呕吐、腹痛、腹泻等。

2．体征　急性病容，鼻翼扇动，面颊绯红，口角和鼻周有单纯疱疹，严重者可有发绀、心动过速、心律不齐。早期肺部无明显异常体征，随着病情加重可出现患侧呼吸运动减弱。叩诊病变部位呈浊音，听诊呼吸音减弱及胸膜摩擦音；肺实变有典型肺实变体征；消散期可有湿性啰音。

3．并发症　肺炎球菌肺炎的并发症近年已少见，严重脓毒症或毒血症患者易发生感染性休克，尤其是老年人。表现为血压下降、四肢厥冷、多汗、脉搏细速、口唇及皮肤发绀、心律失常

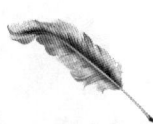

等。而高热、胸痛、咳嗽等症状并不突出。其他并发症有胸膜炎、脓胸、心包炎等。

【实验室检查】

1. 血常规检查 白细胞计数升高，中性粒细胞增多及核左移；年老体弱、酗酒、免疫功能低下者白细胞计数常不增高，但分类中性粒细胞增高。

2. 痰涂片、培养 革兰染色可发现革兰阳性、带荚膜的双球菌或链球菌；痰培养可确定病原体。

3. X线检查 可见受累肺叶或肺段呈模糊或炎症浸润或实变阴影，在实变阴影中可见支气管充气征，肋膈角可有少量胸腔积液。在肺炎消散期，呈现"假空洞征"，起病3～4周后才完全消散。

【治疗要点】

1. 抗菌药物 首选青霉素G抗生素。用药剂量及途径视病情、有无并发症而定。如对青霉素过敏，可用红霉素或林可霉素，重症者改用头孢菌素类或者用喹诺酮类抗生素。抗生素疗程一般为5～7天，或热退后3天停药，或热退后由静脉给药改为口服给药，维持数天。

2. 支持与对症治疗 降温、止痛、纠正缺氧、清除气道分泌物、维持水和电解质平衡。

3. 并发症治疗 出现感染性休克、呼吸衰竭、急性左心力衰竭等危及生命的并发症时，要及时发现并尽早治疗。

三、几种不同病原体所致肺炎的特点

几种不同病原体所致肺炎的特点见表2-7-1。

表2-7-1 几种不同病原体所致肺炎的特点

	革兰阴性杆菌肺炎	支原体肺炎	葡萄球菌肺炎	病毒性肺炎
病原体	克雷伯杆菌、铜绿假单胞杆菌、流感嗜血杆菌	肺炎支原体	金黄色葡萄球菌及凝固酶阴性的葡萄球菌	上呼吸道病毒常见
临床特点	克雷伯杆菌：起病急、寒战、高热、脓血痰、气急、毒血症状，咳砖红色胶冻状痰。铜绿假单胞杆菌：毒血症状明显，脓痰，可呈蓝绿色。流感嗜血杆菌：高热、呼吸困难、衰竭	起病缓慢，病初可有头痛、咳嗽、发热、食欲缺乏、肌肉酸痛等，突出表现为阵发性刺激性干咳，咳少量黏痰，多有低热，可持续2～3周，多无胸痛。约有1/3的病例症状不明显	起病多急骤，可有寒战、高热、胸痛、咳嗽、脓血痰，常伴头痛、全身肌肉酸痛、乏力等。病情严重者早期即可出现周围循环衰竭症状	起病较急、上感症状较突出，常在上述症状尚未消退时，即出现咳嗽、咳痰等呼吸道症状。小儿或老年人易发生重症病毒性肺炎，表现为呼吸困难、发绀、嗜睡、精神萎靡，甚至发生休克、呼吸衰竭等并发症
肺部体征	病变范围大者可有肺实变的体征，双下肺及背部可闻及湿啰音	肺部体征不明显、少数可闻及干湿性啰音	早期肺部体征轻微，常与严重中毒症状和呼吸道症状不平行	患者体征多不明显
实验室检查	WBC升高，核左移；痰涂片镜检或培养见病原菌	WBC正常或稍高；肺炎支原体抗体检测是敏感诊断方法	WBC升高，中性粒细胞增多及核左移	WBC正常、稍高或偏低；痰培养常无菌生长。PCR、病毒分离及抗原检测可确诊
胸部X线	肺实变、常伴有脓肿形成	肺部呈阶段性分布的浸润影	肺叶或小叶浸润，早期空洞，脓胸，可见液气囊腔	肺纹理增多、小片状浸润或广泛浸润
治疗	二、三代头孢菌素、氨基糖苷类和喹喏酮类等	首选大环内酯类：红霉素、罗红霉素	首选半合成青霉素加氨基糖苷类；MRSA选用万古霉素静脉滴注	以对症为主（休息、保暖）；选用有效的病毒抑制剂，如利巴韦林、阿昔洛韦等

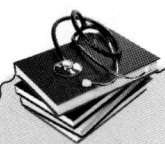

案例 2-3

刘先生，23岁，因在野外劳动，淋雨后突发寒战、高热，伴头痛、乏力、周身酸痛、食欲缺乏。今晨出现咳嗽、气急和右上胸痛，并咳出少量带血丝的痰液。体检：T 39.8℃，P 112次/分，R 38次/分，BP 110/70mmHg。急性病容，面色潮红，呼吸急迫，口唇轻微发绀。右上胸呼吸运动减弱，语颤增强，叩诊音较浊，可听到支气管呼吸音及细湿啰音，语音传导增强。心律齐，心尖部有Ⅱ级收缩期杂音，较柔和。腹平软，肝脾未触及。

请回答：
1. 该患者首先考虑的诊断是什么？为何有这些症状？
2. 该患者主要的护理诊断是什么？
3. 应采取哪些护理措施？

【常用护理诊断/问题】

1. 体温过高　与肺部感染有关。
2. 清理呼吸道无效　与呼吸道分泌物增多、痰液黏稠、胸痛等有关。
3. 胸痛　与炎症累及胸膜有关。
4. 气体交换受损　与呼吸道内黏液堆积、肺部感染致呼吸面积减少有关。
5. 潜在并发症：感染性休克、呼吸衰竭等。

【护理措施】

（一）一般护理

1. 休息与活动　急性期应卧床休息，协助患者取半坐卧位，以减轻呼吸困难。
2. 环境　室内应阳光充足、清洁、温湿度适宜、安静和舒适，保持空气新鲜（室内每天通风），并限制探视人数。
3. 饮食护理　应给予高热量、高蛋白、富含维生素、易消化的流质或半流质饮食；补充营养和水分，鼓励患者多饮水，每日摄水量应在2000ml以上；高热暂不能进食者按医嘱静脉补液，但须注意控制滴速，以免引起心力衰竭。

（二）病情观察

每4小时监测生命体征一次，并做好记录。体温骤变时应密切观察，注意患者呼吸频率、节律、深度和型态的改变；观察皮肤黏膜颜色、意识状态及尿量；评估肺炎的严重程度，是否为重症肺炎；警惕感染性休克和呼吸衰竭的发生。

（三）对症护理

指导患者保持呼吸道通畅，进行有效地咳嗽，协助排痰，采取翻身、拍背、雾化吸入等措施。呼吸困难、发绀者用鼻导管或鼻塞法给氧，流量一般为2～4L/min，以提高血氧饱和度。对痰量较多难以咳出者，遵医嘱用祛痰剂或雾化吸入。胸痛患者宜采取患侧卧位，通过减小呼吸幅度来减轻局部疼痛。对早期干咳而胸痛明显者，可遵医嘱使用镇咳剂如可待因等治疗。高热时首选物理降温，寒战时应注意保暖；高热持续不退者，应遵医嘱给予解热镇痛药物，老人与小儿慎用；患者退热后，出汗较多，应勤换床单、衣服，保持皮肤清洁、干燥；做好口腔护理。

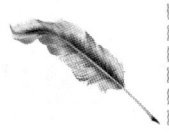

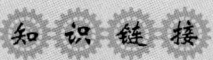

评估肺炎的严重程度

如果肺炎成立，评估病情的严重程度对于决定在门诊还是入院甚至ICU治疗至关重要。肺炎的严重性取决于局部炎症程度、肺部炎症播散和全身炎症反应的程度。美国感染疾病学会/美国胸科学会2007年发表成人CAP处理共识指南。其重症肺炎的诊断标准如下：主要标准：①需要有创机械通气；②感染性休克需要使用血管收缩剂治疗。次要标准：①呼吸频率≥30次/min。②氧合指数（PaO_2/FiO_2）≤250；③多肺叶浸润；④意识障碍/定向障碍；⑤氮质血症（BUN≥7mmol/L）⑥白细胞数减少（WBC<4.0×10^9/L）；⑦血小板减少（血小板<10.0×10^9/L）；⑧低体温（T<36℃）；⑨低血压需要强有力的液体复苏。符合1项主要标准或3项次要标准以上者可诊断为重症肺炎。

（四）休克型肺炎的护理

1. 加强监护　将患者安置在监护室，专人护理，及时监测病情变化；取休克卧位，以利于呼吸和静脉血的回流，尽量减少搬动，注意保暖。

2. 给氧　迅速用鼻导管或面罩法给氧，流量为4～6L/min。如患者发绀明显或发生抽搐时，使用辅助呼吸机，适当加大吸氧浓度。给氧前应注意清除呼吸道分泌物，保证呼吸道通畅，达到有效吸氧。

3. 迅速建立两条以上静脉输液通道，遵医嘱给予抗感染、扩容、纠正酸中毒、应用血管活性药物和糖皮质激素等抗休克治疗。

（1）扩充血容量：扩容是抗休克的关键措施，一般先快速输入低分子右旋糖酐，降低血黏稠度，疏通微循环；继之输入5%的葡萄糖盐水、生理盐水、葡萄糖溶液等。输液速度遵循抗休克原则，可在中心静脉压监测下决定补液的量和速度。有效的表现为：①患者口唇红润、肢端温暖；②收缩压大于90mmHg，脉压大于30mmHg；③中心静脉压不超过$10cmH_2O$；④每小时尿量多于30ml；⑤脉率小于100次/min。

（2）纠正酸中毒：常用5%碳酸氢钠溶液静脉滴注。碱性药物配伍禁忌较多，宜单独输入。其目的是增强心肌收缩力，改善微循环。

（3）血管活性药物：扩容和纠正酸中毒后，末梢循环仍无改善时应用血管活性药物，如多巴胺、酚妥拉明、间羟胺等。药物必须应由一条静脉输入，且根据血压调节滴速。

（4）糖皮质激素：对病情严重者，经足够抗生素及上述药物治疗仍不能控制者，使用大剂量糖皮质激素如氢化可的松、地塞米松加入葡萄糖液中静脉滴注以改善微循环，抑制炎症反应，从而达到抗休克的作用。

（五）用药护理

按医嘱准确及时使用抗生素，注意观察抗生素治疗效果和不良反应，发现异常应及时报告。抗生素治疗48～72h后应对病情进行评价，治疗有效者24～72h后表现为体温下降、症状缓解、白细胞计数逐渐恢复正常。使用氨基糖苷类抗生素时，要注意观察药物对肾功能及听神经的损害，如出现肾功能和尿检异常或耳鸣、眩晕、甚至听觉障碍等，应及时通知医生改用其他抗生素。选用红霉素治疗时，口服者要饭后服用，静脉滴注时速度不宜过快，浓度不宜过高，以免引起疼痛及静脉炎。

（六）心理护理

稳定患者情绪，消除其紧张、焦虑等心理，使其保持身心愉快，积极、主动地配合治疗和护理，促进康复。

【健康指导】

1. 疾病知识指导　向患者介绍有关肺炎的基本知识，并协助制订和实施锻炼计划；老年人和久病卧床的慢性病患者，应根据天气的变化随时增减衣物，积极避免各种诱因，预防呼吸道感染。

2. 生活方式指导　注意个人卫生，避免受凉、过劳或酗酒，平时加强耐寒锻炼，增加营养物质的摄取，保证充足的休息和睡眠时间，以增强机体抵抗力。

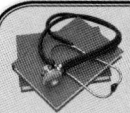

小　结

肺炎球菌肺炎是由肺炎球菌所引起的肺实质的炎症，常见于院外感染，常表现为大叶性肺炎。以突然起病，寒战、高热（稽留热），咳铁锈色痰、胸痛为典型特征。有肺实变的体征。首选青霉素G治疗。护理主要是高热护理、病情观察、及时发现并发症。

革兰阴性杆菌肺炎主要是革兰阴性杆菌（克雷伯杆菌、铜绿假单胞杆菌、流感嗜血杆菌）所引起的感染，常属院内感染，与患者抵抗力低下有关。临床症状不典型，易并发休克、多发性肺脓肿。治疗困难，死亡率高。护理主要是针对休克型肺炎的护理和预防院内感染。

葡萄球菌肺炎是肺化脓性炎症，主要是金黄色葡萄球菌所引起，院内感染较多见。临床表现主要为全身中毒症状重。首选头孢菌素治疗、护理主要是对症护理和用药护理。

病毒性肺炎主要由呼吸道病毒所引起，一般先有上呼吸道症状，再有肺部症状，治疗护理主要是休息和对症处理。

第八节　肺脓肿患者的护理

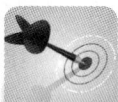

学习目标

通过本节内容的学习，学生应能

识记：

描述肺脓肿的定义、病因和辅助检查。

理解：

识别肺脓肿的发病机制和临床表现，治疗要点。

运用：

会运用护理程序对肺脓肿患者进行整体护理，并能实施健康指导。

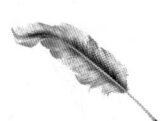

肺脓肿（lung abscess）是由多种病原菌引起的肺实质化脓性坏死而形成的感染腔。早期为肺组织的化脓性炎症，继而坏死液化，由肉芽组织包绕形成脓肿。临床特征为高热、咳嗽、咳大量脓臭痰。自抗生素广泛应用以来，肺脓肿发病率已明显降低。

【病因及发病机制】

（一）病因

肺脓肿主要由细菌引起，多由上呼吸道、口腔定植菌，如厌氧菌、需氧菌及兼性厌氧菌等引起。90%患者合并有厌氧菌感染。常见的其他病原体包括金黄色葡萄球菌、化脓性链球菌、肺炎克雷伯杆菌及铜绿假单胞菌、大肠埃希菌和流感嗜血杆菌。

（二）发病机制

根据感染途径不同，肺脓肿可分为以下三种类型。

1．吸入性肺脓肿　最常见，约占60%，病原体经口、鼻、咽腔吸入为最主要的发病原因，误吸是常见原因。在各种原因引起的意识障碍、极度疲劳、受寒等情况下，口、鼻、咽部的分泌物及手术后的血块、呕吐物等可经气管吸入肺内，造成细支气管阻塞，使病原菌迅速繁殖致病。常为单发，发病部位与支气管解剖结构及体位有关，因右总支气管较粗而陡直，故吸入物易进入右肺；由于重力作用吸入物易流到偏下肺段。病原体多为厌氧菌。

2．继发性肺脓肿　多继发于肺部其他疾病，如细菌性肺炎、支气管扩张、空洞型肺结核、支气管肺癌等；支气管异物阻塞，也是导致肺脓肿，特别是小儿肺脓肿的原因；邻近器官的化脓性病变蔓延至肺，如阿米巴肝脓肿（好发于右肝顶部）可穿破膈至右肺下叶，形成阿米巴肺脓肿；其他，如食管穿孔感染、膈下脓肿、肾周脓肿等均可引起肺脓肿。

3．血源性肺脓肿　皮肤外伤感染、疖、痈、骨髓炎等所致的败血症和脓毒血症，病原菌、脓毒栓子经血行播散到肺，引起小血管栓塞，肺组织炎症、坏死而形成肺脓肿，常为两肺外周的多发性脓肿。

【临床表现】

（一）症状

1．全身中毒症状　急性肺脓肿大多急性起病，表现为突然畏寒、高热，体温39～40℃，呈弛张热，伴多汗、精神委靡、全身乏力、食欲缺乏、头痛等，严重者可出现谵妄、意识障碍。血源性肺脓肿毒血症症状更为明显。慢性肺脓肿则有贫血、消瘦等症状。

2．呼吸系统症状　表现为咳嗽、咳痰，初为少量黏液或黏液脓性痰，如感染未能及时控制，1～2周后因脓肿破溃突然咳出大量的脓臭痰，此为厌氧菌感染的特征，每日痰量可达300～500ml，典型的痰液呈黄绿色脓性，约1/3患者有痰中带血或小量咯血，偶有中、大量咯血。一般咳出大量脓痰后体温开始下降，全身症状随之好转，一般数周后情况逐渐恢复正常。血源性肺脓肿痰量不多，极少咯血。病变范围较广泛时，可出现气急。如治疗效果不佳或支气管引流不畅，迁延3个月以上即为慢性肺脓肿，常有慢性咳嗽、咳脓痰、不规则发热、反复咯血等症状。

（二）体征

与肺脓肿大小和部位有关。早期病变较小或位置较深时，可无异常体征，病变范围较大时可出现肺实变体征，即叩诊浊音或实音，可闻及异常支气管呼吸音等。慢性肺脓肿常伴杵状指（趾）、消瘦、贫血等。血源性肺脓肿多无阳性体征。

（三）并发症

可并发胸膜炎、脓胸、脓气胸、支气管胸膜瘘等。

【辅助检查】

1．血常规　急性肺脓肿血白细胞总数可达$(20～30)\times10^9$/L，中性粒细胞在90%以上，核左移明显，常有中毒颗粒。慢性肺脓肿者血白细胞可稍增高或正常，但红细胞和血红蛋白

减少。

2. 细菌学检查 气道深部痰标本细菌培养和药敏试验有助于确定病原体和选择有效的抗生素治疗。并发脓胸时，可做胸腔积液培养及药敏试验。对于血源性肺脓肿，血培养可发现致病菌。

3. X线检查 急性肺脓肿，早期X线表现为大片浓密模糊浸润阴影，脓肿形成、脓液排出后，可见圆形透亮区及液平面；经脓液引流和抗生素治疗后，最后可仅有残留纤维条索状阴影。慢性肺脓肿，脓腔壁增厚，内壁不规则，周围有纤维组织增生及邻近胸膜增厚，纵隔可向患侧移位。血源性肺脓肿，典型表现为两肺外侧有多发球形致密阴影，大小不一，中央有小脓腔和液平面。侧位X线检查可明确肺脓肿的部位及范围大小，CT则能更准确定位及发现体积较小的脓肿。

4. 纤维支气管镜检查 有助于明确病因，还可用于吸引脓痰和向病变部位注入抗生素，可促使支气管引流和脓腔的愈合。

【治疗要点】 急性肺脓肿的治疗原则是控制感染及痰液引流。

1. 控制感染 吸入性肺脓肿可选用青霉素，对青霉素过敏或不敏感者可用林可霉素、克林霉素或甲硝唑。开始时静脉给药，体温降至正常后改为肌注或口服，治疗应持续8～12周，直至胸片上空洞和炎症完全消失，或仅残留少量稳定的纤维化。若疗效不佳，则根据细菌培养和药物敏感试验结果选用抗生素。

2. 痰液引流 是提高疗效的重要措施，身体状况较好者可采取体位引流，促进排痰。

3. 手术治疗 经有效抗菌治疗和痰液引流疗效不佳者，在全身状况和肺功能允许情况下进行手术治疗。

【常用护理诊断/问题】

1. 体温过高 与肺组织炎性坏死或脓痰积聚阻塞支气管有关。
2. 清理呼吸道无效 与大量脓痰聚积有关。
3. 营养失调 与肺部感染导致机体消耗增加有关。
4. 气体交换受损 与气道内痰液积聚、肺部感染有关。
5. 潜在并发症：咯血、窒息、脓胸、脓气胸、支气管胸膜瘘等。

【护理措施】

（一）一般护理

1. 病室应经常开窗、通风，保持空气新鲜和适宜的温、湿度，以减少肺脓肿患者咳出脓痰的臭味；随时倾倒痰液，清洗痰杯，减少室内异味；注意保暖。嘱症状明显的患者卧床休息，适当限制活动量。

2. 每日做好3次口腔护理，保持口腔湿润和舒适。防止因唾液分泌减少、机体抵抗力下降及大量痰液利于细菌繁殖，引起口腔黏膜损害、口腔感染和口臭；大量抗生素的应用，易诱发口腔真菌感染，鼓励患者多漱口。

3. 给予清淡、易消化的高热量、高蛋白、高维生素、低脂肪的流质、半流质饮食，摄入足够的水分，必要时静脉补液，以稀释痰液，补充出汗等体液消耗，维持水、电解质平衡。

（二）病情观察

密切观察体温、咳嗽、咳痰、咯血等症状。观察痰的颜色、性质、气味、量和静置后是否分层，准确记录24h痰液排出量，如有痰中带血或咯血应立即向医生报告，并配合处理。对感染严重、体温较高者，要注意观察周围循环情况，防止感染性休克发生。对呼吸困难、发绀、胸痛明显者，应警惕脓气胸发生。

（三）痰液引流护理

见本章支气管扩张症患者的护理相关内容。

（四）用药护理

遵医嘱给予抗生素、祛痰药、支气管扩张剂，注意观察疗效和药物的不良反应。

【健康指导】

1. 生活指导　重视口腔卫生，经常漱口，多饮水，不吸烟，不酗酒，注意营养的合理摄取，坚持体育锻炼，提高机体抵抗力，避免过度疲劳、受凉等。

2. 疾病知识指导　帮助患者和家属掌握本病的有关知识，及时彻底治疗口腔、上呼吸道的慢性感染病灶和皮肤外伤感染、痈、疖等化脓性病灶，不挤压痈、疖，防止吸入性肺脓肿和血源性肺脓肿的发生。向患者阐明肺脓肿的抗生素治疗所需时间较长，必须按计划坚持完成治疗，防止复发。

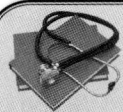

小　结

肺脓肿是由多种病原菌引起的肺实质化脓性坏死而形成的感染腔。90%的患者合并有厌氧菌感染。根据感染途径不同分为：吸入性肺脓肿、继发性肺脓肿、血源性肺脓肿。临床上表现为突然畏寒、高热、精神委靡、全身乏力、食欲缺乏等全身中毒症状和咳嗽、咳大量脓痰等呼吸系统症状。常见护理诊断有体温过高、清理呼吸道无效、营养失调（低于机体需要量）、气体交换受损等。护理要点：清除痰液，控制感染，降低体温，加强病情观察，保持呼吸道通畅，正确的体位引流。

（熊天山）

第九节　肺结核患者的护理

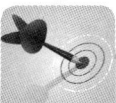

学习目标

通过本节内容的学习，学生应能

识记：

概述肺结核的特性、切断肺结核的传播途径的措施、辅助检查。

理解：

理解肺结核临床分型及其特征、结核菌素试验的临床意义。

运用：

能够应用护理程序对护理肺结核患者实施有效的护理及健康指导。

肺结核（pulmonary tuberculosis）是结核分枝杆菌引起的慢性肺部感染性疾病，占各器官结核病总数的80%～90%，其中痰中排菌者称为传染性肺结核。临床上有低热、乏力、盗汗、消瘦、食欲缺乏、咳嗽、咳痰、咯血等症状。肺结核在本世纪仍然是严重危害人类健康的主要传染病，是全球关注的公共卫生和社会问题，也是我国重点控制的疾病之一。

【病因及发病机制】

（一）病原体

结核病的病原菌为结核分枝杆菌，包括人型、牛型、非洲型和鼠型。对人类致病的主要是人型结核分枝杆菌，牛型很少见。结核分枝杆菌为需氧菌，具有抗酸染色的特性，对外界环境抵抗力较强，在阴湿处可生存5个月以上，干燥痰标本内可存活6～8个月。但结核分枝杆菌不耐热，对紫外线很敏感，如烈日下暴晒2h，病房内10W紫外线灯距照射物0.5～1m，照射30min或煮沸5min均能杀灭结核分枝杆菌。在常用消毒剂中，70%乙醇接触2min即可杀灭结核分枝杆菌。将痰液吐在纸上直接焚烧是最简便有效的灭菌方法。

（二）流行病学

1. **传染源** 主要是痰中带菌的肺结核患者。带菌的牛乳也可作为传染源。
2. **传播途径** 主要通过呼吸道传播，飞沫感染为最常见的方式，排菌量越大、接触时间越长、危害越大。患者衣物或用品污染传播机会甚少。经消化道、皮肤伤口、泌尿生殖系统感染者罕见。
3. **易感人群** 生活贫困、居住拥挤、营养不良等是经济不发达社会中人群结核病高发的原因。婴幼儿、老年人、HIV感染者、糖尿病、长期使用糖皮质激素和免疫抑制剂或长期卧床的慢性病患者，发病率也高。

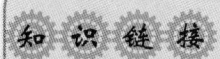

知识链接

世界防治结核病日

1882年3月24日是世界著名的德国科学家罗伯特·科霍在柏林宣读发现结核菌论文的日子。当时结核病正在欧洲和美洲猖獗流行，由于科霍发现了结核菌，为以后结核病研究和控制工作提供了重要的科学基础，为可能消除结核病带来了希望。尽管20世纪50年代有效的抗结核药物问世，但世界大多数人都不能得到有效的治疗服务。针对全球结核病疫情恶化的情况，世界卫生组织与国际防痨肺病联合会于1995年年底将每年3月24日规定为"世界防治结核病日"。主要的目的是呼吁各国政府和公众重视和支持在全球范围的结核病控制工作，使人类历史上最大的杀手之一——结核病能得到及时的诊断和有效的治疗。

4. **流行现状** 新中国成立以来，尤其是近50年来，我国的结核病防治工作取得显著成绩。但由于HIV/AIDS感染、流行以及流动人口的增加、部分地区治疗上不规范、不彻底等原因，结核病的发病率有所回升。WHO于1993年发布《全球结核病紧急状态宣言》，2000年又召开22个结核病高负担国家"结核病控制与可持续发展部长会议"，要求各国政府予以重视并作出承诺。我国就是其中之一。目前，中国政府正履行承诺，运用现代控制技术，并实施治疗费用减免的政策，推进全国防治工作。

（三）发病机制

人体感染结核分枝杆菌后发病与否，以及病变的性质、范围等，与结核分枝杆菌菌量、毒力和人体的反应性有关。肺结核的发生、发展过程见图2-9-1。人体感染结核分枝杆菌后的反应性包括免疫反应与变态反应。

1. **免疫反应** 人体对结核分枝杆菌的免疫力包括自然免疫力（非特异性）和获得性免疫力（特异性），后者是接种卡介苗或经结核分枝杆菌感染后所获得的，其免疫力强于自然免疫，但两者对防治结核病的保护作用都是相对的，与全身状况和营养状态关系密切。

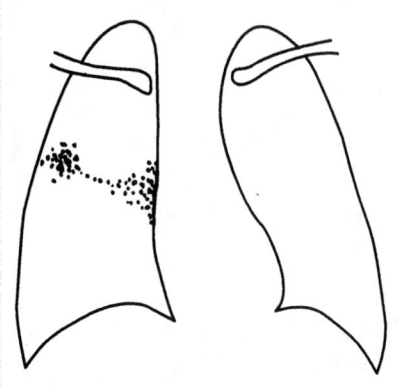

图2-9-1 肺结核自然过程示意图

2. 变态反应　结核分枝杆菌侵入人体 4~8 周后，机体对结核分枝杆菌及其代谢产物所产生的反应，属于迟发型变态反应。见于再次感染结核分枝杆菌的个体，多表现为局部强烈反应，不易出现淋巴结肿大和全身扩散。

免疫反应可对机体起保护作用，而变态反应通常会引起组织结构的破坏。少量毒力弱的结核分枝杆菌多能被人体防御功能杀灭，只有遭受大量毒力强的结核分枝杆菌侵袭而人体免疫力低下时，感染后才能发病。

【临床表现】

（一）症状

1. 全身症状　发热最常见，多数为长期午后低热，伴盗汗、乏力、食欲缺乏、体重减轻等结核毒性症状；女性有月经失调或闭经。若病灶急剧进展或播散时，可有寒战、高热等表现。

2. 呼吸系统症状　咳嗽、咳痰，早期为干咳或仅有少量黏液痰，有空洞时痰量增多，伴有感染时呈脓性；约 1/3 患者有不同程度的咯血，咯血与病变的严重程度不一定呈正比，咯血后持续高热常提示病灶播散；病变累及壁层胸膜时可引起胸痛；重症肺结核、胸膜广泛粘连增厚、大量胸腔积液时可有呼吸困难。

（二）体征

早期或病变范围小时无明显体征。当病变范围较大、空洞形成时，可出现相应肺实变和肺空洞的体征。广泛肺纤维化或胸膜增厚时可有胸廓塌陷、纵隔向患侧移位的症状；结核性胸膜炎早期有胸膜摩擦音，以后出现典型胸腔积液体征。成人肺结核好发于肺尖，在肩胛间区或锁骨上下部位叩诊稍浊、咳嗽后听诊有细湿啰音，对肺结核的诊断有重要参考价值。

（三）肺结核类型

2004 年我国实施新的结核病分类标准。

1. 原发型肺结核　含原发综合征和胸内淋巴结结核。多见于儿童，偶见于边远农牧区初次进入城市的成人。由于此时机体尚未形成特异性免疫力，肺部病灶的病菌沿所属淋巴管进入肺门淋巴结，进而可出现早期菌血症，但 4~6 周后随着免疫力形成，上述病变被迅速控制，炎症消退，仅遗留钙化灶，90% 以上不治自愈。故多数临床症状轻微而短暂。X 线胸片上典型病变包括肺部原发病灶、引流淋巴管和肺门或纵隔淋巴结的结核性炎症，三者统称为原发综合征（图 2-9-2，1）。有时仅显示肺门或纵隔淋巴结肿大，称胸内淋巴结结核。

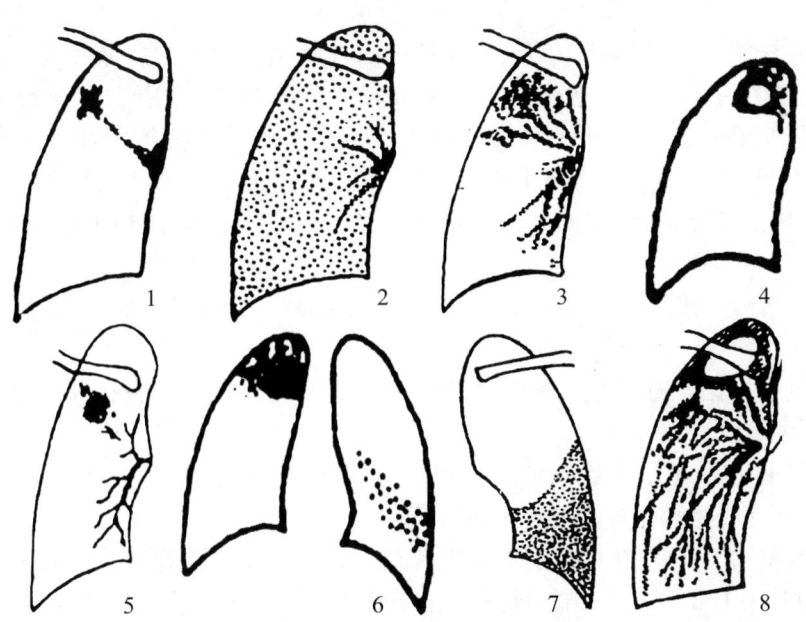

图 2-9-2　肺结核的临床分型编号上、下排从左到右顺序分别为 1、2、3、4、5、6、7、8

2. 血行播散型肺结核　此型包括急性血行播散型肺结核（急性粟粒型肺结核）及亚急性、慢性血行播散型肺结核。大多数伴随于原发型肺结核，儿童多见。急性血行播散型肺结核发生于免疫力极度低下者，是大量结核分枝杆菌一次性或短期内随血循环到达肺部引起的，起病急，全身毒血症状明显，常伴结核性脑膜炎和其他脏器结核。X线胸片上见大小、分布、密度均匀的粟粒样结节病灶（图2-9-2，2）。亚急性、慢性血行播散型肺结核，发生于免疫力相对较好者，为小量结核分枝杆菌分次、间歇经血液入肺形成。X线胸片上见大小、分布、密度不均匀的粟粒样病灶，以上、中肺野为主。

3. 继发型肺结核　多见于成人，病程长、易复发。有两种发病方式：（内源性）复发、（外源性）再感染。

（1）浸润性肺结核：是最常见的继发型肺结核。当人体免疫力低下时，肺部病灶内潜伏的结核分枝杆菌重新繁殖，形成以渗出为主，伴有程度不同的干酪样病灶，称浸润型肺结核（内源性复发）。少数与排菌患者接触再感染而发生浸润型肺结核（外源性再感染）。病灶部位多在锁骨上下，X线显示为片状、絮状阴影，边缘模糊（图2-9-2，3）。

（2）空洞性肺结核：痰中多带菌。肺内结核菌量大，病灶可呈干酪样坏死、液化、进而形成空洞（图2-9-2，4）。病菌从支气管播散，但经有效治疗后，可以达到空洞愈合，痰中结核分枝杆菌阴性。

（3）结核球：易与肺癌混淆。干酪样坏死灶周围形成纤维包膜，或空洞的引流支气管阻塞，空洞内干酪物质不能排出，凝成球形病灶，称"结核球"（图2-9-2，5）。

（4）干酪样肺炎：大片干酪样坏死。病情呈急性进展，出现高热、呼吸困难等严重毒性症状，临床上称为干酪（或结核性）性肺炎（图2-9-2，6）。

（5）纤维空洞性肺结核：是TB的重要传染源。病程迁延，症状起伏，空洞长期不愈，空洞壁增厚，病灶出现广泛纤维化。X线胸片可见肺一侧或两侧有单个或多个厚壁空洞，多伴有支气管播散和明显的胸膜增厚。由于肺组织纤维收缩，肺门向上牵拉，肺纹理呈垂柳状阴影，纵隔向患侧移位，健侧呈代偿性肺气肿（图2-9-2，8），且空洞长期不愈，痰中结核分枝杆菌始终阳性。常并发肺心病。

4. 结核性胸膜炎　干性胸膜炎胸痛明显，可闻及胸膜摩擦音。渗出性胸膜炎有胸闷、气促、胸痛减轻，大量胸腔积液，可以有呼吸困难（图2-9-2，7）。结核性胸水为渗出液，呈草黄色或血性。

5. 结核分枝杆菌阴性肺结核　结核分枝杆菌阴性肺结核为3次痰涂片及1次培养阴性的肺结核。其诊断标准为：①典型肺结核临床症状和胸部X线表现。②抗结核治疗有效。③临床可排除其他非结核肺部疾病。④PPD（5IU）强阳性，血清抗结核抗体阳性。⑤痰结核分枝杆菌PCR及探针检测呈阳性。⑥肺外组织病理证实结核病变。⑦支气管肺泡灌洗（BAL）液中检出抗酸分枝杆菌。⑧支气管或肺组织病理证实结核病变。具备①~⑥中3项或⑦~⑧中任何1项即可确诊。

6. 其他肺外结核　按部位和脏器命名，如骨关节结核、肾结核、肠结核等。

【辅助检查】

1. 痰结核分枝杆菌检查　是确诊肺结核最可靠的方法。检查方法有直接涂片、集菌法、培养法，应连续多次送检。

2. 胸部X线检查　是早期诊断肺结核和肺结核分型的重要方法，对确定病变部位、范围、性质，了解其演变及选择治疗方法具有重要价值。

3. 结核菌素试验　是诊断结核分枝杆菌感染的参考指标。目前多采用结核菌素纯蛋白衍生物（PPD），通常取0.1ml（5IU）结核菌素，在左前臂屈侧做皮内注射，经48~72h后观察局部反应。如皮肤硬结直径<5mm为阴性（-），5~9mm为弱阳性反应（+），10~19mm为阳性

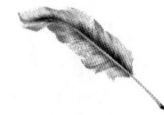

（++），≥20mm 或 < 20mm 但局部出现水疱、坏死为强阳性（+++）。

我国城镇居民的结核分枝杆菌感染率较高，故 5IU 阳性仅表示曾有结核分枝杆菌感染，并不表示一定患病。但 3 岁以下婴幼儿强阳性反应者即使无症状也应视为活动性结核病，有必要进行治疗。结核菌素试验阴性时，除无结核分枝杆菌感染外，还见于结核分枝杆菌感染 4～8 周内，机体变态反应尚未建立，机体免疫功能低下或受抑制，如重症结核病、HIV 感染、营养不良、使用免疫抑制剂和糖皮质激素等情况，老年人结核菌素反应也常呈阴性。

【治疗要点】

（一）化学药物治疗（简称化疗）

1．化疗原则　肺结核化疗原则是早期、适量、规律、联合、全程治疗。其中以规律、全程用药是化疗成败的关键。早期是指对所有检出和确诊的患者应立即给予化学药物治疗，以利于迅速发挥早期药物的杀菌作用，促使病变吸收和减少传染性；适量是指根据不同病情及不同个体给予适当药物剂量，避免药量不足或过大而诱发耐药性的产生或增加毒性不良反应；规律，即患者必须严格按照化疗方案规定的用药方法按时用药，不可随意停药或间断用药，亦不可自行更改方案，以防耐药性的产生；联合是指同时采用多种抗结核药物治疗，通过交叉杀菌减少耐药性的产生，也可提高疗效；全程是指患者必须坚持完成疗程，以达到彻底治愈并防止复发的目的。

2．常用抗结核药物　异烟肼、利福平为全杀菌剂，对细胞内外的结核分枝杆菌均有杀菌作用，异烟肼对不断繁殖的结核分枝杆菌作用最强，利福平对代谢旺盛和偶尔繁殖的结核分枝杆菌都有作用；吡嗪酰胺、链霉素为半杀菌剂，其中，吡嗪酰胺对巨噬细胞内酸性环境中的结核分枝杆菌杀菌作用最佳，链霉素主要对巨噬细胞外碱性环境中的结核分枝杆菌起杀菌作用；乙胺丁醇为抑菌剂（表 2-9-1）。

表 2-9-1　常用抗结核药物用法及不良反应

药名	成人每日剂量（g）	间歇治疗剂量（g）	不良反应
异烟肼（H，INH）	0.3～0.4 空腹顿服	0.6～0.8（2～3 次/周）	周围神经炎、消化道反应、偶有肝功能损害
利福平（R，RFP）	0.45～0.6 空腹顿服	0.6～0.9（2～3 次/周）	肝损害、变态反应
链霉素（S，SM）	0.75～1.0 一次 IM	0.75～1.0（2 次/周）	听力障碍、眩晕、口周麻木、肾损害、过敏反应
吡嗪酰胺（Z，PZA）	1.5～2.0 顿服	2.0～3.0（2～3 次/周）	胃肠道不适、肝损害、高尿酸血症、关节痛
乙胺丁醇（E，EMB）	0.75～1.0 顿服	1.5～2.0（2～3 次/周）	球后视神经炎
对氨基水杨酸钠（P，PAS）	8.0～12.0 分三次服	10.0～12.0（2～3 次/周）	胃肠道反应、变态反应、肝损害

3．标准化疗治疗方案　为充分发挥化学治疗在结核病防治工作中的作用，解决滥用抗结核药物、化疗方案不合理和混乱造成的治疗效果差、费用高、治疗期过短或过长、药物供应和资源浪费等实际问题，在全面考虑到化疗方案的疗效、不良反应、治疗费用、患者接受性和药源供应等条件下，经国内外严格对照研究证实的化疗方案，可供选择作为标准方案。

整个化疗方案分为强化和巩固两个阶段。强化阶段旨在有效杀灭繁殖菌，迅速控制病情；巩固阶段主要是杀灭生长缓慢的结核分枝杆菌，以提高治愈率，减少复发。

（1）初治活动性肺结核治疗方案

1）每日用药方案：①强化期：异烟肼、利福平、吡嗪酰胺和乙胺丁醇，顿服，2 个月。

②巩固期：异烟肼、利福平，顿服，4个月。简写为：2HRZE/4HR。

2）间歇用药方案：①强化期：异烟肼、利福平、吡嗪酰胺和乙胺丁醇，隔日一次或每周3次，2个月。②巩固期：异烟肼、利福平，隔日一次或每周3次，4个月。简写为：$2H_3R_3Z_3E_3/4H_3R_3$。

（2）复治涂阳肺结核治疗方案

1）复治涂阳敏感用药方案：①强化期：异烟肼、利福平、吡嗪酰胺、链霉素和乙胺丁醇，每日一次，2个月。②巩固期：异烟肼、利福平、乙胺丁醇，每日一次，6～10个月，巩固期治疗4个月时，痰菌未转阴，可持续延长治疗期6～10个月。简写为：2HRZSE/6～10HRE。

2）间歇用药方案：①强化期：异烟肼、利福平、吡嗪酰胺、链霉素和乙胺丁醇，隔日一次或每周3次2个月。②巩固期：异烟肼、利福平、乙胺丁醇，隔日一次或每周3次6个月。简写为：$2H_3R_3Z_3S_3E_3/6$～$10H_3R_3E_3$。

（二）对症治疗

结核中毒症状较重者，可在有效抗结核治疗的基础上，短期加用糖皮质激素；大量咯血时可静脉缓慢推注或静脉滴注垂体后叶素止血；胸腔积液量大时可穿刺抽液等。

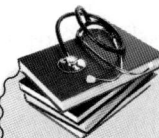

案例 2-4

患者，女性，45岁，因反复低热伴乏力、盗汗2个月，咯血1天入院。近2个月来反复出现午后低热、乏力、盗汗，同时伴有咳嗽，开始为干咳，后咳出少量黏痰，伴左上胸刺痛，随咳嗽、深呼吸而加剧，今天上午剧咳后咯出鲜血约150ml而来院求治。发病来体重下降5kg，消瘦，且出现月经失调、经量减少等症状。发病前因工作繁忙，自觉身心疲惫。入院查体：T 37.8℃，P 102次/min，R 24次/min，BP 120/90mmHg。神志清楚，精神委靡，面色苍白，两颊潮红，消瘦。左上胸近锁骨于咳嗽后听到少量湿啰音；心脏无异常，肝、脾未触及。辅助检查：血常规 RBC $3.0×10^{12}$/L，Hb 9.0g/L，WBC $8.6×10^9$/L，N 62%，L 38%。入院诊断：浸润性肺结核。

问题与思考：

1．肺结核有哪些传播途径？
2．为确诊还应收集哪些资料？并提出2个主要的护理诊断。
3．如何对患者实施有效的护理措施及健康教育？

【常用护理诊断/问题】

1．营养失调：低于机体需要量　与机体消耗增加而营养摄入不足有关。
2．活动无耐力　与结核毒性症状有关。
3．知识缺乏　与缺乏肺结核的传播及化疗知识有关。
4．有窒息的危险　与肺结核引起的大咯血有关。

【护理措施】

（一）一般护理

1．休息　指导患者合理休息并制订活动计划。肺结核活动期或咯血时，以休息为主，大咯血患者须绝对卧床休息并协助患者取患侧卧位，以减少患侧呼吸运动度，同时有利于健侧代偿和

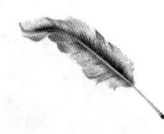

防止病灶向健侧扩散。恢复期可适当增加户外活动。注意室内的通风换气,保持合适的温、湿度,帮助盗汗者及时用温毛巾擦干身体并更换衣服。

2. 饮食护理 结核病是一种慢性消耗性疾病,由于体内分解代谢增加和抗结核药物的毒性反应,导致营养代谢失衡和机体抵抗力下降,影响疾病康复。因此,应给予高热量、高蛋白、高维生素的饮食。小量咯血者宜进少量凉或温的流质饮食,大量咯血者暂禁食。鼓励患者多饮水,多食富含纤维素食物,以保持排便通畅,避免排便时腹压增加而引起再度咯血。

(二) 对症护理

胸痛、咯血、咳嗽、咳痰护理见本章第一节,胸腔穿刺术的护理(见第二章第十四节呼吸系统疾病常用诊疗技术及护理)。

(三) 病情观察

注意观察患者咳嗽、咳痰、体温的变化和咯血的量、颜色、出血的速度;注意血压、脉搏、呼吸、瞳孔、意识状态等方面的变化,严密观察患者有无烦躁不安;每周测1次体重并记录,以判断患者营养状况是否改善。

(四) 用药护理

化疗是结核病的关键治疗,护士应向患者及家属说明按医嘱合理用药、坚持全程治疗的重要性;在解释药物不良反应时,更应强调药物的治疗效果,增强患者治愈疾病的信心,使其积极配合治疗,并注意观察药物的不良反应。嘱患者一旦出现药物不良反应,不能自行停药,应及时与医生沟通后按医嘱进行调整。垂体后叶素可收缩小动脉,减少肺血流量,从而减轻咯血,但也能引起子宫、肠道平滑肌收缩和冠状动脉收缩,故静脉滴注时速度不能过快,以免引起恶心、便意、心悸、面色苍白等不良反应。冠心病、高血压患者及孕妇忌用。

(五) 消毒隔离

控制传染源是预防结核传播最主要的措施。因此,应向患者及其家属阐明结核病的传播途径及消毒、隔离的重要性,并指导预防方法。痰涂片阳性者须住院治疗,进行呼吸道隔离,有条件者,患者应单居一室;室内保持良好通风,每日用紫外线灯照射消毒;在咳嗽或打喷嚏时用双层纸巾遮住口鼻,然后将纸放入污物袋中焚烧处理,以防飞沫传播,严禁随地吐痰,外出时应戴口罩;痰液较多时应将痰液吐入加有等量1%消毒灵的容器浸泡1h以上再弃去,接触痰液后须用流水清洗双手;患者用过的餐具应煮沸5min后再清洗,与他人同桌共餐时应使用公筷,以防传染;被褥、书籍可在烈日下暴晒6h以上。

(六) 心理护理

了解患者、家属及密切接触者对结核病的认识,有无心理障碍,对本病治疗的长期性是否有充足的心理及物质准备,并进行有针对性的指导与帮助。

【健康指导】

1. 疾病知识指导

(1) 向患者及家属介绍结核病的治疗方法、药物、剂量、用法和副作用,使之了解结核病是一种慢性呼吸道感染病。

(2) 指导患者采取有效的消毒、隔离措施,并能自觉遵照执行,严禁随地吐痰,切断传染源:①对患者的卧室应每日紫外线照射2h;②患者要养成不随地吐痰的卫生习惯,咳嗽、打喷嚏时应用纸巾掩住口鼻,然后焚烧纸巾;③患者餐具应煮沸消毒,集体用餐时应用公用筷子。

2. 生活方式指导 合理膳食,注意休息,避免过度劳累、吸烟;适当进行身体健康锻炼,如保健体操、行走、太极拳等,以促进疾病早日康复;保持良好的心态。

3. 用药指导 强调坚持规律、全程、合理用药的重要性,只有坚持合理、全程化疗,才可完全康复。告知患者不规则服药或过早停药是治疗失败的主要原因;指导患者定期复查胸片和肝、肾功能,了解病情变化,及时调整治疗方案。治疗结束后应门诊随访至少1年。

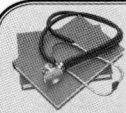

小　结

　　肺结核是有结核分枝杆菌引起的慢性传染病。临床上有低热、盗汗、乏力、消瘦、食欲缺乏等全身中毒症状和咳嗽、咳痰、咯血等呼吸系统症状。传染源为排菌的肺结核患者，主要通过呼吸道飞沫传播。化疗是控制结核病传播的唯一有效方法，化疗原则是：早期、联合、适量、规律和全程用药。常用的抗结核药：全杀菌剂有异烟肼和利福平，半杀菌剂有链霉素、吡嗪酰胺，抑菌剂有乙胺丁醇、对氨基水杨酸钠等。肺结核患者的护理强调患者及家属对结核病知识的指导、治疗指导及饮食营养指导。

（熊天山）

第十节　原发性支气管肺癌患者的护理

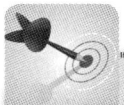

学习目标

通过本节内容的学习，学生应能

识记：
陈述原发性支气管肺癌的分类、治疗要点。

理解：
总结原发性支气管肺癌的临床表现、化疗和放疗的护理措施。

运用：
能运用护理程序为原发性支气管肺癌患者进行整体护理和健康指导。

　　原发性支气管肺癌（primary bronchogenic carcinoma）简称肺癌（lung cancer），是起源于支气管黏膜或腺体的最常见的肺部原发性恶性肿瘤。早期常有刺激性咳嗽、痰中带血等呼吸道症状，病情进展速度与细胞的生物特征有关。肺癌是一种严重威胁人类健康和生命的疾病，世界各国肺癌的发病率和病死率近半个世纪以来有明显增高的趋势，在欧美和我国的大城市肺癌的发病率已居各种恶性肿瘤的首位，多发生于40岁以上，男性明显高于女性。

　　【病因及发病机制】　肺癌的病因和发病机制迄今未完全明确，目前认为与下列因素有关：

　　1．吸烟　是重要的危险因素，烟中含有各种致癌物质，苯并芘为致癌的主要物质。国内外的调查均证明80%～90%的男性肺癌与吸烟有关，女性为19%～40%，尤其与肺鳞癌、小细胞肺癌关系密切。吸烟者肺癌死亡率比不吸烟者高10～13倍，且吸烟量越大、吸烟年限越长、开始吸烟年龄越早，肺癌的发生率和死亡率就越高。

　　2．职业因素　长期接触放射性物质及其衍生物均可诱发肺癌，主要是鳞癌和未分化小细胞

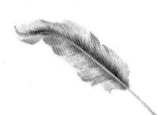

癌。目前已被国际组织确认致人类肺癌的物质有镍、铬、砷、煤烟、石棉、煤焦油、芥子气、滑石粉、人工纤维、玻璃纤维和石油中的多环芳烃、烟草的加热产物等。

3. 空气污染 在工业发达国家肺癌发病率比工业落后国家高，城市比农村高，表明环境污染与肺癌有关。环境污染包括室内小环境污染和室外大环境污染。室内小环境污染包括室内被动吸烟、燃料燃烧、装修材料和烹调中可能产生的烟雾等，是女性肺癌的危险因素。室外大环境污染包括工业废气、公路沥青、汽车废气等，被人体吸入致癌。

4. 电离辐射 肺是对放射线敏感的器官之一。长期接触放射性物质，如铀、镭、中子和γ射线、X射线等可引起肺癌。电力辐射可能是职业性的，也可能是非职业性的，有来自体外的，也有因吸入放射性粉尘和气体而引起的体内照射。

5. 饮食与营养 营养与肺癌的关系已引起广泛的重视。食物中天然维生素A类、β胡萝卜素和微量元素（锌、硒）的摄入量与以后癌症的发生率呈负相关，其中最突出的是肺癌。动物实验证明，维生素A及其衍生物β胡萝卜素能够抑制化学致癌物诱发的肿瘤。此外，维生素A能作为抗氧化剂直接抑制苯并芘、亚硝酸盐的致癌作用。

6. 其他 肺部慢性炎症、病毒感染、真菌毒素（黄曲霉菌）、免疫功能低下、内分泌失调及家族遗传等因素对肺癌的发生可能起一定作用。

【分类】

（一）按解剖学部位分类

1. 中央型肺癌 发生在段支气管至主支气管的癌肿，约占肺癌的3/4，以鳞状上皮细胞癌和小细胞未分化癌较多见。

2. 周围型肺癌 发生在段支气管以下的癌肿，以腺癌较多见。

（二）组织学分类

根据细胞分化程度和形态特征分为以下几型：

1. 鳞状上皮细胞癌（鳞癌） 最常见，约占肺癌的50%，多见于老年男性，与吸烟的关系最密切。大多起源于较大的支气管，发展较缓慢，转移较晚，手术切除机会较多，5年生存率较高，但对放射治疗和化疗的敏感性不如小细胞未分化癌。

2. 小细胞未分化癌（小细胞肺癌） 在肺癌中恶性程度最高，约占肺癌的1/4，患病年龄较小，多在40～50岁，多有吸烟史，常为中央型，生长快，较早出现淋巴和血行转移，虽对放疗和化疗较敏感，但预后最差。

3. 腺癌 多见于女性，与吸烟无密切关系，发病年龄较小，常为周围型，早期无明显症状，不易发现。一般生长较慢，以血行转移为主，对放疗和化疗敏感性差。

4. 大细胞癌 此类肺癌较少见，多发生于周边肺实质，恶性程度高，但转移较小细胞肺癌晚，手术切除机会相对较多。

细支气管肺泡细胞癌（肺泡细胞癌）是腺癌的一个亚型，男、女性发病率相近，发病年龄较小，占肺癌的2.8%～4%，病因尚不清楚。

【临床表现】 临床表现与肺癌的发生部位、类型、大小、有无转移和并发症等有关。

1. 原发肿瘤引起的症状和体征

（1）咳嗽：为最常见的早期症状，可表现为刺激性干咳或少量黏液痰。有时咳嗽呈金属音，提示肿瘤压迫支气管导致管腔狭窄。当继发感染时，痰量增多，呈黏液脓性。

（2）咯血：以中央型肺癌多见，多为痰中带血或少量咯血，若肿瘤侵蚀大血管则有大量咯血。部分患者以咯血为首发症状。

（3）发热：肿瘤压迫或阻塞气道引起肺炎、肺不张时，常伴有发热，抗生素治疗可暂时有效；如由肿瘤坏死引起，则抗感染治疗无效。

（4）喘鸣：肿瘤引起支气管部分阻塞，吸气时可闻及局限性喘鸣音。

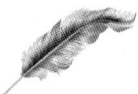

(5) 气急：肿瘤引起支气管部分阻塞或肺部广泛侵犯时，可引起气急、胸闷。

(6) 其他：食欲缺乏、消瘦、乏力等。

2．肿瘤局部扩散引起的症状和体征

(1) 胸痛：肿瘤侵犯胸膜、肋骨和胸壁引起不同程度的胸痛。

(2) 声音嘶哑：肿瘤直接压迫或转移至纵隔淋巴结后压迫喉返神经引起。

(3) 上腔静脉阻塞综合征：肿瘤直接压迫或转移至纵隔淋巴结后压迫上腔静脉，表现为胸壁静脉曲张、上肢和颈面部水肿等。

(4) Horner综合征：肿瘤侵犯或压迫颈交感神经引起，表现为患侧眼睑下垂、瞳孔缩小、眼球内陷、球结膜充血和同侧额部少汗等，多见于肺尖癌。

(5) 吞咽困难：肿瘤直接压迫或侵犯食管所致。

(6) 臂丛神经压迫征：表现为自腋下向上肢内侧的放射性、烧灼样疼痛。

3．肿瘤远处转移引起的征象

(1) 脑转移：表现为头痛、眩晕、呕吐、共济失调、复视等。

(2) 骨转移：常见肋骨、骨盆、脊椎骨转移，表现为局部疼痛和压痛。

(3) 肝转移：表现为食欲缺乏、黄疸、肝区疼痛、肝大、腹水等。

此外，可出现转移性皮下结节、异位内分泌综合征、浅表淋巴结肿大等。

【辅助检查】

1．胸部影像学检查　是发现肺癌最主要的方法之一。在肺部可见块状阴影，边缘不清或呈分叶状，周围有毛刺（图2-10-1）。若有支气管梗阻，可见肺不张；若肿瘤坏死液化可见空洞（图2-10-2）。

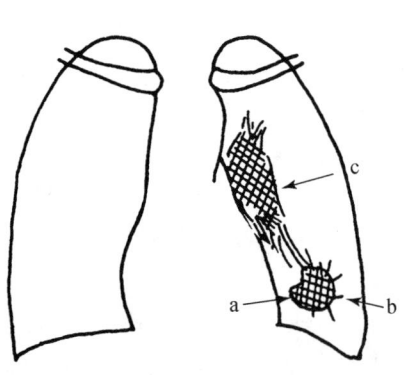
图2-10-1　右上周围型肺癌有毛刺

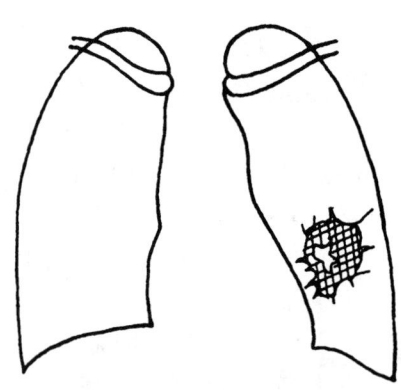
图2-10-2　周围型肺癌

2．痰脱落细胞学检查　是简单有效的早期诊断方法之一。肺癌表面脱落的癌细胞可随痰液咳出，从患者的痰液中找到脱落癌细胞，即可明确诊断。痰检查的准确率为80%以上。但结果阴性并不能排除肺癌的可能性，应连续数日重复送痰液进行检查。

3．纤维支气管镜检查　是诊断肺癌的主要方法，阳性率达90%左右。可直接观察到肿瘤大小、部位及范围，并可取穿刺组织作病理学检查，亦可经支气管取肿瘤表面组织或取支气管内分泌物进行细胞学检查。

4．磁共振成像（MRI）　可区分血管和实质性病变，尤其是区分肺部淋巴结和血管病变。

5．其他检查　如癌胚抗原检测、经胸穿刺活组织检查、放射性核素肺扫描、胸腔积液癌细胞检查等。

【治疗要点】　肺癌的治疗手段有多种，主要根据患者的身体状况、肿瘤的病理类型和临床分期，采用相应的综合治疗措施。非小细胞癌首选手术治疗，辅以化疗和放疗；小细胞癌以化疗为主，辅以手术和（或）放疗。

1. 手术治疗　是最主要的治疗方法。其目的是尽可能彻底切除肺部原发癌肿病灶、局部及纵隔淋巴结，并尽可能保留健康的肺组织。对周围型肺癌，一般施行肺叶切除术；对中央型肺癌，一般施行肺叶或一侧全肺切除术。

2. 放射治疗　术前放疗能提高肺癌的切除率及治愈率。放疗对控制肿瘤转移引起的症状有肯定的疗效。在各型肺癌中，小细胞癌对放射治疗最为敏感，鳞癌次之，腺癌最低。

3. 化学药物治疗　一般主张全身化疗。对于分化程度低的肺癌，特别是小细胞癌，疗效较好。

常用的化疗药物有：甲氨蝶呤（MTX）、环己亚硝脲（CCNU）、阿霉素（ADR）、顺铂（DDP）、长春新碱（VCR）、异环磷酰胺（IFO）、依托泊苷（VP_{16}）等。

4. 肺癌介入性治疗　支气管动脉灌注化疗（BAI）加栓塞治疗；在纤维支气管镜激光切除、放疗和超声引导下抗癌药物注入等，近期疗效较好，尤其对多血管型明显。

5. 其他　免疫治疗、中医药治疗等。免疫生物治疗已成为肿瘤治疗的重要手段，如注射转移因子、干扰素、白细胞介素等生物制品可激发和提高机体的免疫力，增加机体对化疗、放疗的耐受性，提高疗效。

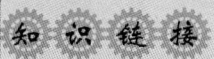

分子靶向抗肿瘤药物的治疗

分子靶向治疗是利用肿瘤细胞可以表达特定的基因或基因的表达产物，将抗癌药物定位到靶细胞的生物大分子或小分子上，抑制肿瘤细胞的增殖，最后使其死亡。与传统的细胞抗癌药不同，分子靶向药物作用的分子，正常细胞很少或不表达，在最大限度杀伤肿瘤细胞的同时，对正常细胞杀伤较少。

【常用护理诊断/问题】

1. 气体交换受损　与肿瘤阻塞气道、继发感染等有关。
2. 疼痛　与肿瘤压迫、转移和手术创伤等有关。
3. 营养失调：低于机体需要量　与肿瘤致机体过度消耗、化疗反应、摄入不足等有关。
4. 恐惧　与癌性疼痛及治疗效果不佳等有关。

【护理措施】

1. 保持呼吸道通畅　有效的排痰是保持呼吸道通畅的重要措施，应鼓励并指导患者深呼吸、有效咳嗽、咳痰。若患者呼吸道分泌物黏稠，可用糜蛋白酶、地塞米松、氨茶碱、抗生素等药物超声雾化吸入，以达到稀释痰液、消炎、解痉、抗感染的目的。鼓励患者戒烟。

2. 饮食护理　向患者及家属宣传增加营养与促进健康的关系，给予高热量、高蛋白和高维生素的食物。有吞咽困难者应给予流质饮食，进食宜慢，取半坐卧位以免发生呛咳或误吸。病情危重者，应采取喂食、鼻饲或经肠外途径补充营养。

3. 疼痛护理　提供舒适安静的环境，保证患者有充分的休息；指导、协助胸痛患者咳嗽时用手按压胸部以减轻疼痛；小心搬动患者，防止用力不当引起病变部位疼痛；必要时遵医嘱使用止痛药。严格掌握用药剂量，密切观察病情和镇痛效果，警惕药物不良反应的出现。

癌性疼痛多为逐渐加重，且持续时间长，易对患者的生理、心理和神经功能造成严重影响，应积极采取措施缓解疼痛。

（1）三阶梯药物止痛法：是根据患者疼痛程度不同而分别使用不同等级的止痛药物为治疗原则的止痛方法，广泛应用于治疗各种慢性疼痛。

1）疼痛分级：使用三阶梯止痛法的前提是对癌痛等级的评估，癌痛可分为轻、中、重度3级，最常用的评估方法是使用0～10级疼痛评价表，1～4级为轻度，5～6级为中度，7～10

级为重度。

2）止痛方案：WHO 推荐的三阶梯止痛疗法控制癌痛的方案，选用止痛药物由弱到强，逐渐递增（表 2-10-1）。常用的止痛药物包括：①非甾体类抗炎药物，代表药物为阿司匹林、吲哚美辛、对乙酰氨基酚、萘普生；②弱阿片类药物，代表药物为可待因、曲马多、氧可酮、右丙氧酚；③强阿片类药物，代表药物为吗啡、芬太尼、美沙酮、二氢吗啡酮。

3）使用原则：口服给药；按时给药；按三阶梯方案给药；用药个体化；严格观察用药后变化，及时处理各种药物的不良反应，观察疗效，及时调整药物剂量。

（2）患者自控镇痛（patient-controlled analgesia，PCA）：该方法是用计算机化的注射泵，经由静脉、皮下或椎管内连续性输注止痛药。晚期癌症患者疼痛严重而持续、常规给药方法不能控制时，有条件者可采用 PCA，并指导患者掌握操作方法。

表 2-10-1 三阶梯药物止痛法

疼痛程度	治疗药物
轻度疼痛	非阿片类止痛药 ± 辅助药物
中度疼痛	弱阿片类 ± 非阿片类止痛药 ± 辅助药物
重度疼痛	强阿片类 ± 非阿片类止痛药 ± 辅助药物

4．**皮肤护理** 放疗照射后局部皮肤可出现红斑、脱屑、瘙痒等反应，故放疗时涂在照射局部皮肤上的标志在照射后切勿擦去，照射部位忌贴胶布，不用碘酊等涂擦；洗澡时，不用肥皂或搓擦，也不能涂擦化妆品，因其可加重皮肤对放疗的局部反应；患者衣着应宽松柔软，防止摩擦；避免阳光照射或冷热刺激；局部避免搔抓、压迫，如有渗出性皮炎可采取暴露法，局部涂用有收敛、保护作用的鱼肝油软膏。

5．**用药护理**

（1）注意化疗药物的疗效、副反应。

（2）饮食：化疗期间患者要少吃多餐，避免过热、粗糙、酸、辣等刺激性食物，以免伤及胃肠黏膜。避免在化疗前、后 2h 进餐。如有恶心呕吐可给予胃复安。

（3）严密观察血象：每 1～2 周查血象一次。如 WBC $< 3.5 \times 10^9$/L 时，应暂停化疗；如 WBC $< 1 \times 10^9$/L 时应输白细胞和使用抗生素，预防感染。

（4）注意保护静脉血管，输液时应防止药液外渗。当有药液外渗时可用普鲁卡因局部封闭或冰敷，以减轻组织损伤。切忌热敷。

6．**心理护理** 护士应向患者及家属详细介绍治疗方案及各种医疗、护理措施，鼓励患者表达自己的感受，耐心回答患者所提出的问题并提供有益信息，以减轻其焦虑不安或恐惧的程度。帮助患者建立起良好、有效的社会支持系统，鼓励其珍惜生命，增强对治疗的信心。

【健康指导】

1．疾病知识指导

（1）向患者及家属介绍肺癌的治疗方法及前景，给予患者心理援助，使之摆脱痛苦，正确认识疾病，增强治疗信心，提高生命质量。

（2）防止空气污染，注意改善劳动和生活环境，特别是粉尘及有害气体的吸入。宣传防治慢性肺部疾病对肺癌防治的积极意义；吸烟对健康的危害，提倡戒烟，并尽量减少被动吸烟。

（3）指导患者要定期门诊随访。对 40 岁以上的正常人群应定期进行胸部 X 线普查，中年以上久咳不愈或出现血痰，更应提高警惕，做到早发现、早诊断、早治疗。

2．**治疗指导** 督促患者坚持按时化疗或放疗；继续化疗的患者，要交代下次化疗的时间及注意事项，并做好必要的准备。

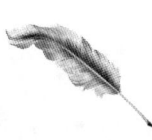

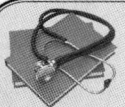

小　结

　　肺癌是肺部最常见的原发性恶性肿瘤。临床表现以早期有刺激性咳嗽、痰中带血，逐渐出现癌肿压迫和转移症状为特征。治疗包括手术治疗、化学药物治疗及放射治疗等综合治疗手段。常见护理诊断有恐惧、疼痛、营养失调（低于机体需要量）、有皮肤完整性受损的危险。护理要点：给予心理支持；缓解疼痛；加强营养，增加机体抵抗力；加强皮肤护理，保持皮肤完整性。

（熊天山）

第十一节　自发性气胸患者的护理

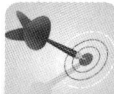

学习目标

通过本节内容的学习，学生应能
识记：
描述自发性气胸的定义、病因及分类。
理解：
分析自发性气胸的发病机制和临床表现，概述胸腔穿刺抽气、胸腔闭式引流要点。
运用：
运用护理护理程序为自发性气胸患者实施整体护理和健康教育。

　　胸膜腔是脏胸膜与壁胸膜之间不含气、呈负压的密闭腔隙。因肺部疾病使肺组织及脏胸膜破裂，或因靠近肺表面的肺大疱、细小气肿泡自发破裂，肺及支气管内气体进入胸膜腔，造成积气状态及肺萎缩，称自发性气胸（spontaneous pneumothorax）（见图 2-11-1）。临床特点为突发胸痛伴呼吸困难和刺激性干咳。

【病因及发病机制】　根据肺部有无原发病，通常将自发性气胸分为原发性（或特发性）和继发性两大类。

　　1. 原发性气胸　是指常规胸部 X 线检查未发现明显病变者所发生的气胸，通常是由位于脏胸膜下的肺大疱或小囊肿破裂引起，多在肺尖部，其肺大疱可能与非特异性炎症瘢痕或先天性弹性纤维发育不良有关。好发于 20～40 岁体型瘦长的男性，右侧多见，易复发。

　　2. 继发性气胸　是指在原有肺部疾病的基础上发生的气胸，最常见的病因为慢性阻塞性肺疾病和肺结核。其他如支气管哮喘、间质性肺部疾病、肺囊性纤维化、肺癌、

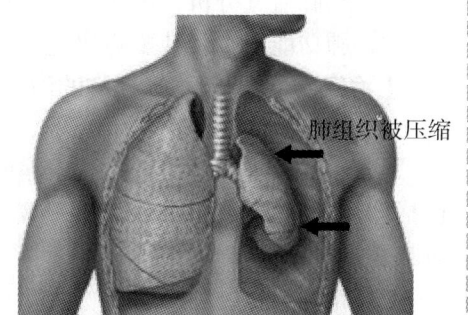

图 2-11-1　左侧自发性气胸，左肺被压缩

尘肺等均可引起。此型气胸是在原有肺部疾病的基础上形成肺气肿、肺大疱或直接损伤胸膜所致。

自发性气胸的发生大多有诱因存在,主要有:①气道和肺内压骤增:常见,如抬举重物、剧烈咳嗽、喷嚏、屏气、大笑等。②寒流和降温:自发性气胸的发生率随气温骤降迅速增加,发生于冬季的达60%以上。

【临床分型】 根据脏胸膜破裂的情况不同,以及发生后对胸膜腔内压力的影响,自发性气胸通常分为以下三种类型:

1. 闭合性(单纯性)气胸 胸膜裂口较小,胸腔积气量较少,胸膜腔内压力略有升高,当肺受压回缩时,可因浆液纤维素渗出使裂口在短期内自行闭合,抽气后压力下降且不再回升,已进入的气体逐渐被吸收,肺再重新复张。

2. 张力性(高压性)气胸 胸膜破裂口呈单向活瓣,吸气时胸廓扩大,胸膜腔内压变小,空气进入胸膜腔,呼气时胸膜腔内压升高,迫使活瓣关闭,致使胸膜腔内气体越积越多,胸膜腔内压持续升高,常大于10cmH$_2$O,抽气后胸膜腔内压可下降,但又迅速复升,因此,肺受压明显萎陷,纵隔向健侧移位,心脏血液回流受阻,可造成严重循环障碍而危及生命,必须紧急抢救处理。

3. 交通性(开放性)气胸 因胸膜破裂口较大或两层胸膜间有粘连或牵拉,使破口持续开放,吸气与呼气时,空气可自由进出胸膜腔,胸膜腔内压测定多在0cmH$_2$O上下波动,抽气后压力无变化。

【临床表现】

1. 症状 自发性气胸的临床症状取决于其类型、发展速度、肺压缩程度和肺部原发病的情况。

(1)胸痛:常突然发生,多局限于患侧,呈刀割样或针刺样,时而向患侧肩部放射。

(2)呼吸困难:常与胸痛同时出现。轻者自觉呼吸受限,重者呼吸困难明显,张力性气胸呈进行性加重的呼吸困难伴发绀、大汗淋漓、心悸、血压下降甚至休克。

(3)咳嗽:轻到中度的刺激性干咳,由胸膜反射性刺激引起。

2. 体征 典型体征有呼吸加快,患侧胸部饱满,肋间隙增宽,呼吸运动减弱;触诊:语颤减弱;叩诊:呈鼓音,右侧气胸时肝浊音界下降;听诊:呼吸音减弱或消失,健侧呼吸音代偿性增强。积气量大或张力性气胸时气管向健侧移位。少量积气(肺压缩<30%)时,常缺乏阳性体征,或仅有轻度呼吸音减弱,特别是在有肺气肿时更难以发现气胸的阳性体征。

3. 并发症 脓气胸、血气胸;皮下气肿、纵隔气肿等。

【辅助检查】

1. X线检查 是诊断气胸最准确、最可靠的方法。典型的X线胸片征象为患侧肺野外带透亮度增强,内无肺纹理,肺野内带呈高密度影为被压缩的肺组织,外缘呈弧形或分叶状,如胸腔有积液或积血,可见气液平面。对于局限性气胸须在X线透视下转动体位观察。

2. 动脉血气分析 可有不同程度低氧血症。

3. 肺功能检查 肺萎陷超过20%时,肺活量、肺容量下降,呈限制性通气障碍。

【治疗要点】 自发性气胸的治疗原则是:排除胸腔气体,闭合瘘口,促进患肺复张,消除病因及减少复发。

1. 保守治疗 适用于肺被压缩面积<20%、单纯性、首次发病、无明显症状的闭合性气胸,包括休息和严密的临床观察,一般在7~14天可自行吸收。吸氧可加快胸腔内气体的吸收,缩短肺复张时间。

2. 排气治疗

(1)胸腔穿刺抽气:适用于肺被压缩面积>20%,且有呼吸困难症状者。①通常选择患

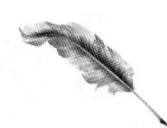

侧胸部锁骨中线第2肋间为穿刺点,局限性气胸则依据X线胸片定位选择穿刺点。常用人工气胸箱排气,可同时测压与抽气。一般每次抽气不超过1000ml。②张力性气胸病情危急,应迅速解除胸腔内正压。紧急情况下可用无菌大号针头直接刺入胸腔进行排气。如果时间允许,穿刺前可在针尾部扎一橡皮指套,指套末端剪一小口,当胸腔压力大于大气压时气体自动从小口逸出,小于大气压时小口闭合。这样可减少胸腔感染,也便于患者安全转动(图2-11-2)。

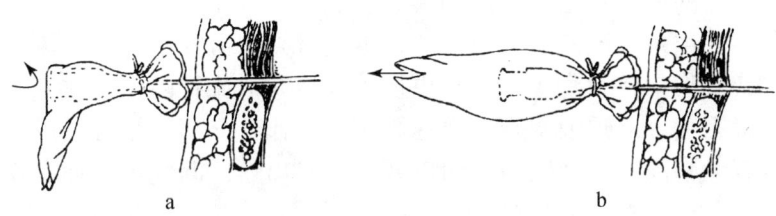

图2-11-2　张力性气胸紧急排气
a. 吸气时;b. 呼气时

(2)胸腔闭式引流:适用于胸腔穿刺抽气效果不佳的交通性气胸、张力性气胸和肺功能较差而症状较重的闭合性气胸患者(图2-11-3)。

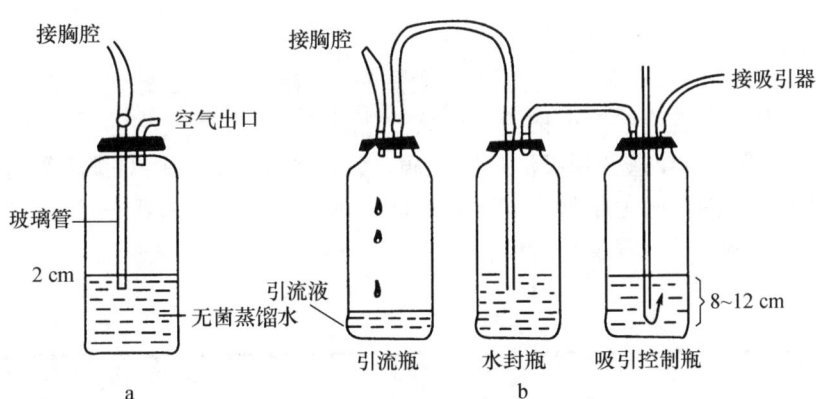

图2-11-3　水封瓶闭式引流装置
a. 单瓶;b. 三瓶负压吸引

3．其他　胸膜粘连疗法、手术治疗等。

【护理诊断问题】
1．低效性呼吸型态　与肺扩张能力下降、疼痛有关。
2．疼痛:胸痛　与气体刺激胸膜或胸腔置管引流有关。
3．焦虑　与突发胸痛、呼吸困难及担心气胸复发有关。

【护理措施】
(一)一般护理
1．休息　自发性气胸患者应卧床休息,尽量减少搬动,避免用力、屏气、咳嗽等可增加胸腔内压的活动;宜采用健侧卧位,以减轻呼吸困难,保证充足的睡眠,以利于减少耗氧和胸腔气体的吸收。对于睡眠型态紊乱患者,在了解原因后可针对性地给予处理。
2．吸氧　给予鼻导管或鼻塞吸氧,必要时面罩吸氧。氧流量控制在2～5L/min。
(二)病情观察
严密观察呼吸频率、深度和血氧饱和度变化。大量气胸,尤其是张力性气胸时,如出现严重呼吸循环障碍,要及时通知医生并配合处理。

（三）排气疗法的护理

1. **胸腔穿刺抽气术的护理** 是自胸腔内抽取胸腔积液（或积气）的有创性操作。

2. **胸腔闭式引流术的护理** ①妥善放置、固定引流系统，防止踢到或打碎，防止引流管滑脱。引流瓶的位置必须始终低于胸部并尽可能接近地面，其液平面应低于引流管胸腔出口平面60cm。②保持引流管通畅，如引流管内的水柱随呼吸上下波动及有气体自液面逸出，提示引流通畅；鼓励患者每2h进行1次咳嗽及深呼吸运动，适当翻身，以促进受压萎陷的肺组织扩张，促使胸膜腔气体和液体的排除；定时挤压胸膜腔引流管，以免管腔被血凝块或脓块堵塞。③每日更换1次引流瓶，并记录引流液的量及性状，更换时先用血管钳夹住引流管近心端，防止气体进入胸膜腔。④胸部伤口敷料每1~2日更换1次。⑤引流管内无气体逸出1~2日后，再夹闭管1日，如患者无气急、呼吸困难，透视或胸片示肺已全部复张可以拔除引流管。⑥拔管后24h内观察患者有无胸闷、呼吸困难、切口处渗液、出血、漏气等，如发现异常应通知医生及时处理。

（四）心理护理

接受患者提问和表达恐惧心理，解释疼痛、呼吸困难等不适的原因，做各项检查操作前向患者解释目的和方法，取得患者配合，必要时，按医嘱给予镇静剂，减轻患者焦虑。经常巡视患者和及时应答患者的呼叫，患者呼吸困难严重时应尽量在床旁陪伴，使患者有安全感。

【健康指导】

1. **生活方式指导** 教育易发生气胸的患者保持心情愉快，情绪稳定，注意劳逸结合，吸烟者应戒烟；告之患者注意避免抬提重物、剧烈咳嗽、屏气、便秘等气胸的诱发因素。

2. **疾病知识指导** 指导患者积极治疗原发病，认识到控制原发病对预防气胸发生的重要性。在气胸痊愈后的1个月内，避免剧烈运动，如打球、跑步等。告知患者一旦感到胸闷、气急或突发胸痛，则可能为气胸复发，应及时就诊。

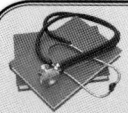

小 结

自发性气胸是因组织及脏胸膜破裂，气体进入胸膜腔造成。典型表现为患侧胸痛、干咳、呼吸困难等症状，临床分为闭合性气胸、张力性气胸、交通性气胸。X线显示患侧肺透亮度增加，肺纹理消失，肺组织向肺门收缩。最主要的治疗是排气减压治疗。护理要点：胸腔穿刺抽气、胸腔闭式引流护理措施，缓解呼吸困难；给予心理支持；缓解疼痛等；避免诱因。

（熊天山）

第十二节 呼吸衰竭患者的护理

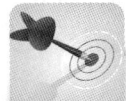

学习目标

通过本节内容的学习，学生应能

识记：

叙述呼吸衰竭的定义、呼吸衰竭患者给氧的方法及护理措施。

理解：

归纳呼吸衰竭的临床表现；区分Ⅰ、Ⅱ型呼吸衰竭的特点。

运用：

能够结合患者的临床表现和动脉血气分析的特点识别肺性脑病的发生，并根据患者的病情制订合理的护理措施。

呼吸衰竭（respiratory failure）是指各种原因引起的肺通气和（或）换气功能严重障碍，以致在静息状态下亦不能维持足够的气体交换，导致缺氧伴（或不伴）高碳酸血症，从而引起一系列病理生理功能和代谢紊乱的临床综合征。由于临床表现缺乏特异性，明确诊断须依据动脉血气分析，若在海平面、静息状态、呼吸室内空气条件下，并排除心内解剖分流和原发于心排血量降低等因素后，动脉血氧分压（PaO_2）低于60mmHg，伴或不伴有二氧化碳分压（$PaCO_2$）高于50mmHg，即可诊断为呼吸衰竭。

【**分类**】 见表2-12-1。

表2-12-1 呼吸衰竭的分类

分类		特点
按动脉血气分析分类	Ⅰ型呼吸衰竭	仅有缺氧，无CO_2潴留，或伴CO_2降低，血气分析：PaO_2<60mmHg，$PaCO_2$降低或正常，见于换气功能障碍，如严重肺部感染性疾病、间质性肺疾病、急性肺栓塞等
	Ⅱ型呼吸衰竭	缺O_2伴CO_2潴留，血气分析特点：PaO_2<60mmHg，$PaCO_2$>50mmHg，系肺泡通气不足所致，如慢阻肺等
按发病急缓分类	急性呼吸衰竭	由于多种突发致病因素使通气或换气功能迅速出现严重障碍，在短时间内发展为呼吸衰竭，如严重肺疾病、创伤、休克、电击、急性气道阻塞等
	慢性呼吸衰竭	由于呼吸、神经和肌肉系统的慢性疾病，导致呼吸功能损害逐渐加重，经过较长时间发展为呼吸衰竭。最常见的病因是慢性阻塞性肺疾病
按发病机制分类	泵衰竭	是由呼吸泵（驱动或制约呼吸运动的神经、肌肉和胸廓）功能障碍引起，表现为Ⅰ型呼吸衰竭
	肺衰竭	由肺组织及肺血管病变或气道阻塞引起，可表现为Ⅰ型或Ⅱ型呼吸衰竭

慢性呼吸衰竭虽有缺氧或伴有二氧化碳潴留，但通过机体代偿，生理功能障碍和代谢紊乱较轻；另一种是在慢性呼吸衰竭的基础上，因合并呼吸系统感染或气道痉挛等，病情加重，短时间内$PaCO_2$明显上升且PaO_2明显降低，称为慢性呼吸衰竭急性加重，其病理、生理学改变和临床表现兼有慢性和急性呼吸衰竭的特点。本节主要介绍慢性呼吸衰竭。

【病因及发病机制】

（一）病因

引起呼吸衰竭的病因很多，损害呼吸功能的各种因素都会导致呼吸衰竭，包括：

1. **呼吸系统疾病** ①呼吸道病变：支气管炎症、支气管哮喘、上呼吸道肿瘤、异物等；②肺组织病变：慢性阻塞性肺疾病（最多见）、肺部感染、重度肺结核、肺气肿、弥散性肺纤维化、矽肺等；③肺血管疾病：如肺血管栓塞、肺梗死、肺毛细血管瘤等；④胸廓病变：如胸廓外伤、畸形、手术创伤、气胸和胸腔积液等。

2. **神经系统及呼吸肌病变** 如脑血管病变、脑炎、脑外伤、吉兰-巴雷综合征、脊髓灰质炎、重症肌无力和低钾麻痹等。

（二）发病机制

1. 缺 O_2 和 CO_2 潴留的发生机制

（1）肺泡通气不足：健康成人在静息呼吸空气时，总肺泡通气量约为 4L/min，才能维持正常的肺泡氧分压（PaO_2）和二氧化碳分压（$PaCO_2$）。肺泡通气量减少，肺泡氧分压下降，二氧化碳分压上升，从而引起缺 O_2 和 CO_2 潴留（图 2-12-1）。

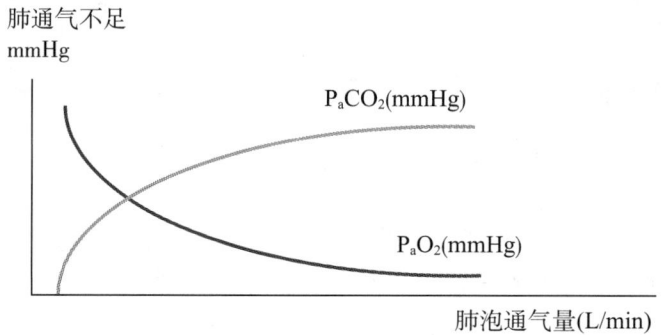

图 2-12-1 肺泡氧和二氧化碳分压与肺泡通气量的关系

（2）肺通气/血流比例失调：是低氧血症最常见的原因。肺泡通气与灌注周围毛细血管血流的比例必须协调，才能保证有效的气体交换。正常成人静息状态下，肺泡通气量（V_A）为 4L/min，肺血流量（Q）为 5L/min，肺通气/血流比例为 0.8。如肺通气/血流比例 > 0.8，则生理无效腔增加，即为无效腔效应，主要见于肺气肿等阻塞性肺疾病；肺通气/血流比例 < 0.8，使肺动脉的混合静脉血未经充分氧合进入肺静脉，则形成动-静脉样分流，主要见于肺泡萎陷、肺不张、肺水肿等通气不足的疾病。肺通气/血流比例失调，引起缺 O_2，而无 CO_2 潴留（图 2-12-2）。

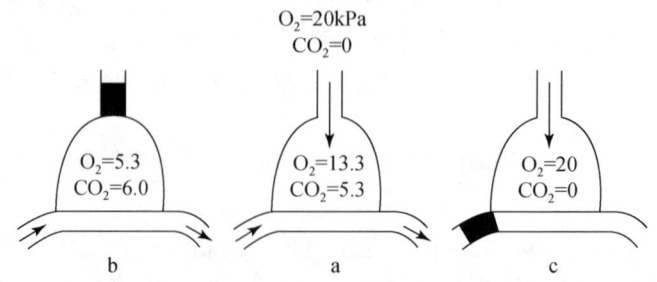

图 2-12-2 肺通气/血流比例对气体交换的影响

a. 正常 $V_A/Q=0.8$；b. 动静脉分流 $V_A/Q < 0.8$；c. 无效腔效应 $V_A/Q > 0.8$

O_2、CO_2 分别代表肺泡 O_2、CO_2 分压，数值单位为 mmHg

(3) 肺动-静脉解剖分流增加：由于肺部病变如肺泡萎陷、肺不张、肺水肿和肺炎实变等引起肺动脉内的静脉血未经氧合直接流入肺静脉，导致 PaO_2 降低。

(4) 弥散障碍：是指 O_2、CO_2 等气体通过肺泡膜进行交换的物理弥散过程发生障碍。氧弥散能力仅为二氧化碳的 1/20，故在弥散障碍时多产生单纯缺氧。

(5) 氧耗量增加：是加重缺 O_2 的原因之一。发热、寒战、呼吸困难和抽搐均将增加氧耗量，使肺泡氧分压下降。正常人借助增加通气量以防止缺氧。故通气功能障碍患者，在氧耗量增加时则会出现严重的低氧血症。

2．缺 O_2、CO_2 潴留对机体的影响

(1) 对中枢神经的影响：脑组织耗氧量占全身耗氧量的 1/5 ~ 1/4，所以脑组织对缺氧十分敏感。通常完全停止供氧 4 ~ 5min 即可引起不可逆的脑损害。缺氧对中枢神经影响的程度与缺氧程度和发生速度有关。如表 2-12-2 所示。

表 2-12-2　缺 O_2 对中枢神经的影响

PaO_2	中枢神经系统的表现
50 ~ 60mmHg	注意力不集中、智力与视力减退
30 ~ 50mmHg	神经精神症状，如头痛、烦躁不安、定向力与记忆力障碍、精神错乱、嗜睡
20 ~ 30mmHg	神志丧失乃至昏迷
< 20mmHg	数分钟即可导致神经细胞发生不可逆转的损伤

轻度 CO_2 增高，对皮质下层刺激加强，引起大脑皮质兴奋。CO_2 潴留使脑脊液 H^+ 浓度增加，影响脑细胞代谢，降低脑细胞兴奋性，抑制皮质活动，表现为头痛、头晕、烦躁不安、言语不清、精神错乱、扑翼样震颤、嗜睡、昏迷、抽搐和呼吸抑制。这种由缺氧和二氧化碳潴留导致的神经精神障碍症候群称为肺性脑病（pulmonary encephalopathy）。若 $PaCO_2$ 继续升高，皮质下层受抑制，则使中枢神经处于麻醉状态。

轻度缺 O_2 和 CO_2 潴留均会使脑血管扩张，脑血流量增加。严重缺氧引起脑间质和脑细胞内水肿，导致颅内压增高，继而加重脑组织缺氧而造成恶性循环。

(2) 对心脏、循环的影响：缺 O_2 和 CO_2 潴留可刺激心脏，使心率加快和心搏量增加，血压上升，引起肺动脉小血管收缩而增加肺循环阻力，导致肺动脉高压和右心负荷加重。心肌对缺 O_2 十分敏感，早期轻度缺 O_2 即在心电图上显示，急性严重缺 O_2 可导致心室颤动或心搏骤停。$PaCO_2$ 轻、中度升高能使皮下浅表毛细血管和静脉扩张，表现为四肢红润、温暖、多汗。

(3) 对呼吸影响：缺 O_2 对呼吸的影响比 CO_2 潴留小。缺 O_2 主要通过颈动脉窦和主动脉体化学感受器的反射作用刺激通气，如缺 O_2 程度缓慢加重，这种反射迟钝。CO_2 是强有力的呼吸中枢兴奋剂，吸入 CO_2 浓度增加，通气量成倍增加，急性 CO_2 潴留出现深大快速的呼吸。但当 $PaCO_2$ > 80mmHg 时对呼吸中枢产生抑制作用，使通气量反而下降。此时，呼吸运动的维持主要依靠缺氧对外周化学感受器的刺激作用来完成。因此对伴有 CO_2 潴留的患者氧疗时，不应给予高浓度的氧，以免解除了缺氧对呼吸的刺激作用而造成呼吸抑制。

(4) 对肝、肾和造血系统的影响：缺 O_2 可直接或间接损害肝，使谷丙转氨酶上升，但随着缺 O_2 的纠正，肝功能逐渐恢复正常。PaO_2 降低时，肾血流量、肾小球滤过率、尿排出量和钠的排出量均有增加。但当 PaO_2 < 40mmHg 时，肾血流量减少，肾功能受到抑制。轻度 CO_2 潴留会扩张肾血管，增加肾血流量，尿量增加；当 $PaCO_2$ 超过 65mmHg 时，血 pH 明显下降，则肾血管痉挛，血流减少，HCO_3^- 和 Na^+ 重吸收增加，尿量减少。

(5) 对酸碱平衡和电解质的影响：严重缺 O_2 可抑制细胞能量代谢的中间过程，如三羧酸循环、氧化磷酸化作用和有关酶的活动，产生大量乳酸和无机磷引起代谢性酸中毒。急性 CO_2 潴

留加重酸中毒，并产生高钾血症和低氯血症。慢性呼吸衰竭因 CO_2 潴留发生缓慢，机体的代偿作用，血 PH 不致明显降低。

【临床表现】

1. 症状　除原发病症状外，主要是缺 O_2 和 CO_2 潴留引起呼吸困难和多器官功能紊乱的表现。

（1）呼吸困难：是呼吸衰竭最早、最突出的表现。表现为频率、节律和幅度的改变。最初表现为呼吸频率增快，病情加重时出现呼吸困难，辅助呼吸肌收缩加强，上呼吸道梗阻，呈吸气性呼吸困难，出现三凹征。如呼吸中枢抑制所致的呼吸衰竭时，表现为呼吸节律的改变，严重者还可出现潮式、间歇或抽泣样呼吸。

（2）发绀：是缺氧的典型表现。发绀主要取决于缺氧的程度，当动脉血氧饱和度低于 90% 或 $PaO_2 < 50mmHg$ 时，可在血流量丰富的部位如口唇、指甲、舌等处出现发绀。因发绀的程度与还原型血红蛋白含量相关，所以红细胞增多者发绀更明显，若伴有严重贫血或出血者则发绀不明显。此外，发绀还与皮肤色素及心功能状态有关系。

（3）精神神经症状：急性呼吸衰竭可出现精神错乱、躁狂、昏迷、抽搐等症状。如合并急性二氧化碳潴留，可出现嗜睡、淡漠、扑翼样震颤，以致呼吸骤停。慢性缺 O_2 多有智力或定向功能障碍。CO_2 潴留早期表现为兴奋症状，如失眠、烦躁、躁动。CO_2 潴留加重时，发生肺性脑病，表现为神志淡漠、肌肉震颤、间歇抽搐、昏睡，甚至昏迷等。

（4）循环系统表现：多数患者早期血压升高、心动过速；严重低氧血症、酸中毒可引起心肌损害，亦可引起周围循环衰竭、血压下降、心律失常，甚至心搏骤停。

（5）消化和泌尿系统表现：严重呼吸衰竭患者可出现丙氨酸氨基转移酶与血浆尿素氮升高；尿中可出现尿蛋白、红细胞和管型。因胃肠道黏膜屏障功能损伤，导致胃肠道黏膜充血、水肿、糜烂渗血或应激性溃疡，引起上消化道出血。

2. 体征　除原发病体征外，主要为缺 O_2 和 CO_2 潴留引起的表现，可有外周静脉充盈、皮肤温暖、面色潮红、红润多汗、球结膜充血、水肿。部分患者可见视神经乳头水肿、瞳孔缩小、腱反射减弱或消失、锥体束征阳性等。

3. 并发症　电解质和酸碱平衡失调、肺性脑病、消化道出血等。

【辅助检查】

1. 动脉血气分析　为最重要的指标。根据 PaO_2 和 $PaCO_2$ 判断有无呼吸衰竭及呼吸衰竭的类型。$PaO_2 < 60mmHg$，伴或不伴 $PaCO_2 > 50mmHg$，当 pH 值 ≥ 7.35 时，为代偿性呼吸性酸中毒；如 pH < 7.35，则为失代偿性呼吸性酸中毒。

2. 实验室检查　尿中可见红细胞、蛋白及管型；丙氨酸氨基转移酶和尿素氮升高；也可有低血钾、高血钾、低血钠、低血氯等。

3. 其他　肺功能检查能判断通气功能障碍的性质及是否合并换气功能障碍，并对通气和换气功能障碍的严重程度进行判断。尿常规可见红细胞、蛋白尿、管型尿。血清中 BUN、Scr、ALT、AST 可有不同程度的升高。根据痰涂片与细菌培养的检查结果，可以指导抗生素的使用。

【治疗要点】　呼吸衰竭的治疗关键在于纠正缺 O_2 和 CO_2 潴留。由于引起呼吸衰竭的病因不同、基础疾病不同，故治疗措施也有所不同。基本原则是在保持呼吸道通畅的前提下，迅速纠正缺 O_2、CO_2 潴留和酸碱平衡失调所致的代谢紊乱，争取时间，积极处理原发病或诱因，给以支持疗法，维持心、脑、肾等重要脏器的功能，预防和治疗多器官功能损害。

（一）建立通畅的气道

在氧疗和改善通气之前，必须采取各种措施，使呼吸道保持通畅。建立通畅的气道是纠正缺氧和二氧化碳潴留的先决条件。其中措施有：

1. 稀释痰液、促进排痰。

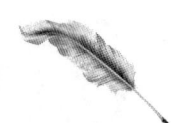

2. 应用舒张支气管药物降低气道阻力，解除支气管痉挛。

（二）病因治疗（控制感染）

病因治疗是治疗呼吸衰竭的根本所在，针对不同原发病采取适当的治疗措施十分必要。慢性呼吸衰竭急性加重最常见的病因是呼吸道的感染，在保持呼吸道通畅的前提下，根据痰细菌培养和药敏试验的结果，选择有效的抗生素，积极控制呼吸道感染。常用广谱抗生素，如第三代头孢菌素、氟喹诺酮类等。

（三）合理氧疗

纠正缺氧是保护重要器官和抢救成功的关键。合理氧疗通过提高肺泡内氧分压（PaO_2），增加 O_2 弥散能力，提高动脉血氧分压和血氧饱和度，增加可利用的氧。

（四）增加通气量、减少 CO_2 潴留

1. **呼吸兴奋剂的应用** 呼吸兴奋剂的使用前提是保持呼吸道的通畅，否则会促发呼吸肌疲劳而加重 CO_2 潴留。常用的呼吸兴奋剂有尼可刹米、洛贝林。尼可刹米除刺激呼吸中枢，增加通气量外，还有一定苏醒作用。多沙普仑（吗乙苯吡酮）是外周化学感受器的刺激剂，对延髓呼吸中枢有直接作用，对肥胖低通气综合征有良好的疗效。

2. **机械通气** 当一般治疗措施不能奏效时，可采取机械通气治疗。机械通气是借助呼吸机建立气道口与肺泡间的压力差，给予呼吸功能不全患者以呼吸支持，产生或辅助呼吸动作，达到增强和改善呼吸功能目的的一种治疗措施或方法，即利用机械装置来代替、控制或改变自主呼吸运动的一种通气方式。具体内容见本章第十五节机械通气及护理。

（五）并发症治疗

对电解质和酸碱平衡失调、肺性脑病、消化道出血等并发症，应及时加以纠正。

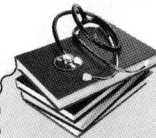

案例 2-5

患者，68 岁。慢性阻塞性肺气肿 15 年。咳嗽、咳痰伴气喘 15 年，近两天来因受风寒，咳嗽加剧，痰呈黄色，不易咳出，夜间烦躁不眠，白昼嗜睡。查体：T38.5℃，P116 次/分，R32 次/分，BP150/85mmHg，消瘦，半坐卧位，问话回答有时不切题，发绀，皮肤温暖，球结膜充血水肿，颈静脉怒张，桶状胸，呼吸浅而快，肺部叩诊呈过清音，两肺散在哮鸣音，肺底湿啰音。实验室检查：$RBC 5.6 \times 10^{12}/L$，$Hb 160g/L$，$WBC 14.5 \times 10^9/L$，动脉血气分析 $PaO_2 43mmHg$，$PaCO_2 70mmHg$。

问题与思考：
1. 根据患者目前的情况，请分析该患者出现了哪些情况？
2. 该如何为患者进行氧疗？

【常用护理诊断/问题】

1. **气体交换受损** 与通气不足、肺内分流增加、肺通气/血流比例失调和弥散障碍有关。
2. **清理呼吸道无效** 与分泌物增加、意识障碍、人工气道、呼吸肌及其支配神经功能障碍有关。
3. **营养失调：低于机体需要量** 与食欲缺乏、呼吸困难、人工气道及机体的消耗增加有关。
4. **有受伤的危险** 与意识障碍、气管插管及机械通气有关。
5. **焦虑** 与呼吸困难、气管插管、病情严重、对预后的不确定、担心医疗费用有关。
6. **潜在并发症：** 肺性脑病、酸碱平衡失调、电解质紊乱、休克、上消化道出血。

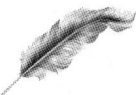

【护理措施】

（一）一般护理

1．休息与活动　因活动会增加耗氧量，故对明显低氧血症患者，应限制活动量，活动量以活动后不出现呼吸困难、心率增快为宜；对呼吸困难明显患者，嘱其绝对卧床休息。协助患者取舒适体位，如半坐卧位或坐位。

2．饮食护理　呼吸衰竭时，由于呼吸做功增加、发热等因素，导致能量消耗增加，机体代谢处于负平衡。给予高蛋白、高脂肪、低糖及适量维生素和微量元素的流质饮食，必要时给予静脉高营养。如果可以经口进食，应少食多餐，以提供足够的能量，降低因进食增加的氧消耗。进餐时维持给氧，防止气短和进餐时血氧降低。

（二）病情观察

观察患者的呼吸频率、节律和深度，使用辅助呼吸肌的情况，呼吸困难的程度。监测生命体征和意识状态，重症患者须24h监测血压、心率和呼吸等情况，注意SaO_2的变化及有无肺性脑病的表现。观察缺氧及二氧化碳潴留的症状和体征，如有无发绀、球结膜充血水肿，肺部呼吸音及啰音变化；有无心律失常及腹部膨隆，肠鸣音情况；有无心力衰竭的症状与体征，尿量及水肿情况。及时了解血气分析、尿常规、血电解质等检查结果。在病情观察过程中，有异常情况应及时通知医师。肠外营养时应注意监测二氧化碳的变化，因为糖可能会加重高碳酸血症患者的二氧化碳潴留。

（三）通畅气道，改善通气

1．及时清除痰液。对清醒患者，鼓励其用力咳痰；对于痰液黏稠患者，要加强雾化，稀释痰液；对咳嗽无力者，应定时协助翻身、拍背，促进排痰；对昏迷患者，可给予机械吸痰，保持呼吸道通畅。

2．按医嘱应用支气管扩张剂，如氨茶碱等。

3．对病情重或昏迷患者行气管插管或气管切开，使用人工机械呼吸器。

（四）用药护理

1．抗感染药物　按医嘱选择使用有效的抗生素控制呼吸道感染，注意观察药物的不良反应。

2．呼吸兴奋剂　按医嘱使用呼吸兴奋剂（如尼可刹米、洛贝林等），必须保持呼吸道通畅。注意观察用药后反应。如出现恶心、呕吐、烦躁、面色潮红、皮肤瘙痒等现象，提示呼吸兴奋剂过量，需要减慢滴速，防止药物过量。若4～12h未见效，或出现肌肉抽搐等严重不良反应时，应立即报告医师。

3．慎用镇静催眠药物　对烦躁不安、夜间失眠患者，慎用镇静催眠剂，以防引起呼吸抑制。

（五）氧疗的护理

1．氧疗的意义和原则　氧疗可纠正缺氧，增加动脉氧含量，改善心肌代谢，提高肺泡氧分压、氧饱和度和氧含量，改善组织细胞的缺氧状态，减轻组织损伤，以促进机体的代谢。临床上根据患者病情和血气分析结果采取不同的给氧方法和给氧浓度。原则是在保证迅速提高PaO_2到60mmHg或脉搏容积血氧饱和度（SpO_2）达90%以上的前提下，尽量降低吸氧浓度。Ⅰ型呼吸衰竭的主要问题为缺O_2而无CO_2潴留，为迅速纠正缺O_2，可短时间内间歇高浓度（>50%）或高流量（4～6L/min）吸氧。对Ⅱ型呼吸衰竭患者应给予低浓度（25%～29%）或低流量（1～2L/min）鼻导管持续吸氧，因为Ⅱ型呼吸衰竭时呼吸中枢对CO_2的敏感性降低，主要靠缺氧刺激外周化学感受器兴奋而呼吸，若不限制给氧，使氧分压迅速达到较高水平，低氧对呼吸的兴奋作用减弱或消失，则呼吸被抑制，加重缺氧。

2．氧疗的方法　氧疗的方法有鼻导管法、鼻塞法、面罩法、气管内和呼吸机给氧。Ⅰ型呼吸衰竭的患者主要采用鼻导管法、鼻塞法；Ⅱ型呼吸衰竭的患者主要采面罩法。

3．氧疗的观察　由于患者对氧疗反应不同，因此氧疗过程中，应密切观察氧疗效果，如

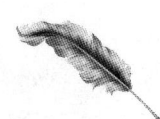

吸氧后呼吸困难缓解、发绀减轻、心率减慢，表示氧疗有效。若发绀消失，神志清楚，精神好转，$PaO_2 > 60mmHg$，$PaCO_2 < 50mmHg$，可考虑终止氧疗，停止吸氧前必须间断吸氧几日后，方可完全停止氧疗。若意识障碍加深或呼吸过度表浅、缓慢，提示二氧化碳潴留加重，应根据动脉血气分析结果和患者表现，遵医嘱及时调整吸氧流量和氧浓度，保证氧疗效果。

4．氧疗的注意事项　必须根据患者动脉血气分析结果及时调节吸氧流量或浓度，以防止发生氧中毒和二氧化碳麻醉；注意保持吸入氧气的湿化，以免干燥的氧气对呼吸道黏膜的损害及气道黏液栓形成；输送氧气的面罩、导管、气管导管应定期更换消毒，防止交叉感染。

氧疗的原则、方法及注意事项见表2-12-3。

表2-12-3　呼吸衰竭患者的氧疗的护理

呼吸衰竭类型	氧疗原则	方法	注意事项
Ⅰ型呼吸衰竭	间歇高浓度（>50%）或高流量（4～6L/min）吸氧	面罩	防中毒
Ⅱ型呼吸衰竭	低浓度（25%～29%）或低流量（1～2L/min）持续吸	鼻导管	防CO_2麻痹

（六）机械通气的护理

密切监测患者病情变化，如意识状态、生命体征，准确记录出入量；掌握呼吸机的参数，及时分析并解除呼吸机报警的原因；加强气道护理，保持呼吸道通畅；预防并及时发现、处理可能的并发症等。具体内容见本章第十四节"呼吸系统常用诊疗技术护理"。

（七）心理护理

呼吸衰竭患者由于缺氧和呼吸困难，用力呼吸已不能满足用氧需要时，患者会感受到死亡的威胁，产生濒死感。呼吸困难的加重或人工气道的建立和机械通气的进行，影响了患者与他人情感上的交流，如果所表达的愿望得不到很好地理解和满足时，患者会出现烦躁不安、情绪低落，甚至拒绝治疗和护理。护士应主动与患者及家属交谈，耐心解答患者及家属提出的问题；倾听患者对疾病的感受，理解患者的情感，使其产生信任感；向患者及家属详细讲解呼吸衰竭相关知识，使患者了解疾病的发生、发展，各种治疗方法的作用、转归及不同治疗阶段的不良反应及注意事项，提高患者对疾病的认识，增强其心理承受能力。

【健康指导】

1．疾病知识的介绍　向患者及其家属介绍呼吸衰竭的有关知识，以便随时发现病情变化，及时就诊。

2．生活方式指导　指导患者坚持适当的室外活动，进行力所能及的体育锻炼，增强自身体质；可采取人工被动免疫来增强机体免疫力；戒烟，减少对呼吸道黏膜的刺激；避免着凉，预防呼吸道感染；合理营养，饮食采取少量多餐，进食高蛋白、富含维生素、易消化食物。以良好的心态面对疾病。

3．指导呼吸功能锻炼　教会患者有效咳嗽、咳痰技术，如缩唇呼吸、腹式呼吸、拍背等方法，改善通气，提高患者的自我护理能力，促进患者康复。

4．用药指导　告知患者常用药物的名称、剂量、用法和不良反应。指导患者及其家属注意观察药物的疗效和不良反应，并提供书面材料帮助患者加深认识。

5．氧疗指导　教会患者及其家属家庭氧疗知识，使患者在出院后，仍能连续性治疗及保健。

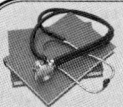

小　结

慢性呼吸衰竭一般是在有慢性肺部病变的基础上合并 $PaO_2 < 60mmHg$，$PaCO_2 > 50mmHg$，临床主要表现为缺 O_2 和 CO_2 潴留。若同时有神经精神症状，即肺性脑病，常由 CO_2 潴留所致。按动脉血气分析分类分为：①Ⅰ型呼吸衰竭：$PaO_2 < 60mmHg$，$PaCO_2$ 降低或正常。②Ⅱ型呼吸衰竭：$PaO_2 < 60mmHg$，$PaCO_2 > 50mmHg$。治疗均须积极治疗原发病、保持呼吸道通畅，另外治疗、护理关键是：Ⅰ型呼吸衰竭是短时间内高浓度、高流量给氧；Ⅱ型呼吸衰竭是持续低流量低浓度给氧，增加通气量。

（王燕燕）

第十三节　急性肺损伤与急性呼吸窘迫综合征患者的护理

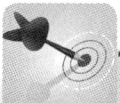

学习目标

通过本节内容的学习，学生应能

识记：

说出急性呼吸窘迫综合征的定义、病因。

理解：

解释急性呼吸窘迫综合征的发病机制和临床表现。

运用：

根据患者的临床表现和血气分析特点初步判断急性呼吸窘迫综合征的发生。

多种急性致病因素可导致肺等器官损伤，严重时可引起急性肺损伤（acute lung injury，ALI）/急性呼吸窘迫综合征（acute respiratory distress syndrome，ARDS）。ALI/ARDS 是指肺内、外严重疾病导致以肺毛细血管弥漫性损伤、通透性增强为基础，以肺水肿、透明膜形成和肺不张为主要病理变化，以进行性呼吸窘迫和难治性低氧血症为临床特征的急性呼吸衰竭综合征。ARDS 是急性肺损伤发展到后期的典型表现。该病起病急骤，发展迅猛，预后极差，死亡率高达 50% 以上。

【病因及发病机制】

（一）病因

诱发 ARDS 的原发病或基础疾病或始动致病因子很多，其中创伤、感染、休克是发生 ADRS 的三大诱因，占 70%～85%，多种致病因子或直接作用于肺，或作用于远离肺的组织造成肺组织的急性损伤，而引起相同的临床表现。

1. **直接因素（肺内损伤）**　胸部创伤、误吸、吸入有毒气体、氧中毒、各种病原微生物引起的严重肺部感染、放射性肺损伤、淹溺等。

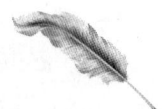

2. 间接因素（肺外因素） 有败血症、休克、肺外创伤、药物中毒、输血、出血坏死型胰腺炎、体外循环、脂肪栓塞等。

（二）发病机制

迄今对于本病发生的机制还不很清楚，目前认为本病的发病机制主要是多种炎症细胞（如中性粒细胞）及其释放的炎性介质（如氧自由基、花生四烯酸）和细胞因子间接介导的肺炎症反应，造成肺毛细血管内皮细胞的损伤、毛细血管通透性增高和微血栓形成，肺表面活性物质减少或消失，肺泡萎缩、肺不张、肺通气/血流比例失调，从而引起的氧合功能障碍，导致顽固性低氧血症。

【临床表现】 多数患者于原发病 12～48h 内突然出现进行性呼吸困难，呼吸频率加快，超过 28 次/分，随着病情进展，患者呼吸窘迫，感胸部紧束、严重憋气，明显发绀。呼吸窘迫不能被氧疗改善，也不能用其他心肺疾病所解释。早期咳嗽不明显，后期少量咯血，血水样痰是 ARDS 的典型表现之一。另外患者表现为神志恍惚或淡漠、烦躁、焦虑、出汗等。早期多无阳性体征或闻及少量细湿啰音；后期可闻及水泡音及管状呼吸音。

【辅助检查】

1. 动脉血气分析 PaO_2 降低，是 ARDS 诊断和监测的常用指标。呼吸空气时动脉氧分压（PaO_2）≤60mmHg，动脉氧分压（PaO_2）/吸入氧分数值（FiO_2）≤300 为肺损伤，后者≤200 为诊断 ARDS 的必要条件。肺泡-动脉氧分压差（$P_{A-a}O_2$）增大，肺分流量增大。

2. 肺功能测定 肺容量、肺活量、余气量、功能余气量均减少。

3. 血流动力学监测 ARDS 患者平均动脉压增高＞20mmHg，肺动脉压与肺毛细血管楔压差（PAP-PCWP）增加＞2mmHg。

4. 胸部 X 线表现 胸部 X 线平片早期表现为轻度间质改变，继之出现斑片状，以致大片融合阴影，晚期出现肺间质纤维化改变。

【治疗要点】 治疗原则包括：积极控制原发病，及时纠正严重缺氧，改善肺氧合功能，保护重要脏器，防止并发症的发生。

1. 积极治疗原发病 是治疗 ALI/ARDS 的首要原则和基础，必须针对病因给予积极的治疗。原因不明时，都应怀疑感染的可能，治疗上宜选择广谱抗生素。

2. 氧疗 一般均须高浓度给氧（50%），使 PaO_2≥60mmHg 或 SaO_2≥90%。

3. 机械通气 急性肺损伤阶段的早期轻症患者可试用无创正压通气，无效或病情加重时应尽快行气管插管或气管切开，行有创机械通气。

4. 维持适宜的血容量 创伤出血过多，必须输血。输血切忌过量，滴速不宜过快，最好输入新鲜血。在保证血容量、稳定血压的前提下，要求出入液量轻度负平衡（-500～-1000ml/d），液体入量一般以不超过 1.5～2L/d 为宜。为促进水肿的消退可使用呋塞米（速尿），每日 40～60mg，治疗过程中应随时纠正电解质失衡。

5. 营养支持 ALI/ARDS 患者处于高代谢状态，应及时补充热量和高蛋白、高脂肪营养物质。应尽早给予营养支持，经鼻饲或静脉补充。

【护理措施】 见呼吸衰竭患者的护理措施。

（王燕燕）

第十四节 呼吸系统疾病常用诊疗技术及护理

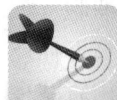

学习目标

通过本节内容的学习，学生应能

识记：
复述吸入器、胸部叩击与胸壁震荡、体位引流、呼吸功能锻炼、机械通气的适应证。复述体位引流的概念。陈述纤维支气管镜检查技术、胸腔穿刺术术中配合要点和术后注意事项。

理解：
正确演示吸入器的使用和呼吸功能锻炼措施。

运用：
正确实施胸部叩击与胸壁震荡、体位引流；能指导患者进行呼吸功能锻炼。

一、吸入器的使用方法

气动雾化吸入器以压缩空气为动力，经气流喷射，将药液粉碎、细化和筛选，产生可携带药物的细小雾粒，是进行吸入疗法的常用器械。为减少药物对身体其他部位的不良反应，增加药物疗效，支气管舒张药物、抗炎药物常通过雾化吸入的方法给药，亦是一种最直接的肺部给药方法。

【适应证】 凡是由支气管炎症和痉挛狭窄所导致的通气功能障碍的疾病，如支气管哮喘、肺气肿、支气管炎和慢性阻塞性肺疾病，均可采用吸入器给药。

【使用方法】

1. 压力定量气雾吸入器　使用方法为：①移去套口的盖，使用前轻摇贮药罐，使之混匀。②头略后仰并缓慢地呼气，尽可能呼出肺内空气。③将吸入器吸口紧紧含在口中，并屏住呼吸，以示指和拇指紧按吸入器，使药物释出，并同时做与喷药同步的缓慢深吸气，时间最好超过5s（有的装置带笛声，没有听到笛声则表示未将药物吸入）。④尽量屏住呼吸5~10s，使药物充分分布到下气道，以达到良好的治疗效果。⑤将盖子套回喷口上。⑥用清水漱口，去除上咽部残留的药物。使用方法如下流程图2-14-1所示。

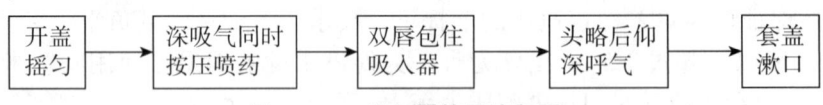

图2-14-1　吸入器使用流程图

2. 干粉吸入器　干粉吸入器是以使用者主动吸入空气的动能分散药物微粒，干粉雾颗粒的流速与使用者的吸气流速相吻合。国内常用的干粉吸入器有三种：储存剂量型涡流式干粉吸入器（俗称都保）、旋蝶式干粉吸入器、准纳器。护士要指导患者吸入前先呼气，然后用口唇包住吸嘴深吸气，屏气5~10s。

二、胸部叩击与胸壁震荡

是借助叩击所产生的震动和重力作用，使滞留在气道内的分泌物松动，并使其移行到中心气道，最后通过咳嗽排出体外的排痰方式。

【适应证】 适于久病体弱、长期卧床、排痰无力者。

【禁忌证】 未经引流的气胸、肋骨骨折、咯血、低血压及肺水肿的患者。

【方法】 患者取侧卧位或坐位,护士站在患者的后方或侧后方,两手手指并拢拱向掌心微弯曲呈杯状,用手腕的力量自下而上,由外向内,力量均匀地叩击胸背部,每一肺叶叩击1~3min,叩击时发出一种空而深的拍击音则表示手法正确。

【注意事项】

1. 叩击前确认无禁忌证。向患者说明叩击的意义及方法,以取得患者的配合,并进行肺部听诊。

2. 叩击应在肺野进行,避开心脏、乳房。为预防直接叩击引起皮肤发红,可用单层薄布保护皮肤,勿用较厚的物质,否则会降低叩击时所产生的震动而影响效果。叩击力量要适中,以不使患者感到疼痛为宜。叩击应在餐前进行,并至少在餐前半小时完成。如在餐后进行,至少要在餐后2h。一次叩击时间一般在3~5min。

3. 叩击时注意观察患者的反应,叩击后询问患者的感受,观察咳嗽、咳痰情况。复查肺部呼吸音及啰音变化。

三、体位引流

体位引流是指患者采取一定的体位,使积滞在呼吸道某一部位的分泌物(痰液)在重力的作用下向中心气道移动而易于排出的治疗方法,因而又称重力引流。

【适应证】 适用于有大量脓痰患者。

【禁忌证】 严重的心血管疾患、近期内有大咯血的患者。

【操作流程】

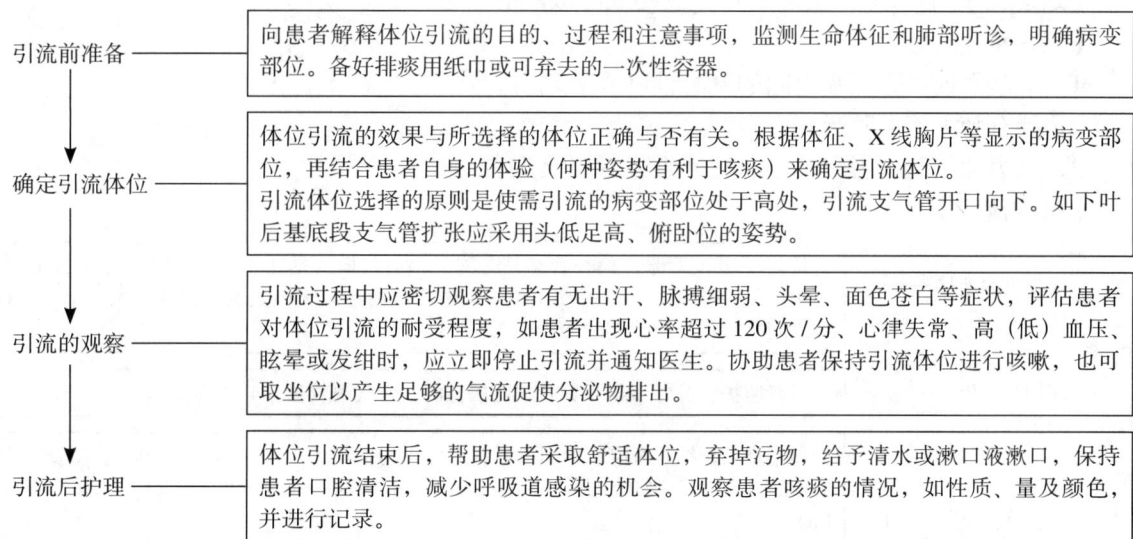

【注意事项】 根据患者病情、病变部位和患者情况,通常每天2~3次,某一体位的引流须至少维持5~10min。患者如能耐受可适当延长时间,但每次体位引流的总时间不宜超过30min,一般于饭前1h,饭后或鼻饲后1~3h进行。

四、呼吸功能锻炼

慢性呼吸困难患者往往依赖于辅助呼吸肌,为防止呼吸肌疲劳,护士应指导患者进行缩唇呼吸、腹式呼吸等呼吸功能锻炼,以加强胸、膈呼吸肌的肌力和耐力,改善呼吸功能。

1. **腹式呼吸** 腹式呼吸是让横膈上、下移动产生呼吸。患者取仰卧位或坐位,放松全身,右手放在腹部,左手放在胸部。用鼻子吸气,最大限度地向外扩张腹部,横膈会下降,将脏器挤到下方,腹部凸出。呼气时用口呼出,最大限度地向内收缩腹部,横膈将会比正常上升,进行深度呼吸,腹部下陷。放在腹部的手会感觉手随着呼吸而上、下抬放。如流程图2-14-2所示。

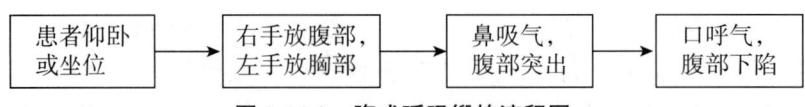

图 2-14-2 腹式呼吸锻炼流程图

2．缩唇呼吸　缩唇呼吸可通过增加气道阻力来避免外周小气道提前塌陷闭合，有利于肺泡内气体排出，有助于下一次吸气时吸入更多的新鲜空气，在增加气量和增加肺泡换气的同时，使二氧化碳排出增多，缓解病情，改善肺功能。

患者取端坐位，双手扶膝，吸气时让气体从鼻孔进入，每次吸气后不要急于呼出，宜稍屏气片刻再行缩唇呼气，呼气时缩拢口唇呈吹哨样，使气体通过缩窄的口形将肺内气体轻轻吹出，然后用鼻子轻轻吸气。要求呼气时间长一些，尽量多呼出气体，吸气和呼气时间比为 1：2 或 1：3。按照以上方法每天练习 3~4 次，每次 15~30min，吸气时默数 1、2，呼气时默数 1、2、3、4，就能逐渐延长呼气时间，降低呼吸频率。如图 2-14-3 所示。

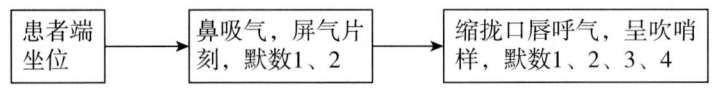

图 2-14-3　缩唇呼吸锻炼流程图

五、机械通气

机械通气是借助呼吸机建立气道口与肺泡间的压力差，给呼吸功能不全的患者以呼吸支持，即利用机械装置来代替、控制或改变自主呼吸运动的一种通气方式。

【适应证】　各种原因引起的呼吸衰竭或呼吸功能不全。

【禁忌证】

1．大咯血或严重误吸引起的窒息性呼吸衰竭者。

2．伴有肺大疱的呼吸衰竭者。

3．张力性气胸患者以及心肌梗死继发呼吸衰竭者。

【操作流程】

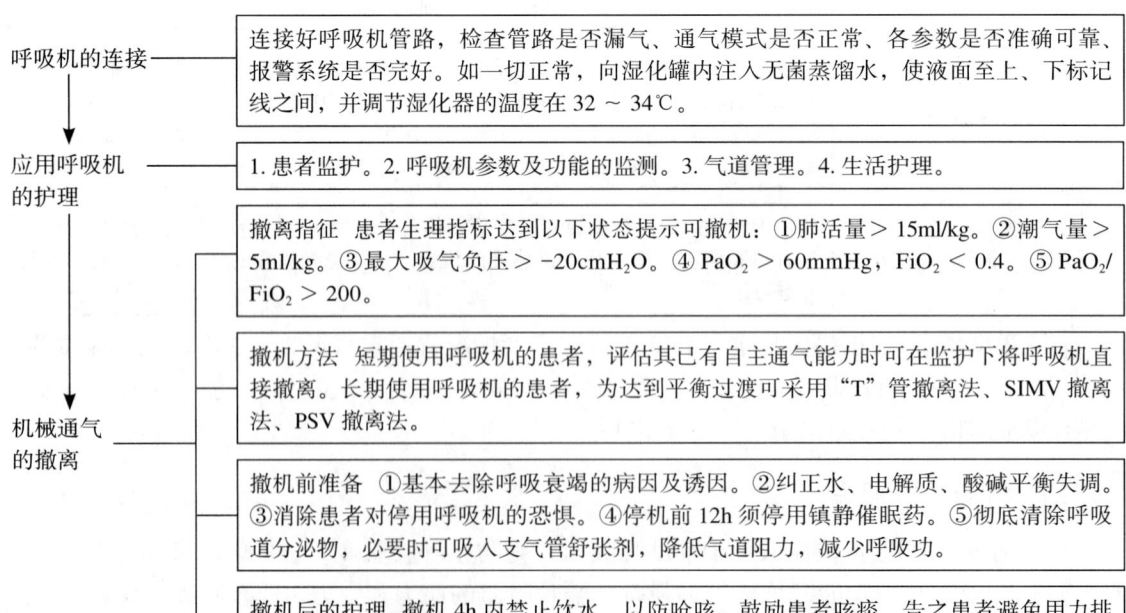

【应用呼吸机的护理】

1．患者监护

(1) 呼吸系统：①监测血氧饱和度以了解机械通气的效果。②监测有无自主呼吸，自主呼吸与呼吸机是否同步，呼吸的频率、节律、幅度、类型及两侧呼吸运动的对称性。观察两侧呼吸音性质，有无啰音。③观察呼吸道分泌物的色、质、量和黏稠度，为肺部感染的治疗和气道护理提供主要依据。④床旁胸部X线检查能及时发现肺不张、气压伤、肺部感染等机械通气引起的并发症，也可了解气管插管的位置。⑤使用呼吸机或改变呼吸机条件后30min应复查血气分析，根据其结果调整呼吸机参数及判断机体的酸碱平衡情况。⑥呼气末CO_2浓度用于评价通气效果。如呼气末CO_2浓度为4.5%～5%，表示通气恰当；<4.5%为通气过度；>5%则通气不足。

(2) 循环系统：机械通气患者可出现血压下降、心率加快，甚至心律失常，应注意监测。

(3) 体温：机械通气患者因感染机会增加，常可并发感染，使体温升高。由于发热又可增加氧耗和CO_2的产生，故应根据体温升高的程度酌情调节通气参数，并适当降低湿化器的温度以增加呼吸道的散热作用。

(4) 意识状态：机械通气后患者意识障碍程度减轻，表明通气状况改善；若有烦躁不安、自主呼吸与呼吸机不同步，多为通气不足；如病情一度好转后突然出现兴奋、多语、甚至抽搐，应警惕呼吸性碱中毒。

(5) 皮肤、黏膜：观察皮肤色泽、弹性及温度，了解缺氧和CO_2潴留改善情况，如皮肤潮红、多汗、浅表静脉充盈，提示有CO_2潴留。观察有无皮下气肿，出现时常与气胸、气管切开有关。

(6) 腹部情况：因气囊漏气使气体反流入胃或长时间卧床不动、使用镇静剂或低钾血症等造成肠蠕动减慢，导致腹胀。应注意观察腹胀程度，肠鸣音有无减弱。腹胀严重者，遵医嘱给予胃肠减压。同时要观察呕吐情况，若呕吐咖啡色胃内容物或出现黑便，要警惕应激性溃疡引起上消化道出血。

(7) 液体出入量：尿量是反映体液平衡及心肾功能的重要指标。机械通气治疗后，尿量增多，水肿逐渐消退。反之要考虑体液不足、低血压和肾功能不全等原因。

2．呼吸机参数及功能的监测　检查呼吸机各项通气参数与医嘱要求设定的参数是否一致；各项报警参数的设置是否恰当，报警器是否处于开启状态。报警时及时分析报警的原因并给予及时有效的处理。

3．气道管理

(1) 气管插管的管理：气管插管后应及时拍X线胸片，确认导管在隆突上1～2cm。①记录外露长度。经口插管者应从门齿测量至插管外口5～6cm，经鼻插管者从外鼻孔测量至插管外口，一般外露长度为3～4cm。②固定好插管位置。固定套管的固定带应松紧适度，以能伸进小指为适度。插管外露长度应在护理交班志中进行记录。

(2) 吸痰：应及时通过机械吸引清除气道内分泌物，吸引频率根据分泌物量决定。每次吸痰前后给予高浓度（FiO_2>70%）氧气吸入2min，1次吸痰时间不超过15s。

(3) 气道湿化：建立人工气道后，患者失去了鼻腔等上呼吸道对吸入气体的加温、加湿作用。因此机械通气使用加温加湿器，维持吸入气体的温度在32～35℃，相对湿度100%。临床上常用的人工气道加温、加湿方法有：

1) 蒸汽加温、加湿：一般呼吸机上均带有加湿器，可以调节监控，保证患者吸入有一定温、湿度的气体。调节温度显示32～36℃。注意只能加无菌蒸馏水，禁用生理盐水或加入药物，因为溶质不蒸发，将在罐内形成沉淀。

2) 气管内直接滴注加湿：①气道内湿化：在患者吸气时缓慢注入生理盐水每次3～5ml，30～60min一次。②雾化吸入加湿：目前多功能呼吸机上带有雾化装置，利用射流原理，将水滴撞击成微小颗粒，并送入气道内，雾滴直径大小决定雾滴在气道内沉积的部位。

(4) 气囊充、放气　一般每6～8h放气1次，放气时，先抽吸气道内分泌物，再缓慢抽吸囊内气体，尽量减轻套囊压力，每次放气5～10min后再充气。气囊充气要恰当，维持在20～25mmHg。

4．一般护理

（1）口腔护理：一天2次，以预防口腔溃疡或真菌感染。

（2）皮肤护理：协助患者变换体位，以保持皮肤清洁，防止发生压疮；对于穿刺部位要加压包扎，防止皮下瘀血。

（3）观察患者的排泄功能是否正常，如有便秘、腹泻、尿少要及时报告医生。如有腹泻，应保持肛门周围皮肤的清洁干燥。

（4）四肢的护理：协助患者进行肢体活动，以防形成深静脉血栓。

（5）患者眼睛不能闭合时，要涂抹红霉素眼膏或盖凡士林纱布保护角膜。

六、纤维支气管镜检查技术

纤维支气管镜检查是利用光学纤维内镜对气管、支气管管腔进行的检查。纤维支气管镜可经口腔、鼻腔、气管导管或气管切开套管插入段、亚段支气管，甚至更远，可在直视下行活检或刷检、钳取异物、吸引或清除阻塞物，并可做支气管肺泡灌洗，进行细胞学或液体成分的分析。另外，还可利用纤维支气管镜进行介入治疗。

【适应证】 各种原因引起的呼吸衰竭或呼吸功能不全。

1．胸部X线阴影原因不明或肺不张、阻塞性肺炎、支气管狭窄或阻塞、胸腔积液等。

2．原因不明的咯血，须明确病因及出血部位。

3．引流呼吸道分泌物、做支气管肺泡灌洗或去除异物、摘除息肉、局部止血及用药、扩张狭窄支气管或激光治疗。

【禁忌证】

1．肺功能严重损害、重度低氧血症，不能耐受检查者。

2．严重心功能不全、高血压、心律失常、心绞痛。

3．严重肝、肾功能不全，全身状态极度衰竭者。

4．出凝血机制严重障碍者。

5．哮喘发作或大咯血者，近期上呼吸道感染或高热者。

6．主动脉瘤有破裂危险者。

7．对麻醉药物过敏，不能用其他药物代替者。

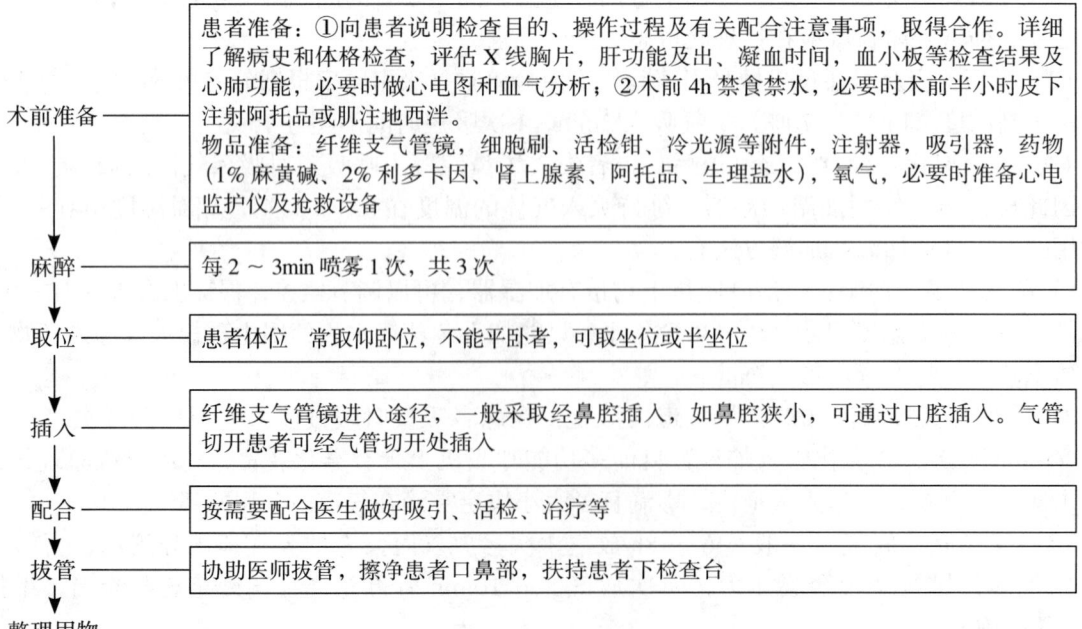

【操作后护理】

1．术后应禁食 2h，以防误吸，2h 后可进半流质、温凉流质饮食。鼓励患者轻咳出痰液和血液。嘱患者术后半小时内减少说话，使声带得以充分休息。如有声嘶或咽喉部疼痛，可给予雾化吸入。及时留取痰液标本送检。

2．密切观察呼吸道出血情况，若为痰中带血丝，一般不需要特殊处理；若出血较多，应通知医生，发生大咯血时应及时配合抢救。注意观察患者是否有发热、胸痛、气急等情况。

3．必要时按医嘱应用抗生素，预防呼吸道感染。

七、胸腔穿刺术

胸腔穿刺是自胸腔内抽取胸腔积液（或积气）的有创性操作。

【适应证】

1．诊断性穿刺　胸部外伤后疑有血、气胸，需进一步明确者。

2．胸腔积液性质待定，需穿刺抽取积液作实验室检查者。

3．治疗性穿刺　大量胸腔积液（或积血）影响呼吸、循环功能或气胸影响呼吸功能者。

【禁忌证】

1．病情垂危者。

2．有严重出血倾向、大咯血者。

3．严重肺结核及肺气肿者。

【操作流程】

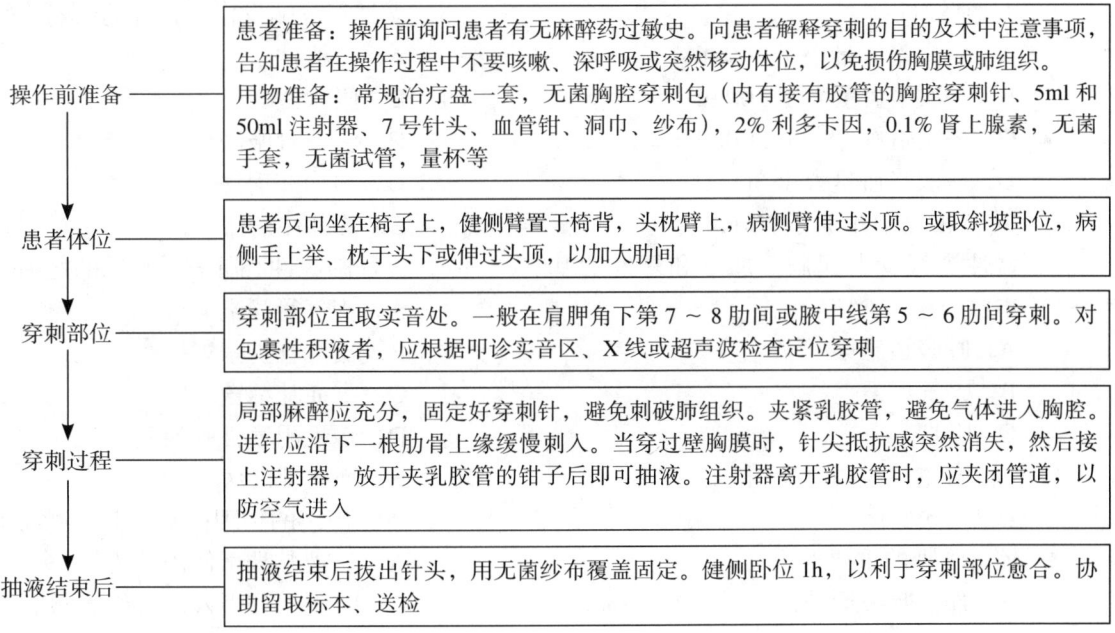

【操作后护理】

1．抽液后患者应卧床休息，必要时复查胸透，观察有无气胸等并发症。

2．鼓励患者深呼吸，促进肺膨胀。如无气胸或其他并发症，术后 1h 可恢复活动。

3．抽吸液体时不宜过快、过多，第一次抽吸液量不超过 600ml，以后每次一般不超过 1000ml。穿刺过程中患者如出现头晕、面色苍白、出汗、心悸、气短时，立即停止操作并给予适当处理。

（王燕燕）

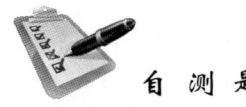

自 测 题

一、名词解释

1. 慢性阻塞性肺疾病（COPD）　2. 哮喘持续状态　3. 肺性脑病
4. 医院获得性肺炎　5. 呼吸衰竭

二、填空题

1. 支气管扩张症的临床表现为＿＿＿＿、＿＿＿＿、＿＿＿＿。
2. 肺脓肿典型患者的痰液呈＿＿＿＿、＿＿＿＿。
3. 结核病化疗的原则是＿＿＿＿、＿＿＿＿、＿＿＿＿、＿＿＿＿和＿＿＿＿治疗。
4. 肺癌按组织学分类为＿＿＿＿、＿＿＿＿、＿＿＿＿、＿＿＿＿、＿＿＿＿。
5. 自发性气胸根据脏胸膜破裂的情况不同以及发生后对胸膜腔内压力的影响，通常分为＿＿＿＿、＿＿＿＿、＿＿＿＿三种类型。

三、选择题

【A_1 型题】

1. 大量咯血指
   A. 一次咯血量小于 100ml
   B. 一次咯血量大于 100ml
   C. 一次咯血量大于 200ml
   D. 一次咯血量大于 300ml
   E. 24h 咯血量大于 400ml
2. 慢性支气管炎起病、加重和复发的基本原因是
   A. 呼吸道感染
   B. 大气污染
   C. 吸烟
   D. 自主神经功能失调
   E. 气候变化
3. 缩唇呼吸的重要性是
   A. 加强呼吸运动
   B. 减轻呼吸困难
   C. 减少小气道塌陷
   D. 减轻呼吸肌劳累
   E. 减轻疼痛
4. 控制哮喘急性发作的首选药物
   A. $β_2$ 受体激动剂
   B. 糖皮质激素
   C. 抗胆碱能药物
   D. 茶碱类
   E. 肥大细胞膜稳定剂
5. 支气管哮喘发作时首选的给药途径是
   A. 口服法
   B. 吸入法
   C. 舌下含服法
   D. 肌内注射法
   E. 静脉注射法
6. 慢性肺源性心脏病最常见的病因是
   A. 支气管哮喘
   B. 支气管扩张
   C. 重症肺结核
   D. 慢性阻塞性肺疾病
   E. 肺血管疾病
7. 清除痰液的护理措施，下列哪项不妥
   A. 痰液黏稠可使用祛痰剂
   B. 限制水分摄入，以免痰液生成过多
   C. 对症使用有效的中成药
   D. 蒸汽吸入或药物超声雾化吸入
   E. 对痰多而无力咳出者协助翻身拍背或导管插入吸痰
8. 支气管扩张最常见的病因是
   A. 婴幼儿期支气管肺组织感染和阻塞
   B. 支气管异物
   C. 青年期肺结核
   D. 先天发育障碍和遗传因素

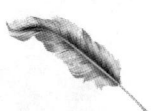

E．中老年期支气管肺癌
9．治疗肺心病心力衰竭的首要措施是
　A．卧床休息，低盐饮食
　B．使用小剂量强心剂
　C．使用小剂量作用缓和的利尿剂
　D．使用血管扩张剂减轻心脏负荷
　E．积极控制感染和改善呼吸功能
10．呼吸系统疾病最常见的致病因素是
　A．感染
　B．理化因素
　C．过敏因素
　D．变态反应
　E．全身性疾病
11．体位引流不宜
　A．在饭后进行
　B．根据病变部位采取适当体位
　C．引流过程鼓励咳嗽
　D．每次15～30min
　E．引流完毕后给予漱口
12．休克型肺炎治疗的首要措施是
　A．应用强心剂
　B．补充血容量
　C．纠正酸碱平衡失调
　D．应用血管活性药
　E．应用糖皮质激素
13．小细胞肺癌的主要治疗措施是
　A．手术治疗
　B．化学治疗
　C．放射治疗
　D．免疫治疗
　E．中医中药治疗
14．支气管肺癌的早期症状是
　A．剧烈胸痛
　B．胸闷、气促
　C．消瘦、发热
　D．刺激性呛咳
　E．痰中带血
15．慢性呼吸衰竭最早最突出的表现是
　A．发热
　B．咳嗽
　C．发绀
　D．呼吸困难
　E．精神神经症状

【A_2型题】
16．患者，女，24岁，患支气管哮喘，入院后给予氨茶碱治疗，该药的主要不良反应是
　A．口干和皮疹
　B．耳鸣和高血压
　C．腹绞痛和腹泻
　D．心律失常和低血压
　E．红斑和视力模糊
17．患者，女性，22岁。肺结核病史1年，2小时前突然咯血不止。最重要的护理措施是
　A．减少活动和保持镇静
　B．保持呼吸道通畅
　C．准备抢救药物
　D．积极止血治疗
　E．加强抗结核治疗
18．患者，男性，13岁。每年春暖花开时均有哮喘发作，一次看电影时见到银幕上满园春色，突然哮喘发作。对此现象应
　A．嘱患者休息
　B．立即氧气吸入
　C．静脉补液
　D．使用支气管扩张剂
　E．做好心理护理
19．男性，76岁，患慢性肺心病。近几天神志恍惚，白天嗜睡，夜间兴奋，今晨出现谵妄，肌肉抽搐，昏迷，抢救无效死亡，其死亡的主要原因是
　A．呼吸衰竭
　B．心力衰竭
　C．肺性脑病
　D．呼吸性酸中毒
　E．上消化道出血
20．患者，男性，50岁。慢性支气管炎史15年，3d前受凉感冒后咳嗽加重，痰多黏稠不易咳出、气促、乏力、食欲缺乏。患者首要的护理问题及合作性问题是
　A．活动无耐力
　B．低效性呼吸型态
　C．清理呼吸道无效

D．气体交换受损
E．营养失调：低于机体需要量

21．患者，男性，62岁。咳嗽、咳痰、胸闷气短10年。肺功能检查：残气量增加，残气量占肺总量比值40%。最可能的诊断是
  A．支气管哮喘
  B．自发性气胸
  C．肺结核
  D．慢性肺源性心脏病
  E．阻塞性肺气肿

22．患者，女性，60岁。慢性咳喘史15年，6个月来下肢水肿，诊断为慢性肺源性心脏病、右心衰竭。血气分析：pH 7.41，PaO_2 36mmHg，$PaCO_2$ 62mmHg。氧疗应采取
  A．低浓度、低流量持续给氧
  B．高浓度面罩给氧
  C．高浓度、高流量间断给氧
  D．高浓度、高流量持续给氧
  E．低浓度、低流量间断给氧

23．患者，男性，58岁。慢性咳喘史10年，感冒后病情加重入院，经治疗后病情缓解。查体：桶状胸，两肺叩诊过清音，呼吸音低。动脉血气气分析：PaO_2 75mmHg，$PaCO_2$ 45mmHg。患者出院后最重要的自我护理措施是
  A．腹式呼吸锻炼
  B．避免吸入有害气体
  C．保持室内清洁
  D．坚持长期家庭氧疗
  E．定量行走锻炼、改善肺功能

24．患者，女性，60岁。慢性阻塞性肺疾病经住院治疗后，病情好转出院。血气分析：PaO_2 60mmHg，$PaCO_2$ 40mmHg。有关长期家庭氧疗的健康指导，下列哪项正确
  A．目前病情暂不需要氧疗
  B．休息和睡眠时不需要吸氧
  C．逐渐增加每日吸氧的时间
  D．每日吸氧时间不能超过10h
  E．一昼夜持续低流量吸氧15h以上

25．患者，女性，63岁。既往有肺心病史10年，近2d来感头痛、恶心、烦躁，血压160/95mmHg、心率120次/min，护士对其护理措施最主要的是
  A．呼吸兴奋剂应用
  B．改善通气、氧疗
  C．合理休息
  D．合理饮食
  E．地西泮静脉注射

26．患者，男性，65岁。慢性肺气肿患者，近日痰多，不易咳出，常有喘鸣、头痛、烦躁，白天嗜睡，夜间失眠，晨间护理时发现患者神志淡漠，应考虑出现
  A．窒息先兆
  B．呼吸性酸中毒
  C．肺性脑病
  D．休克早期
  E．脑疝先兆

27．78岁男性COPD患者，在进行腹式呼吸锻炼时，下列动作中应予以纠正的是
  A．吸气时腹部用力挺出
  B．呼气时腹部尽力收缩
  C．深吸快呼
  D．鼻吸口呼
  E．深吸慢呼

28．夜班护士发现某支气管扩张患者咯血约200ml后突然中断，呼吸极度困难，喉部有痰鸣音，表情恐怖，两手乱抓。首要的处理措施是
  A．立即通知医师
  B．立即气管插管
  C．清除呼吸道积血
  D．给予氧气吸入
  E．应用呼吸中枢兴奋剂

29．患者，男性，80岁，因反复咳嗽，大量脓痰入院，下列关于排痰的措施，不妥的是
  A．多饮水以利于痰液稀释
  B．痰多且无力咳痰者应以祛痰为主
  C．给予机械吸痰
  D．餐后半小时内进行体位引流
  E．勤翻身拍背可促进排痰

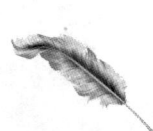

30. 患者，男性，80岁，因反复咳嗽，大量脓痰入院，该患者有无力咳嗽，为防止窒息，护士在翻身前首先应
    A．给患者吸氧
    B．给患者吸痰
    C．指导患者有效咳嗽
    D．给患者雾化吸入
    E．缓慢移动患者

31. 患者，男性，80岁，因长期咳嗽，大量脓痰，反复咯血入院，目前最重要的护理措施是
    A．加强营养
    B．促进痰液引流
    C．观察有无窒息先兆
    D．加强心理护理
    E．遵医嘱使用抗生素

32. 患者，男性，25岁。高热2d伴右上腹刺痛，不敢呼吸及咳嗽。急性面容，呼吸急促，口唇疱疹，右下肺呼吸音减弱，语颤增强，偶闻湿啰音，右上腹轻度肌紧张及压痛。血白细胞22×10⁹/L，中性粒细胞0.9，应首先考虑
    A．急性胆囊炎
    B．右侧肺炎球菌性肺炎
    C．右侧胸膜炎
    D．右侧气胸
    E．胆石症

33. 患者，女性，68岁，受凉后出现高热、咳嗽、咳铁锈色痰、胸痛，观察该患者时应特别注意
    A．体温高低
    B．痰液性质
    C．呼吸困难程度
    D．周围循环衰竭征象
    E．白细胞总数的多少

34. 某支气管扩张患者，胸片提示病变位于左肺下叶底段，体位引流选择的合适体位是
    A．取坐位或健侧卧位
    B．左侧卧位
    C．右侧卧位
    D．左侧卧位，床脚抬高 30～50cm
    E．右侧卧位，床脚抬高 30～50cm

35. 患者，男性，65岁，患肺心病10年，1周前受凉后出现咳嗽、咳脓痰、呼吸困难，下肢水肿。经抗感染、吸氧等治疗后效果不佳，仍有下肢水肿，医生考虑使用洋地黄类强心剂。该药物的使用原则是
    A．缓慢、大剂量
    B．缓慢、中剂量
    C．缓慢、小剂量
    D．快速、大剂量
    E．快速、小剂量

36. 王女士为肺结核患者在家疗养，但痰中有结核分枝杆菌，最简便有效的处理痰的方法是
    A．煮沸
    B．深埋
    C．焚烧
    D．乙醇溶液浸泡
    E．84消毒液浸泡

37. 患者，男性，28岁。近2个月来午后低热、盗汗，伴食欲缺乏、消瘦、乏力，近1周出现高热、痰量增多，伴咯血及右侧胸痛。痰菌检查结核分枝杆菌阳性。护理诊断与病情不符的一项是
    A．知识缺乏
    B．体温过高
    C．有窒息的危险
    D．心排血量减少
    E．营养失调：低于机体需要量

38. 患者，女性，22岁。肺结核史1年，2h前突然咯血不止。最重要的护理措施是
    A．减少活动和保持镇静
    B．保持呼吸道通畅
    C．准备抢救药物
    D．积极止血治疗
    E．加强抗结核治疗

39. 某支气管哮喘患者发作时，强迫端坐位，发绀明显，大汗淋漓，不能讲话，于一阵剧咳后突感一侧胸痛，气急加剧。检查发现疼痛侧胸部叩诊呈鼓音，听诊呼吸音消失。下列哪些措

施不妥当

A．立即排气减压，以解除气急，使肺复张

B．使用支气管解痉剂及镇咳、镇静剂

C．按危重病期护理，取平卧位，头偏向一侧

D．保持排便通畅

E．密切观察病情变化，防止复发和出现并发症

40．某肺心病患者近3日来呼吸困难加重，血气分析示 PaO_2 52mmHg，$PaCO_2$ 67mmHg，此时给氧宜采用

A．间歇给氧

B．乙醇湿化给氧

C．低浓度持续给氧

D．高压给氧

E．高浓度持续给氧

41．患者，女性，75岁。体检X线胸片提示肺占位性病变入院，经病理诊断为小细胞肺癌。该患者首选的治疗方法为

A．手术切除

B．化疗

C．对症治疗

D．单纯营养支持

E．免疫治疗

42．患者，男性，50岁。近半年以来已在右肺中叶发生2次节段性肺炎，肺炎控制后仍然有持续痰中带血。最可能的病变是

A．慢性支气管炎

B．肺炎球菌肺炎

C．支气管肺癌

D．支气管扩张

E．支气管内膜结核

43．某支气管哮喘患者，每当发作就自用沙丁胺醇（舒喘灵）喷雾吸入，护士应告诫患者，如用量过大可能会出现

A．心动过缓、腹泻

B．食欲缺乏、恶心呕吐

C．血压升高、心动过速

D．皮疹、发热

E．肝、肾功能异常

44．患者，男性，28岁，皮毛厂工作，因吸入大量焚烧后废气出现呼吸困难，送入院吸氧后未见好转。入院后血气分析示：PaO_2 50mmHg，$PaCO_2$ 50mmHg，胸部X线示：肺部片状浸润阴影，诊断：ARDS。该患者最主要的治疗措施是

A．控制感染

B．纠正缺氧

C．补充体液

D．营养支持

E．心理疏导

45．患者，女性，50岁，用氧治疗不当出现ARDS。此时最有效治疗是

A．PEEP

B．持续低流量、低浓度给氧

C．CPAP

D．间歇高流量吸氧

E．停氧

【A_3/A_4型题】

（46～48题共用题干）

患者，男性，24岁，自觉低热、乏力、食欲缺乏，有盗汗、体重下降、呼吸困难、胸痛等表现，诊断浸润型肺结核收入住院。

46．入院后应采用的隔离种类为

A．严密隔离

B．消化道隔离

C．保护性隔离

D．接触性隔离

E．呼吸道隔离

47．关于疾病防治及护理措施不妥的是

A．患者痰液用20%漂白粉溶液搅拌静置，2h后倒掉

B．护士在病室里不密切接触患者时，可不戴口罩

C．病室每日用紫外线照射进行空气消毒

D．病室通向走廊的窗子需关闭

E．给予异烟肼、链霉索治疗

48．按医嘱给予患者抗结核治疗，下列药物中长期应用对肝损坏最严重的是

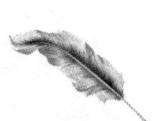

A．异烟肼
B．利福平
C．链霉素
D．吡嗪酰胺
E．对氨基水杨酸

（49～50题共用题干）

患者，女性，65岁。因支气管扩张入院。夜班护士发现该患者咯血约200ml后突然中断，呼吸极度困难，喉部有痰鸣音，表情恐怖，两手乱抓。

49．护士应首先采取的措施是
A．立即通知医师
B．立即气管插管
C．清除呼吸道积血
D．给予高流量氧气吸入
E．应用呼吸兴奋剂

50．此患者最有可能发生的并发症是
A．出血性休克
B．窒息
C．肺不张
D．肺部感染
E．贫血

（51～54题共用题干）

患者，男性，60岁。慢性咳嗽、咳痰20年，活动后气促8年，病情加重2周。神志清楚，发绀，桶状胸，剑突下可见心脏搏动，两肺闻及干、湿啰音，心率110次/min，有期前收缩，肝肋下2.0cm，质中等，有压痛，肝颈静脉回流征阳性，双下肢水肿。血白细胞 $12×10^9/L$，中性粒细胞0.85，心电图示房性期前收缩，动脉血气分析：PaO_2 58mmHg，$PaCO_2$ 70mmHg。

51．最可能的诊断是
A．支气管哮喘继发感染
B．慢性支气管炎并发冠心病
C．慢性支气管炎伴阻塞性肺气肿
D．慢性阻塞性肺病
E．慢性肺心病肺心功能失代偿期

52．最恰当的首要处理是
A．给氧及呼吸兴奋剂
B．控制感染和保持呼吸道通畅
C．静脉注射呋塞米消肿
D．静脉注射毛花苷C强心
E．静脉注射利多卡因纠正心律失常

53．氧疗时给氧浓度和氧流量应为
A．29%，2L/min
B．33%，3L/min
C．37%，4L/min
D．41%，5L/min
E．45%，6L/min

54．帮助患者排痰，哪种措施不妥当
A．雾化吸入
B．定时翻身拍背
C．鼓励用力咳嗽
D．鼻导管吸痰
E．体位引流

（55～59题共用题干）

患者，男性，16岁。在春季旅游途中突感胸闷，呼吸困难，伴大汗而急诊入院。口唇发绀，两肺满布哮鸣音，心率90次/min，律齐。既往有类似发作，可自行缓解。

55．可能性最大的诊断是
A．过敏性休克
B．支气管哮喘
C．心源性哮喘
D．慢性支气管炎急性发作
E．ARDS

56．首先考虑的护理诊断及合作性问题是
A．气体交换受损
B．清理呼吸道无效
C．低效性呼吸型态
D．恐惧
E．潜在并发症：自发性气胸

57．责任护士，对患者饮食宣教中，不恰当的是
A．摄入高维生素流质食
B．摄入富营养的清淡流质食
C．鼓励患者多进食
D．忌食易过敏食物，如鱼、虾等
E．少油腻，多饮水

58．患者入院后上述症状未改善，采取的护理措施正确的是
A．半坐位

B．补液小于2500ml
C．超声雾化吸入
D．吗啡镇静
E．低流量吸氧

59．患者经过有效治疗，病情缓解出院，进行健康指导时应特别强调
A．β_2受体激动剂不宜长期使用
B．β_2受体激动剂必须与糖皮质激素同时使用
C．β_2受体激动剂仅限于哮喘急性发作时使用
D．β_2受体激动剂吸入后必须立即刷牙
E．β_2受体激动剂必须单独使用

（60～65题共用题干）

患者，女性，67岁。有肺心病病史20年，此次因2周前受凉后，出现咳嗽、咳黄脓痰，今晨出现痰不易咳出且呼吸困难加重，烦躁不安，神志恍惚。查体：体温37.4℃，脉搏110次/min，呼吸36次/min，节律不整，口唇发绀，两肺底闻及细湿啰音，心（-），腹（-），血压正常。

60．患者最可能出现的并发症是
A．呼吸衰竭
B．上消化道出血
C．急性脑出血
D．肾衰竭
E．急性心力衰竭

61．此时患者不宜采取的治疗是
A．静脉滴注氯化钾
B．给予镇静剂
C．低流量吸氧
D．给予呼吸兴奋剂
E．使用人工呼吸机

62．患者今神志恍惚加剧，查动脉血气分析：PaO_2 58mmHg，$PaCO_2$ 65mmHg。首要的治疗措施是
A．高流量吸氧
B．建立静脉通道
C．持续低流量吸氧
D．气管切开
E．吸痰

63．患者使用呼吸机和呼吸中枢兴奋剂治疗后，出现恶心、呕吐、烦躁、面颊潮红、肌肉颤动等现象应考虑
A．肺性脑病先兆
B．通气量不足
C．呼吸兴奋剂过量
D．呼吸性碱中毒
E．痰液阻塞

64．假如患者处于COPD急性加重期，对其进行氧疗时，正确的是
A．嘱家属根据情况自行停止或变动氧流量
B．夜间应停止氧疗，以保证患者睡眠
C．吸氧浓度一经设定，就不可再作调整，以免影响氧疗效果
D．吸氧装置不需定期消毒
E．氧疗过程中应注意观察意识、呼吸困难、发绀及血气分析情况

65．假如经治疗缓解后，患者对今后是否会再次复发较为恐惧。主管护士对其做下列哪些健康指导不妥当
A．劝告患者戒烟
B．鼓励其加强体育锻炼，做耐寒训练
C．鼓励增进营养
D．常规服用抗生素预防感染
E．指导家庭氧疗

四、简答题

1．简述大咯血患者的病情观察要点和窒息的抢救配合。
2．简述支气管哮喘常见的诱发因素。
3．简述慢性阻塞性肺疾病患者的健康指导要点。
4．简述中毒性肺炎的护理要点。
5．简述原发性支气管肺癌的常见病因及疼痛时的护理要点。

（金立军　熊天山　徐　艳）

第三章　循环系统疾病患者的护理

第一节　循环系统疾病常见症状、体征及护理

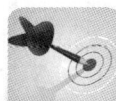

学习目标

通过本节内容的学习，学生应能
识记：
复述心源性：呼吸困难、水肿、晕厥和心悸的概念及病因。
理解：
总结心源性：呼吸困难、水肿、晕厥和心悸的护理评估内容、常用护理诊断/问题及护理措施。
运用：
运用护理程序对心源性呼吸困难、心源性水肿、心源性晕厥和心悸的患者进行对症护理。

循环系统常见症状有心源性呼吸困难、心源性水肿、心源性晕厥和心悸。

一、心源性呼吸困难

心源性呼吸困难（cardiac dyspnea）是由于各种心血管疾病引起患者呼吸时感到费力，并有呼吸频率、深度与节律的异常。最常见于左心衰竭，也可见于右心衰竭、心脏压塞、肺栓塞等。

【护理评估】
（一）健康史
患者有无风湿性心脏病（风心病）、高血压性心脏病、冠心病、心肌病、心包炎等心脏病史；有无贫血、甲状腺功能亢进、妊娠和分娩等情况；有无感染、心律失常、劳累过度、情绪激动、输液过多过快、不恰当用药等诱因。

（二）身体状况
1. 心源性呼吸困难的特点
（1）呼吸困难的急缓：逐渐加重的呼吸困难提示慢性心力衰竭、渗出性心包炎；突然出现呼吸困难提示急性左心衰竭、肺栓塞、急性心包填塞等。
（2）呼吸困难与活动、体位的关系：体力活动时出现，休息后即缓解，提示早期心功能不全；如患者不能平卧，被迫取坐位或半卧位，提示心功能不全晚期的表现。
（3）呼吸困难的发作形式：按程度不同分为劳力性呼吸困难、端坐呼吸、夜间阵发性呼吸困难和急性肺水肿。
1）劳力性呼吸困难：为左心力衰竭最早出现的症状。因运动使回心血量增加，左心房压力

升高，加重肺淤血。引起呼吸困难的运动量随心力衰竭程度加重而减少。其特点是在体力活动时发生或加重（如行走、上楼、爬坡、穿衣、扫地、洗衣等）出现心慌、气促，经休息可缓解或减轻。

2）端坐呼吸：肺淤血达到一定程度时，患者不能平卧，因平卧时心回血量增多且横膈上抬，呼吸更为困难。高枕卧位、半卧位甚至端坐位时方可好转。

3）夜间阵发性呼吸困难：是心源性呼吸困难特征之一。即患者常在夜间入睡后因憋气而惊醒，被迫端坐，轻者数分钟后缓解，重者伴有哮鸣，又称心源性哮喘。多于端坐休息后缓解。其发生机制除睡眠平卧血液重新分配使肺循环血量增加外，夜间迷走神经张力增加、小支气管收缩、膈抬高、肺活量减少等也是促发因素。

4）急性肺水肿：是心源性哮喘的进一步发展，表现为严重气喘、频繁咳嗽、咳粉红色泡沫痰、面色发绀、大汗、肺部哮鸣音，是心功能不全的最严重形式。

(4) 呼吸困难的程度及其对日常生活的影响：根据患者的日常活动及活动范围，了解呼吸困难的程度，评定患者能否独立完成日常活动见第二章第一节（见表 2-1-2）。

(5) 伴随症状 伴咳嗽、咳痰、咯血提示左心力衰竭，伴腹胀、纳差、恶心、呕吐、水肿提示右心衰竭；伴发热提示心包炎；伴胸痛提示肺栓塞、急性心肌梗死。

2．身体评估 注意生命体征和意识状态，尤其是呼吸的频率、节律及深度；观察患者面容与表情，皮肤和口唇有无发绀、水肿；体位、营养状况；颈静脉有无充盈；双肺有无湿啰音及哮鸣音。心脏有无扩大，心率、心律、心音的改变，有无奔马律。

(三) 心理 - 社会评估

由于病情反复发作而影响日常生活、活动耐力及睡眠质量，患者易产生焦虑、烦躁，痛苦、悲观等心理反应。因此，评估患者是否有烦躁不安、失眠、焦虑、抑郁、恐惧、悲观、绝望等不良情绪反应；家庭情况、经济状况、文化程度以及家庭和社会支持状况等。

(四) 辅助检查

血气分析能反映和判断患者缺氧的程度及酸碱平衡状况；脑钠肽（BNP）能反映心力衰竭的严重程度；胸部 X 线、心电图、超声心动图等检查有利于判断病因和病情。

【常用护理诊断 / 问题】

1．气体交换受损 与各种原因引起肺淤血、肺水肿或伴有肺部感染有关。

2．活动无耐力 与心输出量减少、血氧的供应不足有关。

3．焦虑 / 恐惧 与呼吸困难影响日常生活及睡眠或呼吸困难引起的濒死感有关。

【护理目标】

患者呼吸困难明显改善或消失；患者活动耐力增加；情绪稳定。

【护理措施】

(一) 一般护理

1．休息与活动 保持环境安静，室内空气洁净、清新。呼吸困难时采取半卧位或坐位休息；急性左心力衰竭时取端坐位，双腿下垂。但在卧床期间，加强肢体主动或被动的活动，定时翻身、按摩、拍背，防止下肢静脉血栓形成、压疮及肺部感染等并发症。康复期与患者及家属一起制订活动目标和计划，循序渐进增加活动量，逐步提高患者的活动耐力。

2．饮食护理 给予足够热量、易消化、不易产气的流质饮食，维持水电解质平衡；避免油腻、辛辣刺激食物，禁烟酒。

(二) 氧疗护理

给予氧气吸入，一般患者给予 2～4L/min，肺心病者应给予 1～2L/min 的持续吸氧，急性左心衰竭给予高流量 6～8L/min 吸氧，并通过 20%～30% 的乙醇湿化。

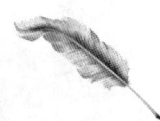

（三）用药护理

遵医嘱给予强心、利尿及扩血管等药物，用药时注意观察药物疗效及不良反应。静脉输液时严格控制滴速，20～30 滴/分，防止诱发急性肺水肿。

（四）病情观察

密切观察患者呼吸的频率、节律和幅度的变化、皮肤发绀是否改善、血气分析结果是否好转等。另外，还应监测患者活动的情况，若患者活动时或活动后出现心悸，心前区不适或疼痛、呼吸困难、头晕眼花、出冷汗、极度疲乏时，应停止活动，就地休息，并通知医生。

（五）心理护理

多与患者沟通，关心、安慰、鼓励患者，帮助患者树立战胜疾病的信心；及时向患者解释疾病发展和治疗过程中出现的问题，使患者了解自己的病情及应对措施，积极配合治疗及护理。帮助患者建立支持系统，得到家人及社会的支持。

（六）健康指导

保持良好的心态、注意休息，劳逸结合，避免过度劳累、感染、情绪激动、摄钠过多，以免诱发或加重心源性呼吸困难。教导缓慢深呼吸、腹式呼吸，缓解呼吸异常现象。

【护理评价】

患者呼吸困难减轻，缺氧症状改善，能维持最佳气体交换；日常活动量增加，能保持最佳活动水平；心理和生理上舒适程度增加。

二、心源性水肿

心源性水肿（cardiogenic edema）是各种心脏疾病发生心功能障碍时，引起水钠潴留和静脉压增高，致过多的体液在组织间隙或体腔中积聚。最常见于右心衰竭，也见于渗出性或缩窄性心包炎。

【护理评估】

（一）健康史

患者有无风心病、肺心病、心包炎等心脏病史；有无感染、过劳、大出血、情绪激动、摄入钠水过多等增加心脏负荷的诱因；活动与运动功能情况。

（二）身体状况

1. 水肿的特点

（1）水肿的部位、发展速度、程度、性质、水肿与活动、体位关系：心脏病患者水肿发展缓慢，是下垂性、凹陷性水肿。水肿与体位有关，立位时，以踝部最为明显，卧床者以背骶部、会阴部明显。水肿的程度与心功能的发展和变化密切相关。严重者出现胸腔、腹腔及心包腔积液。

（2）伴随症状：伴呼吸困难、心悸、发绀、乏力、食欲缺乏、腹胀等提示心功能衰竭；尿量减少、体重增加提示液体潴留；利尿剂使用不当可有水电解质紊乱；皮肤红肿、溃烂提示与之相关的继发感染。

2. 身体评估　生命体征是否正常；皮肤的颜色、温度，有无营养不良；有无端坐呼吸、心率或脉搏增快，心脏扩大，心脏杂音、静脉压增高，颈静脉怒张，肝淤血增大；有无胸腔积液和腹水；体重有无变化。患者是否应用利尿剂（种类、给药途径、剂量），用药后症状是否改善，有无电解质紊乱的不良反应。

（三）心理评估

有无焦虑、烦躁等不良心理反应。

(四)辅助检查

血尿常规、脑钠肽、心电图、血液生化等检查,有无低蛋白血症及电解质紊乱等。

【常用护理诊断/问题】

1. 体液过多　与体循环淤血、水钠潴留有关。
2. 有皮肤完整性受损的危险　与水肿部位循环不良、强迫体位致躯体活动受限有关。

【护理目标】　患者水肿减轻或消失;皮肤保持完整,未发生压疮。

【护理措施】

(一)一般护理

1. 休息与体位　嘱患者多卧床休息,抬高下肢,伴胸腔积液或腹水的患者宜取半卧位。
2. 饮食护理　给予高热量、高蛋白、高维生素、低盐(<5g/d)、低脂清淡易消化饮食。根据病情适当限制水分摄入。说明钠盐与水肿的关系,告诉患者及家属不宜食用的高钠食物品种。
3. 皮肤护理　保持皮肤清洁,嘱患者穿柔软、宽松的衣服。避免过冷或过热的刺激。协助患者每2小时更换体位,保持床单干燥、平整无皱,防止皮肤擦破,使用气圈或气垫床预防压疮发生。有胸腔积液或腹水的患者宜采取半卧位;以下肢水肿为主者,间歇抬高下肢,利于静脉回流,以减轻肢体的肿胀不适。经常沐浴和按摩骨隆突处,促进皮肤血液循环。

(二)病情观察

注意观察水肿的消长情况,准确记录出入量,控制液体摄入量(入量为前1日尿量+500ml),定期测量体重,每天体重增加0.5kg以上提示体液过多,注意受压部位的皮肤有无发红、破损现象,一旦发现压疮,应积极按照压疮常规护理。

(三)用药护理

遵医嘱给予利尿剂,注意观察药物效果:如尿量,体重变化及水肿消退情况、血压、心率等;及有无电解质紊乱的副作用。利尿剂尽量在白天用,以免夜间频繁排尿影响睡眠。

(四)心理护理

做好患者及家属的安抚工作,以消除其紧张心理,帮助患者树立信心,积极配合治疗及护理。

(五)健康指导

向患者及家属解释水肿的原因,避免水肿加重的诱因;做好饮食宣教,强调限钠及加强营养的重要性;指导患者合理安排活动和休息,避免过度劳累;注意保护水肿部位皮肤,预防感染;指导患者及家属正确用药;发现尿量减少和体重增加,及时就诊。

【护理评价】　患者水肿减轻或消失;皮肤完整,无压疮发生。

三、心源性晕厥

心源性晕厥(cardiac syncope)是指心脏疾病引起的心排血量骤减或中断,使脑组织缺血、缺氧引起短暂的意识丧失。严重者出现阿-斯综合征(Adams-Stokes syndrome),是病情严重的危险征兆,常发生于严重心律失常、急性心肌梗死、心肌病等。

【护理评估】

(一)健康史

患者有无严重的心律失常、主动脉狭窄、肥厚性心肌病、心肌梗死等器质性心脏病史;有无晕厥、猝死的家族史;既往有无类似发作及外伤史,之后是否治疗;有无剧烈运动、情绪激动、不恰当用药等诱因。

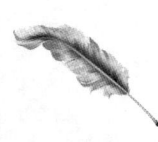

(二) 身体状况

1. 心源性晕厥的特点

（1）突然表现为劳累性晕厥，晕厥发作时先兆症状不明显，持续时间短。

（2）伴随症状　伴有心率、心律明显改变、抽搐提示心源性晕厥；伴呼吸困难、发绀、心悸提示急性左心力衰竭。可有面色苍白、出冷汗、恶心、乏力、血压下降等。

2. 身体评估　发作时的生命体征、意识状况；有无面色苍白或发绀，有无心率、心律、血压、心音等变化，有无心脏杂音等。患者是否应用抗心律失常药物（种类、给药途径、剂量），用药后疗效及无不良反应

(三) 心理评估

有无紧张、焦虑或恐惧心理。

(四) 辅助检查

血常规、血液生化、心电图或 24h 动态心电图检查、心电监测、超声心动图检查等可帮助寻找晕厥的原因。注意与非心源性晕厥相鉴别。

【常用护理诊断/问题】

1. 有受伤的危险　与晕厥突然发作有关。
2. 焦虑/恐惧　与晕厥反复发作有关。

【护理目标】　患者晕厥发作减少或未再发，发作时无受伤；情绪稳定，焦虑/恐惧减轻。

【护理措施】

1. 一般护理　频繁发作时嘱患者卧床休息，避免剧烈活动、情绪激动或紧张、快速改变体位。告知患者如有头晕、黑朦等先兆时，应立即平卧以免摔伤。伴有抽搐者，将压舌板包纱布置入患者口腔中，防止舌咬伤；安好床栏，以免患者坠床，应专人守护在患者身边。

2. 急救护理　晕厥发作抽搐时，应立即将患者平卧，解开衣领及领带，立即给予氧气吸入，保持呼吸道通畅。迅速建立静脉通道，遵医嘱给予抗心律失常药、阿托品、异丙肾上腺素等。准备好抢救药品和器械，一旦出现意识丧失、大动脉搏动消失、呼吸停止、抽搐等情况时，提示心搏骤停，应立即进行现场心肺复苏。

3. 病情观察　观察晕厥发生的频度、持续时间、缓解时间、伴随症状及有无诱发因素等；严密观察患者的生命体征、意识状况，行心电监护监测心律、心率、血压及血氧饱和度，并做好记录，发现异常情况及时报告，配合医生进行急救处理，并观察急救处置效果。

4. 心理护理　应评估患者的心理状况及日常生活活动能力，指导患者循序渐进地完成力所能及的日常生活活动，提高患者的自信心，减轻焦虑和（或）抑郁。

5. 健康指导　告知晕厥的原因和诱因，避免从事相关危险性工作；遵医嘱用药，不可随意停药、增减或更换；教会患者学会监测脉搏，教会家属心肺复苏术等急救知识。

【护理评价】　患者晕厥发作减少或未再发，发作时无受伤；能自我调节不良心态。

四、心悸

心悸（palpitation）是一种自觉心跳或心慌，伴心前区不适感。生理性见于剧烈运动、情绪紧张或激动、饮酒、吸烟、喝浓茶、咖啡、用某些药物；病理性可见于心瓣膜病、高血压心脏病、冠心病、心肌炎、心肌病等器质性心脏病、心律失常、甲状腺功能亢进症、高热、严重贫血等。此外，心脏自主神经功能紊乱也可引起心悸。

【护理评估】

（一）健康史

患者有无风心病、冠心病、心肌炎、心肌病等心脏病史；有无甲状腺功能亢进、贫血等疾病；有无体力活动、情绪激动、吸烟、饮酒情况；有无使用肾上腺素、阿托品、氨茶碱等药物。

（二）身体状况

1．心悸的特点

（1）心悸的程度与病情：心悸的程度与病情不一定成正比。初发者敏感性较强，夜深人静或注意力集中时心悸明显；久病者，适应后则自感心悸减轻。

（2）伴随症状：伴呼吸困难见于急性心肌梗死、心包炎、心肌炎、心力衰竭等；伴发热见于心肌炎、心包炎、感染性心内膜炎；伴晕厥或抽搐见于心律失常；伴心前区疼痛见于冠心病、主动脉病变、肥厚梗阻性心肌病；伴消瘦、出汗见于甲状腺功能亢进；伴头晕、头痛、失眠、记忆力减退见于心脏神经症。

2．身体评估　面部表情，有无贫血面容，检查皮肤黏膜色泽，有无突眼、甲状腺肿大等体征，心悸发作时检查脉搏、血压、呼吸、心率、心律、心音、杂音。有无使用肾上腺素、阿托品、甲状腺素、氨茶碱、用药后疗效及有无不良反应。

（三）心理评估

有无失眠、紧张不安、焦虑心理。

（四）辅助检查

1．血常规、血糖、血 T_3、T_4 测定可判断有无贫血、低血糖及甲状腺功能亢进等疾病。

2．心电图或 24h 动态心电图、超声心动图及胸部 X 线检查可协助判断心悸的病因。

【常用护理诊断/问题】

1．活动无耐力　与心悸发作有关。

2．焦虑或恐惧　与心悸发作时心前区不适或心慌有关。

【护理目标】　患者活动耐力增加，不适感减轻。

【护理措施】

1．一般护理

（1）休息与体位：保持环境安静，轻者适当休息，严重者应卧床休息；伴有呼吸困难者可取半坐卧位休息，避免左侧卧位，以减轻心悸感。

（2）饮食护理：清淡易消化食物，避免过饱及刺激性食物，限制烟酒、浓茶和咖啡。

2．心理护理　与患者多沟通，说明紧张、焦虑可加重心悸，并阐明心悸严重程度不一定与病情呈正比，使患者保持情绪稳定，以配合治疗与护理。发作时可应用分散患者注意力的方法，以减轻患者的紧张和焦虑不安情绪。

3．病情观察　观察生命体征，同时测脉搏与心率＞1min；严密监测心电、血压，发现严重心律失常或晕厥、抽搐或意识障碍时应立即通知医生，并配合抢救。

4．用药护理　遵医嘱用抗心律失常药物时，严密观察其疗效及不良反应。

（六）健康指导

向患者及家属说明心悸的原因、诱因及预防知识，使患者正确认识心悸；保证充足的睡眠，保持大便通畅。限制烟酒，避免刺激性食物。减轻工作压力，保持稳定的情绪。注意预防感冒。教会患者测量脉搏，定期复查。

【效果评价】　患者心悸减轻，活动耐力增加，情绪稳定。

（李兵　周群香）

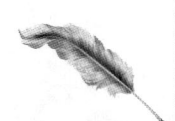

第二节 心力衰竭患者的护理

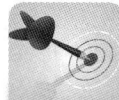

学习目标

通过本节内容的学习，学生应能

识记：
描述心力衰竭的概念、慢性心力衰竭和急性心力衰竭的基本病因和诱因、慢性心力衰竭的心功能分级；陈述利尿药和扩血管药的作用和不良反应。

理解：
解释慢性心力衰竭的发病机制和心力衰竭的临床表现，区别左心衰竭和右心衰竭。判断洋地黄中毒反应；总结洋地黄中毒的处理方法。

运用：
对慢性心力衰竭患者进行休息与活动的指导、合理饮食、给氧及用药护理、健康指导。能及早发现急性心力衰竭，并配合医生准确、有效地采取相应的急救措施。

心力衰竭（heart failure）是各种心脏结构或功能异常导致心室充盈和（或）射血能力下降，而不能维持全身组织代谢所需要的氧和营养物质而出现肺循环和（或）体循环淤血的临床综合征。临床上主要表现为呼吸困难和乏力，以及体液潴留。

心力衰竭的临床类型按其发展速度可分为急性和慢性两种，以慢性居多；按其发生的部位可分为左心力衰竭、右心力衰竭和全心力衰竭。按时期分为收缩性心力衰竭、舒张性心力衰竭。

一、慢性心力衰竭

慢性心力衰竭（chronic heart failure，CHF）是大多数心血管疾病的最终归宿，也是心脏病患者最主要的死亡原因。引起 CHF 的基础心脏病中我国过去以风湿性心脏病为主，但近年来其所占比例已趋下降，而高血压、冠心病的比例明显上升。

【病因与发病机制】

1. 基本病因　见表 3-2-1。

表 3-2-1　慢性心力衰竭的基本病因

基本病因		常见疾病
心肌病变	原发性心肌损害	缺血性心肌损害，以冠心病最常见；心肌炎及心肌病等
	继发性心肌损害	心肌代谢障碍性疾病，以糖尿病性心肌病最常见
压力负荷过重	左室压力负荷过重	高血压、主动脉瓣狭窄
	右室压力负荷过重	肺动脉高压、肺动脉瓣狭窄
容量负荷过重	左室容量负荷过重	主动脉瓣或二尖瓣关闭不全、先天性心血管病分流
	右室容量负荷过重	房间隔缺损、肺动脉瓣或三尖瓣关闭不全
	双室容量负荷过重	严重贫血、甲状腺功能亢进等高心排血量疾病

2．诱因　感染（以呼吸道感染是最常见）、心律失常、心脏容量负荷增加、血容量增加（如摄盐、补液量过多）、妊娠和分娩、劳累过度、情绪激动、精神紧张、贫血、甲状腺功能亢进、药物使用不当（如不恰当停用洋地黄类药物、利尿药或降压药）等。

3．发病机制

慢性心力衰竭的发病机制较复杂，主要有三个方面的因素。

（1）代偿机制：当心肌收缩力减弱时，为保证排血量，机体通过 Frank-Starling 机制，神经体液代偿机制和心肌肥厚进行代偿。

（2）神经内分泌的激活：慢性心力衰竭时，体内交感神经系统的兴奋性增强、肾素-血管紧张素-醛固酮系统（RAAS）激活，心钠肽（ANP）、脑钠肽（BNP）、血管加压素（AVP）、内皮素（ET）分泌增加，均可增加心肌收缩力提高心排血量。但长期的增高能使水钠潴留和外周血管阻力增加而加重心脏前、后负荷；大量儿茶酚胺对心脏可产生直接毒性作用，从而加剧心力衰竭的恶化。

（3）心肌损害与心室重塑：心肌细胞减少使心肌整体收缩力下降；纤维化的增加又使心室的顺应性下降，重塑越加明显，心肌收缩力不能发挥其应有的射血效应，如此形成恶性循环，最终发展成不可逆转的心肌损害。

【临床表现】

（一）左心力衰竭

以肺淤血及心排血量降低的表现为主。

1．症状

（1）呼吸困难：①劳力性呼吸困难；②端坐呼吸；③夜间阵发性呼吸困难；④急性肺水肿。详见本章第一节"呼吸困难的发作形式"。

（2）咳嗽、咳痰、咯血：开始常于夜间发生，坐位或立位时咳嗽减轻，痰常呈白色泡沫状。当肺淤血不断加重或有肺水肿时，可咳粉红色泡沫痰。长期慢性淤血肺静脉压力升高，导致肺循环和支气管血液循环之间形成侧支，在支气管黏膜下形成扩张的血管，一旦破裂可引起大咯血。

（3）其他症状：由于心排血量不足，器官、组织灌注不足及代偿性心率加快，患者可有乏力、疲倦、头晕、心悸等症状。严重左心力衰竭时，肾血流量明显减少，患者可出现少尿。

2．体征

（1）肺部体征：主要是两肺底闻及湿啰音，可伴哮鸣音。

（2）心脏体征：可有心脏扩大、心率加快、肺动脉瓣区第二心音亢进及舒张期奔马律。

（二）右心力衰竭

以体循环淤血的表现为主。

1．症状

（1）消化道症状：患者可有上腹部饱胀、食欲缺乏、恶心、呕吐等症状。是胃肠道和肝淤血所致，是右心衰竭最常见的症状。

（2）劳力性呼吸困难：多继发于左心衰竭的右心衰竭。

2．体征

（1）颈静脉征：当患者半卧位或坐位时可见到充盈的颈外静脉，提示体循环静脉压增高，是右心力衰竭的主要体征。当压迫肝时，颈静脉充盈或怒张更加明显，称为肝颈静脉反流征阳性。

（2）肝大和压痛：肝大常发生于皮下水肿之前，以剑突下明显，且有压痛；长期肝淤血可致心源性肝硬化，可出现黄疸及大量腹水。

（3）下垂性水肿：其特征为首先出现于身体最低垂的部位，一般为对称性、凹陷性水肿，严重者可出现全身性水肿，并可伴有胸腔积液和腹水。

（4）心脏体征：除原有心脏病的相应体征之外，可因右心室显著扩大而出现三尖瓣关闭不全

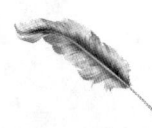

的反流性杂音。

左、右侧心力衰竭临床表现比较见表 3-2-2。

表 3-2-2　左心力衰竭与右心力衰竭临床表现

	左心力衰竭	右心力衰竭
病理	肺淤血及心排血量降低	体循环淤血
症状	①呼吸困难：最早出现 ②咳嗽、咳痰、咯血 ③其他症状：乏力、疲倦、头昏、心悸等	①消化道症状：上腹饱胀、恶心、呕吐等 ②尿少或夜尿，肾功能减退 ③劳力性呼吸困难：继发于左心衰竭时
体征	①肺部体征：两肺底闻及湿性啰音，可伴哮鸣音 ②心脏体征：以左室扩大为主，心率加快，肺动脉瓣区第二心音亢进及舒张期奔马律，交替脉	①颈静脉征、肝颈静脉反流征阳性 ②肝大和压痛 ③下垂性水肿 ④心脏体征：以右心室扩大常见，可有三尖瓣关闭不全的反流性杂音

（三）全心力衰竭

左、右心力衰竭的表现同时存在。当左心力衰竭发展为右心力衰竭时，因右心排血量减少，常可使夜间阵发性呼吸困难等肺淤血的表现有所减轻。

（四）心力衰竭的临床状况判断

1．判断心力衰竭程度

（1）心功能分级：美国心脏病协会（NYHA）按诱发心力衰竭症状的活动程度将心功能分为 4 级（表 3-2-3）。

表 3-2-3　心功能分级（NYHA，1928）

分级	临床特点
Ⅰ级	有心脏病，但日常活动量不受限制，平时一般活动不引起疲乏、心悸、呼吸困难或心绞痛
Ⅱ级	体力活动受到轻度的限制，休息时无自觉症状，但平时一般活动下可出现疲乏、心悸、呼吸困难或心绞痛
Ⅲ级	体力活动明显受限，小于平时一般活动量即引起上述症状
Ⅳ级	不能从事任何体力活动，休息状态下会出现上述症状

（2）6min 步行试验：要求患者在平直走廊里尽可能快地行走，测定 6min 行走距离，以此评价患者的运动耐力和预后。6min 行走距离＞450m 为轻度心力衰竭，150～450m 为中度心力衰竭，＜150m 为重度心力衰竭。

2．判断液体潴留及其严重程度　对应用和调整利尿剂治疗十分重要，短时间内体质量增加是液体潴留的可靠指标。

【辅助检查】

1．X 线检查　可评估有无肺淤血、心影有无改变。

2．心电图　可有心房、心室肥大的心电图表现。

3．超声心动图　较为准确地测量心房、心室各腔的大小，心瓣膜结构等改变情况，并能反映心脏收缩及舒张功能。

4．有创性血流动力学检查　应用右心导管或漂浮导管可测定肺毛细血管楔嵌压（PCWP）、心排出量（CO）、心脏指数（CI）、中心静脉压（CVP）。PCWP 正常值为 6～12mmHg，当 PCWP 达 30mmHg 时，可出现肺水肿。CI 正常值为 2.6～4.0L/（min·m^2），当 CI＜2.2L/（min·m^2）时，即出现低心排血量症状。右心力衰竭时，CVP 可明显升高。

【治疗要点】 心力衰竭的治疗目标不仅是改善症状、提高生活质量,更重要的是防止和延缓心肌重构,从而降低死亡率。其原则为防治基本病因及诱因、减轻心脏负荷,增加心肌收缩力。

(一)病因治疗

1. 治疗病因 如控制高血压,应用药物、介入或手术治疗改善冠心病心肌缺血,心瓣膜病的换瓣手术以及先天性畸形的纠治手术等。

2. 消除诱因 如及时有效地控制感染和心律失常,避免过度劳累和情绪紧张,纠正贫血、电解质紊乱和酸碱平衡失调等。

(二)改善生活方式

健康的生活方式对心血管病患者可以发挥药物不能取代的益处,戒烟限酒、控制体重、限制钠盐、劳逸结合、充足睡眠、身心愉快等均可减轻心脏负荷,有利于心功能的改善、心功能恢复。

(三)药物治疗

1. 利尿剂 是心力衰竭治疗中常用的药物之一。其通过排钠排水,以降低心脏前负荷及体循环血量,进而改善水肿及心力衰竭症状。利尿剂通常从小剂量开始,逐渐增加剂量直至尿量增加,体重每日减轻 0.5 ~ 1.0kg。一旦病情控制,即以最小有效剂量长期维持。常用药物见表 3-2-4。

表 3-2-4 常用利尿剂药物

药名	作用机制	剂量(mg/d)	作用期	不良反应
呋塞米	促进髓襻升支排钠、排钾	口服 20 静注 20 ~ 40	1 ~ 7h 15min	低钾、低钠、低血容量、耳毒性等
氢氯噻嗪	抑制远端小管对钠的吸收	口服 12.5 ~ 50mg	1 ~ 12h	低钾、低钠、低血容量、高尿酸症、高血糖、高血脂
螺内酯	竞争醛固酮受体,作用于远曲小管和集合管,保钠排钾	口服 25 ~ 75mg	3 ~ 5d	高血钾、胃肠道反应
氨苯蝶啶	作用于远端小管和集合管保钠、排钾	口服 25 ~ 100mg	8 ~ 12h	高血钾、胃肠道反应、嗜睡、头痛等

2. 肾素-血管紧张素-醛固酮系统抑制剂

(1)血管紧张素转化酶抑制药(ACEI):ACEI 可改善远期预后,降低死亡率,其主要作用机制为:①扩血管作用;②抑制醛固酮分泌;③抑制交感神经兴奋性;④改善心室及血管的重构,从而达到维护心肌功能,推迟心力衰竭的进展。使用原则是从小剂量开始,逐渐递增,直至达到目标剂量终身用药。常用药物如卡托普利、依那普利、贝那普利。

(2)血管紧张素受体拮抗剂(ARB):当心力衰竭患者不能耐受 ACEI 不良反应时,可改用 ARB 如氯沙坦、厄贝沙坦等。

(3)醛固酮拮抗剂:小剂量螺内酯可阻断醛固酮效应,对抑制心血管的重构、改装慢性心力衰竭的远期预后有很好的作用。中重度心力衰竭患者可加小剂量醛固酮受体阻断剂,但必须监测血钾。

3. β受体阻滞剂 可对抗交感神经兴奋性增强的效应,提高患者运动耐量,降低住院率、死亡率。适用于慢性充血性心力衰竭、心功能Ⅱ~Ⅲ级患者,且病情稳定者,须从小剂量开始,逐渐加量,适量维持。常用药物如美托洛尔、比索洛尔、卡维洛尔。

4. 洋地黄类药物 可增强心肌收缩力,抑制心脏传导系统,直接兴奋迷走神经、减慢心率,

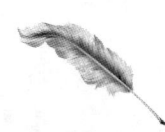

从而改善心力衰竭患者的血流动力学。适用于中重度收缩性心力衰竭、快速心房颤动等患者。常用洋地黄制剂见表 3-2-5。

表 3-2-5 常用洋地黄药物

种类、药名		用法与用量	适应证
速效	毛花苷丙	稀释后缓慢静注，每次 0.2～0.4mg，总量 1.2mg/d	急性心力衰竭或慢性心力衰竭加重，尤其是心力衰竭伴心房颤动者
速效	毒毛花苷 K	稀释后缓慢静注，每次 0.25mg，总量 0.5～0.75mg/d	急性心力衰竭
中效	地高辛	每次 0.25mg，每日一次，口服	心力衰竭的维持治疗

5．血管扩张剂 能降低心脏前、后负荷，减轻肺淤血，减少心肌耗氧，改善心功能。最常用的药物：①硝普钠是一种速效降压药，尤其适用于高血压危象及高血压病引起的心力衰竭。②硝酸甘油以扩张小静脉为主，能使有效循环血量减少，降低回心血量，减轻肺淤血。同时可以扩张冠状动脉，改善心肌的缺血缺氧，尤其适用于缺血性心肌病导致的心力衰竭。

知识链接

心脏再同步化治疗（cardiac resynchronization therapy，CRT）是通过双心室起搏的方式治疗心室收缩不同步的心力衰竭患者。重度心力衰竭患者多存在心室收缩的不同步，CRT 在传统的双腔起搏的基础上增加了左室起搏，左室起搏电极经右房的冠状静脉窦开口，进入冠状静脉左室后壁侧壁支起搏左心室，同时起搏右心室，通过多部位起搏恢复心室同步收缩，减少二尖瓣反流。对于心力衰竭伴心室失同步的患者，这种治疗可以从多方面纠正心脏电机械不同步并逆转心室重构，同时能有效地改善心力衰竭患者的症状、运动耐量、生活质量，有效地降低患者的住院率和死亡率。

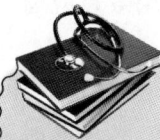

案例 3-1

患者，女性，36 岁。2 年前开始出现心慌、气短，重体力劳动后明显，休息后消失，未曾到当地医院检查。3 天前因受凉后出现咽痛、发热，上述症状逐渐加重，尤其是夜间气短，不能平卧，并感右上腹胀痛，食欲缺乏，下肢水肿而入院。体征检查：T 38℃，P 90 次/分，R 28 次/分，BP 135/85mmHg，神清，端坐位，颈静脉充盈，双肺呼吸音增粗，可闻及湿啰音。心率 110 次/分，律齐，心界向左下扩大，心音强弱不等，心尖部闻及舒张期奔马律。腹平软，肝肋下 3cm，质软，有触痛，双下肢水肿。胸部 X 线示心脏呈梨形，肺淤血。超声心动图显示左心房增大，右心室增大，二尖瓣前叶呈城垛样改变。

根据所学知识：①说出该患者的医疗诊断，并指出其依据。②目前患者的心功能状况如何？③请为患者制订休息、活动、饮食计划。④用洋地黄治疗心力衰竭患者，在护理时要注意什么？

【护理措施】

（一）一般护理

1. **休息与活动** 保证身心充分休息，可减轻心脏负荷。但长期卧床休息易发生静脉血栓形成，同时也使消化功能降低、肌肉萎缩，因此应根据心功能分级情况制订活动计划（表3-2-6）。

表3-2-6　心功能分级与活动安排

分级	活动安排
Ⅰ级	不限制一般的体力活动，积极参加体育锻炼，但避免剧烈运动和重体力劳动
Ⅱ级	适当限制体力活动（但不影响轻体力工作和家务劳动），增加午睡时间
Ⅲ级	严格限制一般体力活动，每天有充分的休息时间，但日常生活可以自理或在他人协助下自理
Ⅳ级	绝对卧床休息，采取半坐卧位或坐位，生活由他人照顾。可在床上做肢体被动运动，轻微的屈伸运动和翻身

2. **饮食护理** ①给予低脂、低热量、高蛋白、高维生素的易消化、清淡饮食，少量多餐。尤其是肥胖者应限制摄入量以减轻体重。②限钠：每日食盐摄入量＜5g/d，限制含钠高的食品。③限水：应严格控制液体摄入量和速度，以免增加心脏负担。

3. **皮肤口腔护理** 协助患者经常更换体位；保持床褥柔软、平整、清洁；每日进行清洁周身皮肤；使用气圈或气垫床防止长期受压。注意观察患者皮肤有无压疮。呼吸困难者加强口腔护理。

（二）病情观察

观察病情变化，监测血气分析、血氧饱和度；观察有无呼吸道感染的征象；观察患者水肿消长情况，每日测量体重，记录尿量，适量控制输液量；长期卧床休息患者注意有无下肢静脉血栓的征象（如下肢活动受限、疼痛、肢体远端局部肿胀等），一旦发生以上情况应及时与医生联系，并立即配合抢救。

（三）用药护理

1. **洋地黄类药物** 评估是否存在洋地黄中毒的易患因素。如有水电解质紊乱（低血钾）、心肌疾病、严重的肝肾疾病、年龄因素、与奎尼丁、胺碘酮、维拉帕米、阿司匹林合用等，应适当减少用量，并严密观察患者用药后反应。

（1）预防洋地黄中毒：①给药前，仔细询问患者的用药史，准确测量患者的脉搏（时间不能少于1min），注意节律和频率，并做好记录。如患者心率太快或低于每分钟60次，或者节律变得不规则，应暂停给药并及时通知医生。②注意观察有无低血钾表现，必要时建议医生测定血钾浓度。③使用利尿剂的患者，严格观察患者的尿量，尿多时，遵医嘱及时补钾。④严密监测心率、心律及心电图的变化，及时发现和处理洋地黄中毒。⑤必要时严密监测患者血中药物浓度。

（2）洋地黄中毒表现：①最早出现的是胃肠道反应，如厌食、恶心、呕吐等；②最常见的是心脏毒性反应，如室性二联律、快速性心律失常伴传导阻滞等；③少见的是神经系统表现如头痛、头晕、视物模糊、黄绿视等。

（3）洋地黄中毒的处理：一旦出现上述中毒表现，应立即协助医生进行处理：①停用洋地黄；②补充钾盐，停用排钾利尿剂；③纠正心律失常，室性期前收缩可用利多卡因或苯妥英钠；缓慢型心律失常可用阿托品静脉推注。

2. **利尿剂** ①用药时间安排在白天，避免夜尿过多；②宜在餐时或餐后服，以减少胃肠反应；③定期检查血常规、电解质、血糖、肾功能；④严密观察血压、尿量、体重等变化；如3天内体重增加2kg以上，提示有液体潴留。⑤观察有无出现电解质紊乱现象，如有无乏力、腹胀、

肠鸣音减弱等低血钾表现，或观察有无肢体麻木、乏力、腹胀、心律不齐、血压下降等高血钾表现；⑥低血钾者应补充富含钾的食物，如香蕉、橘子、梨等，必要时遵医嘱补钾盐，口服补钾宜在饭后服，静脉补钾时应注意钾盐浓度及输液速度。高血钾者停用保钾利尿剂，禁食富钾食物，严密监测心电图。

3．血管扩张剂　服用期间告知患者避免突然改变体位，以防发生直立性低血压。

（四）对症护理

见本章第一节常见症状体征的护理。

（五）心理护理

慢性心力衰竭具有病程长、反复发作等方面的特点，也会因为行动受限、治疗经费等方面的原因而产生焦虑、紧张、烦躁、抑郁等负面情绪，甚至造成心理负担。因此应多关心、安慰患者，以减轻不良情绪。帮助患者树立信心，提醒家属给予支持，让患者保持平和心态，以免因过于紧张而诱发急性心力衰竭。

【健康指导】

1．疾病知识指导　告知患者慢性心力衰竭，需要终生治疗，虽不能够根治，但能正确认识疾病，可减少住院次数，缩短住院时间，减缓病情恶化，提高生存率。向患者解释心力衰竭的病因和诱因、治疗、护理、康复等相关知识。

2．生活方式指导　宜选用低脂、低盐、高纤维、易消化、富有营养的饮食，忌饱餐和刺激性食物，多食新鲜蔬菜和水果，戒烟酒。帮助患者合理安排活动与休息，制订有利于提高心脏储备力的活动计划，避免重体力劳动和过度疲劳。帮助患者培养良好的心态和轻松的生活方式，避免精神紧张、过度兴奋，保证足够的睡眠。保持排便通畅，养成定时排便的习惯。育龄妇女应避孕。

3．用药指导　告知患者药物的名称、用法、用量，用药的目的和可能会出现的不良反应及预防方式；指导患者严格遵医嘱服药，交代家属督促其按时用药，以免因不恰当的停药而诱发心力衰竭。服用洋地黄者要教会患者学会测量脉搏，并告知患者若脉搏低于60次/分，或出现恶心、呕吐、头晕或原有心脏病加重，应暂时停药并就诊。

4．病情监测　指导患者加强病情监测，定时测量体重，观察气急、水肿、咳嗽、夜尿、厌食、饱胀感等症状。若体重增加、即使尚未出现水肿，也应警惕心力衰竭先兆；若有厌食、饱胀感、夜尿增加，提示右心力衰竭复发；若气急加重、夜间平卧时咳嗽，提示左心力衰竭复发。一旦发生病情变化立即就医。

二、急性心力衰竭

急性心力衰竭（acute heart failure，AHF）是指由于急性心脏病变引起的心排血量显著急骤降低导致组织器官灌注不足和急性淤血综合征。临床上以急性左心力衰竭较常见，急性右心力衰竭较少见，主要为大块肺梗死引起。本节主要讨论急性左心力衰竭。

【病因与发病机制】

（一）病因

急性弥漫性心肌损害，如急性广泛前壁心肌梗死、急性心肌炎；严重而突发的心脏排血受阻，如重度二尖瓣狭窄、左心房黏液瘤；严重心律失常，特别是快速型心律失常；急性瓣膜反流，如感染性心内膜炎或急性心肌梗死引起的瓣膜穿孔、乳头肌断裂、腱索断裂等；快速大量输液、输血使心脏前负荷突然明显增加；高血压危象等。

（二）发病机制

主要病理生理基础为心脏收缩力突然减弱，心排血量急剧下降，或左室瓣膜急性反流，LVEDP迅速升高，肺静脉回流不畅，导致肺静脉压快速升高，肺毛细血管压随之升高使血管内

液体渗入到肺间质和肺泡内而出现急性肺水肿。

【临床表现】 典型临床表现为急性肺水肿。患者突发严重呼吸困难，端坐呼吸，频繁咳嗽，咳大量粉红色泡沫样痰，有窒息感而极度烦躁不安、恐惧，面色青灰，口唇发绀，大汗淋漓，皮肤湿冷，呼吸频率可达 30～40 次/分，听诊两肺满布湿啰音和哮鸣音，心率增快，心尖部可闻及舒张期奔马律。早期血压升高，随后下降，严重者出现心源性休克。

【治疗要点】

1. 体位　患者取坐位，双腿下垂，以减少静脉回流。
2. 吸氧　立即给予高流量给氧，病情严重时应采用面罩呼吸机加压（CPAP）或双水平气道正压（BiPAP）给氧。
3. 吗啡　吗啡 3～5mg 缓慢静脉推注或皮下注射或肌内注射 5～10mg，有镇静和小血管舒张作用，可减少躁动、减轻心脏负担。老年人应酌情减量或肌内注射。
4. 快速利尿　呋塞米 20～40mg 静脉推注，2min 内推完，有利尿和静脉扩张的作用，有利于减轻肺水肿。
5. 血管扩张剂　根据病情可选择硝普钠、硝酸甘油或重组人脑钠肽（rhBNP）静脉滴注。
6. 正性肌力药　如多巴胺、多巴酚丁胺、磷酸二酯酶抑制剂等。
7. 洋地黄类药物使用　可用毛花苷丙或毒毛花苷 K 静脉推注。
8. 机械辅助治疗　主动脉内球囊反搏（IABP）和临时心肺系统。

【护理诊断/问题】

1. 气体交换受损　与急性肺水肿有关。
2. 恐惧　与极度呼吸困难产生的濒死感有关。

【护理措施】

（一）一般护理

1. 休息与体位　立即协助患者取坐位，双腿下垂，以减少回心血量而减轻肺水肿。
2. 安全护理　急性左心力衰竭发作时，患者往往烦躁不安，用吗啡镇静后，患者逐渐安静，但十分疲倦虚弱，应专人守护床边，保证患者安全。
3. 饮食护理　急性左心力衰竭发作时暂禁食、禁饮，防止误吸；肺水肿症状减轻后可少量进食清淡的流质饮食，并在患者意识完全清醒时进食。

（二）病情观察

严密监测心率、血压、血氧饱和度、心电图，检查血电解质、血气分析等，对安置漂浮导管者应监测血流动力学指标的变化，记录出入量。观察呼吸频率和深度，意识、精神状态，皮肤颜色及温度，肺部啰音的变化。

（三）对症护理

急性肺水肿时可给予高流量吸氧，6～8L/min，并通过 20%～30% 的乙醇湿化，使肺泡内泡沫的表面张力降低破裂，以利于改善肺泡通气。并协助患者咳嗽、排痰，保持呼吸道通畅。

（四）用药护理

使用吗啡镇静时，注意观察有无呼吸抑制、心动过缓。用利尿剂时要严格记录尿量，及时补钾，防止电解质紊乱。用硝普钠等扩血管药物时注意滴速和血压，防止低血压发生。洋地黄制剂静脉推注时速度宜缓慢，同时注意观察患者反应。

（五）心理护理

患者发生急性左心力衰竭时，因呼吸极度困难而伴有濒死感，患者的恐惧心理会加重呼吸困难。嘱患者家属陪伴身边，给患者心理上的支持，同时，医护人员在抢救患者时要沉着、冷静，不要惊慌，以免加重患者及家属的心理负担。

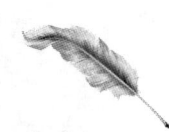

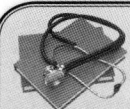

小 结

慢性心力衰竭是大多数心脏病最后的归宿。基本病因是心肌损害和心脏负荷过重，最常见诱因是呼吸道感染。其临床特征是肺循环和（或）体循环淤血的特征：左心力衰竭时肺淤血主要表现为呼吸困难，最早出现的症状是劳力性呼吸困难；右心力衰竭是体循环淤血主要表现为心源性水肿，最早出现的是消化道症淤血症状。其治疗主要减轻心脏负担和增强心肌收缩力，护理主要围绕减负、避免诱因和用药护理。

急性左心力衰竭严重时表现为肺水肿，其特征性呼吸困难突然加重、咳嗽、咳大量粉红色泡沫痰，肺满布湿啰音和哮鸣音。其救护措施是立即置患者于端坐位（或半坐位）腿下垂；高流量吸氧；遵医嘱应用强心、利尿、血管扩张、镇静剂。

（李 兵 周群香）

第三节 心律失常患者的护理

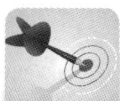

学习目标

通过本节内容的学习，学生应能

识记：

陈述心律失常的概念、分类，说出各类心律失常的病因、治疗要点、常见护理诊断/问题。

理解：

区分常见心律失常如期前收缩、心动过速、扑动和颤动、房室传导阻滞的心电图特征及临床表现。

运用：

及时发现严重的心律异常（如窦性停搏、高度房室传导阻滞、频发性、多源性、成对的或存在 R-on-T 现象的室性期前收缩、室性心动过速、心室扑动、心室颤动等），以便报告医生，并准备好药物和抢救器械协助抢救。

一、概述

正常心脏冲动起源于窦房结，窦房结按一定频率和节律发出冲动，并按一定的传导速度和顺序下传到心房、房室交界区、房室束（希氏束）、左右束支、浦肯野纤维网，最后传遍心肌使之除极。当冲动起源、频率、传递顺序以及冲动在心脏各部位的传导速度中任何一环发生了异常，均称为心律失常（cardiac arrhythmia）。

> **知识链接**
>
> 1. **心肌细胞的生理特性** 包括自律性、兴奋性、传导性和收缩性。心肌细胞的这些特性共同决定着心脏的活动规律,实现心脏的泵血功能。
> 2. **心脏传导系统** 心脏传导系统由特殊心肌纤维组成,其心肌细胞具有形成冲动和传导冲动的作用,包括窦房结、结间束、房室结、房室束(希氏束)、浦肯野纤维网等部分(图3-3-1)。其中,窦房结是心脏的正常起搏点,其形成冲动后,由结间束和普通心房肌分别传达至房室结和左心房;冲动在房室结内传导速度极为缓慢,到达房室束后传导再次加速,经左、右束支传至浦肯野纤维网。冲动在浦肯野纤维网传导速度极为迅捷,使左、右心室肌几乎同时被激动,从而完成一次心脏收缩。
> 3. **心脏传导系统的神经支配** 受交感神经和迷走神经双重支配。迷走神经兴奋抑制窦房结的自律性和传导性,延缓窦房结和房室结的传导时间与不应期;交感神经作用与迷走神经作用相反。

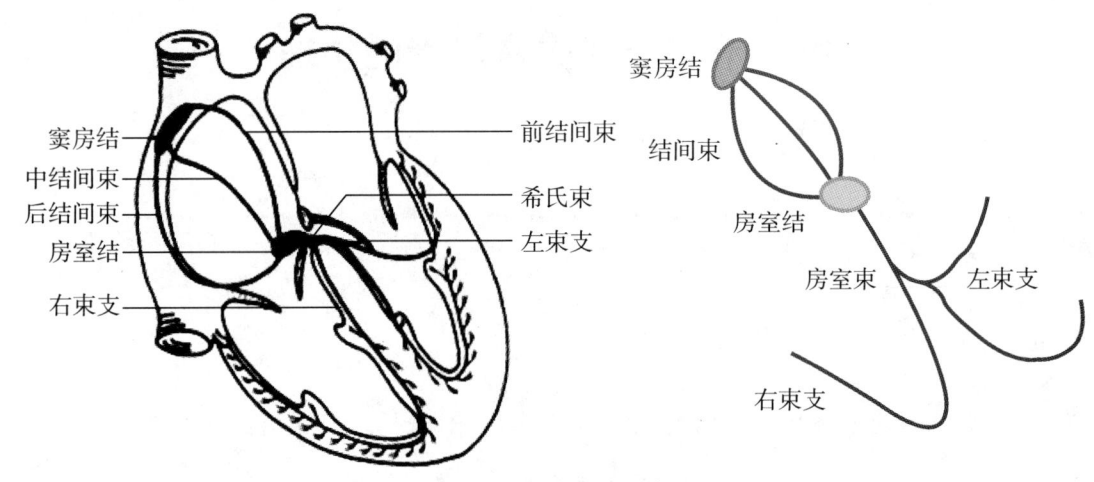

图 3-3-1 心脏传导系统图

【分类】 按心律失常发生机制,可分为冲动起源异常和冲动传导异常两大类如图3-3-2。

此外,临床上根据心律失常发生时心率的快慢,分为快速性心律失常与缓慢性心律失常。

二、窦性心律失常

窦性心律失常是指冲动的起源仍然是窦房结,但其频率及节律有所变异的一类心律失常。常见以下几种。

(一)窦性心动过速

窦性心动过速(sinus tachycardia)是指成人窦性心律的频率超过100次/分。

【病因】 ①生理性:正常人在运动、情绪激动、吸烟、饮浓茶(咖啡、酒)等情况下均可出现;②病理性:多见于发热、贫血、休克、甲状腺功能亢进症等;③药物作用:阿托品、肾上腺素、麻黄碱等药物的作用。

【临床表现】 患者可感到心悸、不安。听诊心率超过100次/分,其范围多在100~150次/分,律齐。

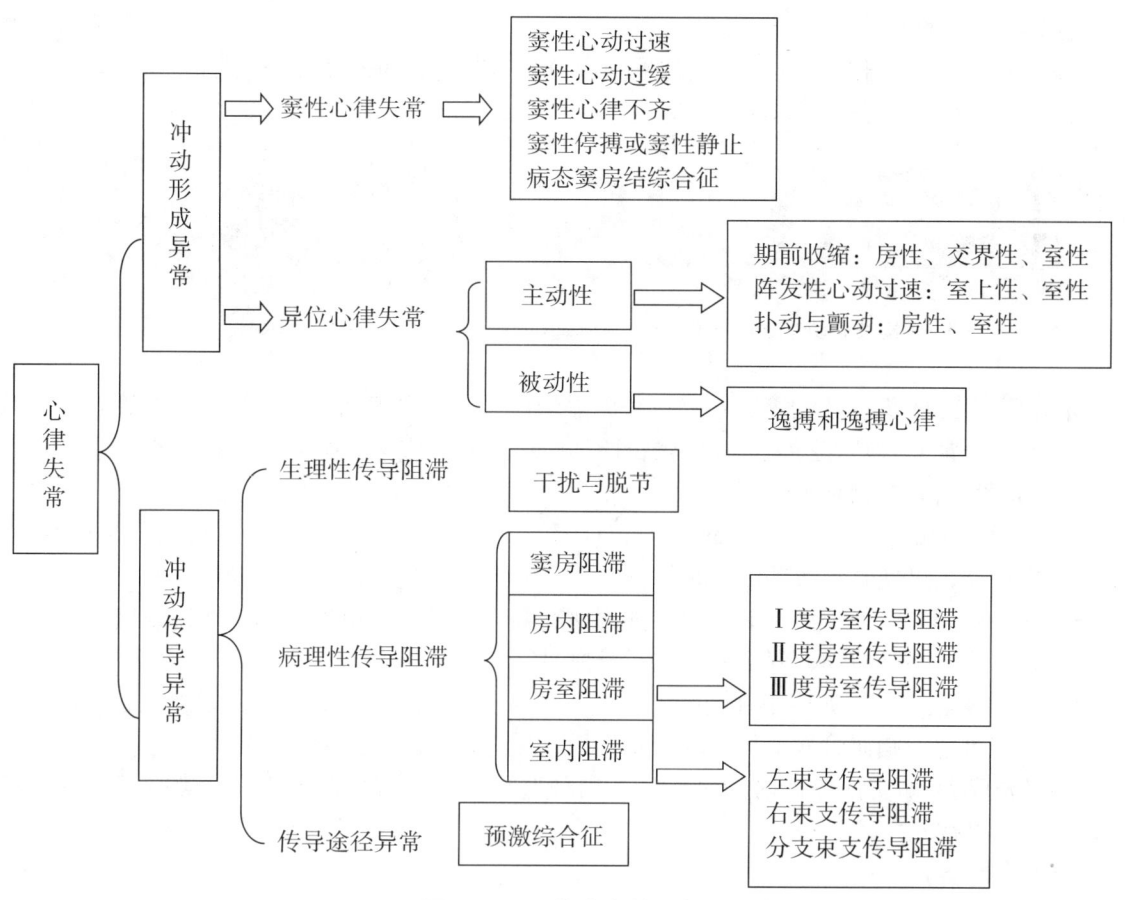

图 3-3-2 心律失常的分类

【心电图特征】 窦性 P 波规律出现，成人 P 波频率 > 100 次/分，每个 P 波后有一个 QRS 波。HR > 100 次/分（图 3-3-3）。

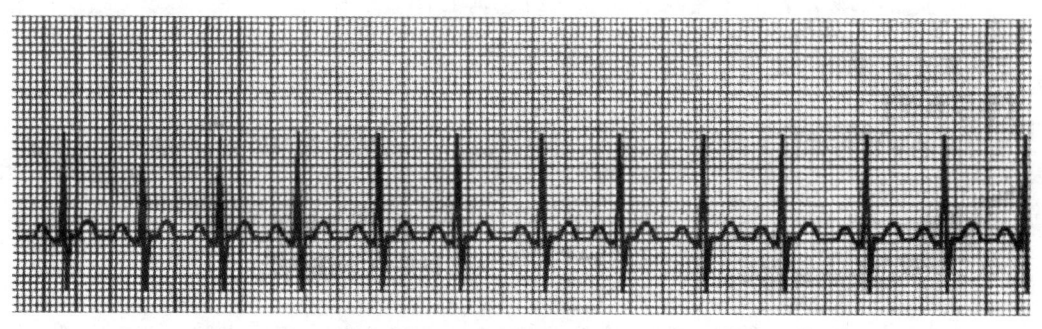

图 3-3-3 窦性心动过速（RR 间期 0.48s，心率 125 次/分）

【治疗要点】 ①生理性的一般无需治疗；②病理性的针对病因治疗，如治疗心力衰竭、纠正贫血、控制甲状腺功能亢进等；③必要时用 β 受体阻滞剂或钙通道阻滞药减慢心率。

（二）窦性心动过缓

窦性心动过缓（sinus bradycardia）是指成人窦性心律的频率少于 60 次/分。

【病因】 ①生理性：可见于健康人、运动员、睡眠状态等，主要是迷走神经张力过高或交感神经兴奋性降低所致。②病理性：多见于器质性心脏病、甲状腺功能减退、颅内高压等。③药物作用：洋地黄中毒、应用 β 受体阻滞剂、胺碘酮等。

【临床表现】 多无自觉症状，心率过慢出现心排血量不足时，患者可有胸闷、头晕，甚至出现低血压、晕厥等。

【心电图特点】

（1）窦性 P 波，常伴有窦性心律不齐（不同 PP 间期之间的差异大于 0.12s）。

（2）HR＜60 次 / 分（图 3-3-4）。

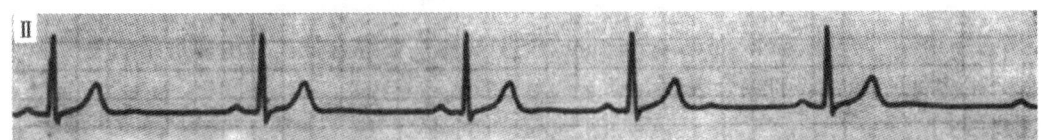

图 3-3-4　窦性心动过缓伴不齐　（第 1 个 RR 间期长达 1.4s，第 3 个 RR 间期约 1.1s）

【治疗要点】　①无症状的窦性心动过缓无需治疗；②如出现胸闷、头晕、晕厥等症状时可应用阿托品或异丙肾上腺素等药物；③症状长期不能缓解者，应考虑植入心脏起搏器。

（三）窦性停搏或窦性静止

窦性停搏（sinus pause or sinus arrest）也称窦性静止，是指窦房结在一段时间（时长不固定）内不能产生冲动，出现心脏搏动的暂时停顿。

发生窦性停搏后，低位潜在起搏点（如房室交界区或心室）可发出单个逸搏或出现逸搏心律控制心室，以维持心脏搏动，保证一定的心排血量。

【病因】　①生理性：如迷走神经张力增高或颈动脉窦过敏；②病理性：如急性心肌梗死、窦房结变性与纤维化、脑血管病变等；③药物作用：洋地黄、乙酰胆碱等。

【临床表现】　如窦性停搏时间过长且未出现逸搏，患者常可发生头晕、黑矇、晕厥，甚至阿 - 斯综合征以致死亡。

【心电图特征】

（1）窦性心律。

（2）在规则的 PP 间期中突然出现 P 波脱落，形成长 P-P 间期，且长 PP 间期与正常 PP 间期无倍数关系。

（3）长间歇后出现房室交界性或室性逸搏或逸搏心律。

【治疗要点】　①生理性因素引起的窦性停搏，应积极去除诱因；②病理性窦性停搏的治疗参照病态窦房结综合征。

（四）病态窦房结综合征

病态窦房结综合征（sick sinus syndrome，SSS）简称病窦综合征，是一种因窦房结功能减退引起的严重窦性心动过缓、窦性停搏和（或）窦房阻滞，致使重要器官供血不足的临床综合征。

【病因】　本病多为窦房结不明原因的退行性病变引起。冠心病、心肌病、心肌炎和心包炎均可引起窦房结急、慢性缺血，炎症浸润等损害，从而发生本病。

【临床表现】　一般起病隐匿、进展缓慢，早期多无明显症状。疾病进展到严重窦性心动过缓、窦性停搏时，可出现重要器官（如心、脑、肾）供血不足的症状。轻者可有头晕、乏力、记忆力减退；重者可有心绞痛、少尿、黑矇、晕厥，甚至可出现阿 - 斯综合征、心室颤动而导致患者死亡。

【心电图特征】

（1）持续而显著的窦性心动过缓（心率＜50 次 / 分），并非由药物引起。

（2）常有窦性停搏、窦房传导阻滞。

（3）窦房传导阻滞与房室传导阻滞并存。

（4）心动过缓与心动过速交替出现（即慢 - 快综合征）：指心动过缓与房性快速型心律失常（心房颤动、心房扑动、房性心动过速）交替出现。

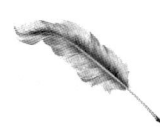

【治疗要点】　①无症状者应密切观察；②有症状者宜选择心脏起搏治疗以维持一定频率的心脏搏动，保证心排血量；在此基础上仍有快速性心律失常，可应用抗心律失常药物治疗。

三、期前收缩

期前收缩（premature beats）又称过早搏动，简称早搏。是指窦房结以外的异位起搏点，较窦房结提前发出的激动。期前收缩是临床中最常见的心律失常。

根据异位起搏点不同，期前收缩可分为房性、房室交界性和室性三类。按来源的数量，期前收缩可分为单源性、多源性。①单源性期前收缩：指期前收缩来自同一异位起搏点或有固定的折返径路，其形态、联律间期相同；②多源性期前收缩：指在同一导联中出现了2种或2种以上形态及联律间期互不相同的异位搏动。多发多源性期前收缩常是室性心动过速甚至心室颤动的前兆。按发生的多少，期前收缩可人为地区分为偶发性、频发性。①偶发性期前收缩：指期前收缩每分钟≤6次，或每小时≤30次；②频发性期前收缩：指期前收缩每分钟＞6次，或每小时＞30次，常见的"二联律""三联律"就是一种有规律的频发性期前收缩。二联律指期前收缩与窦性心律交替出现；三联律指每2个窦性心搏后出现1个期前收缩，并依次类推。

（一）房性期前收缩

房性期前收缩（premature atrial beats）又称房性早搏，简称房早，是指过早发出激动的异位起搏点位于窦房结之外的心房的任何部位。

【病因】 ①生理性：可发生于正常人，吸烟、饮酒、咖啡等均可诱发；②病理性：可见于各种器质性心脏病，可能是快速性房性心律失常的先兆；③某些药物可诱发。

【临床表现】 一般无明显症状，频发者可有胸闷、心悸，严重时可加重原有器质性心脏病。心脏听诊可闻及提早出现的心搏，随后出现一个长间歇。期前收缩第一心音增强，第二心音相对减弱。

> **知识链接**
>
> **代偿间歇**
>
> 指期前出现的异位搏动代替了一个正常的窦性搏动，之后出现了一个比正常心动周期更长的间歇。代偿间歇可分为不完全性和完全性，可由此推测该期前收缩为房性亦或是交界性、室性。
>
> 1. 不完全性代偿间歇　代偿间歇＜正常窦性PP间距的2倍。由于房性异位激动常逆传侵入窦房结，使窦房结提前释放激动，引起窦房结节律重整，因此房性期前收缩大多为不完全性代偿间歇。
>
> 2. 完全性代偿间歇　代偿间歇＝正常窦性PP间距的2倍。由于交界性、室性异位激动距离窦房结较远，不易逆传侵入窦房结，不会引起窦房结节律重整，因此交界性、室性期前收缩往往表现为完全性代偿间歇。

【心电图特征】
(1) 提前出现异位P'波，其形态与窦性P波不同，P'R间期＞0.12s。
(2) 提前出现的P'波之后，多继以形态正常的QRS波，少数无QRS波群发生（P'波未下传）。
(3) 之后多有不完全性代偿间歇（图3-3-5）。

【治疗要点】 ①房性期前收缩通常无须治疗；②当有明显症状或因触发室上性心动过速时应给予药物治疗，如β受体阻滞剂、普罗帕酮等。

（二）房室交界区性期前收缩

房室交界区性期前收缩（premature atrioventricular junctional beats）简称交界性期前收缩，是指过早发出激动的异位起搏点位于房室交界区。

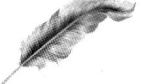

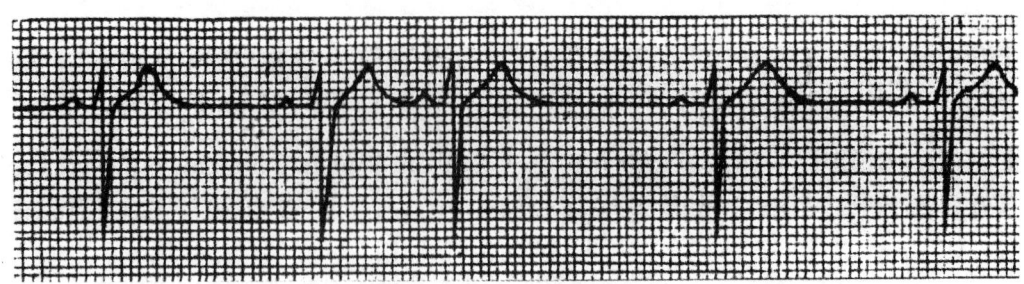

图 3-3-5　房性期前收缩　（第 3 个 P 波提前发生，P′R 间期＞ 0.12s，其下传的 QRS 形态正常）

病因、临床表现同房性早搏。

【心电图特征】

（1）提前出现的 QRS 波群，其前面无相关 P 波。

（2）有逆行 P′波，P′波可出现在 QRS 波群之前（P′R 间期＜ 0.12s），P′波也可重叠在 QRS 波群之中或 QRS 波群之后（RP′间期＜ 0.20s）。

（3）提前出现的 QRS 波群形态与正常的 QRS 波群形态相同，伴室内差异性传导时，QRS 波群形态可有变化。

（4）之后常有完全性代偿间歇（图 3-3-6）。

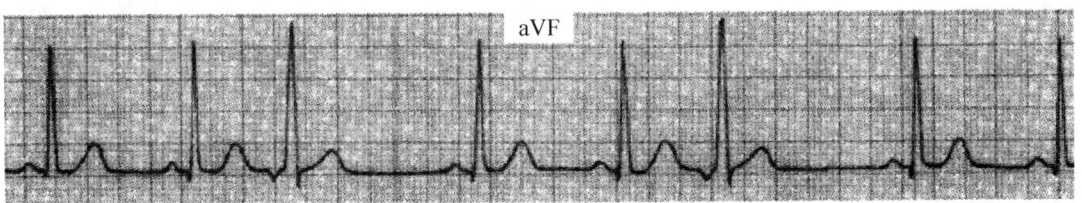

图 3-3-6　房室交界性期前收缩　（第 3、第 6 个 QRS 波提前发生，其前有逆行 P′波，P′R 间期＜ 0.12s）

【治疗要点】　①主要针对病因或诱因，通常无需用药治疗；②对于症状明显者可应用 β 受体阻滞剂等。

（三）室性期前收缩

室性期前收缩（premature ventricular beats）又称室性过早搏动，简称室早，是指过早发出激动的异位起搏点位于心室的任何部位。是最常见的心律失常。

【病因】　①生理性：可见于正常人，且发生概率随年龄增长而增加。常在情绪激动、吸烟、饮咖啡、酒等情况下出现；②病理性：可见于各种心脏病，如冠心病、心肌病、风湿性心脏病等；③其他：电解质紊乱、缺血、缺氧、药物过量中毒、麻醉、手术等均可诱发。

【临床表现】　患者是否有症状或症状的轻重与期前收缩的频发程度不一定直接相关。可无明显症状，或自觉心悸不适、心跳暂停感、失重感或突然明显的单次心跳感。听诊时，期前收缩的第一心音增强，第二心音减弱或消失，之后有较长的停歇。桡动脉搏动减弱或消失。

【心电图特征】

（1）提前出现的 QRS 波群前无相关 P 波。

（2）该 QRS 波群宽大畸形，时限＞ 0.12s。

（3）T 波的方向和 QRS 波群的主波方向相反。

（4）之后可见完全性代偿间歇（图 3-3-7）。

【治疗要点】　治疗前应对患者病情全面了解，如有无器质性心脏病及其严重程度、心功能状况、期前收缩的类型、有无症状、是否会发展为严重心律失常等，从而决定是否治疗及治疗方法。

1. 器质性心脏病且无明显症状者　通常不必药物治疗；如频发且症状明显，应避免诱因，予 β 受体阻滞剂、美西律或普罗帕酮等药物治疗。

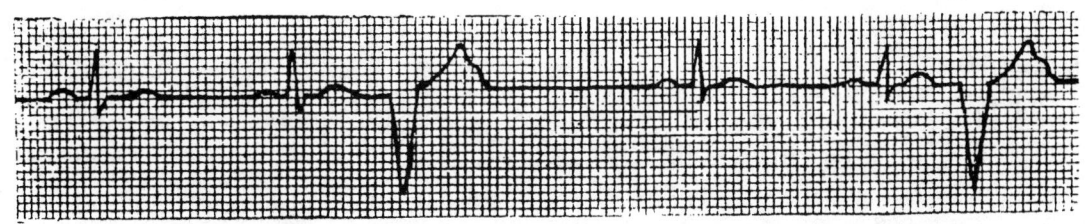

图 3-3-7　室性期前收缩　（第 3、第 6 个 QRS 波提前发生，形态明显宽大畸形，前无 P 波；
这两个宽大畸形的 QRS 波群形态、联律间期一致，为单源性室性期前收缩）

2．急性心肌缺血（或梗死）者　易发生恶性室性期前收缩而危及生命，目前不主张为了预防而应用抗心律失常药物；但已发生频发、多源性室性期前收缩者，应予胺碘酮，并注意补钾、补镁、尽早应用 β 受体阻滞剂。

三种期前收缩的特点及区别（表 3-3-1）。

表 3-3-1　三种期前收缩的特点及区别

种　类	心电图特点	临床表现	注意要点	治疗
房性期前收缩	①提前出现的房性异位 P′波，P′R 间期 > 0.12s ②QRS 波群形态多正常；伴室内差异性传导时，QRS 波群亦可宽大畸形 ③其后为不完全代偿间歇	一般无症状 频发者可有胸闷、心悸	①房早未下传者，仅有异位 P′波，其后无 QRS 波 ②异位 P′波可隐藏于上一个 T 波中	通常无须治疗 频发者可使用药物治疗
交界区性期前收缩	①提前出现的 QRS 波群形态多正常；伴差异性传导时可宽大畸形 ②逆行 P′波可位于 QRS 波群之前（P′R 间期 < 0.12s）、之中或之后（RP′间期 < 0.20s） ③多为完全性代偿间歇	同上，一般无症状	P′波可位于 QRS 波前、后，或与 QRS 波群相重叠	病因治疗为主 通常无须用药 频发者可使用药物治疗
室性期前收缩	①提前出现的宽大畸形的 QRS 波，其前无相关 P 波 ②T 波与主波相反 ③其后为完全性代偿间歇	可无症状；可出现心悸胸闷、心跳暂停感等	室早二联律、三联律、多源性、频发的、成对的、R-on-T 现象的室早更要注意	如果出现注意点中任何一项均要立即报告医生

四、阵发性心动过速

阵发性心动过速（paroxysmal tachycardia）是指一种快速的异位心律，实际是 3 个或 3 个以上连续、规律的期前收缩。根据异位起搏点不同，阵发性心动过速可分为房性、交界性和室性。

房性心动过速、交界性心动过速因为 P′波不易辨认，在临床上往往难以区分，可统称为室上性心动过速（paroxysmal supraventricular tachycardia，PSVT），简称室上速，临床上远较室性心动过速更多见。室性心动过速简称室速。

（一）阵发性室上性心动过速

房室结折返性心动过速（atrioventricular nodal reentrant tachycardia，AVNRT，亦称房室结内折返性心动过速）是指发生在房室结及其周围区域的折返性心动过速，是阵发性室上性心动过速中最常见的类型。

【病因】　AVNRT 多发生于无器质性心脏病的正常人。情绪激动、焦虑、紧张、劳累、吸烟、饮酒或浓茶等是常见诱因。

【临床表现】　突然发作与终止，持续时间长短不一。发作时患者常有心悸、胸闷、头晕，少见有晕厥、心绞痛、心力衰竭和休克症状。症状轻重取决于发作时心室率快慢及持续时间。听

诊心律绝对规则，心尖部第一心音强度恒定。

【心电图特征】

(1) P 波不易分辨，常埋藏于 QRS 波群内或位于其终末部分。

(2) 起始突然，常由一个房性期前收缩触发。

(3) QRS 波形态，时限正常（伴室内差异性传导或原有束支传导阻滞者可异常）。

(4) 心率 150～250 次/min，心律规则（图 3-3-8）。

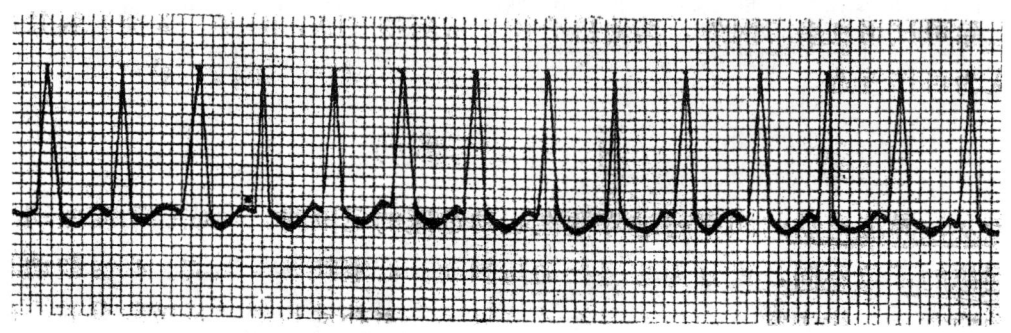

图 3-3-8　阵发性室上性心动过速（房室结折返性心动过速）

【治疗要点】

1. 急性发作期　①刺激迷走神经，如诱导恶心、Valsalva 动作（深吸气后屏气，再用力做呼气动作）、按摩颈动脉窦（患者取仰卧位，先右侧，每次 5～10s，切勿双侧同时按摩）、将面部浸于冰水内等。②药物治疗：首选药物为腺苷，6～12mg 快速静脉注射，无效时改为静脉注射维拉帕米等药物；伴有心力衰竭者可用洋地黄类，如毛花苷 C 静脉注射。③电复律：以上治疗无效或当患者出现严重心绞痛、低血压、心力衰竭时应施行同步直流电复律。

2. 预防复发　可选用普罗帕酮、长效钙通道阻滞药、β 受体阻滞剂或洋地黄。有条件者用导管射频消融术可有效治疗心动过速。房性心动过速（atrial tachycardia），为连续发生的 3 个或 3 个以上的快速心房激动，频率为 120～220 次/分，简称房速。按机制可分为自律性、折返性和紊乱性三种。

（二）阵发性室性心动过速

室性心动过速（ventricular tachycardia）简称室速，是起源于希氏束分支以下的连续 3 个或 3 个以上的快速心室激动，频率多为 100～250 次/分。自然发作后 30s 内自行终止者称为短阵室速，超过 30s 或需药物、电复律终止者称为持续性室速。

【病因】　类同于室性期前收缩。冠心病、陈旧性心肌梗死、原发性心肌病和致心律失常的右室心肌病是最常见的病因。

【临床表现】　取决于心动过速的频率、持续时间、是否存在器质性心脏病及心功能情况。①短阵室速症状较轻，类同于室性期前收缩；②持续性室速如频率不快（≤160 次/分）或持续时间不长，且心功能正常者，其症状多类同于阵发性室上速；③室速如频率快、持续时间长，或并存心功能不全者，可引起血流动力学不稳定，诱发或加重心功能不全甚至休克；④心脏听诊可闻及心率快、心音低钝，偶可闻及第一、二心音分裂（发生房室分离所致）和强弱不等。

【心电图特征】

(1) 心室率一般为 100～250 次/分，心律规则或轻度不齐。

(2) QRS 波形态宽大畸形，时限≥0.12s。

(3) 继发 ST-T 改变，ST 段和 T 波常融为一体不易区分，T 波多与 QRS 波群主波方向相反。

(4) 如有 P 波，则多与 QRS 波群无关，且频率比 QRS 波群慢，即房室分离。

(5) 偶有心室夺获（P 波得以传导至心室引起正常 QRS 波群）或室性融合波（形态正常的

心室夺获波 QRS 与宽大畸形的室速波 QRS 共同形成的一个介于两者之间的波群），是室速诊断的重要依据（图 3-3-9）。

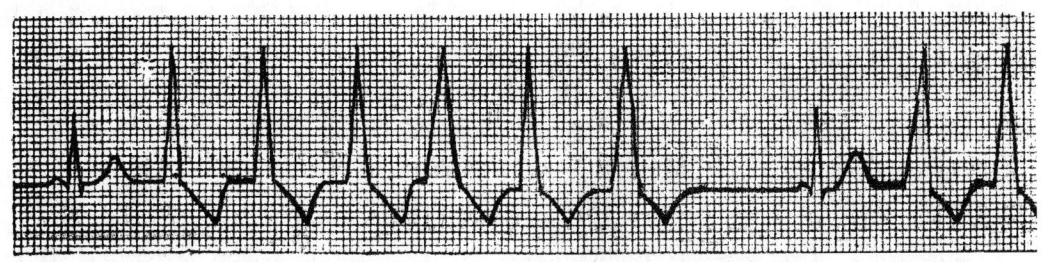

图 3-3-9　室性心动过速　（从第 2 个 QRS 波群开始，连续 6 个快速心室激动，QRS 波群宽大畸形，频率 115 次 / 分）

【治疗要点】　终止室速并转复窦性心律，预防室速复发，防止心源性猝死是室速治疗的基本原则。

①对血流动力学稳定的室速，首先应用抗心律失常药物控制心室率、终止心动过速。与洋地黄有关的室速可应用胺碘酮；与洋地黄中毒有关的室速应停用洋地黄、补充钾、镁，应用苯妥英钠。②对血流动力学不稳定的室速首先考虑同步电复律，成功后应用胺碘酮等药物防止短时间内复发。③预防室速复发，应积极治疗原发病，去除诱因；短阵室速多不用治疗；症状明显者可应用 β 受体阻滞剂血管紧张素转化酶抑制药（ACEI）治疗；④稳定的持续性室速，可选择射频消融治疗；⑤ ICD（植入型心律转复除颤器）是预防心源性猝死最有效的办法。

五、扑动与颤动

扑动与颤动是一种频率比阵发性心动过速更为快速的异位心律，按部位分为心房或心室。

（一）心房扑动

心房扑动（atrial flutter）简称房扑，是一种心房激动频率达 250～350 次 / 分的快速性心律失常。心房内发出快而规则的冲动，引起快而协调的心房收缩。房扑往往有不稳定的倾向，可恢复窦性心律或进展为心房颤动。

【病因】　①持续性房扑常发生于器质性心脏病（如冠心病、风心病、高血压性心脏病、甲亢性心脏病、心肌病等）；②阵发性房扑可发生于无器质性心脏病者；③心脏外科手术后、饮酒过量等也可出现。

【临床表现】　其病情有不稳定倾向，可恢复窦性心律或进展为心房颤动，亦可持续数月或数年。房扑心室率不快时，患者无症状；伴极快心室率者，可诱发心绞痛与心力衰竭。体检时可见快速颈静脉扑动。

【心电图特点】

(1) P 波消失，代之以规律的（形态、大小、间隔都相同）锯齿形房扑波（F 波），频率通常为 250～350 次 / 分，F 波之间无等电位线。

(2) 心室率可规则或不规则，F 波与 QRS 波往往呈 2∶1 或 4∶1（房室传导比例），极少 F 波能够 1∶1 下传引起 300 次 / 分的心室率。

(3) QRS 波群形态多正常；伴室内差异性传导时 QRS 波群可宽大畸形（图 3-3-10）。

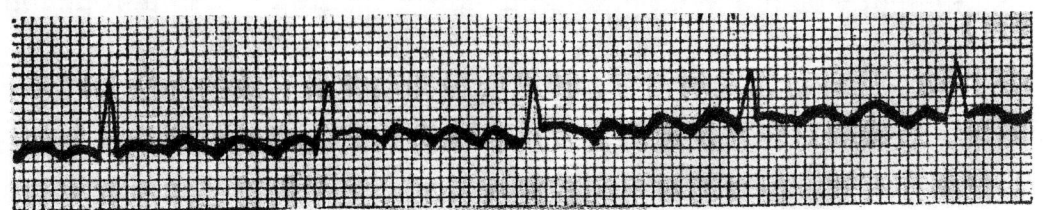

图 3-3-10　心房扑动　（可见锯齿形心房扑动波，频率 300 次 / 分，按 4∶1 下传心室）

【治疗要点】

1. 控制心室率 房扑急性发作或持续发作引起心室率较快、症状明显者，宜选择非二氢吡啶类钙通道阻滞药（维拉帕米）或β受体阻滞剂，减慢心室率、缓解症状；并发心功能不全者选择洋地黄类药物控制心室率、同时改善心功能。

2. 转复窦性心律 对于病情稳定或心室率得到有效控制者，可应用Ⅲ类（最常用胺碘酮）、Ⅰa类（如奎尼丁）或Ⅰc类（如普罗帕酮）抗心律失常药物转复窦性心律；对于房扑1:1传导，引起心室率极快危及生命者，首选体外同步心脏电复律（电能<50J），为终止房扑最有效的方法，成功率近100%。

3. 射频消融术 反复或持续发作的顽固性房扑，药物无效或不能耐受药物副作用者，可选择射频消融术治疗。

4. 预防血栓栓塞 口服阿司匹林或华法林预防。

（二）心房颤动

心房颤动（atrial fibrillation）简称房颤，是心房多个异位节律点发放冲动，且各点发放速率不同所致，为频率可达350～600次/分的快速性心律失常。心房发生快而不规则的冲动，引起各个部分心房肌不协调地"乱颤"，心房丧失了有效的机械性收缩，排血量减少。发病率随年龄增长而增加。

按房颤发作特点可分为：初发性（首次发作）、阵发性（反复发作、可自行终止）、持续性（经过治疗可转复窦性心律）和永久性（难以转复窦性心律）。一般将房颤发作在72h以内者称为急性房颤，超过72h称为慢性房颤。

【病因】①器质性心脏病常见，如心脏瓣膜病、心肌病、冠心病、心包炎等；②甲状腺功能异常、酒精中毒等也可发生；③部分房颤原因不明。

【临床表现】临床表现和发作类型、心室率快慢、原有心脏病及心功能情况、是否形成心房附壁血栓有关。①急性房颤心室率快者，常有心悸、头晕、胸闷、急促等症状，慢性房颤心室率不快者症状表现较轻微，可有胸闷、乏力；②房颤并存器质性心脏病者可诱发心绞痛、心力衰竭，故房颤是心源性死亡的重要危险因素；③慢性房颤易形成左心房附壁血栓，从而引起体循环血栓栓塞，尤其是脑栓塞，是重要的致残、致死的原因。心脏听诊心律绝对不齐，心音强弱不等，脉搏短绌（心率快于脉率）。

【心电图特征】

(1) 窦性P波消失，代之以快速不规则的房颤波（f波），频率350～600次/分；

(2) 心室律（QRS波群节律）绝对不规则（RR间期绝对不等），一般在100～160次/分

(3) QRS波群形态一般正常，发生室内差异性传导时，QRS波群可宽大畸形（图3-3-11）。

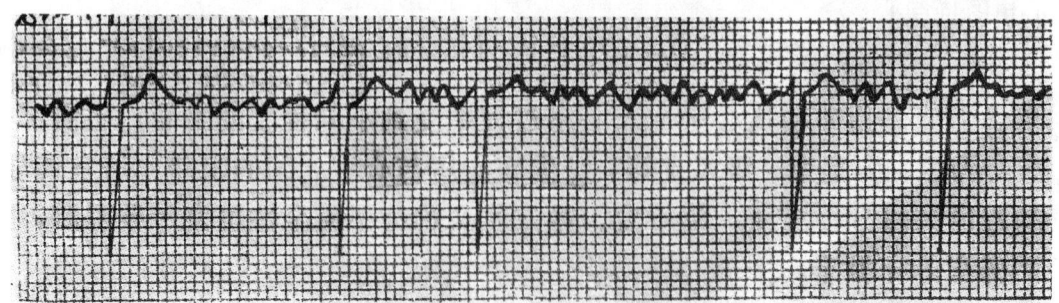

图3-3-11 心房颤动（P波消失，代以快速、形态各异的心房颤动波，频率约500次/分，QRS波群形态正常，RR间期绝对不规则，频率约80次/分）

【治疗要点】除积极治疗原发疾病或消除诱因外，减慢心室率、转复窦性心律、预防血栓栓塞是房颤治疗的主要目的。

1. 控制心室率　当房颤心室率过快时，控制心室率是缓解症状、防止诱发心绞痛、心力衰竭的重要措施。可选用非二氢吡啶类钙通道阻滞药（维拉帕米、地尔硫䓬）、β受体阻滞剂，并发心功能不全者，可选用洋地黄类药物控制心室率、同时改善心功能。

2. 转复和维持窦性心律　可应用Ⅲ类（最常用胺碘酮）、Ⅰa类或Ⅰc类抗心律失常药物转复和维持窦性心律；药物复律无效者可选择体外同步电复律。

3. 射频消融术　药物无效或不能耐受药物副作用者，可选择射频消融术治疗。

4. 预防血栓栓塞　在房颤患者左心房的左心耳处，非常容易形成血栓，血栓一旦脱落上行至头部，就会发生脑栓塞。因此，房颤患者必须特别注意预防血栓栓塞。血栓栓塞低危者可口服阿司匹林预防；血栓栓塞高危者（以往有血栓栓塞病史、左心房存在附壁血栓、心功能不全、并存糖尿病等）发生房颤应尤其重视预防血栓栓塞，口服华法林，使凝血酶原时间国际标准化比值（INR）维持在 2.0～3.0 之间，有效地预防脑卒中发生。

（三）心室扑动与心室颤动

心室扑动（ventricular flutter 简称室扑），与心室颤动（ventricular fibrillation 简称室颤）是指心室发生快速而无序的激动，引起各个部分心室肌快而不协调地"乱颤"，使心室规律而有序的收缩、舒张功能消失，从而丧失了有效的机械性收缩，无法有效排血。两者对血流动力学的影响均等同于心脏停搏，是最严重的、致死性心律失常，是心脏性猝死的常见原因（约占 80%）。

【病因】①多见于器质性心脏病（如冠心病、心肌病等），尤其并发心功能不全时也可发生；②严重缺血缺氧、房颤伴有快速心室率、电击伤、洋地黄中毒、抗心律失常药物的致心律失常作用等均可导致；③少数原因不明。

【临床表现】心室扑动与心室颤动一旦发生，其临床表现与心脏骤停表现相似，患者迅速出现意识丧失、抽搐、继以呼吸停止，直至死亡。体格检查可见发绀、瞳孔散大、心脏听诊心音消失，大动脉搏动消失，血压测不到。

【心电图特点】

（1）基线消失，P 波、QRS 波群、ST 段和 T 波互相融合而难以区分，仅出现相对规则、波幅较大、形状相似的正弦样波，称之为室扑波，频率为 200～250 次/分（图 3-3-12a）。

（2）室扑波持续时间短暂，数秒内可转变为形态、振幅、间隔绝对不规则的震颤样波，称之为室颤波，频率为 250～500 次/分，持续时间较短，如抢救不及时，一般心电活动会在数分钟内消失（见图 3-3-12b）。

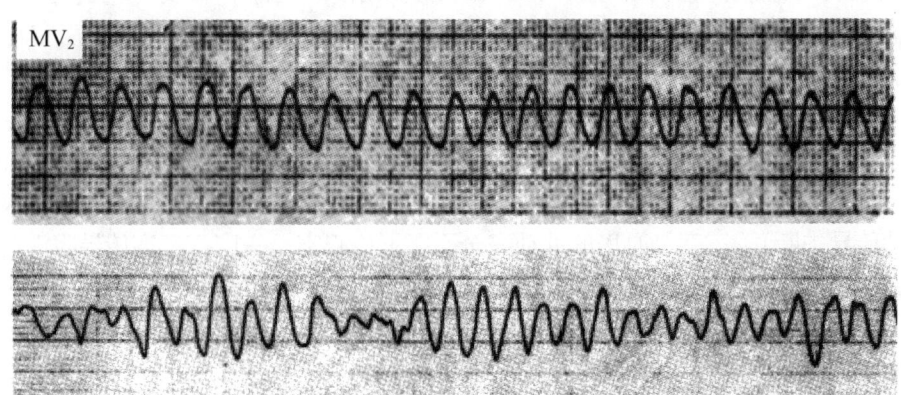

图 3-3-12　心室扑动与心室颤动　（基线均消失，a 图可见连续的相对规则、波幅较大、形状相似的正弦样波，频率约 250 次/分，无法分辨 QRS 波群、ST 段、T 波，为心室扑动；b 图可见形态、振幅各异的不规则波动，频率约 350 次/分，为心室颤动）

【治疗要点】①应立即就地进行体外非同步电击除颤，并配合心脏按压、人工呼吸等心肺复苏术；②对易发心室颤动而药物预防无效的高危患者，应积极治疗原发病、改善心功能，可考虑植入 ICD（植入型心律转复除颤器）预防心源性猝死。

六、预激综合征

预激综合征（preexcitation syndrome）又称 Wolf-Parkinson-White 综合征（WPW 综合征），是一种房室传导的异常现象，起源于窦房结或心房的激动在经正常房室传导通道下传心室的同时，快速通过房室之间的异常传导通路（房室旁路）下传心室，从而提前兴奋一部分或全部心室。

【病因】 心房和心室之间存在异常传导通路（房室旁路）是预激综合征发生的病理基础。多由于先天性心脏发育异常导致，发病率约为 0.15%，男性多于女性，多数患者心脏结构和功能正常。

【临床表现】 不并发心动过速时，预激综合征本身无特殊症状。预激综合征并发的快速性心律失常最常为房室折返性心动过速，其次为心房颤动，再次为心房扑动。发作房室折返性心动过速（AVRT）时临床表现与房室结折返性心动过速（AVNRT）相似。预激综合征并发快速性房性心律失常（尤其是房扑、房颤）时，心室率极快（常达 200 次 / 分以上），可诱发心力衰竭、心源性晕厥甚至心室颤动而危及生命。

【心电图特征】
（1）窦性心律的 P-R 间期 < 0.12s。
（2）QRS 波群增宽，时限 ≥ 0.12s。
（3）QRS 波群起始部有粗钝，称为预激波（delta 波）。
（4）ST-T 波可呈继发性改变，ST 段向预激波的相反方向偏移，T 波低平或与 QRS 波群主波方向相反。

【治疗要点】 ①无症状的预激综合征患者无须治疗。②并发心动过速时，治疗同一般的室上性心动过速。③并发房颤或房扑时，可选用胺碘酮或普罗帕酮等药物；如无效或血流动力学不稳定，应及时应用同步电复律。避免使用洋地黄、维拉帕米等药物，其会加速房扑或房颤时的心室率。④射频消融术是根治预激综合征最有效的方法，适用于心动过速发作频繁、症状明显者。

七、心脏传导阻滞

冲动在心脏传导系统的任何部位传导时均可发生减慢或阻滞。若发生在窦房结与心房之间，称窦房传导阻滞；位于心房内，称房内传导阻滞；发生在心房与心室之间，称房室传导阻滞；位于心室内，称室内传导阻滞。本节重点叙述房室传导阻滞。

房室传导阻滞（atrioventricular block，AVB）又称房室阻滞，是指冲动从心房传导到心室的过程中出现异常延迟或不能抵达心室。阻滞可发生在房室结、希氏束及束支等不同部位。按房室传导阻滞的严重程度，通常将其分为三度。一度为传导时间延长，二度是心房的冲动仅部分下传心室（部分冲动传导中断），三度是心房的冲动完全不能下传心室。一度、二度传导阻滞又称为不完全性传导阻滞，三度传导阻滞又称完全性传导阻滞。其中二度房室传导阻滞又分为 I 型（文氏现象和莫氏 I 型）和 II 型（莫氏 II 型），二度 II 型 AVB 易发展成完全性房室传导阻滞（三度 AVB）。

【病因】 ①生理性 AVB：部分正常人或运动员可发生一度或二度 I 型 AVB，多与迷走神经张力增高有关；②原发性 AVB：可见于 Lev 病（心脏纤维支架的钙化硬化）与 Lenegre 病（传导系统的原发性硬化变性疾病）；③继发性 AVB：可见于各种器质性心脏病（如冠心病、高血压、心内膜炎、先天性心脏病、心肌炎、心肌病等）、药物中毒、电解质紊乱等。

【临床表现】
1. 一度房室传导阻滞　患者常无症状。听诊时心尖部第一心音减弱，此是由于 P-R 间期延

长，心室收缩开始时房室瓣叶接近关闭所致。

2．二度房室传导阻滞　因为部分心搏脱漏，患者多有心悸和心搏暂停感。①二度Ⅰ型AVB因P-R间期逐渐延长，第一心音强度逐渐减弱并有心搏脱漏；②二度Ⅱ型AVB因P-R间期正常，第一心音强弱恒定，但有间歇性心搏脱漏。

3．三度房室传导阻滞（完全性房室传导阻滞）　症状主要取决于是否建立了心室自主节律及心室率的快慢情况。常见疲乏、头晕、晕厥、心绞痛等症状。当心室自主节律未建立，或一度、二度AVB突然进展为三度AVB时，因心室率过慢或出现长停搏（>3s）可导致脑缺血而出现晕厥，甚至发生阿-斯综合征，严重者可猝死。因房室分离，第一心音强弱不等，偶尔可听到响亮亢进的第一心音（大炮音）；当心房与心室同时收缩时，颈静脉可出现巨大的a波（大炮波）。

【心电图特征】

1．一度房室传导阻滞　①PR间期>0.20s，②每个P波后，均有QRS波群（图3-3-13）。

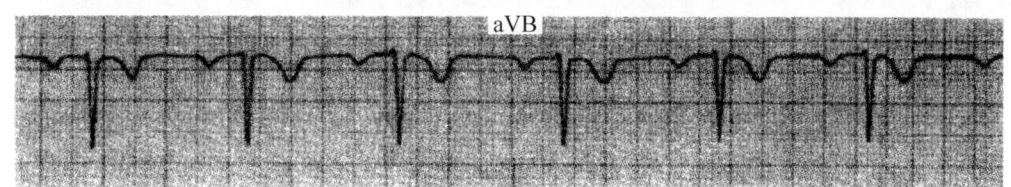

图3-3-13　一度房室传导阻滞　（每个P波后都有QRS波群，PR间期>0.20秒）

2．二度房室传导阻滞　部分心房激动不能下传至心室，故一些P波后没有QRS波群，房室传导比例可能是2：1、3：2、4：3等。

（1）二度Ⅰ型AVB（文氏现象或莫氏Ⅰ型）：①PR间期进行性延长，相邻RR间期进行性缩短，直至一个P波下传受阻，后无QRS波群；②包含受阻P波在内的RR间期小于正常窦性PP间期的2倍（图3-3-14）。

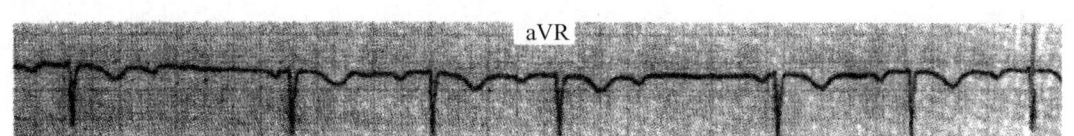

图3-3-14　二度Ⅰ型房室传导阻滞　（P波规律出现，从第3个P波开始，PR间期逐渐延长，直至第6个P波后脱漏一个QRS波群，形成4：3房室传导）

（2）二度Ⅱ型AVB（莫氏Ⅱ型）：①PR间期固定不变，下传搏动的PR间期多正常；②心房冲动传导突然受阻，部分P波后无QRS波群；③阻滞程度可经常变化，如每隔1、2、3个P波后有一次QRS波群的脱漏，则可分别称之为2：1、3：2、4：3房室传导阻滞，以此类推；④如QRS波群宽大畸形，则阻滞位于希氏束以下；如QRS波群形态正常，阻滞可能位于房室结内（图3-3-15）。

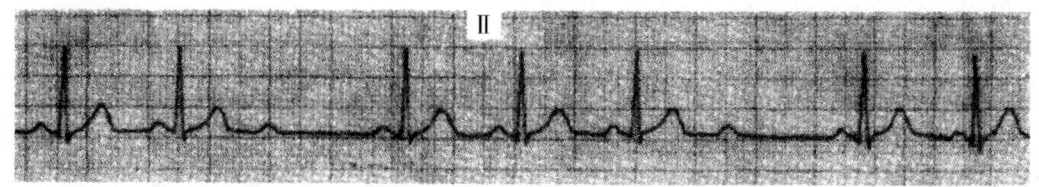

图3-3-15　二度Ⅱ型房室传导阻滞　（P波规律出现，PR间期固定，下传的PR间期正常；第3、7个P波之后脱漏一个QRS波群）

一度和二度Ⅰ型房室传导阻滞，阻滞部位多在房室结，其 QRS 波群不增宽；二度Ⅱ型房室传导阻滞，其阻滞部位多在希氏束以下，此时 QRS 波群常宽大畸形。

3．三度房室传导阻滞　①P 波与 QRS 波群各自独立，互不相关；②心房率比心室率快，心房冲动来自窦房结或心房异位起搏点；③心室心律由交界区或心室自主起搏点维持；④心室自主起搏点通常在阻滞部位稍下方，如自主节律点较高，位于希氏束及其近端，QRS 波群正常，心室率可达 40～60 次 / 分，节律较稳定；如自主节律点较低，位于心室传导系统的远端，QRS 波群增宽，心室率多 < 40 次 / 分，节律常不稳定（图 3-3-16）。

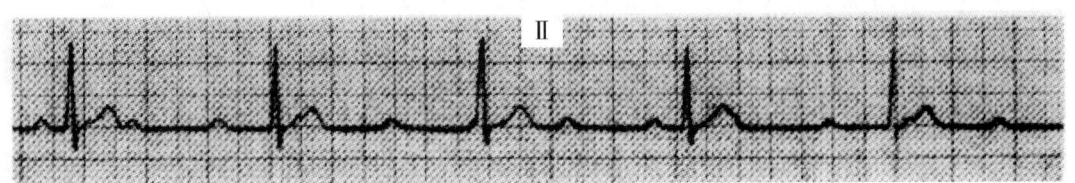

图 3-3-16　三度房室传导阻滞　（可见 P 波频率约 80 次 / 分，QRS 波群频率约 50 次 / 分，P 波和 QRS 波群无相关性）

【治疗要点】　应针对不同病因进行治疗。①一度或二度Ⅰ型房室阻滞：心室率不太慢者无须特殊治疗；②二度Ⅱ型或三度房室阻滞：如心室率慢伴有明显症状或血流动力学障碍，甚至阿-斯综合征者，应尽早给予永久性心脏起搏治疗。阿托品、异丙肾上腺素适用于无心脏起搏条件的应急情况。

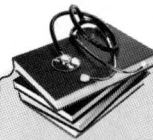

案例 3-2

患者，男性，52 岁，有风湿性心脏病病史。以"心悸、乏力 2 天"为主诉来诊。心电图检查发现 P 波消失，代之以大小不等、形态各异的 f 波，频率约 400 次 / 分，RR 间期绝对不等。根据本节所学知识，该患者：

1．属于哪类心律失常？有何依据？
2．怎样为该患者进行护理？

八、心律失常的护理

【常用护理诊断 / 问题】

1．活动无耐力　与心律失常引起的心排血量减少有关。
2．有受伤的危险　与严重心律失常引起的晕厥有关。
3．焦虑 / 恐惧　与心律失常反复发作或严重心律失常威胁生命有关。
4．潜在并发症：心力衰竭、猝死。

【护理措施】

（一）一般护理

1．体位　协助患者取舒适卧位，尽量避免左侧卧位，因左侧卧位时患者常能感觉到心脏的搏动而加重不适感。发生严重心律失常时，患者可出现血压下降、休克，应协助患者去枕平卧，抬高头部和下肢 15°～20°，以增加回心血量，保证脑组织的血液供应；出现心力衰竭时，协助患者取半坐卧位，以减轻肺淤血，减轻呼吸困难；当患者出现意识丧失、抽搐时，应注意保护好

患者，保持平卧位，头偏向一侧，防止分泌物流入气道引起窒息，并注意防止舌咬伤。

2. 合理安排休息与活动 对无器质性心脏病的心律失常患者，鼓励其正常工作和生活，建立健康的生活方式，避免过度劳累。对有器质性心脏病或其他严重疾病的患者以及发生严重心律失常患者，提供有利于睡眠的环境，避免情绪紧张和各种刺激。对于持续性室性心动过速、室性停搏、二度Ⅱ型或三度房室传导阻滞等严重心律失常患者应卧床休息，卧床期间协助做好生活护理。必要时，遵医嘱给予镇静剂，保证患者充分休息与睡眠。病情稳定后，应鼓励患者逐渐恢复活动以提高活动耐力。

3. 饮食护理 宜进食低脂、清淡饮食，多食新鲜蔬菜和水果，忌饱餐和刺激性食物，戒烟、酒、浓茶、咖啡等。低血钾患者应进食含钾高的食物，如橙子、香蕉、菠菜等，防止低血钾引起心律失常。心动过缓者保持排便通畅，避免屏气，以免刺激迷走神经而加重心动过缓。

(二) 病情观察

1. 对严重心律失常的患者，须进行持续心电监护。密切观察生命体征，同时测脉率和心率，时间不少于1min。可能引起猝死的心律失常：

(1) 有潜在猝死危险的心律失常：频发性、多源性、成联律或R-on-T现象（室性期前收缩落在前一心动周期的T波上）的室性期前收缩、阵发性室上性心动过速、心房颤动、二度Ⅱ型房室传导阻滞等。

(2) 有猝死高危的心律失常：窦性停搏、三度房室传导阻滞、阵发性室性心动过速、心室颤动等。一旦发现应立即报告医生，并做好相应的抢救准备。

2. 注意患者的神志变化，定期监测生命体征，尤其应严密监测血压、心率。①血压：如收缩压＜80mmHg (10.7kPa)、脉压＜20mmHg (2.67kPa)、脉搏细速或伴有四肢厥冷、肤色苍白、尿量减少、神志模糊等症状，提示心源性休克。②心率：若心率＜40次/分，可能发生严重窦性心动过缓、二度或三度房室传导阻滞；若心率＞160次/分，可能发生心动过速、房颤等。③心音、脉搏消失，可能发生室扑、室颤、心脏骤停等。一旦发现危急情况立即报告医生，准备抢救药物和器械配合抢救。

(三) 用药护理

遵医嘱正确给予抗心律失常的药物，注意给药的途径、剂量、速度、时间。静脉滴注药物用药物静脉泵调节滴速，静脉推注药宜慢，（腺苷除外），一般在5～15min推注完。观察药物的疗效和不良反应，常用抗心律失常药物适应证、其不良反应及用药护理见表3-3-2。

表3-3-2 常用抗心律失常药物及其不良反应

药物	不良反应
奎尼丁	厌食、恶心、呕吐、腹痛、腹泻；视听觉障碍、意识模糊；皮疹、发热、血小板减少、溶血性贫血；心脏方面：窦性停搏、房室传导阻滞、QT间期延长与尖端扭转型室速、晕厥、低血压
普鲁卡因胺	胃肠道反应较奎尼丁少见，中枢神经系统反应较利多卡因多见；发热、粒细胞减少症、药物性狼疮；心脏方面：中毒浓度抑制心肌收缩力，低血压，传导阻滞，QT间期延长与多形性室速
利多卡因	眩晕、感觉异常、意识模糊、谵妄、昏迷；心脏方面：少数引起窦房结抑制、室内传导阻滞
普罗帕酮（心律平）	眩晕、口内金属味、视物模糊、胃肠道不适、可能加重支气管痉挛；心脏方面：窦房结抑制、房室传导阻滞、加重心力衰竭
普萘洛尔（心得安）	加重哮喘与慢性阻塞性肺疾病；心脏方面：心动过缓、心力衰竭、间歇性跛行、雷诺现象、精神抑郁；糖尿病患者可能引起低血糖、乏力
胺碘酮	最严重的心外毒性为肺纤维化，转氨酶升高，偶致肝硬化，光过敏、角膜色素沉着；甲状腺功能亢进或减退；胃肠道反应；心脏方面：心动过缓，致心律失常很少发生，偶有尖端扭转型室速
维拉帕米（异搏定）	偶有肝毒性，增加地高辛血浓度；心脏方面：已应用β受体阻滞剂或有血流动力学障碍者易引起低血压、心动过缓、房室传导阻滞、心搏停顿

抗心律失常药物大部分具有致心律失常作用和其他不良反应。用药时，应掌握用药剂量、时间和方法。药物浓度过高、速度过快容易出现不良反应，药物浓度太低、速度太慢又达不到最佳治疗效果，故应严密观察，注意患者的个体差异，找出适合个体的最佳治疗方案。

（四）对症护理

参见本章第一节"心悸"的护理。

（五）心理护理

有严重的、危及生命的心律失常的患者，会产生恐惧等心理问题。应鼓励患者表达自己的感受，对患者的恐惧表示理解。耐心向患者解释病情，消除其心理紧张和顾虑。

【健康指导】

1. 生活方式指导　保持生活规律，注意劳逸结合。一般心律失常患者，如果症状不明显且不伴有严重的器质性心脏病，可以照常工作、生活；伴有严重器质性心脏病或发生严重心律失常的患者，应卧床休息，防止心血管事件的发生。心动过缓患者避免排便时过度屏气，以免兴奋迷走神经而加重心动过缓。饮食上注意低脂、清淡，多进食新鲜蔬菜、水果，保持排便通畅。忌饱餐和刺激性食物，戒烟酒。以平静、乐观的心态面对生活。

2. 疾病知识指导　向患者及其家属讲解心律失常的常见病因、诱因及防治知识。强调积极治疗基础疾病、避免诱因的重要性。说明遵医嘱服用抗心律失常药物，坚持治疗的重要性，不可自行减量或擅自换药，并教会患者观察药物疗效和不良反应。避免各种诱发因素，包括心理方面的因素，如紧张、焦虑、烦躁、恐惧、抑郁等；生活方面的因素，如疲劳过度、饥饿空腹、疼痛、排便用力等；环境方面的因素，如闷热、寒冷等。教会患者及其家属测量脉搏的方法。定期复查心电图及基础疾病的情况。指导安装起搏器的患者定期进行起搏器功能测试，嘱患者定期门诊随访。

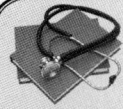

小　结

心律失常是指心脏冲动的频率、节律、起源的部位、传导的速度与激动的次序的异常。重点掌握期前收缩、心动过速、扑动和颤动、房室传导阻滞的心电图特征及临床表现，尤其能识别可危及生命的严重心律失常（如窦性停搏、室性心动过速、心室颤动、三度房室传导阻滞等），以便及时发现问题，积极配合抢救。

必须掌握临床常用抗心律失常药物（如胺碘酮）的适应证和用药护理。治疗上，对于缓慢性心律失常（如病态窦房结综合征等），必须维持一定的心率以保证全身重要器官供血，如药物治疗效果不佳，应考虑选择心脏起搏治疗；对于快速性心律失常（如房速、房扑、房颤、室速等），除转复和维持正常的窦性心律，特别要注意控制心室率，室率控制是缓解症状、改善心功能的重要措施，更是避免过快的心室率导致急性肺水肿、心源性休克等危症的重要措施。

在心室率控制的基础上，往往需要转复正常的窦性心律，在血流动力学不稳定或药物复律无效时，对房扑、房颤和室上速、室速可进行同步电复律；室扑和室颤是最危险的恶性心律失常，是心脏性猝死最常见的原因，须立即进行非同步电复律和心肺复苏治疗。护理上，注意心率、脉搏、血压及心电监测。要指导患者避免各种诱发因素，劳逸结合、生活规律，发现病情变化及时就诊。

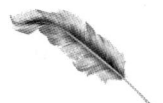

（张宏伟　孟共林）

第四节 原发性高血压患者的护理

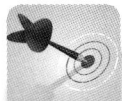

学习目标

通过本节内容的学习，学生应能
识记：
复述高血压的定义与判断标准，陈述高血压的分类及危险度分层。
理解：
解释原发性高血压的发病机制、临床表现、治疗要点和护理措施。
运用：
能指导高血压患者的合理用药，及时发现药物的不良反应并配合采取护理措施；能及早发现高血压急症并配合采取抢救措施；能对高血压患者进行饮食、活动、用药等健康指导。

原发性高血压（primary hypertension）是原因未明的、以体循环血压升高为主要临床表现，伴或不伴有多种心血管危险因素的综合征。高血压是多种心、脑血管疾病的重要病因和危险因素，影响重要脏器如心、脑、肾的结构与功能，最终可导致这些器官的功能衰竭。迄今仍是心血管疾病死亡的主要原因之一。

目前流行病学调查显示，高血压患病率还呈上升趋势，青年期男性高于女性，中年后女性略高于男性；北方高于南方，城市高于农村，沿海地区高于内地。并且高血压患病率、发病率及血压水平随年龄增加而升高。

【血压的分类和定义】 高血压是指在未服抗高血压药的情况下，休息15min，非同日测血压为收缩压≥140mmHg和（或）舒张压≥90mmHg。根据血压升高水平，进一步将高血压分为1～3级。目前我国采用的血压分类和标准见表3-4-1。

表3-4-1 血压的定义和分类（WHO/ISH）

类别	收缩压（mmHg）		舒张压（mmHg）
正常血压	<120	和	<80
正常高值	120～139	和（或）	85～89
高血压	≥140	和（或）	≥90
1级高血压（轻度）	140～159	和（或）	90～99
2级高血压（中度）	160～179	和（或）	100～109
3级高血压（重度）	≥180	和（或）	≥110
单纯收缩期高血压	≥140	和	<90

注：当收缩压和舒张压分属于不同分级时，以较高的级别作为标准。以上标准适用于任何年龄的成年男性和女性。

【病因与发病机制】
（一）病因
高血压是遗传易感性和环境因素相互作用的结果。
1. 遗传因素　高血压有明显的家族聚集性。约60%高血压患者可询问到有高血压家族史。

双亲均有高血压的子女患高血压的概率高达46%。

2．环境因素

（1）饮食：流行病学和临床观察均显示食盐摄入量与高血压的发生和血压水平呈正相关。有人认为饮食低钙、低钾、高蛋白质、饮食中饱和脂肪酸或饱和脂肪酸与不饱和脂肪酸的比值较高也属于升压因素。饮酒量也与血压水平线性相关。

（2）精神应激：人在长期精神紧张、压力、焦虑或长期环境噪声、视觉刺激下也可引起高血压。

3．其他因素　超重或肥胖是血压升高的重要危险因素，血压与体重指数（BMI）呈显著正相关。此外长服用避孕药、阻塞性睡眠呼吸暂停综合征也可能与高血压的发生有关。

（二）危险因素

引起高血压的危险因素有：①年龄，男＞55岁，女＞65岁；②吸烟；③血脂异常，胆固醇＞5.72mmol/L，高密度脂蛋白（HDL）下降，低密度脂蛋白（LDL）升高；④有心血管家族史；⑤肥胖：男性腰围≥85cm、女性≥80cm、BMI≥28kg/m^2；⑥糖尿病及糖耐量异常；⑦缺乏体力活动；⑧C反应蛋白≥10mg/L。

（三）发病机制

高血压的血流动力学特征主要是总外周血管阻力相对或绝对增高。目前高血压的发病机制通过以下几个环节致总外周血管阻力增高，使血压升高。

1．交感神经系统活动亢进　各种原因使大脑皮质下神经中枢功能发生变化，各种神经递质浓度与活性异常，导致交感神经系统活动亢进，血浆儿茶酚胺浓度升高，阻力小动脉收缩增强。

2．肾性水钠潴留　各种原因引起肾性水钠潴留，使血容量增加，心排血量增加；促使细胞内钙离子浓度升高，使全身阻力小动脉收缩增强，导致外周血管阻力增高。也可能通过排钠激素分泌释放增加使外周血管阻力增高。

3．肾素-血管紧张素-醛固酮系统（RAAS）激活　肾小球入球小动脉的球旁细胞分泌的肾素，可作用于肝合成的血管紧张素原而生成血管紧张素Ⅰ，经血管紧张素转换酶（ACE）作用转变为血管紧张素Ⅱ（AⅡ）。可使小动脉平滑肌收缩，外周血管阻力增加，并可刺激肾上腺皮质球状带分泌醛固酮，使水钠潴留，血容量增加。AⅡ还可通过交感神经末梢突触前膜的正反馈使去甲肾上腺素分泌增加，使血压升高。

4．其他　细胞膜离子转运异常，使血管收缩反应增强和平滑肌细胞增生与肥大，血管阻力增高；内皮素等缩血管物质增加，使血管平滑肌细胞对舒张因子的反应减弱而对收缩因子反应增强；多数高血压患者空腹胰岛素水平增高，存在胰岛素抵抗，使肾小管对钠重吸收增加；增强交感神经的活性，使细胞内钠、钙浓度增加；刺激血管壁增生肥厚等。

【临床表现】

（一）一般表现

绝大部分患者起病隐匿，病情发展慢。早期可无症状，或有头痛、头晕、头胀或颈项板紧、心悸、乏力等症状，多数可自行缓解，在紧张或劳累后加重。心血管检查可有血压随季节、昼夜、情绪、活动等因素而波动。主动脉瓣区第二心音亢进；主动脉瓣区可闻及收缩期吹风样杂音或收缩早期喀喇音。可有周围血管搏动增强。

（二）恶性或急进型高血压

患者病情急骤发展，舒张压持续≥130mmHg，并有头痛、视物模糊、眼底出血、渗出和视神经乳头水肿，肾损害突出，持续蛋白尿、血尿与管型尿。病情进展迅速，如不及时有效降压治疗，预后很差，常死于肾衰竭、脑卒中或心力衰竭。

（三）老年高血压

年龄＞60岁，达高血压诊断标准者即可诊断为老年高血压。其特点：①半数以上以收缩压升高为主（收缩压≥140mmHg，舒张压＜90mmHg）。②多有靶器官受损。③降压后易出现体位

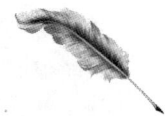

性低血压。

(四) 并发症

1. **脑血管病** 是最常见的并发症。可表现为：①高血压脑病——重症高血压患者，由于过高的血压突破了脑血流自动调节范围，脑组织灌注过多引起脑水肿。临床表现以脑病的症状与体征为特点，表现为弥漫性严重头痛、恶心、呕吐及不同程度的意识障碍、昏迷或惊厥，血压降低后可逆转。②长期高血压可形成微动脉瘤，血压急剧升高时引起动脉破裂导致脑出血；高血压也促进脑动脉硬化引起缺血性脑血管病，如短暂的脑缺血发作、脑血栓的形成、腔隙性脑梗死等（详见第九章第四节）。

2. **心脏病** 长期高血压使左心室负荷过重，左心室肥厚、扩大，最终导致左心衰竭。高血压还促使冠状动脉粥样硬化的形成和发展，可出现心绞痛、心肌梗死及猝死。

3. **肾衰竭** 长期持久的高血压可致肾动脉硬化，出现肾衰竭。

4. **视网膜病变** 视网膜小动脉早期发生痉挛，随之发展出现硬化、视网膜动脉狭窄、渗出、出血、视神经乳头水肿。

5. **主动脉夹层** 主动脉腔血液从主动脉内膜撕裂处流入主动脉中层，使中膜分离，并逐渐扩展，形成夹层血肿，从而出现血压高、剧烈的疼痛、休克、突发主动脉关闭不全。

6. **高血压危象** 是指在高血压基础上发生暂时性全身细小动脉强烈痉挛，导致血压急剧升高并引起一系列临床症状。主要表现为头痛、烦躁、眩晕、心悸、气急、视物模糊、恶心、呕吐等症状。诱因是紧张、劳累、寒冷、突然停用降压药等。

(五) 高血压危险度的分层

为了估计患者的预后并指导治疗，现主张对高血压进行危险程度的分层，具体分层标准根据血压升高水平、心血管疾病危险因素（吸烟、高脂血症、糖尿病、男性＞55岁、女性＞65岁、绝经后女性、心血管疾病家族史）、靶器官损害以及并存的临床情况，将高血压患者分为低危、中危、高危和极高危（见表3-4-2），分别表示10年内将发生心脑血管病事件的概率为＜15%、15%~20%、20%~30%和＞30%。

表3-4-2 高血压患者心血管危险分层标准

其他危险因素和病史	高血压（mmHg）		
	1级 （收缩压140~159 或舒张压90~99）	2级 （收缩压160~179 或舒张压100~109）	3级 （收缩压≥180 或舒张压≥110）
无	低危	中危	高危
1~2个危险因素	中危	中危	很高危
≥3个以上危险因素或靶器官损害	高危	高危	很高危
临床并发症或合并糖尿病	很高危	很高危	很高危

【辅助检查】

1. **心电图** 左心室肥大劳损。
2. **X线检查** 左心室扩大。
3. **眼底检查** 眼底是全身唯一可直接观察小动脉的部位。检查前应先点散瞳剂。详细检查眼底变化对高血压的诊断、严重程度及预后的判断有重要意义。
4. **动态血压监测（ambulatory blood pressure monitoring，ABPM）** 动态血压监测是由仪器自动定时测量血压，每隔15~30分钟自动测压（时间间隔可调节），连续24h观察患者昼夜的血压变化，有助于明确高血压诊断、指导治疗和观察药物的疗效、判断预后。

5. 常规实验室检查 血常规、尿常规、血糖、血脂、肾功能等。
6. 超声心动图 提示左心室和室间隔肥厚,左心房和左心室腔增大。

【治疗要点】

（一）治疗目的与原则

1. 目的 最终目的是减少高血压患者心、脑血管疾病的发生率和死亡率。
2. 治疗原则

（1）治疗性生活方式干预：适用于所有高血压患者。①减少体重，将BMI尽可能控制在<24kg/m²；②减少钠盐摄入，每人每天量不超过6g为宜；③补充钾盐，每日吃新鲜的蔬菜和水果；④减少脂肪的摄入，少吃或不吃肥肉和动物内脏；⑤戒烟限酒；⑥增进运动，运动有利于减轻体重和改善胰岛素抵抗，提高心血管调节适应能力，稳定血压水平；⑦减轻精神压力，保持心态平衡；⑧必要时补充叶酸制剂。

（2）降压药物治疗对象：从心血管危险分层的角度，高危和很高危患者必须使用降压药强化治疗。

（3）血压控制目标值：在患者能耐受的情况下，逐步降压达标（见表3-4-3）。

表3-4-3 血压控制目标

	血压控制目标	
	收缩压（mmHg）	舒张压（mmHg）
一般高血压患者	<140	<90
>65岁老年人	<150（如能耐受可降至140以下）	<90（>65~70）
糖尿病、慢性肾病、心力衰竭或病情稳定的冠心病合并高血压者	<130	<80

（4）多重心血管危险因素协同控制：各种心血管危险因素之间存在关联，大部分高血压患者合并其他心血管危险因素。降压治疗后尽管血压控制在正常范围，其他危险因素依然对预后产生重要影响，因此降压治疗时应同时兼顾其他心血管危险因素控制。降压治疗方案除了必须有效控制血压，还应兼顾对糖代谢、脂代谢、尿酸代谢等多重危险因素的控制。

（5）降压药物治疗：基本原则是从小剂量开始、优先选择长效制剂、联合用药和个体化4项原则。①自最小有效剂量开始，以减少不良反应的发生；②推荐使用长效制剂，既有助于防止靶器官损害，又可增加治疗的依从性，便于患者坚持规律性用药；③采用两种或两种以上药物联合治疗，有助于提高降压效果而不增加不良反应；④个体化，根据患者具体情况、药物的有效性和耐受性，兼顾患者经济条件及个人意愿，选择合适患者的降压药。

常用降压药物种类、药物和作用见表3-4-4。

表3-4-4 常用口服抗高血压药物的种类

种类	主要药物	主要作用
利尿剂	氢氯噻嗪、呋塞米、氨苯蝶啶	排钠利尿，减少细胞外液容量及心输出量而降压
β受体阻滞剂	美托洛尔、阿替洛尔、倍他洛尔	减低心排出量，抑制肾素释放，抑制交感神经活性，增加前列环素的合成等
血管紧张素转化酶抑制药	卡托普利、依那普利、培哚普利	抑制血管紧张素Ⅰ转化酶活性，减少血管紧张素Ⅱ生成及醛固酮分泌，缓激肽的降解减少，降低血压
钙通道阻滞药	硝苯地平、尼群地平、非洛地平	通过减少细胞内钙离子含量而松弛血管平滑肌，进而降低血压
血管紧张素Ⅱ受体阻滞剂	氯沙坦、缬沙坦	与AT1受体选择性结合，对抗血管紧张素Ⅱ的绝大多数药理作用，从而降低血压

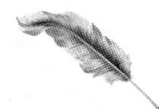

3．高血压急症和亚急症的治疗

（1）高血压急症：是指原发性或继发性高血压患者，在某些诱因的作用下，血压突然明显升高（一般超过 180/120mmHg），伴有进行性心、脑、肾重要靶器官功能不全的表现。在严密监测血压、尿量和生命体征的情况下，视临床情况的不同使用短效静脉降压药物（表3-4-5）。高血压急症起始的降压目标是渐进地将血压调控至不太高的水平，最大限度地防止或减轻心、脑、肾等靶器官损害。一般情况下，初始阶段（数分钟到 1h 内）血压控制的目标为平均动脉压的降低幅度不超过治疗前水平的 25%。在随后的 2～6h 内将血压降至较安全水平，一般为 160/100mmHg 左右，如果可耐受这样的血压水平，临床情况稳定，在以后 24～48h 逐步降低血压达到正常水平。一旦达到初始靶目标血压，可以开始口服药物，静脉用药逐渐减量至停用。常用急症静脉降压药见表3-4-5。

表3-4-5 高血压急症静脉注射降压药

药物	静脉注射剂量（mg/d）	起效时间	持续时间	适应证
硝普钠	0.25～10.0μg/（kg·min）	立即	1～2min	大多数高血压急症的首选
硝酸甘油	5～100μg/min	2～5min	5～10min	急性冠状动脉综合征、高血压脑病
酚妥拉明	2.5～5.0mg（0.5～1mg/min）	1～2min	10～30min	嗜铬细胞瘤
拉贝洛尔	0.5～2.0mg/（kg·min）	5～10min	3～6h	大多数高血压急症，妊娠高血压
艾司洛尔	0.125～0.25mg/（kg·min）	2～5min	10～30min	高血压伴主动脉夹层

（2）高血压亚急症：是指血压明显升高但不伴靶器官损害。许多可通过口服降压药控制。可在 24h 内将血压缓慢降至 160/100mmHg。

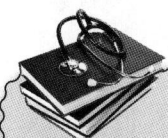

案例 3-3

男性，56 岁。间断性头晕、头痛 2 年。2 年前因头晕、头痛检查，测血压 150/100mmHg，曾服用复方降压片，一周后血压正常，自行停药。此后症状常在劳累、失眠、情绪激动后出现，血压波动于 140～160/90～110mmHg，间断性服用复方利血平片降压。两天前头晕、头痛加重，伴视物模糊，自服复方降压片效果不佳入院。有吸烟史 30 年，20 支/天。父亲高血压病，死于脑卒中。查体：T37.0℃，P82 次/分，R20 次/分，BP160/96mmHg，双肺呼吸音清，心界向左侧扩大，HR82 次/分，律齐，心前区闻及 3/6 级收缩期吹风样杂音；腹部无异常。化验：尿蛋白（+），比重 1.016；B 超示左心室肥大；肝肾功能正常。根据所学知识：①说出该患者的医疗诊断，并指出其依据。②患者服用降压药期间重点注意什么？③护士如何对患者进行健康指导？④高血压急症的治疗首选药物是什么？护理时应注意哪些？

【常用护理诊断/问题】

1．疼痛：头痛　与血压升高导致脑血管张力增高有关。
2．有受伤的危险　与头晕、视力或意识障碍、体位性低血压有关。
3．潜在并发症：高血压危象、高血压脑病、心力衰竭、肾衰竭等。
4．知识缺乏：缺乏高血压病的治疗和自我保健知识。

【护理措施】
（一）一般护理

1．休息与活动　血压不稳定或症状加重时须卧床休息；改变体位时动作宜缓慢，防止体位性低血压。当患者血压突然升高导致剧烈头痛、呕吐、意识障碍时要注意协助患者取侧卧位或头偏向一侧，以保持呼吸道通畅。血压平稳期应适当活动，活动有利于减轻体重、改善胰岛素抵抗，还可以放松心情，消除紧张情绪，稳定血压水平。运动要采取循序渐进的方式来增加运动量。

2．饮食护理　肥胖患者要限制热量的摄入。多食含蛋白质、钾、钙和维生素的食物，如豆类、瘦肉、鲜奶、鱼、黑木耳、海带、坚果、水果及各种绿叶蔬菜。少食或不食高脂肪类食物如动物内脏等。减少钠盐摄入，每日食盐量以不超过6g为宜，禁食高钠食品。避免进食辛辣刺激性食物如浓茶、咖啡等，戒烟限酒，少量多餐，不暴饮暴食，定时定量。多喝水，防止便秘，以防用力过度导致血压突然升高。

（二）病情观察

1．观察血压波动的特点，测血压应定时、定部位、定体位、定血压计，并在剧烈运动、进食、情绪激动后30min再测，以减小误差。注意用药前后血压变化，观察有无头痛、头晕的症状出现，此类症状往往是由于血压波动或使用扩血管药物引起。

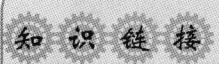

血压测量方法

血压测量是诊断高血压及评估其严重程度的主要手段，目前主要用以下三种方法：①诊所血压：是指在医疗机构或指定场所，由医护人员在标准条件下按统一的规范进行测量的血压。诊所血压是目前临床诊断高血压和分级的标准方法。②自测血压：是指患者在家里用自备的血压计所测量的血压。家庭自测血压对于评估血压水平及严重程度，评价降压效应，改善治疗依从性，有助于增强患者对治疗的主动参与。自测血压具有独特优点，且无白大衣效应（有的人在医院测量的血压值明显高于在自己家里测量的血压值），可重复性较好。③动态血压：是由医院的医务人员采用"动态血压检测仪"为受试者进行24h的血压测量。动态血压监测在临床上可用于诊断白大衣性高血压、隐蔽性高血压、顽固难治性高血压、发作性高血压或低血压和评估血压升高严重程度。

2．密切观察患者生命体征、神志、瞳孔变化；观察患者有无剧烈的头痛，伴恶心呕吐、视物模糊、意识障碍等颅高压症状；有无呼吸困难、咳嗽、咳痰等急性左心力衰竭的症状。

3．观察患者尿量、尿常规、尿素氮和血肌酐等情况，评估有无肾功能损伤。

（三）高血压急症的护理

1．绝对卧床休息，抬高床头，避免搬动和一切不良刺激。

2．遵医嘱给氧并保持呼吸道通畅。协助患者采取坐位或侧卧位，头偏向一侧，避免呕吐物呛入呼吸道而发生窒息。保持床单整洁，呕吐后协助患者清洁口腔。

3．密切观察患者生命体征、神志、瞳孔变化，评估患者有无急性左心力衰竭及颅内压增高表现。

4．遵医嘱给予速效降压、脱水、镇静剂，并密切观察疗效和副作用。①硝普钠或硝酸甘油：硝普钠给药过程中应避光，严密监测血压，根据血压调整给药速度；观察有无心动过速、面红、头痛、恶心等副作用。②脱水剂：常用20%甘露醇250ml快速静脉滴注，呋塞米20～40mg静脉注射。注意观察尿量，监测电解质，防止电解质紊乱。③镇静剂：常用哌替啶、地西泮或水合

氯醛，注意观察患者呼吸情况，防止呼吸抑制。

5. 患者出现意识障碍时，提供保护性措施，安置床护栏，防止患者坠床，备好压舌板防止患者抽搐时咬伤舌头。对昏迷患者应做好口腔护理，保持口腔清洁。

（四）用药护理

告知患者降压药应从小剂量开始，逐渐增加，不可自行增减或突然撤换药物；降压不宜过快，尤其对老年患者；改变体位时易出现体位性低血压，应注意防护；对于联合用药的患者更应做好监护和指导，减少每种药物的不良反应（表3-4-6），提高疗效。

表 3-4-6　降压药不良反应及护理

药　名	主要不良反应	用药护理
利尿剂	低血钾和影响血脂、血糖、血尿酸代谢	监测电解质，糖尿病、高脂血症、痛风者禁用排钾利尿剂。肾衰竭者禁用保钾利尿剂
β受体阻滞剂	支气管痉挛，心动过缓、乏力、四肢发冷	用药期间嘱患者勿饮酒，监测患者的心率、脉搏、血压和呼吸的变化，如心率＜55次/分，或伴有眩晕等症状，或出现房室阻滞，应报告医生减量或停用，但应避免突然撤药
钙通道阻滞药	踝部水肿，头痛，潮红	用短效制剂注意观察有无头痛、头晕、面色潮红、下肢水肿等现象；注意监测血压、心率
血管紧张素转化酶抑制药	咳嗽，血钾升高，血管神经性水肿	应用ACEI前停用利尿剂或开始宜用小剂量；宜在饭前服；注意有无咳嗽症状，出现持续性咳嗽，应告诉医生及时调整药物；注意监测血钾、肾功能、血压
血管紧张素Ⅱ受体阻滞剂	血钾升高，血管性神经水肿（少见）	监测血钾，注意观察有无高血钾症状
硝普钠	恶心、呕吐、肌肉抽搐、出汗、头痛、心悸、皮疹、甲状腺功能抑制、氰化物中毒	用药过程中要严密监测血压和心率，最好使用输液泵控制滴速；注意避光，现配现用，液体配制后无论是否用完，需6～8h更换；交代患者不要调节滴速，体位改变时动作宜缓慢，防止体位性低血压；长期用药者应监测血氰化物浓度，防止氰化物中毒
硝酸甘油	低血压、头胀、头痛、面色潮红、心率加快	用药时从小剂量开始，严格控制输液速度；指导患者改变体位时动作缓慢，防止意外发生

（五）心理护理

根据患者不同的性格特征给予指导，训练自我控制的能力，提高战胜疾病的信心。高血压患者多有焦虑、抑郁、乐观、麻痹的心理。应抓住一切机会倾听患者内心感受，指导其学会调控自己的情绪，保持积极乐观、平和的态度，减少不良心理因素的作用。对于焦虑、抑郁者应向其多解释，学会放松。对于乐观、麻痹者应向其介绍高血压的危险性，增强患者对高血压的认识，积极配合治疗。同时，指导家人给患者理解、支持。

【健康指导】

（一）疾病知识指导

正确引导患者及家属认识高血压的危险因素、治疗方法，让患者了解控制血压的重要性以及终生治疗的必要性。耐心向患者解释改变生活方式的重要性，使之理解其治疗的意义。

（二）生活方式指导

保持规律的生活方式，避免刺激血压升高的各种因素。坚持低盐、低脂、低胆固醇、高维生素、高纤维素饮食，避免辛辣刺激性食物，少量多餐，戒烟限酒。控制体重。保持排便通畅。冬季防寒保暖。指导患者运动要循序渐进，不宜进行剧烈运动，忌猛躺、猛坐、猛蹲、猛站，避免血压突然变化发生晕厥和加重心脏负担。保持情绪稳定，睡眠充足。

（三）用药指导

让患者及家属了解药物的名称、剂量、注意事项和不良反应，指导患者在服药期间，避免突

然站立造成体位性低血压而出现一过性晕厥和摔伤。告知患者定时服用，如要调整剂量需有医生的指导，避免血压大幅波动或反跳。

（四）定时监测、复查

向患者说明长期监测血压的重要性，并教会家属和患者正确使用血压计测量血压和了解注意事项。血压达标者，每3个月随访1次；血压未达标者，建议每2~4周随访1次；定期全身检查。

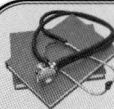

高血压病是指病因尚未明确，以循环动脉压高于正常为主要临床表现的一种独立疾病。是我国人群脑卒中和冠状动脉性心脏病发病及死亡的主要危险因素。高血压早期症状为头晕、头痛、心悸、失眠、紧张，以后可逐渐累及心、脑、肾器官。所有的高血压患者均应根据血压水平、合并的心血管危险因素、靶器官损害和相关的临床状况做出危险分层。控制高血压最有效的方法是合理的药物治疗配合健康的生活方式。降压药物有利尿剂、β受体阻滞剂、钙离子拮抗药、血管紧张素转化酶抑制药、血管紧张素Ⅱ受体拮抗剂，需根据病情个体化治疗，从小剂量开始，平稳降压，终身治疗，避免频繁换药。护理重点是药物和生活方式的健康指导。

（李　兵　周群香）

第五节　冠状动脉粥样硬化性心脏病患者的护理

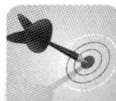

通过本节内容的学习，学生应能

识记：

描述冠心病、心绞痛和心肌梗死的定义，陈述冠心病的危险因素、临床分型，概述心绞痛和心肌梗死的实验室检查。

理解：

解释心绞痛和心肌梗死的发病机制、临床表现和治疗要点，并能区别心绞痛和心肌梗死。

运用：

指导冠心病患者合理用药，并能及早发现冠心病心肌梗死并进行抢救配合；能对冠心病患者进行饮食、活动与休息、控制血压等健康指导。

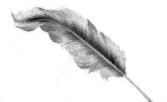

一、概述

冠状动脉粥样硬化性心脏病（coronary atherosclerotic heart disease）是指冠状动脉粥样硬化

使血管腔狭窄或阻塞，导致心肌缺血、缺氧甚至坏死而引起的心脏病。它和冠状动脉功能性改变（痉挛）导致的心肌缺血、缺氧性心脏病一起，统称冠状动脉心脏病（coronary heart disease，CHD），简称冠心病，亦称缺血性心脏病。在我国，本病好发于 40 岁以上的男性，脑力劳动者多见。其临床表现轻重不等，轻者可无症状，重者可导致猝死。

【病因】 冠心病的病因目前尚未完全确定。其发生可能与下列因素（即危险因素或易患因素）有关，与脂血异常（尤其是高胆固醇血症）、高血压、糖尿病和糖耐量异常、年龄和性别、肥胖、吸烟、缺少体力活动、性格以及遗传因素等有关。

【临床分型】

1．根据冠状动脉病变的部位、范围及病变严重程度、心肌缺血程度分类　1979 年 WHO 将冠心病分为 5 种类型：即无症状性心肌缺血、心绞痛、心肌梗死、缺血性心肌病、猝死。以上五种类型可单独出现，也可合并出现。

2．根据临床发病特点和治疗原则分类　分为急性冠状动脉综合征（acute coronary syndrome，ACS）与慢性冠状动脉疾病（chronic coronary artery disease，CAD）两大类。前者包括不稳定型心绞痛、非 ST 段抬高性心肌梗死、ST 段抬高性心肌梗死和猝死。后者包括稳定型心绞痛、无症状性心肌缺血、缺血性心力衰竭（即缺血性心肌病）和冠状动脉正常的心绞痛（如 X 综合征）。

二、心绞痛

心绞痛（angina pectoris）是指冠状动脉供血不足，导致心肌急剧的、暂时性的缺血与缺氧所引起的临床综合征，以发作性胸痛为主要临床特点。心绞痛根据病情轻重，可分为稳定型心绞痛与不稳定型心绞痛。本节重点介绍稳定型心绞痛。

【病因与发生机制】 基本原因是冠状动脉粥样硬化引起管腔狭窄和（或）痉挛。当冠状动脉病变导致管腔狭窄或扩张性减弱时，一旦心脏负荷突然增加，如体力劳动、劳累、情绪激动、寒冷、饱餐、吸烟以及急性循环衰竭等使心肌耗氧量增加时，心肌对血液的需求增加，而冠状动脉的供血不能相应增加，引起心肌急剧、暂时缺血缺氧，导致心脏自主神经受刺激而引起疼痛。

【临床表现】

1．症状　以发作性胸痛为主要临床表现，其疼痛的特点为：①部位——主要在胸骨体中上段后方或心前区，可放射至左肩、左臂内侧达环指和小指，或至颈、咽或下颌部；②性质——常为压迫、发闷或紧缩性，也可有烧灼感；③持续时间——一般疼痛持续 3～5min，很少超过 15min；④缓解方式——休息或含服硝酸甘油可缓解；⑤诱因——体力劳动、情绪激动、饱食、寒冷、吸烟、心动过速、休克等。

2．体征　心绞痛发作时常见心率加快、血压升高，有时出现第四或第三心音奔马律，可有暂时性心尖部收缩期杂音，第二心音可有逆分裂，可出现交替脉。

【辅助检查】

1．心电图检查　发作时，多数稳定型心绞痛心电图有短暂性心肌缺血表现（ST 段压低＞0.1mV，T 波低平、倒置或双向等）（图 3-5-1）。若发作时有 ST 段抬高提示变异型心绞痛（图 3-5-2）。若稳定型心绞痛发作时无 ST-T 改变者，可作心电图负荷试验如平板或踏车试验，激发心肌缺血症状和心电图表现，若诱发了心绞痛或 ST 段压低≥0.1mV，持续 2min 者即可诊断。有条件者可行 24h 动态心电图监测。

2．冠状动脉造影　是确诊冠心病最可靠的依据，是公认的金标准。通过冠状动脉造影，可以明确冠状动脉病变部位、狭窄程度、分支走向等。

【治疗要点】 治疗主要目的是预防心肌梗死和猝死，改善生存；减轻症状和缺血发作，改善生活质量。

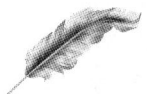

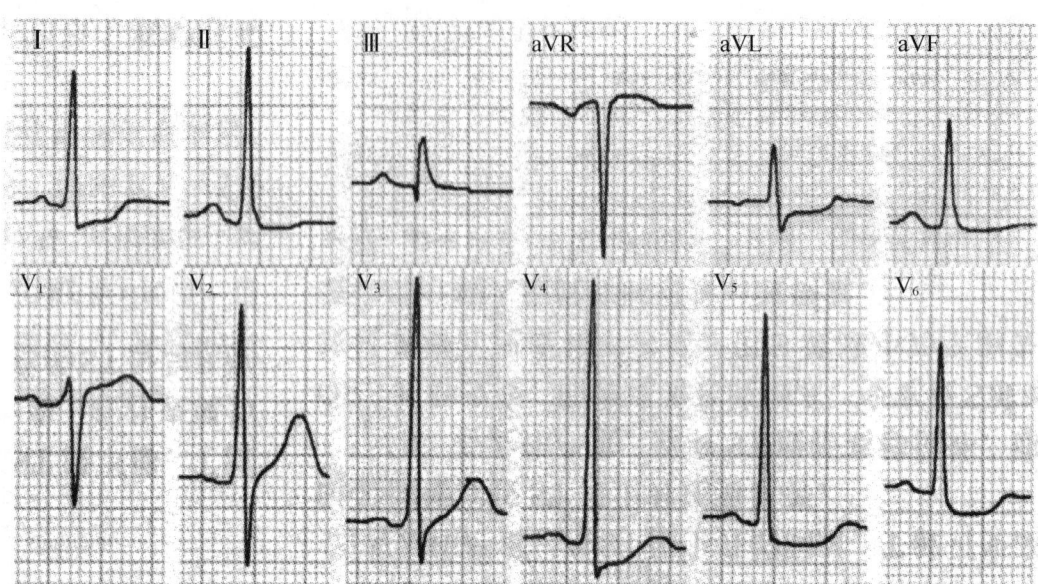

图 3-5-1 典型心绞痛（发作时）

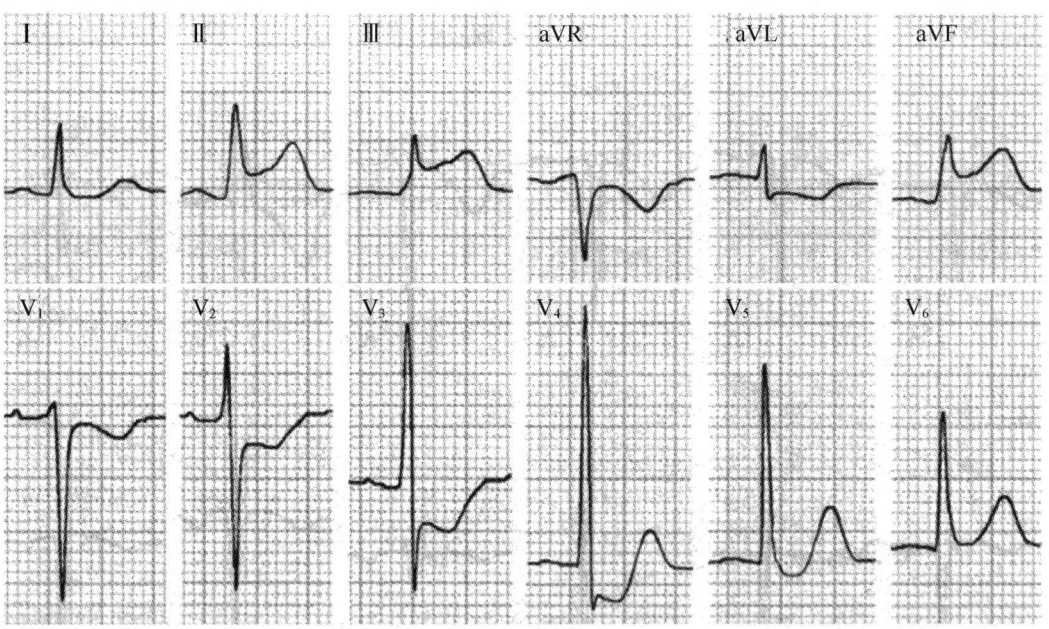

图 3-5-2 变异型心绞痛（发作时）

（一）发作时的治疗

1．休息 发作时应立即就地休息，以减轻心肌耗氧量，缓解疼痛。

2．药物治疗 选用作用较快的硝酸酯制剂，既可扩张冠状动脉，增加冠状动脉血流量，又可扩张周围血管，减轻心脏负荷，从而缓解心绞痛。常用药物有：①硝酸甘油，0.3～0.6mg，舌下含服，1～2min 起效，药效可持续 15～30min。②硝酸异山梨醇酯（消心痛），每次剂量 5～10mg，舌下含服，2～5min 见效，作用持续 2～3h。这类药物可扩张冠状动脉，减轻心脏前、后负荷，增加冠状动脉的血流量，从而缓解心绞痛。变异型心绞痛以钙离子阻滞剂为首选。

（二）缓解期的治疗

1．一般治疗 尽量避免各种诱发因素。

2．药物治疗 使用作用持久的抗心绞痛药物，预防心绞痛的发作。常用药物有：

（1）硝酸酯类制剂：为内皮依赖性血管扩张剂，通过减少心肌需氧量和改善心肌血流灌注而起作用。常用长效硝酸酯类药物（表3-5-1）对预防夜间心绞痛发作尤为适用。

表3-5-1 常用硝酸酯类药物

药物名称	使用方法剂型	剂量	用法
硝酸甘油	舌下含服	0.5～0.6mg	一般连用不超过3次，每次间隔5min
	喷雾剂	0.4mg	15min内不超过1.2mg
	皮肤贴片	5mg	每日1次，注意定时揭去
二硝酸异山梨酯	普通片	10～30mg	每日3～4次口服
	缓释片或胶囊	20～40mg	每日1～2次口服
单硝酸异山梨酯	普通片	20mg	每日2次口服
	缓释片或胶囊	40～60mg	每日1次口服

（2）β受体阻滞剂：通过减慢心率、降低血压、降低心肌收缩力而减少心肌耗氧量。目前常用药物有美托洛尔（倍他乐克）、阿普洛尔（心得舒）。

（3）钙通道阻滞药：通过扩张冠状动脉，解除冠状动脉痉挛，抑制心肌收缩，减少心肌耗氧量；扩张周围血管，减轻心脏负荷；降低血液黏度，抗血小板聚集，改善心肌微循环。更适合同时有高血压的患者。常用药物有维拉帕米（异搏定）、硝苯地平（心痛定）。

（4）其他药物：如调血脂药、曲美他嗪、中医中药等治疗。

3．非药物治疗 ①运动锻炼疗法：适度谨慎的运动锻炼有利于促进侧支循环形成，提高机体的活动耐受力。②血管重建治疗：主要包括经皮腔内冠状动脉成形术（PTCA）及冠状动脉旁路移植术（CABG）。③增强型体外反搏治疗：减少心绞痛发作，改善心肌缺血。

【常用护理诊断/问题】

1．疼痛：胸痛 与心肌缺血、缺氧有关。

2．活动无耐力 与心肌氧的供需失调有关。

3．知识缺乏：缺乏控制诱因及预防复发用药知识等有关。

4．潜在并发症：心肌梗死等。

【护理措施】

（一）一般护理

1．休息与活动 ①发作时，立即停止活动，稳定型心绞痛给予休息，而不稳定型心绞痛者予卧床休息1～3d。②缓解期，保证充足的睡眠。根据患者的活动能力制订合理的活动计划，鼓励参加适当的体力劳动和体育锻炼，活动量以不引起心绞痛为宜，必要时进行预防性用药，并观察和处理活动中的不良反应。

2．饮食护理 选择低盐、低脂、低胆固醇，富含维生素，清淡、易消化的食物，少量多餐，进食不宜过饱，以免加重心肌缺血、缺氧而诱发心绞痛。具体饮食：①低盐，一般予食盐＜4g/d，若合并心力衰竭食盐量还要减少；②低脂，禁食动物内脏、鱿鱼、墨鱼、牡蛎、鱼子、蟹黄、蛋黄等，以食用植物油如菜油、茶油等为主；③控制摄入总热量，限制含糖食物摄入，避免甜食，如含糖较高的糖果、糕点或饮料；④多食纤维素含量较高的蔬菜与水果，⑤饮食要有规律性，如定时进餐，少食多餐，细嚼慢咽，避免暴饮暴食，戒烟限酒。

3．保持排便通畅 因便秘时，患者用力排便可诱发心绞痛，故应保持排便通畅。如有便秘者首选口服润肠通畅药物润肠通便，无效可选用开塞露或通便灌肠。

（二）病情观察

1．观察心绞痛的持续时间、严重程度、诱发原因、对休息与硝酸甘油的反应以及生命体征的变化。

2. 心电监护：不稳定型心绞痛患者入院后应立即进行心电监护，并观察其心电图及心肌酶、心肌坏死标志物的变化。以便及时发现心肌梗死。

3. 用药护理

（1）硝酸甘油类：含服硝酸酯类药时，不可整片吞服。部分患者可出现颜面潮红、头痛、头胀与心悸等症状，这是药物扩张头面部血管所致，一般数次后自行消失，不必停药。静脉滴注硝酸甘油时应注意观察血压、脉搏的变化，并根据血压调节输液速度。严禁患者或家属擅自调节输液速度，以防止低血压发生而加重病情。初次服用应注意变换体位时应缓慢，不宜站立过久，以防止体位性低血压的发生。青光眼、低血压者忌用此类药物。

（2）β受体阻滞剂：与硝酸酯类合用有协同作用，使用时宜从小剂量开始，以免引起直立性低血压；低血压、心动过缓、二度以上房室传导阻滞者不宜应用。

（3）钙通道阻滞药：主要不良反应有头晕、恶心、呕吐、乏力、血压下降等，目前推荐使用控释、缓释或长效制剂。

（四）心理护理

与患者多沟通，树立正确的人生观，应保持心情舒畅，心胸豁达，改变急躁易怒、争强好胜的性格。劝导家人多给予理解和支持。

【健康指导】

1. 疾病知识宣教　让患者知道有病早治，有疾病先兆时积极治疗的重要性。告知患者冠心病的易患因素及预防的方法；指导患者积极参与预防保健。有高血压病、高血脂、糖尿病等疾病应积极治疗。掌握心绞痛发作时的缓解方式，病情变化时，如疼痛加重、发作次数增多、持续时间延长、休息或含硝酸甘油药不能缓解时，应立即就医。

2. 生活方式指导　指导患者合理营养饮食，避免饱餐；保持情绪稳定，心态平和；避免劳累，注意保暖，避免用力排便，戒烟限酒，控制体重等。适当的体力活动，以提高活动耐力，促进心脏侧支循环建立；活动以不发生症状为度，避免竞技性活动和屏气用力动作。

3. 用药指导　嘱患者坚持按医嘱用药，自我监测药物的不良反应。外出时应携带硝酸甘油应急，以防意外。硝酸甘油遇光易分解，故应存放在棕色瓶中，最好每半年更换一次新药。

三、心肌梗死

心肌梗死（myocardial infarction，MI）是在冠状动脉病变的基础上发生的冠状动脉供血急剧减少或中断，使相应的心肌严重而持久地缺血导致的心肌缺血性坏死。急性心肌梗死（AMI）临床上表现为剧烈而持久的胸骨后疼痛、特征性心电图演变规律和心肌坏死标记物升高，易发生心律失常、心力衰竭和心源性休克等并发症，而危及生命。是急性冠状动脉综合征（ACS）的严重类型。

【病因及发病机制】　基本病因为冠状动脉粥样硬化（偶为冠状动脉栓塞、炎症、先天性畸形、痉挛等）导致管腔严重狭窄和心肌供血不足，而侧支循环未完全建立。在此基础上血管内粥样硬化斑块破溃，继而出血和血栓形成，使管腔闭塞，导致心肌血供进一步减少或中断，而产生相应心肌严重而持久的急性缺血，达>30min，即可产生急性心肌梗死。

促使粥样斑块溃破、出血及血栓形成的诱因有：饱餐、体力活动、情绪激动、血压升高、用力排便、交感神经兴奋性过高（上午6～12点人体交感神经兴奋性高）、休克、脱水、出血、血液浓缩、严重心律失常以及外科手术等。

【临床表现】　其症状的轻重取决于心肌梗死范围的大小、部位、侧支循环情况等。多数患者在发病前数日有胸部不适、乏力、活动时心悸、气急、烦躁、心绞痛等前驱症状。心绞痛发作较以往频繁、程度较重、持续较久、硝酸甘油疗效差、诱发因素不明显。

1. 症状

（1）胸痛：是最早出现、最突出的症状，发病时大多无明显诱因。疼痛部位和性质与心绞痛

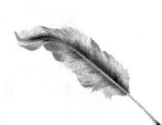

相同，但发病时大多无明显诱因，程度更重，持续时间30min以上，甚至达数小时或数天，休息或含用硝酸甘油不能缓解，多伴烦躁不安、出汗、恐惧，或有濒死感。少数患者无疼痛，开始即表现为休克或急性心力衰竭。部分患者疼痛位于上腹部，被误认为急腹症。

（2）全身症状：一般在疼痛发生后24～48h出现发热、白细胞增高和红细胞沉降率增快等表现，主要由坏死物质被吸收所引起。体温一般在38℃左右，持续约1周。

（3）胃肠道症状：疼痛剧烈时常伴有频繁的恶心、呕吐和上腹胀痛，与迷走神经受坏死心肌刺激、心排血量降低、组织灌注不足等有关。重症者可发生呃逆。

（4）心律失常：见于75%～95%的患者，多发生在起病的1～2天内，24h内最多见。以室性心律失常最多见，尤其是室性期前收缩。呈频发（6次/分以上）、成对出现或呈短阵室性心动过速、多源性或呈R-on-T现象，常为心室颤动的先兆，室颤是AMI是入院前主要的死因。前壁心肌梗死易发生室性心律失常，下壁心肌梗死易发生房室传导阻滞。

（5）心力衰竭：发生率为32%～48%。主要是急性左心衰竭，可发生于最初几天内，或在疼痛、休克好转阶段出现，为心肌梗死后心脏舒缩功能显著下降或不协调所致。

（6）低血压和休克：发生率为20%左右，休克多在起病后数小时至1周内发生，主要为心源性休克，因心肌广泛（40%以上）坏死，心排血量急剧下降所致。

2．体征　除极早期血压有升高现象，几乎所有患者血压较发病前下降。脉搏多加快，也可减慢。心尖区第一心音减弱，可出现第四心音。若心尖区出现粗糙性收缩期杂音提示左室乳头肌功能失调或断裂；若出现心包摩擦音提示反应性心包炎。

3．并发症　可出现乳头肌功能失调或断裂、心脏破裂、动脉栓塞、左室室壁瘤以及心肌梗死后综合征等。

（1）乳头肌功能失调或断裂：二尖瓣乳头肌因缺血、坏死等使收缩功能发生障碍，造成不同程度的二尖瓣脱垂和关闭不全。心尖区出现收缩中晚期喀喇音和吹风样收缩期杂音，重者发生心力衰竭。

（2）室壁瘤：主要见于左心室。体格检查可见左心界扩大，心脏搏动较广泛，可有收缩期杂音。心电图ST段持续升高。

（3）栓塞：左心室附壁血栓脱落引起脑、肾、脾、四肢等动脉栓塞。下肢静脉血栓形成并部分脱落导致肺动脉栓塞。

（4）心脏破裂：少见，常在起病1周内出现，多为心室游离壁破裂，造成心包积血，引起急性心脏压塞而猝死。

（5）心肌梗死后综合征：心肌梗死后数周至数月内出现，可反复发生，表现为心包炎、胸膜炎或肺炎。

【辅助检查】

（一）心电图

1．特征性改变

（1）ST段抬高型MI的心电图特点为：①病理性Q波在心肌坏死区的导联出现。②相应导联的ST段抬高呈弓背向上型。③T波倒置出现于心肌缺血和坏死区的导联，提示透壁性MI。（图3-5-3）

（2）非ST段抬高型MI的心电图特点为：①无病理性Q波。②普遍性ST段压低≥0.1mV（aVR、V1导联ST段抬高）。③T波低平或倒置，提示心内膜下MI。

2．动态性改变　ST段抬高型心肌梗死，在面对坏死区的导联上表现为：①起病数小时内，可无异常或出现异常高大两支不对称的T波，为超急性期改变。②数小时后ST段明显抬高，弓背向上，与直立的T波连成单向曲线，为急性期改变。③数小时至2天内出现病理性Q波。④抬高的ST段可在数日至2周恢复正常基线水平。T波逐渐变平或倒置，为亚急性期改变。⑤数周

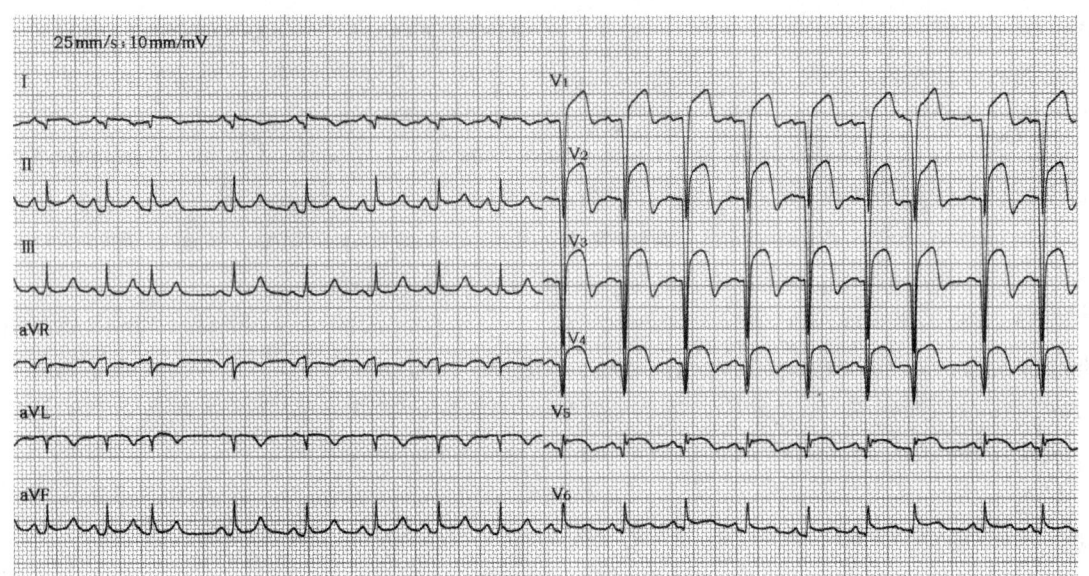

图 3-5-3 急性广泛前壁心肌梗死

或数月后,T 波呈 V 字形倒置,两支对称,为慢性期改变。

3. 定位判断　临床上可根据出现上述特征性改变的导联数来判断 ST 段抬高型 MI 的部位和范围(表 3-5-2)。

表 3-5-2　心肌梗死的定位诊断

心电图特征性变化的导联	提示心肌梗死部位	心电图特征性变化的导联	提示心肌梗死部位
V_1 V_2 V_3	左室前间隔	avL	左室高侧壁
V_3 V_4 V_5	左室局限前壁	Ⅱ Ⅲ avF	左室下壁
V_1 V_2 V_3 V_4 V_5	左室广泛前壁	V_7 V_8 V_9	左室后壁
V_5 V_6 V_7 Ⅰ avL	左室前侧壁		

(二)心肌坏死标记物检测

临床上主要检测肌红蛋白、肌钙蛋白 I 或 T(cTnI、cTnT)和肌酸激酶同工酶(CK-MB)。其中 cTnI 和 cTnT 不仅敏感性高,特异性也很高。肌红蛋白在 AMI 后出现最早,敏感性高,但特异性较低,CK-MB 虽不如 cTnI、cTnT 敏感,但对于早期(< 4h)AMI 的诊断具有较重要价值。(表 3-5-3)

表 3-5-3　心肌坏死标志物

心肌酶	肌红蛋白	肌钙蛋白		CPK-MB
		cTnI	cTnT	
开始出现时间	1~2h	23h	33h	2~4h
100% 敏感时间	4~8h	2~4h	2~4h	6~10h
达到高峰时间	4~8h	8~12h	8~12h	6~12h
恢复正常时间	0.5~1d	5~10d	5~14d	2~4d

(三)其他检查

1. 超声心动图检查　可了解心室各壁的运动情况,评估左心室梗死面积,测量左心功能,诊断室壁瘤和乳头肌功能不全,为临床治疗及判断预后提供重要依据。

2. **放射性核素检查** 可显示心肌梗死的部位与范围,观察左室壁的运动和左室射血分数,有助于判定心功能、室壁运动失调或室壁瘤。

3. **血液检查** 白细胞计数增高,红细胞沉降率增快,可持续 1～3 周。

表 3-5-4 心绞痛与心肌梗死的区别

项目		心绞痛	心肌梗死
症状	疼痛		
	①部位	胸骨上、中段后	相同,可在上腹部
	②性质	压榨性或窒息性	相同,更剧烈
	③诱因	劳力、情绪激动、受寒、饱食	不一定有
	④时限	短,1～5min 或 15min 内	较长,数小时或数天
	⑤硝酸甘油疗效	显著缓解	作用较差
	气喘或肺水肿	极少	常有
	发热	无	常有
体征	血压	升高或无改变	降压或发生休克
	心包摩擦音	无	可有
辅助检查	血象	正常	常有白细胞增多
	红细胞沉降率	正常	常增快
	心肌坏死标志物	无增高	常增高
	心电图	多有 ST 段下移,T 波倒置	多有病理性 Q 波,ST 段抬高,T 波倒置

【**治疗要点**】 治疗原则是尽快恢复心肌的血液灌注,以挽救濒死心肌,防止梗死扩大或缩小心肌缺血范围;保护和维持心脏功能,及时处理严重心律失常、泵衰竭和各种并发症,防止猝死。

(一)一般治疗

1. **休息** 急性期绝对卧床休息,防止各种不良刺激。
2. **心电监护** 急性心肌梗死应置于冠心病监护病房(CCU)进行常规心电监护 1～3 天,主要目的是及时发现与处理致命性心律失常及恶性心律失常。
3. **氧疗** 鼻塞吸氧或面罩吸氧,应使 SaO_2 或 $SPO_2 > 95\%$。
4. **解除疼痛** 一般选用哌替啶或吗啡镇痛。
5. 常规使用阿司匹林抗血小板聚集。

(二)心肌再灌注

起病 3～6h 内,最多不超过 12h,使闭塞的冠状动脉再通,心肌得到再灌注,濒临坏死的心肌可能得以存活或使坏死范围缩小,对梗死后的心肌重塑有利,改善预后。

1. **经皮冠状动脉介入治疗**(percutaneous coronary intervention,PCI) 有条件的医院,对具备适应证的患者应尽快施行直接 PCI,可获得较好治疗效果。
2. **溶栓疗法** 静脉溶栓如无禁忌证(近期有出血性疾病或目前有出血倾向、出血性卒中、血压过高、新近手术、活动性溃疡、严重肝肾功能不全等禁忌),应立即(就诊 30min 内)行溶栓治疗。常用药物有:尿激酶(urokinase,UK)30min 内静脉滴注;链激酶(streptokinase,SK)60min 内静脉滴注;重组组织型纤维蛋白溶酶原激活物(rt-PA)在 90min 内静脉滴注。Rt-PA 使用前须先用肝素。溶栓药物一般只给一次剂量,不再用药维持。但可继续行抗凝治疗 48～72h。

(三)消除心律失常

心肌梗死后的室性心律失常可引起猝死,必须及时消除。首选利多卡因静脉滴注,必要时可 5～10min 后重复,直至室性期前收缩控制,继之以 1～3mg/min 的速度静脉滴注维持。发生心

室颤动时,应立即行非同步直流电复律。发生二度或三度房室传导阻滞时,应尽早使用经静脉右心室心内膜临时起搏治疗。

> **知识链接**
>
> 主动脉内球囊反搏(IABP)是通过动脉系统植入一根带一定容积的球囊导管,主动脉内球囊导管与体外压力泵相连,内部填充氦气 slJ 用 I-ABP 与心脏的心动周期同步运行引发有效的血流动力学变化,达到降低左室前后负荷,提高主动脉内舒张压,增加冠状动脉灌注,改善心肌功能的作用。IABP 在临床上的应用,极大地提高了心源性休克、心力衰竭及低心排血量综合征的生存率。近年来,已成为目前使用最广泛的心脏辅助装置之一。

(四)控制休克

急性心肌梗死合并的休克多为心源性休克,应在心脏血流动力学监测条件下进行抗休克治疗,如补充血容量、应用升压药、血管扩张剂、纠正酸中毒、避免脑缺血、保护肾功能等进行综合治疗。有条件者也可考虑用主动脉内球囊反搏术进行辅助循环,行选择性冠状动脉造影,随即施行介入治疗或冠状动脉旁路移植术。

(五)治疗心力衰竭

多为急性左心衰竭,起病 24h 内禁用洋地黄类药物,可予多巴胺、多巴酚丁胺等药物进行强心治疗,其他与急性左心衰竭治疗相似。

(六)其他治疗

1. **抗凝疗法** 静脉溶栓后可配合使用肝素,但一般不主张单独使用,有禁忌证者应禁用。先用肝素或低分子肝素,维持凝血时间在正常的 2 倍左右,继而口服氯吡格雷或阿司匹林。

2. **极化液疗法** 氯化钾 1.5g、胰岛素 8~12U 加入 10% 葡萄糖溶液 500ml 静脉滴注,有助于恢复心肌细胞膜极化状态、改善心肌收缩功能、减少心律失常。

3. **β受体阻滞剂和钙离子阻滞剂** 对伴有交感神经功能亢进者,早期使用可防止心肌梗死范围扩大,可明显改善预后,但低血压、休克、心力衰竭者禁用。

4. **血管紧张素转化酶抑制药(ACEI)和血管紧张素Ⅱ受体阻滞剂** 起病早期小剂量应用,有助于改善恢复期心肌的重构,降低心力衰竭的发生率。

> **知识链接**
>
> 过去,很多严重的心脏病患者只能把治愈的希望寄托在心脏移植上。但是现在,有一种新的治疗方法,将患者本人的具有再生能力的肌细胞注入心脏,从而使坏死的心肌细胞重新复活,这种技术给心脏病患者带来了希望。这种肌细胞注入技术的过程是先从患者大腿肌肉中提取一些具有再生肌细胞能力的休眠细胞,然后将这些细胞进行培养,这个过程大约需要 21 天,将培养出的约 8 亿至 9 亿个肌细胞注入心脏坏死部分,使坏死部分心脏的功能得到恢复。一般几周后,患者的病情就可有明显改善。目前已经安全地用这种技术做了心脏手术的患者,没有发现任何排斥现象。

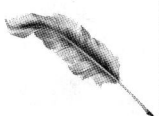

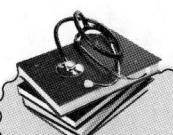

案例 3-4

男性，60岁。患者一个月前曾在酒后出现胸痛，心慌、气短，持续约10min自行缓解，未予诊疗。2h前患者散步时突然出现心前区剧烈疼痛，呈持续性压榨性疼痛，伴有恶心、呕吐，大汗淋漓，有濒死感，自己连续舌下含服3片硝酸甘油疼痛仍不缓解，而急诊入院。既往有高血压病史5年，间断服用"尼群地平"；吸烟30年，每日一包，喜饮酒。查体：BP90/60mmHg，P110次/分，R20次/分。面色苍白，出汗，表情紧张。HR110次/分，律不齐，偶有早搏（2次/分），心尖部第一心音减弱。门诊心电图示V_{1-5}导联Q波宽而深，ST段弓背向上抬高。请问本例患者胸痛是何原因？主要的护理问题是什么？如何护理呢？如何对患者进行健康指导？

【常用护理/问题】

1. 疼痛：胸痛　与急性心肌严重缺血坏死有关。
2. 焦虑/恐惧　与担心疾病预后及剧烈胸痛难以忍受导致的濒死感有关。
3. 活动无耐力　与心肌坏死导致心肌氧的供需失调有关。
4. 有便秘的危险　与进食少、活动少、不习惯床上排便有关。
5. 潜在并发症：猝死、心源性休克、急性心力衰竭。

【护理措施】

（一）一般护理

1. 休息与活动　急性期绝对卧床休息，无并发症者至少12h，有并发症者至少1周，绝对卧床休息期间患者的一切日常生活所需如洗漱、进食、翻身、床上排便等均由护士协助完成。保持病室安静、限制探视，保证患者充足的睡眠，以减轻心脏负荷，减少心肌耗氧。病情稳定无并发症者可根据患者的具体情况制订休息活动计划，从小运动量活动开始逐渐增加，绝对卧床休息期间护士可予患者做四肢关节的被动运动，病情稳定后再过渡至坐起、床边活动、室内活动，最后室外活动。实施时应根据患者对活动的反应加以调整，以活动不引起心悸、胸痛和疲劳为度。

（1）饮食护理：给予低盐、低脂、低胆固醇、低热量、高维生素及高纤维素饮食，避免刺激性饮食（如浓茶、咖啡、辣椒、过冷及过热食物）与产气食物（如汽水、啤酒、马铃薯等），禁烟酒。一般第一天进流质饮食，随后给予半流质饮食，2~3d后予软食。

（2）氧疗：所有患者入院后应间断或持续给予面罩或鼻导管吸氧，氧流量一般为2~4L/min。吸氧可提高血氧饱和度，减轻心肌缺氧，从而减轻胸痛。

（3）保持大便通畅：急性心肌梗死由于绝对卧床休息、进食不多、使用吗啡等药物易引起便秘，若用力排便易诱发心力衰竭、心搏骤停等严重并发症，因此，必须高度重视排便护理。指导患者按时排便，多食含纤维素高的蔬菜水果，适当饮水，有便秘者给予酚酞片等缓泻剂，必要时通便灌肠，切忌用力排便。

2. 病情监测　心肌梗死急性期患者送入CCU，前1~3d持续监测心电图、血压、呼吸、血氧饱和度等，及时发现生命体征的变化。有急性心力衰竭、心源性休克者还要连续监护心脏血流动力学如血压、中心静脉压、肺毛细血管楔压、动脉血气分析及尿量等项目。

3. 疼痛护理　疼痛可使交感神经兴奋性增加，心肌耗氧增加，使心肌梗死范围扩大，易诱发心源性休克或急性心力衰竭或严重心律失常等严重并发症，因此，必须尽早止痛。一般使用哌替啶或吗啡止痛，然后遵医嘱静脉滴注硝酸甘油维持治疗，使用哌替啶或吗啡时需注意观察有无

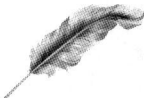

呼吸抑制、血压下降现象，否则及时停用。

4. 溶栓护理

（1）溶栓前护理：注意询问近期有无活动性出血、近期大手术或外伤、脑卒中、消化性溃疡、严重肝肾功能不全病史等溶栓禁忌证。做12导联心电图检查，做好出、凝血时间与凝血酶原时间检查，建立静脉通道，遵医嘱迅速准确配制静脉溶栓药物并输注。

（2）溶栓中护理：注意观察溶栓效果，观察用药后有无寒战、发热、皮疹等反应，如果发生，给予抗过敏治疗；观察有无皮肤、黏膜与内脏出血等出血倾向，一旦出血严重立即终止治疗，且给予相应处理。

（3）溶栓后护理：3h内每30min复查1次心电图，注意有无再灌注心律失常。继续观察有无出血、过敏情况。了解疼痛缓解情况，关注心电图、酶学改变情况，以判断溶栓是否成功。溶栓再通的判断指标：①直接指征：冠状动脉造影观察再通情况；②间接指征：胸痛2h内基本消失、心电图ST段于2h内回降＞50%、血清CK-MB峰值提前出现（14h以内）、2h内出现再灌注性心律失常等。

5. **心理护理** 入院24h应专人护理，陪伴在病床边，以增强患者的心理安全感，同时通过言语进行心理安慰，帮助患者树立信心。

【健康指导】

1. **疾病知识指导** 告知患者与家属心肌梗死易患因素及预防知识，积极治疗相关疾病。注意避免寒冷预防感冒。

2. **生活方式指导** 向患者介绍饮食治疗的意义是达到合理膳食、均衡营养、保持理想体重。养成良好的生活习惯，起居要规律，保持排便通畅。根据患者心功能情况与体力情况，与患者一起制订一个适合患者的运动方式以及运动的时间、频率、强度，有计划有步骤地进行康复活动。避免精神紧张、情绪激动与劳累，以防心血管事件发生。

3. **用药指导**：让患者明确用药特点及用药原则，熟知主要药物的药理作用、观察项目与可能发生的不良反应，以达到合理用药，增加疗效。

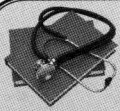

小 结

心绞痛是由暂时性心肌缺血引起的以胸痛为特征的临床综合征，表现为心前区短暂性、发作性压榨性疼痛，一般持续3～5min，经休息或含服硝酸甘油可缓解，心电图表现为ST段下移，T波倒置。治疗与护理的关键是控制心绞痛发作，预防再发。

心肌梗死是由冠状动脉闭塞，血流中断，使部分心肌因严重的持久性缺血而发生局部坏死。表现为剧烈而较持久的胸骨后疼痛（持续至少＞30min），休息或含服硝酸甘油无效，可发生心律失常、休克或心力衰竭，血清心肌坏死物增高及特征性心电图变化。治疗与护理的关键是绝对卧床休息、镇痛、心电监护、血管再灌注、稳定情绪，防治各种并发症。

（李 兵 周群香）

第六节 心脏瓣膜病

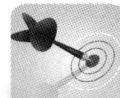

学习目标

通过本节内容的学习，学生应能

识记：
复述心脏瓣膜病的概念、常见病因、治疗要点。

理解：
解释四种心脏瓣膜病的发病机制、病理生理变化；区别四种瓣膜病的临床表现、特征性杂音。

运用：
对心脏瓣膜病患者进行正确的护理和预防风湿热或感染等健康指导。

心脏瓣膜病（valvular heart disease）是由于炎症、退行性改变、黏液样变性、先天性畸形、缺血坏死、创伤等原因引起单个或多个瓣膜结构或功能异常，导致瓣口狭窄和（或）关闭不全。心脏瓣膜病最常见的是风湿性心脏病（简称风湿性心脏病），是风湿性炎症所致的瓣膜损害，多发于 40 岁以下人群。

一、二尖瓣狭窄

二尖瓣狭窄（mitral stenosis）是风湿性心脏病中最常见的病变，最主要病因是风湿热，患者多有反复链球菌感染史如扁桃体炎、咽峡炎等，急性风湿热后，一般须 2～5 年以上时间形成二尖瓣狭窄。多数为女性。单纯二尖瓣狭窄占风湿性心脏病的 25%，二尖瓣狭窄伴二尖瓣关闭不全占 40%。但也有半数患者无急性风湿热史，或有先天性畸形、老年人二尖瓣环钙化、系统性红斑狼疮等。

【**病理解剖与病理生理**】 基本的病理变化为瓣叶和腱索的纤维化和挛缩，瓣叶交界面相互粘连。这些病变使瓣膜位置下移，严重者如漏斗状，漏斗底部朝向左心房，尖部朝向左心室。二尖瓣开放受限，瓣口面积缩小，血流受阻，从而引起一系列病理生理变化。正常成人二尖瓣口面积为 4～6 cm^2。瓣口面积减至 1.5～2.0 cm^2 为轻度狭窄；1.0～1.5 cm^2 为中度狭窄；小于 1.0 cm^2 为重度狭窄。二尖瓣狭窄使左心房压升高，导致肺静脉和肺毛细血管压相继升高，导致肺毛细血管扩张和淤血，产生急性肺水肿。长期的肺动脉压力增高，使右心室负荷过重，最终引起右心衰竭。

【**临床表现**】
1. 症状　一般二尖瓣中度狭窄始有临床症状。

（1）呼吸困难：为最常见、最早期的症状，在运动、情绪激动、妊娠、感染等情况下有诱发。随病情进展，出现夜间阵发性呼吸困难和端坐呼吸。

（2）咳嗽：较常见，多在夜间睡眠或劳动后出现，为干咳无痰或泡沫痰，并发感染时可有黏液痰或脓痰。咳嗽可能与支气管黏膜淤血水肿、并发感染或左心房增大压迫左主支气管有关。

（3）咯血：表现为痰中带血或血痰、大咯血、粉红色泡沫样痰。肺梗死时胶冻样暗红色痰等。

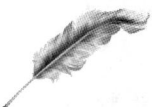

(4) 其他：左心房扩大及左肺动脉高压可压迫喉返神经引起声音嘶哑，压迫食管引起吞咽困难。部分患者有胸痛等不适。

2. 体征　颧赤唇绀呈"二尖瓣面容"。心尖部可触及舒张期震颤。心尖部有低调的隆隆样舒张中晚期杂音，局限，不传导，左侧卧位明显。心尖部如闻及第一心音亢进和开瓣音的出现，提示瓣膜弹性及活动度尚好；第一心音减弱或开瓣音消失则提示瓣叶钙化僵硬。右侧心力衰竭时可有肺动脉高压、右心室扩大及体循环淤血（颈静脉怒张、肝大、水肿）等体征。

3. 并发症

(1) 心房颤动：为最常见的心律失常，也是早期常见并发症，可能是患者就诊的首发症状。房颤可导致心力衰竭加重，出现严重呼吸困难、急性肺水肿。

(2) 急性肺水肿：为重度二尖瓣狭窄的严重并发症，致死率高。

(3) 血栓栓塞：发生率约20%，其中约80%合并房颤，栓子多来源于左心房伴房颤者，以脑栓塞最常见，外周动脉和内脏动脉亦可栓塞。

(4) 右心衰竭：为晚期常见并发症。

(5) 其他：感染性心内膜炎、肺部感染。

【辅助检查】

1. X线检查　轻度狭窄X线表现可正常。中、重度狭窄时，心影显示左心房增大，肺动脉段突出，心外形呈梨形（二尖瓣型），有肺淤血体征，晚期右心室扩大。

2. 心电图检查　窦性心律者可见二尖瓣型P波（P波宽度＞0.12s，有切迹），提示左心房扩大合并房颤。

3. 超声心动图检查　为确诊二尖瓣狭窄最敏感可靠的方法。二维超声心动图显示狭窄瓣膜的形态、活动度、瓣口面积。食管心脏超声有利于检出左心耳和左心房附壁血栓。彩色多普勒血流显像有助于测定血流及方向。

【治疗要点】

1. 一般治疗　预防性抗风湿治疗，长期甚至终身使用苄星青霉素120万U，每月肌注1次。轻度二尖瓣狭窄无症状者无需特殊治疗，避免剧烈体力活动。预防感染性心内膜炎；注意休息，呼吸困难者限制钠盐；避免诱发急性肺水肿的因素。

2. 处理并发症　①大咯血：安置患者于坐位，给予镇静剂，静脉注射利尿剂降低肺静脉压力。②急性肺水肿：与急性左心衰竭所致肺水肿相似。③心房颤动：控制心室率、恢复窦性心律和预防血栓。④预防栓塞：伴有房颤者应长期口服华法林抗凝，以防血栓形成或中风。

3. 介入与手术治疗　如经皮球囊二尖瓣成形术、二尖瓣分离术及人工瓣膜置换术等。

知识链接

2014年3月3日，美国心脏学会/美国心脏病学会（AHA/ACC）联合颁布了《2014年心脏瓣膜病患者管理指南》。新指南的最大亮点是参照心力衰竭的处理，对心脏瓣膜病进行分期，根据不同分期采取不同处理方式，分别是"危险期"（A期）、"进展期"（B期）、"无症状重度病变期"（C期）和"有症状重度病变期"（D期）。由于手术和经皮介入的风险已经明显下降，新指南降低了干预治疗的门槛，提早了干预时机。

二、二尖瓣关闭不全

二尖瓣关闭不全（mitral incompetence）主要病因是风湿热，非风湿性病因以腱索断裂最常见，其次是感染性心内膜炎、二尖瓣黏液样变性、缺血性心脏病等。二尖瓣关闭不全可单独存在，也可与二尖瓣狭窄并存。

【病理解剖与病理生理】 二尖瓣结构包括瓣叶、瓣环、腱索、乳头肌四部分，其中任何一个或多个部分结构异常或功能失调均可导致二尖瓣关闭不全。瓣叶损害以风湿性炎症最常见，可造成瓣叶纤维化、增厚、僵硬和缩短，使心室收缩时两瓣叶不能紧密接合。风湿性二尖瓣关闭不全患者约半数合并二尖瓣狭窄。单纯二尖瓣关闭不全主要累及左心房和左心室，较晚发生心功能不全，但一旦发生，病情发展迅速。当二尖瓣关闭不全时，左心室收缩时血流一部分反流入左心房，从而心排血量减少，并使左心房负荷增加，左心房扩大。左心室舒张期，扩大的左心房将过多的血流入左心室，使其容量负荷增加，左心室逐渐扩大，最终导致左心功能不全。

【临床表现】

1．症状　轻者无症状或仅有轻微劳力性呼吸困难，较重患者表现为疲乏无力、呼吸困难甚至端坐呼吸等急性左心衰竭，晚期出现右心衰竭表现，如腹胀、食欲缺乏、水肿等。

2．体征　心尖搏动可向左下移位，心浊音界向左下扩大，心尖区可扪及有力的、局限性抬举样搏动。心尖区可听到响亮、粗糙、高调、时限较长的全收缩期吹风样杂音，常向左腋下传导。心尖区第一心音减弱或消失，肺动脉瓣区第二心音分裂，可闻及第三心音。

【辅助检查】

1．X线检查　轻度二尖瓣关闭不全者无明显异常，严重者左心室、左心房增大，左心力衰竭时可见肺淤血和肺间质水肿征。晚期右心室增大。

2．心电图检查　主要为左心房扩大，严重者有左心室肥厚表现。

3．超声心动图　左心房、左心室增大，脉冲多普勒超声和彩色多普勒血流显像可在左心室内探及收缩期高速射流而诊断二尖瓣关闭不全。

【治疗要点】 主要包括预防风湿活动与感染性心内膜炎，治疗并发症和外科瓣膜修补及人工瓣膜置换术等。

三、主动脉瓣狭窄

主动脉瓣狭窄（aortic stenosis）的病因主要是先天性病变、退行性变和炎症性病变。单纯主动脉狭窄多为先天性或退行性变，极少是炎症性。

【病理解剖与病理生理】 风湿性炎症导致主动脉瓣膜交界处粘连融合，瓣膜纤维化、钙化和挛缩畸形，使其开放受限，引起主动脉瓣狭窄，大多合并关闭不全或二尖瓣病变。正常成人主动脉瓣口面积≥3.0cm^2，当主动脉瓣口面积减少至正常1/3时，血流动力学改变不明显；当瓣口面积≤1.0cm^{2}时，左室收缩压明显升高，跨瓣压差显著。主动脉瓣口狭窄使左心室射血受阻，后负荷增加，因而左心室肥厚、左心功能不全。因左心射血受阻，左心搏出量减少，使脑动脉、冠状动脉供血减少，临床出现头晕、黑矇及晕厥等脑缺氧症状。

【临床表现】

1．症状　出现较晚，轻度狭窄常无症状，严重狭窄可出现"三联征"，即呼吸困难、心绞痛、晕厥。

（1）呼吸困难：见于95%的有症状患者，劳力性呼吸困难为晚期患者常见的首发症状。病情进展可出现夜间阵发性呼吸困难、端坐呼吸和急性肺水肿。

（2）心绞痛：见于60%的有症状患者，是重度患者最早出现和最常见的症状。多在运动后发作，休息后缓解，因心肌缺血所致。

(3) 晕厥：见于15%～30%的有症状患者，部分仅表现为黑矇，可为首发症状。多与劳累有关，发生于突然改变体位、运动中或运动后，由心输出量减少、脑缺血引起。

2. 体征 心界正常或向左扩大，最主要的体征为胸骨右缘第二肋间粗糙响亮的收缩期喷射性杂音，多为向颈部、心尖区传导。主动脉瓣区可扪及收缩期震颤，心尖呈抬举样搏动。

3. 并发症 可发生心律失常、心脏性猝死、感染性心内膜炎、体循环栓塞、充血性心力衰竭、胃肠道出血等。

【辅助检查】

1. X线检查 心影可正常或轻度增大，主动脉根部可见狭窄后扩张。

2. 心电图检查 重度狭窄有左心室肥厚及劳损和左心房增大表现，可有房室传导阻滞、心房颤动等心律失常。

3. 超声心动图检查 为确诊方法。左心室壁增厚，主动脉瓣开放幅度减低。多普勒超声可测出主动脉瓣口面积及跨瓣压差。

4. 心导管检查 可直接测出左心室与主动脉之间的跨瓣压差，计算瓣口面积，评估狭窄程度。

【治疗要点】 预防感染性心内膜炎及风湿热复发；控制心律失常和心力衰竭；实施介入治疗和外科手术治疗等。

四、主动脉瓣关闭不全

主动脉瓣关闭不全（aortic incompetence）主要病因是风湿性炎症，其他如感染性心内膜炎、先天性瓣膜畸形等也可引起。

【病理解剖与病理生理】 风湿性炎症病变使主动脉瓣膜增厚、硬化、缩短、变形，可造成主动脉瓣关闭不全。由于主动脉瓣关闭不全，舒张期主动脉内血液反流入左心室，左心室容量负荷增加，使左心室扩大，最终导致左心室衰竭。另外舒张期血液反流回左心室，主动脉舒张压低，引起外周动脉供血不足，导致脑、冠状动脉等灌注不足而出现相应的临床表现。

【临床表现】

1. 症状 可多年无症状或仅有心悸、心前区不适、头部强烈搏动感等症状，与心搏量增多有关。严重者可出现劳累后呼吸困难和端坐呼吸等左心衰竭的症状。

2. 体征 面色苍白或灰暗，颈静脉搏动增强。心尖搏动增强，并向左下移位，心界叩诊呈靴形增大。胸骨左缘第3、4肋间闻及舒张早期高音调叹气样杂音，可沿胸骨左下缘下传至心尖区，坐位前倾位明显。主动脉瓣区第一心音减弱或消失。反流明显时，可在心尖部听到低调柔和的舒张中期杂音（称为Austin Flint杂音）。血管检查脉压增大，出现周围血管征：颈动脉搏动明显、水冲脉、毛细血管搏动征、动脉枪击音等。

3. 并发症 感染性心内膜炎、室性心律失常和心脏猝死等。

【辅助检查】

1. X线检查 左心室扩大，心影呈靴形，主动脉弓突出，搏动明显。

2. 心电图检查 电轴左偏，有左心室肥大和劳损表现。

3. 超声心动图检查 左心室内径及左室流出道增宽，主动脉根部内径增大。脉冲多普勒超声检查和彩色多普勒血流显像可在主动脉瓣心室侧探及全舒张期高速射流，此为最敏感的确定主动脉瓣关闭不全的方法。

4. 升主动脉造影 以上方法不能确定反流程度，并考虑外科治疗时，可进行造影确诊。

【治疗要点】 预防感染性心内膜炎和风湿活动，参照主动脉瓣狭窄进行治疗，人工瓣膜置换术是严重主动脉瓣关闭不全的主要治疗方法。

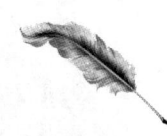

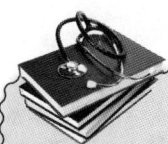

案例 3-5

患者，女性，28岁。10年前曾患风湿热，因进行性呼吸困难、咳嗽、咯血入院。近期食欲缺乏、腹胀、恶心、呕吐。

体查：T37℃，P102次/分，R18次/分，BP126/86mmHg。二尖瓣面容，心前区有有隆起，心尖搏动向左移位，心界呈梨形，心率142次/分，心律不齐，心尖部可闻及舒张期隆隆样杂音，肺动脉瓣第二心音亢进。

问题与思考：
1．为明确诊断，进一步应做哪些辅助检查？
2．请说出该患者的医疗诊断及相应的护理措施。

五、风湿性心瓣膜病的护理

【常用护理诊断/问题】

1．体温过高　与风湿活动、并发感染有关。
2．焦虑　与担心疾病预后有关。
3．潜在并发症：充血性心力衰竭、心律失常、栓塞、感染性心内膜炎等。
4．知识缺乏：缺乏风心病的预防知识。

【护理措施】

（一）一般护理

1．休息与活动　心功能代偿期，可做力所能及的工作，活动量以不出现心悸、气急、疲劳为度，保证充分睡眠。心功能不全失代偿期，应限制活动，增加休息时间，甚至绝对卧床休息，保持情绪平稳。

2．饮食护理　给予高蛋白、高热量、高维生素、清淡易消化饮食，多食蔬菜、水果和粗纤维食物，保持排便通畅。有心功能不全者应限制钠盐摄入。

3．皮肤护理　出汗多者应保持皮肤清洁、干燥。

（二）病情观察

1．观察并发症　并发充血性心力衰竭，观察有无呼吸困难、乏力、食欲缺乏、腹部不适、少尿等症状；并发栓塞，患者常有肢体感觉和运动功能异常现象；并发感染性心内膜炎，有无不能解释的长期发热、消瘦、贫血和红细胞沉降率增快等症状；患者机体抵抗力差，极易发生感染，尤其是肺部感染，观察有无发热、咳嗽等症状。

2．监测生命体征　发热者每4小时监测1次体温，体温超过38.5℃者给予物理降温或遵医嘱药物降温，半小时后测量体温；观察有无风湿活动的征象：如发热、关节红肿不适、皮肤损害等。

（三）对症护理

1．心力衰竭时呼吸困难、心源性水肿参见本章第一节常见症状体征的护理。

2．预防栓塞护理　①长期卧床者进行下肢主动与被动活动；②遵医嘱用阿司匹林、华法林，观察效果及副作用；③对易发生动脉栓塞的部位，进行严密观察，及时发现动脉栓塞的早期表现；④做好紧急处理：平卧，栓塞部位稍放低，以增加供血；局部保暖，但禁忌热敷。

（四）用药护理

遵医嘱给予抗生素及抗风湿药物治疗，观察疗效及其不良反应，如阿司匹林可致胃肠道反

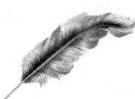

应、牙龈出血等。

（五）心理护理

加强与患者的沟通，耐心向患者解释病情，详细介绍治疗的目的与方法，消除患者的紧张焦虑而产生的压力。

【健康指导】

1. 疾病指导　向患者及家属解释本病的病因、病程特点及预防知识。预防感染，改善居住环境，保持室内空气流通、温暖、干燥，阳光充足；注意防寒保暖，避免呼吸道感染。在拔牙、导尿、人工流产等手术操作前告知医生，以便预防使用抗生素。育龄期妇女应做好孕期监护，并做好病情较重者不要妊娠的思想工作。有手术适应证者，尽早择期手术。

2. 生活方式指导　劳逸结合，适当锻炼，病情稳定从事轻的工作，避免过度劳累。鼓励患者树立信心，配合治疗和护理。保持情绪稳定，心态平和。生活规律，保证营养，合理膳食，以增强机体抵抗力。

3. 用药指导　告知患者坚持用药的重要性，如长期使用长效青霉素能控制链球菌感染和风湿活动，并指导用药方法。

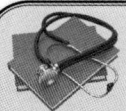

小　结

风心病是与风湿热有关的心瓣膜病。常见有二尖瓣狭窄或关闭不全，主动脉瓣狭窄或关闭不全，可导致循环淤血、心力衰竭。治疗的根本办法是手术。防止病情加重的根本措施是预防和治疗链球菌感染。诊断最有意义的检查是超声心动图。四种心瓣膜病鉴别的重要依据是听诊杂音的部位、性质和出现的时期。护理风湿性心脏病重点是减轻心脏负担，预防风湿活动和并发症，维护心脏功能。对介入治疗者做好术前相应护理。

（田玉梅）

第七节　感染性心内膜炎

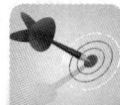

学习目标

通过本节内容的学习，学生应能

识记：

复述感染性心内膜炎的概念、常见病因和易患因素、治疗要点。

理解：

解释感染性心内膜炎的发病机制、护理措施，区分急性与亚急性心内膜炎临床特征。

运用：

能对感染性心内膜炎患者进行正确护理、采集血标本及进行健康指导。

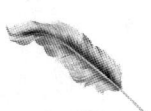

感染性心内膜炎（infective endocarditis，IE）是由病原微生物感染所致的心脏内膜、心瓣膜或邻近大动脉的炎症，通常伴赘生物形成。病原以细菌、真菌多见。瓣膜是最常受累部位，临床特点为发热、心脏杂音、脾大、瘀点、周围血管栓塞及血培养阳性等。

【病因及发病机制】 急性感染性心内膜炎主要由金黄色葡萄球菌引起，病原菌来自皮肤、肌肉、骨骼或肺等部位的活动性感染灶，血液循环中细菌量大、毒性强、侵袭性和黏附性高，主动脉瓣常受累。

亚急性心内膜炎最常见的致病菌为草绿色链球菌。主要发生于器质性心脏病，最常发生于心瓣膜病（尤以二尖瓣和主动脉瓣关闭不全为主）患者，其次为先天性心脏病患者。发病因素主要与血流动力学改变、非细菌性血栓性心内膜炎、短暂性菌血症、细菌感染、无菌性赘生物等有关。

感染性心内膜炎主要易患因素是人工瓣膜、退行性心脏瓣膜疾病、静脉注射毒品，而风湿性心脏病引起者已罕见。

【临床表现】
1．症状　发热是最常见症状，几乎所有患者都有发热。
（1）急性：潜伏期一般很短暂，起病急，进展迅速，败血症为主要表现，如高热、寒战、呼吸急促、皮肤黏膜出血、血管栓塞和转移性脓肿等。
（2）亚急性：起病隐匿，发热是最常见的临床表现，多在37.5～39.5℃，热型多变，以不规则热、弛张热多见，午后和晚上较高，可伴有全身不适、乏力、食欲缺乏、面色苍白、体重减轻等非特异性表现。头痛、背痛和肌肉关节痛亦常见。

2．体征
（1）心脏杂音：几乎所有的患者短期内都出现心脏杂音，且杂音粗糙、多变，可由于原有心脏病和（或）心内膜炎引起的瓣膜关闭不全引起，以主动脉瓣关闭不全多见。急性者比亚急性者更易出现杂音强度和性质的变化。
（2）周围体征：多为非特异性，较少见。常见有：①瘀点，多出现在锁骨以上皮肤、口腔黏膜和眼结膜，中心呈白或黄色；②指甲下线状出血；③ Roth斑，为视网膜出现中心呈白色卵圆形血斑块，多见于亚急性感染性心内膜炎；④ Janeway损坏，为手掌或足底出现直径为1～4mm的无压痛的出血红斑，主要见于急性感染性心内膜炎；⑤ Osler结节手，为指或足趾末端的掌面出现豌豆大小有明显压痛的红色或紫色结节等。
（3）动脉栓塞：可发生于机体任何部位，脑、肺栓塞最常见，其次为心脏、脾、肾、肠、四肢等。
（4）感染的非特异性体征：①肝、脾大，见于15%～30%、病程＞6周的患者，一般为轻至中度的肿大；②贫血，较常见，多为轻、中度贫血，晚期出现中度贫血，主要由于感染抑制骨髓所致。

3．并发症
（1）心脏：①心力衰竭最常见，主要由瓣膜关闭不全，尤其是主动脉瓣关闭不全引起。②心肌脓肿，急性患者多见，可发生于心脏任何地方，主动脉瓣环多见。③急性心肌梗死，由冠状动脉栓塞引起。④化脓性心包炎、心肌炎，较少见。
（2）细菌性动脉炎：亚急性多见，常见动脉受累部位依次是近端主动脉（包括主动脉窦）、脑、内脏、四肢，一般见于病程晚期。
（3）迁移性脓肿：多见于急性患者，常发生于肝、脾、骨髓和神经系统。
（4）神经系统：约1/3患者有神经系统受累表现，包括脑栓塞、脑细菌性动脉炎、脑出血、中毒性脑病、脑脓肿、化脓性脑膜炎等，后三者多见于急性患者。脑栓塞占其中半数，大脑中动脉及其分支最常受累。

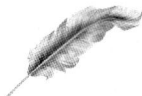

(5) 肾：多数患者有肾损害，如肾动脉栓塞和肾梗死，急性多见；局灶性和弥漫性肾小球肾炎，亚急性多见；肾脓肿不多见等。

【辅助检查】

1. 血培养　是确诊感染性心内膜炎的最重要方法，也是选择抗生素的主要依据。急性比亚急性阳性率高，尤其近期内未接受过抗生素治疗的患者血培养阳性率可高达95%以上。

2. 血常规　急性者常有白细胞计数增高和明显核左移。亚急性者属正常色素性正常细胞性贫血，白细胞计数轻度升高或正常，甚至偏低，但常有核左移。红细胞沉降率几乎均加快。

3. 尿检查　可有镜下血尿和轻度蛋白尿，肉眼血尿提示肾栓塞。红细胞管型和大量蛋白尿提示弥漫性肾小球肾炎。

4. 超声心动图检查　如能发现赘生物、瓣周并发症等支持心内膜炎的证据，有助于诊断。

5. X线检查　肺部多处小片状浸润阴影提示脓毒性肺栓塞所致肺炎。左侧心力衰竭时有肺淤血或肺水肿征。主动脉细菌性动脉瘤可致主动脉增宽。CT扫描有助于脑梗死、脓肿和出血的诊断。

【治疗要点】

（一）抗微生物药物治疗

1. 用药原则　①早期应用，在连续3~5次血培养后即可开始治疗。②充分用药，选用杀菌性抗生素，大剂量长疗程，至少用药4周。③静脉用药为主。④病原微生物不明时，急性者选择针对金黄色葡萄球菌、链球菌和革兰氏阴性菌均有效的广谱抗生素；亚急性者选择针对多数链球菌的抗生素。⑤已分离出病原微生物时，应根据致病微生物对药物的敏感程度选择抗生素。

2. 临床常用药物　本病大多数致病菌对青霉素敏感，应作为首选药物。应联合用药，以增强杀菌能力，早期进行血培养且做药敏试验，根据药敏试验使用敏感抗生素。真菌感染，静滴两性霉素B。

（二）外科治疗

有严重心内科并发症，抗生素治疗无效者，及早手术治疗；部分患者赘生物形成过大，应尽早手术、预防栓塞。

知识链接

我国首部《2014成人感染性心内膜炎（IE）预防、诊断和治疗专家共识》（以下简称共识）由中华医学会心血管病学分会组织心力衰竭学组专家2014年完成。共识强调IE重在预防、规范了IE诊断流程、规范和细化了抗生素选用策略、外科手术、评估和随访以及多学科合作、遵循共识、提高IE诊治水平。

【常用护理诊断/问题】

1. 体温过高　与感染有关。
2. 营养失调：低于机体的需要量　与长期发热机体消耗较大有关。
3. 疼痛　与动脉栓塞有关。
4. 焦虑　与病程长、病情反复有关。
5. 潜在并发症：心力衰竭、动脉栓塞、细菌性动脉瘤、转移性脓肿。

【护理措施】

（一）一般护理

1. 休息与活动　急性患者卧床休息，限制活动，以减少回心血量和减少赘生物脱落，从而

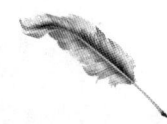

减少栓塞出现的机会;保持环境安静,空气新鲜,减少探视;亚急性患者,可适当活动,但应避免剧烈活动和情绪激动。

2. 合理饮食　高热者给予流质或半流质饮食。退热后应给予高热量、高蛋白、高维生素而易消化的饮食,以增强机体抵抗力和补充机体的消耗。加强口腔护理以增加食欲。脑栓塞不能进食者可鼻饲。

（二）病情观察

1. 观察体温、心率、心律、心音的变化,每4h测量体温一次,准确绘制体温曲线,判断病情进展及治疗效果。

2. 观察有无栓塞的表现　脑栓塞可有神志和精神改变、视野缺损、偏瘫、失语、昏迷等表现。肾栓塞可出现腰痛、血尿等。脾栓塞可出现左上腹剧痛。肠系膜动脉损害可表现为急腹症。肢体动脉栓塞表现为受累肢体变白或发绀、发冷、疼痛、跛行,甚至动脉搏动消失等。

（三）对症护理

1. 高热　应卧床休息,给予降温措施,及时记录降温后体温变化。出汗多时,及时更换衣服及床单,避免受凉感冒而加重病情。

2. 动脉栓塞　同风湿性心瓣膜病的对症护理。

3. 呼吸困难　取半坐卧位,吸氧。注意输液的速度,避免加重心脏负荷。

（四）诊疗护理

1. 用药护理　告知患者抗生素治疗是本病关键,需坚持长期大剂量的抗生素治疗才能杀灭病原菌,在用药期间应有计划选择和使用静脉,保护外周静脉;合理安排给药时间、静脉给药速度;注意观察治疗效果及不良反应,并定期进行血培养。

2. 正确采集血标本

(1) 未经治疗的疑为亚急性感染性心内膜炎患者,应在第一日隔1h采血1次,共3次,如次日未见细菌生长,应重复采血3次后开始抗生素治疗。

(2) 用过抗生素者,停用2～7日后采血。

(3) 每次采血量10～20ml做需氧和厌氧菌培养,至少应培养3周。

(4) 告知患者暂时停用抗生素和反复多次大量采血的必要性,取得患者的理解与配合。

【健康指导】

1. 生活方式指导　注意防寒保暖,合理休息和饮食,保持情绪稳定,正确面对疾病。

2. 疾病知识指导　向患者宣传坚持早期、足够疗程应用抗生素的重要意义。本病重在病因预防,有心瓣膜病、心血管畸形者应注意口腔卫生,避免口腔及呼吸道感染。在施行口腔手术、侵入性检查及其他外科手术治疗前预防性应用抗生素。自我监测体温,注意有无感染及动脉栓塞的表现,定期门诊随访。

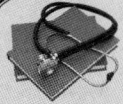

小　结

　　感染性心内膜炎是心内膜感染疾病,分急性和亚急性。器质性心脏病多见,也可无器质性心脏病、因静脉内检查治疗或静脉药瘾所致。主要表现为发热、杂音改变、赘生物形成栓塞等。具有诊断价值的辅助检查是血培养和超声心动图。治疗重点是抗感染。护理特色是血培养标本采集。

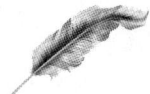

（田玉梅）

第八节 心肌疾病

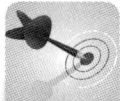

学习目标

通过本节内容的学习,学生应能

识记:

描述心肌疾病、心肌病、心肌炎的概念,扩张型心肌病、肥厚性心肌病、病毒性心肌炎的治疗要点。

理解:

解释扩张型心肌病、肥厚性心肌病、病毒性心肌炎的主要病因、病理改变与临床表现,区分扩张型心肌病与肥厚性心肌病的临床特点。

运用:

能为心肌病、心肌炎患者进行正确的护理,识别潜在护理问题;能对心肌病、心肌炎患者进行休息与活动的指导、饮食、对症、用药护理。

心肌疾病是以心肌病变为主要表现,除心脏瓣膜病、冠状动脉粥样硬化性心脏病、高血压性心脏病、肺源性心脏病和先天性心血管病和甲状腺功能亢进性心脏病等的一组疾病,包括心肌病(原发性)和心肌炎。

心肌病(原发性)是指伴有心肌功能障碍的心肌疾病。目前分类主要为遗传性心肌病(肥厚型心肌病、右心室发育不良性心肌病、先天性传导阻滞、离子通道病等)、混合性心肌病(扩张型心肌病、限制型心肌病)和获得性心肌病(感染性心肌病、心动过速性心肌病、心脏气球样变、围生期心肌病)三大类。

心肌炎是以心肌炎症为主的心肌疾病,与心肌病的关系密切。

一、心肌病(原发性)

原发性心肌病是一组异质性心肌疾病,由不同病因(遗传性多见)引起的心肌病变导致心肌机械和(或)心电功能障碍,常表现为心室肥厚或扩张。2007年我国制订的《心肌病诊断和治疗建议》中将原发性心肌病分为扩张型、肥厚型、致心律失常型、限制型和稳定型五类。本节重点介绍扩张型心肌病和肥厚型心肌病。

(一)扩张型心肌病

扩张型心肌病(dilated cardiomyopathy,DCM)是以左心室、右心室或双心室扩大和心肌收缩期功能障碍为特征的心肌病。本病预后差,确诊后5年生存率50%,男性多于女性(2.5:1)。

【病因】 病因尚不清楚,可能与遗传、感染、非感染的炎症、中毒、精神创伤和内分泌代谢异常等所致各种心肌损害有关。持续病毒感染是其重要原因,病毒对心肌的直接损伤或自体免疫包括体液、细胞免疫反应所致心肌炎均可导致和诱发扩张型心肌病。此外,围生期、乙醇中毒、抗肿瘤药物、代谢异常和神经激素受体异常等多因素也可引起本病。

【临床表现】

1. **症状** 起病缓慢,早期患者多无明显症状。后期出现气急、甚至端坐呼吸、水肿、肝大等充血性心力衰竭的表现,常合并各种类型心律失常。

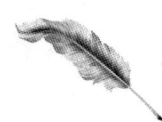

2．体征　主要体征为心脏扩大，常可听到第三或第四心音，心率快时呈奔马律。晚期出现左、右心功能不全的体征。

3．并发症　可并发心力衰竭、各种类型心律失常。部分患者可发生栓塞或猝死。

【辅助检查】

1．X线检查　心影明显增大，心胸比＞50%，肺淤血。

2．心电图检查　可见各种类型心律失常，如心房颤动、房室传导阻滞等。也有ST-T改变、低电压、R波降低，少数出现病理性Q波，多是由于心肌广泛纤维化所致。

3．超声心动图　是诊断和评估DCM最常用的重要检查手段。疾病早期即可有左心室轻度扩大，后期心脏四腔均明显扩大，以左心室扩大早而显著，室壁运动减弱，心肌收缩功能下降，左心室射血分数显著降低。彩色血流多普勒显示二、三尖瓣反流。

4．心脏磁共振（CMR）　对于心肌病诊断及预后评估均有很高价值。CMR显示心肌纤维化常提示心电不稳定。

5．冠状动脉造影和心导管检查　冠状动脉造影无明显狭窄有助于除外冠状动脉性心脏病。心导管检查不是DCM诊断的常用和关键检查。在疾病早期大致正常，有心力衰竭时可见左心室舒张末期压、左心房压和肺毛细血管楔压增高，心搏出量、心指数减低。

6．心肌核素显像　核素血池扫描可见舒张末期和收缩末期左心室容积增大，左心室射血分数降低，但一般不用于心功能评价。

7．心内膜心肌活检　可见心肌细胞肥大、变性、间质纤维化等。

【治疗要点】　治疗目标是控制心力衰竭和心律失常，预防栓塞和猝死，提高生活质量和延长生存。

1．心力衰竭的治疗　早期常用β受体阻滞剂、钙通道阻滞剂、血管扩张剂及血管紧张素转化酶抑制剂（ACEI）等，从小剂量开始，长期口服。中期限制体力活动，有液体潴留者应低盐饮食，合理应用利尿剂，本病较易发生洋地黄中毒，因此洋地黄药物应慎用。

2．栓塞、心律失常和猝死的治疗　有心房颤动或深静脉血栓形成等发生栓塞性疾病危险而没有禁忌证者，口服阿司匹林预防附壁血栓形成。已有附壁血栓和血栓栓塞发生者须长期抗凝治疗，如口服华法林。

3．中医药治疗　中药黄芪、生脉散和牛磺酸等有抗病毒、调节免疫、改善心功能等作用，长期应用可改善症状及预后。

4．其他治疗　严重者可进行心脏再同步化治疗、心脏移植等。

> **知识链接**
>
> 1905年，美籍法国外科医生阿里克西斯·卡雷尔首次把一只小狗的心脏移植到大狗的颈部血管上，结果心脏跳动了2小时。此后，他又因多项研究成果荣获1912年诺贝尔医学或生理学奖。1978年我国首例心脏移植手术在上海完成。目前，国内心脏移植的最长成活时间已达10年以上，接近世界水平。

（二）肥厚型心肌病

肥厚型心肌病（hypertrophic cardiomyopathy，HCM）是一种遗传性心肌病，以心室非对称性肥厚、心室腔变小为特征，以左心室血液充盈受阻、舒张功能下降为基本病理的心肌疾病。根据左心室流出道有无梗阻分为梗阻性肥厚型和非梗阻性肥厚型心肌病。本病常为青年人和运动猝死

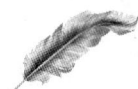

的原因。

【病因】 为常染色体显性遗传疾病。目前发现至少18个疾病基因和500种以上变异，约占HCM病例的一半。最常见的基因突变为β-肌球蛋白重链及肌球蛋白结合蛋白C的编码基因。

【病理】 其特征为心室肥厚，尤其是室间隔增厚（非对称性心室间隔肥厚，asymmetric septal hypertrophy，ASH），也有心肌均匀肥厚或心尖部肥厚（apical hypertrophy，AH）。组织学特征为心肌细胞排列紊乱、小血管病变、瘢痕形成。

【临床表现】

1. 症状　部分患者可无自觉症状而在体检中被发现。最常见的症状是劳力性呼吸困难和乏力，1/3患者可出现劳力性胸痛。最常见的持续性心律失常是房颤。部分患者可在起立或运动时出现眩晕或晕厥，与左心室舒张期充盈不足、心排血量降低有关。

2. 体征　心脏轻度增大，可闻及第四心音；流出道梗阻的患者可在胸骨左缘第3～4肋间或心尖部听到较粗糙的喷射性收缩期杂音。

3. 并发症　可并发晕厥、猝死等。

知识链接

肥厚型心肌病猝死高危因素：（1）既往心脏停搏史；（2）晕厥史：特别反复发作，或劳力性，年轻发作；（3）严重心律失常：持续室性心动过速（Holter监测发现）；（4）运动时血压不升高反而下降；（5）一个或以上家族成员有心脏病有关的早发猝死家族史；（6）心室壁厚>30mm，特别是年轻人（小于30～35岁）；（7）合并冠心病；（8）心尖室壁瘤（严重心律失常源）；（9）晚期瘢痕（造成3个表现：心脏收缩力下降，心脏扩大，心力衰竭进展）；（10）恶性基因突变；（11）酒精室间隔消融；（12）心肌排列紊乱。若有1个以上危险因素，应与患者讨论安装ICD。

【辅助检查】

1. X线检查　心脏可正常或左心室增大。

2. 心电图检查　主要表现为左心室高电压、T波倒置及病理性Q波。室内传导阻滞和期前收缩亦常见。

3. 超声心动图　是临床最主要的诊断手段。以心室不对称肥厚而无心室腔增大为特征。舒张期室间隔厚度与左心室后壁厚度之比≥1:3，间隔运动低下。

4. 心导管检查和心血管造影　心导管检查可见左心室舒张末期压力增高。心室造影显左心室腔变形、变小，呈香蕉状或纺锤状。冠状动脉造影多无异常，有助于鉴别冠心病。

【治疗要点】 梗阻性肥厚型心肌病治疗原则为弛缓肥厚的心肌，防止心动过速，维持正常窦性心律，减轻左心室流出道狭窄和抗室性心律失常。常用β受体阻滞剂、钙通道阻滞剂，如美托洛尔或维拉帕米（由小剂量逐渐增加）。对重度梗阻性肥厚型心肌病可做介入治疗或手术治疗。

（三）心肌病患者的护理

【护理诊断及医护合作性问题】

1. 疼痛：胸痛　与心肌肥厚、耗氧量增加、冠状动脉供血不足有关。

2. 活动无耐力　与心肌收缩力降低、心搏出量降低有关。

3. 焦虑/恐惧　与病情反复发作、担心疾病预后有关。

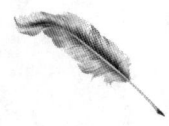

4. 有受伤的危险 与梗阻性肥厚型心肌病所致晕厥有关。

5. 潜在并发症：栓塞、心律失常、猝死等。

【护理措施】

（一）一般护理

1. 环境 保持病室环境安静和空气新鲜，注意通风，温、湿度适宜。及时防治上呼吸道感染。

2. 休息与活动 无症状患者，日常工作、生活多不受影响，但应生活规律，避免过度劳累和剧烈运动。有明显心力衰竭或心律失常的患者应充分休息，以不引起胸闷、心悸等症状为原则，随病情逐渐稳定可适当增加活动量。

3. 合理饮食 早期饮食无特殊限制，鼓励多吃富含维生素C的食物。晚期有明显心力衰竭患者按心力衰竭饮食指导进食。

4. 保持排便通畅 防止便秘，避免用力排便，必要时可使用缓泻剂。

（二）病情观察

1. 注意观察患者胸痛、呼吸困难、心悸等症状和体征的变化。

2. 密切观察呼吸频率、节律变化，血压、尿量的改变，及早发现有无心功能不全、心源性低血压甚至休克的发生；密切观察心率、心律、心电图，监测有无心律失常发生，如室性期前收缩、房室传导阻滞等。

3. 注意观察慢性心力衰竭患者有无体循环和肺循环栓塞的征象，如肢体的温度、色泽、感觉和运动障碍、皮肤瘀点、瘀斑以及有无突发胸痛、剧烈咳嗽、咯血等。

（三）对症护理

1. 心力衰竭、心律失常 参照有关章节护理。

2. 合并栓塞 在抗凝治疗期间，应密切观察凝血功能的改变，注意有无皮肤及黏膜出血、黑便、尿血等。发现异常，应及时通知医师。

3. 胸痛、头晕、晕厥 发作时立即停止活动，卧床休息，防止意外发生；吸氧2～4L/min；遵医嘱使用β受体阻断剂及钙通道阻滞剂。告诉患者避免情绪激动、突然屏气或站立等诱发因素。

（四）用药护理

遵医嘱用药，观察疗效及不良反应。注意扩张性心肌病对洋地黄耐受性差，应防止中毒，应慎用；梗阻性肥厚型心肌病患者应避免使用洋地黄。用β受体阻断剂和钙通道阻滞剂者，应注意有无心动过缓等不良反应。

（五）心理护理

不良情绪使交感神经兴奋，心肌耗氧增加，而心肌病患者多正值青壮年，担心心肌病影响将来的学习、工作和家庭生活，思想负担大，可产生明显的焦虑或恐惧心理。护士应经常与患者沟通、交流，了解其心理特点，做好解释、安慰工作，解除其思想顾虑，树立战胜疾病的信心。

【健康指导】

1. 生活方式指导 避免劳累；进食高蛋白、高维生素食物，注意饮食卫生，防止肠道感染；注意居室通风，保持空气新鲜，注意保暖，预防上呼吸道感染。

2. 疾病知识指导 让患者及家属了解心肌病是长期、慢性发展的疾病，采取积极有效的预防措施可延缓病情，提高生活质量。抗心力衰竭和心律失常药物应按医嘱服用，并在医生指导下减量或更换药物。定期随访，复查心电图、X线胸片、超声心动图等。

扩张型心肌病和梗阻肥厚型心肌病特征及治疗和护理比较见表3-8-1。

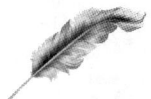

表 3-8-1 扩张型心肌病和梗阻肥厚型心肌病特征比较

项目	主要病因	心脏变化	主要表现	栓塞	心绞痛	超声心电图	治疗注意点	护理注意点
扩张型心肌病	病毒感染、自身免疫性反应等	心腔扩张、心室壁变薄	充血性心力衰竭	有	无	心腔扩大室壁运动减弱、左室流出道扩大	易洋地黄中毒	避免增加心脏负担
梗阻性肥厚型心肌病	遗传因素	心肌不均匀肥厚、室间隔增厚	心排血量减少症状	无	有	室间隔非对称性肥厚、间隔运动低下、左室流出道狭窄	不用洋地黄和硝酸甘油	采取促使静脉回流的动作,避免增加心肌收缩的活动

二、心肌炎

心肌炎（myocarditis）指心肌的炎症性病变。起病急缓不定,少数可呈暴发性导致急性心力衰竭或猝死。病程多呈自限性,也可进展为扩张型心肌病。根据其发病原因分为感染性和非感染性两类,感染性多见。非感染性心肌炎常见病因包括药物、毒物、放射、血管炎、结节病等。本节重点介绍病毒性心肌病。

【病因及发病机制】 各种病毒均可引起,以肠道病毒、孤儿病毒（Echo 病毒）、脊髓灰质炎病毒较常见,其中柯萨奇 B 组病毒最常见,约占 30%～50%。此外,人类腺病毒、流感病毒、风疹病毒、单纯疱疹病毒、肝炎病毒、巨细胞病毒等都可引起心肌炎。当机体抵抗力下降时,如细菌感染、营养不良、劳累、寒冷、酗酒、妊娠、缺氧等更易发病。病毒性心肌炎的发病机制为病毒直接作用;病毒与机体的免疫反应共同作用,直接作用造成心肌直接损害,病毒介导的免疫损伤,主要由 T 淋巴细胞介导;多种细胞因子和一氧化碳等介导的心肌损害和微血管损害。

【临床表现】

1. 症状 病毒性心肌炎多见于儿童、青少年。临床症状取决于病变的范围和程度,个体差异很大,轻者可完全无症状,重者可出现心源性休克甚至猝死等严重并发症。临床诊断的病毒性心肌炎患者绝大部分以心律失常为主诉或首发症状。

（1）病毒感染症状：约半数发病前 1～3 周有病毒感染的前驱症状,如发热、全身酸痛、咽痛、恶心、呕吐、腹泻等表现。

（2）心脏受累症状：出现心悸、胸闷、气急、心前区隐痛、水肿、晕厥或阿 - 斯（Adams Stokes）综合征。

2. 体征 常有心律失常;以房性或室性期前收缩及房室传导阻滞最为多见。心率增快与发热不成比例;心尖部第一心音减弱,出现第三心音、第四心音或舒张期奔马律;部分患者在心尖部可闻及收缩期吹风样杂音。心力衰竭患者可出现颈静脉怒张、肺部啰音、肝大等心力衰竭体征;重者可出现血压下降、脉搏细弱、四肢厥冷等心源性休克的体征。

3. 并发症 可并发严重心律失常、心力衰竭、心源性休克,甚至猝死。

【辅助检查】

1. X 线检查 可见心影扩大,心包积液时可呈烧瓶样改变,心力衰竭者可有肺淤血征。

2. 心电图 多有 S-T 改变和各种心律失常,尤其是室性心律失常和房室传导阻滞。严重心肌损害者可出现病理性 Q 波。

3. 超声心动图 可正常或左心室增大、收缩功能降低、附壁血栓等。合并心包炎可有心包积液。

4. 心脏磁共振 对心肌炎诊断有较大价值。典型表现为心肌片状钙化。心肌损伤标志物检测心肌肌酸激酶（CK-MB）及肌钙蛋白（T 或 I）增高。

5. 非特异性炎症指标检测 血细胞沉降率加快,C 反应蛋白升高。

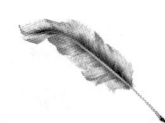

6. 心内膜心肌活检 有助于疾病诊断、病情及预后的判断。但因其为有创性，主要用于病情急重、治疗反应差、原因不明者。轻症患者一般不常规检查。

【治疗要点】

1. 一般治疗 急性期应卧床休息，减轻心脏负担，稳定期避免劳累。进食易消化、高维生素和高蛋白的食物。

2. 保护心肌治疗 应用营养心肌、促进心肌代谢的药物，如1,6-二磷酸果糖、三磷酸腺苷（ATP）、辅酶A、肌苷、大剂量维生素C、细胞色素C等静脉滴注。

3. 抗病毒治疗 早期应用利巴韦林、干扰素、黄芪等抑制病毒复制并调节免疫功能药物。

4. 并发症处理 心力衰竭者给予利尿剂、血管扩张剂、ACEI等。出现快速心律失常者，应采用抗心律失常药物。高度房室传导阻滞或窦房结功能损害而出现晕厥或明显低血压时，可使用临时心脏起搏器。糖皮质激素的疗效目前并不肯定，不主张常规使用。但对于其他治疗效果不佳者，可考虑在发病10天至1个月使用。

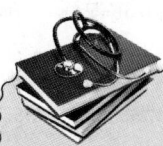

案例 3-6

患者，18岁。一个月前着凉后出现发热，全身乏力，伴肌肉酸痛，活动时疼痛加重，休息后缓解，无明显咳嗽咳痰，无盗汗咯血，未予重视。三天前患者再次受凉后出现发热，无咳嗽咳痰，伴乏力至我院急诊就诊，查心电图示窦性心动过速，左室高电压，心肌酶谱：CK1099U/L，CK-MB64U/L，以"心悸待查"收住入院。病程中，无胸闷胸痛，无夜间阵发性呼吸困难，无头昏黑朦，饮食尚可，睡眠欠佳，体重有所减轻。

问题与思考

1. 该患者存在的护理问题有哪些？
2. 请为该患者制订护理计划。

【常用护理诊断/问题】

1. 活动无耐力 与心肌受损有关。
2. 焦虑 与担心疾病预后、学习和前途有关。
3. 潜在并发症：心力衰竭、心律失常等。

【护理措施】

（一）一般护理

1. 充分休息 休息是最重要的护理措施。卧床休息可减轻心脏负担，减少心肌耗氧，利于心功能的恢复。急性期卧床休息，一般卧床2周，严重心律失常或心力衰竭者需卧床4周，待体温、心电图及X线胸片检查均恢复至正常后再起床活动，注意避免过度劳累和剧烈运动。

2. 合理饮食 进食高蛋白、高维生素、易消化的食物，避免刺激性食物。若伴心功能不全者则注意限制热量及钠盐的摄入，以免加重心脏的负担。

（二）病情观察

1. 监测生命体征、尿量变化，尽早发现心源性低血压、心律失常等。
2. 观察有无咳嗽、呼吸困难、颈静脉怒张、水肿、肺部啰音等心力衰竭的临床表现。

（三）对症护理

有阿斯综合征者，应就地进行心肺复苏，积极配合医生进行药物治疗或紧急临时心脏起搏处理。心功能不全者应按心力衰竭的护理进行。

（四）用药护理

心肌炎患者对洋地黄耐受性差，当发生心力衰竭应用洋地黄时应特别注意其毒性反应。

（五）心理护理

多数心肌炎患者年龄较轻，思想顾虑重，担心疾病会影响以后的学习、工作和生活。护士应加强与患者的沟通和交流，了解其心理特点和性格特征，做好解释和安慰工作，使其树立信心，积极配合治疗、护理工作。

【健康指导】

1. 生活方式指导　指导患者合理休息、生活规律、加强营养、戒烟酒及刺激性食物，急性心肌炎患者出院后须继续休息3～6个月，1年内避免剧烈运动和重体力劳动，适当锻炼身体，以增强抵抗力。保持积极乐观的心态，促使疾病康复。

2. 疾病知识指导　向患者宣教病毒性心肌炎经适当治疗后大多可以痊愈，少数可留有心律失常后遗症，部分患者多次复发后易演变成慢性心肌炎或心肌病。教会患者及家属测脉搏的方法，发现异常或伴有胸闷、心悸等不适及时复诊。女性患者1年内避免妊娠。注意防寒保暖，预防呼吸道感染。定期随访。

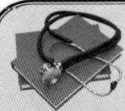

小　结

扩张型心肌病主要病理改变是心室壁变薄，表现为心脏扩大、心力衰竭、心律失常、栓塞甚至猝死四大症状，治疗慎用洋地黄，护理时应避免增加患者心脏负担。

肥厚型心肌病是心肌不均匀肥厚，以室间隔增厚为主，临床表现以呼吸困难、心绞痛、头晕等为主，常用β受体阻滞剂及钙通道阻滞剂治疗，而禁用洋地黄、硝酸甘油；护理时患者可采取促使静脉回流的动作，避免增加心肌收缩的活动。

病毒性心肌炎是病毒感染引起的心肌非特异性炎症。临床表现轻重、形式不一。病毒学检查是确诊依据，但临床主要靠病毒感染史、心脏受累表现进行诊治。治疗主要是营养心肌、抗病毒、慎用洋地黄。最主要的护理措施是休息。

（田玉梅）

第九节　心　包　炎

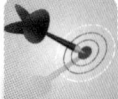

学习目标

通过本节内容的学习，学生应能

识记：

陈述急性心包炎、缩窄性心包炎的概念和主要病因、治疗要点。

理解：

解释急性心包炎、缩窄性心包炎的发病机制与临床表现。

运用：

能提出急性心包炎、缩窄性心包炎患者存在的主要护理问题，并采取相应的护理措施和进行健康指导。

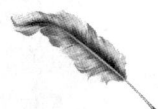

心包为双层囊袋结构，脏层心包为浆膜，与纤维壁层之间形成的心包腔内有 15～50ml 浆膜液起润滑作用。心包炎是指发生在心包脏层和壁层的炎症，可以单独存在，也可是全身疾病的一部分。

一、急性心包炎

急性心包炎（acute pericarditis）为心包脏、壁两层的急性炎症性疾病，可由病毒、细菌、自身免疫、物理和化学因素引起。心包炎常是某种疾病表现的一部分或为其并发症，故常被原发病所掩盖，但心包炎也可单独存在。

【病因及发病机制】

（一）病因

最常见病因为病毒感染，其他病因有细菌、自身免疫病、肿瘤、尿毒症、急性心肌梗死后心包炎、主动脉夹层、胸壁外伤及心脏手术后。部分患者经检查仍然无法明确病因，称为特发性急性心包炎或急性非特异性心包炎。约25%的患者可复发，其中少数患者反复发作。

（二）发病机制

心包腔是心包脏层与壁层之间的密闭间隙，正常腔内有 50ml 左右的浆液，以润滑心脏，减少搏动时的摩擦。急性炎症时，心包脏层和壁层出现纤维蛋白、白细胞和少量内皮细胞组成的炎性渗出，此时尚无明显液体积聚，为纤维蛋白性心包炎。随着病程进展，心包腔渗出液增多，则转变为渗出性心包炎，常为浆液纤维蛋白性，液体量由 100ml 至 2000～3000ml 不等，可呈血性或脓性。当渗出液短时间内大量增多时，心包腔内压力迅速上升，导致心室舒张期充盈受限，并使外周静脉压升高，最终导致心排血量降低，血压下降，出现急性心脏压塞的表现。

【临床表现】 病毒感染患者多于感染症状出现 10～12 天后有胸痛等症状，部分患者可伴有肺炎和胸膜炎等表现。

（一）症状

1．胸痛　心前区疼痛为主要症状，多见于急性非特异性心包炎和感染性心包炎的纤维蛋白渗出期。进展缓慢的结核性或肿瘤性心包炎疼痛症状可能不明显。疼痛可放射至颈部、左肩、左臂或上腹部，疼痛性质尖锐，与呼吸运动有关，可因咳嗽、变换体位或吞咽动作而加重。

2．呼吸困难　是心包积液时最突出的症状，严重者可迅速发展为心包压塞，出现端坐呼吸、呼吸浅速、面色苍白或发绀，伴干咳、声嘶等症状。

3．全身症状　感染性心包炎可有发热、畏寒、多汗、乏力、食欲缺乏等毒血症状。

（二）体征

1．心包摩擦音　是诊断急性心包炎最有价值的体征，呈抓刮样粗糙音，以胸骨左缘第 3～4 肋间最明显。坐位时身体前倾、深吸气或将听诊器胸件加压后摩擦音增强。心包摩擦音可持续数小时、数天甚至数周。积液增多将两层心包分开时，心包摩擦音消失。

2．心包积液征　心尖搏动减弱或消失，心音低而遥远，心脏叩诊浊音界向两侧扩大，并随体位不同发生浊音界改变，大量心包积液者出现脉压减小、静脉怒张、肝大及腹水等静脉回流障碍。

3．心脏压塞征　可有心动过速、血压下降、脉压减小、静脉压明显上升和奇脉，甚至出现心排出量显著下降引起急性循环衰竭、休克。

【辅助检查】

1．血清学检查　取决于原发病，感染性者可有血白细胞计数增高、血细胞沉降率增快等炎症反应。自身免疫病可有免疫指标阳性。

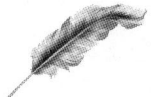

2. X线检查 可正常，如心包积液较多，可见心影向两侧增大。

3. 心电图 常规导联（除 aVR 外）普遍 ST 段抬高呈弓背向下型，继而出现 T 波低平及倒置。常有窦性心动过速。

4. 超声心动图 可确诊有无心包积液，判断积液量及临床血流动力学改变是否由心脏压塞引起。

5. 心包穿刺 主要适用于心脏压塞，并有助于积液性质和病因诊断。

【治疗要点】 急性心包炎的治疗与预后主要取决于病因，另外也与是否早期诊断和正确治疗有关。病因治疗如抗结核、抗生素、化疗药物等。对症治疗如应用镇静剂。解除心脏压塞症状可采用心包穿刺、心包切开引流或心包切除术等方法。

二、缩窄性心包炎

缩窄性心包炎（constrictive pericarditis）是指心脏被致密厚实的纤维化或钙化心包所包围，使心室舒张期充盈受限而产生一系列循环障碍的疾病，多为慢性。

【病因及发病机制】 缩窄性心包炎多继发于急性心包炎。在我国，以结核性心包炎最为常见，其次为急性非特异性心包炎、化脓性或创伤性心包炎后演变而来。近年来放射性心包炎和心脏手术后引起者逐渐多见。少数患者与自身免疫性疾病、恶性肿瘤、尿毒症和药物等有关。急性心包炎后，随着渗出液逐渐吸收可有纤维组织增生，心包增厚粘连、钙化，最终形成坚厚的瘢痕，使心包失去伸缩性，致使心室舒张期扩张受阻、充盈减少、心搏量下降。为维持心排血量，心率必然代偿性增快。由于血液回流受阻，可出现静脉压升高、颈静脉怒张、肝大、腹腔积液、下肢水肿等。

【临床表现】

1. 症状 患者常有急性心包炎、复发性心包炎或心包积液等病史。心包缩窄多于急性心包炎后1年内形成，少数可长达数年。常见症状为劳力性呼吸困难，主要与心搏量降低有关。可伴有活动耐力下降、疲乏、食欲缺乏、上腹胀满或疼痛等症状。

2. 体征 心尖搏动减弱或消失，多数患者收缩期心尖呈负性搏动，心浊音界正常或稍大，心率增快，心音轻而遥远，可闻及心包叩击音。可有颈静脉怒张、肝大、腹水、下肢水肿。可见 Kussmaul 征，即吸气时颈静脉怒张更明显。

【辅助检查】

1. X线检查 可见心影偏小、正常或轻度增大。

2. 心电图检查 可有 QRS 波群低电压、T 波低平或倒置。

3. 超声心动图 可见心包增厚、室壁活动减弱、室间隔矛盾运动等。

【治疗要点】 早期实施心包切除术以避免病情发展而影响手术效果。通常在心包感染被控制，结核活动已静止时实施手术，并在术后继续用药1年。

三、心包炎患者的护理

【护理诊断/问题】

1. 疼痛：胸痛 与心包炎症有关。

2. 气体交换受损 与肺淤血、肺或支气管受压有关。

3. 体温过高 与心包炎症有关。

【护理措施】

（一）一般护理

1. 环境 保持环境安静，限制探视，注意病室的温度与湿度，避免患者受凉，以免发生呼吸道感染而加重病情。

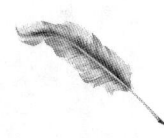

2. 体位　给予半坐卧位或坐位，可使膈肌上提，有利于呼吸。出现心脏压塞的患者往往被迫采用前倾坐位，可提供能依靠的床上小桌，保持患者体位舒适，指导患者休息，勿用力咳嗽、深呼吸或突然改变体位，以免引起疼痛，并协助患者的生活需要。

3. 饮食护理　给予高热量、高蛋白、高维生素、易消化的流食或软食，合理营养，适当限制钠盐摄入。

（二）病情观察

密切观察患者的意识、生命体征、胸痛的性质及部位、呼吸困难的程度，有无心包摩擦音和心脏压塞的表现。

（三）症状护理

胸痛明显者按医嘱给予止痛剂，以减轻疼痛对呼吸功能的影响，用药过程中注意观察患者有无胃肠道反应、出血等不良反应。胸闷、气急者给予氧气吸入。

（四）用药护理

遵医嘱给予解热镇痛药，注意有无胃肠道反应、出血等不良反应。遵医嘱给予糖皮质激素，抗菌、抗结核、抗肿瘤等药物治疗，注意观察药物的疗效及不良反应。

（五）心包穿刺术与护理

见本章第十节相关内容。

【健康指导】

1. 生活方式指导　由于患者抵抗力弱，应避免剧烈运动，生活起居有规律，保证足够的休息和睡眠；注意调节情绪，勿过多考虑病情，保持愉快心情，树立治病信心；同时给予患者合理的饮食指导，加强营养，增强机体抵抗力，进食高热量、高蛋白、高维生素易消化饮食，限制钠盐摄入；注意防寒保暖，防止呼吸道感染。

2. 疾病知识的指导　告知患者坚持足够疗程药物治疗（如抗结核治疗）的重要性，不可擅自停药，防止复发；注意药物不良反应；定期随访检查肝肾功能。对缩窄性心包炎患者讲明行心包切除术的重要性，解除思想顾虑，使其尽早接受手术治疗。术后患者仍坚持休息半年左右，加强治疗，以利于心功能的恢复。

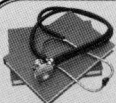

小　结

心包炎是指心包发生炎症，可分为急性与慢性。急性心包炎初期以纤维蛋白性为主，临床表现以胸痛为主，治疗主要是病因治疗；后期以渗出性为主，主要表现为心包积液或心脏压塞征，治疗以心包穿刺抽液为主。慢性缩窄性心包炎是指心脏被纤维化、钙化心包包裹，影响心脏收缩，表现类似心脏压塞征，听诊有心包叩击音，治疗主要采用心包剥离术。

（田玉梅）

第十节　循环系统常用诊疗技术及护理

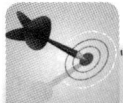

学习目标

通过本节内容的学习，学生应能
识记：
概述循环系统常用诊疗技术的概念、适应证和禁忌证。
理解：
总结循环系统常用诊疗技术的操作过程。
运用：
对进行循环系统常用诊疗技术的病人进行护理。

一、心脏电复律术

心脏电复律是利用高能量脉冲电流，经胸壁或直接作用于心脏，消除异位性快速心律失常，使之转复为窦性心律的方法。最早用于消除心室颤动，故亦称为心脏电除颤。

【分类】

1．非同步电复律　不用同步触发装置，在任何时间内放电，用于转复室颤或心室扑动。

2．同步电复律　用同步触发装置，利用体表心电图 R 波来控制电流脉冲的发放，使电流仅在心动周期的绝对不应期中发放，避免诱发室颤，用于除室颤以外的其他快速型心律失常的转复。

【适应证】

1．心室颤动和扑动是电复律的绝对指征。

2．心房颤动和扑动伴血流动力学障碍者。

3．药物及其他方法治疗无效或有严重血流动力学障碍的阵发性室上性心动过速、室性心动过速、预激综合征伴快速心律失常者。

【禁忌证】

1．病史多年，心脏（尤其是左心房）明显增大及心房内有新鲜血栓形成或近 3 个月有栓塞史。

2．伴高度或完全性房室传导阻滞的心房颤动或扑动。

3．伴病态窦房结综合征的异位性快速心律失常。

4．有洋地黄中毒、低钾血症时，暂不宜电复律。

【操作流程】

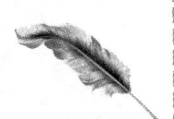

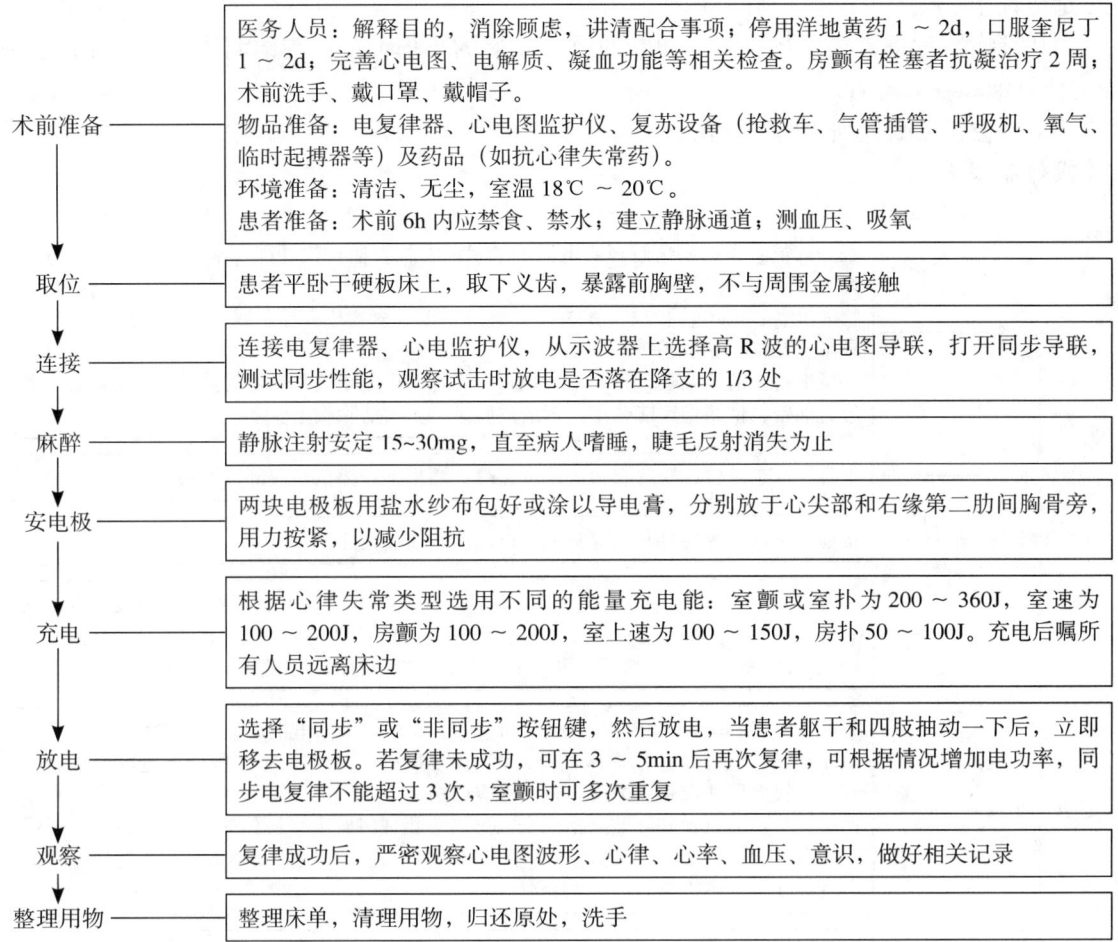

【复律后护理】

1. **休息与饮食** 患者绝对卧床休息1～2d，清醒后2h内避免进食，以免恶心、呕吐。之后给予高热量、高维生素、易消化饮食，避免进食刺激性食物。

2. **病情监测** 持续心电监护24h，注意心率、心律。密切观察病情变化，如神志、瞳孔、呼吸、血压、皮肤有无灼伤及肢体活动情况。及时发现有无因电击而致的各种心律失常、循环栓塞、心肌损伤、局部皮肤灼伤、肺水肿等并发症，并协助医生给予处理。

3. **用药护理** 遵医嘱继续服用奎尼丁、洋地黄或其他抗心律失常药物以维持窦性心律。对于心房颤动患者，即使复律前未使用抗凝药物治疗，但是复律后仍需要抗凝4周，因为心房功能的恢复可能延迟至窦性心律恢复后3周。

4. **保健指导** 指导患者规律服药，告知服药的注意事项，并定期复查。告知患者心脏病有复发的可能性，要有心理准备。保持心情舒畅，避免情绪激动、吸烟、过度劳累等诱发因素。保持排便通畅。适当增加活动，活动量以不引起心慌、胸闷为度。

二、心电监护技术

心电监护是指用心电监护仪对被监护者进行持续不断的心电活动监测，是一种无创的监测方法，可适时观察病情，提供可靠的有价值的心电活动指标，并指导实时处理。

【工作机制】 心电监护仪是通过感应系统如热敏电阻、电极、压力传感器、探头等接受来自患者的各种信息，经过导线输入到换能系统并放大，进一步计算和分析，最后显示到监护仪荧屏上，必要时可打印信息资料。

【适应证】

1．凡是病情危重需要进行持续不间断的监测心搏的频率、节律与体温、呼吸、血压、脉搏及经皮血氧饱和度等患者。

2．手术患者原则上须使用监护仪。

【操作流程】

术前准备	医务人员：根据病情解释心电监护的目的；检查监护仪性能；术前洗手、戴口罩、带帽子。 物品准备：心电监护仪、探头、电极黏贴纸3～5片、导联线、弯盘、生理盐水、记录单、75%酒精、棉球。 环境准备：清洁温暖，光线不太强，有完好的供电系统和良好的接地，无电磁波干扰。 患者准备：情绪稳定能合作，清洁皮肤，必要时清除胸毛。
摆好体位	平卧位或半卧位；松解衣扣，注意保暖；酒精棉球擦拭相应部位皮肤
开机	接通监护仪电源，打开电源开关，再次检查仪器性能
安放电极	将电极片牢固贴紧相应部位。正确连接位置为白线（RA）——右锁骨中线下方；黑线（LA）——左锁骨中线下方；红线（LL）——胸部左下方；绿线（RL）——胸部右下方；棕线（C）——胸骨左缘第4肋间心前区。连接后注意保护隐私
连接监护线	心电图：将心电导联线与监护仪接口连接，将电极头与电极片上电极扣扣上。 血压袖带：选择合适的血压袖带，将袖带缠绕于患者肘窝上两横指，宽度、松紧度适宜；连接血压袖带和监护仪的充气管应通畅。 血氧探头：血氧饱和度监测指套套入患者手指或脚趾上（最佳部位是示指），电缆线应沿手背放置；每2h更换部位，尽量不与袖带放在同一肢体上测量。连接好后整理固定各种导线，不得折叠
设置参数	评估监测时间；选择正确的无创测压模式；调整波幅、波形、波速；设置报警参数（ECG、BP、SpO_2、R）
观察记录	观察心率、心律、血压、呼吸、血氧饱和度、心电图是否正常，发现异常时记录并及时报告医生；注意电极部位皮肤情况
用物处置	整理床单，患者体位舒适；清理用物，物品不能放置于监护仪上；洗手

【监护后护理】

1．使用期间护理　①妥善放置监护线，避免滑脱，不要自动移动或摘除电极片，也不要随意摘除血氧探头，保证监护的有效性。②3～4d更换电极片一次，并注意皮肤是清洁消毒；血氧探头每班用酒精消毒一次，1～2h更换一次部位；袖带每班放松1～2次，使用3天后更换、清洁、消毒。③告知患者及家属避免在监护仪附近使用手机，以免干扰监测波形。机器报警时告知医护人员。④指导患者学会观察电极片周围皮肤情况，如有红肿痒感及时告诉医护人员。

2．停机护理　遵医嘱停机，停用前向患者说明，取得患者理解与合作；先关机，后开断电源。取下电极片，血压袖带、血氧探头；清洁皮肤，协助穿衣，整理床单。

3．保养护理　监护仪固定放置，通风良好，避免阳光直射；用干布定期擦出尘埃；定期用清水擦拭导联线监护仪，屏幕每周用无水酒精擦拭。

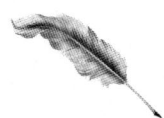

三、心包穿刺技术

心包穿刺技术是借助穿刺针直接刺入心包腔的诊疗方法。主要用于对心包积液性质的判断与协助病因的诊断，同时通过穿刺抽液可以减轻患者的临床症状。对某些心包积液，如化脓性心包炎，可经过穿刺排脓、冲洗和注药达到一定的治疗作用。

【适应证】 心脏压塞和未能明确病因的渗出性心包炎。

【禁忌证】

1．出血性疾病、严重血小板减少症及正在接受抗凝治疗者为相对禁忌证。

2．穿刺部位有感染者。

3．不能很好配合操作者。

【操作流程】

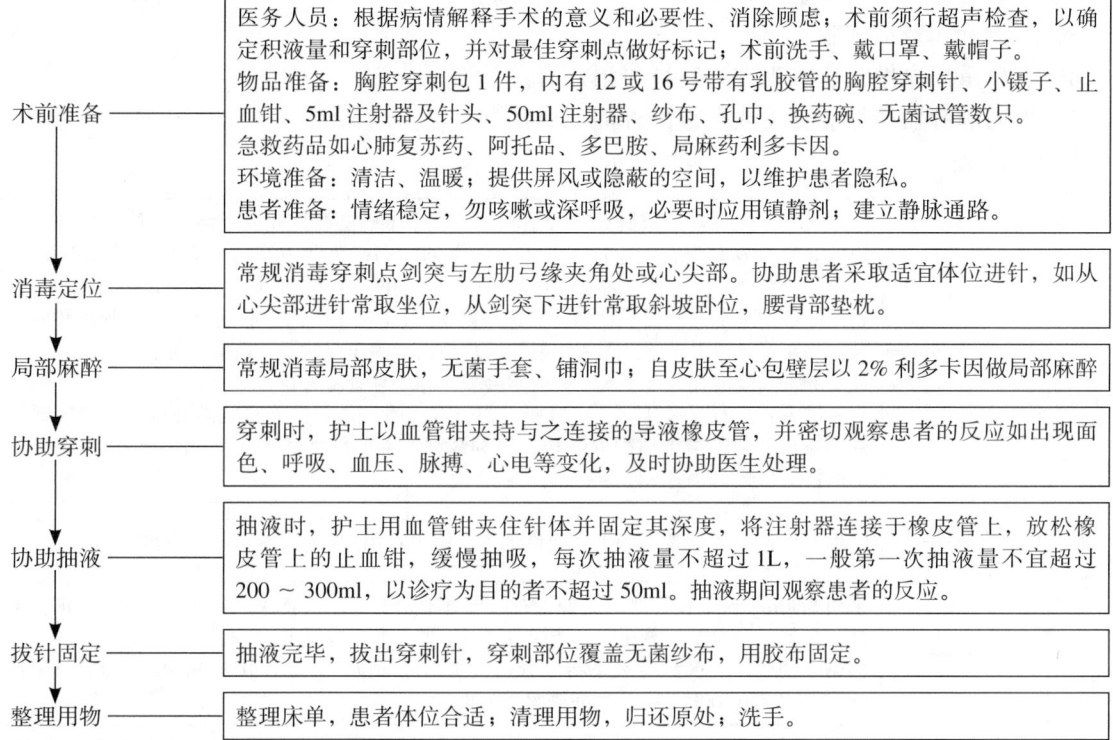

术前准备	医务人员：根据病情解释手术的意义和必要性、消除顾虑；术前须行超声检查，以确定积液量和穿刺部位，并对最佳穿刺点做好标记；术前洗手、戴口罩、戴帽子。 物品准备：胸腔穿刺包1件，内有12或16号带有乳胶管的胸腔穿刺针、小镊子、止血钳、5ml注射器及针头、50ml注射器、纱布、孔巾、换药碗、无菌试管数只。急救药品如心肺复苏药、阿托品、多巴胺、局麻药利多卡因。 环境准备：清洁、温暖；提供屏风或隐蔽的空间，以维护患者隐私。 患者准备：情绪稳定，勿咳嗽或深呼吸，必要时应用镇静剂；建立静脉通路。
消毒定位	常规消毒穿刺点剑突与左肋弓缘夹角处或心尖部。协助患者采取适宜体位进针，如从心尖部进针常取坐位，从剑突下进针常取斜坡卧位，腰背部垫枕。
局部麻醉	常规消毒局部皮肤，无菌手套、铺洞巾；自皮肤至心包壁层以2%利多卡因做局部麻醉
协助穿刺	穿刺时，护士以血管钳夹持与之连接的导液橡皮管，并密切观察患者的反应如出现面色、呼吸、血压、脉搏、心电等变化，及时协助医生处理。
协助抽液	抽液时，护士用血管钳夹住针体并固定其深度，将注射器连接于橡皮管上，放松橡皮管上的止血钳，缓慢抽吸，每次抽液量不超过1L，一般第一次抽液量不宜超过200~300ml，以诊疗为目的者不超过50ml。抽液期间观察患者的反应。
拔针固定	抽液完毕，拔出穿刺针，穿刺部位覆盖无菌纱布，用胶布固定。
整理用物	整理床单，患者体位合适；清理用物，归还原处；洗手。

【操作后护理】

1．穿刺后嘱患者绝对卧床休息4h，每30min密切观察生命体征一次，直至病情平稳。

2．观察穿刺部位有无渗血、保护伤口，防止感染。

3．心包引流者须做好引流管的护理，每日冲洗导管一次，待心包引流液＜25ml/d时拔除导管。

四、心导管检查术

心导管检查术（cardiac catheterization）是从周围血管插入导管，送至大血管及各心腔，进行心脏各腔室与血管的结构与功能的一种检查方法。其目的是明确诊断心脏和大血管病变的部位与性质、病变是否引起了血流动力学变化及其程度，可为采用介入性治疗或外科手术提供依据。

【分类】

1．右心导管检查和造影 将导管从周围静脉置入导管，沿着静脉血管进入右心房、右心室，还可进一步伸入肺动脉测量肺毛细血管楔压。

2．左心导管检查和造影 将导管从周围动脉逆行向上至主动脉弓及冠状动脉开口处，注射造影剂进行冠状动脉造影，或往主动脉经主动脉瓣进入左心室，行心室造影。

【适应证】

1．先天性心脏病，特别是右心内分流的先天性心脏病诊断及治疗。
2．主动脉弓及分支病变，肺动脉、肺静脉、冠状动脉病变的评价。
3．心内电生理检查。
4．室壁瘤，需了解瘤体大小与位置以决定手术指标。
5．心肌活检术。

【禁忌证】

1．感染性疾病，如感染性心内膜炎、败血症、肺部感染等。
2．严重心律失常、严重心力衰竭、严重肺动脉高压和未控制的严重高血压者。
3．严重肝、肾损害者。
4．有严重出血性疾病或正在进行抗凝治疗者。
5．外周静脉血栓性静脉炎或严重的外周动脉疾病。

【操作流程】

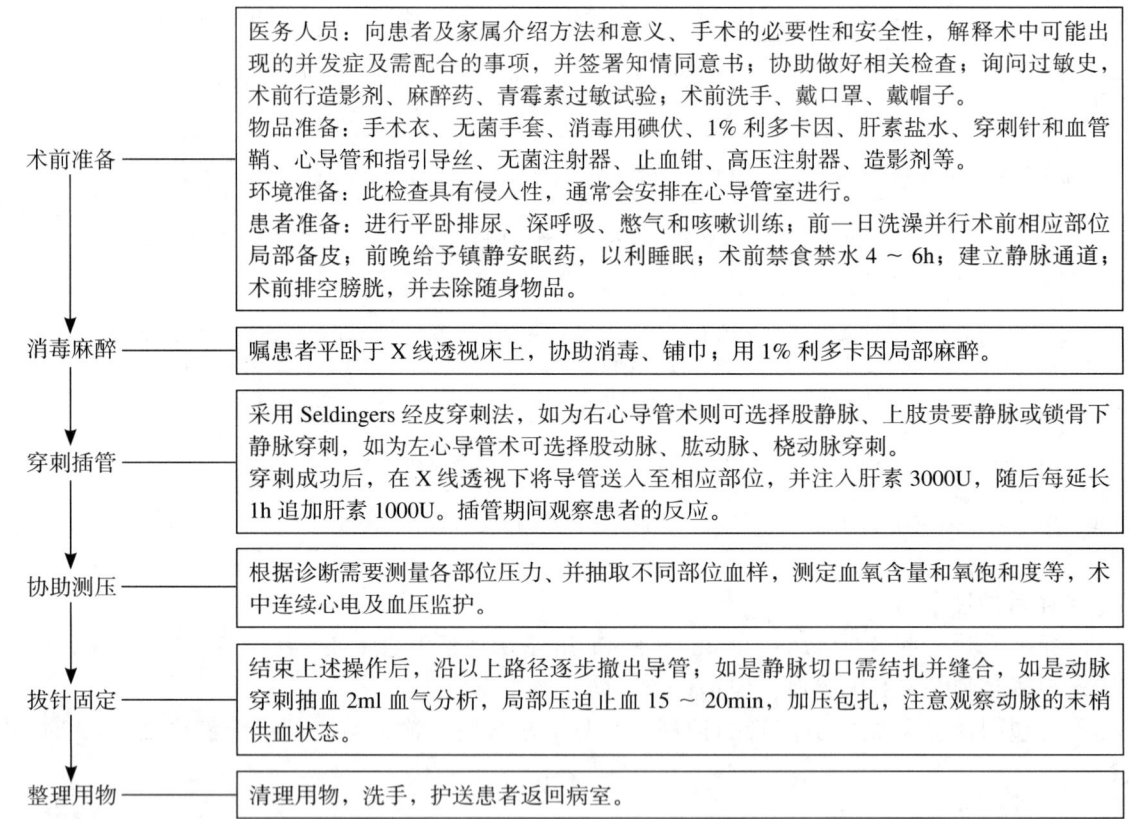

术前准备	医务人员：向患者及家属介绍方法和意义、手术的必要性和安全性，解释术中可能出现的并发症及需配合的事项，并签署知情同意书；协助做好相关检查；询问过敏史，术前行造影剂、麻醉药、青霉素过敏试验；术前洗手、戴口罩、戴帽子。 物品准备：手术衣、无菌手套、消毒用碘伏、1%利多卡因、肝素盐水、穿刺针和血管鞘、心导管和指引导丝、无菌注射器、止血钳、高压注射器、造影剂等。 环境准备：此检查具有侵入性，通常会安排在心导管室进行。 患者准备：进行平卧排尿、深呼吸、憋气和咳嗽训练；前一日洗澡并行术前相应部位局部备皮；前晚给予镇静安眠药，以利睡眠；术前禁食禁水4~6h；建立静脉通道；术前排空膀胱，并去除随身物品。
消毒麻醉	嘱患者平卧于X线透视床上，协助消毒、铺巾；用1%利多卡因局部麻醉。
穿刺插管	采用Seldingers经皮穿刺法，如为右心导管术则可选择股静脉、上肢贵要静脉或锁骨下静脉穿刺，如为左心导管术可选择股动脉、肱动脉、桡动脉穿刺。 穿刺成功后，在X线透视下将导管送入至相应部位，并注入肝素3000U，随后每延长1h追加肝素1000U。插管期间观察患者的反应。
协助测压	根据诊断需要测量各部位压力，并抽取不同部位血样，测定血氧含量和氧饱和度等，术中连续心电及血压监护。
拔针固定	结束上述操作后，沿以上路径逐步撤出导管；如是静脉切口需结扎并缝合，如是动脉穿刺抽血2ml血气分析，局部压迫止血15~20min，加压包扎，注意观察动脉的末梢供血状态。
整理用物	清理用物，洗手，护送患者返回病室。

【操作后护理】

1．病情观察　患者术后第1h内，每15分钟需测量血压、脉搏一次，第2、3小时每30min测量一次，第4、5小时每小时一次，稳定后可恢复常规测量。避免穿刺部位测量血压。观察有无术后并发症，如心律失常、空气栓塞、出血、感染、热原反应、心脏压塞、心脏壁穿孔等。

2．穿刺局部护理　术后取平卧位休息。①静脉穿刺者以1kg沙袋压迫4~6h，穿刺侧肢体制动4~6h，卧床12h；②动脉穿刺者以左手食、中指压迫止血15min，压迫点在穿刺点上方1cm处，确认无出血后，以弹力绷带包扎，并用1kg左右沙袋压迫6h，穿刺侧肢体制动12h，卧床24h。术侧肢体伸直，随时观察切口处有无渗血，术后每15min观察足背动脉搏动情况，比较两侧肢端皮肤的颜色、温度、感觉功能等。

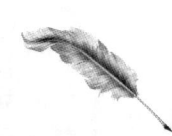

3. 常规应用抗生素，预防感染。

4. 生活护理　局麻者可不限制饮食，全麻者给予去枕平卧位，头偏向一侧。清醒后鼓励患者多喝水，以利造影剂排出。禁止屈膝及髋关节至少 6h，但可以两侧翻身。穿刺部位无渗血或其他不适时，方可下床活动。排尿困难者可给予导尿。

5. 健康指导　出院后患者可进行一般日常的活动，但体育及健身运动要暂时停止。指导患者养成良好的饮食习惯，戒烟戒酒，少食多餐，保持排便通畅。告知患者穿刺伤口如有微量渗血，可以用手指按压止血，如流血不止或伤口红肿痛，尽快回医院检查。

五、心导管射频消融术

射频消融术（radio frequency catheter ablation，RFCA）通过心脏电生理检查，明确心律失常发生机制，在心脏内对发生心律失常的病变部位进行标测定位后，将导管电极置于引起心律失常的病灶处或异常传导径路区域，发放射频电流，使病变区域心肌坏死或损伤，达到治疗顽固性心律失常的方法。

【适应证】

1. 预激综合征合并阵发性心房颤动和快速心室率引起血流动力学障碍者或已有充血性心力衰竭者。

2. 房室折返性心动过速、房室结折返性心动过速、房性心动过速、典型心房扑动和特发性室性心动过速（包括反复性单形性室速）反复发作者，或合并有 CHF 者，或有血流动力学障碍者。

3. 非典型心房扑动，发作频繁、心室率不易控制者。

4. 窦性心动过速合并心动过速心肌病。

5. 慢性心房颤动合并快速心室率且药物控制效果不好、合并心动过速心肌病者。

6. 手术切口折返性房速反复发作者。

【禁忌证】　同心导管检查。

【操作流程】

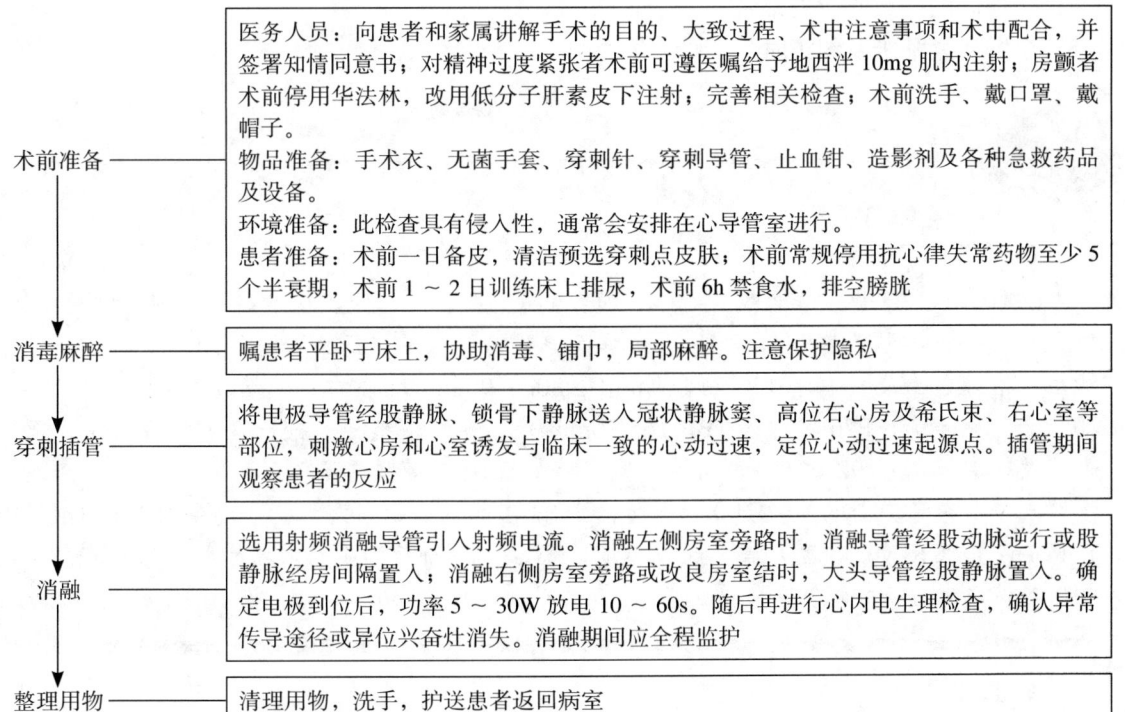

【操作后护理】

1．一般护理　静脉穿刺者局部仅须压迫 3～5min，止血后用无菌纱布包扎，平卧 3～4h，卧床 4～6h；动脉穿刺者局部用手压迫 10～20min，止血后用弹力绷带包扎，沙袋压迫，平卧 8～12h，卧床 12～24h。卧床期间保持大腿伸直，切勿屈腿。避免长时间卧床，以免发生静脉血栓。协助患者生活护理，选择低脂、易消化饮食。

2．病情观察　注意观察穿刺局部是否有出血、渗血；观察患者是否有心慌、胸闷、气急、恶心等症状；术后每日复查心电图。

3．出院指导　术后 2～3 日可出院，但不要负重或剧烈运动。1～2 周后即可进行相对正常的生活和工作。1～2 个月可恢复完全正常的生活和工作。告知患者术后需要 1～3 个月抗凝治疗。

六、冠状动脉造影术

冠状动脉造影术（coronary arteriography，CAG）是诊断冠心病的一种有效方法。将导管经股动脉、肱动脉或桡动脉插入，送至主动脉根部，然后分别插入左或右冠状动脉口，注入造影剂，使冠状动脉显影。可提供冠状动脉病变的部位、性质、范围、侧支循环状况等的准确资料，有助于选择最佳的治疗方案，是目前诊断冠心病最可靠的方法之一。

【适应证】

1．心绞痛经药物治疗后病情仍较重者，须明确动脉病变情况以决定治疗方案者。
2．胸痛疑似心绞痛而不能确认者。
3．中老年人心脏增大、心力衰竭、心律失常、疑有冠心病而经无创检查不能确诊者。
4．拟行手术治疗的冠心病患者。

【禁忌证】

1．有严重的心功能不全，不能耐受手术者。
2．患有外周动脉血栓性脉管炎者。
3．造影剂过敏者。
4．未控制的严重心律失常者。
5．电解质紊乱未及纠正时。

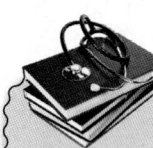

案例 3-7

男性，64 岁。因发作性胸闷 6 年，加重 1 天入院。晨起跑步中途突然出现胸骨后闷痛，伴呕吐、冷汗和濒死感，持续 1h 不缓解而急诊。既往有"高血压病"10 年，服用"替米沙坦"治疗，血压控制于 130～140mmHg/80～90mmHg 左右；吸烟 30 余年，每日约吸 20 支。入院查体：P76 次/分，BP 165/90mmHg，神清，精神不振，双肺呼吸音清，双肺未闻及啰音，心率 92 次/分，心律绝对不齐，第一心音强弱不等，脉搏短绌，各瓣膜听诊区未闻及杂音。心电图：①心房颤动；②ST-T 抬高；心肌酶示：肌钙蛋白 I（cTnI）或 T（cTnT）、CK-MB 轻度升高。疑为"冠心病"，为明确诊断拟行冠状动脉造影检查。请问如何对该患者进行护理？

【操作流程】

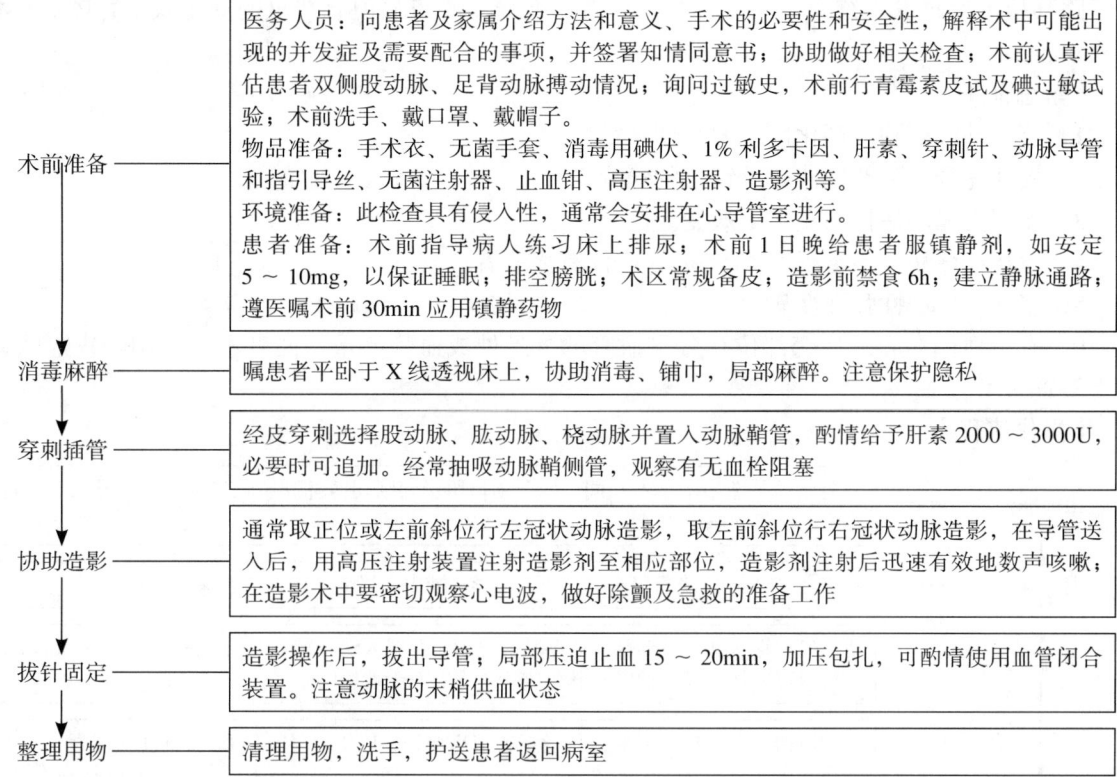

【操作后护理】

1. **病情观察** 术后行心电监护并严密观察患者的一般状态、生命体征，以及有无术后并发症，如心律失常、空气栓塞、出血、感染、热原反应、心脏压塞、心脏壁穿孔等。

2. **穿刺部位护理** 术后取平卧位，拔除动脉置管后穿刺者以左手示、中指压迫止血15min，压迫点在穿刺点上方1cm处，确认无出血后，以弹力绷带包扎，并用1kg左右沙袋压迫6h，穿刺侧肢体制动12h，卧床24h。术侧肢体伸直，并观察穿刺部位有无渗血渗液、血肿形成，双侧足背动脉搏动是否有力对称，术侧肢体皮肤温度及颜色，尤应注意观察趾端末梢循环，防止术侧下肢动脉血栓形成。

3. **常规应用抗生素，预防感染。**

4. **生活护理** 术后指导患者多饮水，促进造影剂排泄，以免加重肾负担；如无并发症，术后2h可进清淡、易消化的半流质饮食；早期（前3d）应卧床休息，减轻心脏负荷，以后逐渐增加活动量。对于排尿困难者可给予听流水声、按摩等方法，如无效可行导尿术。

七、经皮腔内冠状动脉成形术和经皮冠状动脉内支架置入术

经皮冠状动脉介入（percutaneous coronary intervention，PCI）治疗是用心导管技术疏通狭窄甚至闭塞的冠状动脉管腔，从而改善心肌血流灌注的方法。它包括经皮腔内冠状动脉成形术（percutaneous transluminal coronary angioplasty，PTCA）、经皮冠状动脉内支架置入术（percutaneous intracoronary stent implantation）、冠状动脉内旋切术、旋磨术和激光成形术。其中，PTCA和支架置入术是冠心病的重要治疗手段。

PTCA是采用股动脉穿刺将球囊导管送至冠状动脉狭窄病变处，加压扩张以增大血管内径，改善心肌血供。

【适应证】

1. 稳定型心绞痛经药物治疗后仍有症状，且左心室功能良好者。

2. 心绞痛伴有多支病变；急性心肌梗死；运动试验或放射性核素检查有心肌缺血；冠状动脉旁路移植术后再发心绞痛；高危心绞痛患者；变异型心绞痛但有严重的固定狭窄；PTCA 术后再狭窄者。

【禁忌证】

1. 冠状动脉僵硬或钙化性、偏心性狭窄。
2. 慢性完全性阻塞性伴严重钙化的病变。
3. 无侧支循环保护的左主干病变。
4. 冠状动脉病变狭窄程度 < 50% 者或仅有痉挛者。
5. 多支、广泛性弥漫性病变。
6. 有出血倾向者、病变部位在分支血管的分叉处或血管严重迂曲者不宜采用经皮冠状动脉内支架置入术。

【操作流程】

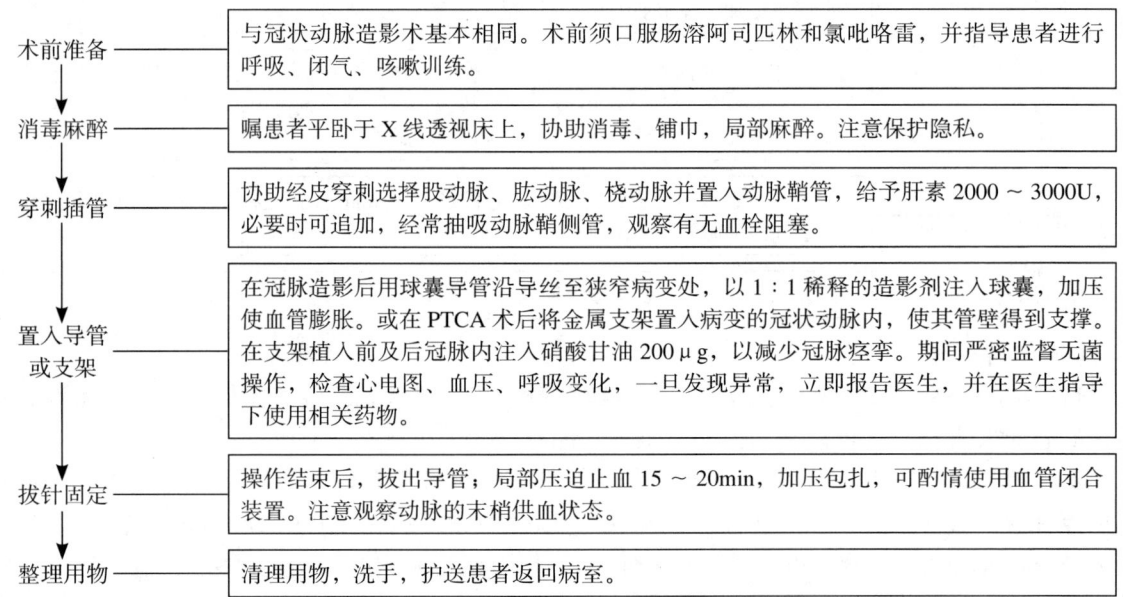

术前准备	与冠状动脉造影术基本相同。术前须口服肠溶阿司匹林和氯吡咯雷，并指导患者进行呼吸、闭气、咳嗽训练。
消毒麻醉	嘱患者平卧于X线透视床上，协助消毒、铺巾，局部麻醉。注意保护隐私。
穿刺插管	协助经皮穿刺选择股动脉、肱动脉、桡动脉并置入动脉鞘管，给予肝素 2000～3000U，必要时可追加，经常抽吸动脉鞘侧管，观察有无血栓阻塞。
置入导管或支架	在冠脉造影后用球囊导管沿导丝至狭窄病变处，以 1∶1 稀释的造影剂注入球囊，加压使血管膨胀。或在 PTCA 术后将金属支架置入病变的冠状动脉内，使其管壁得到支撑。在支架植入前及后冠脉内注入硝酸甘油 200μg，以减少冠脉痉挛。期间严密监督无菌操作，检查心电图、血压、呼吸变化，一旦发现异常，立即报告医生，并在医生指导下使用相关药物。
拔针固定	操作结束后，拔出导管；局部压迫止血 15～20min，加压包扎，可酌情使用血管闭合装置。注意观察动脉的末梢供血状态。
整理用物	清理用物，洗手，护送患者返回病室。

【操作后护理】

1. 病情监测　持续行心电、血压、血氧饱和度监测，严密观察有无心律失常、心肌缺血、心肌梗死等急性期并发症。术后做 12 导联心电图，并与术前对比，有症状时再复查。定时抽取静脉血检测心肌酶谱的变化，如发现异常及时报告医生及时处理。

2. 拔管护理　一般于术后停用肝素 4～6h 后，测定激活凝固时间（ACT）< 150s，即可拔除动脉鞘管。拔除动脉鞘管后，按压穿刺部位 15～20min 以彻底止血，并用弹力绷带加压包扎，沙袋压迫 6～8h，术侧肢体制动 24h，防止出血。经桡动脉穿刺者术后立即拔除动脉鞘管，局部按压彻底止血后加压包扎。

3. 术后用药　术后常规给予低分子肝素皮下注射，注意观察有无出血倾向，如伤口渗血、牙龈出血、鼻出血、血尿、血便、呕血等；常规使用抗生素 3～5 天，预防感染；出院后指导患者继续服用药物，以巩固冠状动脉介入治疗的效果，预防再狭窄的发生。

4. 一般护理　告知患者进食低盐、低脂、易消化、不含维生素K的食物，如粥类、汤类或半流质的食物，待可以下床活动后再如常进食。术后 24h，可逐渐增加活动量，但起床、下蹲时动作应缓慢，不要突然用力。经桡动脉穿刺者除急诊外，如无特殊病情变化，不强调严格卧床时间，但仍须注意病情观察；鼓励患者多饮水，以利造影剂的排泄；保持排便通畅。

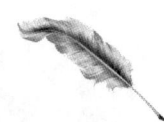

5．术后负性效应的观察与护理

（1）腰酸、腹胀：多数由于术后平卧、术侧下肢伸直时间较长所引起。应告知患者起床活动后自然会消失，同时可适当活动另一侧肢体。腰痛患者可选用软硬适中的床垫或在腰部垫棉垫，定时做腰部按摩，必要时使用止痛剂、镇静剂。腹胀者术后不宜吃得过饱或进食不易消化的食物、不喝奶制品或生冷的食物，以免引起腹胀；并给予腹部保暖、热敷及按摩，或予药物促进肛管排气。

（2）穿刺局部出血或血肿：拔管后，应立即用示指和中指压迫皮肤穿刺点上1～2cm处30min，并注意压迫方法及位置正确；然后用屈止血带压迫包扎，嘱咐患者绝对卧床8～12h，术侧肢体保持伸直位，在此期间不得抬高床头，患者不可翻身、坐起及弯曲、抬高患肢，24h后方可下床活动，要向患者强调患肢保持伸直位的重要性。搬动患者时应采用4人同时搬运法，以防止搬动过程中患者术侧肢体的弯曲及抬高。拔管后72h内术侧肢体完全制动，48h内仍要卧床休息，嘱患者勿用力咳嗽、排尿和排便时按压穿刺点，防止穿刺点出血。若患者穿刺部位出现血肿，可用50%硫酸镁冷敷处理。

（3）栓塞：栓子可来自导管或导丝表面的血栓，或因操作不当致粥样硬化斑块脱落等。因此，术后应注意观察双下肢足背动脉搏动情况、皮肤颜色、温度、感觉改变，下床活动后肢体有无疼痛或跛行等，发现异常及时通知医生。

（4）尿潴留：系因患者不习惯床上排尿而引起。护士应训练患者床上排尿；做好心理疏导，解除床上排尿时的紧张心理；诱导排尿，如用温水冲洗会阴部、听流水声、热敷等，或按摩膀胱并适当加压。以上措施均无效时，可实行导尿。

（5）低血压：为伤口局部加压引发血管迷走反射所致，少数为应用硝酸甘油所致，要遵医嘱合理用药，预防血容量不足，并严格控制滴速，并监测患者血压、心率、尿量等，准确记录24h出入量。

（6）造影剂反应：极少数患者注入造影剂后出现皮疹或寒战感觉，经使用地塞米松后可缓解。肾功能损害及严重过敏反应罕见。

（7）心肌梗死：由病变处血栓形成导致急性闭塞所致。故术后要经常了解患者有无胸闷、胸痛症状，并注意有无心肌缺血的心电图表现。

6．健康教育　嘱患者出院后按时服药，注意剂量准确，定期复查凝血酶原时间、血象及肝功能。饮食有规律、不要暴饮暴食，多吃蔬菜、水果，增加粗纤维饮食，要戒烟酒、不喝浓茶、浓咖啡等；要保持排便通畅，勿用力排便；要适当参加体育锻炼，勿过度劳累，保证充足睡眠，避免情绪激动，防止受凉，预防感染；PTCA和支架置入术后半年内患者可能发生再狭窄，故应定期门诊随访。

（李　兵　黄小红）

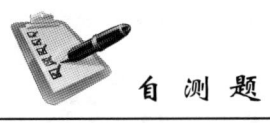

自　测　题

一、名词解释
1．心力衰竭　　2．高血压危象　　3．心肌梗死　　4．心脏瓣膜病　　5．心律失常
6．心绞痛

二、填空题

1. 心源性呼吸困难按严重程度可分为_____、_____和_____。
2. 慢性心力衰竭的基本病因有_____、_____。
3. 对心力衰竭患者静脉输液速度应控制在_____滴／分，以免增加心脏负荷，而诱发心力衰竭。
4. 高血压患者的"四低"饮食是_____、_____、_____、_____。
5. 亚急性感染性心内膜炎最常见的致病菌是_____。
6. 冠心病的危险因素有_____、_____、_____、吸烟、肥胖等。
7. 高血压的诊断标准为：在非药物状态下，SBP_____mmHg 和／或 DBP_____mmHg。
8. 主动脉狭窄典型的三联征为_____、_____、_____。
9. 风心病栓塞多发生于_____患者，以_____最多。
10. 心肌病分为_____、_____、_____和_____四类。
11. 纤维蛋白性心包炎的特征性体征是_____。
12. 心电监护仪的心电导线正确连接位置是白线（RA）_____，黑线（LA）_____，红线（LL）_____，绿线（RL）_____，棕线（C）_____。

三、选择题

【A₁ 型题】

1. 长期取半卧位的心源性水肿患者，最易引起皮肤溃烂的部位是
   A．背部上
   B．骶尾部
   C．足跟部
   D．踝部
   E．枕部

2. 左心力衰竭最早出现的症状是
   A．劳力性呼吸困难
   B．夜间阵发性呼吸困难
   C．端坐呼吸
   D．心源性哮喘
   E．咳粉红色泡沫痰

3. 急性肺水肿特征性表现是
   A．端坐呼吸
   B．咳粉红色泡沫痰
   C．满肺哮鸣音
   D．口唇青紫
   E．双肺湿啰音

4. 慢性心力衰竭患者长期口服洋地黄类药物前，应教会患者测量
   A．体温
   B．脉搏
   C．血压
   D．呼吸
   E．体重

5. 风心病二尖瓣狭窄最重要的体征是
   A．心尖区第一心音亢进
   B．二尖瓣开放拍击音
   C．心尖区舒张中晚期隆隆样杂音
   D．肺动脉瓣区第二心音亢进
   E．Graham-Stell 杂音

6. 直接导致风心病患者死亡最常见病因是
   A．心律失常
   B．动脉栓塞
   C．感染性心内膜炎
   D．心力衰竭
   E．呼吸道感染

7. 诊断感染性心内膜炎的最重要方法是
   A．心电图
   B．超声心动图
   C．冠状动脉造影
   D．X 线胸片
   E．血培养

8. 病毒性心肌炎最根本的措施是
   A．充分休息
   B．清淡低盐饮食
   C．应用抗生素
   D．预防接种

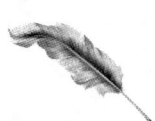

E. 早期使用糖皮质激素
9. 用心电图鉴别心肌梗死与心绞痛时，下列哪项改变最有意义
   A. ST段抬高
   B. ST段降低
   C. T波倒置
   D. T波高尖
   E. 病理性Q波
10. 心脏瓣膜病变最常见的心律失常为
    A. 心房颤动
    B. 心室颤动
    C. 期前收缩
    D. 异位性心动过速
    E. 房室传导阻滞
11. 急性心肌梗死死亡的主要原因是
    A. 疼痛
    B. 心律失常
    C. 低血压、休克
    D. 心力衰竭
    E. 胃肠道反应
12. 长期卧床的心力衰竭患者，若发生下肢静脉血栓脱落，最易导致
    A. 脑栓塞
    B. 肺栓塞
    C. 肾栓塞
    D. 上肢栓塞
    E. 肠系膜栓塞
13. 患者体力活动明显受限，轻于日常的活动即可引起乏力、心悸、呼吸困难，说明此时患者心功能处于
    A. Ⅰ级
    B. Ⅱ级
    C. Ⅲ级
    D. Ⅳ级
    E. 无法确定
14. 窦性心律的心电图表现哪项是错误的
    A. Ⅱ、aVF导联P波直立，aVR导联P波倒置
    B. P-R > 0.12s
    C. 心率60～100次/分
    D. P-P间期相差0.12s以下
    E. V₅、V₆导联P波直立
15. 原发性高血压最常见的死亡原因是
    A. 心肌梗死
    B. 心力衰竭
    C. 脑血管意外
    D. 心功能衰竭
    E. 严重心律失常
16. 洋地黄中毒的室速可选用
    A. 利多卡因
    B. 地高辛
    C. 异搏定
    D. 苯妥英钠
    E. 阿托品
17. 左心功能不全患者出现呼吸困难的主要原因是
    A. 痰液堵塞气道
    B. 支气管痉挛
    C. 左肺受到扩大的心脏的压迫
    D. 肺循环淤血
    E. 神经反应
18. 在临床上最常见的心律失常是
    A. 过早搏动
    B. 预激综合征
    C. 房颤
    D. 房室传导阻滞
    E. 室上性阵发性心动过速
19. 能够终止心绞痛发作的药物是
    A. 美托洛尔
    B. 硝酸异山梨醇酯
    C. 硝苯地平
    D. 阿司匹林
    E. 卡托普利
20. 发生高血压急症时需快速降压，常用药物是
    A. 硝酸甘油舌下含服
    B. 呋塞米口服
    C. 硝普钠静脉滴注
    D. 甘露醇快速静滴
    E. 地高辛口服

【A₂型题】
21. 张某，女，60岁。与别人争吵时突感心前区不适，持续3～5min后，经休息缓解，对此患者，下列护理措施不正确的是

A．随身携带保健药
B．保持情绪稳定
C．保持排便通畅
D．避免寒冷刺激
E．饭后应注意活动

22．患者，男性50岁，既往有高血压病史10年，护士对其进行饮食指导，其中错误的是
A．低盐、低脂
B．低胆固醇
C．清淡、宜少量多餐
D．富含维生素和蛋白质
E．高热量、高纤维素饮食

23．李某，女性，70岁。冠心病15年，慢性心力衰竭5年。与家人争吵后感心悸、气短、咳粉红色泡沫痰，急诊入院。体格检查：BP90/60mmHg，R28次/分，神清，口唇发绀，两肺满布湿啰音及哮鸣音，诊断为急性左心衰竭。下列哪项护理措施中不宜采取
A．注意保暖，避免受凉
B．给予高流量吸氧
C．平卧位，头偏向一侧
D．低盐、易消化饮食
E．保持排便通畅

24．女性，25岁。有风湿性心脏病史。不明原因持续发热1个月余，体温波动在37.5～38.5℃，应用多种抗生素治疗无效，今晨以"感染性心内膜炎"入院。现遵医嘱行血培养检查，抽血培养标本时间选择正确的是
A．第1日间隔1h采血，共3次，体温升高时采血
B．第1日间隔1h采血，共3次，不需体温升高时采血
C．第1日间隔1h采血，共3次，寒战升高时采血
D．入院3h内采血，间隔1h/次
E．停用抗生素2～7天后采血，体温升高时采血

25．张女士，54岁，近日体检发现血压160/95mmHg，自诉工作压力大时有头痛、失眠等不适，对该患者健康指导的重点是
A．尽早应用降压药，规律用药
B．卧床休息，协助生活护理
C．生活方式指导，身心休息为主
D．应用药物为主，辅以适当运动
E．避免劳累，不宜继续工作

26．患者，女性，32岁。风心病二尖瓣狭窄、房颤4年。无明显原因突然出现意识障碍，最可能的直接原因是
A．心房颤动
B．心排血量减少，脑供血不足
C．心室颤动
D．左心耳附壁血栓脱落致脑栓塞
E．高凝状态，脑血栓形成

27．患者男性，60岁。血压140/90mmHg，诊断为Ⅰ级高血压，遵医嘱给予非药物治疗，下列不正确的是
A．合理膳食
B．减轻体重
C．保持健康心态
D．参加举重活动
E．气功及其他行为疗法

28．患者，男性，60岁，持续胸前区疼痛2h入院，心电图检查示Ⅱ、Ⅲ、aVF导联ST段抬高，为证实是否患有心肌梗死，抽血化验，下列哪项指标特异性最高
A．血脂
B．血糖
C．血白细胞
D．血肌酸磷酸激酶
E．红细胞沉降率

29．患者，女性，56岁。既往高血压病史8年，2个月前出现疲乏症状，近日出现劳力性呼吸困难，经休息后可缓解，患者最可能出现
A．慢性左心衰竭
B．急性肺水肿
C．高血压危象
D．慢性右心衰竭
E．急性左心衰竭

30．患者，女性，67岁。胸痛4h，诊断为急性心肌梗死，给予急诊溶栓治

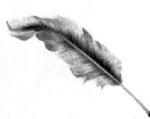

疗，下列对直接诊断冠脉再通最有价值的是
A．胸痛 2h 内基本消失
B．出现心律失常
C．心电图抬高 ST 段回降＞50%
D．血清心肌酶峰值提前
E．冠脉造影示闭塞动脉再通

31．患者，女性，60 岁，急性广泛前壁心肌梗死，经治疗疼痛缓解，但患者烦躁不安，血压 80/60mmHg，脉搏 120 次/min，尿量 30ml/h，此时患者的情况属于
A．病情好转
B．心力衰竭
C．肾衰竭
D．心源性休克
E．心律失常

32．患者，女性，43 岁。近半年来血压升高较快，伴心悸、多汗、头痛、烦躁等，上周出现耳鸣、眼花，查体：血压 190/115mmHg。该患者的诊断可能是
A．高血压Ⅰ级
B．高血压Ⅱ级
C．高血压Ⅲ级
D．高血压危象
E．高血压脑病

33．急性心肌梗死患者发病 48h 后，要求到厕所排便，你应该
A．嘱家人陪往
B．肛塞开塞露后，再允许前往
C．先给予缓泻剂，再允许前往
D．如无便秘史，应允许前往
E．坚决制止，指导床上使用便盆

34．患者，女性，55 岁。有风心病、二尖瓣狭窄、房颤病史，此次因受凉后气促不能平卧入院。此时针对患者的健康教育不恰当的是
A．避免受凉
B．半卧位休息
C．遵医嘱坚持药物治疗
D．早期加强锻炼
E．适当活动下肢防止血栓形成

35．患者，男性，52 岁。有高血压病史 8 年。最近骑车上班时感胸闷、乏力、气急、休息后缓解。该患者的心功能为
A．Ⅰ级
B．Ⅱ级
C．Ⅲ级
D．Ⅳ级
E．Ⅴ级

36．患者，男性，51 岁，工人，近 1 个月劳累时感心前区疼痛，诊断为冠心病、心绞痛。患者吸烟 30 年，每日 30 支，平日饮食不规律，喜饮白酒和浓茶，化验检查发现三酰甘油增高。责任护士向该患者进行健康教育的内容中，下列哪项不妥
A．戒烟、限酒，不饮浓茶
B．胸痛发作时应立即含服 1 片硝酸甘油
C．含服 1 片硝酸甘油后疼痛仍不缓解，半小时后需再服 1 片
D．平日随身带硝酸甘油按医嘱服药，定期复查
E．保持情绪稳定，不可过度劳累

37．患者，男性，53 岁，因突发心前区疼痛，疼痛难忍，并伴有胸闷憋气，来院就诊，患者既往有糖尿病史 8 年、胃溃疡 12 年。经检查医生诊断为前间壁心肌梗死，特征性心电图变化出现在
A．$V_1 \sim V_4$ 导联
B．$V_1 \sim V_3$ 导联
C．$V_3 \sim V_5$ 导联
D．V_6、Ⅰ、aVL 导联
E．$V_1 \sim V_6$、Ⅰ、aVL 导联

38．患者，男性，45 岁，近日诊断为高血压，饮食护理中食盐摄入量应是
A．＜1g/d
B．＜3g/d
C．＜6g/d
D．＜8g/d
E．＜10g/d

39．患者，女性，36 岁，患风湿性心脏病二尖瓣狭窄 5 年，近日肺部感染后出现心力衰竭表现，乏力、稍微活动后

就心慌、气促，被诊断为"心功能三级"，护士应如何指导患者休息
- A．活动不受限制
- B．从事轻体力活动
- C．增加睡眠时间，可起床做轻微活动
- D．卧床休息，严格限制体力活动
- E．严格卧床休息，采取半卧位

40．患者，女性，18岁，诊断为风湿热1年，医生考虑患者此病变已侵犯到心脏，心脏瓣膜病最常见的并发症是
- A．充血性心力衰竭
- B．贫血
- C．心源性休克
- D．室性心律失常
- E．下肢静脉栓塞

41．患者，男性，53岁，因头晕、头痛就医，测血压168/95mmHg，可考虑为
- A．正常高值
- B．临界高血压
- C．Ⅰ级高血压
- D．Ⅱ级高血压
- E．Ⅲ级高血压

42．患者，男性，25岁，因心悸、心率快，来医院就诊，下列检查可明确诊断心律失常的是
- A．心电图
- B．心音图
- C．超声心动图
- D．放射性核素检查
- E．心脏X线

43．患者，女性，56岁，因突发急性心肌梗死而住院治疗，住院病情不稳定，20h死亡，其主要死亡原因可能是
- A．心律失常
- B．心室壁瘤
- C．发热
- D．心源性休克
- E．心力衰竭

44．男性26岁。心悸气短，胸闷晕厥。查体：胸左缘3肋间，3/6收缩期杂音。超声：室间隔左室流出道处肥厚。该杂音在以下哪种药物时会增强
- A．普耐洛尔
- B．硝酸甘油
- C．卡托普利
- D．呋塞米
- E．硝苯地平

45．患者，男性，64岁，因胸闷、咳嗽、咳痰、呼吸困难、尿少1个月就诊，既往有风湿性心脏病二尖瓣狭窄。考虑患者出现了心力衰竭，护士告诉患者要低盐饮食，其原因是
- A．提高心肌收缩力
- B．减轻肾负担
- C．减轻肺水肿
- D．减少液体潴留
- E．避免肝受损

【A₃/A₄型题】

（46～47题共用题干）

女性，35岁。风湿性心脏病10年。近一年来逐渐下床、洗脸、就餐、走动后即感气喘、胸闷心慌，但卧床休息时无此不适。

46．根据其心功能情况，对其活动如何指导
- A．绝对卧床休息，取半卧位
- B．以卧床休息为主，限制运动
- C．每天可运动，但增加睡眠
- D．不限制活动，但需劳逸结合
- E．可打太极拳，忌剧烈运动

47．该患者慢性心力衰竭伴心房颤动，一直在口服地高辛治疗。昨日起感视物模糊、黄视，自测脉搏，律齐，脉率50次/分。考虑
- A．转复窦性心律
- B．已洋地黄化
- C．洋地黄中毒
- D．心力衰竭加重
- E．视力障碍

（48～49题共用病例）

男性，65岁，慢性心力衰竭5年。长期服用"地高辛、氢氯噻嗪、卡托普利"治疗。近日出现食欲缺乏，乏力，腹胀，心慌等症状。ECG示：明显U波。

48．该患者可能发生了
- A．低血钾
- B．高血钾

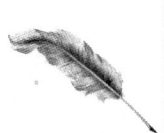

C. 低钠血症
D. 高钠血症
E. 洋地黄中毒

49. 正确的处理措施是
A. 加大洋地黄用量
B. 静脉注射呋塞米
C. 补充氯化钾
D. 肌注硫酸镁
E. 静滴碳酸氢钠

（50～51题共用题干）
男性，67岁，高血压病史30年，收缩压波动在160～179mmHg，近年来觉胸闷、胸痛，运动或情绪激动时症状加重，心电图示ST段明显下移。

50. 该患者危险度分级属于
A. 无危险度
B. 低危险度
C. 中度危险度
D. 高危险度
E. 极高危险度

51. 下列处理措施中最适宜的是
A. 仅改善生活行为
B. 经改善生活行为6个月后无效再予药物治疗
C. 改善生活行为的同时予降压治疗
D. 改善生活行为的同时予降压、扩冠、抗血小板治疗
E. 尽早予强化治疗

（52～53题共用题干）
患者，男性，27岁，因劳力性呼吸困难、胸痛、心悸而确诊为肥厚性心肌病。

52. 应警惕患者可能出现的并发症
A. 晕厥
B. 室上性心律失常
C. 心房颤动
D. 心房扑动
E. 猝死

53. 患者需要减慢心率治疗，最常用药物是
A. 利尿剂
B. 硝酸甘油
C. β受体阻滞剂
D. 洋地黄
E. 血管紧张素转换酶抑制剂

（54～55题共用题干）
患者，女性，75岁，高血压病30年，糖尿病4年。近半年来常于劳累时感心前区闷痛，持续1～2min，休息后缓解，未予诊治。4h前突感胃痛，伴烧心感，伴大汗，恶心呕吐胃内容物1次。诊断为"急性心肌梗死"。入院即刻给予溶栓治疗。

54. 对患者溶栓的护理措施不妥的是
A. 询问有无溶栓的禁忌证
B. 准确迅速地配制溶栓药物
C. 观察有无过敏
D. 观察患者有无发生出血
E. 患者溶栓后出现心律失常，说明溶栓失败，及时通知医生

55. 入院当日责任护士给予患者的护理措施，下列哪项不妥
A. 绝对卧床休息
B. 制订患者活动计划，锻炼并提高其活动量
C. 观察心前区疼痛变化和心肌酶的变化
D. 给予鼻导管吸氧
E. 持续心电监护

（56～58题共用题干）
女性，20岁，因心悸、气急伴双下肢水肿3年，加重3天入院，诊断为风湿性心脏病二尖瓣狭窄，心力衰竭二度（心功能三级），给予地高辛等药物治疗。

56. 护士在给地高辛前，下列哪项不需做
A. 测血压
B. 询问有无恶心
C. 询问有无呕吐
D. 询问有无色视
E. 测脉搏、心率、心律

57. 该患者入院护理体检时可能出现下列哪种脉搏
A. 奇脉
B. 交替脉
C. 水冲脉

D．吸停脉

E．绌脉

58．该患者在用药期间，出现下列哪种情况应考虑地高辛中毒

　A．心率75次/min

　B．心律变为不规则

　C．体重减轻

　D．双下肢水肿消退

　E．尿量增加

（59～60题共用题干）

男性，25岁，突感心悸、胸闷。听诊心率200次/min，基本律齐。血压正常，意识清楚。

59．应考虑该患者发生的是

　A．心房颤动

　B．室上性心动过速

　C．室性心动过速

　D．心室颤动

　E．窦性心动过速

60．宜采取的措施是

　A．刺激咽部诱发患者呕吐

　B．口服地高辛

　C．口服地西泮

　D．静脉注射毛花苷

　E．继续观察

（61～62题共用题干）

女性，62岁，退休工程师。因心前区压榨样疼痛3小时，伴冷汗，恐惧，来院急诊。

61．该患者最重要的检查是

　A．心电图检查

　B．B超

　C．血液常规检查

D．肝功能检查

E．尿常规检查

62．暂不需要的措施是

　A．监测血压

　B．心电监护

　C．拍X线胸片

　D．抽血生化检查

　E．简单护理体检

（63～65题共用题干）

患者，女性，35岁，因活动后有呼吸困难，近半年有进行性加重，并伴有咳嗽、声音嘶哑。患者既往有风湿热10年，常有扁桃体炎发生，经医生诊断为慢性风湿性心瓣膜病。

63．慢性风湿性心瓣膜病最常受累的瓣膜是

　A．二尖瓣

　B．三尖瓣

　C．肺动脉瓣

　D．主动脉瓣

　E．静脉瓣

64．二尖瓣狭窄最早出现的症状是

　A．水肿

　B．咯血

　C．劳力性呼吸困难

　D．咳嗽

　E．端坐呼吸

65．风心病二尖瓣狭窄最常见的心律失常是

　A．心房颤动

　B．室性期前收缩

　C．窦房传导阻滞

　D．阵发性室上速

　E．房室传导阻滞

四、简答题

1．简述洋地黄制剂的毒性反应及其中毒的处理要点。
2．简述心绞痛和急性心肌梗死在临床表现方面的主要区别。
3．简述高血压病的自我保健内容。
4．怎样指导急性心肌梗死患者休息？

（李　兵　金立军　黄小红　周群香）

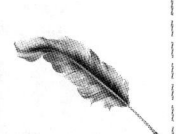

第四章　消化系统疾病患者的护理

第一节　消化系统疾病常见症状、体征及护理

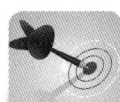

学习目标

通过本节内容的学习，学生应能
识记：
描述消化系统常见症状体征的概念和原因。
理解：
解释消化系统常见症状体征的护理评估内容，常用的护理诊断/问题、护理措施。
运用：
运用护理程序对恶心与呕吐、腹痛、便秘、腹泻、黄疸患者的症状实施整体护理。

一、恶心与呕吐

恶心（nausea）是指一种紧迫地、欲将胃内容物吐出的不适感。呕吐（vomiting）是指胃内容物或小肠内容物不自主地经贲门、食管上行逆流至口腔排出体外的现象。引起恶心、呕吐常见的消化道疾病有：①胃肠疾病：急、慢性胃炎，消化性溃疡，幽门梗阻，肠梗阻等。②肝、胆、胰腺疾病：急性肝炎、肝硬化、急性胆囊炎、急性胰腺炎等。③腹膜和肠系膜疾病：急性腹膜炎；④其他：脑部疾病、全身代谢性疾病等。

【护理评估】

（一）健康史

询问患者是否有胃炎、胃癌、消化性溃疡并发幽门梗阻、肝炎、胰腺炎及胃肠功能紊乱等消化系统疾病；了解患者是否存在消化系统以外的脑部疾病（如脑出血、脑炎、脑部肿瘤）、全身代谢性疾病（如尿毒症、甲状腺功能亢进等）、前庭神经疾病（如梅尼埃病）、中毒（如有机磷、乙醇等）、胃肠神经症等。

（二）身体状况

1. 恶心与呕吐的特点　恶心常为呕吐的前驱症状，同时伴有面色苍白、出汗、流涎、血压降低和心动过缓等迷走神经兴奋的症状。也可仅有恶心而无呕吐或仅有呕吐而无恶心。患者发生呕吐时应注意观察呕吐发生的时间、频度、呕吐物的量、性质及特点。

急性胃炎患者出现恶心、呕吐时可伴有上腹部不适或疼痛，呕吐后缓解；幽门梗阻患者呕吐量大、有酸酵宿食及腐臭味；上消化道出血患者呕吐物呈咖啡色甚至鲜红色；胃癌患者呕吐物为含坏死物质的黏液，有恶臭味；急性胰腺炎患者出现频繁剧烈的呕吐，可呕出胆汁；低位肠梗阻

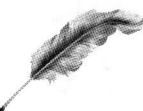

患者呕吐物有粪臭味；消化系统功能性疾病患者呕吐常与精神因素有关，有恶心感，进食后即可发生呕吐，呕吐物量不大。昏迷患者呕吐易发生误吸，引起肺部感染等不良后果。

2．伴随症状 如是否伴有腹痛、腹泻、发热、头痛、眩晕等；呕吐频繁且量大者是否伴水、电解质紊乱、代谢性碱中毒；长期呕吐伴厌食者可致营养不良。

3．全身评估 病人的生命体征、神志、营养状况，有无失水表现。有无腹胀、腹肌紧张，有无压痛、反跳痛及其部位、程度，肠鸣音是否正常。

（三）心理—社会状况

长期反复恶心与呕吐，常使病人烦躁、不安，甚至焦虑和恐惧，而不良的心理反应，又可使症状加重。应注意评估病人的精神状态，有无疲乏无力，有无焦虑、抑郁及其程度，呕吐是否与精神因素有关等。

（四）实验室检查

必要时作呕吐物毒物分析或细菌培养等检查，呕吐物量大者注意有无水、电解质代谢和酸碱平衡失调。

【常用护理诊断/问题】

1．有体液不足的危险 与反复大量呕吐导致脱水有关。

2．营养失调：低于机体需要量 与长期反复呕吐、营养摄入量不足有关。

3．活动无耐力 与频繁呕吐导致脱水、电解质丢失有关。

4．焦虑 与频繁呕吐、无法进食有关。

【护理目标】 病人生命体征平稳，未发生水、电解质代谢和酸碱平衡失调；恶心与呕吐减轻或停止，逐步恢复进食，活动耐力恢复或有所改善；焦虑程度减轻。

【护理措施】

1．一般护理

（1）呕吐时帮助患者取坐位或侧卧位，用容器接取呕吐物；昏迷患者取仰卧位，头偏向一侧，应吸尽口腔呕吐物，以防发生误吸，导致窒息。

（2）协助患者漱口，清理呕吐物和污染的床褥、衣被等，开窗通风去除异味。

（3）呕吐停止后，进食少量清淡、易消化饮食。

2．观察病情 观察呕吐的特点，记录呕吐的次数、量、性状、颜色和气味，必要时留标本送检；观察呕吐时有无呛咳和窒息表现，如有呕吐物呛入气管，应协助将呕吐物咳出，保持呼吸道通畅，防止窒息发生；观察患者有无口渴、乏力、皮肤黏膜干燥、血压下降、尿量减少等脱水症状；观察有无电解质和酸碱平衡紊乱的表现。监测生命体征，准确记录24h出入量；长期慢性呕吐者定期测量体重，评估饮食和营养状况。

3．对症护理

（1）呕吐护理：当患者恶心、想呕吐时，鼓励其做深呼吸（用鼻吸气后张口慢慢呼气，深吸气慢呼气反复进行），以减少进入胃内的空气，减轻恶心、呕吐；采用听音乐、交谈等转移注意力的方法减轻呕吐；对频繁呕吐患者，可配合医生针刺内关、足三里、中脘等穴位，或按医嘱给予多潘立酮（吗丁林）、甲氧氯普胺（胃复安）等止吐药物。

（2）维持体液平衡：剧烈呕吐不能进食或有水、电解质紊乱的患者，可按医嘱给予静脉输液，保证机体需要。

4．用药护理 服用止吐药如甲氧氯普胺可出现直立性低血压，应告知患者用药后如需改变体位，动作应缓慢；此外，服用止吐药物后常见不良反应有倦怠、嗜睡等，应加强观察，并告之患者服药期间避免从事驾车或高空作业等注意力高度集中的工作，以免出现危险。

5．心理护理 同情、关心患者，对患者由于呕吐产生情绪紧张、焦虑等心理反应，应给以提供帮助；也可指导患者应用放松技术，如深呼吸、转移注意力等。

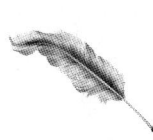

6. 健康指导 告诉患者恶心、呕吐的原因，避免诱因及掌握减轻恶心、呕吐方法及用药的注意事项。

【护理评价】 患者恶心、呕吐症状是否减轻或停止，进食和体力是否恢复；有无脱水迹象；未发生窒息或出现窒息先兆及时处理。

二、腹痛

腹痛（abdominal pain）是腹腔内脏器病变或者功能紊乱时的主要症状，可表现为不同性质的疼痛和不适感。急性腹痛多数由腹腔器官急性炎症、空腔器官扩张或阻塞、脏器扭转或破裂、腹腔内血管阻塞、腹膜炎症等引起。慢性腹痛多数由腹腔器官慢性炎症，空腔脏器的张力变化，胃、十二指肠溃疡，腹腔脏器的扭转或梗阻，胃肠神经功能紊乱等引起。

【护理评估】

（一）健康史

询问患者有无消化系统疾病；是否有腹外脏器疾病（急性心肌梗死等）；有无全身性疾病（糖尿病酮症酸中毒、腹型过敏性紫癜、尿毒症等）。

（二）身体状况

1. 腹痛的特点 不同病因所致腹痛的性质、部位及范围、程度、频率、放射部位等表现也不同。

（1）疼痛部位：胃、十二指肠疾病，急性胰腺炎患者腹痛多在中上腹；胆石症、胆囊炎、肝脓肿患者腹痛多在右上腹；小肠疾病患者腹痛多在脐部或脐周；结肠疾病患者腹痛多在下腹或左下腹。

（2）疼痛性质：胃、十二指肠溃疡穿孔患者中上腹呈突发剧烈刀割样、烧灼样痛；急性胃炎、急性胰腺炎患者中上腹呈持续剧痛或阵发性加剧；胆石症患者呈阵发性绞痛；胆道蛔虫患者剑突下呈阵发性钻顶样痛；急性弥漫性腹膜炎患者呈持续性、广泛剧烈腹痛伴有肌紧张；胃张力变化或轻度炎症患者呈隐痛或钝痛。

2. 伴随症状 伴发热、寒战显示有炎症存在；伴黄疸可能与肝、胆、胰疾病有关；伴呕吐多为食管、胃肠病变，呕吐量大提示有胃肠道梗阻；伴嗳气、反酸提示胃、十二指肠溃疡或胃炎；伴腹泻提示消化吸收障碍或肠道有溃疡、炎症或肿瘤。

3. 身体评估 病人的生命体征、神态、神志、营养状况。有无腹胀、腹肌紧张、压痛、反跳痛及其部位、程度、肠鸣音是否正常。

（三）心理-社会状况

疼痛可使病人精神紧张及焦虑，而紧张、焦虑又可加重疼痛，因此，应注意评估病人有无因疼痛或其他因素而产生的精神紧张、焦虑不安等。

（四）实验室检查

根据病种不同，行相应的实验室检查，必要时需做X线钡餐检查、消化内镜检查等。

【常用护理诊断/问题】

1. 疼痛：腹痛 与腹腔脏器炎症、溃疡、结核、肿瘤等疾病有关。
2. 焦虑 与剧烈腹痛、反复或持续腹痛不易缓解有关。

【护理目标】 患者疼痛和焦虑逐渐减轻或消失。

【护理措施】

1. 一般护理 急性剧烈腹痛患者应卧床休息，协助患者取舒适体位以减轻疼痛，烦躁不安者应采取防护措施，保证安全，防止意外发生。依据病因指导患者合理饮食，急性腹痛诊断未明时应予以禁食，必要时行胃肠减压；慢性腹痛患者给予营养丰富、富含维生素的易消化饮食。

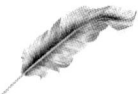

2. 观察病情 密切观察、记录腹痛的部位、性质和程度,疼痛发作的时间、频率、持续时间、加重和缓解因素,有无伴随症状等。

3. 疼痛护理 教给患者缓解疼痛的方法,如深呼吸、听音乐等分散注意力。对疼痛局部热敷(急腹症除外),以解除肌肉痉挛,达到减轻疼痛的目的。按医嘱进行针灸止痛。对腹痛剧烈患者,按医嘱应用解痉、镇痛药。如为癌性疼痛按第二章肺癌疼痛护理

4. 用药护理 腹痛诊断未明确前严禁随意使用镇痛药,以免掩盖病情;应根据病情、疼痛的性质及程度按医嘱应用止痛药,并注意观察用药后反应。疼痛缓解和消失后应及时停药,防治药物副作用和患者对药物的耐药性和成瘾性。

5. 心理护理 患者腹痛时应给予同情和关心,多跟患者沟通建立良好的护患关系,取得患者的信任,指导患者利用行为疗法、放松技术减轻腹痛。从而减轻紧张、焦虑、恐惧心理,使其情绪稳定,增强对疼痛的耐受性。

6. 健康指导 向患者讲解腹痛常见原因是腹腔内脏器病变或者功能紊乱引起的,因此要减少这些疾病的发生,避免诱因,养成良好的卫生、饮食习惯,以及掌握减轻腹痛的方法。

> **知识链接**
>
> **消化道微生态**
>
> 随着宏基因组学、高通量测序和生物信息学分析技术的不断发展,以及对人体微生物的研究更加全面和深入,人体各部位微生物群落在人类健康和疾病中的作用也越来越受到重视。消化道微生态与消化系疾病关系密切,微生态失衡,可导致消化道疾病的发生,包括炎症性肠病(IBD)、肠易激综合征(IBS)、结直肠癌(CRC)、腹泻/便秘、肝疾病(脂肪肝、肝炎、肝硬化、肝性脑病),并与肥胖、糖尿病、代谢综合征、心血管病、精神性疾病及风湿性疾病等消化道外疾病的发生有相关性。

【护理评价】 患者疼痛和焦虑是否减轻或消失。

三、腹泻与便秘

腹泻(diarrhea)是指排便的次数多于平日习惯的频率,粪质稀薄。腹泻多由于肠道疾病引起,其他原因有药物、全身性疾病、过敏和心理因素等。发生机制为肠蠕动亢进、肠分泌增多或吸收障碍。便秘(constipation)是指排便次数减少或排便困难、不畅、粪便干结、粪质硬、量少,是一种常见症状,严重者影响患者的生活质量。

【护理评估】

(一)健康史

询问患者是否存在器质性疾病,如慢性结肠梗阻、大肠肿瘤、肠麻痹等;是否存在变态反应性肠炎、溃疡性结肠炎、胰腺疾病及肝胆疾病;是否伴有全身性疾病,如甲亢、糖尿病性肠病、尿毒症及神经功能性腹泻;了解患者的排便习惯、饮食习惯;评估患者有无情绪紧张或焦虑,是否存在引起腹泻的原因;是否服用某些药物。有无不洁的饮食史。

(二)身体状况

1. 腹泻与便秘的特点 ①腹泻发生的时间、起病原因或诱因、病程长短;粪便的性状、次数和量、气味和颜色;急性感染性腹泻:每天排便次数多达10次以上;小肠病变引起的腹泻粪便呈糊状或水样,可含有未完全消化的食物成分;大肠病变引起的腹泻粪便可含脓、血、黏液、病变累及直肠时可出现里急后重。②便秘:排便的次数<3次/周,严重者长达2~4周排便一

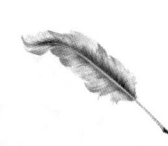

次。表现为排便困难、排便时间长粪便硬、量少。

2．伴随症状 是否伴有腹痛及疼痛的部位，有无里急后重、有无恶心与呕吐、发热，有无口渴、疲乏无力等失水表现（糖尿病酮症酸中毒）；便秘是否伴有全身不适、腹胀等。

3．身体评估 急性严重腹泻时，应注意评估病人的生命体征、神志、尿量、皮肤弹性等，注意病人有无水、电解质紊乱、酸碱失衡、血容量减少。慢性腹泻时应注意病人的营养状况，有无消瘦、贫血的体征。评估病人有无腹胀、腹部包块、压痛，肠鸣音有无异常。有无因排便频繁及粪便刺激，引起肛周皮肤糜烂。

（三）心理 - 社会状况

频繁腹泻常影响患者正常的工作和社会活动，使患者产生自卑心理。应注意评估病人有无自卑、忧虑、紧张等心理反应，患者的腹泻是否与其心理精神反应有关。

（四）辅助检查

正确采集新鲜粪便标本做显微镜检查，必要时做细菌学检查。急性腹泻者注意监测血清电解质、酸碱平衡状况。

【常用护理诊断/问题】

1．腹泻 与消化道炎症、溃疡、结核、肿瘤等病变或全身性疾病有关。

2．便秘 与肠蠕动减慢或药物不良反应引起排便不畅有关。

3．营养失调：低于机体需要量 与消化道炎症、肿瘤等引起的摄入不足、消化吸收障碍有关。

4．有体液不足的危险 与大量腹泻引起失水有关。

【护理目标】 患者的腹泻、便秘及其引起的不适减轻或消失；能保证机体所需水分、电解质、营养素的摄入；生命体征、尿量、血生化指标在正常范围。

【护理措施】

1．一般护理

（1）休息与活动：根据病情适当休息和活动，急性腹泻、全身症状明显者卧床休息，注意腹部保暖。

（2）饮食护理：腹泻者：饮食宜清淡、少渣、无刺激性，可给予面条、稀饭等；避免粗纤维过多（如芹菜、豆芽等）和产气多的食物（如红糖、汽水、牛奶等）；避免摄入乳制品、脂肪、高纤维食物，少食多餐，逐渐增加半固体或固体食物，鼓励摄入含钾、钠丰富的液体，但注意不可过热或过冷。便秘者鼓励多饮水，多进食含纤维丰富的食物，多进食蔬菜、水果以增进肠蠕动促进排便。

（3）肛周皮肤的护理：排便后用软纸擦拭，温水清洗，也可于排便后温水坐浴或肛门热敷，保持肛周皮肤清洁、干燥，让患者舒适，必要时涂无菌凡士林或抗生素软膏，保护肛周皮肤。指导并协助患者正确留取粪便标本及时送检。

（4）预防便秘的措施：①多饮水，每天饮水量在1500ml以上，避免进食过少或食品过于精细、无残渣。②养成良好的排便习惯，每天定时排便，合理安排生活和工作且要有规律，避免排便习惯受到干扰。③避免滥用泻药，以免导致依赖性。④及时治疗肛裂和肛周感染性疾病。

2．病情观察 观察并记录排便的次数、量、颜色、性状和气味；腹泻时有无伴随症状，如腹痛、腹胀等；有无脱水和酸中毒等表现。

3．用药护理 按医嘱给予抗感染、止泻药；腹泻严重伴恶心、呕吐患者按医嘱静脉补液，以防水、电解质紊乱，补液时应根据患者的病情、年龄调节滴速。便秘患者严格遵医嘱用药，不得随意使用泻药。

4．心理护理 鼓励患者积极参加运动锻炼和社会活动，多关心、体贴、同情患者，使其情绪稳定、精神放松、积极配合检查和治疗。

5．健康指导 指导患者了解引起腹泻、便秘相关原因和诱因，积极防治从而避免腹泻和

便秘。

【护理评价】 患者是否腹泻减轻或消失，排便正常；消瘦者营养是否得到改善，无脱水及电解质紊乱。

四、黄疸

黄疸是由于胆色素代谢障碍，血液中胆红素浓度增高，渗入组织，致巩膜、黏膜与皮肤发黄。正常血清总胆红素小于 17.1μmol/L（1.0mg/dl），胆红素在 17.1～34.2μmol/L，临床上不易察觉称隐性黄疸；超过 34.2μmol/L（2.0mg/dl）时，出现黄疸称显性黄疸。常分为肝细胞性黄疸、胆汁淤积性黄疸和溶血性黄疸。

【护理评估】

（一）健康史

询问患者是否患有消化系统疾病，如肝炎、肝硬化、胆道疾病；是否存在有溶血性疾病；是否有家族遗传性疾病。

（二）身体状况

1．黄疸的特点　评估黄疸的程度和范围、尿液和粪便的颜色。

（1）溶血性黄疸：一般为轻度黄疸，不伴有皮肤瘙痒。如急性溶血表现为发热、头痛、肌肉酸痛、恶心呕吐等症状，尿呈酱油色，有血红蛋白尿，严重者可出现急性肾衰竭。

（2）肝细胞性黄疸：表现皮肤浅黄或深金黄色，有轻度皮肤瘙痒。

（3）阻塞性黄疸：黄疸严重，皮肤呈暗黄色，完全梗阻，黄疸更深，呈黄绿色或黄褐色，尿液呈浓茶色，粪便颜色变浅，典型表现为白陶土色。

2．伴随症状　黄疸是否伴有腹痛、皮肤瘙痒、出血倾向以判定是什么类型的黄疸。

2．身体评估　评估患者生命体征、意识状态以及相关疾病。

（三）心理 - 社会状况

黄疸严重时影响人的工作和社会活动。其外貌易使患者产生自卑感、忧虑、紧张等心理反应，由于疾病引起黄疸，患者担心治疗效果和预后，往往会出现抑郁、恐惧心理问题。

（四）辅助检查

了解血清总胆红素和直接胆红素。以及尿胆原、肝功能等检查结果；有关溶血性疾病的各种血液学检查，如红细胞脆性试验、自身溶血试验等

【常用护理诊断/问题】

1．舒适的改变　与黄疸导致皮肤瘙痒有关。

2．体像紊乱　与黄疸所致外形改变。

【护理目标】 患者黄疸减轻或消失，皮肤完整性好；患者以良好的心态面对疾病和黄疸。

【护理措施】

1．一般护理　依据原发病的病情指导患者休息，病情严重者卧床休息。保证充足的热量供应，但要严禁高糖饮食，以防胃肠胀气加重；增加蛋白质供应，蛋白质的充足供应对肝细胞的恢复和再生有重要作用；给予富含维生素 B_1、B_2 和维生素 C 的饮食；充足的液体供应，保证肝的正常代谢和毒物的排泄。

2．病情观察　观察皮肤、黏膜的颜色，根据皮肤黄染的部位、范围和深度，估计血清胆红素增高的程度；观察体温、脉搏、呼吸等变化；观察粪便、尿液颜色的变化情况。

3．皮肤护理　胆汁淤积性黄疸患者常会出现不同程度的皮肤瘙痒，皮肤瘙痒的患者应注意保持居室温度以 18～22℃、湿度以 50%～60% 为宜。皮肤瘙痒时避免搔、抓，可用温水擦浴，但避免水温过高和使用碱性肥皂。贴身内衣以纯棉、光滑制品为宜，床铺清洁柔软，以免引起皮肤破损造成感染。

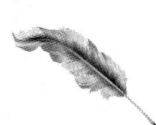

4．心理护理　多关心、同情患者，加强沟通取得患者的信任，告诉患者疾病逐渐好转后黄疸会消退或减轻，帮助患者树立信心积极配合治疗，从而减轻恐惧和焦虑。

5．健康指导　告诉患者黄疸的原因及相关因素，皮肤瘙痒时避免损伤皮肤，指导观察粪便、尿液的颜色，以观察病情变化。

【护理评价】　黄疸和皮肤瘙痒症状是否减轻或消失，皮肤完整性是否良好；是否有良好心态面对疾病。

五、呕血与黑便

见本章第十一节"上消化道大出血的护理"。

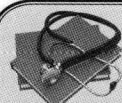

小　结

消化系统疾病常见症状和体征是腹泻、腹痛、恶心、呕吐、黄疸、呕血、黑便。腹痛诊断未明确前严禁随意使用镇痛药，以免掩盖病情，急性腹痛诊断未明时应予以禁食。腹泻患者注意有无体液不足，按医嘱静脉补液。引起黄疸的主要病因是肝、胆疾病，可给予高蛋白质、高维生素 B_1、B_2 和维生素 C 饮食，促进肝细胞再生。

（田玉梅　孟共林）

第二节　胃炎患者的护理

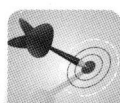

学习目标

通过本章内容的学习，学生应能

识记：

复述急、慢性胃炎的病因及发病机制，说出急、慢性胃炎的治疗要点，辅助检查项目。

理解：

解释胃炎的临床表现、饮食护理、用药护理。

运用：

联系实际提出胃炎患者的护理问题并实施有效的护理措施、提供健康指导。

胃炎（gastritis）是指多种病因所致的急性胃黏膜炎性病变，常伴有上皮损伤和细胞再生是最常见的消化系统疾病之一。按临床发病的缓急和病程长短可分为急性胃炎和慢性胃炎两大类型。

一、急性胃炎

急性胃炎（acute gastritis）是指由各种原因引起的急性胃黏膜炎症，常表现为上腹部症状，起病较急，主要病理改变为胃黏膜充血、水肿、糜烂和出血。病变部位常见于胃窦、胃体或分布

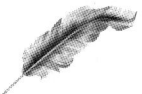

全胃。

急性胃炎主要包括：①幽门螺杆菌感染引起的急性胃炎：大多数患者表现为一过性上腹部不适症状，且症状较轻不易发现，很少引起患者注意，临床上较难诊断幽门螺杆菌引起的急性胃炎。如发现不及时，不给予抗菌治疗，幽门螺杆菌可长期存在并发展为慢性胃炎。②除幽门螺杆菌之外的病原体引起的急性胃炎：当机体抵抗力降低时，可有细菌、病毒等引起急性感染性胃炎。导致急性胃炎的细菌和病毒主要有大肠埃希菌、沙门杆菌、嗜盐菌、肠道病毒、流感病毒等。③急性糜烂出血性胃炎（acute erosive and hemorrhagenic gastritis）：由各种病因引起，以胃黏膜多发性糜烂和出血为特征，可伴有一过性浅表溃疡形成，此型临床常见。

【病因及发病机制】

（一）理化因素

1．药物　非甾体抗炎药（non-steroidal inflammatory drug，NSAID）如阿司匹林、吲哚美辛等，肾上腺皮质激素，某些抗肿瘤药物，口服氯化钾或铁剂等，可以直接损伤胃黏膜的上皮层细胞。非甾体抗炎药还可干扰胃、十二指肠黏膜内前列腺素的合成，使黏膜细胞失去前列腺素的保护作用而发生出血、糜烂；抗肿瘤药物也可对胃肠道黏膜细胞产生明显的细胞毒作用。

2．饮食　如进食过冷、过热、辛辣、粗糙食物，常饮浓茶、咖啡、烈酒（乙醇具有亲脂和溶脂的作用，高浓度的乙醇可直接破坏胃黏膜屏障，引起上皮细胞损害致黏膜出血和糜烂）等。

（二）应激因素

重要脏器衰竭、大手术、大面积烧伤、休克、精神心理因素等引起应激状态时，导致胃黏膜微循环不能正常运行，使胃黏膜局部缺氧、缺血，进而引起胃黏膜糜烂和出血，严重者可发生大出血或急性溃疡，称"应激性溃疡"。

（三）生物因素

细菌和病毒感染，如沙门菌、幽门螺杆菌（Hp）、大肠埃希菌和肠道病毒感染等。

【临床表现】　轻者无明显症状，部分患者可有嗳气、上腹饱胀不适、食欲缺乏、恶心、呕吐、腹痛等消化不良的表现。急性糜烂出血性胃炎主要表现为呕血和（或）黑便，有时可因大量出血引起晕厥或休克，是上消化道出血的常见病因之一，占上消化道出血的10%～25%。持续少量出血患者可有贫血的表现。急性期上腹部可有不同程度压痛。

【辅助检查】

1．纤维胃镜检查　是确诊的依据。宜在急性大出血后24～48h内进行检查，如有黏膜弥漫分布的多发性出血、糜烂和浅表溃疡等特征性病变。也可采取镜下直视止血。

2．粪便检查　粪便隐血试验阳性。

【治疗要点】

1．一般治疗　①注意休息，饮食宜清淡、易消化，必要时禁食。②停用对胃黏膜有损伤的药物。

2．急性糜烂出血性胃炎　急性应激引起的胃炎可常规应用H_2受体拮抗剂、质子泵抑制剂来减少胃酸分泌，减轻黏膜炎症，用硫糖铝、米索前列腺素保护胃黏膜。已发生上消化道出血的患者，按上消化道出血的治疗原则采取综合措施进行治疗。

二、慢性胃炎

慢性胃炎（chronic gastritis）是指由各种病因所致的胃黏膜的慢性非特异性炎症。慢性胃炎是一种常见病，发病率居各种胃病之首，任何年龄均可发病，男性多于女性，随年龄增长发病率逐渐增高。

慢性胃炎有较多的分类方法，我国采用的是国际新悉尼系统（Update Sydney system）分类法。按病理组织学改变和病变在胃的部位、病因，将慢性胃炎分为浅表性、萎缩性和特殊类型三

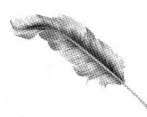

大类。慢性浅表性胃炎是指炎性细胞浸润仅限于黏膜层,不伴有黏膜萎缩,幽门螺杆菌感染是主要病因;慢性萎缩性胃炎是指胃黏膜发生萎缩性改变,并且累及胃的腺体发生萎缩、消失,伴有肠上皮化生。慢性萎缩性胃炎又可分为多灶萎缩性胃炎和自身免疫性胃炎两大类,主要差异见表(表4-2-1)。特殊类型胃炎临床少见。

表4-2-1　A型胃炎与B型胃炎比较

	自身免疫性胃炎(A型胃炎)	多灶萎缩性胃炎(B型胃炎)
累及部位	胃体、胃底	胃窦
发病率	少见	很常见
病因	多由自身免疫性反应引起	Hp感染所致(90%)

【病因及发病机制】

1. 幽门螺杆菌(Hp)感染　Hp感染目前被认为是慢性胃炎最主要的病因。其发病机制的可能相关因素有:Hp具有鞭毛,分泌黏附素使其紧贴上皮细胞,并释放尿素酶分解尿素产生NH_3,使细菌周围为中性环境,有利于Hp在胃黏膜表面定植。Hp分泌空泡形成细胞毒素A(Vac A)直接损伤细胞。细胞毒素相关基因(cag A)蛋白能引起强烈的炎症反应。

2. 自身免疫　自身免疫性胃炎多属自身免疫反应,病变以富含壁细胞的胃体黏膜萎缩为主。患者血液中可检测出壁细胞抗体(PCA)和内因子抗体(IFA)。内因子被破坏,使维生素B_{12}吸收不良导致恶性贫血。本病可伴有其他自身免疫性疾病,如桥本甲状腺炎、白癜风等。

3. 饮食和环境因素　流行病学研究表明,饮食中高盐和缺乏新鲜蔬菜、水果与胃黏膜萎缩、肠化生关系密切。

4. 其他因素　①十二指肠液反流,幽门括约肌功能失调,导致十二指肠液反流入胃内,在反流的胆汁、肠液及胰消化酶的作用下,胃黏膜屏障遭到破坏。②吸烟、酗酒,长期饮浓茶、咖啡,食用刺激性强、过热、过冷、粗糙的食物。③长期大量服用非甾体抗炎药等均可导致胃黏膜损害。

【临床表现】　本病症状的轻重与病变程度无密切关系,而与病变是否在活动期有关。可出现持续性或餐后上腹饱胀感、嗳气、恶心、呕吐及食欲缺乏等。自身免疫性胃炎患者可出现贫血、体重减轻等症状。体征多不明显,可有上腹部轻度压痛。

【辅助检查】

1. 胃镜和胃黏膜活组织检查　是最可靠的确诊方法,可通过活检确定胃炎的类型。内镜下慢性浅表性胃炎可见点状、条状或片状红斑,黏膜粗糙不平;慢性萎缩性胃炎可见黏膜呈颗粒状、皱襞细小、色泽灰暗、血管显露。

2. 幽门螺杆菌检测　常用的方法有涂片、培养、尿素酶测定等。

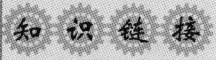

尿素酶呼气试验检测幽门螺杆菌感染机制

胃内罕有其他细菌在黏膜定植,因此,胃内存在尿素酶是Hp存在的证据。为了检测Hp,予受检者口服^{14}C-尿素,如果胃内存在Hp,其产生的尿素酶迅速催化^{14}C-尿素生成NH_4^+和HCO_3^-,后者吸收入血液经肺以$^{14}CO_2$形式呼出,收集呼气标本并测量$^{14}CO_2$,便可判断Hp感染的存在。

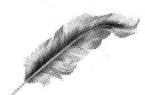

3. 胃液分析　自身免疫性胃炎胃酸明显减少或缺乏；多灶萎缩性胃炎胃酸多正常或偏低。

4. 血清学检查　自身免疫性胃炎血清促胃液素水平明显升高，壁细胞抗体和内因子抗体均可测得。多灶萎缩性胃炎血清促胃液素水平正常或偏低，壁细胞抗体滴度低。

【治疗要点】

1. Hp根治治疗　适用于Hp感染引起的慢性胃炎。常以三联疗法为主治疗，见表4-2-2。

表4-2-2　根除幽门螺杆菌的三联疗法

PPI或胶体铋剂（选1种）	抗菌药物（选2种）
奥美拉唑　40mg/d	克拉霉素　500mg/d　bid
兰索拉唑　60 mg/d	阿莫西林　1000mg/d　bid
枸橼酸铋钾　480 mg/d	甲硝唑　400 mg/d　bid
上述剂量分2次服，疗程7日	

2. 自身免疫性胃炎　目前尚无特效治疗，如有恶性贫血可应用维生素B_{12}纠正贫血。如因非甾体抗炎药引起者，应停用该类药并给予抗酸药或硫糖铝；胆汁反流者可给予硫糖铝（或考来烯胺、氢氧化铝凝胶）和胃动力药以中和胆盐及防止反流。

3. 对症治疗　胃酸缺乏者可给予1%稀盐酸、胃蛋白酶合剂；胃酸增高者可用制酸剂；胃肠蠕动减慢者可用胃肠动力药，如多潘立酮（吗丁啉）、西沙必利（普瑞博思）；胆汁反流者用考来烯胺或氢氧化铝凝胶吸附。

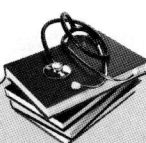

案例4-1

患者，女性，43岁。2天前因暴饮暴食后出现上腹部疼痛，呈持续性疼痛，伴反酸，恶心、黑便、腹泻、里急后重。曾就诊于当地卫生院，予以"奥美拉唑"口服，疼痛无好转，今日以"急性胃炎"收住院。查体：T：36.5 ℃，P：68次/分，R：20次/分，BP：110/70 mmHg。患者精神、饮食、睡眠差，上腹部有压痛，排便正常，体重无明显变化，余正常，既往体健。

问题与思考：

1. 该患者发生急性胃炎的病因是什么？
2. 如何为患者提供护理？

三、胃炎的护理

【常用护理诊断/问题】

1. 营养失调：低于机体需要量　与上腹部不适、恶心、呕吐所致摄入减少、消化吸收障碍有关。

2. 疼痛：腹痛　与急性胃黏膜炎症性病变有关。

3. 知识缺乏：缺乏疾病防治的相关知识。

4. 潜在并发症：上消化道出血。

【护理措施】

（一）一般护理

1. 休息与活动　疾病缓解期或轻症患者可适当活动，但应注意生活规律，做到劳逸结合；

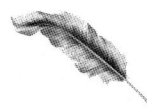

急性发作期或伴有上消化道出血时应卧床休息。

2. 饮食护理 注意饮食规律与卫生；戒除烟酒。具体护理措施见表 4-2-3。

表 4-2-3 胃炎患者的饮食护理

胃炎	护理措施
急性胃炎	1. 定时、规律，避免辛辣刺激食物 2. 一般进少渣、温凉半流质饮食，少量多餐，每日 5~7 次 3. 如有少量出血可给牛奶、米汤等流质饮食，以中和胃酸，有利于胃黏膜的修复 4. 急性大出血或呕吐频繁时应禁食
慢性胃炎	1. 定时进餐、少量多餐、细嚼慢咽，戒除烟酒 2. 高胃酸者应禁食用浓肉汤、多脂肪及酸性食品，胃酸低者可食用刺激胃酸分泌的食物 3. 保持口腔清洁舒适，促进食欲

（二）病情观察

观察患者有无上腹部不适、食欲缺乏等消化不良的表现；监测粪便隐血试验情况，观察有无呕血、黑便等上消化道出血的症状。

（三）对症护理

1. 腹胀腹痛 腹痛患者可行局部热敷，解除肌肉痉挛，减轻疼痛；腹胀患者进食后嘱其做适当的活动，增加肠蠕动，减轻症状。

2. 恶心、呕吐 嘱患者做深呼吸，针刺足三里、内关或遵医嘱给止吐药物。

3. 呕血与黑便 见本章第十一节"上消化道大出血护理"相关内容。

（四）用药护理

1. 禁用或慎用吲哚美辛、阿司匹林等对胃黏膜有刺激性的药物，减少发病。

2. H_2 受体阻断剂应在餐中与食物同服或餐后立即服用，不宜与抗酸剂同时服用；静脉滴注时应注意控制速度，过快可引起高血压和心律失常。质子泵抑制剂可引起头晕，特别是用药初期，应告知患者避免开车或做注意力高度集中的工作。

3. 胃酸缺乏患者应用 1% 稀盐酸、胃蛋白酶合剂时，宜用吸管送至舌根部咽下，避免接触牙齿，服完后以温开水漱口。

4. 胃动力药应饭前服用，不宜与阿托品等解痉剂合用。多潘立酮偶见惊厥、肌肉震颤等锥体外系症状。西沙必利有促进小肠运动的作用，服用后部分患者可出现肠鸣、腹痛或腹泻等不良反应，近年也有严重心律失常不良反应的报道，大剂量、长期服用时应注意观察以便及时减量。

（五）心理护理

患者常因出现呕血、黑便等上消化道出血症状而产生紧张、焦虑和恐惧心理，护理人员应给予解释与安慰，多与患者沟通以减少负性情绪，同时告知患者发病的原因及通过自我护理和保健可减少复发的次数。

【健康指导】

1. 生活方式指导 教育患者养成良好的饮食卫生习惯，按时进餐，合理营养，多食新鲜的蔬果，避免进食对胃黏膜有刺激的食物，如过热、过冷、粗糙、辛辣的食物及咖啡、浓茶等饮料，使其认识到良好的饮食习惯对避免胃炎复发起重要的作用；告知吸烟、饮酒的危害，使其戒烟酒；注意劳逸结合，生活规律，心情愉快，避免紧张劳累。

2. 疾病知识指导 向患者及家属介绍胃炎的相关知识、预防方法以及自我护理措施，根据病因及具体病情进行针对性指导。如避免使用吲哚美辛、阿司匹林、糖皮质激素等对胃黏膜有刺激性的药物。告知患者及家属如有病情变化应及时就诊。

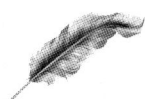

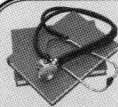

小 结

急性胃炎是急性胃黏膜充血、水肿、糜烂和出血,无特殊临床表现,可有呕血和黑便。治疗护理主要是祛除病因、保护胃黏膜。慢性胃炎由各种病因引起的胃黏膜慢性炎症,主要是 Hp 感染引起,好发于胃窦部,常分为浅表性胃炎、萎缩性胃炎、特殊类型 3 种;胃镜及胃黏膜组织病理学检查是确诊的依据,Hp 检查是病因诊断依据;治疗主要是杀 Hp 和保护胃黏膜。两者主要护理是饮食护理和用药护理。

(栾 姿)

第三节 消化性溃疡患者的护理

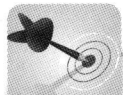

学习目标

通过本节内容的学习,学生应能

识记:
陈述消化性溃疡的概念、上腹部疼痛的特点、常见并发症和辅助检查。

理解:
解释消化性溃疡的病因及发病机制、临床表现、治疗要点、药物的作用和副作用。

运用:
联系实际为消化性溃疡患者实施整体护理,能够正确为患者提供健康指导。

消化性溃疡(peptic ulcer,PU)是指发生在胃、十二指肠黏膜的慢性溃疡,因溃疡的形成与胃酸和胃蛋白酶的自身消化作用有关,故称之为消化性溃疡。根据发生部位的不同,消化性溃疡又分为胃溃疡(gastric ulcer,GU)和十二指肠溃疡(duodenal ulcer,DU)。溃疡不同于糜烂,其黏膜缺损超过黏膜肌层。临床上以慢性、周期性、节律性上腹痛,季节性发作为主要特点。

消化性溃疡是全球性常发病,约有 10% 的人一生中患过此病,秋冬和冬春之交是本病的好发季节。临床上十二指肠溃疡比胃溃疡多见,两者之比为 3:1,男性多于女性。十二指肠溃疡好发于青壮年,胃溃疡发病年龄较十二指肠溃疡约晚 10 年。

【病因及发病机制】 在正常情况下,胃、十二指肠黏膜消化、吸收食物的营养成分,而不被具有较强侵蚀力的胃酸和胃蛋白酶损害,还能抵御各种有害物质的侵袭,保持黏膜的完整性。这是因为胃、十二指肠黏膜有一系列的防御和修复机制,包括黏液/碳酸氢盐、黏膜屏障、丰富的血流、上皮细胞的更新、前列腺素、表皮生长因子等具有保护黏膜细胞的作用。当这一系列防御因素削弱时,胃酸和胃蛋白酶才可侵袭黏膜发生溃疡,即当对胃、十二指肠黏膜有损害作用的侵袭因素与黏膜自身防御(修复)因素减弱之间失去平衡的结果。近年研究表明,这种失衡可能

是侵袭因素增强,也可能是防御修复因素减弱,或两者均有。GU 主要是防御修复因素减弱,DU 则主要是侵袭因素增强。将这些病因发生溃疡的机制分述如下。

1．Hp 感染导致消化性溃疡的机制可能是　① Hp- 胃泌素 - 胃酸学说：Hp 感染通过直接或间接作用于 G、D 细胞和壁细胞,致胃酸分泌增加,而引起十二指肠的酸负荷增加。②十二指肠胃上皮化生为 Hp 在十二指肠定植提供了条件,Hp 感染导致十二指肠炎症,黏膜屏障破坏而发生 DU。③ Hp 感染减少十二指肠碳酸氢盐分泌,导致黏膜屏障削弱致 DU 发生。④ Hp 感染引起的胃黏膜炎症削弱了胃黏膜的屏障功能,导致 GU 的发生。

> **知识链接**
>
> **幽门螺杆菌发现人：澳大利亚科学家——巴里·马歇尔与罗宾·沃伦**
>
> 1982 年,42 岁的澳大利亚皇家帕斯医院病理学家沃伦经马歇尔协助进行对幽门螺杆菌进行研究并将观察与实验结果总结成文："慢性胃炎胃上皮的一种未知弯曲菌"（unidentified curved bacilli）,在 1983 年在著名的"柳叶刀"（Lancet）上发表。这篇文章肯定了细菌能在胃的强酸环境中生长,并清楚地提示了它与胃炎的发病有很强的相关性。这个初步的结论具有明显的观念上的"革命性"。诺贝尔奖委员会在授奖词中说,由于巴里·马歇尔和罗宾·沃伦 1982 年的发现,使得原本慢性的、经常无药可救的胃溃疡变成了只需抗生素和一些其他药物短期就可治愈的疾病。马歇尔和沃伦的发现,革命性地改变了世人对胃病的认识,大幅度提高了胃溃疡等患者获得彻底治愈的机会,为改善人类生活质量做出了贡献。

2．胃酸和胃蛋白酶　消化性溃疡的最终形成是由于胃酸／胃蛋白酶对黏膜的自身消化所致。因胃蛋白酶的活性取决于胃液 pH,当胃液 pH 上升到 4 以上时,胃蛋白酶就失去活性,因此胃酸的存在是溃疡发生的决定因素。胃酸分泌过多在 DU 的发病机制中起主要作用。

3．NSAID　如阿司匹林、吲哚美辛等是引起消化性溃疡的另一重要原因。NSAID 除直接作用于胃十二指肠黏膜导致其损伤外,主要通过抑制前列腺素合成,削弱后者对黏膜的保护作用。

4．胃十二指肠运动异常　胃排空延缓,可引起十二指肠液反流入胃而损伤胃黏膜；胃排空增快,可使十二指肠酸负荷增加。上述原发病因,能加重 Hp 感染或 NSAID 对胃黏膜的损伤。

5．其他　①遗传：消化性溃疡有家庭聚集现象,O 型血者易得 DU,但遗传因素的作用仍不能肯定。②应激：急性应激可引起应激性溃疡,长期精神紧张、焦虑或情绪容易波动的人或过度劳累,可能通过神经内分泌途径影响胃十二指肠分泌、运动和黏膜血流调节,而使溃疡发作或加重。③吸烟增加胃酸分泌、减少十二指肠碳酸氢盐分泌、降低幽门括约肌张力和增加黏膜损害性氧自由基等因素有关。

【临床表现】GU 多发生在胃角和胃窦小弯,DU 多发生在球部。典型的消化性溃疡具有：①慢性过程：病程长,可达数年或数十年。②周期性发作：发作和缓解交替出现,秋冬和早春是好发季节,精神因素、过度劳累可诱发。③节律性上腹部疼痛。

（一）症状

1．上腹痛　反复发作的慢性、周期性和节律性上腹痛是消化性溃疡的主要症状,见表 4-3-1。

表 4-3-1　DU、GU 疼痛的比较

项目	胃溃疡	十二指肠溃疡
疼痛性质	烧灼或痉挛感	钝痛、灼痛或剧痛
疼痛部位	剑突下正中或偏左	上腹正中或稍偏右
发生时间	进食后 0.5～2h；疼痛较少发生于夜晚	进食后 1～3h；午夜至凌晨 3 点常被痛醒
持续时间	1～2h	饭后 2～4h，到下次进餐后为止
一般规律	进食——疼痛——缓解	疼痛——进食——缓解

2．消化道症状　常出现嗳气、反酸、流涎、恶心、呕吐等消化不良表现。

3．全身症状　出现自主神经功能失调症状，如失眠、多汗等；营养不良症状，如消瘦、贫血等。

（二）体征

溃疡缓解期无明显体征，活动期上腹部有轻压痛点。

（三）并发症

1．出血　出血是消化性溃疡最常见的并发症，DU 较 GU 易发生。10%～15% 的患者以上消化道出血为首发症状，出血量与被侵蚀的血管大小有关，可表现为粪便隐血试验阳性、呕血、黑便，大量出血时可发生周围循环衰竭、低血容量性休克。

2．穿孔　溃疡病灶向深部发展穿透浆膜层并发穿孔，是消化性溃疡最严重的并发症，发病率为 2%～7%，多见于十二指肠溃疡。表现为突发性上腹部疼痛（如刀割样），迅速遍及全腹，大汗淋漓、烦躁不安、面色苍白、四肢湿冷、心动过速。腹部检查出现腹肌紧张，呈板状腹，全腹压痛及反跳痛，肠鸣音减弱或消失，肝浊音界消失，部分患者出现休克。

3．幽门梗阻　是较常见的并发症，主要由 DU 或幽门管溃疡引起，发病率为 2%～4%。表现为餐后上腹部饱胀不适、疼痛，频繁呕吐酸腐味宿食，呕吐后症状减轻，严重时可引起水和电解质紊乱和继发营养不良。腹部检查有胃蠕动波、上腹部空腹振水音、空腹抽出胃液量＞200ml 是幽门梗阻的特征性表现。

4．癌变　DU 极少发生癌变，GU 癌变率在 1% 以下。对 45 岁以上的有长期 GU 病史、溃疡顽固不愈、粪便隐血试验持续阳性的患者应警惕有癌变可能，须进一步检查和定期随访。

【辅助检查】

1．胃镜及胃黏膜活组织检查　是消化性溃疡确诊的首选方法，可以直接观察溃疡部位、大小、性质，也可取活组织做病理检查及幽门螺杆菌检测。

2．X 线钡餐检查　X 线直接征象龛影是溃疡诊断的重要依据；间接征象为局部压痛、十二指肠球部激惹及球部变形、胃大弯痉挛性切迹，仅提示可能有溃疡。

3．幽门螺杆菌检查　幽门螺杆菌多呈阳性。目前已将该项目列为消化性溃疡诊断的常规检查项目，此检查对消化性溃疡的治疗方案的选择有指导意义。可采用胃镜检查取胃黏膜活组织检测，包括快速尿素酶测定、细菌培养、组织涂片等侵入性方法；还可采用 ^{13}C 或 ^{14}C 尿素呼气试验、粪便幽门螺杆菌抗原检测及血清学检查等非侵入性方法。

4．粪便隐血试验　活动性 DU 或 GU 常有小量出血，导致粪便隐血试验阳性，经治疗通常在 1～2 周内转阴。如果 GU 患者粪便隐血试验持续阳性则提示有癌变的可能。

【治疗要点】　消化性溃疡的治疗原则是祛除病因、缓解疼痛、促进溃疡愈合、减少复发及避免并发症的发生。

（一）药物治疗

近年由于 H_2 受体拮抗剂和质子泵阻滞剂的应用，药物治疗已成为消化性溃疡的主要治疗

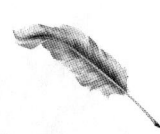

措施。

1. 减少损害因素，降低胃内酸度

（1）H_2受体拮抗剂（H_2RA）：能阻止组胺和H_2受体结合，使壁细胞分泌胃酸减少。常用药物有西咪替丁、雷尼替丁和法莫替丁等。

（2）质子泵阻滞剂（PPI）：是已知的作用最强的抑制胃酸分泌的药物。此类药物可抑制壁细胞分泌H^+-K^+-ATP酶（质子泵），从而有效减少胃酸分泌。其作用时间长，对DU的疗效优于H_2受体拮抗剂。常用药物有奥美拉唑、兰索拉唑或泮托拉唑等，质子泵抑制剂与抗生素的协同作用较H_2受体拮抗剂好，常作为根除Hp的基础药物。

（3）制酸剂：即碱性药物，同盐酸作用形成盐和水使胃内酸度降低，达到缓解疼痛、促进溃疡愈合的作用。常用药物有碳酸氢钠、氢氧化铝、镁乳等。

2. 增强胃黏膜抵抗力

（1）枸橼酸铋钾：在酸性环境中与溃疡面渗出的蛋白结合，形成一层防止酸和胃蛋白酶侵袭的保护屏障，达到保护胃黏膜和抗Hp的作用，还能促进上皮细胞分泌黏液和HCO_3^-，并能促进前列腺素的合成。

（2）硫糖铝：是一种硫化蔗糖的氢氧化铝盐，在酸性环境中离子化形成硫酸蔗糖复合阴离子。后者可聚合成带负电荷的不溶性胶体，与溃疡面上带正电荷的渗出蛋白结合，形成覆盖于溃疡的保护膜，还可刺激局部内源性前列腺素合成，对黏膜起保护作用。

（3）前列腺素：增强黏膜对组织损伤的抵抗，如米索前列腺素，此药价格较高，一般不作为治疗的首选药。

3. Hp治疗　促进溃疡愈合，预防溃疡复发，从而彻底治愈溃疡。质子泵抑制剂（或胶体铋剂）与两种抗菌药物三联治疗（本章第二节已述，见表4-2-2），或采用PPI、胶体铋剂合用两种抗生素的四联疗法。如用奥美拉唑（或枸橼酸铋钾）、甲硝唑、阿莫西林。还可应用克拉霉素、呋喃唑酮等其他抗菌药物。

（二）手术治疗

对于大量出血经内科治疗无效、急性穿孔、瘢痕性幽门梗阻、胃溃疡疑有癌变及正规治疗无效的顽固性溃疡可选择手术治疗。

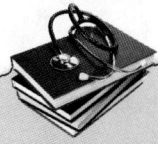

案例 4-2

患者刘某，男，34岁，编程员。反复发作性上腹部疼痛6年，且在餐后2～4h发作，进食后缓解。近3日因工作繁忙，饮食不规律，出现上腹部疼痛逐渐加剧，并伴有食欲缺乏、嗳气、反酸。查体：T 36.2℃，P 78次/分，R 16次/分，BP 118/78mmHg。心肺功能正常，腹部柔软，未见胃、肠型及蠕动波，上腹部偏右轻度压痛，无腹肌紧张及反跳痛。实验室及其他检查，纤维胃镜检查，示十二指肠溃疡，粪便隐血试验（+）。临床诊断：十二指肠溃疡、上消化道出血。

问题与思考：

1. 该患者疼痛呈现什么特点？ 2. 我们如何为该患者提供饮食护理？用药护理？

【常用护理诊断/问题】

1. 疼痛：上腹痛　与胃酸刺激溃疡面引起化学性炎症反应有关。
2. 营养失调：低于机体需要量　与疼痛导致摄入量减少及消化吸收障碍有关。

3．潜在并发症：上消化道出血、穿孔、幽门梗阻、癌变。

4．焦虑　与疼痛、疾病反复发作及病程迁延有关。

5．知识缺乏：缺乏消化性溃疡病的防治知识。

【护理措施】

（一）一般护理

1．休息与活动　一般患者适当休息，避免过劳，保证睡眠；病情较重的患者，如有上消化道出血、穿孔、幽门梗阻时应卧床休息至症状缓解。

2．饮食护理　强调调整饮食的重要性，指导患者饮食宜：①饮食应营养丰富、清淡易消化，主食以面食为主，因面食较柔软、易消化、含碱，能中和胃酸。不习惯面食者，可进食软饭、米粥等。蛋白质类食物具有中和胃酸作用，可在两餐之间适当饮用脱脂淡牛奶（钙质吸收可刺激胃酸分泌故不宜多饮）。②忌食辛辣、油炸、过冷、浓茶、咖啡等刺激性食物和饮料，戒烟酒，以利促进胃黏膜修复和提高抵抗力。③饮食应有规律、做到细嚼慢咽、定时定量，避免餐间零食和睡前进食，使胃酸分泌有规律。急性活动期应少食多餐，每日4～6餐，以牛奶、稀饭、面条等偏碱性食物为宜。少食多餐可中和胃酸，减少胃饥饿性蠕动，同时也避免了过饱所引起的胃窦部过度扩张，增加促胃液素的分泌。

（二）病情观察

注意观察：①患者腹部疼痛规律及特点，若出现突发剧痛，应注意有无穿孔。②患者发生频繁恶心、呕吐，呕吐物量大且呈酸酵味，提示发生幽门梗阻。③患者出现呕血或柏油样便，提示有并发上消化道出血的可能。监测生命体征、意识状态及腹部体征，及时发现和处理并发症。

（三）用药护理

遵医嘱用药，并观察药物效果及不良反应。各类药物的不良反应及注意事项见（表4-3-2）。

表4-3-2　消化性溃疡的用药护理

药物种类	常用药物	注意事项	不良反应
碱性抗酸剂	氢氧化铝 铝碳酸镁	餐后1h和睡前服用，避免与奶制品、酸性食物同服。服用片剂时应嚼服，乳剂给药前应摇匀	骨质疏松、食欲缺乏、软弱无力、便秘
H_2受体拮抗剂	西咪替丁 雷尼替丁 法莫替丁	餐中或餐后即刻服用，或将一日剂量在睡前服用，与抑酸药联用时，两药间隔1h以上。静脉给药应控制速度，避免低血压和心律失常	偶有精神异常，性功能紊乱，一过性肝损害、头痛、腹泻、皮疹等
胃黏膜保护剂	硫糖铝 枸橼酸铋钾	餐前0.5～1h服用，服药前后不宜进食；不得与牛奶、抗酸药物同服，服药不超过8周	便秘、口干、皮疹、嗜睡 舌苔发黑，粪便呈黑色
质子泵抑制剂	奥美拉唑 兰索拉唑	避免从事高度集中注意力的工作。易致敏，严重时应停药	头晕、荨麻疹、皮疹、瘙痒及头痛等，偶有腹泻
根除Hp药物	克拉霉素 阿莫西林 甲硝唑	观察下肢的颜色、温度和尿量。用药前询问有无青霉素过敏史。餐后半小时服用	周围神经炎和溶血性贫血 皮疹。 恶心、呕吐等胃肠道反应

（四）并发症护理

1．上消化道出血　避免引起出血的诱因，如饮酒、服用非甾体抗炎药等，发生出血应立即通知医生，配合治疗及护理（详见本章第十一节上消化道大出血）。

2．穿孔　发生后应立即禁食、胃肠减压；患者无休克发生可将床头抬高35～45°以利于胃肠漏出物向下腹部及盆腔处引流，减少有毒物质的吸收，也可使腹肌较为松弛，减轻腹痛；迅速建立静脉通道并做好各项术前准备。

3．幽门梗阻　轻者可进流质饮食，重者应禁食禁水，胃肠减压（抽吸72h）；每日清晨及睡

前用 3% 盐水或 2% 碳酸氢钠溶液洗胃，以减轻炎症，缓解梗阻症状；按医嘱给予支持疗法，保证机体能量供给，静脉输液 2000～3000ml/d；注意观察患者呕吐量、气味、呕吐物的性质，记录 24h 出入量，监测血电解质及血气分析。

（五）心理护理

消化性溃疡患者常出现两种不同的心理反应，一种为疼痛刺激或并发出血，易出现紧张、焦虑等心理，导致胃黏膜保护因素减弱和损害因素增加，而使病情加重；另一种因病程长，病情反复发作，致使患者对疾病认识不足，持无所谓的态度。上述两种消极应对疾病的心理反应都不利于疾病的康复。应多与患者交谈，正确对待疾病，正规治疗和积极预防，溃疡可以愈合，帮助患者树立信心，为患者争取家人和社会支持，帮助缓解焦虑情绪。

（六）健康指导

1. 生活方式指导

（1）饮食：要有规律，避免暴饮暴食，避免过冷、过热、辛辣、咖啡、浓茶等刺激性食物及饮料；消化性溃疡发生因素主要由是幽门螺杆菌感染及不良生活习惯长期积累造成的，需要患者注意饮食卫生与良好饮食习惯的培养。

（2）活动与休息：指导患者注意休息，适当运动，做到规律生活，劳逸结合，保证充足的睡眠。

（3）心态：避免精神过度紧张，长期脑力劳动后选择适合放松，保持良好的心态。良好的情绪对疾病预防与恢复起到重要作用，应鼓励患者积极乐观地生活。

（4）戒烟酒：告知患者烟雾中的尼古丁可直接损害胃黏膜，使胃酸分泌过多而加重病情，有烟、酒嗜好应戒除。

2. 疾病知识指导

（1）用药指导：指导患者避免应用对胃、十二指肠黏膜有损害的药物，如泼尼松、阿司匹林、咖啡因、利血平等；遵医嘱按时服药，教会患者观察药物的不良反应，同时做到不要随意停药，以避免复发。

（2）向患者及家属说明本病相关疾病知识，秋冬或冬春气候变化明显的季节要注意保暖。告知患者和家属如果出现出血、穿孔、幽门梗阻、癌变等临床表现，或者出现疼痛持续不缓解、规律性消失、排黑便等立即到医院进行检查。对癌前状态要定期检查。

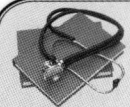

小　结

消化性溃疡主要是指发生在胃、十二指肠的慢性溃疡，Hp 感染和服用非甾体类药是已知的主要原因。上腹部疼痛是本病的主要症状，典型的消化性溃疡有慢性过程、周期性发作和节律性疼痛的特点。疼痛的规律：DU 为空腹痛，即疼痛 - 进食 - 缓解；GU：为进食痛，即进食 - 疼痛 - 缓解。消化性溃疡常见的并发症为：出血最为常见。穿孔最为严重。幽门梗阻好发于 DU 患者，GU 患者可发生癌变，尤其是持续粪便隐血试验阳性者更为警惕。治疗主要是杀 Hp、抑制胃酸分泌、促进溃疡愈合、防止复发。护理重点是饮食、用药护理及防止并发症发生。

（栾　姿）

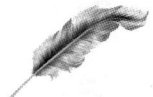

第四节　胃癌患者的护理

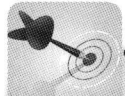

学习目标

通过本节内容的学习，学生应能

识记：

复述胃癌病因、实验室检查和治疗要点。

理解：

分析胃癌的临床表现、总结胃癌的护理措施。

运用：

运用护理技能为胃癌患者提供疼痛护理、化疗护理措施、心理护理和健康指导。

胃癌（gastric carcinoma）是源于胃黏膜上皮细胞的恶性肿瘤，是最常见的消化道恶性肿瘤，其死亡率在我国位居恶性肿瘤之首。胃癌的发病情况在不同人种、不同地区和同一地区不同时期有明显差异。我国以西北地区发病率最高，其次为华北及华东，中南、西南地区最低。本病多见于男性，可在任何年龄发生，尤以中老年多见。

【病因及发病机制】　胃癌的发生是一个多步骤、多因素进行性发展的过程。

（一）环境和饮食因素

不同国家和地区胃癌的发病率有明显差异，这提示胃癌的发生可能与土壤与水源中含有的微量元素种类、含量，金属成分比例、酸碱度，工业废物的污染，农药杀虫剂的应用和生活习惯等有关。

大量资料表明饮食因素是影响胃癌发病的重要原因，主要与食物品种的组成、配制、食用方式和饮食习惯等有关。摄入腌、熏制食物及过多食盐能生成亚硝酸盐诱发胃癌；高热、油煎炸食物可产生致癌的多环碳氢化合物；发霉食物含有的黄曲霉素也与胃癌有关；不良饮食习惯，如饮食不规律、进餐速度过快、喜硬食、喜烫食和暴饮暴食等都与胃癌的发生有一定关系。

知识链接

以我国胃癌高发地区的分布来看，问题都出在饮食上，而且很有"地方特色"，它们的共同点是长时间食用盐渍的食品。

代表地区：辽宁省庄河县；致癌饮食：咸猪肉。

咸猪肉属高盐饮食，可直接损伤胃黏膜细胞，造成细胞突变；高盐还可以使胃酸减少，使患者出现消化不良，进而引起慢性胃病，如果治疗不及时可转变为胃癌。

代表地区：福建省长乐县；致癌饮食：虾油、腌鱼干、鱼露。

在福建，多数胃癌患者追问其饮食都有吃虾油、腌制鱼干等习惯，不少老福州人一日三餐都用虾油炒菜。这些食物中的亚硝酸盐长时间聚集在体内会有致癌的作用。鱼露则是一种小咸鱼，味道非常咸，长时间食用会直接破坏胃黏膜，损伤其保护作用，增加患胃癌的风险。

（二）幽门螺杆菌感染

1994 年 WHO 属下的国际癌肿研究机构（IARC）宣布 Hp 是人类胃癌的 I 类（肯定的）致癌原。诱发机制可能与下列因素有关：①Hp 导致慢性炎症可成为内源性致突变原；Hp 分泌的毒素可导致胃黏膜病变，使活动性浅表性炎症发展为萎缩、肠上皮化生和不典型增生。②Hp 的某些代谢产物可促进上皮细胞变异。③Hp 是一种硝酸盐还原剂，催化亚硝化作用起致癌作用。

（三）遗传因素

胃癌患者亲属中本病发病率高于正常人群 4 倍；白种人中 A 型血者胃癌发病率高于其他血型者；双胞胎中若一人患胃癌，另一人患病概率也高于其他人。这些均提示遗传因素与胃癌的发病有关。

（四）癌前状态

胃癌的癌前状态包括癌前疾病和癌前病变。癌前疾病是指与胃癌相关的胃良性疾病有发生胃癌的危险性，如慢性萎缩性胃炎、胃溃疡、胃息肉、残胃炎等。癌前状态是指易转变为癌组织的病理学变化，如异型增生和肠上皮化生。

【病理】 胃癌可发生于胃的任何部位，但常易发于胃窦部、胃小弯及前后壁，贲门部、胃体胃癌较少见。胃癌按大体形态分为早期胃癌与进展期胃癌。癌肿局限于黏膜或黏膜下层，无论病灶大小、有无淋巴结转移均称为早期胃癌。进展期胃癌（又称中、晚期胃癌）病变超越黏膜下层，临床上进展期胃癌较早期胃癌多见。进展期胃癌根据形态类型分为 4 型，I 型为息肉型（较少见）、II 型为溃疡型（较常见）、III 型为溃疡浸润型（最常见）、IV 型为弥漫浸润型（少见）。

胃癌的扩散方式有：①直接浸润：胃癌直接侵袭相邻器官。②淋巴转移：是胃癌最主要的转移方式，先转移至局部淋巴结，再转移至远处淋巴结，最早转移至胃周围淋巴结，最后至腹腔淋巴结。胃淋巴系统与锁骨上淋巴结相连，转移到该处称为 Virchow 淋巴结。晚期、恶性程度较高的胃癌可通过胸导管转移至左锁骨上淋巴结。③血行转移：晚期患者血行转移可达 60% 以上，可转移到肝、肺、腹膜、肾上腺，也可转移到肾、脑、骨髓。④种植转移：癌细胞浸出浆膜层落入腹腔种植于肠壁或盆腔，种植于卵巢，称 Krukenberg 瘤。

【临床表现】

（一）症状

1．早期胃癌 癌肿局限，深度不超过黏膜及黏膜下层，无论是否有淋巴结转移，均称为早期胃癌。早期胃癌患者大多无明显症状，部分患者可出现上腹部不适、食欲缺乏、消化不良等症状。

2．进展期胃癌 指癌组织浸润到黏膜下层，进入肌层或已穿过肌层达浆膜者。

（1）上腹痛：是进展期胃癌最早出现的症状，腹痛可缓可急。开始表现为上腹部饱胀不适，随病情进展出现隐痛不适，一般与饮食关系不大，偶呈节律性溃疡样胃痛，最后发展为持续疼痛不能缓解。

（2）食欲缺乏：是较突出的症状，可与上腹痛症状同时发生。表现为食无味、食欲差，伴有进行性体重减轻。胃壁受累时，患者可出现易饱感和软弱无力。

（3）恶心、呕吐：胃窦癌引起幽门梗阻时，患者可有明显的恶心、呕吐症状，呕吐物为隔夜宿食。

（4）呕血与黑便：溃疡型癌症有出血时，患者可出现呕血和黑便。呕血量通常较小，呕吐物呈咖啡样；黑便较少见，但粪便隐血试验多呈持续阳性。

（5）癌肿转移症状：转移至肺并累及胸膜出现胸腔积液时，可出现咳嗽和呼吸困难；转移至肝及腹膜产生腹水时，可出现腹部胀满不适；转移至骨骼时，可出现全身骨骼剧痛；转移至胰腺，可出现剧烈而持续性上腹部疼痛，并向背部放射。

（二）体征

早期胃癌多无明显体征。进展期胃癌主要体征为上腹部偏右处可触及坚实而移动的结节状肿块，有压痛。癌肿转移可出现相应的脏器受累体征，如肿瘤转移至肝可出现黄疸、肝肿大和腹水（听诊有移动性浊音）；远处淋巴结转移时，可触到 Virchow 淋巴结，质硬而不易移动。有些胃癌患者还可出现伴癌综合征，如过度色素沉着、反复发作的浅表性血栓性静脉炎、皮肌炎和黑棘皮病等。

（三）并发症

大出血、贲门或幽门梗阻、穿孔等是胃癌的主要并发症。

【辅助检查】

1．胃镜检查　胃镜检查和胃黏膜活检是诊断胃癌最可靠的方法，尤其是对早期微小胃癌的诊断更为可靠。早期胃癌表现为小息肉样隆起或凹陷；进展期胃癌表现为肿瘤表面糜烂、覆盖脓苔、凹凸不平、质脆易出血或为恶性溃疡状，胃壁僵直，蠕动性差，甚至为"皮革胃"样改变。

2．X 线钡餐检查　特别是气钡双重对比造影对胃癌的诊断有帮助。①早期胃癌表现为局限性表浅的充盈缺损或呈现龛影，边缘不规则呈锯齿状或胃小区模糊不清，黏膜有灶性积钡等征象。②进展期胃癌 X 线诊断率可达 90% 以上，表现为较大而不规则的充盈缺损。溃疡型表现为龛影位于胃轮廓内、边缘不整齐；浸润型表现为蠕动消失、胃壁僵硬、胃腔变窄。

3．血常规检查　贫血较常见，50% 患者为缺铁性贫血；血沉增快。

4．粪便隐血试验　常呈持续阳性，有辅助诊断意义，可用于胃癌的筛检。

【治疗要点】

（一）手术治疗

是目前可能根治胃癌的唯一有效方法。其效果取决于胃癌的病期、癌肿侵袭的深度和扩散范围的大小。早期发现治愈率很高。

（二）内镜下治疗

早期胃癌可行内镜下黏膜切除、激光或微波治疗，特别适用于不能耐受手术患者。中晚期不能手术患者可经内镜做激光、微波或局部注射抗肿瘤药物、无水乙醇或免疫增强剂等治疗，以达到暂时缓解的目的。贲门癌导致的食管下段与贲门口狭窄可行扩张或放置内支架，以解除梗阻，改善生活质量。

（三）化学治疗

常用于手术的辅助治疗，于术前、术中及术后使用化学药物抑制癌细胞的扩散与杀死残存的癌细胞，以提高手术效果。化学治疗也可用于不能施行手术治疗的晚期胃癌患者。常用的药物有 5-氟尿嘧啶（fluorouracil，5-FU）、丝裂霉素（mitomycin，MMC）、阿霉素（adriamycin，ADM）、顺铂（DDP）等，多主张采用两种以上化学药物联合化疗。

（四）支持疗法

高能量静脉营养疗法作为辅助治疗，术前及术后应用可提高患者体质，使之耐受手术和化疗；应用免疫增强剂如卡介苗、左旋咪唑等提高患者免疫力（疗效尚不肯定）；配合使用中药扶正抗癌方法等。

【常用护理诊断/问题】

1．疼痛：腹痛　与癌细胞浸润或并发胃穿孔有关。

2．营养失调：低于机体需要量　与胃癌导致的腹痛、呕吐、厌食所引起的摄入量减少及消化吸收障碍有关。

3．活动无耐力　与胃癌晚期营养失调、疼痛、腹部不适及全身衰竭有关。

4．潜在并发症：上消化道出血、梗阻、穿孔。

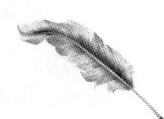

5. 知识缺乏：缺乏有关胃癌的防治知识。

【护理措施】

（一）一般护理

1. 休息与活动　早期胃癌患者经过治疗后，可从事较轻的工作、适当锻炼，但应注意劳逸结合；中晚期胃癌患者应卧床休息，以减少体力消耗；出现消瘦和恶病质的患者应协助做好生活护理，使患者感觉舒适。

2. 饮食护理　胃癌患者有食欲缺乏、恶心呕吐等表现，尤其在化疗期间更为突出，应根据患者的口味给予高热量、高蛋白、易消化的食物。宜少量多餐，多进食维生素 C 丰富的蔬菜和水果，禁食腌制、熏制、霉变食物。幽门梗阻时应禁食，必要时行胃肠减压，遵医嘱静脉输注高营养物质维持机体代谢需要。化疗患者食欲缺乏，不能进食时可给予静脉输液维持营养需要。

（二）病情观察

注意观察患者腹痛的特点，恶心、呕吐、吞咽困难的严重程度，有无呕血及黑便等，如患者出现剧烈腹痛与腹膜刺激征，应考虑发生穿孔的可能性；密切观察患者生命体征和血象变化，注意患者有无咽痛、尿痛等感染表现。

（三）对症护理

1. 疼痛护理　腹痛时，应评估患者疼痛的性质、部位和疼痛的程度，按医嘱给止痛药，给药时应遵循 WHO 推荐的三阶梯疗法，及时评估止痛剂的效果；教会患者减轻疼痛的非药物方法，以缓解和减轻疼痛，如看书报、听音乐、放松肌肉、深呼吸等。

2. 防止血栓性静脉炎、坠积性肺炎、压疮发生　协助患者在床上做主动或被动的肢体运动，以防血栓性静脉炎发生；鼓励卧床患者进行深呼吸和有效咳痰，防止发生坠积性肺炎；定时更换体位防止压疮的发生。

3. 化疗护理　化疗期间密切观察患者有无恶心、呕吐、白细胞降低及肝、肾功能异常等不良反应发生。如有发生，应及时报告医生，并配合采取处理措施。

（四）心理护理

1. 主要心理反应　患者和家属明确疾病诊断后，会出现无法坦然面对疾病事实的表现。患者常出现否认、悲伤、退缩、愤怒等心理，甚至拒绝接受治疗；家属常出现焦虑、无助等表现，有时会挑剔医护人员的活动与表现。

2. 护理措施

（1）根据患者性格、人生观和心理承受能力做好解释工作，满足患者各方面的需求。

（2）为患者提供安全、舒适环境，给予表达情绪的机会，理解并同情其悲哀情绪，给予精神上的支持，使其保持乐观的生活态度，以积极的心态面对疾病，树立战胜疾病，延长生命的信心。

（3）对胃癌晚期患者，应做好临终前关怀，让患者愉快地度过人生最后时光。

【健康指导】

1. 生活方式指导　①指导患者根据病情和体力适量运动以增强抵抗力。②指导患者运用心理防御机制，保持乐观态度和良好的心理状态面对疾病。③多食富含维生素 C 的新鲜水果、蔬菜、肉类、鱼类、豆制品及乳制品，保证膳食合理，营养均衡。避免高盐、霉变、腌制、熏制食物。④注意个人卫生，应做好皮肤、口腔护理，防止发生感染。

2. 疾病知识指导　①告知患者和家属胃癌发病的相关因素，对胃癌的高危人群（患有慢性萎缩性胃炎、胃溃疡、胃息肉、残胃炎等癌前状态者）应积极治疗原发病，定期随访及时发现癌变。②指导患者合理使用镇痛药，以自身的应对能力控制疼痛。③教会患者和家属具备识别并发症的能力，以便及时就诊。

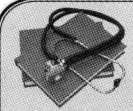

小　结

　　胃癌起源于胃黏膜上皮组织的恶性肿瘤。与饮食、环境、遗传因素及 Hp 感染有关，腹痛为最早出现的症状，体征是腹部包块。胃镜和黏膜组织活检可以早期诊断，且是目前最可靠的诊断手段。手术治疗是早期胃癌根治的方法。护理与其他脏器恶性肿瘤护理相似。预防关键是癌前状态和病变进行定期检查，达到早发现、早诊断、早治疗的目的。

（栾　姿）

第五节　肠结核与结核性腹膜炎患者的护理

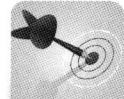

学习目标

通过本节内容的学习，学生应能
识记：
陈述肠结核、结核性腹膜炎的概念、病因、治疗要点。
理解：
解释肠结核、结核性腹膜炎的发病机制、区分肠结核、结核性腹膜炎的临床表现、护理措施。
运用：
运用所学的知识为肠结核、结核性腹膜炎实行整体护理和健康指导。

一、肠结核

　　肠结核（intestinal tuberculosis）是由结核分枝杆菌侵袭肠道引起的慢性特异性感染。大多继发于肠外结核，以肺结核多见。临床主要表现为腹痛、腹胀、腹部肿块、排便异常及全身中毒症状。青壮年常见，女性略多于男性。

　　【病因及发病机制】　引起肠结核的病原菌主要为人型结核分枝杆菌，约占 90% 以上。少数患者因饮用未经消毒的带菌牛奶（乳制品），则致病菌为牛型结核分枝杆菌。

　　结核分枝杆菌侵犯肠道的途径有：①胃肠感染：经口腔感染是本病最主要的感染途径。患者多有开放性肺结核，因经常咽下含结核分枝杆菌的痰液，或经常与开放性肺结核患者共餐而引起肠结核。②血行播散：见于粟粒型肺结核患者。③直接蔓延：由腹腔内结核病灶直接蔓延侵犯肠壁而引起肠结核，如女性生殖器结核直接蔓延引起肠结核。

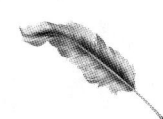

肠结核病变主要位于回盲部，可能与肠内容物在回盲部停留时间长及回盲部有丰富淋巴组织，结核分枝杆菌易侵犯淋巴组织有关。病变也可见于空肠及结肠等部位。

肠结核的病理改变有两种：①溃疡性肠结核：与人体过敏反应强、细菌量多、毒力强有关，可致局部干酪样坏死，继而形成溃疡，病变可深达肌层或浆膜层，也可累及腹膜或邻近肠系膜淋巴结。在慢性发展过程中，病变肠段可与肠外组织粘连，晚期可发生慢性穿孔，形成腹腔内包裹性脓肿或肠瘘，病变恢复过程中，可有大量纤维组织增生和瘢痕形成，可导致肠管变形与狭窄。②增生性肠结核：多见于免疫状态良好，感染较轻的患者。病变多局限于盲肠，有大量结核肉芽肿及纤维组织增生，致使肠壁局限性增厚、变硬，肠腔变窄发生梗阻。兼有以上两种病变特点者为混合型或溃疡增生型肠结核。

【临床表现】 本病多数起病缓慢，病程较长，早期症状不明显。

（一）症状

1. 腹痛 病变在回盲部疼痛部位多位于右下腹，也可出现牵涉痛，表现为上腹部或脐周疼痛。疼痛的性质呈隐痛或钝痛，有时进餐可诱发或加重腹痛，这与进餐引起胃回肠反射或胃结肠反射促使病变肠曲痉挛或肠蠕动加快有关，继而可再现疼痛和排便，便后可有不同程度的缓解。并发肠梗阻时可出现腹绞痛，伴有腹胀、肠鸣音亢进、肠型与蠕动波。

2. 腹泻与便秘交替 是本病肠功能紊乱的表现。溃疡型肠结核主要表现为腹泻，每日排便2～4次，粪便一般无黏液、脓血，不伴有里急后重感觉。病变严重而广泛时腹泻次数增多，每日可达10余次，粪便可有少量黏液和脓液。间断出现便秘，粪便呈羊粪状，隔数日又出现腹泻。增生型肠结核多以便秘为主。

3. 全身症状 可出现结核毒血症表现，溃疡型肠结核较为明显，如午后低热、不规则热、盗汗、消瘦、乏力，也可同时出现结核性腹膜炎及肺结核的表现。增生型肠结核全身情况较轻，病程较长，偶有低热，但一般不伴有肠外结核症状。

（二）体征

增生型肠结核的主要体征是腹部肿块，溃疡型肠结核合并局限性腹膜炎，局部病变肠管与周围组织粘连时也可出现腹部肿块。肿块常位于右下腹，较固定，有压痛，质地中等硬。

（三）并发症

见于晚期患者，肠梗阻、慢性穿孔有瘘管形成、并发结核性腹膜炎，偶有急性肠穿孔。

【辅助检查】

1. 血象 溃疡型肠结核患者可有中度贫血，红细胞沉降率明显增快。

2. 粪便检查 溃疡型肠结核粪便为糊样，一般无黏液和脓血，镜下可有少量脓细胞和红细胞。

3. X线检查 胃肠钡餐造影或钡剂灌肠检查对诊断肠结核具有重要价值。溃疡型肠结核可见病变肠段呈激惹征象，排空快，充盈欠佳。增生型肠结核可见肠段增生性狭窄、畸形与变形、钡剂充盈缺损和肠壁僵硬。

4. 纤维结肠镜检查 可观察到升结肠、回盲部病变。病变肠黏膜充血、水肿和溃疡形成，也可伴有大小不等、形态各异的炎性息肉及肠腔狭窄。如果黏膜活组织检查有结核分枝杆菌或干酪样坏死性肉芽肿可以确诊本病。

【治疗要点】 肠结核治疗目的是改善全身情况、促使病灶愈合和防治并发症。肠结核的早期病变是可逆的，病变后期即使积极抗结核治疗也不能完全避免并发症的发生。为此，早期发现与治疗较为重要。

1. 抗结核化学药物治疗 大多采用短程化疗，疗程为6～9个月，一般以异烟肼、利福平两种杀菌药联合。严重肠结核者可加用链霉素或吡嗪酰胺等药物。

2. 对症治疗 腹痛患者可应用颠茄、阿托品或其他抗胆碱能药物；腹泻严重或摄入不足时，

应补充液体、钾盐，以维持水、电解质及酸碱平衡；不完全性肠梗阻患者可进行胃肠减压，以缓解梗阻症状。

3．手术治疗　仅限于有合并症的患者，如肠梗阻、肠穿孔、脓肿及瘘管形成等。

二、结核性腹膜炎

结核性腹膜炎（tuberculous peritonitis）是由结核分枝杆菌感染腹膜引起的慢性、弥漫性的腹膜感染。常伴有肠系膜淋巴结结核、肠结核和女性盆腔结核。本病可发生于任何年龄，青壮年多见，以女性为多。

【病因及发病机制】　结核性腹膜炎是由结核分枝杆菌引起，多继发于体内其他部位的结核病。感染途径有：①腹腔内结核病灶直接蔓延至腹膜，如肠系膜淋巴结结核、肠结核、输卵管结核为常见原发病灶。②血行播散，较少见，多数患者有粟粒型、结核性多浆膜炎、结核性脑膜炎及活动性关节、骨、睾丸结核等。

结核性腹膜炎病理改变有三种类型，即渗出型、粘连型及干酪型。①渗出型：有腹膜充血、水肿，表面有纤维蛋白渗出物，也可出现少量至中等量腹水，腹水呈草黄色（有时呈淡血性）。②粘连型：是最多见的类型，有大量纤维组织增生，腹膜和肠系膜明显增厚，肠袢相互粘连，极易发生肠梗阻。③干酪型：病变以干酪样坏死为主，肠曲、大网膜和腹腔其他脏器相互粘连分隔成小房，房腔内有积液，干酪样坏死组织可形成结核性脓肿，为本病重型。

【临床表现】　结核性腹膜炎大多起病缓慢，症状较轻。少数起病急骤，以高热、急性腹痛为主要表现。

（一）症状

1．全身结核毒血症症状　患者常有发热及盗汗，发热多为低热或中度热，出现高热伴显著毒血症者多见于渗出型、干酪型或伴粟粒型肺结核患者。后期患者可出现消瘦、水肿、贫血等营养不良的表现。

2．腹痛　早期腹痛不明显，随着病情的进展可出现持续性隐痛或钝痛，若出现阵发性腹痛可能并发不完全性肠梗阻。疼痛部位位于脐周、下腹，也可波及全腹，餐后可加重。腹痛的原因除腹膜炎外，也与活动性肠结核、肠系膜淋巴结结核及盆腔结核有关。腹腔内结核干酪样坏死病灶破溃或肠结核急性穿孔时，可出现急性腹痛。

3．腹胀或腹泻　腹胀感大多由腹膜炎伴有肠功能紊乱引起，也与腹水增加有关。腹泻较常见，发生的原因与腹膜炎引起肠功能紊乱、肠结核和肠管内瘘有关。有时表现为腹泻与便秘交替出现。

（二）体征

1．腹部压痛　局部或全腹部压痛较轻微，少数压痛严重者可伴反跳痛，常见于干酪型。

2．腹壁柔韧感　本体征是腹膜遭受轻度刺激或有慢性炎症引起腹壁紧张度增加的一种表现，触之似揉面团一样，故又称揉面感，可见于本病的各种类型。

3．腹部肿块　常见于粘连型或干酪型，多位于脐周，表现为肿块大小不一，边缘不整，表面不平而固定。肿块大多由增厚的大网膜、粘连成团的肠管、干酪坏死脓肿和肿大的淋巴结构成。

4．腹水　见于渗出型，以少量至中等量者为多，当腹水量超过1000ml时可查出移动性浊音。

（三）并发症

以肠梗阻最为常见，多见于粘连型结核性腹膜炎；肠瘘多见于干酪型，常同时有腹腔脓肿形成。

【辅助检查】

1. 实验室检查　部分患者可有轻至中度贫血。有活动性病变患者血细胞沉降率（简称血沉）增快，病变静止可正常，故血沉可作为病变活动的简易观察指标。结核分枝杆菌素试验呈强阳性对本病诊断有意义。腹水为草黄色渗出液，腹水细菌培养阳性率低，而腹水浓缩后进行动物接种阳性率可达50%以上，如果腹水 pH < 7.35，葡萄糖 < 3.4mmol/L，而腺苷脱氨酶活性增高，则提示可能为结核性腹膜炎。

2. 腹部B超检查　可发现少量腹水，也可提示腹水穿刺准确位置。

3. X线检查　腹部X线平片可见散在的钙化影，提示钙化的肠系膜淋巴结。胃肠X线钡餐检查可发现肠粘连、肠腔外肿块、肠结核等征象，对本病有辅助诊断价值。

4. 腹腔镜检查　诊断有困难者，腹腔镜活检对渗出型结核性腹膜炎有游离腹水的患者具有确诊价值。腹膜有广泛粘连的患者禁忌腹腔镜检查。

【治疗要点】

1. 一般治疗　发热患者应卧床休息，加强营养，增强抗病能力。

2. 应用抗结核化学药物　坚持早期、联合、适量、规则及全程应用抗结核药物化疗。由于本病病变常有纤维增生，导致药物不易进入病灶达到较高浓度，致使活动性病灶不易控制，一般采用3~4种药物联合强化治疗，并适当延长疗程。

3. 肾上腺皮质激素　适用于重症患者，应与抗结核药物同时应用，对腹水者可达到避免粘连的目的。

4. 手术治疗　用于有严重合并症的患者，如肠梗阻、肠穿孔等。

三、肠结核和结核性腹膜炎患者的护理

【常用护理诊断/问题】

1. 疼痛：腹痛　与肠结核、腹膜炎症及有盆腔结核或肠梗阻等有关。
2. 腹泻与便秘　与溃疡型肠结核、腹膜炎，肠腔狭窄、梗阻或肠功能紊乱有关。
3. 营养失调：低于机体需要量　与结核毒血症导致消化吸收障碍及慢性消耗有关。
4. 体温过高　与结核毒血症有关。
5. 潜在并发症：肠梗阻、肠穿孔、瘘管形成、腹腔脓肿等。

【护理措施】

（一）一般护理

1. 休息与活动　嘱患者减少活动，多休息，以减轻机体消耗，症状较明显者应卧床休息。有盗汗时应勤更换内衣裤、床单和被罩，保持皮肤清洁、舒适。病情稳定时，可逐渐增加活动量，以提高机体的抗病能力。

2. 饮食护理　①给予高热量、高蛋白、高维生素、易消化饮食。②腹泻患者应少食易发酵的食物，如牛奶、豆制品等；便秘患者应多食用富含水分、纤维素的食物。③严重营养不良的患者饮食不能维持足够营养时，可按医嘱静脉给予补充营养，以维持水、电解质平衡。④肠梗阻患者应禁食，进行胃肠减压，同时按医嘱静脉补充水和电解质。

3. 消毒隔离　做好消毒隔离工作，如患者餐具及用物应进行消毒处理，以防结核分枝杆菌的扩散、传播。

（二）病情观察

1. 观察患者体温、腹痛、腹胀特点，监测排便情况和粪便检查结果，及时发现病情变化。
2. 警惕有无肠梗阻、肠穿孔、腹腔脓肿等征象，一旦发生应及时通知医生并配合做好护理工作。
3. 每周测体重变化，了解患者营养状况。

(三)对症护理

1. 腹痛、腹泻和便秘护理 详见本章第一节腹痛、腹泻和便秘的护理措施。有腹水需要穿刺放腹水者按本章十二节腹腔穿刺护理。

2. 发热 发热患者应卧床休息,减少机体的消耗;多饮水补充机体需要;密切观察体温变化;高热时按医嘱应用退热药物。

(四)用药护理

应用抗结核药患者,告知药物的用法、作用及主要不良反应,嘱其定期检查听力和肝、肾功能,用药期间出现不良反应及时通知医生处理;阿托品可松弛肠道平滑肌缓解腹痛,但抑制唾液腺的分泌,患者可出现口干,应嘱其多饮水以缓解不适。

(五)心理护理

1. 主要心理反应 由于病程较长,加之应用抗结核药物出现不良反应,患者会产生焦虑心理;与他人交流时担心周围人害怕受到传染而远离自己,产生自卑心理。

2. 护理措施 向患者和家属介绍结核病的相关知识与预后,让患者认识到肠结核是可治性疾病,从而树立信心及得到家人的支持。教会患者战胜不良心理反应的技巧,如个人卫生处置方法等,使其消除焦虑,积极配合治疗与护理。

【健康指导】

1. 生活方式指导 患者应保证充足的休息与营养,生活规律,劳逸结合,保持良好心态,以增强机体抵抗力。

2. 疾病知识指导 加强有关结核病的卫生宣教,肺结核患者不可吞咽痰液,提倡用公筷进餐及分餐制,牛奶及乳制品应灭菌后饮用,对肠结核患者的粪便要消毒处理,防止病原体传播。指导患者坚持结核治疗,保证足够的剂量和疗程,定期复查。学会自我监测抗结核药物的作用和不良反应,如有异常,及时复诊。

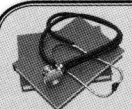

小　结

肠结核是由于结核分枝杆菌侵犯肠道引起的慢性特异性感染,好发于回盲部,临床表现为右下腹隐痛或钝痛,溃疡型肠结核有腹泻和较明显的结核毒血症状。结核性腹膜炎是由于结核分枝杆菌感染腹膜引起,主要继发于体内其他部位结核病。临床表现主要为全身结核毒血症状及腹部症状和体征,两者治疗均抗结核和对症治疗,对肺结核和肺外结核的早期诊断及治疗,是预防这两种疾病的重要措施。两者护理重点是用药护理、健康指导、对症护理及病情观察。

(张根萍　孟共林)

第六节 溃疡性结肠炎患者的护理

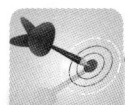

学习目标

通过本节内容的学习，学生应能
识记：
描述溃疡性结肠炎的概念、病因、临床分型、辅助检查。
理解：
解释溃疡性结肠炎的临床表现、治疗要点、常用的护理诊断/问题。
运用：
运用护理技能为溃疡性结肠炎患者提供护理，并能进行健康成长指导。

溃疡性结肠炎（ulcerative colitis）是一种病因不明的直肠和结肠慢性非特异性炎症性疾病，病变主要在大肠黏膜和黏膜下层。主要临床表现为腹泻、黏液脓血便、腹痛和里急后重。病程较长，可反复发作。本病可发生于任何年龄，以青壮年多见。

【病因及发病机制】 病因尚未完全明确，目前认为本病可能与免疫异常有关，细胞、体液免疫反应均参与，并与遗传因素有关。感染、环境和精神因素可能参与发病。

（一）免疫因素

目前大多认为溃疡性结肠炎是由于肠黏膜正常防御功能被削弱，致免疫调节失常，影响肠黏膜屏障的完整性，使一般不易通过正常肠黏膜的和对人体无害的肠道共生菌群、食物等抗原进入肠黏膜，激发一系列免疫反应和炎性变化。经研究表明，本病患者血清中可检出抗结核抗体，提示本病的发生可能与自身免疫反应有关。

（二）环境因素

近年本病的发病率持续增高，这可能与地域、社会经济因素有关，饮食、吸烟或尚不明确的因素也可能有一定的作用。

（三）遗传因素

家族调查显示本病患者一级亲属的发病率高，这提示遗传因素在本病的发病中起一定作用。目前认为本病的易感点位于第3、7、12、16号染色体上，为多基因病，不同人由不同基因引起（也称遗传异质性疾病）。

（四）感染、精神因素

目前认为本病若有感染存在，可能是本病的继发病变；过度劳累、精神紧张可诱发本病发作；焦虑、抑郁也可能是本病反复发作的继发表现。

本病病理改变多在直肠、乙状结肠，也可扩展至降结肠、横结肠。早期常为黏膜弥漫性炎症，可有水肿、充血、灶性出血，黏膜可出现小溃疡和大片溃疡。

【临床表现】 本病起病多数缓慢，病程长，呈慢性经过。劳累、精神刺激、饮食失调多为本病的发作诱因。常有发作期与缓解期交替。

（一）症状

1. 消化系统

（1）腹泻：为最主要的症状，典型表现为黏液或黏液脓血便，黏液血便是本病活动期重要

表现。患者每天排便次数及便血程度可反映病情的轻重程度，轻者每日排便2～4次，便血轻或无；重者每日排便达10次以上，呈黏液脓血便，甚至呈血水样便。病变累及直肠，常伴有里急后重，病变累及乙状结肠和直肠，偶有腹泻与便秘交替出现。腹泻的原因主要是大肠黏膜炎症导致对水、钠吸收障碍和结肠运动功能失常。

（2）腹痛：一般有轻度和中度腹痛，局限于左下腹或下腹部。临床上有"疼痛 - 便 - 便后缓解"的规律。若并发中毒性结肠扩张或炎症波及腹膜，可出现持续性剧烈腹痛。

（3）腹胀、食欲缺乏、恶心、呕吐等。

2．全身症状　轻者全身症状不明显，中、重型活动期可出现低热或中等热，高热提示急性暴发型或并发症出现。重症或病情持续活动时，患者可有消瘦、贫血、低蛋白血症、水和电解质平衡紊乱。

3．肠外表现　部分患者可出现与自身免疫相关的肠外症状，如皮肤结节红斑、口腔黏膜溃疡、关节痛、巩膜外层炎等。少数患者出现情绪不稳、抑郁、失眠及自主神经失调等精神症状。

（二）体征

轻、中型患者左下腹有轻压痛，重者有明显鼓肠和腹部压痛，反跳痛及肌紧张等。

（三）并发症

中毒性巨结肠、出血、癌变、急性肠穿孔、肠梗阻等。

【临床分型】　可根据病情、病程和病期进行综合分型。

1．按病情程度分型　①轻型：较多见，每日排便4次以下，便血轻或无，无全身毒血症状。②重型：排便频繁，每日6次以上，有明显黏液血便和全身症状。③中型：介于轻型和重型之间。

2．根据病程经过分型　①初发型：首次发作的无既往史者。②慢性复发型：最多见，易复发，表现为发作期与缓解期相交替。③慢性持续型：症状持续6个月以上。④急性暴发型：少见，病情严重，腹部和全身毒血症状明显，易发生大出血及并发症。慢性复发型、慢性持续型和急性暴发型可相互转化。

3．按病期分型　可分为活动期和缓解期。

【辅助检查】

1．血液检查　红细胞沉降率增快、C-反应蛋白增高是活动期的标志；红细胞和血红蛋白减少；活动期白细胞计数增高。重症患者血清白蛋白下降、凝血酶原时间延长、电解质紊乱。

2．粪便检查　常有黏液脓血便，镜下可见大量红细胞、脓细胞及巨噬细胞。

3．X线钡剂灌肠检查　X线征主要有多发性浅溃疡，表现肠管壁边缘毛刺状或锯齿状及见小龛影。结肠袋变浅或消失，肠腔狭窄，肠壁变硬，肠管缩短、变细，可呈铅管状。重型或暴发型患者一般不宜做此项检查，以免加重病情或诱发中毒性结肠扩张。

4．结肠镜检查　结肠镜检查：全结肠及回肠末段肠镜检查对本病的诊断有重要价值。可确定病变范围，在内镜下可见黏膜充血、水肿和糜烂，常有弥漫性分布、形态不规则的浅溃疡，附有黏液和脓性渗出物，且自直肠向回盲部发展。晚期可有炎性息肉形成。

【治疗要点】　治疗目的是尽快控制急性发作、缓解病情、减少复发、防治并发症。

（一）药物治疗

1．氨基水杨酸制剂　首选药物　为柳氮磺吡啶（SASP），该药口服后大部分可到达结肠，经肠菌分解为5-氨基水杨酸（简称5-ASA）和磺胺吡啶，前者为主要有效成分，适用于轻、中或重型且使用糖皮质激素治疗已缓解的患者，疗效较好，能消除炎症。

2．肾上腺糖皮质激素　本药能非特异性抗炎和抑制免疫反应。适用于暴发型或重型患者，或对氨基水杨酸制剂疗效不佳的轻、中型患者。常用氢化可的松、地塞米松静脉注射滴注，病情好转后改为口服。之后逐渐减量，直至停药。

3．免疫抑制剂　对肾上腺皮质激素疗效不佳或依赖性强的慢性活动性患者，可试用硫唑嘌

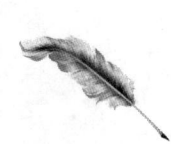

呤或巯嘌呤。

（二）灌肠治疗

病变位于左半结肠的患者，每日临睡前应用药物（琥珀酸氢化可的松 100mg+ 生理盐水 100ml）保留灌肠 1 次，疗程为 2～3 个月。

（三）手术治疗

并发肠穿孔、癌变、大量出血、中毒性结肠扩张或经内科治疗无效的患者，可选择手术治疗。

【常用护理诊断/问题】

1．腹泻　与肠黏膜炎症导致对水、钠吸收障碍和结肠运动功能失常有关。

2．疼痛：腹痛　与肠道黏膜的炎症浸润有关。

3．营养失调：低于机体需要量　与长期腹泻导致吸收障碍有关。

4．潜在并发症：中毒性结肠扩张、大出血、癌变。

【护理措施】

（一）一般护理

1．休息与活动　缓解期或轻型患者应减少活动，注意休息防止劳累，急性发作期或重型患者应卧床休息，保证睡眠，以减少胃肠蠕动，减轻腹泻、腹痛症状。

2．饮食护理　给予质软、易消化、少纤维素、营养丰富、高热量的药物以保证能量供给。禁食生、冷、辣、硬等刺激性食物，禁牛奶和乳制品。急性发作期和暴发型患者应给予无渣半流质或流质饮食；病情严重者应禁食并给予完全胃肠外营养，使肠道得以休息，减轻炎症。

3．肛周皮肤护理　急性发作期或重症患者腹泻次数较多，应做好肛周皮肤的护理，如手纸要柔软，擦拭动作轻柔，便后用肥皂和温水清洗肛门周围皮肤，必要时涂软膏保护皮肤的完整。

（二）病情观察

严密监测病情，监测患者体温、脉搏、心率、血压的变化；观察排便次数、粪便的量和性状并记录；注意皮肤有无脱水表现；应用阿托品的患者应注意观察腹泻、腹部压痛和腹部肠鸣音的变化，若出现鼓肠、肠鸣音消失、腹痛加剧等，应考虑有中毒性结肠扩张的发生，立即报告医生并配合抢救。

（三）对症护理

腹痛、腹泻护理详见本章第一节"消化系统常见症状体征的护理"。

（四）用药护理

密切观察药物的疗效和不良反应。如柳氮磺吡啶的不良反应有恶心、呕吐、食欲缺乏、头痛及全身不适，偶有皮疹、粒细胞减少、再生障碍性贫血、可逆性男性不育等，应告知患者在餐后服药，以减轻消化道不良反应，服药期间还要定期复查血象；肾上腺质激素应严格按疗程服用，不可随意停药、减药，以防出现反跳现象。

（五）心理护理

与患者多沟通，以良好的心态面对疾病，使其能积极配合治疗，引导患者进行自我护理和心理调节，让患者保持稳定的情绪，树立战胜疾病的信心。同时争取家人支持，给予关心、理解和照顾。

【健康指导】

1．生活方式指导　合理安排休息与活动，避免精神紧张和过度劳累。进食营养丰富的食物，避免高纤维素和刺激性食物，忌食生冷食物，忌饮酒。

2．疾病知识指导

（1）向患者和家属介绍疾病有关知识，使其了解本病的长期性、反复性。

（2）嘱患者按医嘱用药，坚持治疗，不随意更换药物或停药；告知患者应用药物的注意事项

和不良反应，教会患者识别药物的不良反应和出现异常情况（头痛、疲乏、发热、手脚发麻、排尿不畅等症状）要及时就诊；告知患者和家属中毒性结肠扩张、大出血、肠梗阻、肠穿孔等并发症的表现，使其能及时发现并就诊。

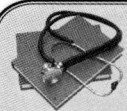

小　结

溃疡性结肠炎是一种病因不明的直肠和结肠慢性非特异性炎症性疾病，最常受累的部位是直肠和乙状结肠黏膜和黏膜下层。主要症状有腹痛、腹泻、黏液脓血便。最有助于溃疡性结肠炎诊断的检查是纤维结肠镜。治疗首选SASP，重型活动期及急性暴发型患者首选糖皮质激素治疗。护理重点是饮食、病情观察、心理护理。

（栾　姿）

第七节　肝硬化患者的护理

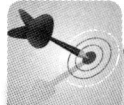

学习目标

通过本节内容的学习，学生应能

识记：
复述肝硬化的概念、病因、辅助检查、治疗要点。

理解：
理解肝硬化的发病机制、临床表现和护理措施。

运用：
联系实际对肝硬化不同时期的患者提供个体化护理措施、开展健康教育。

肝硬化（cirrhosis of liver）是一种常见的由不同病因引起的慢性、进行性及弥漫性肝病。病理特点为广泛的肝细胞变性坏死、再生结节形成和结缔组织增生，正常肝小叶结构破坏及假小叶形成。临床主要表现为肝功能损害和门静脉高压，晚期可出现上消化道大出血、肝性脑病等严重并发症，是我国常见疾病和主要死亡原因之一。世界范围内肝硬化的年发病率为100（25~400）/10万，患者以青壮年男性多见，发病高峰年龄在35~50岁，男女比例为3.6~8∶1。

【病因及发病机制】

（一）病因

1. 病毒性肝炎　是我国引起肝硬化的最常见的原因，占60%~80%。主要为乙型肝炎，其次是丙型和丁型肝炎。乙型肝炎病毒感染、乙型和丙型或丁型肝炎病毒的重叠感染可加快发展至肝硬化，成为肝炎后肝硬化。

2. 慢性酒精中毒　是西方国家引起肝硬化的主要原因，长期大量饮酒，平均日摄入乙醇80g达10年以上，乙醇及其中间代谢产物（乙醛）的毒性作用，可引起酒精性肝炎，继而发展为肝硬化。在我国约占15%，近年有上升的趋势。

3. 胆汁淤积　持续肝内淤胆或肝外胆管阻塞时，高浓度胆酸及胆红素可作用于肝细胞，引起原发性或继发性胆汁肝硬化。

4. 循环障碍（肝静脉回流受阻）　慢性充血性心力衰竭、缩窄性心包炎、肝静脉和（或）下腔静脉阻塞等，使肝长期淤血，肝细胞缺氧、坏死、结缔组织增生，最后发展为肝硬化。

5. 化学毒物及药物　长期反复接触磷、砷、四氯化碳等化学毒物，或长期服用甲基多巴、双醋酚汀等药物，引起中毒性肝炎，最终演变为肝硬化。

6. 营养障碍　食物中长期缺乏蛋白质、维生素、胆碱等抗脂肪肝物质，可导致肝细胞脂肪变性和坏死，降低肝细胞对其他致病因素的抵抗力，可作为肝硬化的直接（间接）原因。

7. 遗传及代谢障碍　由于遗传或先天性酶缺陷，使代谢产物沉积于肝，引起肝细胞坏死和结缔组织增生，如肝豆状核变性（铜沉积）、血色病（铁沉积）、半乳糖血症及 α_1 抗胰蛋白酶缺乏症等。

8. 血吸虫病　血吸虫的虫卵沉积于汇管区，引起纤维组织增生，致肝纤维化和门脉高压。

9. 免疫紊乱　如自身免疫性肝炎可进展为肝硬化。

10. 原因不明　有5%～10%的病例发病原因难以确定，称为隐源性肝硬化，其中部分病例可能与隐匿性无黄疸型肝炎有关。

（二）发病机制

上述一种或多种病因长期作用于肝，均可导致相同的病理变化：广泛的肝细胞变性坏死、再生结节形成和广泛的结缔组织增生、假小叶形成。这些病理变化使肝内的血管扭曲、变形、受牵拉、管腔狭窄，致使肝内血循环障碍、肝血管床变小，由此构成了门脉高压的病理解剖基础，同时血循环障碍加重了肝的营养代谢障碍，促使肝病变的进一步发展和肝功能的不断下降。

【临床表现】　起病隐匿，病程发展缓慢，可潜伏3～5年或更长。临床上可分为肝功能代偿期和肝功能失代偿期，但两期界限常不明显。

（一）肝功能代偿期

肝功能代偿期患者症状较轻，缺乏特异性。早期以乏力、食欲缺乏为主要表现，可伴有恶心、厌食油腻、腹胀、腹泻、上腹不适等。症状常因劳累或伴发病而出现，经休息及治疗可缓解。肝轻度肿大，脾轻至中度大。肝功能检查正常或仅有轻度酶学异常。

（二）肝功能失代偿期

肝功能失代偿期患者主要表现为肝功能减退和门静脉高压症所致的全身多系统症状和体征。

1. 肝功能减退的临床表现

（1）全身症状和体征：一般情况与营养状况均较差，消瘦、乏力、不规则低热、面色灰暗无光（肝病面容），皮肤干枯粗糙、水肿，有舌炎、口角炎等。

（2）消化道症状：食欲缺乏甚至厌食，餐后上腹部饱胀不适、恶心、呕吐，稍进油腻饮食易引起腹泻，主要与门静脉高压导致胃肠道淤血、吸收障碍有关。半数以上患者可出现轻度黄疸，少数可有中、重度黄疸，提示肝细胞有进行性或广泛性坏死。

（3）出血倾向和贫血：患者表现为牙龈出血、鼻出血、皮肤紫癜和胃肠道出血等倾向，女性患者可出现月经过多，与肝合成凝血因子减少、脾功能亢进和毛细血管脆性增加有关。患者常有不同程度贫血，与营养不良、肠道吸收障碍、胃肠失血和脾功能亢进等有关。

（4）内分泌紊乱：肝功能减退时，肝对雌激素的灭活作用减弱，雌激素增多。雌激素的增高又通过负反馈抑制脑垂体的分泌功能，从而影响垂体性腺轴或垂体肾上腺皮质轴的功能，致

雄激素和肾上腺糖皮质激素的分泌减少。男性患者可有性欲减退、睾丸萎缩、毛发脱落及乳房发育等；女性患者月经失调、闭经、不孕等。出现肝掌（在手掌大、小鱼际和指端腹侧部位有红斑）。在面部、颈、双上肢等部位出现蜘蛛痣。由于肾上腺皮质功能减退，患者面部（尤其眼眶周围）等处可有皮肤色素沉着。肝功能减退时，肝对醛固酮、抗利尿激素的灭活作用减退，醛固酮和抗利尿激素增多，引起尿量减少，水、钠潴留而致水肿，并对腹水的形成和加重起重要的作用。

2．门静脉高压症的临床表现　门静脉高压症的主要表现是脾大、侧支循环的建立和开放、腹水。

（1）脾大：脾因长期淤血而肿大，多为轻、中度大，有时可为巨脾。晚期脾大常伴有白细胞、红细胞、血小板减少，称为脾功能亢进。

（2）侧支循环的建立和开放：门静脉高压时，来自消化器官和脾的回心血液流经肝受阻，使门静脉交通支充盈扩张，血流量增多，侧支循环建立（图4-7-1）。临床上重要的侧支循环有：①食管和胃底静脉曲张：常因恶心、呕吐、咳嗽、负重等使腹内压突然升高，或因粗糙食物机械损伤、胃酸反流腐蚀损伤时，导致曲张的静脉破裂出血，患者发生呕血、黑便甚至休克等。②腹壁静脉曲张：门静脉高压时，脐静脉重新开放和扩张，在脐周和腹壁可见迂曲的静脉，以脐为中心向上及向下腹延伸，外观呈水母头状。③痔静脉扩张：门静脉系的直肠上静脉与下腔静脉系的直肠中、下静脉沟通，扩张形成痔核。

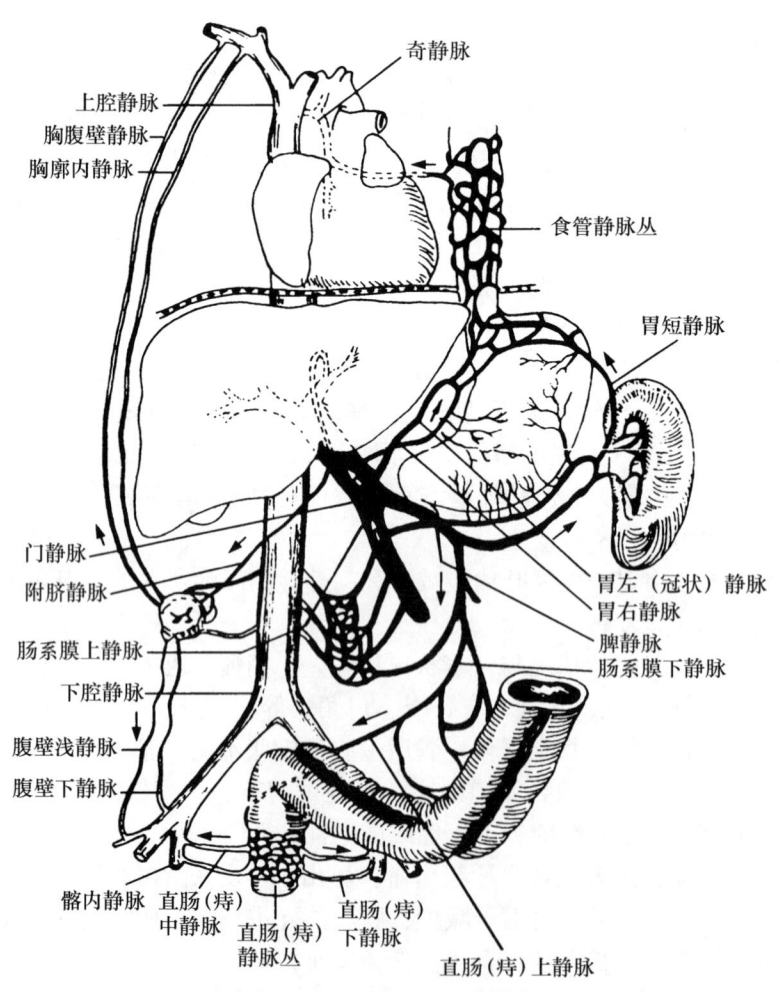

图 4-7-1　门静脉回流受阻时侧支循环血流方向示意图

（3）腹水：是肝硬化肝功能失代偿期最突出的临床表现，肝功能失代偿期患者75%以上有腹水。大量腹水使腹部膨隆，可发生脐疝，膈肌抬高出现呼吸困难、心悸。部分患者还可伴有胸腔积液。

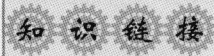

腹水形成的主要原因

①门静脉压力增高：使腹腔脏器毛细血管床静水压增高，组织液重吸收减少而漏入腹腔。②低白蛋白血症：由于肝合成白蛋白的功能减退，当血浆白蛋白低于30g/L时，血浆胶体渗透压降低，有效滤过压升高，血浆外渗。③淋巴液生成过多：肝静脉回流受阻时，肝内的淋巴液生成增多，大量淋巴液自肝包膜和肝门淋巴管渗出至腹腔。④抗利尿激素和继发性醛固酮增多，水、钠重吸收增加。⑤有效循环血容量不足：肾交感神经活动增强，前列腺素、心房钠尿肽等活性降低，导致肾血流量减少，肾小球滤过率降低，排钠、排尿量减少。

3．肝体征　早期肝增大，表面尚光滑，质中等硬；晚期肝缩小，表面呈结节状，质地坚硬；一般无压痛，但在肝细胞进行性坏死、并发肝炎和肝周围炎时可有压痛与叩击痛。

（三）并发症

1．上消化道出血　是本病最常见的并发症。多为曲张的食管胃底静脉因粗糙食物、化学刺激和腹内压增高等因素而突然破裂所致，部分为并发急性胃黏膜糜烂或消化性溃疡所致。表现为突然大量的呕血和黑便，可引起出血性休克或诱发肝性脑病，死亡率较高。

2．感染　由于患者抵抗力低下、门腔静脉侧支循环开放等因素，细菌入侵的机会增加，易并发感染，如胆道感染、肺炎、败血症、自发性腹膜炎等。

3．肝性脑病　是本病最严重的并发症，也是最常见的死亡原因。见本章第九节肝性脑病的相关内容。

4．原发性肝癌　肝硬化患者短期内出现肝迅速增大，肝区持续性疼痛，腹水增加且为血性，不明原因的发热等，均应考虑癌变的可能，须进一步检查以明确诊断。

5．肝肾综合征（hepatorenal syndrome）　又称功能性肾衰竭，是多种原因导致有效循环血量减少，肾血管收缩，肾内血流重新分布，导致少尿或无尿、氮质血症、稀释性低钠血症和低尿钠等，但肾无明显器质性损害。

6．电解质和酸碱平衡紊乱　常见的电解质紊乱有：①低钠血症：多因长期低钠饮食、大量放腹水、利尿等致钠丢失所致。②低钾低氯性碱中毒：与进食少、呕吐、利尿、继发性醛固酮增多有关。

【辅助检查】

1．血常规　代偿期多正常，失代偿期有轻重不等的贫血。脾功能亢进时白细胞、红细胞和血小板均减少。

2．尿常规　代偿期正常，失代偿期可出现蛋白尿、血尿和管型尿。有黄疸时可出现尿胆红素、尿胆原增加。

3．肝功能检查　代偿期肝功能正常或有轻度异常，失代偿期多有异常。重度患者血清胆红素增高，胆固醇低于正常。转氨酶轻、中度增高，以ALT增高较显著，但肝细胞严重坏死时则AST常高于ALT。血清总蛋白正常、降低或增高，但白蛋白降低、球蛋白增高，白蛋白/球蛋白比率降低或倒置。凝血酶原时间有不同程度延长。

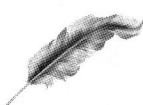

4．腹水检查　一般为漏出液，若并发自发性腹膜炎、结核性腹膜炎或癌变时，腹水性质发生相应变化。

5．内镜检查　纤维胃镜检查可直视曲张静脉的分布和程度；腹腔镜检查直接观察肝、脾情况，并在直视下对病变明显处进行肝穿刺做活组织检查。

6．肝穿刺活组织检查　B超引导下活检，若有假小叶形成，可确诊为肝硬化，是代偿期肝硬化的金标准。

【治疗要点】　重视早发现、早期诊断，加强病因及相应治疗，以缓解病情，延长代偿期。失代偿期患者主要是对症治疗、改善肝功能和防治并发症。

1．药物治疗　目前尚无特效药，可服用葡醛内酯、维生素、助消化药如多酶片、保护肝细胞膜药物（如水飞蓟素）、抗纤维化药物（如秋水仙碱）及中药活血化淤、软坚类药物（如丹参等），不宜滥用护肝药物，以免加重肝的负担。避免应用对肝有损害的药物。

2．腹水的治疗

（1）限制水和钠的摄入：水的摄入量应限制在1000ml/d左右，如有稀释性低钠血症，应限制在300～500ml/d。钠盐的摄入量应在500～800mg/d（氯化钠1.2～2.0g/d）。

（2）利尿剂：常用保钾利尿剂螺内酯（安体舒通）和排钾利尿剂呋塞米（速尿）。目前主张两者联合应用，可减少电解质紊乱。利尿剂治疗以每天减轻体重不超过0.5kg为宜，剂量不宜过大，利尿速度不宜过猛，以免诱发肝性脑病、肝肾综合征等。

（3）放腹水加输注白蛋白：大量腹水引起高度腹胀、影响心肺功能时，可行腹腔穿刺放腹水以减轻症状。可每日或每周3次放腹水，每次在4000～6000ml。定期输注血浆、新鲜血或白蛋白，提高血浆胶体渗透压，有助于促进腹水消退，也利于改善肝功能。

（4）腹水浓缩回输：主要用于难治性腹水的治疗。放出腹水5000～10000ml，经超滤或透析浓缩成500ml后，回输至患者体内，能减轻水、钠潴留，提高血浆蛋白浓度，增加有效血容量，改善肾血液循环，从而减轻或消除腹水。但有感染的腹水不可回输。

（5）减少腹水生成和增加去路：如腹腔-颈内静脉引流，是通过装有单向阀门的硅管，利用腹-胸腔压力差将腹水引入上腔静脉；胸导管-颈内静脉吻合术，可使肝淋巴液顺利进入颈内静脉，减少肝淋巴液漏入腹腔，从而减少腹水来源。

3．手术治疗　各种分流、断流术和脾切除术等。如近年开展的以介入放射学方法进行的经颈静脉肝内门体分流术，在肝内的门静脉与肝静脉的主要分支间建立分流通道，其目的是降低门脉系统压力和消除脾功能亢进；肝移植手术是对晚期肝硬化尤其是肝肾综合征的患者的最佳治疗，可提高存活率。

4．并发症治疗

（1）上消化道出血：见本章第十一节相关内容。

（2）肝性脑病：见本章第九节相关内容。

（3）自发性腹膜炎：并发自发性腹膜炎和败血症后，应早期、足量和联合使用抗生素。在腹水（或血液）细菌培养报告前，可选用针对革兰阴性杆菌同时兼顾革兰阳性球菌的抗生素，如氨苄西林、头孢他啶、环丙沙星等，一般选择2～3种药物联合应用。取得细菌培养结果报告后应作相应调整。用药时间不得少于2周。

（4）肝肾综合征：目前无有效治疗方法，在积极改善肝功能的前提下，应去除诱因，如上消化道出血、感染、利尿、放腹水；控制入液量，并纠正水、电解质及酸碱失衡；利尿消肿；改善肾血流，避免用有损肾功能的药物等。

5．肝移植手术　是治疗顽固性腹水最有效的方法，也是治疗晚期肝硬化的最佳方法。

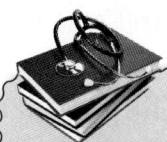

案例 4-3

患者，男性，45岁，呕血黑便5天，昏睡不醒2天入院，呕出咖啡色液体约1200ml，柏油样黑便约600g。既往有乙肝病史，间歇性乏力，食欲缺乏2年，查体：T：38.2度，P：10次/分，BP：75/45mmHg，肝病面容，颈部可见蜘蛛痣，四肢湿冷，心率110次/分，腹壁静脉可见曲张，脾肋下4cm，肝未及，腹水征阳性。

初步诊断：肝硬化失代偿期。

问题与思考：

1．该患者首优护理问题有什么？ 2．主要护理措施有哪些？

【常用护理诊断/问题】

1．营养失调：低于机体需要量　与肝功能减退、门静脉高压引起食欲缺乏、消化和吸收障碍有关。

2．体液过多　与肝功能减退、门静脉高压引起水、钠潴留有关。

3．有皮肤完整性受损的危险　与营养不良、水肿、皮肤干燥、瘙痒、长期卧床有关。

4．潜在并发症：上消化道出血、肝性脑病等。

5．有感染的危险　与营养障碍、白细胞减少、机体抵抗力降低等有关。

6．焦虑　与病程迁延不愈、经济负担重有关。

【护理措施】

（一）一般护理

1．休息与活动　休息可以减轻患者能量的消耗，减轻肝代谢的负担，有助于肝细胞修复和改善腹水和水肿症状，避免劳累是肝硬化治疗的重要措施之一。运动与锻炼可以增进患者食欲，提高机体免疫力，可视病情安排适量运动。

（1）代偿期：患者可参加轻体力劳动，但应减少活动量。

（2）失代偿期：①患者应多卧床休息，活动以不感到疲劳、不加重症状为度。②卧床时尽量取平卧位，适当抬高下肢以增加肝、肾血流量，改善肝细胞的营养状况，提高肾小球滤过率，减轻水肿。③阴囊水肿的患者可用托带托起阴囊，以利水肿消退。④大量腹水的患者卧床时可取半坐卧位，以使膈下降，有利于呼吸运动，以减轻呼吸困难和心悸。

2．饮食护理

（1）给予高热量、高蛋白、高维生素饮食：①蛋白质：肝硬化患者（肝性脑病者除外）每日每千克体重1～1.5g；宜选用高生物效价的蛋白质，以利于肝细胞修复和维持血浆白蛋白正常水平；血氨升高时应限制或禁食蛋白质，待病情好转后再逐渐增加摄入量，并应选择植物蛋白，如豆制品，因其含蛋氨酸、芳香族氨基酸和产氨氨基酸较少；必要时按医嘱静脉补充营养，如高渗葡萄糖液、复方氨基酸、白蛋白或新鲜血等。②热量：每日供给300～400g糖，利于肝糖原合成，为肝细胞提供能量。③新鲜蔬菜和水果含有丰富的维生素，应多食用柑橘、西红柿等富含维生素C的食物。

（2）限制水、钠摄入：有腹水者应进食低盐或无盐饮食，钠的摄入限制在500～800ml/d（氯化钠1.2～2.0g），进水量限制在1000ml/d左右。向患者介绍各种食物的成分，尽量少食高钠食物，如酱菜、咸肉等。限钠饮食常使患者感到食物淡而无味，可适量添加食醋、柠檬汁等，改善食品的调味，以增进食欲。

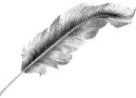

(3) 避免进食刺激性强、粗纤维多和较硬的食物，要求患者戒烟忌酒，避免对肝有损害的药物。

(4) 食管胃底静脉曲张的患者应给予肉沫、菜泥、软食，进餐时细嚼慢咽，下咽的食团宜小、外表光滑，食物不可混有鱼刺、甲壳、糖皮、硬屑等，防止损伤曲张的静脉导致出血。

（二）病情观察

密切观察腹水和下肢水肿的消长情况，准确记录出入液量，测量腹围和体重；观察生命体征、精神状态，注意有无休克、肝性脑病的发生；观察呕吐物和排泄物的次数、量、颜色、性状，注意有无上消化道出血的发生；动态监测血常规、肝肾功能、电解质、血氨等。

（三）对症护理及特殊专科护理

1. 腹水护理 ①休息和体位：轻度腹水取平卧位，大量腹水取半坐卧位，使横膈下降，增加肺活量，减轻呼吸困难。避免可使腹腔内压突然增高的因素如咳嗽、剧烈打喷嚏、用力排便等。②限水、限钠：给予低盐或无盐饮食（氯化钠 1.2～2.0g），进水量限制在 1000ml/d 左右。如有显著低钠血症，应限制在 500ml/d 以内。③定期测量、记录体重和腹围（早餐前取同一体位和同一部位测量），观察腹水消长，准确记录 24h 出入液量，遵医嘱测血清电解质、酸碱平衡状况，补充电解质，防治电解质、酸碱平衡紊乱。④遵医嘱给予利尿剂，输新鲜血或白蛋白，观察利尿效果。⑤协助腹腔放液或腹水浓缩回输。

2. 皮肤护理 ①压疮的预防：保持床铺平整、干燥，衣物宜宽松、柔软，保持皮肤清洁，防止皮肤受压和破损，定时翻身，按摩骨隆突部位。②肝硬化患者因皮肤干燥、水肿、黄疸，易出现皮肤瘙痒，为此还应该注意沐浴时水温不可过高，不使用有刺激性的皂类和沐浴液，沐浴后使用性质柔和的润肤品，以减轻皮肤干燥和瘙痒；皮肤瘙痒者给予止痒处理，嘱患者不可用手抓搔，以免皮肤破损。

3. 食管、胃底静脉曲张破裂出血的抢救配合 见本章第十二节上消化道大出血的相关内容。

4. 自体腹水浓缩回输护理 ①术前准备：向患者解释，解除思想顾虑，取得配合；给予低盐或无盐饮食，记录液体出入量；术前3日停用利尿剂；检查 HBsAg，凝血酶原时间，血钾、钠、氯等；为患者更换清洁床单、衣裤，清洁腹部皮肤；嘱患者排空膀胱，测量生命体征、体重和腹围；腹腔穿刺抽取腹水常规检查、细菌培养、内毒素检测和病理细胞检查，以排除腹腔内感染和癌肿。②术中注意点：严格无菌操作技术；保持引流通畅，放液速度不宜过快，1～2h 内放腹水 4～6L，同时输注白蛋白 8～10g/L 腹水，注意观察患者呼吸、脉搏、血压和尿量。③术后护理：记录尿量，每日测量腹围观察疗效；观察有无电解质紊乱，如低钾、低钠血症等；穿刺处如有腹水外溢，可用明胶海绵处理；腹水回输过程中患者出现寒战、发热反应严重时应立即停止输注，按医嘱应用地塞米松等药物；利尿效果较好的患者，可适当增加饮食钠盐和钾盐的摄入。

（四）用药护理

在使用利尿剂期间，应准确记录液体出入量，定期测量体重、腹围，观察腹水消长情况。利尿速度不宜过快，以每日体重减轻不超过 0.5kg、每周体重减轻不超过 2kg 为宜。监测电解质：注意监测血钾、钠、氯等电解质的变化，低钾血症患者可通过饮食补充钾，如指导患者进食橘子、橙子、香蕉等含钾丰富的水果，也可按医嘱口服（静脉）补充电解质。长期服用秋水仙碱者，应注意胃肠及粒细胞减少等不良反应。

（五）心理护理

护士应增加与患者交流的时间，鼓励其说出内心的感受和忧虑，与患者一起讨论可能面对的问题，在精神上给予真诚的安慰和支持；注重家庭的支持作用，指导患者家属在情感上关心支持患者，以减轻患者的心理压力；组织和安排患者同经受同样事情及理解患者处境的人交流，充分利用来自他人的情感支持；严重焦虑和抑郁的患者，应加强巡视并及时进行干预，防止发生

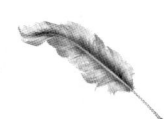

意外。

【健康指导】

1. 生活方式指导　保证身心两方面的休息，根据病情适当活动，增强活动耐力。生活起居有规律，保证足够的休息和睡眠。应十分注意情绪的调节和稳定。在安排好治疗、身体调理的同时，勿过多考虑病情，遇事豁达开朗，保持愉快心情，树立治病信心。

2. 疾病知识指导　应帮助患者和家属掌握本病的有关知识和自我护理方法，尤其应注意肝硬化与慢性乙型肝炎的关系，分析和消除不利因素。按医嘱用药，以免服药不当加重肝的负担和肝功能损害；向患者详细介绍所用药物的名称、剂量、给药时间和方法，教会其观察药物疗效和不良反应。疾病恢复期应定期复诊和检查肝功能。

3. 让患者熟知各种并发症的主要诱因及基本表现，指导患者及家属细心观察，及早识别病情变化，当患者出现性格、行为改变等可能为肝性脑病的前驱症状，或消化道出血等其他并发症时，应及时就诊。

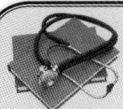

小　结

在我国肝硬化的主要病因是肝炎后肝硬化，其代偿期无症状，失代偿期主要表现为肝功能减退和门静脉高压两方面症状和体征。门脉高压的三大表现是：脾大或脾功能亢进、侧支循环的建立和开放、腹水。腹水是肝硬化最突出的表现，上消化道出血是肝硬化最常见的并发症，肝性脑病是晚期肝硬化最严重的并发症和最常见的死因。治疗、护理上主要是对症支持处理，给以心理支持。

（栾 姿）

第八节　原发性肝癌患者的护理

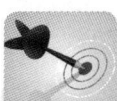

学习目标

通过本章内容的学习，学生应能

识记：

陈述原发性肝癌的病因、辅助检查和治疗的方法。

理解：

解释原发性肝癌的临床表现、总结原发性肝癌的护理措施。

运用：

对肝癌患者进行心理护理、对症护理、治疗护理及健康指导。

原发性肝癌（primary carcinoma of the liver）以下简称肝癌，指肝细胞或肝内胆管上皮细胞发生的恶性肿瘤。为我国常见恶性肿瘤之一。死亡率在消化系统恶性肿瘤中列第三位，仅次于胃癌和食管癌。肝癌的发病率有上升趋势，全世界每年平均约有 25 万人死于肝癌，我国每年约有

11万人死于肝癌,约占全球肝癌死亡人数的45%。本病可发生于任何年龄,以40~49岁为最多,男女之比为2~5:1。

【病因与发病机制】

尚未完全清楚,可能与肿瘤基因的激活和肿瘤抑制基因的失活有关,是多种因素的综合作用的结果。

1．病毒性肝炎　在我国乙型肝炎病毒性肝炎(HBV)是肝癌的重要致病因子,肝癌病人HBsAg阳性率高达90%。近年研究发现肝细胞癌中5%~8%病人抗丙型肝炎(HCV)阳性。由此可见乙型肝炎、丙型肝炎均为肝癌促发因素。

2．肝硬化　原发性肝癌合并肝硬化者占50%~90%,在我国多数为HBV、HCV发展成大结节性肝硬化。每年约有5%的肝硬化发展为肝癌,肝硬化在肝癌发生中起促肝癌作用。

3．黄曲霉毒素　黄曲霉素的代谢产物黄曲霉毒素B_1有强烈的致癌作用。流行病学调查发现在粮油、食品受黄曲霉毒素B_1污染严重的地区,肝癌发病率也较高,如热带和亚热带地区。

4．饮用水污染　我国饮用水污染是部分地区诱发肝癌的重要危险因素之一,池塘中生长的淡水藻所产生的毒素有明显的促肝癌作用。

5．其他　长期饮酒和吸烟增加患肝癌的危险因素。此外,遗传、有机氯类农药、亚硝胺类化学物、寄生虫等,可能与肝癌发生有关。

【病理】　原发性肝癌从病理改变上按其大体形态不同,可分为块状型、结节型、弥漫型、小癌型四型,以块状型最常见;按细胞形态可分为肝细胞癌、胆管细胞癌和混合细胞癌三型,以肝细胞癌最常见。

原发性肝癌可经血行转移、淋巴转移、种植转移造成癌细胞的扩散。肝内血行转移发生最早、最常见,很容易因癌栓脱落侵犯门静脉分支而形成肝内多发转移灶,肝外转移病灶常见于肺、肾上腺、骨、肾、脑等。

【临床表现】　起病常隐匿,早期缺乏典型症状。经甲胎蛋白(AFP)普查检出的早期病例无任何症状和体征,称为亚临床肝癌。一旦出现症状而就诊者病程大多已进入中晚期,肝硬化并发肝癌者,常有肝硬化的症状和体征。

(一)症状

1．肝区疼痛　最常见、最早出现的症状,半数以上病人有肝区疼痛,多呈持续性钝痛或胀痛,由癌肿迅速生长使肝包膜绷紧所致。若肿瘤侵犯膈,疼痛可放射至右肩,如肿瘤生长缓慢,则无或仅有轻微钝痛。当肝表面癌结节包膜下出血或向腹腔破溃,可表现为突然发生的剧烈腹痛,并有急腹症表现,如出血量大可引起晕厥和休克。

2．消化道症状　常有食欲缺乏、腹胀,也可有恶心、呕吐、腹泻等。

3．全身症状　有乏力、进行性消瘦、发热、营养不良、晚期病人可呈恶病质等。发热为低热或中度热,与肿瘤坏死产物或代谢产物的吸收或合并感染有关。

4．伴癌综合征　是由于癌肿本身代谢异常,进而对机体产生影响引起内分泌或代谢异常,可有自发性低血糖、红细胞增多症、高血钙、高血脂等伴癌综合征。对肝肿大伴有此类表现的病人,应警惕肝癌的存在。

5．转移灶症状　肺转移和骨转移多见。肺转移出现咳嗽和咯血;胸腔转移以右侧多见,出现胸痛和血性胸水;骨转移出现局部压痛或神经受压、椎体破坏引起截瘫等。

(二)体征

1．肝大　晚期表现为进行性肝大为最常见,质地坚硬,表面及边缘不规则,有大小不等的结节或巨块,常有不同程度的压痛。如肝癌突出于右肋弓下或剑突下,上腹可呈现局部隆起或饱满;如癌肿位于膈面,则主要表现为膈抬高而肝下缘不肿大。

2．黄疸　一般在晚期出现,多为阻塞性黄疸,少数为肝细胞性黄疸。前者因癌肿压迫或侵

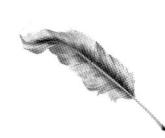

犯胆管或肝门转移性淋巴结肿大而压迫胆管所致；后者由癌组织肝内广泛浸润或合并肝硬化、慢性肝炎引起。

3. 肝硬化征象　肝癌伴肝硬化门脉高压者可有脾大、静脉侧支循环形成及腹水等表现。腹水一般为漏出液，也可出现血性腹水。

（三）并发症

1. 肝性脑病　常为肝癌终末期的最严重并发症，约 1/3 的病人因此死亡。

2. 上消化道出血　约占肝癌死亡原因的 15%。肝癌常因合并肝硬化或门静脉、肝静脉癌栓致门静脉高压，引起食管胃底静脉曲张破裂出血。也可因胃肠道黏膜糜烂、凝血功能障碍等而出血。

3. 肝癌结节破裂出血　约 10% 的肝癌患者因癌结节破裂出血致死。肝癌组织坏死、液化可致自发破裂，或因外力而破裂。如限于包膜下，可形成压痛性包块，破入腹腔可引起急性腹痛和腹膜刺激征，严重者可致出血性休克或死亡。

4. 继发感染　本病患者在长期消耗或因放射、化学治疗而致白细胞减少，导致抵抗力下降，加之长期卧床等因素，容易并发各种感染，如肺炎、肠道感染、泌尿系感染、压疮等，甚至引起败血症。

【实验室及特殊检查】

（一）癌肿标记物的检测

1. 甲胎蛋白（AFP）　是诊断肝细胞癌最特异性的标志物，现已广泛用于肝癌的普查、诊断、判断治疗效果和预测复发。在排除妊娠、肝炎和生殖腺胚胎瘤的基础上，AFP 检查诊断肝细胞癌的标准为：① AFP 大于 500μg/L，持续 4 周；② AFP 由低浓度逐渐升高不降；③ AFP 在 200μg/L 以上的中等水平持续 8 周。

2. 其他　甲胎蛋白异质体、异常凝血酶原（AP）、血清岩藻糖苷酶（AFu）等活性升高。

（二）影像学检查

1. 超声（US）　是最常用、最有效的首选检查方法。可显示直径为 2cm 以上的肿瘤。AFP 结合 B 超检查是早期诊断肝癌的主要方法。

2. 增强 CT/MRI　可客观及更敏感地显示肝癌，1cm 左右肝癌的检出率可 > 80%，是诊断和确定治疗策略的重要手段。MRI 为非放射性检查，可以在短期内重复进行。

4. 选择性肝动脉造影　当增强 CT/MRI 对疑为肝癌小病灶难以确诊时，选择性肝动脉造影是肝癌诊断的重要补充手段。对直径为 1 ~ 2cm 的小肝癌，肝动脉造影可以更精确地做出诊断，正确率 > 90%。

（三）肝穿刺活体组织检查

在超声或 CT 引导下用细针穿刺癌结节，吸取癌组织检查，癌细胞阳性者可确诊。属于侵入性检查，偶有出血或针道转移的风险，上述非侵入性检查未能确诊的患者可视情况应用。

【治疗要点】

治疗有赖于病变的范围、有无肝硬化等。早发现、早治疗是改善肝癌预后的主要措施，也是提高生存率的关键。早期肝癌采取手术切除，不能切除者采取综合治疗措施。

1. 手术治疗　手术切除是目前根治原发性肝癌的最好手段。

2. 局部治疗

（1）经皮穿刺瘤内注射无水乙醇（PEI）：在 US 或 CT 引导下，将无水乙醇直接注入肝癌组织内，使癌细胞脱水、变性、凝固和坏死。PEI 选用于肿瘤 < 3cm 者，可达到治疗性切除的目的。

（2）射频消融术（RF）：在 US 或开腹条件下，将电极插入肝癌组织内，应用电流热效应等多种物理方法毁损病变组织。与 PEI 一样，也可达到治疗性切除的目的。

（3）肝动脉栓塞（TAE）：是由于肝癌起病隐匿，80% ~ 90% 的肝癌患者确诊时已失去治疗性切除的机会。TACE 是经皮穿刺股动脉，在 X 线透视下将导管插至固有动脉或其分支将栓塞

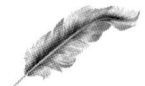

材料注入滋养肿瘤的肝动脉内，阻断肿瘤的供血，使其发生缺血坏死。由于具有靶向性好、创伤小、可重复、患者容易接受的特点，是目前非手术治疗中、晚期肝癌的常用方法。

3. **肝移植和细胞移植治疗** 对于肝癌合并肝硬化患者，肝移植可将整个病肝切除，是治疗肝癌和肝硬化的有效手段。但若肝癌已有血管侵犯及远处转移，则不宜行肝移植术。

> **知识链接**
>
> **细胞移植治疗肝硬化的优点和方法**
>
> 优点：细胞移植治疗肝硬化效果明显，是患者治疗的最佳选择。与肝源受限、费用昂贵、排异反应强烈的传统肝移植治疗方法相比，不存在免疫排斥问题，而且疗效显著、痛苦小、副作用小、费用低、手术操作过程相对简单、被誉为"肝硬化治疗第二终极途径"，为肝硬化患者的治疗带来了新的希望。
>
> 方法：细胞技术治疗肝硬化在临床上的通常做法是通过自体骨髓提取出具有发育成器官或组织的组织细胞，经分离、纯化、扩增、培养后输到患者的病肝区。这些输入到病肝部位的细胞就像植入的种子，在肝微环境的诱导下逐渐分化。这些新分化后的细胞具有细胞的特异性表形及细胞的形态，也具有细胞的功能。此时，细胞就可参与肝结构的修复与重构，改善肝功能，并向肝的病变部位迁移，达到治疗肝硬化的目的。

4. **中医治疗** 与化疗合用，以扶正、健脾、滋阴为主，改善症状，调动机体免疫力，减少不良反应，从而提高疗效。

5. **并发症治疗** 癌结节破裂时，可行肝动脉结扎、大网膜包裹填塞、喷洒止血药等治疗。上消化道出血、肝性脑病和感染的治疗分别参阅本章第十节、第八节相关内容。

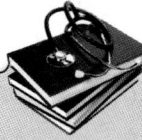

案例 4-4

患者，男，54岁，教师，有乙肝病史10年，假期消瘦10多斤，在当地医院诊断为胃病，开学上课时突然晕倒而入院，入院时CT检查见肝内有4 cm大小结节，体查肝在肋下3cm，剑突下1cm，质中等，叩压痛；脾在肋下1.5cm，质软，无压痛。

问题与思考：
1. 为明确诊断还需要做哪些检查？如诊断清楚最佳处理方法是什么？
2. 提出该病人目前首优的护理问题及相应的护理措施？
3. 如该病人选用介入治疗将怎样进行护理？

【常用护理诊断/问题】

1. 疼痛：肝区痛 与肿瘤增长迅速，肝包膜被牵拉或肝动脉栓塞术后产生栓塞后综合征有关。

2. 营养失调：低于机体需要量 与恶性肿瘤对机体的慢性消耗、化疗所致胃肠道反应有关。

3. 预感性悲哀 与担忧疾病预后不良有关。

4. 潜在并发症 肝性脑病、上消化道出血、肝癌结节破裂出血、感染等。

【护理措施】

(一)一般护理

1. 休息与活动 保持环境的安静、舒适。病情稳定的患者可适当进行活动,以增强机体抵抗力。病重者卧床休息,以减少机体消耗,增加肝的血流量,减轻肝的负担。

2. 饮食护理

(1) 向患者解释进食的意义,鼓励患者进食。对晚期肝癌患者,应及时根据患者的营养状况,调整饮食计划,维持机体代谢的需要。

(2) 安排良好的进食环境,保持患者口腔清洁,选择患者喜欢的食物种类、烹调方法,以增加患者的食欲。

(3) 饮食以高蛋白、适当热量、高维生素为宜,避免摄入高脂、高热量和刺激性食物,使肝的负担加重。如有肝性脑病倾向,应减少蛋白质摄入,以免诱发肝性脑病。必要时可根据医嘱静脉补充营养。

(4) 如疼痛剧烈,应暂停进食,待疼痛减轻再进食;有恶心、呕吐时,于服用止吐剂后进少量食物,增加餐次,尽量增加摄入量。

(5) 静脉营养支持:进食少者可给予支持疗法,如静脉补液,必要时给予白蛋白。

3. 防止感染 保持室内空气新鲜,减少探视,定期空气、衣物消毒;严格按无菌原则进行各项操作,防止交叉感染;指导并协助患者做好皮肤和口腔护理,注意保持会阴部及肛门的清洁,减少感染机会。

(二)病情观察

注意经常评估患者疼痛的强度、性质、部位及伴随症状,发现异常情况及时处理;注意有无转移表现如咳嗽、咯血、锁骨上淋巴结肿大等。注意有无肝性脑病征兆、食管静脉曲张破裂出血、癌结节破裂引起的急腹痛、出血性休克等表现。密切观察生命体征及血象改变,询问患者有无咽痛、咳嗽、尿痛等不适,及时发现感染迹象并协助医师进行处理。

(三)肝动脉栓塞护理

1. 术前准备 ①向患者及家属解释有关治疗的意义、方法和效果,使其减轻对手术的疑虑,配合手术治疗。②协助患者进行术前检查,如血常规、出凝血时间、心电图、B超、胸透、肝肾功能等。③检查股动脉和足背动脉搏动强度。④行药物过敏试验,如碘过敏试验和普鲁卡因过敏试验,如碘过敏试验阳性可用非离子型造影剂。⑤术前6h禁食禁水,术前半小时遵医嘱给予镇静剂,并测量血压。⑥术前3天练习床上排便。

2. 术中配合 准备好各种抢救用品和药物,及时安慰患者,使其尽量放松;术者注射造影剂时,须密切观察患者的反应,如患者有无恶心、心慌、胸闷、皮疹等过敏症状,监测血压的变化;注射化疗药物后,应观察患者有无恶心、呕吐,如果患者发生恶心和呕吐应将头偏向一侧,口边垫污物盘,并指导患者做深呼吸,如使用的化疗药物胃肠道反应明显,可按医嘱在注入化疗药物前给予止吐药;观察患者有无腹痛,如腹痛轻微,可向患者解释腹痛的原因,给予安慰,转移注意力,如疼痛剧烈,患者不能耐受,可按医嘱给予对症处理。

3. 术后护理 术后肝动脉血供突然减少,可产生栓塞后综合征,即出现恶心、呕吐、腹痛、发热、血清白蛋白降低、肝功能异常等改变,应做好护理:①术后禁食2~3日,逐渐恢复到流质饮食,并注意少量多餐,以减轻恶心和呕吐。②穿刺部位须压迫止血15min后再加压包扎,沙袋压迫6h,保持穿刺侧肢体伸直24h,同时观察穿刺部位有无渗血及血肿。③密切观察病情变化,多数人在术后4~8h可有体温升高,约持续1周,是机体对坏死肿瘤组织重吸收的反应。高热患者应采取降温措施;注意观察有无肝性脑病的前驱症状,发现异常,及时配合医生进行处理。④鼓励患者做深呼吸和有效排痰,必要时给予吸氧,提高血氧分压,利于肝细胞的代谢。⑤术后一周,常因肝缺血影响肝糖原储存和蛋白质的合成,可按医嘱静脉输注白蛋白和适

量补充葡萄糖液。⑥准确记录液体出入量，作为补液的依据。

（四）对症护理

1. 疼痛的护理

（1）减轻疼痛的技巧：教会患者放松和转移注意力的技巧，如做深呼吸、听音乐、与病友交谈等，有利于缓解疼痛；保持环境安静、舒适，减少对患者的不良刺激和心理压力，保持稳定的情绪；尊重患者，认真倾听患者述说疼痛的感受，及时做出适当的反应，以减轻患者的孤独无助感和焦虑。

（2）药物止痛：遵医嘱按三阶梯疗法给予止痛剂和镇静剂，注意药物的副作用。

2. 并发症的预防和护理　避免肝性脑病的诱发因素，如蛋白质摄入过多，便秘，水、电解质、酸碱失衡，感染，上消化道出血等。加强巡视，发现患者出现性格和行为异常，应引起重视，及早做相关检查和处理；一旦出现呕血、便血和出血倾向，应迅速与医生联系采取应急措施；指导或协助患者做好皮肤、口腔护理，注意会阴部及肛门的清洁，以减少感染的机会。对肿大的肝应防止外力撞击，以免引起肝破裂出血。

3. 腹腔动脉造影术的护理　术前向患者说明检查的意义、术中注意事项和术后可能出现的情况。术后24h卧床休息，定时测量血压和脉搏，观察止血压迫部位，检查有无血肿、血栓和足背动脉情况，如无足背动脉搏动，应及时与医生联系。

（五）用药护理

遵医嘱应用抗肿瘤的化学药物，注意观察药物的疗效，及时发现和处理不良反应，如胃肠道反应、骨髓抑制等。

（六）心理护理

1. 心理反应　患者主要的心理反应是焦虑和恐惧并存。肝癌患者常出现否认、愤怒、忧伤、接受几个心理反应阶段。在疾病确诊初期，多存有侥幸心理，希望自己疾病的诊断是错误的，表现出经常提问、十分关心自己的各项检查等。一旦确定自己疾病的诊断，则表现为愤怒或逃避现实，部分患者还会出现过激的心理反应，如绝望甚至自杀的行为。

2. 护理措施　如给予正确的心理疏导，如告诉病人治疗的进展、预后，以增强病人战胜肝癌的信心，病人会很快接受疾病诊断的事实，并配合治疗与护理。

（1）建立良好的护患关系：多与病人交谈，与患者建立良好的护患关系，深入了解其内心活动，鼓励患者说出其内心的感受，给予适当的解释。

（2）减轻患者的恐惧：及时评估患者恐惧的程度，以确定对患者进行心理辅导的强度。对那些由于极度恐惧而可能有危险行为的患者，应加强监控，并尽快将患者的心理状况与亲属沟通，取得亲属的配合，避免意外发生。

（3）做好临终护理：对肝癌晚期患者，应注意稳定其情绪，维护其尊严，耐心处理其提出的各种要求；积极协助处理患者出现的各种不适症状；给患者亲属心理支持和具体指导，以提高家属的应对能力，鼓励家庭成员陪伴患者。

【健康指导】

1. 生活方式指导　建立健康积极的生活方式，保持乐观情绪，正确对待肝癌，有条件的患者可参加社会性抗癌组织活动，增加精神支持，提高机体抗癌功能。养成良好的生活习惯，注意休息，劳逸结合，适当锻炼，如慢跑、散步等，避免劳累和体力活动，避免精神紧张和情绪激动。

2. 定期检查　指导病人定期复查AFP、肝功能、B超、CT等，嘱病人和家属一旦出现体重下降、出血倾向、黄疸或疲倦等异常情况时，及时就诊。尤其对肝动脉栓塞化疗术后的病人，强调CT检查的必要性，其检查结果不仅为判断治疗效果提供依据，而且对下次介入时间选择及用药方案有指导意义。

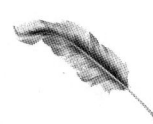

3. 预防指导 宣传及普及肝癌的预防知识，注意饮水、饮食卫生，避免食物霉变，减少与各种有毒有害物质接触，接种病毒性肝炎疫苗，预防肝炎；对高危地区及高危人群（肝炎病史5年以上，乙肝或丙肝病毒标记阳性且35岁以上者）进行普查。以做到早发现、早诊断、早治疗，避免延误最佳手术时间。普查方法为进行AFP和B超检查。

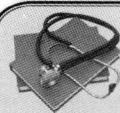

小　结

原发性肝癌是我国常见的恶性肿瘤之一，其最主要的临床表现是肝区疼痛和肝大，AFP测定呈阳性是肝癌早期诊断重要方法之一。护理工作中应注意疾病的预防指导，积极宣传和普及肝癌的预防知识，定期对肝癌高发人群进行普查，以预防肝癌发生和早期诊治肝癌。

（周群香　谢亮球）

第九节　肝性脑病患者的护理

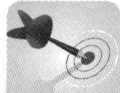

学习目标

通过本节内容的学习，学生应能

识记：

陈述肝性脑病的概念、病因、治疗要点。

理解：

分析肝性脑病的发病机制、临床表现和护理措施。

运用：

教会患者及家属识别引起肝性脑病的诱因和肝性脑病的前驱症状；能对肝性脑患者进行整体护理和健康指导。

肝性脑病（hepatic encephalopathy，HE），过去称肝性昏迷（hepatic coma），是严重肝病引起的、以代谢紊乱为基础的中枢神经系统功能失调的综合征，其主要临床表现是意识障碍、行为失常和昏迷。若脑病的发生是由于门静脉高压、广泛门-腔静脉侧支循环形成所致，则称为门体分流性脑病（porto-system encephalopathy，PSE）。无明显临床表现和生化异常，仅能用精细的智力试验和（或）电生理检测才能做出诊断的肝性脑病，称轻微肝性脑病（minimal hepatic encephalopathy，HE），是肝性脑病发病过程的一个阶段。

【病因与发病机制】

（一）病因及诱因

1. 病因 各型肝硬化，特别是肝炎后肝硬化是引起肝性脑病最常见的原因，重症病毒性肝

炎、中毒性肝炎和药物性肝病的急性或暴发性肝功能衰竭、原发性肝癌、妊娠期急性脂肪肝、严重胆道感染等可引起。

2．诱因　肝性脑病特别是门体分流性脑病常有明显的诱因，常见的有上消化道出血、高蛋白饮食、大量排钾利尿和放腹水、催眠镇静药和麻醉药、便秘、感染、尿毒症、低血糖、外科手术等。

（二）发病机制

肝性脑病的发病机制迄今尚未完全明确。一般认为本病产生的病理生理基础是由于肝细胞功能衰竭和门-腔静脉之间由手术造成或自然形成的侧支循环，使来自肠道的许多毒性代谢产物，未被肝解毒和清除，便经侧支进入体循环，透过血脑屏障而至脑部，引起大脑功能紊乱。关于HE发病机制的学说主要有：

1．氨中毒学说　临床资料表明，80%～90%的HE患者血氨升高。氨是促发HE最主要的神经毒素。氨代谢紊乱引起氨中毒是HE的重要发病机制。血氨主要来自肠道、肾和骨骼肌，其中胃肠道是氨进入的主要门户。肠道氨的来源：①谷氨酰胺在肠上皮细胞代谢后产生（谷氨酰胺→NH_3+谷氨酸）。②肠道细菌对含氮物质（摄入蛋白质及分泌的尿素）的分解（尿素→NH_3+CO_2）。氨在肠道吸收主要以NH_3弥散入肠黏膜，当结肠内pH＞6时，NH_3大量弥散入血；pH＜6时，NH_3从血液转至肠腔，随粪便排泄。肝功能衰竭时，肝对氨的代谢明显减退，或门体分流存在时，肠道的氨未经肝解毒直接进入体循环，使血氨增加。氨能透过血脑屏障，干扰脑的能量代谢，使大脑的能量供应不足，以致不能维持正常功能。

2．假神经递质　神经冲动的传导是通过递质来完成的。神经递质分兴奋和抑制两类，兴奋性递质有儿茶酚胺中的多巴胺和去甲肾上腺素、乙酰胆碱、谷氨酸和门冬氨酸等；抑制性递质如5-羟色胺、γ-氨基丁酸等。正常时，兴奋性递质与抑制性递质保持生理平衡。肝衰竭时，食物中的芳香族氨基酸，如酪氨酸、苯丙氨酸等，在肝内清除发生障碍而进入脑组织形成β-羟酪胺和苯乙醇胺，后两者的化学结构与正常神经递质去甲肾上腺素相似，但传导神经冲动的能力仅为正常神经递质的1%，故称为假性神经递质。当假性神经递质被脑细胞摄取而取代正常递质时，神经传导发生障碍，兴奋冲动不能正常地传至大脑皮质而产生抑制，出现意识障碍或昏迷。

3．其他　γ-氨基丁酸/苯二氮（GABA/BZ）复合体学说、综合学说等。

【临床表现】　HE多发生在严重肝病和（或）广泛门体分流的基础上，临床上主要表现为高级中枢神经的功能紊乱（如性格改变、行为失常、智力低下、意识障碍等），以及运动和反射异常（如扑翼样震颤、肌阵挛、反射亢进及病理性反射等）。根据意识障碍程度、神经系统体征和脑电图改变，可将HE的临床过程分为四期（表4-9-1）。

表4-9-1　肝性脑病的分期

分期	临床表现	扑翼样震颤	脑电图
一期（前驱期）	轻度性格改变、行为异常	可有急促而不规则的抖动	正常
二期（昏迷前期）	明显意识改变、行为异常	巴宾斯基征阳性，扑翼样震颤	有特征性改变
三期（昏睡期）	昏睡、精神错乱	扑翼样震颤、肌张力增高	有异常波形
四期（昏迷期）	昏迷	深昏迷时各种反射消失	明显异常

一期（前驱期）：轻度性格改变和行为异常，表现为焦虑、激动欣快、淡漠少言、睡眠倒错、健忘等轻度精神异常，患者答话尚准确，但吐词不清且缓慢。可有扑翼样震颤。脑电图多数正常。此期历时数日或数周，有时症状不明显，易被忽视。

二期（昏迷前期）：前一期的症状加重，以意识错乱、睡眠障碍、行为异常为主要表现，患者衣冠不整，随地便溺，语言不清，书写和定向力障碍，可出现不随意运动及运动失调，嗜睡。

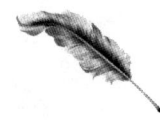

有明显神经系统阳性体征，如肌张力增高、腱反射亢进、踝阵挛及 Babinski 征阳性等；扑翼样震颤。脑电图有特征性失常。

三期（昏睡期）：以昏睡和精神错乱为主，患者大部分时间呈昏睡状态，但可以唤醒，醒时尚可应答，但常有神志不清和幻觉。各种神经体征持续或加重，肌张力增高，腱反射亢进，锥体束征常呈阳性；仍可引出扑翼性震颤。脑电图有异常波形。

四期（昏迷期）：表现为昏迷不能唤醒。浅昏迷时，患者对疼痛等强烈刺激尚有反应，腱反射和肌张力亢进，由于患者不能合作，扑翼样震颤无法引出；深昏迷时，各种肌腱反射消失，肌张力降低（也可出现阵发性惊厥、踝阵挛阳性），瞳孔散大。脑电图明显异常。

以上各期分界常不清楚，前后期临床表现可有重叠，其程度可因病情发展或治疗后好转而变化。少数慢性肝炎性脑病患者还可因中枢神经系统不同部位有器质性损害而出现暂时性或永久性共济失调、智能减退、锥体束征阳性或截瘫。

【实验室及特殊检查】

1. 血氨 正常人空腹静脉血氨为 6～35μmol/L，动脉血氨含量为静脉血的 0.5～2 倍。慢性肝性脑病特别是门体分流性脑病病人多有血氨增高；急性肝性脑病者，血氨多正常。

2. 脑电图检查 典型改变为节律变慢，二至三期病人出现普遍性每秒 4～7 次 δ 波或三相波；昏迷时表现为高波幅的 δ 波，< 4 次/秒。

3. 心理智能测验 心理智能测验有多种方法，其中木块图试验常与数字连接试验及数字符号试验联合应用，用于轻微肝性脑病和早期肝性脑病的筛选。但缺点是受年龄、教育程度的影响。

【治疗要点】 本病尚无特效疗法，常采用综合治疗措施。

（一）消除诱因

及时控制感染和上消化出血并清除积血；避免高蛋白饮食、快速和大量的排钾利尿和放腹水；纠正低血糖；缓解便秘；控制使用麻醉、止痛、镇静、麻醉药等。

（二）减少肠内氮源性毒物的生成和吸收

1. 灌肠或导泻 以清除肠内积食、积血或其他含氮物。可用生理盐水或弱酸性溶液灌肠，或口服 33% 硫酸镁导泻。对急性门体分流性脑病昏迷患者用乳果糖 500mg 加水 500ml 灌肠作为首选治疗。

2. 抑制肠道细菌生长与吸收 ①抑制肠道细菌生长：使用抑制肠道产尿素酶的细菌的口服抗生素，减少氨的生成；常用的有新霉素、甲硝唑、利福昔明等。②乳果糖或乳梨醇：口服后在小肠不会被分解，可降低肠道 pH（碱性环境 NH_4^+ 易转变 NH_3），抑制肠道细菌生长，使肠道细菌产氨减少，并可以减少氨的吸收，促进血液中的氨从肠道排出。③益生菌制剂：起到维护肠道正常菌群、抑制有害菌群、减少毒素吸收的作用。

（三）促进有毒物质的代谢清除，纠正氨基酸代谢紊乱

1. 降氨药物 ①L-鸟氨酸-L-门冬氨酸（ornithine aspartate，OA）：能促进体内的尿素循环（鸟氨酸循环）而降低血氨，是目前最常用的有效的降氨药。②谷氨酸钾和谷氨酸钠：机制是与游离氨结合形成谷氨酰胺，从而降低血氨浓度；同时还参与脑细胞代谢，改善中枢神经系统的功能。③精氨酸：可促进尿素合成而降低血氨，对血 pH 偏高或腹水的患者尤其选用。

2. 人工肝 有血浆透析、血液透析、血液灌流、分子吸附再循环以及生物人工肝等。生物人工肝近年来研究进展较快，有望在体外代替肝的部分生物功能。

3. 纠正氨基酸代谢紊乱药物 口服或静脉输注以支链氨基酸为主的氨基酸混合液，以恢复病人的正氮平衡。

4. 减少门体分流 对于门体分流性难治性肝性脑病，可采用介入方法用钢圈或气囊栓塞有关的门静脉系统减少分流。

(四)肝移植

是治疗各种终末期肝病的一种有效手段,适用于严重和顽固性肝性脑病有肝移植指征者。

(五)对症治疗

纠正水、电解质和酸碱失衡:入液总量以不超过2500ml/d为宜,肝硬化腹水患者入液量为尿量加1000ml,以免血液稀释,血钠过低而加重昏迷,注意纠正低钾和碱中毒;保护脑细胞:高热时使用冰帽降低颅内温度;保持呼吸道通畅:深昏迷者,应做气管切开排痰给氧;防治脑水肿:静脉滴注高渗葡萄糖、甘露醇等脱水剂。

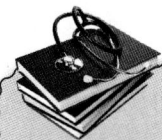

案例 4-5

患者,女性,42岁,慢性肝病患者,近3天来时有嗜睡现象,今晨护士发现该患者呼之不应,压迫眶上神经,患者有痛苦表情。

问题与思考:
1. 该患者出现了什么情况?
2. 需采取怎样的治疗措施?
3. 可提出哪些护理诊断?怎样进行护理?

【常用护理诊断/问题】

1. 意识障碍　与血氨增高,干扰脑细胞能量代谢和神经传导有关。
2. 营养失调:低于机体需要量　与肝功能减退、消化吸收障碍及控制蛋白摄入有关。
3. 有感染的危险　与长期卧床、营养失调、机体抵抗力低下有关。
4. 活动无耐力　与肝功能减退、营养摄入不足有关。
5. 知识缺乏:缺乏预防肝性脑病的有关知识。

【护理措施】

(一)一般护理

1. **休息**　患者要注意休息,以减轻肝的负担。病室环境安静,温、湿度适宜;昏迷者安排专人护理,意识恢复清醒者训练患者的定向力,利用电视机、收音机、报纸、探视者等提供刺激;对躁动的患者应加床栏,必要时可用约束带,防止发生坠床、跌落、撞伤等意外。

2. **饮食**

(1) 高热量饮食:保证充足热量,减少蛋白质的分解,总热量保持在5.0~6.7kJ(1200~1600 kal)/d,以糖类为主,因糖类能促使氨转化为谷氨酰胺,有利于血氨降低,可提供蜂蜜、葡萄糖、果汁、面条、稀饭等,必要时遵医嘱静脉给予营养。

(2) 蛋白质的摄入:对肝性脑病的要求,重点不在于限制蛋白质的摄入,而在于保持正氮平衡。大多数肝硬化患者存在营养不良,长时间限制蛋白饮食会加重营养不良程度。且负氮平衡会增加骨骼肌的动员,反而可使血氨升高。蛋白质摄入的原则:限制饮食中蛋白质的供给量:①急性期禁蛋白质饮食,给予葡萄糖保证能量,昏迷者鼻饲25%葡萄糖液。②病情好转、神志清楚后,蛋白质可逐渐恢复,从小剂量开始,先给20g/d,每3~5d增加10g,逐渐增加到1.0~1.5g/(kg·d),以植物蛋白(如豆制品)为好,因植物蛋白含蛋氨酸、芳香氨基酸较少,此外植物蛋白含非吸收性的纤维素较多,被肠菌酵解产酸有利于氨的排除;也可少量选用酸牛奶等含必需氨基酸的蛋白质。③慢性肝性脑病患者无禁食蛋白质的必要。

(3) 保持排便通畅:给以一定的纤维素但避免粗糙食物,每天定时排便,避免便秘,因便秘可使含氨、胺类及其他有毒物质与结肠黏膜接触时间延长，促进毒物的吸收，必要时导泻或灌肠。

(4) 其他：少食脂肪，因脂肪可延缓胃的排空；不宜用维生素 B_6，因其可使多巴在周围神经处转为多巴胺，影响多巴进入脑组织，减少中枢神经系统的正常传导递质。

3. 预防和控制感染　肝功能失代偿期患者易发生感染，感染时，组织代谢增强，血氨升高，应遵医嘱及时、准确给予有效抗生素。但防止大量输液，过多液体引起低血钾、稀释性低钠血症、脑水肿等，加重肝性脑病。

（二）病情观察

密切注意观察肝性脑病的早期征象，如患者有无欣快或冷漠，理解力、近期记忆力有无减退，有无行为异常（叫喊、哭泣、当众便溺等）；观察患者思维及认知的改变，如采用定期呼唤的方法给患者刺激，判断其意识障碍的程度；监测并记录患者体温、脉搏、呼吸、血压和瞳孔的变化，有无扑翼样震颤；定期检查血氨、血糖、肝、肾功能、电解质的变化，有情况及时协助医生进行处理。

（三）用药护理

1. 合理用药　①避免应用催眠镇静药、麻醉剂等，因此类药物可直接抑制呼吸中枢，导致脑细胞缺氧，降低其对氨的耐受性。②及时处理呕吐、腹泻，避免快速利尿和大量放腹水，防止有效循环血容量减少，或发生水、电解质平衡紊乱，加重肝损害。③防止大量输液，因过多液体可引起低血钾、稀释性低血钠、脑水肿等，从而加重肝性脑病。④谷氨酸钾、谷氨酸钠使用时应依据患者血清钠、钾浓度，如患者出现少尿、无尿应慎用谷氨酸钾，明显水肿、腹水时慎用谷氨酸钠。⑤注意谷氨酸钾、谷氨酸钠、乳果糖、新霉素、甲硝唑等药物的副作用。

2. 灌肠和导泻　灌肠时禁用肥皂水等碱性溶液，以免增加氨的吸收。导泻时从小剂量开始，达到 2～3 次/d，避免腹泻。

（四）昏迷患者的护理

①病人取仰卧位，头略偏向一侧以防舌后坠阻塞呼吸道。②保持呼吸道通畅，深昏迷病人应做气管切开以排痰，保证氧气的供给。③做好口腔、眼的护理，对眼睑闭合不全角膜外露的病人可用生理盐水纱布覆盖眼部；保持床褥干燥、平整，定时协助病人翻身，按摩受压部位，防止压疮。④尿潴留病人给予留置导尿，并详细记录尿量、颜色、气味。⑤给病人做肢体的被动运动，防止静脉血栓形成及肌肉萎缩。

（五）心理护理

HE 常发生在各种严重肝病的基础上，随病情进展而加重，长期治疗影响家庭生活并给家庭带来沉重的经济负担，使患者和家属出现焦虑、抑郁、恐惧、悲观绝望等心理问题。护士应注意评估患者的心理状态，鉴别患者是因疾病所产生的心理问题还是出现精神障碍的表现；患者清醒时，告知意识模糊的原因，尊重患者的人格，切忌嘲笑患者的异常行为；重视患者亲属的心理护理，让其了解本病的特点，做好充分的心理准备，将各种需要照顾的内容和方法进行讲解和示范，帮助其进入角色，提高家庭的应对能力，缓解患者亲属的焦虑。

【健康指导】

1. 生活方式指导　帮助患者建立健康的生活方式，规律生活，戒烟酒，避免各种感染，避免粗糙、坚硬食物，保持排便通畅；制订合理的饮食计划，保证能量和适量蛋白质的供给，避免高蛋白，但又不能加重肝负担。

2. 疾病知识指导　向患者及其家属介绍肝病和肝性脑病的有关知识和导致肝性脑病的各种诱发因素，指导患者及其家属积极治疗原发病，识别、避免诱因。指导患者遵医嘱规定的剂量、用法服药，了解药物的主要不良反应，不滥用药物（对肝有损害的药物、镇静剂和麻醉药）。

3. 照顾者指导　指导家属给予患者精神支持，帮助患者树立战胜疾病的信心。使患者及家

属意识到肝性脑病的严重性,了解肝性脑病的早期征象、指导家属学会观察患者的思维、行为、性格及睡眠等方面的改变,以便及时发现病情变化,及早就诊。同时给照顾者以心理支持。

（谢亮球）

第十节 急性胰腺炎患者的护理

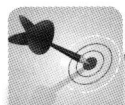

学习目标

通过本节内容的学习,学生应能
识记:
描述急性胰腺炎的概念、病因、辅助检查和治疗要点。
理解:
分析急性胰腺炎的发病机制;解释 Grey-Turner 征和 Cullen 征;区别轻症胰腺炎和重症胰腺炎的临床表现。
运用:
联系实际能为急性胰腺炎的患者进行整体护理及健康指导。

急性胰腺炎（acute pancreatitis，AP）是多种原因导致胰酶在胰腺内被激活而引起胰腺组织自身消化的化学性炎症。是常见的急腹症之一,临床以急性上腹痛、恶心、呕吐、发热、血和尿淀粉酶增高为特点。重症常继发感染、腹膜炎和休克等多种并发症。急性胰腺炎的发病率逐年上升,但死亡率总的趋势在逐渐下降。目前全球急性胰腺炎的死亡率约为 5%。

【病因与发病机制】

1. **胆石症和胆道疾病** 又称胆源性胰腺炎,是我国急性胰腺炎最常见的病因。国内报道约 50% 的急性胰腺炎并发于胆石症、胆道蛔虫病和胆道感染等胆道疾病,其中胆石症最常见。

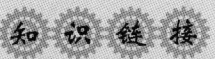

2013 年中国急性胰腺炎诊治指南

中华医学会消化病学分会曾于 2003 年制订了"中国急性胰腺炎诊治指南（2003 年）",建议临床诊断不再使用病理诊断名词。依据亚特兰大标准（1992）,急性胰腺炎可分为轻症急性胰腺炎（mild acute pancreatitis，MAP，曾称水肿型胰腺炎）和重症急性胰腺炎（severe acute pancreatitis，SAP，曾称出血坏死性胰腺炎）。2013 年该学会结合我国具体情况,修订新的"中国急性胰腺炎诊治指南（2013 年）",按 AP 严重程度分为三级,即轻度急性胰腺炎（MAP）、中度急性胰腺炎（MSAP）和重度急性胰腺炎（SAP）。治疗方面强调早期积极补液、保护脏器功能、并发症处理、抗生素的使用及肠内营养支持治疗的原则。为我国的临床和科研工作中对于急性胰腺炎的诊治提供了很好的依据,起到了重要的指导作用。

2. **酗酒和暴饮暴食** 酒精对胰腺有直接毒作用及局部刺激,造成急性十二指肠炎、乳头水肿、Oddi 括约肌痉挛、致胆汁排出受阻,加之暴食使短时间内大量食糜进入十二指肠,刺激乳

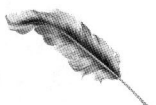

头水肿，引起胰液大量分泌，胰管内压骤增，胰液排出受阻，诱发本病。在西方国家酗酒是急性胰腺炎的主要原因。

3．胰管阻塞　胰管结石、狭窄、肿瘤或蛔虫等使胰液排出受阻及胰管内压增高，导致胰管小分支和胰腺泡破裂，胰液与消化酶渗入间质，引起急性胰腺炎。

4．十二指肠及周围疾病　如邻近十二指肠乳头的憩室炎、十二指肠祥综合征等，其病变伴有十二指肠压力增高和 Oddi 括约肌功能障碍，十二指肠液反流入胰管激活胰酶而致。

5．其他　急性传染病，伤寒、猩红热、败血症，尤其腮腺炎病毒对胰腺有特殊亲和力；腹部外伤和及腹腔手术；经内镜逆行胰胆管造影（ERCP）检查时注射造影剂压力过高，可引起胰腺损伤；某些药物如肾上腺糖皮质激素、双氢克尿噻、雌激素等；内分泌疾病以及高脂血症或高钙血症等代谢异常也可引起急性胰腺炎。临床上 5%～25% 的急性胰腺炎病因不明，将之称为特发性胰腺炎。

虽然其病因不同，具有共同的发病过程，即在上述各种病因作用下，胰腺自身防御机制中某些环节破坏，胰腺各种消化酶被激活引起胰腺的自身消化。

【分类】

1．根据病变的损害程度分类　临床上以轻症胰腺炎多见，其主要病理改变为胰腺水肿，病情常呈自限性，症状较轻，预后良好。重症胰腺炎病理变化为出血坏死，继发感染、腹膜炎和休克等多种并发症，病情危重，病死率高。

2．根据病理变化分类　分为水肿型胰腺炎和出血坏死型胰腺炎。前者病变累及部分或整个胰腺，可见胰腺肿大、分叶模糊，间质充血、水肿及炎症细胞浸润，无明显的胰腺实质坏死和出血。后者病理表现为胰腺分叶结构消失，有新鲜出血区。可出现皂钙斑，即较大范围的脂肪坏死灶，散落在胰腺及胰腺周围组织。病程较长者可有假性囊肿、脓肿或瘘管形成。

【临床表现】　急性胰腺炎常在饱食、脂肪餐或大量饮酒后发生。部分病人无明显诱因。其临床表现及病情取决于病因、病理类型。

（一）症状

1．腹痛　为本病的主要表现和首发症状，疼痛多为突发性上腹或左上腹持续性、阵发性加剧。其性质为钝痛、钻痛、绞痛或刀割样疼痛、可因进食而加重，一般解痉止痛药不能缓解。可波及脐周或全腹，常向左肩或两侧腰背部放射，疼痛在弯腰或坐起前倾时可减轻。轻症者腹痛3～5 天可以缓解，重症者则腹痛剧烈，持续时间较长，并发腹膜炎时，可引起全腹痛。极少数高龄老人仅有轻微腹痛，甚至无腹痛。

2．恶心、呕吐　2/3 的病人有此症状，有时频繁且持久，呕吐物为食物、胆汁或咖啡渣样液体，呕吐后腹痛不缓解。

3．腹胀　在重症者中由腹腔内渗出液的刺激和腹膜后出血引起，麻痹性肠梗阻致肠道积气积液引起腹胀。

4．黄疸　约 20% 的患者于病后 1～2 天出现不同程度的黄疸。其原因可能为胆管结石并存，引起胆管阻塞，或肿大的胰头压迫胆总管下端或肝功受损出现黄疸，黄疸越重，提示病情越重，预后不良。

5．发热　多为中度热：38°～39℃，一般 3～5 天后逐渐下降。但重症者则可持续多日不降，提示胰腺感染或脓肿形成，并出现中毒症状，严重者可体温不升。合并胆管炎时可有寒战、高热。

6．水、电解质及酸碱平衡紊乱　多有轻重不等的脱水、低钾，呕吐频繁者可有代谢性碱中毒。出血坏死型者，可有显著脱水和代谢性酸中毒，伴血钾、血镁、血钙降低。低钙血症是由于胰腺分泌的脂肪组织分解成脂肪酸，后者与钙离子结合形成不溶性的脂肪酸钙（钙皂），消耗了大量的钙，出现手足抽搐。

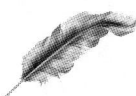

7. **低血压和休克** 多见于重症急性胰腺炎,其主要原因为胰腺大片坏死,释放心肌抑制因子致心肌收缩不良,呕吐致体液丧失,并发感染和消化道出血致血容量不足等。少数患者可突然发生休克,甚至引发猝死。

(二) 体征

1. **急性轻症胰腺炎** 腹部体征较轻,可有腹胀及肠鸣音减少,无腹肌紧张与反跳痛。
2. **急性重症胰腺炎** 呈急性重病容,表情痛苦,脉搏加快,呼吸急促,血压下降。若并发急性腹膜炎,出现腹肌紧张,全腹显著压痛和反跳痛,肠鸣音减弱或消失,有移动性浊音,腹水多呈血性,其中淀粉酶升高;伴有麻痹性肠梗阻时有明显腹胀;伴有胰腺脓肿或假性囊肿形成时上腹部可扪及肿块;如胰头炎性水肿压迫胆总管时,可出现黄疸;如低血钙时可有手足搐搦。少数患者由于胰酶或坏死组织沿腹膜后间隙渗透到腹壁下,导致两侧腰部皮肤呈暗灰蓝色,称Grey-Turner征;也可出现脐周皮肤青紫,称Cullen征。
3. **并发症** 主要见于重症急性胰腺炎。

   (1) 局部并发症:①胰腺脓肿:重症胰腺炎于发病后2～3周后,因胰腺和胰周坏死继发感染形成脓肿。患者可出现高热、腹痛、上腹肿块及中毒症状。②假性囊肿:于发病后3～4周形成,是由胰液和液化的坏死组织在胰腺内及其周围包裹形成,可压迫邻近组织引起相应症状,囊肿穿破可导致胰源性腹水。

   (2) 全身并发症:如并发急性肾衰竭(患者表现为少尿、蛋白尿及进行性血尿素氮、肌酐增高);急性呼吸窘迫综合征(患者出现呼吸窘迫、发绀等);心力衰竭和心律失常;消化道出血;胰性脑病(表现为精神异常、定向力障碍等);弥漫性血管内凝血;败血症和真菌感染;高血糖等,病死率高。

【辅助检查】

1. **白细胞计数** 白细胞计数增高,如感染严重,中性粒细胞则明显核左移。
2. **淀粉酶测定** 血清、尿淀粉酶测定常明显增高。血清淀粉酶一般在起病后6～12h开始升高,48h开始下降,持续3～5日,血清淀粉酶超过正常值3倍,即可确诊本病。血清淀粉酶的高低,不一定反映病情的轻重,如急性重症胰腺炎血清淀粉酶可正常或低于正常。尿淀粉酶升高较晚,约在发病后12～14h开始升高,下降缓慢,持续1～2周。尿淀粉酶值受患者尿量的影响。
3. **血清脂肪酶测定** 血清脂肪酶常在发病后24～72h开始升高,持续7～10日。对就诊较晚的急性胰腺炎患者有诊断价值。
4. **C反应蛋白(CRP)** CRP是组织损伤及炎症的非特异性标志物,当胰腺坏死时CRP明显升高,有助于评估和监测急性胰腺炎的严重程度。
5. **生化检查** 可有暂时性血钙降低,血钙<2mmol/L,常见于重症急性胰腺炎;血钙若低于1.5mmol/L则预后不良。血钙降低的程度与病情严重程度相平行。血糖升高较常见,持久空腹血糖>10mmol/L反映胰腺坏死。
6. **影像学检查** 腹部X线平片可发现肠麻痹或麻痹性肠梗阻、腹水征象;B超、CT可见胰腺肿大;增强CT扫描是诊断胰腺坏死的最佳方法。MRI胆胰管造影判断有无梗阻。

【治疗要点】

治疗原则:为解痉止痛、强调早期积极补液、保护脏器功能、并发症处理、抗生素的使用及肠内营养支持治疗。

1. **轻症急性胰腺炎治疗** 大多数急性胰腺炎为轻症,经3～5天的治疗多可治愈,主要措施有:

   (1) 禁食:为避免进食时酸性食糜进入十二指肠,促使胰腺分泌旺盛,胰管内压增高,加重胰腺病变,所以急性胰腺炎患者早期一般须禁食1～3日。

   (2) 胃肠减压:患者伴有明显恶心、呕吐、腹痛、腹胀时,需要进行胃肠减压,以缓解腹胀

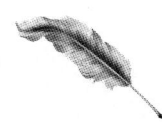

和胃液的潴留；由于将酸性胃液及时吸出，缩短了胃液在胃内的停留，因此减少了对胰腺组织的刺激，使胰腺的分泌减少，有利于疾病的恢复。

（3）止痛：肌注阿托品或山莨菪碱，每日3～4次。疼痛剧烈时可用哌替啶50～100mg肌内注射，必要时6～8h可重复使用一次。注意禁用吗啡，因其会导致Oddi括约肌收缩，加重病情。

（4）预防与控制感染：因我国急性胰腺炎的发生与胆道疾病有关，故应用抗生素治疗，常选用环丙沙星、氧氟沙星、克林霉素及头孢菌素类等。

（5）静脉输液：积极补充血容量，维持水、电解质及酸碱平衡。补液时应注意维持热能的供应。

（6）抑酸治疗：临床习惯应用H_2受体拮抗剂或质子泵抑制剂静脉给药，通过减少胃酸分泌而抑制胰液的分泌。

2．重症急性胰腺炎治疗　除上述治疗措施外，还必须采取以下措施积极抢救治疗。

（1）重症监护：将患者转入重症监护病房（ICU），针对代谢紊乱和器官功能衰竭情况采取相应措施。

（2）保持血容量，纠正水、电解质平衡紊乱：积极补充液体和电解质，维持有效循环血容量；有休克时应给予白蛋白、全血及血浆代用品，在扩容的基础上应用血管活性药；注意纠正酸碱失衡。

（3）营养支持：营养支持可增强肠道黏膜屏障作用，防止肠内细菌因移位引起胰腺坏死合并感染。早期一般采用全胃肠外营养（TPN），如果患者未发生肠梗阻，应给予肠内营养（EN）。

（4）控制感染：常规应用抗生素，预防胰腺坏死合并感染。常选用对肠道移位细菌（如大肠埃希菌、假单胞菌和金黄色葡萄球菌）敏感，对胰腺有良好渗透性的抗生素（喹诺酮、亚胺培南等），同时应用对厌氧菌有效药物（甲硝唑等）。若合并真菌感染，则行抗真菌治疗。

（5）减少胰液分泌：生长抑素及其类似物奥曲肽具有抑制胰液分泌和胰酶合成的作用。

（6）抑制胰酶活性：适用于重症胰腺炎的早期，常用抑肽酶、加贝酯等，具有抑制蛋白酶的作用。

（7）内镜下Oddi括约肌切开术（EST）：用于胆道紧急减压、引流和去除胆石梗阻，起到治疗和预防胰腺炎发展的作用。主要适用于不宜手术的老年患者。

（8）并发症的处理：急性出血坏死型胰腺炎伴腹腔内大量渗液或伴急性肾衰竭的患者，可采用腹膜透析治疗；急性呼吸窘迫综合征除药物治疗外，可行气管切开和应用呼吸机治疗；并发糖尿病者可使用胰岛素。其他还可有中医、手术治疗等。

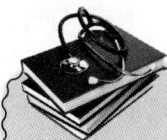

案例4-6

患者，男，40岁，主诉：因中餐聚餐后上腹部剧痛、伴恶心、呕吐5h急诊入院。上腹部痛，呈刀绞样，以左上腹为甚，阵发性加剧，放射到腰背疼痛，伴有严重的恶心呕吐，呕吐物为含胆汁的胃内容物，无腹泻，1h前，患者病情加重，全腹胀痛，口渴，乏力，精神很差，遂急诊入院就诊，患者自发病以来，未排便。检查：T38.6℃，P124次/分，R26次/分，BP70/50mmHg，精神委靡，皮肤巩膜无黄染，皮下无瘀点瘀斑，腹部稍膨隆，全腹有压痛、反跳痛及肌紧张，尤以上腹为甚，移动性浊音阳性，肠鸣音消失。腹穿抽出血性液体。血清淀粉酶512U，尿淀粉酶256U，腹穿液淀粉酶512U。诊断为重症急性胰腺炎，伴低血容量性休克。请问：

1．该患者除以上诊断外已经并发了什么？进行病情观察的内容有哪些？
2．目前主要的护理问题有哪些？针对护理问题怎样进行护理？

【常用护理诊断/问题】
1．疼痛：腹痛　与胰腺及其周围组织炎症、水肿或出血坏死有关。
2．有液体不足的危险　与呕吐、禁食、胃肠减压或出血有关。
3．体温过高　与胰腺炎症、坏死和继发感染有关。
4．潜在并发症：肾衰竭、心力衰竭、DIC、败血症、急性呼吸窘迫综合征。

【护理措施】
（一）一般护理
1．休息与体位　应绝对卧床休息，以使胰腺负担减轻和脏器血流量增加，促进组织修复和体力恢复。协助患者取弯腰、屈膝侧卧位，以减轻疼痛；患者因剧痛辗转不安时应保证安全，如周围不要有危险物，加床挡防止坠床。

2．饮食护理　需禁食1～3日，必要时胃肠减压，避免食物和酸性胃液进入十二指肠刺激胰腺消化液分泌，从而降低消化酶对胰腺的自溶作用，促进胰腺恢复。若患者病情严重，呕吐、腹痛、腹胀明显，则延长禁食和胃肠减压时间以减轻症状。应向患者及家属解释禁饮食的意义，禁食期间一般禁饮，患者口渴时可含漱或湿润口唇，并做好口腔护理。禁食或胃肠减压期间，给予TPN，补液维持水电解质平稳。待呕吐和腹痛缓解后，可给予不含脂肪、低糖、低蛋白质<10g/d的流质饮食，如果汁、米汤、藕粉，每日5～6餐，每次100～200ml，逐步恢复饮食，应避免刺激性强、产气多、高脂肪和高蛋白质食物，严格禁酒。

（二）病情观察
密切观察体温、脉搏、呼吸、血压、尿量、中心静脉压及神志情况，注意有无休克征象发生。观察腹痛程度、部位及解痉止痛药物的效果。注意水、电解质平衡，注意观察呕吐物的量及性质，行胃肠减压者，应观察和记录引流量及性质，观察患者皮肤、黏膜色泽，弹性有无变化，严格记录出入液量，观察有无脱水、低钾和低钙表现。监测血、尿淀粉酶，血糖。重症急性胰腺炎患者应观察有无多器官功能衰竭的表现。

（三）对症护理
1．疼痛护理　①解痉镇痛治疗：遵医嘱给予解痉止痛药，如阿托品、哌替啶。②采取减轻疼痛的方法：给予安慰，使其避免紧张、恐惧；指导患者减轻腹痛的方法，如松弛疗法、皮肤针刺疗法等。③观察用药前、后疼痛的变化情况：如用药后疼痛有无减轻，疼痛的性质和特点有无改变等。若疼痛持续存在并伴高热，应考虑是否并发胰腺脓肿；若疼痛剧烈，腹肌紧张、压痛和反跳痛明显，应考虑是否并发腹膜炎。

2．发热护理　随时观察体温变化，做好记录。可采用头部冰敷、酒精擦浴等物理降温的方法，并观察降温效果。注意定期进行病房空气消毒，减少探视人员，协助患者做好皮肤、口腔的清洁护理。遵医嘱使用退热药和抗菌药物，严格无菌操作。

3．维持有效循环血容量　严格记录24h出入液量，观察有无脱水、低钾、低钙血症等表现，定时留取标本检测血清电解质等变化。建立有效静脉通路，按医嘱输液，维持有效循环血容量。禁食患者液体入量须达到3000ml/d以上，并根据患者脱水程度、年龄和心肺功能调节输液速度，及时补充因呕吐、发热和禁食所丢失的液体和电解质，纠正酸碱平衡失调。

4．低血容量性休克的抢救护理　①迅速准备好抢救的用物和设备，如人工呼吸器、静脉切开包、气管切开包等。②患者取平卧位，给予氧气吸入，注意保暖。③尽快建立静脉通路，必要时行静脉切开，按医嘱输注液体、血浆或全血，补充血容量。根据血压调整给药速度，必要时监测中心静脉压，确定输入液量和速度。④如循环衰竭持续存在，按医嘱给予升压药。

（四）用药护理
应用以下药物时注意：①阿托品：观察治疗效果，注意其有口干、心率加快、排尿困难等不良反应。②西咪替丁：静脉给药时，偶有血压降低、脉搏呼吸停止等，给药时速度不宜过快，密

切观察患者反应，注意有无异常表现和不适主诉。③抑肽酶：产生抗体，应用时要注意有无过敏现象。④加贝酯：应用时注意静脉滴注速度不宜过快，勿将药液注入血管外，多次使用时要更换注射部位，药液应现配现用，对多种药物有过敏史者，以及妊娠女性和儿童禁用。⑤抗生素：遵医嘱早期用药，由于大量应用抗生素，易并发真菌感染，应加强口腔护理，定期做尿液和粪便真菌培养，以助诊断。

（五）心理护理

由于本病急性起病，患者有剧烈腹痛，应用一般止痛药物无效，重症急性胰腺炎症状重，预后差，患者及家属常出现烦躁不安、恐惧、焦虑等不良的心理反应。护士应经常巡视患者，对患者的需要及时做出反应；向患者和家属解释疼痛的原因、治疗方法和预后，以排除患者的疑虑，帮助患者树立战胜疾病的信心。

【健康指导】

1. 疾病知识指导　向患者和家属介绍本病的主要病因、诱因、发生发展过程；教育患者积极治疗胆道疾病，防治肠道蛔虫；向患者说明可能引起急性胰腺炎的药物种类，并强调勿乱服药物的重要性。告知患者出现症状应及时就医，以免再次发生急性胰腺炎。

2. 生活方式指导　指导患者和家属掌握饮食卫生知识，强调戒酒、低脂、易消化饮食，避免暴饮暴食，忌食刺激性食物，预防疾病的发生及复发。适当运动，保持心情愉悦。

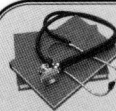

小　结

急性胰腺炎是临床上常见的急腹症之一，胆道疾病、酗酒和暴饮暴食是其常见病因和诱因，临床以急性上腹痛、恶心、呕吐、发热、血和尿淀粉酶增高为特点。急性胰腺炎的治疗以减轻疼痛、减少胰腺分泌、防止并发症为原则，必要时采取手术治疗。预防措施主要为开展急性胰腺炎防治知识的教育，避免酗酒和暴饮暴食等相关诱发因素。护理的关键是饮食、疼痛护理、病情观察护理。

（谢亮球）

第十一节　上消化道大出血患者的护理

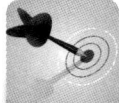

学习目标

通过本节内容的学习，学生应能

识记：

陈述上消化道大出血的概念、病因、辅助检查和治疗原则。

理解：

分析上消化道临床表现、归纳上消化道大出血的病情观察内容。

运用：

会对上消化道大出血病人实施整体护理及健康指导。

上消化道大出血（upper gastrointestinal massive hemorrhage）指屈氏（Treitz）韧带以上的消化道，包括食管、胃、十二指肠、胰腺、胆道及胃空肠吻合术后的空肠病变引起的出血，在数小时内失血量超过1000ml或循环血容量的20%，主要表现为呕血和（或）黑便，常伴有急性周围循环衰竭，甚至引起失血性休克而危及病人生命，是临床常见急症。因此，尽早识别出血征象，密切观察病情变化，及时有效的急救措施及认真细致的护理，均是保障病人生命健康的重要环节。

【病因】 引起上消化道大出血的原因很多，消化系统疾病及全身性疾病均可引起。临床上最常见的病因是消化性溃疡、食管胃底静脉曲张破裂、急性糜烂出血性胃炎和胃癌等。

（一）上消化道疾病

1．食管疾病 食管炎、食管溃疡、食管肿瘤、食管贲门黏膜撕裂综合征和食管损伤（物理损伤、化学损伤）。

2．胃十二指肠疾病 消化性溃疡、急性糜烂出血性胃炎、胃癌、胃血管异常、胃息肉、胃黏膜脱垂、急性胃扩张、胃扭转、十二指肠憩室炎、胃手术后病变（吻合口溃疡、吻合口或残胃黏膜糜烂、残胃癌）、重度钩虫病、胃或十二指肠克罗恩病等。

3．空肠疾病 胃空肠吻合术后的空肠上段病变。

（二）门静脉高压引起的食管、胃底静脉曲张破裂出血

1．肝硬化 各种病因引起的肝硬化。

2．门静脉阻塞 如门静脉血栓形成、门静脉炎、门静脉受邻近肿块压迫等。

（三）上消化道邻近器官或组织的疾病

1．胆道出血 胆管或胆囊结石、胆道蛔虫病、胆囊或胆管癌、术后胆总管引流管引起的胆道受压坏死、肝癌、肝脓肿或肝血管瘤破入胆道等。

2．胰腺疾病累及十二指肠 胰腺癌、急性胰腺炎并发脓肿溃破。

3．其他 如纵隔肿瘤破入食管，主动脉瘤破入食管、胃或十二指肠。

（四）全身性疾病

1．血管性疾病 遗传性出血性毛细血管扩张、过敏性紫癜。

2．血液病 血小板减少性紫癜、白血病、血友病、弥散性血管内凝血。

3．应激性溃疡 使用糖皮质激素、严重感染、大手术、脑血管意外、烧伤、休克等引起的应激状态，导致急性胃黏膜损伤。

4．其他 如系统性红斑狼疮等结缔组织病、尿毒症、急性感染（如流行性出血热）等。

【临床表现】 上消化道出血的临床表现主要取决于出血量、出血速度。

（一）呕血与黑便

此为上消化道出血的特征性表现。

1．上消化道大出血之后，均有黑便。①出血部位在幽门以上者，常伴有呕血；②幽门以下部位若出血量大、出血速度快，因血液反流入胃引起恶心、呕吐而表现为呕血；③出血量较少、出血速度慢者，仅见黑便。

2．呕血与黑便的颜色与形状，取决于出血量及血液在胃或肠道内停留的时间。①若出血量大、在胃内停留的时间短，则呕血颜色呈鲜红色或有血块；②若胃内停留时间长，因血红蛋白和胃酸作用生成酸化血红蛋白，则呕血呈咖啡色；③由于血红蛋白中的铁在肠道内与硫化物作用形成黑色的硫化铁，可使粪便呈黏稠而发亮的柏油样；④当出血量大时，血液在肠道内停留时间短，粪便可呈暗红色。

（二）失血性周围循环衰竭

急性大量失血时，循环血容量迅速减少，导致周围循环衰竭，一般表现为头昏、乏力、心悸，突然起立时发生晕厥、四肢厥冷等。严重者呈休克状态，表现为面色苍白、脉搏细速、心率

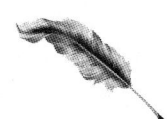

加快、血压下降、呼吸急促、精神烦躁不安或意识不清等。

（三）贫血及血象变化

上消化道大出血后均有急性失血性贫血，在 3～4h 后出现。贫血程度取决于出血量、出血前有无贫血及出血后液体平衡状态等因素。出血 24h 内，网织红细胞即可增高，出血后 4～7 天可高达 5%～15%，随着出血停止，逐渐降至正常，如出血未止，网织红细胞可持续升高。

（四）发热

上消化道大出血后，多数病人在 24h 内出现低热，一般不超过 38.5℃，持续 3～5 日后降至正常。引起发热的原因不明，可能与贫血、周围循环衰竭，导致体温调节中枢的功能障碍等有关。

（五）氮质血症

上消化道大出血后，大量血液中蛋白质的消化产物在肠道内被吸收，血中尿素氮浓度可暂时增高，称其为肠源性氮质血症。一般于大出血后数小时血尿素氮开始上升，24～48h 达高峰，大多不超过 14.3mmol/L（40mg/dl），停止出血 3～4 日后降至正常。

【辅助检查】

1．实验室检查　出血 3～4h 后红细胞、血红蛋白、血细胞比容下降，白细胞数量增高。如肝硬化合并脾功能亢进者，白细胞不增高。肝功能、肾功能、尿素氮检查对诊断疾病有一定帮助。上消化道大出血时便隐血试验呈阳性。

2．胃镜检查　是目前诊断上消化道出血病因的首选检查方法。应在出血后 24～48h 内行紧急内镜检查，可直接观察出血部位，明确出血病因，同时对出血灶做止血治疗。还可胃镜下取活组织做病理诊断。

3．X 线钡餐检查　可用于胃镜检查禁忌证或不愿行胃镜检查者。一般在出血已停止或病情基本稳定数日后进行。

4．其他　内镜检查无阳性发现或不宜做内镜检查者，行选择性动脉造影检查。

【治疗要点】　上消化道大出血病情危急、变化迅速，严重者危及生命，应积极采取抢救措施：迅速补充血容量，纠正水、电解质失衡，防治休克。同时应积极诊断病因，必要时行手术治疗。

（一）一般抢救措施

保持呼吸道通畅，必要时给予吸氧，如有活动性出血应禁食。

（二）积极补充血容量

立即建立有效静脉通道，补充血容量。立即配血，配血过程中先输生理盐水或葡萄糖生理盐水，开始输液宜快。血源缺乏时可暂用林格液、右旋糖酐等血浆代用品代替输血。改善急性失血周围循环衰竭的关键是输血。肝硬化病人应输新鲜血，因库存血内氨过多，易诱发肝性脑病。

（三）止血措施

1．药物止血　①消化性溃疡及急性胃黏膜损害引起出血者，给予 H_2 受体拮抗剂或质子泵抑制剂（PPI），减少胃酸分泌；②食管胃底静脉曲张破裂出血者，常用垂体后叶素、生长抑素及其类似物（如奥曲肽）等。

2．内镜下止血　内镜检查时若见有活动性出血或暴露血管的溃疡，可行内镜直视下止血，方法有高频电灼、热探头、微波、激光、注射疗法等。其他原因引起的出血，也可酌情选择上述方法进行内镜下止血。

3．气囊压迫止血　适用于食管胃底静脉曲张破裂出血。一般能获得良好的止血效果，但目前仅作为药物不能控制出血时暂时的止血措施。

4．手术治疗　大量出血内科治疗无效且危及生命时，行外科手术。

5．介入治疗　既无法行内镜治疗，又不能耐受手术者，可考虑在选择性肠系膜动脉造影找

到出血灶的同时进行血栓栓塞治疗。

【常用护理诊断/问题】

1．体液不足　与上消化道大出血有关。

2．活动无耐力　与上消化道大出血引起失血性周围循环衰竭有关。

3．有窒息的危险　与血液反流入气道有关。

4．恐惧　与突然发生上消化道大出血及害怕其对生命有威胁有关。

5．潜在并发症：休克。

【护理措施】

（一）一般护理

1．休息与体位　大出血时绝对卧床休息，取舒适体位或去枕平卧位，下肢略抬高，保证脑部供血。呕血时头偏向一侧，避免误吸或窒息，床边备吸引器，及时清除气道内的血液及呕吐物，保持呼吸道通畅。必要时给予吸氧。

2．饮食护理　大量出血者暂禁食；少量出血、无呕吐者，给予温凉流质饮食，待出血停止24～48h后，进食营养丰富、易消化的半流质饮食或软食，注意少量多餐，逐步过渡到正常饮食。

（二）病情观察

1．观察生命体征　密切观察生命体征、神志、尿量、皮肤色泽及肢端温度的变化，准确记录24h出入量，若病人出现烦躁不安、血压下降、心率加快、脉搏细数、面色苍白、出冷汗、皮肤湿冷，提示微循环血流灌注不足，应及时通知医生，并配合抢救。

2．估计出血量　详细询问并观察呕血及黑便的颜色、性状、量及次数，正确估计出血量和速度。成人粪便隐血试验阳性提示出血量＞5～10ml/d；出血量达50～100ml/d时出现黑便；胃内积血量在250～300ml以上引起呕血。一次出血量＜400ml时，不会引起全身症状；若出血量＞400～500ml，可出现头晕、心慌、乏力等全身症状；若短时间内出血量＞1000ml，可出现周围循环衰竭表现，甚至引起失血性休克。

急性大出血严重程度的估计，最有价值的指标是血容量减少所导致的周围循环衰竭的临床表现。因此，应动态观察患者的心率、血压，综合其他相关指标加以判断，据此做出相应的紧急处理。如果患者由平卧位改为坐位时出现心率加快（上升幅度大于10次/分）、血压下降（下降幅度大于15～20mmHg），提示血容量明显不足，是紧急输血的指征。如心率大于120次/分，收缩压低于90mmHg，伴有面色苍白、四肢湿冷、烦躁不安、神志不清，表明患者已进入休克状态，属严重大量出血，须积极抢救。

3．观察判断有无继续或再次出血　以下表现提示有活动性出血或再次出血：①反复呕血，呕吐物颜色由咖啡色转为鲜红色；②排便次数及量增加，色泽转为暗红，甚至鲜红，伴肠鸣音亢进；③经积极补液、输血等补充血容量后，周围循环衰竭表现仍无改变，或好转后又恶化，血压、脉搏不稳定，中心静脉压仍在下降；④红细胞计数、血红蛋白量、血细胞比容继续下降，而网织红细胞计数持续增高；⑤在补充足够液体、尿量正常的前提下，血尿素氮持续或再次升高；⑥原有门静脉高压脾大病人，出血后脾暂时缩小，若不见脾恢复肿大，则提示出血未止。

4．原发病及并发症观察　观察消化性溃疡病人腹部疼痛情况，以及肝硬化并发上消化道大出血病人有无出现肝性脑病等。

（三）对症护理

迅速建立静脉通道，保证输液通畅，遵医嘱输液、输血和应用止血药，以促进止血、维持有效血容量。应用双气囊三腔管压迫止血（见本章第十一节）。呕血停止后帮助患者漱口，清洁口腔；及时清除血迹、污物，以免患者产生不良刺激。

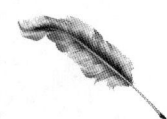

（四）用药护理

输液开始宜快，必要时将监测中心静脉压作为调整输液量和速度的依据，避免因输液、输血过多过快引起急性肺水肿，尤其应注意老年患者和心肺功能不全的患者。输血时须输新鲜血，因库存血含氨量高而易诱发肝性脑病。肝病引起的上消化道出血患者忌用吗啡、巴比妥类药物；遵医嘱使用止血、升压药，如垂体后叶素可出现面色苍白、恶心、头痛、心悸、腹痛等不良反应，应减慢输液速度。高血压、冠心病、妊娠者忌用。

（五）心理护理

与患者及家属多沟通，关心安慰患者，了解患者需求并尽量满足患者需要。向患者及家属解释发病的原因、各种检查和治疗护理的目的，减轻其紧张、焦虑情绪。经常巡视患者，处理其不适症状，清除血迹和污物，减少对患者的不良刺激。抢救过程中做到有条不紊，缓解患者及家属的恐惧心理。

（六）健康指导

1. 生活方式指导　生活起居要有规律，劳逸结合，避免长期精神紧张、过度劳累，保持乐观情绪，保证身心休息。告知患者合理饮食是避免诱发上消化道出血的重要环节。应注意饮食卫生和规律；进食营养丰富、易消化的食物，避免过饥和暴饮暴食；避免粗糙、刺激性食物，避免过热、过冷、产气过多的食物、饮料等；应戒烟、戒酒。

2. 疾病知识指导　帮助患者和家属掌握疾病的病因和诱因、预防、治疗和护理知识，以减少再出血的危险；应在医生指导下用药；指导患者和家属学会早期识别出血征象及采取应急措施。若出现呕血、黑便或头晕、心悸等不适，立即卧床休息，保持安静，减少身体活动；呕吐时取侧卧位以免误吸；情况异常应立即送入医院治疗。慢性病患者应定期门诊随访。

（张宏伟　孟共林）

第十二节　消化系统疾病常用的诊疗技术及护理

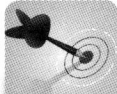

学习目标

通过本节内容的学习，学生应能

识记：
复述消化系统常用诊疗技术的概念、适应证和禁忌证。

理解：
理解消化系统常用诊疗技术的操作过程。

运用：
对进行消化系统常用诊疗技术的患者进行整体护理。

一、腹腔穿刺术

腹腔穿刺术（abdominal paracentesis）是采用腹腔穿刺针经皮肤刺入腹腔，以引流腹水或注

入药物的一项诊疗技术。

【适应证】

1. 抽取腹腔积液进行检查,以协助疾病诊断和鉴别诊断。

2. 排除腹腔积液,减轻腹水导致的腹胀、呼吸困难和循环压迫症状。

3. 须实施腹水浓缩回输者。

4. 腹腔内注射药物,协助疾病的治疗。

【禁忌证】

1. 肝硬化腹水有肝性脑病先兆的患者。

2. 粘连性结核性腹膜炎、卵巢肿瘤、包虫病等。

【穿刺部位】 常用穿刺点:①左下腹部脐与髂前上棘连线的中外1/3的交点处,因此处不易损伤腹壁动脉,该点为首选穿刺点——第一穿刺点。②脐与耻骨联合连线的中点上方1cm稍偏右或偏左1~1.5cm处,因此处无重要器官,穿刺点也易于愈合见图4-12-1。

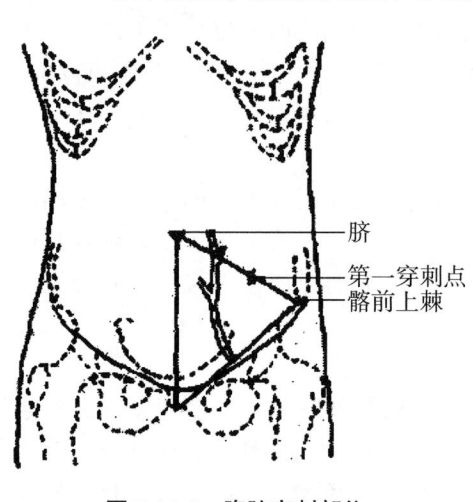

图4-12-1 腹腔穿刺部位

【操作流程】

术前准备	医务人员:向患者和家属讲解腹穿的目的、大致过程、术中注意事项和术中配合,并签署知情同意书;术前洗手、戴口罩、戴帽子。 物品准备:①常规消毒治疗盘一套。②无菌的腹腔穿刺包(孔巾、血管钳、5ml和50ml注射器、7号和9号注射针头、腹腔穿刺针)。③无菌手套、无菌试管。④酒精灯、火柴、大量杯、多头腹带、皮尺、水桶、橡胶单、治疗巾、弯盘、一次性输液器等。⑤1%普鲁卡因注射液。⑥如为腹水回输者,准备相关物品。 环境准备:环境清洁、消毒、无尘、温度适宜,注意遮挡。 患者准备:清洁穿刺部位的皮肤,必要时备皮。穿刺前测量腹围、血压、脉搏,检查腹部体征,以利于动态观察病情。协助患者排尿,导尿者放净尿液,以防穿刺时损伤膀胱
体位	协助半卧位或侧卧位,暴露腹部,腹带垫于腹后备用。腹腔穿刺体位见图4-12-2
消毒	消毒皮肤,协助医生做好无菌准备(手套、洞巾),局部麻醉
穿刺	沿麻醉注入针孔将腹腔穿刺针垂直刺入腹腔,即可抽出腹水
放液、注药	大量放液 无菌橡胶管连接穿刺针,使腹水流入容器内,放液不可过多、过快,放液量≤3000ml/次 注药,注药后按压片刻,协助患者床上适当翻转活动
拔针	拔针,再次消毒穿刺部位,无菌纱布覆盖,腹带包扎固定。应自上而下束紧多头腹带,防止腹内压力骤然下降使内脏血管扩张引起虚脱或休克。 测量,再次为患者测量腹围,并进行放液前、后腹围的比较
整理用物	安置患者,处理用物,送检标本,洗手记录

【操作后护理】

1. 体位 嘱患者术后平卧8~12h(或卧向穿刺部位的对侧),防止腹水外溢。

2. 穿刺点护理 术后穿刺处如有腹水外溢,可用蝶形胶布粘贴,及时更换被浸湿的敷料和腹带,防止伤口感染。

3. 大量放腹水后,须用多头腹带束紧,防止腹压骤然降低使内脏血管扩张引起血压下降或发生休克。

4．密切观察患者体温、脉搏、呼吸、血压、性格及神志的变化，以便及时发现肝性脑病征兆。

二、肝穿刺活组织检查术

肝穿刺活组织检查术（liver biopsy）简称肝活检。是通过穿刺采取肝组织标本进行组织学检查或制成涂片进行细胞学检查。

【目的】
1．明确诊断。
2．肝脓肿引流，肝局部用药。

【适应证】
1．原因不明的肝大、肝功能异常的患者。
2．原因不明的黄疸和门静脉高压的患者。

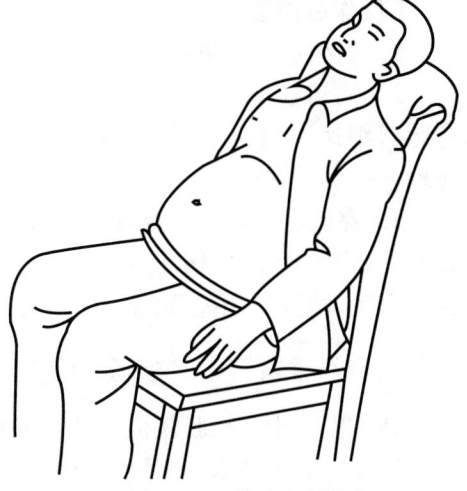

图 4-12-2　腹腔穿刺体位

【禁忌证】
1．全身多器官功能衰竭的患者。
2．重度黄疸、肝功能严重障碍、大量腹水的患者。
3．肝血管瘤、肝包虫病、肝周围化脓性感染的患者。
4．严重贫血和有出血倾向的患者。

【穿刺部位】　右侧腋中线第9、10肋间或右腋前线第8、9肋间，肝脓肿者依据超声定位。

【操作流程】

术前准备	医务人员：术前洗手、戴口罩、戴帽子。 物品准备：①常规消毒治疗盘一套。②无菌腹腔穿刺包（孔巾、血管钳、10ml或20ml注射器、12号和16号穿刺针、穿刺锥、纱布）。③无菌手套、无菌生理盐水。④弯盘、胶布、玻片、多头腹带、小沙袋。⑤2%利多卡因注射液、95%乙醇或10%甲醛。 环境准备：环境清洁、消毒、无尘、温度适宜，注意遮挡。 患者准备：①解释穿刺的目的、意义、方法及过程，消除其顾虑和紧张情绪；训练患者深呼吸和屏息呼吸法（深吸气、呼气，憋气片刻），以做好术中配合。②术前检查：测定肝功能；验血型，以备必要时输血；出、凝血时间，凝血酶原时间和血小板计数，若异常应根据医嘱为患者肌内注射维生素K_1 10mg，连续用药3日后复查，如各项检查指标允许后可进行穿刺；胸部X线检查，观察有无胸膜肥厚、肺气肿。③穿刺前嘱患者禁食禁水4h，测量血压、脉搏。④术前用药：情绪紧张的患者于术前1h口服地西泮10mg
摆放体位	摆放体位：协助患者取仰卧位，身体右侧靠近床沿，并将右手屈肘置于枕后，嘱患者保持固定体位。腹带垫于腹下备用
消毒麻醉	常规消毒穿刺部位皮肤，协助术者打开穿刺包，铺无菌孔巾，以2%利多卡因由皮肤至肝被膜实施局部麻醉
协助穿刺	将注射器抽吸成负压并保持，嘱患者深吸气，然后于深呼气末屏气；术者将穿刺针迅速刺入肝内，深度不超过6cm，立即进行抽吸，吸得标本后立即拔出
拔针按压	穿刺部位用无菌纱布按压5～10min，再以胶布固定，用多头腹带束紧12h，用小沙袋压迫4h
留取标本	留取标本：将抽吸的肝组织标本制成玻片（或放在95%或10%甲醛固定液中）后送检
整理	安置患者，处理用物，洗手记录

【操作后护理】

1. 生活护理　患者应绝对卧床休息12~24h，给予患者生活照顾，保证充足的睡眠。

2. 病情监测　密切观察血压、脉搏、呼吸的变化，开始4h内每15~30min测一次。如有脉搏细速、血压下降、烦躁不安、面色苍白、出冷汗等内出血征象，应立即通知医生紧急处理。

3. 穿刺点护理　注意有无伤口渗血、红肿、疼痛。如穿刺部位疼痛明显，应仔细寻找原因，如果是一般的组织创伤性疼痛，可遵医嘱给予镇痛剂。若为感染、气胸、胸膜休克或胆汁性腹膜炎，应及时通知医生，配合医生及时处理。

三、纤维胃、十二指肠镜检查术

纤维胃、十二指肠镜检查是将带有光源的内镜经口、咽、食管插入胃、十二指肠，以协助诊断和治疗的一项技术。主要用于诊断胃、十二指肠疾病，明确上消化道出血的部位、性质，对急性胃出血的患者可在内镜直视下进行止血处理；也可用于摘除小息肉等。

【适应证】

1. 有明显消化道症状，但原因不明的患者。
2. 上消化道出血须查明原因的患者。
3. 疑有上消化道肿瘤，但X线钡餐检查不能确诊的患者。
4. 须随访观察病变情况，如萎缩性胃炎、溃疡病、胃手术后及药物治疗前后对比观察等。
5. 须作内镜治疗的患者，如食管狭窄的扩张治疗、急性上消化道出血的止血、摘取异物、食管静脉曲张的硬化剂注射与结扎等。

【禁忌证】

1. 各种原因所致休克、昏迷、癫痫发作等危重状态。
2. 严重心肺疾病，如心力衰竭、心律失常、呼吸衰竭及支气管哮喘发作时。
3. 急性食管、胃、十二指肠穿孔，腐蚀性食管炎的急性期。
4. 精神失常、神志不清不能配合检查的患者。
5. 严重咽喉部疾病、主动脉瘤和严重的颈胸段脊柱畸形。

【操作流程】

术前准备——医务人员：术前洗手、戴口罩、戴帽子。
物品准备：①无菌手套、无菌注射器和针头、乙醇棉球、纱布。②胃镜检查仪一套。③喉头麻醉喷雾器、弯盘、牙垫、润滑剂、橡胶单、治疗巾、活体组织检查用物（甲醛固定液标本瓶、载玻片、活检钳）。④2%利多卡因、地西泮、阿托品、肾上腺素等药物。
环境准备：环境清洁、消毒、无尘、温度适宜，注意遮挡。
患者准备：①向患者解释与胃镜检查有关的知识，配合的方法（如插管时做吞咽动作）和可能出现的问题等，以消除恐惧心理，使其能主动配合检查。②了解有无麻醉药物过敏史；询问患者有无高血压、青光眼、前列腺肥大、心律失常；是否安装有心脏起搏器。如有以上情况，应配合医生给予必要的处理。③告知患者术前禁烟，禁食8h；如为幽门梗阻患者，术前应抽尽胃内容物，必要时行洗胃后进行检查。④取出活动性义齿，以防术中误吸或误咽。⑤如患者过度紧张，于术前30min根据医嘱给予地西泮5~10mg肌内或静脉注射；为减少胃蠕动和胃液分泌，于术前半小时给予阿托品0.5mg或山莨菪碱10mg肌内注射

麻醉——于检查前5~10min，用2%利多卡因对准患者的咽喉部喷雾2~3次，实施麻醉。嘱患者喷药后不要马上咽唾液，也不要马上吐出，以免影响麻醉效果

体位——放松患者领口、腰带；协助患者取左侧卧位，双腿屈曲，头垫低枕使颈部松弛；胸前铺橡胶单和治疗巾，口边放置弯盘；嘱患者咬紧牙垫

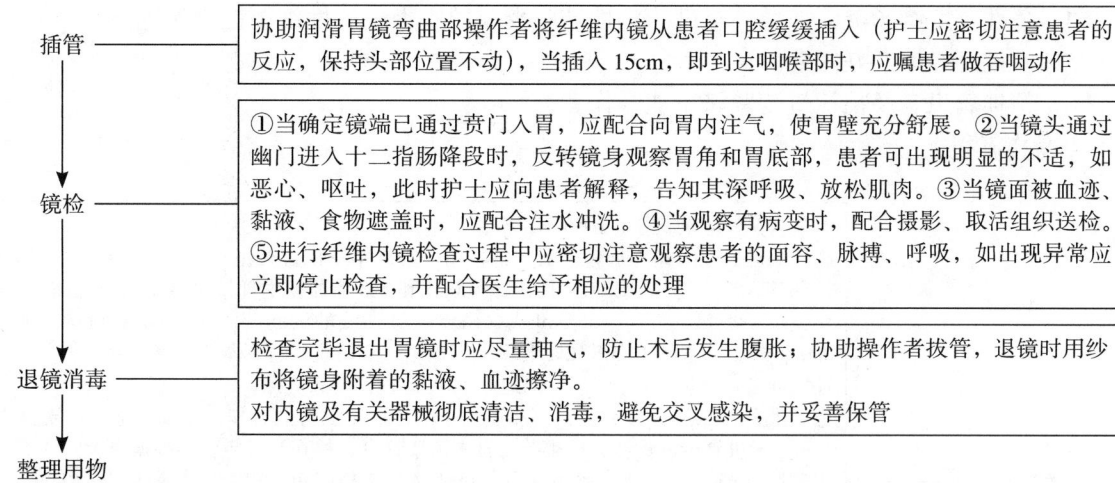

【操作后护理】

1. **饮食护理** 告知患者术后咽喉部麻醉作用未消失前，不可吞咽唾液，以防发生呛咳，禁食、水 2h；麻醉作用消失后可先饮水，无呛咳发生可进食，当日应给予流质或半流质饮食；取活体组织检查的患者，4h 后可进食冷流质饮食，以减少对胃黏膜创面的摩擦。

2. **咽喉部不适的护理** 检查后少数患者可有咽痛、咽喉部异物感，或伴有少许出血，多为检查中胃镜擦伤咽部黏膜所致，1～2 日症状会自动消失。如症状较重，含服喉片及用消炎液漱口，出血者口服云南白药，可促使症状消失，减轻不适。嘱患者不要用力咳嗽，以免损伤喉部黏膜。

3. **腹痛、腹胀护理** 腹痛、腹胀的出现，是因术中向胃内注入气体进入小肠所致，可指导患者施行腹部按摩，以促进排气，减轻腹痛和腹胀；如果出现剧烈腹痛，伴有呕血和黑粪，应立即通知医生并配合处理。

4. **并发症的观察及护理** 如患者出现：①黑便、心率增快，提示上消化道出血，必要时配合胃镜下止血。②腹部疼痛、压痛及肌紧张等急性腹膜炎征象，提示胃穿孔，应及时手术治疗。③恶心、头晕、头痛、手指麻木，严重时出现呼吸急促、血压下降，提示麻醉意外，应及时协助医生进行处理。

四、纤维结肠镜检查术

纤维结肠镜（colonofiberscope）是由细长而可弯曲的导光玻璃纤维管构成，由肛门送入直肠，沿肠道逆行，经乙状结肠、降结肠、脾曲、横结肠、肝曲、升结肠，至回盲末端，故纤维结肠镜检查可观察回盲部至乙状结肠段的病变，对结肠病变的诊断有较大的价值，特别是结合钡剂灌肠 X 线检查，更可提高诊断率。还可行切除息肉、钳取异物等治疗。

【适应证】

1. 原因不明的慢性腹泻、下腹疼痛、便血，疑有结肠、直肠、末端回肠病变的患者。
2. 钡剂灌肠有可疑病变须明确诊断的患者。
3. 炎症性肠病的诊断及随访。
4. 结肠癌术前诊断、术后随访，息肉摘除术后观察与随访。
5. 须作止血和结肠息肉摘除治疗的患者。
6. 大肠肿瘤普查。

【禁忌证】

1. 严重心肺功能不全、休克和身体极度衰弱的患者。
2. 急性弥漫性腹膜炎、腹腔脏器穿孔、多次腹腔手术、腹内广泛粘连及大量腹水患者。
3. 直肠、肛门严重狭窄的患者。

4．急性重度结肠炎，如急性重度溃疡性结肠炎及憩室炎、急性细菌性痢疾等。

5．女性月经期及妊娠期。

6．精神病患者及精神过度紧张不能合作者。

【操作流程】

术前准备	医务人员：术前洗手、戴口罩、戴帽子。 物品准备：①纤维结肠镜一套，活检钳，纤维结肠镜检查包（弯盘，三瓣扩肛器1套，长棉签，纱布等）。②20%甘露醇500ml和5%葡萄糖生理盐水1000ml混合液或含氯化钠的清肠液3000～4000ml或含磷酸盐缓冲液的清肠液。③地西泮10mg，阿托品0.5mg或山莨菪碱10mg，2%利多卡因棉球。④检查裤、标本瓶、屏风等。 环境准备：环境清洁、消毒、无尘、温度适宜，注意遮挡。 患者准备：①解释目的、方法和注意事项，取得患者的合作。②肠道准备：于检查前2～3天进食少渣饮食，检查前一日进流质饮食，检查当日空腹。根据患者的情况，采用灌肠法或导泻法清洁肠道，患者排泄物为水样时可行纤维结肠镜检查：①灌肠法：检查前晚服蓖麻油25～30ml，同时饮水1000ml，于检查前1h用温开水1000ml高位清洁灌肠2～3次，至粪便无渣为止。②导泻法：可采用的方法有：检查前晚番泻叶10g用500～1000ml沸水冲泡饮用；检查前3～4h口服50%硫酸镁50～60ml，同时饮水1500～2000ml；检查前2～3h口服20%甘露醇250ml，饮水1000～1500ml；检查前晚和当日晨各口服聚乙二醇平衡盐溶液2000ml。③术前给药：按医嘱给予地西泮（由于会使患者对疼痛的反应性降低，发生肠穿孔等并发症时症状不明显，应特别注意观察）。检查前30min给予阿托品0.5mg或山莨菪碱10mg肌内注射。④协助患者更换检查裤
取位	帮助患者取左侧卧位，双腿屈曲，告知患者尽量在检查中保持身体不要摆动
麻醉	用2%利多卡因棉球塞入肛门麻醉
指检	术者先做直肠指检，了解有无狭窄、肿瘤、肛裂、痔疮等
进镜	①将结肠镜前端涂润滑油（一般用硅油，不可用液状石蜡），嘱患者张口呼吸，放松肛门括约肌，用右手持按物镜头，使镜头滑入肛门。插入镜身时，按术者口令，遵循循腔进镜，配合滑进，少量注气，适当钩拉，去弯取直，按防袢解袢的插镜原则，逐渐缓慢插入肠镜。②正常情况下插入至乙状结肠、降结肠移行部为20～25cm，脾曲为40cm，肝曲为60cm，盲肠为80cm。如果镜身插入距离超过预计距离太多，是形成肠袢的标志，这时应以"钩 拉"法解开肠袢。③插镜过程中应密切注意患者的反应，如出现腹胀不适时，护士可嘱患者做缓慢的深呼吸；出现面色、呼吸、脉搏异常时，应立即通知术者停止插镜。④如果在进镜时发现较小的病变，应及时摄像、取活组织，防止退镜时肠管折叠，遗漏病变
镜检	根据内镜观察到的情况进行摄像、取活组织做细胞学检查
退镜	①退镜时应采用"退退进进"的方法，注意观察肝曲、脾曲，乙状结肠、降结肠移行部后侧的盲区，防止遗漏病灶。②尽量抽气，以减轻术后腹胀
整理用物	检查结束后，嘱患者稍事休息，观察15～30min无异常情况可离去。②整理用物，并进行内镜的清洁消毒，防止交叉感染

【操作后护理】

1．生活护理　检查结束后，做好肛门清洁护理。嘱患者注意多卧床休息，3天内勿做剧烈运动。进食少渣饮食3日，以防肠穿孔。行息肉摘除、止血治疗的患者，给予半流质饮食，并按医嘱应用抗生素治疗。

2．并发症观察与处理　注意观察患者生命体征，腹胀、腹痛及排便情况，腹痛明显或排血便者应留院继续观察，必要时可连续做3次粪便潜血试验，了解有无活动性出血。腹胀明显者，可行内镜下排气。如发现剧烈腹痛、腹胀、面色苍白、心率增快、血压下降、排便次数增多呈黑色（或红色），提示并发肠出血、肠穿孔，应立即通知医生并配合及时处理。

五、双气囊三腔管压迫止血术

双气囊三腔管压迫止血术（hemostasis via using triple channel double balloon catheter）是利用双气囊三腔管的气囊压力压迫胃底和食管下段静脉进行止血的技术。

【适应证】 门静脉高压等原因引起的食管、胃底静脉曲张破裂出血的应急处理。

【操作流程及护理】

流程	内容
术前准备	医务人员：术前洗手、戴口罩、戴帽子。 物品准备：治疗盘，治疗碗，生理盐水1瓶，治疗巾，弯盘，短镊子，纱布，棉垫，纱绳2根，50ml注射器2副，弹簧夹1～3个，胶布，棉签，石蜡油，双气囊三腔管，牵引架，滑轮，蜡绳，牵引物（沙袋或盐水瓶盛300ml水）0.5kg，网袋，必要时准备胃肠减压器。 环境准备：环境清洁、消毒、无尘、温度适宜，注意遮挡。 患者准备：向患者说明插管的目的，告知插管过程中配合的方法，并给患者做深呼吸和吞咽示范动作，消除患者的恐惧心理
核对	核对患者床号和姓名，以确认患者
检查	检查双气囊三腔管性能：使用前应检查气囊是否漏气，气囊膨胀是否均匀，管道是否通畅。（1）先用50ml注射器向胃气囊注入气体200～300ml，压力为40～45mmHg；向食管气囊注气100～150ml，压力为30～40mmHg。注气后用弹簧夹夹住管口。（2）检查气囊有无变形、损坏和漏气。检查漏气的方法有：①将气囊放入水中观察有无气泡逸出；②抽出气量是否少于注入气量；③将气囊放在耳边倾听有无漏气声。（3）抽出气体，标记出三个腔的通道。
体位	协助患者取半坐卧位，颌下铺治疗巾，取下义齿以免误咽
清洁	用湿棉签为患者清洁插管侧鼻腔
插管	用石蜡油润滑三腔管前端及气囊外部，由鼻腔缓慢插入三腔管（插管时嘱患者做深呼吸和吞咽动作）。当插入50～65cm时，抽吸胃液确定已达胃内，可暂做固定
充气	向胃气囊注气150～200ml，至囊内压约50mmHg，管道末端用弹簧夹夹紧后用细纱绳扎紧，缓缓向外牵拉三腔管，当感到有阻力时，表明胃气囊已抵压于胃底部；如仍有出血，可再向食管气囊内注气约100ml至囊内压约40mmHg，并封闭管口，以压迫食管下段曲张静脉
牵引	在距离三腔管末端10～20cm处用蜡绳扎紧，穿过牵引架上的滑轮吊上牵引物（0.5kg），进行持续性牵引（牵引角度为40°角左右，牵引物距离地面约30cm），在导管的鼻腔出口处做标记。如仍有出血，再向食管气囊充气100～150ml，压力维持在35～45mmHg以压迫食管静脉
整理用物	

【操作后护理】

1．压迫止血期护理

（1）密切观察应用效果、患者出血情况：注意脉搏、血压、呼吸、肠鸣音的变化，观察双气囊三腔管是否有压力及管腔有无滑出，每4小时测量气囊压力一次，并每2小时抽吸胃内容物一次，观察出血量及性质以判断出血程度。如见新鲜血液，应考虑是否牵引不紧或气囊充气不足，造成压迫止血失效，如有此情况应及时报告医生，并协助处理；患者感胸骨下不适，出现恶心或频繁早搏，应考虑是否有胃气囊进入食管下段挤压心脏的可能，应给予适当调整；如提拉不慎，

将胃气囊拉出而阻塞咽喉部而引起窒息,应将气囊管打开,或剪除三腔管结扎处放气。双气囊三腔管压迫时间一般为72h,若出血不止可适当延长压迫时间。当压迫无效时,应及时检查气囊内的压力是否偏低,如偏低可重新注气,注气后囊内压仍低者提示囊壁破裂,应更换双气囊三腔管重新插管牵引。

(2) 注意口鼻腔清洁:床旁置备弯盆、纸巾,供患者及时清除鼻腔、口腔分泌物,并嘱患者不要将唾液、痰液咽下,以免误入气管引起呛咳及吸入性肺炎,每日2次向鼻腔滴入少量石蜡油,以免双气囊三腔管黏附于鼻黏膜。每天刷牙、漱口4次或用呋喃西林液清洗口腔,防止发生口腔感染及坠积性肺炎。

(3) 定时放气:一般情况下双气囊三腔管放置24h后,食管囊应放气15～30min,同时放松牵引,让患者缓慢吞服甘油或石蜡油5～10ml,以润滑气囊壁,防止囊壁与食管黏膜粘连。并将三腔管向胃内送少许,暂时解除胃底贲门受压,然后再充气牵引,以免局部黏膜受压过久糜烂坏死。

(4) 插管停留期间,应定期用生理盐水冲洗胃管,以防阻塞。出血停止后,如有意识障碍的患者可遵医嘱定时向胃管内注入流质饮食,但必须确认为胃管后再注入,以免误入气管发生意外。

(5) 昏迷者必要时可约束患者双手,以防因烦躁或神志不清拔管而发生意外。

2. 拔管护理 出血停止后24h,可先放出食管气囊内的气体、放松牵引,继续观察有无出血征象;12h后仍无出血,可放出胃气囊内的气体,让患者吞服液体石蜡20～30ml,以防气囊壁与黏膜粘连,缓慢拔出双气囊三腔管。整理床单位及用物。24h内仍须严密观察,如发现出血征象,可仍用三腔管止血。

(栾 姿)

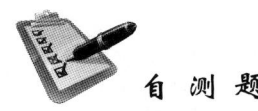

一、名词解释

1. 肝硬化 2. 肝肾综合征 3. 消化性溃疡 4. 肝性脑病
5. 上消化道大出血

二、填空题

1. 慢性胃炎按病变的解剖部位分为_____和_____。
2. 消化性溃疡的常见并发症有_____、_____、_____和_____,其中以_____最常见。
3. 门静脉高压的临床表现为_____、_____和_____。
4. 肝性脑病的主要临床表现为_____、_____和_____。
5. 血清脂肪酶在急性胰腺炎发病后_____小时开始升高,持续_____天。

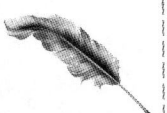

三、选择题

【A₁型题】

1. 呕吐物为隔夜宿食且量大多见于
   A．食物中毒
   B．幽门梗阻
   C．胃溃疡
   D．胃癌
   E．肠梗阻

2. 慢性胃炎患者应避免口服
   A．链霉素
   B．庆大霉素
   C．泼尼松
   D．多潘立酮
   E．甲氧氯普胺（胃复安）

3. 十二指肠溃疡患者上腹部疼痛的典型节律是
   A．进食—缓解—疼痛
   B．进食—疼痛—缓解
   C．疼痛—缓解—进食
   D．疼痛—进食—疼痛
   E．缓解—疼痛—进食

4. 消化性溃疡主要致病因素是
   A．胆汁反流
   B．精神紧张
   C．幽门螺杆菌感染
   D．氧自由基
   E．药物刺激

5. 应用制酸剂治疗消化性溃疡，服药时间宜在
   A．清晨及每餐后2h
   B．每餐前1h及睡前
   C．每餐后0.5h及睡前
   D．清晨及每餐前1~2h
   E．每餐后1~2h及睡前

6. 我国肝硬化最常见的病因是
   A．病毒性肝炎
   B．乙醇中毒
   C．慢性肠道炎症
   D．药物中毒
   E．日本血吸虫病

7. 与蜘蛛痣形成有关的因素是
   A．凝血机制障碍
   B．毛细血管脆性增加
   C．严重感染
   D．血中雌激素增加
   E．血小板减少

8. 肝硬化患者失代偿期最突出的表现是
   A．消化道症状
   B．出血倾向
   C．腹水
   D．脾功能亢进
   E．电解质紊乱

9. 肝硬化患者贫血的主要原因是
   A．凝血因子合成减少
   B．脾功能亢进
   C．营养缺乏
   D．内分泌失调
   E．毛细血管脆性增加

10. 对早期原发性肝癌最有诊断价值的是
    A．腹腔镜检查
    B．碱性磷酸酶
    C．肝血管造影
    D．甲胎蛋白（AFP）
    E．磁共振检查

11. 肝性脑病患者最早出现的临床表现是
    A．精神错乱
    B．昏迷
    C．昏睡
    D．轻度性格改变和行为失常
    E．睡眠障碍

12. 肝性脑病患者最具特征性的体征是
    A．腱反射亢进
    B．踝阵挛阳性
    C．扑翼样震颤
    D．巴宾斯基征阳性
    E．肌张力增高

13. 肝性脑病患者暂停蛋白质饮食是为了
    A．减少氨的形成
    B．减少氨的吸收
    C．促进氨的转化
    D．降低血尿素氮
    E．降低肠道内pH值

14. 对肝性脑病烦躁不安的患者，可选用哪种药物
    A．地西泮

B. 水合氯醛
C. 吗啡
D. 硫喷妥钠
E. 以上都不是

15. 肝性脑病患者用肥皂水灌肠，可导致
    A. 腹水加重
    B. 腹泻加重
    C. 酸碱平衡失调
    D. 血氨的产生和吸收
    E. 肠麻痹

16. 我国急性胰腺炎最常见的病因是
    A. 胆道疾病
    B. 酗酒
    C. 暴饮暴食
    D. 腹腔手术
    E. 十二指肠乳头病变

17. 急性胰腺炎最主要的临床表现是
    A. 恶心
    B. 呕吐
    C. 腹痛
    D. 腹泻
    E. 发热

18. 急性胰腺炎禁用哪种药物
    A. 阿托品
    B. 吗啡
    C. 哌替啶
    D. 西咪替丁
    E. 生长抑素

19. 上消化道出血行急诊内镜检查的时间是
    A. 4～6h
    B. 12～24h
    C. 24～48h
    D. 36～48h
    E. 48～72h

20. 提示上消化道出血停止的临床表现是
    A. 肠鸣音亢进
    B. 排黑粪次数增加
    C. 脉压变小
    D. 肢端转红、变暖
    E. 脉搏细速

【A₂型题】

21. 男性患者，患消化性溃疡10余年，饮酒30min后出现剧烈上腹部疼痛。诊断为急性胃穿孔，首要的护理措施为
    A. 立即应用镇痛剂
    B. 立即输血
    C. 禁食和胃肠减压
    D. 安慰并陪伴患者
    E. 立即补液

22. 刘先生，58岁，有肝硬化病史，突然出现神志恍惚，情绪低沉，口齿不清，嗜睡。护士应警惕患者可能出现了
    A. 肺性脑病
    B. 肝性脑病
    C. 呼吸衰竭
    D. 肝癌
    E. 急性胰腺炎

23. 李女士，45岁，患肝硬化5年，现有腹水。经放腹水治疗后出现意识恍惚、答非所问、行为反常等表现。请问此患者处于肝性脑病的哪个期
    A. 前驱期
    B. 昏迷前期
    C. 昏迷期
    D. 昏睡期
    E. 临终期

24. 某患者，25岁，右上腹疼痛伴恶心、呕吐12h。持续性腹痛呈刀割样，呕吐物为胃内容物，血淀粉酶512U/L。诊断为急性水肿型胰腺炎，解除疼痛的护理措施，下列哪项不妥
    A. 取平卧位
    B. 禁食1～3天
    C. 胃肠减压
    D. 解痉止痛
    E. 给患者心理支持

25. 患者男性，45岁，因突发性中上腹剧痛12h来院急诊，体检发现板状腹，腹部立位平片示膈下有游离气体，生命体征尚平稳。既往有消化性溃疡病和不规则服药史。对该患者目前首先应采取的必要措施为
    A. 高浓度吸氧
    B. 使用镇痛药
    C. 立即输血

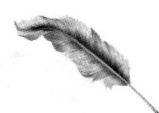

D. 禁食并胃肠减压

E. 立即使用抗生素

26. 女性，41岁，黑便近2个月，近日突然出现剧烈腹痛，护士对其采取的措施不应包括
    A. 监测生命体征
    B. 予以禁食
    C. 给予强效镇痛剂
    D. 给予心理安慰
    E. 给予胃肠减压

27. 患者男性，46岁，有胃溃疡病史近10年。近2个月疼痛加剧且失去节律性，无呕吐，服用多种抑酸剂不能缓解。查体：腹部平软，上腹部轻压痛，可扪及肿块，质硬。为确诊病因应首选
    A. 粪便隐血试验
    B. X线钡餐检查
    C. 幽门螺杆菌检查
    D. 胃镜检查
    E. 胃液分析

28. 患者男性，37岁，有溃疡病史。中午饱餐后，出现上腹剧烈疼痛，伴恶心呕吐，腹肌紧张，出冷汗，休克。首先应考虑的并发症是
    A. 癌变
    B. 感染
    C. 大出血
    D. 急性穿孔
    E. 幽门梗阻

29. 患者，男性，62岁。患肝硬化合并食管静脉曲张破裂出血伴休克而急诊入院。入院后立即予以紧急抢救。在治疗上应首选
    A. 静脉滴注低分子右旋糖酐
    B. 静脉滴注垂体后叶素
    C. 输血
    D. 三腔气囊管压迫
    E. 血管活性药物

30. 某肝硬化患者，三日未排便，出现嗜睡和幻觉。在给予灌肠时，不宜采用哪种灌肠溶液
    A. 生理盐水
    B. 生理盐水+醋

C. 肥皂水
D. 清水
E. 温水

31. 患者男性，61岁。因"腹胀、尿少10天"收入院，因关节炎长期服用阿司匹林，实验室检查提示乙肝两对半阳性B超示"肝硬化腹水"，考虑该患者肝硬化的主要病因是
    A. 酒精中毒
    B. 药物
    C. 循环障碍
    D. 营养失调
    E. 病毒性肝炎

32. 患者男性，35岁。既往有胆结石。今日晚餐后突然出现中上腹痛，阵发性加剧，频繁呕吐，呕吐物含胆汁，呕吐后腹痛未减轻，化验血淀粉酶为2500U/L。鉴于目前该患者情况，治疗原则应是
    A. 胃肠减压
    B. 流食
    C. 应用吗啡止疼
    D. 禁用生长抑素类药物
    E. 禁用抑肽酶

33. 患者，男性，58岁。患肝硬化病史10余年。今日因进食粗糙食团后出现急性上消化道大出血而急诊入院，入院时已伴休克。护士予以去枕平卧位。此体位主要目的是
    A. 防止窒息
    B. 减少出血
    C. 改善脑血供
    D. 降低脑耗氧
    E. 有利于止血

34. 患者，男性，65岁。患肝硬化病史近16年。今因疲乏、腹胀、食欲缺乏、下肢水肿前来就诊。体检可见相关的体征。肝硬化伴门静脉高压的特征性临床表现是
    A. 腹水、脾大、颈静脉怒张
    B. 高血压、腹水、脾大
    C. 肝大、脾不大、侧支循环开放
    D. 腹水、脾大、侧支循环开放

E．黄疸、腹水、肝大

35．肝硬化患者，曾反复住院治疗。此次因大量腹水、下肢水肿、食欲缺乏、恶心而再次入院。患者因高度腹胀，曾多次提出要将腹水放掉。护士向他解释，不宜大量放腹水的原因是可能会诱发

A．肝性脑病
B．脱水
C．上消化道出血
D．电解质紊乱
E．蛋白质丢失

36．患者，男性，42岁。平日常有上腹部隐痛、反酸、嗳气等。今日饮酒后突然感上腹部不适，随即呕出咖啡渣样物质，伴排黑便约100g，急来门诊急诊。上消化道出血最常见的原因是

A．胃癌
B．食管静脉曲张
C．贲门黏膜撕裂
D．消化性溃疡
E．胆道出血

37．患者，男性，常出现夜间上腹部烧灼样疼痛，进少量面食可缓解。2d来排柏油样便3次，最可能是

A．胃溃疡
B．十二指肠溃疡合并上消化道出血
C．胃癌
D．十二指肠溃疡
E．肝硬化合并上消化道出血

38．患者，男性，68岁。患肝硬化伴腹水12年。因呕血、黑便3d。在急诊室进行了输血、补液治疗，无意识障碍。本病此期最突出的临床表现是

A．腹水
B．黄疸
C．蜘蛛痣及肝掌
D．脾功能亢进
E．出血倾向

39．患者，男性，55岁。因"上消化道出血伴休克"入院。医嘱予以补液、止血治疗。下列表现中提示输血、输液速度可适当减慢的是

A．脉搏＞120次/分
B．收缩压＞100mmHg
C．血红蛋白＜80g/L
D．尿量＜20ml/h
E．呕吐物为暗红色

40．上消化道出血患者，血压10/6kPa（75/45mmHg），脉搏130次/分，面色苍白，神志恍惚，四肢厥冷，无尿，估计出血量为

A．300ml以下
B．300～500ml
C．500～1000ml
D．1000～1500ml
E．1500ml以上

【A₃/A₄型题】

（41～43题共用题干）

患者王某，既往有肝硬化病史10余年，近2个月来感腹胀明显、心慌、气短、呼吸困难。查体：腹部膨隆，状如蛙腹。B超检查示大量腹水。

41．请问王某腹水发生的主要原因是哪一项

A．水摄入过多
B．钠盐摄入过多
C．肾衰竭
D．心力衰竭
E．门静脉高压和血浆白蛋白降低

42．对王某的护理不正确的是

A．取半坐卧位休息
B．预防压疮
C．食盐摄入每日不超过2g
D．每日摄水量控制在1500ml左右
E．准确记录24h出入液量

43．如果给王某行腹腔穿刺放液，术后护理措施错误的是

A．观察穿刺点有无渗液
B．密切观察患者性格和意识状态的变化
C．如有腹水外溢，及时更换敷料
D．防止伤口感染
E．平卧休息4h

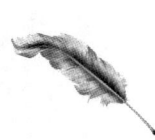

(44～46题共用题干)

患者，男，39岁，大量饮酒后突然出现中上腹持续性绞痛，伴频繁呕吐，呕吐物为食物及胆汁，呕吐后疼痛不减轻。查体：上腹压痛，腹肌紧张，反跳痛，肠鸣音1～2次/分，测血清淀粉酶1200U/L。

44．该患者可能的诊断是
  A．急性酒精中毒
  B．急性胃炎
  C．急性腹膜炎
  D．急性胰腺炎
  E．急性胆囊炎

45．禁食及胃肠减压的目的是
  A．缓解疼痛
  B．减少胃酸与食物刺激，从而减少胰液分泌
  C．减少呕吐
  D．预防感染
  E．减少胃黏膜的刺激

46．在病情观察中出现何种问题提示预后不良
  A．低钙血症
  B．白细胞增多
  C．血清淀粉酶增高
  D．尿淀粉酶增高
  E．血脂肪酶增高

(47～49题共用题干)

患者，男性，48岁。因大量饮酒后突然发生中上腹持续性胀痛，伴反复恶心、呕吐，呕吐物为胃内容物，来院急诊。查体：体温37.8℃，脉搏90次/分，呼吸18次/分，血压105/80mmHg，查血淀粉酶明显升高。

47．该患者最可能的诊断为
  A．急性胆囊炎、胆石症
  B．胃溃疡穿孔
  C．十二指肠球部溃疡
  D．急性胰腺炎
  E．肝癌结节破裂

48．该患者现存的最主要的护理问题是
  A．体液不足
  B．疼痛
  C．体温不高
  D．焦虑
  E．知识缺乏

49．首要的护理措施是
  A．监测生命体征
  B．遵医嘱补液输血
  C．禁食、胃肠减压
  D．应用抗生素
  E．解痉镇痛

(50～52题共用题干)

患者，男性，64岁。患肝硬化病史7年。今晨护理查房时，护士发现其口齿不清，情绪较入院时明显低沉，神志恍惚

50．应考虑患者出现
  A．脑出血
  B．脑血栓形成
  C．肺性脑病
  D．肾性脑病
  E．肝性脑病

51．该患者已有2d未排大便。目前应首先采取的护理措施是
  A．口服番泻叶
  B．生理盐水灌肠
  C．使用开塞露
  D．肥皂水灌肠
  E．水合氯醛灌肠

52．经积极治疗后，患者病情好转，神志清醒。此时其适宜的饮食是
  A．高蛋白、高糖饮食
  B．流质饮食
  C．植物蛋白饮食
  D．低钠饮食
  E．高维生素饮食

(53～56题共用题干)

患者，男性，62岁。乙型肝炎病史10年，近日出现呕血、柏油样便，继之神志恍惚来诊，检查：血压80/50mmHg，巩膜黄染，言语不清，定向力丧失，计算能力下降，幻觉出现，睡眠时间倒错，有扑翼样震颤，肌张力增高，脑电图异常，血红蛋白60g/L，血pH7.48，血清钾2.8mmol/L，血氨升高。

53．该患者处于肝性脑病哪期

A. 前驱期
B. 昏迷前期
C. 昏睡期
D. 浅昏迷期
E. 深昏迷期

54. 首先应采取以下哪一项治疗
A. 紧急输血
B. 降氨药物
C. 生长抑素
D. 酸化肠道
E. 补钾

55. 为进一步明确出血原因应首选哪项检查
A. X线钡餐
B. 内镜
C. 选择性动脉造影
D. 放射性核素
E. 腹部超声

56. 假设患者出现烦躁不安可给予
A. 吗啡
B. 水合氯醛
C. 哌替啶
D. 副醛
E. 地西泮

（57～59题共用题干）
患者，女性，40岁。上腹部不适4年，近1个月来进食后明显饱胀感，有时嗳气。血清学检查：抗壁细胞抗体阴性；胃镜检查：黏膜苍白，呈颗粒状，血管网显露

57. 该患者最可能的诊断是
A. 多灶性萎缩性胃炎
B. 慢性浅表性胃炎
C. 自身免疫性胃炎
D. 胃癌
E. 胃溃疡

58. 该患者行胃液分析时最可能的结果是
A. 胃酸分泌正常
B. 胃酸分泌降低
C. 胃酸分泌过高
D. 胃酸缺乏
E. 胃酸分泌轻度障碍

59. 假设该患者的胃液分析结果确实是胃酸分泌降低，则在饮食护理上，该患者宜选用以下哪一类饮食
A. 稀释肉汤、肉汁
B. 牛奶
C. 浓缩肉汤、肉汁
D. 菜泥
E. 面包

（60～65题共用题干）
患者，男性，45岁。3h前赴宴饮酒后出现中上腹部刀割样疼痛，并向腰背部呈带状放射。疼痛阵发性加重。伴恶心、呕吐，呕吐物为胃内容物及胆汁，呕吐后腹痛未减轻。入院诊断为急性胰腺炎

60. 对应该患者，紧急处理措施中应该首选
A. 解痉止痛
B. 观察病情
C. 心理护理
D. 胃肠减压
E. 使用抗生素

61. 目前护士应协助该患者取何种体位
A. 坐位
B. 弯腰屈膝侧卧位
C. 仰卧位
D. 俯卧位
E. 半卧位

62. 目前患者最主要的护理问题是
A. 焦虑恐惧
B. 体液不足
C. 知识的缺乏
D. 疼痛
E. 活动无耐力

63. 医嘱予以禁食。禁食在治疗急性胰腺炎中的目的是
A. 减轻患者呕吐
B. 减轻患者腹胀
C. 减轻患者腹痛
D. 减少胃酸分泌
E. 减少胰腺分泌

64. 假如患者突然出现休克、显著脱水、伴血钾、血镁、血钙降低，可能发生
A. 出血坏死性胰腺炎
B. 合并感染
C. 消化道出血

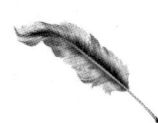

D．急性胃肠炎
E．胰腺脓肿
65．护士观察病情变化时，不应包括哪个项目
　　A．生命体征
　　B．神志变化
　　C．24h 出入量
　　D．血、尿淀粉酶
　　E．粪便隐血试验

四、简答题

1．慢性胃炎的致病因素有哪些？
2．叙述适合消化性溃疡患者的饮食要求。
3．肝硬化腹水的护理措施有哪些？
4．晚期肝硬化患者有哪些因素可诱发肝性脑病？
5．如何判断上消化道出血是在继续还是已停止？

（金立军　栾娈　谢亮球）

第五章 泌尿系统疾病患者的护理

第一节 泌尿系统疾病常见症状、体征及护理

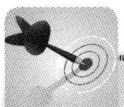

学习目标

通过本节内容的学习，学生应能
识记：
描述肾性水肿、多尿、少尿、无尿和尿路刺激征的概念、原因。
理解：
解释肾性水肿、肾性高血压、尿异常、尿路刺激征及肾区疼痛的护理评估内容，常用护理诊断/问题，护理措施；区分肾炎性水肿与肾病性水肿。
运用：
会运用护理程序为泌尿系统常见症状、体征的患者实施整体护理。

一、肾性水肿

肾性水肿（renal edema）是由肾疾病引起机体组织间隙有过多液体积聚而致组织肿胀，是肾小球疾病最常见的症状。

【护理评估】

（一）健康史

询问患者在发病前1～3周有无上呼吸道感染史；了解患者有无急性肾小球肾炎、急进性肾小球肾炎、慢性肾小球肾炎和肾病综合征等疾病，以及上述疾病的发病情况和治疗情况。

（二）身体状况

1. 水肿特点　肾性水肿分为两大类，即肾炎性和肾病性水肿。①肾炎性水肿：是由于肾小球滤过率下降，肾小管重吸收功能尚好，引起球-管失衡，导致水、钠潴留，毛细血管渗透压升高而出现的水肿，见于各型肾小球肾炎，急、慢性肾衰竭。水肿多从眼睑、颜面等组织疏松部位开始，晨起尤为明显，严重者波及全身。②肾病性水肿：是大量的蛋白尿造成血浆蛋白过低，血浆胶体渗透压降低而引起的水肿，见于肾病综合征。水肿多从下肢部位开始，为中度或重度水肿，严重者可出现胸腔积液、腹水。

2. 伴随症状　有无高血压、血尿、头晕、乏力、呼吸困难、心率增快、发热等伴随症状。

3. 身体评估　评估水肿的范围、程度，使其加重或减轻的因素，全身营养、皮肤状况。

（三）心理评估

肾性水肿发展到中重度时会影响到患者的精神状况，尤其是出现胸腔积液或腹水时，患者

会因为呼吸困难而感到紧张、焦虑、烦躁不安。病程较长者还会因经济负担的增加而加重心理负担,甚至中断或放弃治疗。

(四) 辅助检查

了解患者的尿常规、尿蛋白定性和定量检查、血清电解质、肾功能检查等各项指标有无异常。

【护理诊断/问题】

1. 体液过多　与水、钠潴留或低蛋白血症有关。
2. 有皮肤完整性受损的危险　与皮肤水肿引起的皮肤营养不良及抵抗力下降有关。

【护理目标】　患者水肿减轻或完全消退,无皮肤破损或感染发生。

【护理措施】

(一) 一般护理

1. 休息与活动　轻度水肿者多卧床休息;严重水肿者应卧床休息,取平卧位以增加肾血流量,减轻水、钠潴留。

2. 饮食护理　①钠盐:给予少盐饮食,以 2~3g/d 为宜。②水:视水肿程度和尿量决定液体的入量。患者尿量 > 1000ml/d 时,不需严格限水,但不可过多饮水;患者尿量 < 500ml/d 或有严重水肿时,需限制水摄入量,重症者量出为入,即每日液体入量不超过前一日 24h 尿量加上不显性失水量(约为 500ml)。③蛋白质:低蛋白血症导致的水肿患者若无氮质潴留,可给予 1.0g/(kg·d) 的优质蛋白饮食,如牛奶、鸡蛋、瘦肉、鱼肉等,但不可给予高蛋白饮食;有氮质血症的水肿患者应限制蛋白质摄入量,一般给予 0.6~0.8g/(kg·d) 的优质蛋白;慢性肾衰竭患者依据肾小球滤过率(GFR)调节蛋白质摄入量,当 GFR < 50ml/min 时,应限制蛋白质摄入量。④热量:低蛋白饮食的患者每日供给不低于 126kJ/(kg·d),即 30kcal/(kg·d),以免引起负氮平衡。

(二) 皮肤护理

1. 床铺保持平整、干燥、清洁,贴身衣裤应柔软、宽松、勤换洗,避免穿紧身衣物。
2. 卧床休息时,应抬高下肢,勤更换体位,必要时用软垫支撑受压部位;活动时注意安全,避免皮肤受损。
3. 用热水袋取暖时,做好保护措施,避免烫伤皮肤。
4. 严重水肿患者应避免肌内注射,静脉穿刺拔针后,用无菌棉球按压穿刺部位,防止药液从针口渗漏,损伤皮肤。

(三) 病情观察

1. 定期测量体重,准确记录 24h 液体出入量,观察水肿消长情况;注意有无胸腔、腹腔和心包积液、急性左心衰竭等表现。
2. 观察生命体征,尤其是血压变化,如有无剧烈头痛、恶心、呕吐、视物模糊、神志不清、抽搐等高血压脑病的表现。
3. 观察尿常规、肾功能、血清电解质及血浆蛋白的变化情况。

(四) 用药护理

遵医嘱使用利尿剂,观察药物的疗效及不良反应。监测血清电解质和酸碱平衡情况,观察有无低钾血症(肌无力、腹胀、恶心、呕吐及心律失常等)表现;观察有无低钠血症(无力、恶心、肌痛性痉挛、嗜睡和意识淡漠)的表现;观察有无低氯性碱中毒(呼吸浅慢、手足抽搐、肌痉挛等)表现。大量使用呋塞米利尿时可导致有效血容量不足,出现恶心、直立性眩晕、口干、心悸等症状。呋塞米等强利尿剂具有耳毒性,可引起耳鸣及听力丧失。

(五) 心理护理

关心、同情患者的不适,帮助患者树立信心,鼓励患者参加适当的社交和娱乐活动,或根据自己的爱好听音乐、做阅读、练习书法等分散注意力,减少不良情绪。

(六)健康指导

告知患者和家属水肿出现的原因,解释饮食对控制水肿的重要性,让患者依据病情自觉控制水与盐的摄入;教会患者如何观察水肿的变化、保护水肿部位皮肤的方法、用药后疗效与不良反应观察。

【护理评价】

患者水肿是否减退或消失;皮肤未发生损伤或感染。

二、肾性高血压

肾性高血压(renal hypertension)是由于肾疾病所导致的高血压,是继发性高血压中最常见的病变,且高血压的严重程度与肾疾病的严重程度及其预后密切相关。

【护理评估】

(一)健康史

患者有无急、慢性肾小球肾炎、慢性肾盂肾炎、慢性肾衰竭、间质性肾炎与肾动脉病变等,间质性肾炎,急、慢性肾衰竭与肾动脉病变等。

(二)身体状况

1. 肾性高血压的特点

(1)按病因分为:肾血管性、肾实质性两类。①肾血管性:较少见,由单侧或双侧肾动脉狭窄引起,高血压程度重,易发展为急进性高血压;②肾实质性:较多见,多由慢性肾盂肾炎,急、慢性肾小球肾炎,慢性肾衰竭等肾实质性疾病引起。

(2)按发生机制分为:容量依赖型、肾素依赖型。①容量依赖型:高血压的发生与水、钠潴留导致的血容量增加有关,如急、慢性肾炎等,限制水、钠摄入或增加水、钠排泄可改善症状。②肾素依赖型:因肾素-血管紧张素-醛固酮系统被激活、体内扩张血管物质活性降低而引起,应用血管紧张素转换酶抑制剂与钙通道阻滞剂可使血压下降。多见于肾血管疾病及少数慢性肾衰竭晚期患者。肾实质性高血压中80%以上为容量依赖型,10%左右为肾素依赖型。

(3)伴随症状 有无水肿、少尿、血尿、蛋白尿、贫血等。

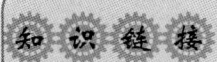

肾内分泌功能,肾素依赖型高血压的机理

肾分泌的内分泌激素主要有肾素、前列腺素、激肽类物质,1,25-二羟维生素 D_3 及促红细胞生成素。肾素是肾小球旁器的球旁细胞分泌颗粒内的一种成分,能使血浆中的血管紧张素原变成血管紧张素 I,后者再经一系列酶的催化生成血管紧张素 II,它的作用就是收缩血管,升高血压。肾素-血管紧张素系统是机体维持血压的重要机制之一。

肾素依赖型高血压的机理为肾内灌注压降低、肾实质疾病等,都能使球旁细胞释放大量肾素,引起血管紧张素 I 活性增高,全身小动脉管壁收缩而产生高血压。肾素及血管紧张素 I 又能促使醛固酮分泌增多,导致水钠潴留,使血容量进一步增加,从而加重高血压。由于肾实质损害后激肽释放酶及前列腺素的释放减少,这些舒张血管物质的减少也是高血压形成的重要因素。

2. 身体评估 评估患者发病年龄、血压水平,有无眼底、心脏、脑、血管等并发症发生。对肾血管性高血压者,注意上腹部或背部肋脊角处是否出现血管杂音。

(三)心理评估

患者可因头痛、头晕等症状产生焦虑情绪,尤其是出现心脏、脑、大血管等严重并发

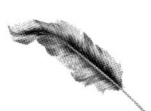

症　时，容易出现恐惧心理；部分患者因担心病情恶化和疾病预后，丧失治疗信心，产生抑郁。

（四）辅助检查

了解肾功能、尿液检查、影像学检查、肾穿刺活组织检查、肾动脉造影等结果有无异常。

【护理诊断/问题】

1．疼痛：头痛　与血压升高导致的高血压脑病等有关。

2．有受伤的危险　与头晕、视物模糊或意识改变有关。

3．知识缺乏：缺乏自我监测血压的能力和高血压自我保健知识。

4．潜在并发症：心力衰竭、肾衰竭、急性脑血管病。

【护理目标】

患者血压平稳，头痛减轻或消失；无意外发生；能增进保健知识，无并发症或并发症延迟出现。

【护理措施】

（一）一般护理

1．休息与活动　一般患者可按时进行体育锻炼，如散步、做体操、打太极拳等，但应以不感觉疲劳为原则，运动量要适度，根据自身体力情况，不要在短时间内大运动量锻炼；重症患者，如肾功能不全或血压过高者应限制运动；保持排便通畅，以防血压骤升。

2．饮食护理　①限制钠盐摄入，饮食应以清淡为宜，少吃咸食，食入过多会使血管硬化和血压升高。②应该戒烟、戒酒，避免进食刺激性食物及饮料。③适量摄入蛋白质和热量，限制动物脂肪的摄入。

（二）病情观察

严密监测血压变化，如服药治疗的高血压患者应该测量降压药作用最弱时点的血压（晨起后血压）、最强时点的血压（傍晚血压）和临睡前血压；密切观察尿的变化，如每日尿量、尿常规、肌酐、尿素氮的结果等。

（三）用药护理

告知患者遵医嘱服用降压药物，用药过程中密切观察患者的血压、脉搏、呼吸、尿量、电解质等变化，防止低血压和电解质紊乱，以便及时评估药物疗效和不良反应。

（四）心理护理

向患者说明情绪对血压的影响，鼓励患者说出自己的感受，帮助患者缓解紧张、焦虑情绪，对于慢性肾性高血压患者要树立信心，积极配合治疗。

（五）健康指导

①使患者了解肾性高血压的诱因、原因、症状及危害，控制高血压的重要性。②指导患者掌握休息、饮食的注意事项，活动及体位改变时动作应缓慢。③让患者和家属掌握服用药物的名称、作用与不良反应，按时服药。④保持情绪稳定，避免喜忧过度。

【护理评价】　患者血压是否控制平稳，未发生并发症或并发症延迟出现。

三、尿异常

尿异常（abnormal urine）是指尿量异常和尿质异常。尿量异常包括多尿、少尿和无尿。尿质异常有蛋白尿、血尿、白细胞尿、脓尿、菌尿和管型尿等。

【护理评估】

（一）健康史

询问患者有无泌尿系统疾病，如急慢性肾炎、肾衰竭、肾盂肾炎、泌尿系统结核、结石、肿瘤，以及感染性疾病、药物不良反应等；有无全身性疾病，如糖尿病、尿崩症、血容量不足等；了解患者发病前是否有过剧烈运动。

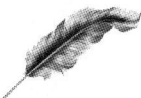

（二）身体状况

1．尿异常的特点

（1）尿量异常：正常成人每日尿量为1000～2000ml，平均约1500ml。如每日尿量＞2500ml为多尿（polyuria）；每日尿量＜400ml为少尿（oliguria）；每日尿量＜100ml为无尿（anuria）；夜间尿量超过白天尿量或夜间尿量超过750ml，称为夜尿增多。

（2）尿质异常：①蛋白尿：尿中蛋白含量持续超过150mg/d，蛋白质定性试验呈阳性反应，称为蛋白尿。持续超过3.5g/d或50mg/（kg·d），称为大量蛋白尿。②血尿：新鲜尿沉渣每高倍视野红细胞＞3个或1小时尿红细胞计数超过10万，称为镜下血尿；尿外观呈血样或洗肉水为肉眼血尿。③白细胞尿、脓尿和菌尿：新鲜离心尿液每高倍视野白细胞＞5个，或新鲜尿液白细胞计数超过40万，称为白细胞尿或脓尿。菌尿指中段尿细菌培养计数超过10^5/ml。④管型尿：尿中管型是由蛋白质、细胞或其碎片在肾小管内凝聚而成，包括细胞管型、颗粒管型、透明管型等。若12h内尿沉渣计数管型超过5000个，或镜检发现大量除透明或颗粒管型外的其他管型，称为管型尿。

（3）伴随症状：评估患者有无水肿、心悸、乏力、呼吸困难、腰痛及体重改变等伴随症状。

2．身体评估　评估患者的营养状态、皮肤黏膜情况、精神状态等。

（三）心理评估

尿量异常或尿质异常往往病程较长，且容易反复，可影响到患者日常生活，加重思想负担，出现焦虑、恐惧心理，甚至产生消极、悲观情绪。

（四）辅助检查

尿常规、肾功能、血清电解质、影像学等检查，有助于了解尿异常性质及肾功能。

常见护理诊断/问题、护理目标、护理措施及护理评价参见本节"肾性水肿"。

四、尿路刺激征

尿路刺激征（urinary irritation symptoms）是膀胱颈与膀胱三角区受炎症或机械刺激引起的尿频、尿急、尿痛，常伴有排尿不尽及下腹坠痛。

【护理评估】

（一）健康史

询问患者近期有无留置导尿、尿路器械检查史，有无妇科炎症，是否处于妊娠期等；了解患者有无泌尿道感染、结核、结石、肿瘤及前列腺增生等病史。

（二）身体状况

1．尿路刺激征的特点　尿频表现为尿意频繁，但每次尿量不多；尿急表现为有尿意，尿急难忍，须立即排尿，常伴有尿频与尿失禁；尿痛表现为排尿时会阴部、耻骨上及尿道内疼痛或烧灼感。①膀胱炎导致的尿路刺激征：可迅速出现排尿困难，伴有尿液浑浊、异味或血尿，一般无全身感染症状；②膀胱结核引起者，除尿频外，多伴有尿痛、脓尿、血尿等，后期随着膀胱挛缩及纤维化，症状逐渐加重。③肾盂肾炎导致的尿路刺激征：分为急性和慢性两种。急性者多见于育龄期女性，全身症状明显，体温多在38℃以上；腰部呈钝痛或酸痛，肋脊角或输尿管点可有压痛及肾区叩击痛。慢性者症状不典型，半数以上有急性肾盂肾炎病史，后出现低热、间歇性尿频、排尿不适及夜尿增多、低比重尿等，有时仅表现为无症状性菌尿。

2．伴随症状　有无发热、肾区有无压痛、叩击痛、尿道口有无红肿、渗出物等。

3．身体评估　评估患者的精神、营养状况。

（三）心理评估

由于尿路刺激征反复发作出现不适，患者容易出现紧张、焦虑等心理反应；部分患者由于尿

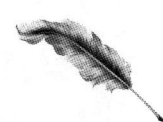

失禁而产生自卑心理,出现社交障碍;或因工作忙、症状相对较轻而不予重视,导致症状迁延不愈转化为慢性。

(四)辅助检查

尿液和尿细菌培养等检查,可了解尿路感染的性质、程度;影像学检查,可明确肾大小、外形,以及尿路畸形或梗阻等改变,判断肾结构和功能有无异常。

【护理诊断/问题】

1．排尿型态异常:尿频、尿急、尿痛　与炎症刺激膀胱有关。

2．焦虑　与尿路刺激征引起不适有关。

【护理目标】　患者尿路刺激征减轻或消失。

【护理措施】

(一)一般护理

1．急性发作期应多卧床休息,取合适的体位缓解疼痛,协助患者满足生活所需;缓解期,鼓励患者参与力所能及的活动,以自己能耐受为度。

2．在无禁忌证的情况下鼓励患者多饮水、勤排尿,达到冲洗尿路、促进细菌和炎性分泌物排泄的目的。尿路感染患者每日饮水量不少于2000ml,保证每日尿量在1500ml以上。

3．加强个人卫生管理,如加强会阴部清洗,尤其女性患者月经期更应注意会阴部清洁,以减少感染的机会。

(二)病情观察

观察体温变化、全身症状、营养状况等;观察尿频次数,尿急程度,尿痛部位、性质和程度有无改变,尤其是膀胱结核后期,膀胱刺激征更明显或出现反复;监测血尿、细菌尿、肾形态改变,以及肾区、输尿管及尿道口疼痛等。

(三)疼痛护理

尿痛患者可局部按摩或热敷下腹部缓解疼痛;也可采用分散注意力的方法,如聊天、听音乐等。

(四)用药护理

嘱患者按时、按量、按疗程服用抗生素,勿随意停药。结核患者需要早期全程抗结核治疗。口服碳酸氢钠,可碱化尿液,缓解症状。尿路刺激征明显者,遵医嘱给予阿托品、普鲁苯辛等抗胆碱能药物,治疗过程中观察药物疗效及不良反应。

(五)心理护理

向患者解释治疗的重要性与治疗效果,鼓励病患者积极配合治疗和护理;鼓励其表达内心感受,对患者的痛苦表示理解和同情,多关心、多沟通,帮助患者建立支持系统,从而减少紧张、焦虑情绪。

(六)健康指导

指导患者多饮水、勤排尿,便后清洗外阴;加强营养,避免劳累,增强机体抗病能力。

【护理评价】　患者尿路刺激征是否减轻或消失。

五、肾区疼痛

肾区疼痛(renal area pain)是指肾盂、输尿管内张力增高或包膜受牵拉所致,表现为肾区胀痛或隐痛、压痛和叩击痛。

【护理评估】

(一)健康史

询问患者有无肾或附近组织的炎症、肿瘤等疾病,如急慢性肾炎、肾盂肾炎、肾周围脓肿、肾血管栓塞或血栓形成、肾肿瘤等;有无泌尿系结石;肾区有无受过外力作用等。

（二）身体状况

1. **肾区疼痛特点** 肾组织本身病变不引起肾区疼痛，但因肾急剧增大，肾包膜受到牵拉或包膜本身炎症而导致疼痛。急慢性肾炎、肾盂肾炎、肾周围脓肿引起肾区钝痛或胀痛；肾结石、输尿管结石呈间歇性肾区疼痛或肾绞痛，疼痛常突然发作，向下腹、外阴及大腿内侧放射。

2. **伴随症状** 是否伴有恶心、呕吐、面色苍白、大汗淋漓、肉眼血尿等；评估肾区有无包块、压痛、叩击痛，输尿管走行区有无压痛等。

3. **身体评估** 评估肾区疼痛的起病缓急、病程、部位、性质、持续时间等，评估患者的精神状态、有无贫血等。

（三）心理评估

持续的疼痛和不适，影响患者的日常活动和睡眠，使患者产生紧张、不安、焦虑情绪，剧烈绞痛使患者产生恐惧心理。

（四）辅助检查

了解尿常规、尿细菌培养、肾功能、影像学检查等有无异常。

【护理诊断/问题】 疼痛：肾区疼痛 与肾炎、肾盂肾炎、结石、肿瘤等有关。

【护理目标】 患者肾区疼痛逐渐减轻或消失。

【护理措施】

（一）一般护理

疼痛时停止活动，卧床休息，避免从事重体力劳动，保证充足的休息和睡眠；泌尿系统感染者，应多饮水，起到冲洗尿道的作用；保证营养，适当锻炼，增强抵抗力。

（二）病情观察

观察体温变化和全身反应，密切观察肾区疼痛的性质和部位、尿液变化及肾功能情况等。

（三）疼痛护理

肾区或膀胱区疼痛者，可进行局部按摩或热敷以缓解疼痛；分散患者注意力，根据其兴趣爱好，选择娱乐活动；针灸肾俞穴、三阴交等穴位，起到止痛作用。对高热、头痛及腰痛者，遵医嘱给予退热止痛剂，注意观察药物的不良反应。

（四）心理护理

轻微疼痛，告诉患者转移注意力的方法，起到缓解疼痛作用，多沟通解释以消除紧张、焦虑的情绪。疼痛剧烈时，紧握患者双手或轻抚、安慰患者，鼓励家人给予关心、支持。

（五）健康指导

告诉患肾区疼痛的原因，要积极配合给以病因治疗。

【护理评价】 患者肾区疼痛逐渐减轻或消失。

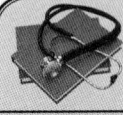

小 结

泌尿系统疾病常见的症状和体征有肾性水肿、肾性高血压、尿异常、膀胱刺激征以及肾区疼痛等。肾性水肿是肾小球疾病最常见的症状，分为肾炎性水肿和肾病性水肿两类；肾性高血压是一种继发性高血压，按发病机制不同分为容量依耐性和肾素依耐性类型；尿异常包括质的异常和量的异常，前者主要有蛋白尿、血尿、白细胞尿（脓尿）、菌尿和管型尿，后者有少尿、多尿、无尿和夜尿；膀胱刺激征包括尿频、尿急、和尿痛；肾区疼痛表现为肾区胀痛或隐痛、压痛和叩击痛。

（丁建华）

第二节 肾小球疾病患者的护理

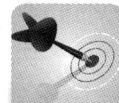

学习目标

通过本节内容的学习，学生应能
识记：
复述急性肾小球肾炎、慢性肾小球肾炎、肾病综合征的概念、病因、治疗要点。
理解：
分析急性肾小球肾炎、慢性肾小球肾炎、肾病综合征的发生机制、临床表现，区分三者的临床表现。
运用：
分别能为急性肾小球肾炎、慢性肾小球肾炎、肾病综合征患者实施整体护理及正确的健康指导。

一、概述

肾小球疾病是一组以血尿、蛋白尿、水肿、高血压和不同程度的肾功能损害等为主要临床表现的一组疾病，其病因、发病机制、病理、病程和预后不尽相同，且主要侵犯双侧肾小球的疾病。按发病原因可分为原发性、继发性及遗传性。原发性肾小球疾病多数病因不清，占肾小球疾病的大多数，是我国引起慢性肾衰竭的主要病因。本节主要叙述原发性肾小球疾病。

【原发性肾小球病的分类】

1．临床分型　根据国内1992年原发性肾小球病分型标准分为：急性肾小球肾炎、急进性肾小球肾炎、慢性肾小球肾炎、隐匿性肾小球肾炎[无症状性血尿或（和）蛋白尿]、肾病综合征。

2．病理分型　依据1995年世界卫生组织分类标准分为：轻微性肾小球病变、局灶性节段性肾小球病变、弥漫性肾小球肾炎、未分类的肾小球肾炎。其中弥漫性肾小球肾炎又分为膜性肾病、增生性肾炎、硬化性肾小球肾炎。本章后面述及的微小病变型肾病隶属于轻微性肾小球病变，局灶性节段性肾小球肾炎和局灶性肾小球硬化均隶属于局灶性节段性肾小球病变。

【发病机制】　多数肾小球病是免疫介导性炎症疾病。一般认为，免疫机制是肾小球病的始发机制，同时又有炎症介质的参与，最后导致肾小球损伤并出现临床症状。在疾病进展过程中也有非免疫、非炎症机制参与。

1．免疫反应　体液免疫通过在血液循环中形成循环免疫复合物（CIC）和在肾局部形成原位免疫复合物而致病。细胞免疫可否直接诱发肾炎一直未得到证实，近年来的肾炎动物模型提供了细胞免疫证据。

2．炎症反应　免疫反应导致炎症反应而致病，炎症反应需要炎症细胞及炎症介质的参与。炎症细胞包括单核-巨噬细胞、中性粒细胞、嗜酸性粒细胞、血小板及肾小球固有细胞等；炎症介质有生物活性肽、生物活性酯、血管活性胺、补体、凝血及纤溶系统因子、细胞黏附因子等。

3．非免疫机制　在疾病的慢性进展过程中存在非免疫机制的参与，如大量蛋白尿可作为独立致病因素使肾病变加重。肾小球疾病合并高血压及在肾功能不全时蛋白质、磷摄入过多可导致或促进肾小球硬化。高脂血症是加重肾小球损伤的重要因素。

【临床表现】

1．蛋白尿　如果尿蛋白＞150mg/d且尿蛋白定性为阳性，称为蛋白尿。如果尿蛋白＞3.5g/d，则称为大量蛋白尿。肾小球的滤过膜屏障包括分子屏障和电荷屏障，其中电荷屏障损伤时尿中以

排出白蛋白为主，分子屏障破坏时，尿中出现除白蛋白以外的更大分子的血浆蛋白，如免疫球蛋白、α-巨球蛋白及 C_3 等。

2. 血尿　离心后尿沉渣镜检每高倍视野红细胞＞3个为血尿，1L尿中含1ml血即呈现肉眼血尿。无痛性、全程性血尿是肾小球病特别是肾小球肾炎常见的表现，可呈镜下或肉眼血尿，为持续性或间发性。多伴蛋白尿、管型尿，如血尿伴较大量蛋白尿和（或）管型尿，多提示肾小球源性血尿。

3. 水肿　肾性水肿的基本病理生理改变为水、钠潴留。根据机制不同可分为两类：①肾病性水肿：主要由于大量蛋白尿造成血浆蛋白过低，血浆胶体渗透压下降，液体从血管内渗入组织间隙而产生水肿。此外，肾素-血管紧张素-醛固酮、抗利尿激素及一些原发于肾内的水、钠潴留因素均对肾性水肿起一定作用。②肾炎性水肿：由于肾小球滤过率下降，肾小管的重吸收功能正常而导致球-管失衡和肾小球滤过分数下降导致水、钠潴留。肾病性水肿组织间隙蛋白含量低，水肿多从下肢开始；肾炎性水肿组织间隙蛋白含量高，水肿多从眼睑、颜面部开始。

4. 高血压　肾小球病常伴高血压，慢性肾衰竭患者90%出现高血压。持续存在的高血压可加速肾功能恶化。肾小球病高血压的发生机制：①水、钠潴留：是引起容量依赖性高血压的原因。②肾素分泌增多：是引起肾素依赖性高血压的原因。③肾内降压物质分泌减少：如肾内激肽释放酶-激肽、前列腺素生成减少，均是导致肾性高血压的原因。

5. 肾功能损害　急进性肾小球肾炎常导致急性肾衰竭，部分急性肾小球肾炎患者可有一过性肾功能损害，慢性肾小球肾炎及某些肾病综合征可发展为慢性肾衰竭。

肾小球病的临床表现如以炎症病变为主，则常表现为肾炎综合征（血尿、蛋白尿、高血压），若炎症病变不明显，则常表现为肾病综合征（大量蛋白尿、低蛋白血症、明显水肿、高脂血症）。肾小球病的诊断首先要根据临床表现做出初步诊断，通过肾穿刺活检再进一步确定其病理类型。由于急进性肾小球肾炎和隐匿性肾小球肾炎临床比较少见，所以本节不做重点介绍。

二、急性肾小球肾炎

急性肾小球肾炎（acute glomerulonephritis，AGN）简称急性肾炎，是以急性肾炎综合征为主要临床表现的一组疾病。其特点是急性起病，出现血尿、蛋白尿、水肿和高血压，可伴一过性氮质血症。本病多见于儿童，男性多于女性，大部分预后良好，部分病例迁延转入慢性肾炎。

【病因及发病机制】　本病常发生于β-溶血性链球菌"致肾炎菌珠"引起的上呼吸道感染（如扁桃体炎）、猩红热或皮肤感染（脓疱疮）后，感染导致机体产生免疫反应而引起双侧肾弥漫性的炎症反应。发生机制是链球菌的细胞壁成分或某些分泌蛋白刺激机体产生抗体，形成循环免疫复合物沉积于肾小球而致病。同时，肾小球内的免疫复合物又可激活补体，引起肾小球内皮细胞及系膜细胞增生，并吸引中性粒细胞及单核细胞浸润，导致肾病变（图5-2-1）。

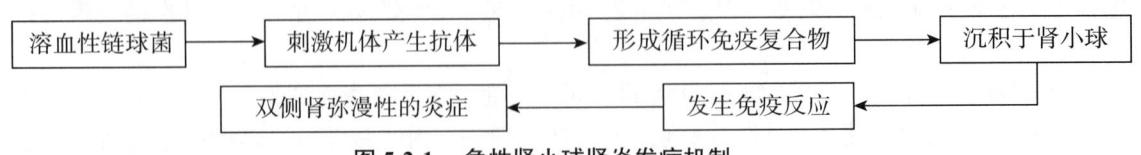

图 5-2-1　急性肾小球肾炎发病机制

【临床表现】　前驱感染后常有1～3周（平均10天）的潜伏期。表现为镜下血尿及血清补体异常。重者表现为少尿型急性肾衰竭。大多预后良好，在数月内治愈。

本病典型者具有以下表现：

1. 血尿和蛋白尿　几乎所有患者均有不同程度的血尿，且常为首发症状或患者就诊的原因。约50%～70%的患者有肉眼血尿，肉眼血尿1～2周后转为镜下血尿，镜下血尿持续时间长，常6个月消失，少数患者可持续1～3年才完全消失。可伴有轻、中度蛋白尿，少数可呈大量蛋白尿。

2. 水肿　常为起病的初发表现，表现为晨起眼睑水肿或伴有下肢凹陷性水肿，严重者可波及全身。

3. 高血压　约80%患者出现一过性、中度高血压，常与水、钠潴留有关，利尿后血压可逐渐恢复正常。少数患者可出现严重高血压，甚至高血压脑病。

4. 肾功能损害　部分患者可因少尿出现一过性轻度氮质血症，一般于1～2周后尿量逐渐增加，极少数患者可表现为急性肾衰竭。

【辅助检查】

1. 尿液检查　几乎全部患者均有镜下血尿。尿蛋白多为＋～＋＋，20%患者可以出现大量蛋白尿。尿沉渣中可有红细胞管型、颗粒管型等。

2. 血清总补体及补体C_3　发病初期下降，8周以内恢复正常，对本病诊断意义很大。血清抗链球菌溶血素"O"滴度可增高或正常。

3. 肾功能检查　可有内生肌酐清除率降低，血肌酐及尿素氮可短期或持续升高。

【治疗要点】

本病治疗以休息、对症治疗为主。本病为自限性疾病，不宜用糖皮质激素及细胞毒性药物。急性肾衰竭患者应予透析。

1. 对症治疗　包括利尿消肿、降压，预防心、脑并发症。休息、低盐饮食和利尿后高血压控制仍不满意时，可加降压药物。

2. 控制感染灶　以往主张用青霉素或其他抗生素10～14天，但其必要性现有争议。反复发作的慢性扁桃体炎，病情稳定后可做扁桃体摘除术，手术前后2周须注射青霉素。

3. 透析治疗　发生急性肾衰竭者有透析指征时，应及时短期透析治疗，帮助患者渡过急性期，肾功能可逐渐恢复。

4. 中医中药治疗　治疗要针对风寒、水湿、清热解毒、凉血、止血等。

【护理诊断/问题】

1. 体液过多　与肾小球滤过率下降、水、钠潴留有关。

2. 活动无耐力　与水肿、高血压等有关。

3. 潜在并发症：左心衰竭、高血压脑病、急性肾衰竭。

【护理措施】

（一）一般护理

1. 休息与活动　急性期应绝对卧床休息，以增加肾血流量和减轻肾负担。待肉眼血尿消失，水肿消退，血压恢复正常，可逐渐增加活动量。

2. 饮食护理　应给富含维生素的低盐饮食（3g/d以下）。肾功能正常者不须限制蛋白质入量，氮质血症时应限制蛋白质摄入，以优质动物蛋白为主（如瘦肉、鱼、鸡蛋）。急性肾衰竭少尿者应限制液体入量。另外，饮食应注意热量充足、易于消化和吸收。

（二）病情观察

准确记录24h出入量。观察水肿的范围、程度，有无胸水、腹水，有无呼吸困难、肺部湿啰音等急性左心衰竭的表现；观察血压动态变化，监测有无头痛、呕吐、颈项强直等高血压脑病的表现；观察尿及肾功能的变化，及早发现有无肾衰竭的可能。

（三）用药护理

在使用降压药的过程中，应注意定时、定量服用，监测血压变化，嘱患者防止眩晕及直立性低血压。

（四）心理护理

患者尤其是儿童对长期的卧床会产生忧郁、烦躁等心理反应，加上对血尿、蛋白尿是否会恶化的担心，都加重了精神负担。所以应多关心患者，随时注意患者的情绪变化和精神需要，使患

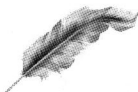

者能以愉快、乐观的态度接受治疗。

【健康指导】

1．预防指导　平时加强锻炼，增强体质。注意个人卫生，防止感染。有上呼吸道或皮肤感染时，应及时治疗。注意休息和保暖，限制活动量。

2．生活方式指导　急性期严格卧床休息，按照病情进展调整作息制度。掌握饮食护理的意义及原则，遵循饮食计划。指导患者及其家属掌握本病的基本知识和护理方法，消除各种不利因素，防止疾病加重。增强战胜疾病的信心，保持良好的心情，积极配合治疗。

3．用药指导　按医嘱正确使用抗生素、利尿药及降压药等，掌握不同药物的名称、剂量、给药方法，观察各种药物的疗效和不良反应。

三、慢性肾小球肾炎

慢性肾小球肾炎（chronic glomerulonephritis，CGN）简称慢性肾炎，是指起病方式不同，病情迁延，病变缓慢进展，最终发展成慢性肾衰竭的肾小球疾病。临床表现为蛋白尿、血尿、水肿、高血压和肾功能损害。慢性肾炎具有多种病理类型，疾病表现可多样化。

【病因及发病机制】　大多数慢性肾炎的病因不清，仅少数由急性肾炎发展而来，多数患者起病即属慢性肾炎。一般认为本病的起始因素为免疫介导性炎症，非免疫、非炎症因素在慢性肾炎的发生与发展中也占有重要作用。

【临床表现】　慢性肾炎以中、青年多见，男性多于女性。多数起病缓慢、隐匿，部分患者可无症状。主要表现为：

1．蛋白尿　是慢性肾炎必有的临床表现，尿蛋白定量常为 1～3g/d。

2．血尿　多为镜下血尿，尿沉渣有较多颗粒管型，急性发作时血尿明显。

3．水肿　轻、中度水肿，晨起以眼睑、颜面水肿为重。

4．高血压　可为轻度或持续的中度高血压。上述情况可持续数年甚至数十年。

5．肾功能呈进行性损害　可因感染、劳累、血压升高或肾毒性药物而急剧恶化，去除诱因肾功能可在一定程度上恢复。

【辅助检查】

1．尿液检查　尿蛋白 +～+++，尿蛋白量常在 1～3g/d，尿中可有多形性红细胞及颗粒管型等。

2．血液检查　部分患者可有血浆白蛋白降低，血脂可升高。肾功能不全的患者可有内生肌酐清除率下降，血尿素氮、肌酐增高。患者出现贫血，血红蛋白下降。

3．B 超检查　双肾可有结构紊乱、缩小等改变。

4．肾活检　可以确定病理类型。

【治疗要点】　慢性肾炎的治疗目标是防止或延缓肾功能进行性恶化、改善症状及防治并发症。

1．一般治疗　①避免加重肾损害的因素，如劳累、感染、妊娠及肾毒性药物（如氨基糖苷类抗生素）等。②限制食物中蛋白质及磷的摄入量，低蛋白及低磷饮食可减轻肾小球内高压力、高灌注及高滤过状态，延缓肾小球硬化。

2．对症治疗　主要是降压治疗，患者应限盐，有明显水、钠潴留的容量依赖性高血压患者选用噻嗪类利尿剂。对肾素依赖型高血压首选血管紧张素转化酶抑制剂（ACEI），也可用血管紧张素Ⅱ受体拮抗剂。还可选钙离子拮抗剂和β受体阻断剂。ACEI 还有降尿蛋白和延缓肾功能恶化的作用。

3．特殊治疗　长期用血小板解聚药，可改善微循环，延缓肾衰退。双嘧达莫（潘生丁）用量为 300～400mg/d，小剂量的阿司匹林 40～300mg/d，具有抗血小板聚集的作用。如患者肾功能正常，病理类型较轻，尿蛋白较多，无禁忌者可试用糖皮质激素及细胞毒性药物。

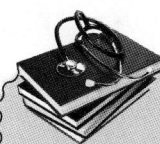

案例 5-1

患者，李某，女，63岁。2周前出现感冒，近日病情加重，出现头晕、头痛，视物模糊，收入肾内科病房，尿蛋白（+ ~ ++），检查肾功能，血肌酐163μmol/L。25年前，李女士因感冒后出现双眼睑轻度水肿，伴腰酸、乏力，到当地医院就诊，诊断为"肾炎"，后给予抗炎等对症治疗，症状未见缓解，其后间断服药治疗，效果不明显。

问题与思考：
1. 目前患者最主要的护理问题是什么？
2. 应该采取哪些护理措施？

【常用护理诊断 / 问题】

1. 体液过多　与肾小球滤过率下降导致水、钠潴留有关。
2. 营养失调：低于机体需要量　与摄入量减少、尿蛋白丢失及肾功能损害导致蛋白质摄入不足有关。
3. 有感染的危险　与大量蛋白质丢失，机体抵抗力下降及免疫功能减退有关。
4. 知识缺乏：缺乏慢性肾炎防治及预后等知识。
5. 潜在并发症：慢性肾衰竭。

【护理措施】

（一）一般护理

1. 休息与活动　慢性肾炎患者每日在保证充分休息和睡眠的基础上，应有适度活动。尤其是肥胖者应通过活动减轻体重，以减少肾和心脏的负担。但对病情急性加重及伴有血尿、心力衰竭或并发感染的患者，应限制活动。

2. 饮食护理　发生氮质血症时应帮助患者制订合理的饮食计划。①蛋白质的摄入量为0.6 ~ 0.8g/（kg·d），其中以动物蛋白质为主，同时应补充必需氨基酸。②饱和脂肪酸和非饱和脂肪酸比为1∶1，以避免血脂升高，其余热量由糖供给。③盐的摄入量为1 ~ 3g/d，同时补充多种维生素。

（二）病情观察

观察血压的变化；观察水肿的消长情况，注意有无胸闷、气急及腹胀等胸腔积液、腹水的征象；观察尿量及肾功能的变化，及早发现有无肾衰竭的可能。

（三）用药护理

使用利尿剂应注意有无电解质、酸碱平衡失调，如低钾血症、低钠血症等；肾功能不全患者在应用ACEI降压时，要防止高血钾，另外观察有无干咳等不良反应；用血小板解聚药时观察有无出血倾向，监测出血、凝血时间等；用激素或免疫抑制剂时应观察该类药可能出现的不良反应。

（四）心理护理

本病病程长，病情反复，长期服药疗效差、不良反应大，预后不良，患者易产生悲观、恐惧等不良情绪反应。所以应多关心患者，随时注意患者的情绪变化和精神需要，使患者能以良好的心态面对现实，愉快、乐观地接受治疗。

【健康指导】

1. 预防指导　保持环境清洁、空气新鲜、阳光充足；注意休息，避免剧烈运动和过重的体

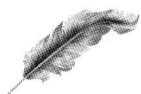

力劳动；注意个人卫生，防止感染。避免劳累，进行适当的锻炼，提高机体抵抗力，预防感冒，加强营养，禁烟、酒。

2．生活方式指导　严格按照饮食计划进餐；劳逸结合；生活规律，保持情绪稳定。

3．用药指导　掌握利尿药及降压药等的使用方法，观察疗效和不良反应；不使用对肾功能有害的药物，如氨基糖苷类抗生素、抗真菌药等。

4．心理指导　学会调节心理的方法，心境平和，积极配合治疗。

5．怀孕指导　患者有高血压且 BUN 较高，应当避孕，必要时须人工流产。

四、肾病综合征

肾病综合征（nephrotic syndrome，NS）是一组以肾小球基膜通透性增高为主的症候群为一组临床症候群。临床表现有大量蛋白尿（尿蛋白定量 > 3.5g/24h）、低白蛋白血症（血浆白蛋白 < 30g/L）、高度水肿、高脂血症。其中前两项为诊断所必需。肾病综合征是多种肾病的共同表现，不是独立疾病。

【病因及发病机制】　肾病综合征按病因分为原发性和继发性。原发性肾病综合征：如急性肾炎、急进性肾炎、慢性肾炎等疾病过程中发生肾病综合征。继发性肾病综合征病因很多，常见有糖尿病肾病、狼疮性肾炎及过敏性紫癜引起的肾病变等。本节主要介绍原发性肾病综合征。

【病理生理】

1．大量蛋白尿　由于肾小球滤过膜通透性增加，因此原尿中蛋白含量增加，明显超过近曲小管重吸收量时，形成大量蛋白尿。高血压、高蛋白饮食或大量输注血浆蛋白等因素可加重尿蛋白的排出。

2．低白蛋白血症　由于大量白蛋白从尿中丢失，如肝白蛋白合成增加不足以克服丢失和分解，则出现低白蛋白血症。同时，胃肠黏膜水肿导致蛋白摄入不足、吸收不良也会加重低白蛋白血症。另外，某些免疫球蛋白和补体、抗凝及纤溶因子、金属结合蛋白及内分泌素结合蛋白也可减少。

3．高脂血症　与肝合成脂蛋白增加和脂蛋白分解减弱有关，后者可能是更重要的原因。

4．水肿　低白蛋白血症和血浆胶体渗透压的降低，使水分从血管内进入组织间隙，这是造成水肿的主要原因。另外，某些原发于肾的水、钠潴留因素在水肿机制中也起一定作用（图 5-2-2）。

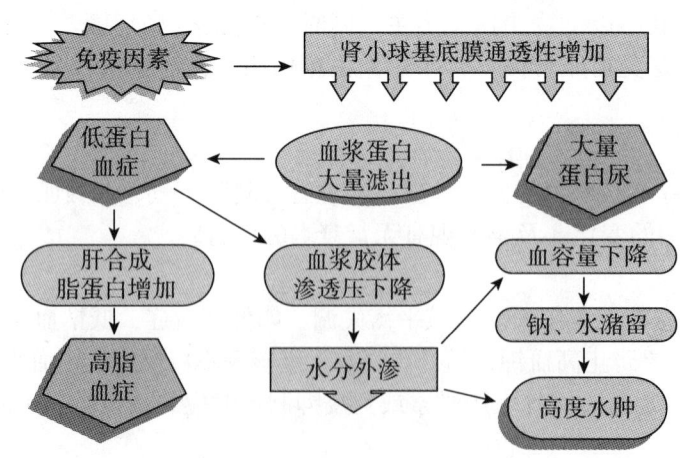

图 5-2-2　肾病综合征病理生理

【临床表现】　主要表现为"三高一低"。

1．高度水肿　是本病最常见的症状，晨起以眼睑及腰骶部较明显。起床活动后逐渐以下肢为主，呈凹陷性，重时遍及全身并出现体腔积液（如腹水、胸腔积液、心包积液、阴囊水肿等）。

2．大量蛋白尿　尿蛋白定性试验为（+++）～（++++），定量 > 3.5g/d。

3. 高脂血症　血清中胆固醇、三酰甘油等均增高。

4. 低蛋白血症　由于尿中每天丢失大量蛋白质，因此血浆白蛋白常低于30g/L，可出现营养不良表现，机体抵抗力明显下降，出现面色苍白、乏力、头晕等症状。

5. 其他　部分患者可有高血压，一般为轻、中度增高，部分患者血压可随水肿消退而降至正常。

6. 并发症

（1）感染：是常见的并发症，主要与大量蛋白尿造成低蛋白血症、激素治疗及免疫功能紊乱有关。患者出现全身各系统感染如呼吸道、泌尿道、皮肤感染、腹膜炎等。感染是肾病综合征复发和疗效不佳的主要原因之一。

（2）血栓及栓塞：肾病综合征患者由于血液浓缩、高脂血症造成血液黏稠度增加及凝血、抗凝、纤溶系统失衡，使血液呈高凝状态，应用利尿药物及糖皮质激素更进一步加重高凝状态，形成血栓、栓塞并发症，其中以肾静脉血栓最常见，其他如下肢静脉、肺血管、脑血管、冠状血管血栓等也不少见。

（3）急性肾衰竭：肾病综合征时有效循环血容量的减少导致肾血流量不足，容易诱发肾前性氮质血症。少数患者可出现急性肾衰竭，尤以微小病变型肾病居多。其机制可能是肾间质高度水肿压迫肾小管及大量管型阻塞肾小管，导致肾小管腔内高压，肾小球滤过率骤然减少所致。

（4）其他：长期高脂血症易增加心血管系统并发症，可促进肾小球硬化和肾小管间质病变的发生。长期低蛋白血症可导致营养不良、儿童生长发育障碍；免疫球蛋白减少可造成免疫力低下；金属结合蛋白丢失可致铁、铜、锌等微量元素缺乏；内分泌素结合蛋白不足可诱发内分泌紊乱。

【辅助检查】

1. 尿检查　尿蛋白定性（+++）～（++++），24h尿蛋白定量＞3.5g，尿沉渣可见红细胞及颗粒管型。

2. 血液检查　血浆白蛋白＜30g/L，血浆胆固醇、三酰甘油、低密度脂蛋白与极低密度脂蛋白增高。肾衰竭时血尿素氮、肌酐升高。

3. 肾活检　可明确肾小球病理类型，对指导治疗及预后具有重要意义。

4. 肾B超检查　双肾正常或缩小。

【治疗要点】　治疗原则以抑制免疫与炎症反应为主，同时防治并发症。

（一）对症治疗

1. 利尿消肿　利尿治疗的原则是不宜过快、过猛，以免引起有效循环血容量不足、加重血液高黏倾向，诱发血栓、栓塞并发症。常用噻嗪类利尿剂与保钾利尿剂，两者可合用以增强利尿效果，减少钾代谢紊乱。上述治疗无效，可用渗透性利尿剂合并袢利尿剂，可获得良好利尿效果。注意静脉输注血浆或白蛋白利尿时要严格掌握适应证，不可输注过多、过频，对伴有心脏病的患者应慎用此法利尿。

2. 减少尿蛋白　血管紧张素转换酶抑制剂（ACEI）能直接降低肾小球内高压，而减少尿蛋白，并延缓肾功能损害。血管紧张素Ⅱ受体拮抗剂也有类似ACEI类药物的作用。

（二）抑制免疫与炎症反应

1. 糖皮质激素　首选该药可通过抑制免疫与炎症反应，抑制醛固酮和抗利尿激素的分泌，影响肾小球基底膜通透性而达到治疗作用。原则：①始量要足：如泼尼松起始剂量为1mg/（kg·d），晨起饭后顿服。②疗程要长：疗程为8～12周。③减量要缓慢：足量治疗后每1～2周减少原用量的10%，当减至20mg/d左右时疾病易复发，更须谨慎。④停药不可过早：当尿蛋白下降时，提示治疗有效，以后每周减5mg直至5～15mg/日为止，持续用药1/2～1年或更久停药。

2. 细胞毒性药物　一般不作为首选或单独治疗，当激素治疗效果欠佳时可协同激素治疗。目前最常使用的细胞毒性药物是环磷酰胺。

3. 环孢素　激素及细胞毒性药物治疗无效的难治性肾病综合征可选用环孢素，可作为二线

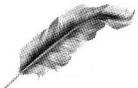

药物用于治疗。

(三) 并发症的防治

1. 感染　用激素治疗时，不必预防使用抗生素，因其不能预防感染，反而可诱发真菌双重感染。一旦出现感染，应及时选用强效、敏感、无肾毒性的抗生素积极治疗。

2. 血栓及栓塞　当血液呈现高凝状态时应给予抗凝剂治疗，如肝素钠或低分子肝素钙，并辅以抗血小板解聚药如双嘧达莫（潘生丁）。一旦出现血栓及栓塞时，应及早用尿激酶溶栓治疗。

3. 急性肾衰竭　急性肾衰竭少尿或无尿时可采用利尿药（如呋塞米），若无效可行血液透析等。

(四) 中医中药治疗

目前认为雷公藤类药是治疗肾病综合征理想的中药，此药具有抑制免疫及系膜细胞增生作用，并可改善肾小球滤过膜通透性，降低尿蛋白，可与激素及细胞毒性药物联合应用。

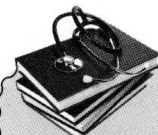

案例 5-2

患者，男，24岁，出现颜面部水肿7d，全身凹陷性水肿3d，查体：T：36.6℃，P 97次/分，R25次/分，BP150/100mmHg。实验室检查：血浆蛋白25g/L，尿蛋白（++++），血胆固醇19mmol/L。

问题与思考：
1. 该患者可能的医疗诊断是什么？还需进一步做哪些检查？
2. 该患者有哪些护理诊断？应如何护理？

【常用护理诊断/问题】

1. 体液过多　与低蛋白血症致血浆胶体渗透压降低等有关。
2. 营养失调：低于机体需要量　与大量蛋白尿丢失、胃肠黏膜水肿致蛋白质吸收障碍等因素有关。
3. 有感染的危险　与机体抵抗力下降、激素及免疫抑制剂的应用有关。
4. 有皮肤完整性受损的危险　与皮肤高度水肿有关。
5. 潜在并发症：血栓形成，急性肾衰竭，心、脑血管并发症。

【护理措施】

(一) 一般护理

1. 休息与活动　水肿严重、伴有体腔积液时须卧床休息，并取半坐卧位，水肿减轻后患者可进行简单的室内活动，尿蛋白定量下降到2g/d以下时可恢复适当的室外活动，恢复期患者应在其体能范围内适当进行活动，但应避免剧烈运动。

2. 饮食护理　肾病综合征患者的饮食要求既能改善患者的营养状况，又不增加肾的负担。原则如下：①正常量（1.0g/kg·d）的优质蛋白（富含必需氨基酸的动物蛋白）饮食。②补充各种维生素及微量元素。③保证充足热量126～147kJ/（kg·d）。④脂肪供能占30%～40%，饱和脂肪酸和非饱和脂肪酸比为1:1，其余热量由糖供给。⑤钠的摄入量不超过3g/d。水的摄入量应根据病情而定，一般来说，高度水肿而尿量少者应严格控制水摄入量。准确记录24h出入液量；尿量每日在1000ml左右，可不必严格限水。

(二) 病情观察

监测生命体征、体重、腹围，出入液量的变化，监测各种检查结果，结合临床表现判断病情

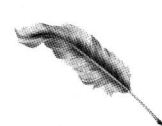

进展情况。观察有无感染,有无肾静脉、下肢静脉、肺血管栓塞,脑血管、冠状血管血栓,肾衰竭等并发症。同时,观察有无营养不良、内分泌紊乱及微量元素缺乏的改变。

(三)感染的预防及护理

保持水肿皮肤清洁、干燥,避免皮肤受摩擦或损伤;指导和协助患者进行口腔黏膜、眼睑结膜及阴部等的清洁;定期进行病房空气、地面清洁消毒;患者应注意保暖、避免受凉;避免到各种公共场所和人多聚集的地方。出现感染时,按医嘱正确采集患者的血、尿、痰、腹水等标本送检,根据药敏试验使用抗生素,观察用药后感染是否得到有效控制。

(四)用药护理

1. 激素或细胞毒性药物 应用环孢素的患者,应监测血药浓度,观察有无不良反应的出现,如肝、肾毒性,高尿酸血症,高血压,高血钾,多毛及牙龈增生等。

2. 使用雷公藤制剂时,应注意监测尿量,性功能及肝、肾功能,血常规的变化。因其可造成性腺抑制,肝、肾损害及外周血白细胞减少等。

3. 抗凝药 观察有无出血倾向,监测出血、凝血时间等,如有出血倾向,应及时减药并给予对症处理,必要时停药。

(五)心理护理

本病病程长,表现复杂,病情反复,患者易产生悲观、恐惧等不良情绪反应。所以应多关心患者,对患者的表现给予理解;还要引导患者多说话,将自己的感受、需要说出来,多关心患者、帮助将消极的情绪转变为积极配合。

【健康指导】

1. 预防指导 认识到积极预防感染的重要性,能够加强营养、注意休息、保持个人卫生,防止感染。

2. 生活方式指导 根据病情适度活动,注意避免肢体血栓等并发症的发生。饮食应注意限盐,每日摄入适量优质蛋白质,保证能量供给。生活规律,保持乐观开朗的心态,积极配合治疗。

3. 用药指导 按医嘱用药,不自行减量或停用激素,了解激素及细胞毒性药物的常见不良反应。

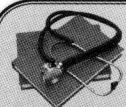

小 结

急性肾炎是链球菌感染后引起的免疫性疾病。本病血尿是必备的,另血清 C_3 降低、血压升高,少数可并发急性心力衰竭、高血压脑病、急性肾衰竭。治疗护理以休息、对症处理为主。

慢性肾炎病程往往在一年以上,蛋白尿、血尿、高血压、水肿为基本临床表现,蛋白尿为必备症状。慢性肾炎与免疫介导性炎症有关,与细菌感染没有直接关系。控制高血压是延缓病情进展至慢性肾衰竭的重要措施。伴有高血压首选 ACEI 药物治疗,不仅有降压作用,还可保护肾功能。护理主要是对症护理,教育患者避免引起肾损伤和各种因素。

原发性肾病综合征以"三高一低"为主要临床特征,属于免疫介导性炎症疾病,治疗以激素、利尿为主,护理主要是饮食护理、皮肤护理和用药护理,避免劳累和感染是最重要的健康指导内容。

(丁建华)

第三节 尿路感染患者的护理

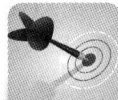

学习目标

通过本节内容的学习，学生应能
识记：
陈述尿路感染、真性菌尿的概念、病因、感染途径、易感因素和治疗要点。
理解：
分析尿路感染的临床表现、检查方法和护理措施。
运用：
为尿路感染的患者提出护理诊断/问题，并实施整体护理及健康指导。

尿路感染（urinary tract infection，UTI）简称尿感，是指各种病原微生物在尿路中生长、繁殖而引起的尿路感染性疾病，是临床常见的泌尿系统疾病。本病以女性多见，育龄期妇女、女幼婴和老年妇女患病率高。老年男性可因前列腺肥大而增加尿感的发病率。老年男性和老年女性多为无症状性菌尿，有症状的尿感仍以育龄期的已婚女性多见。根据感染部位可分为上尿路感染和下尿路感染，上尿路感染主要指肾盂肾炎，下尿路感染主要指膀胱炎。根据尿路有无功能或解剖异常，分为复杂性和单纯性尿感。复杂性尿感是指伴有尿路引流不畅、结石、畸形、膀胱输尿管反流等结构或功能异常，或在慢性肾实质性疾病基础上发生的尿路感染。单纯性尿路感染则无上述情况。根据发病急缓可分为急性和慢性两种。

【病因及发病机制】

（一）病因

本病多为细菌感染所致，致病菌以革兰阴性杆菌为主，其中大肠埃希菌最常见，约占70%以上，其次为变形杆菌、克雷伯杆菌、产气杆菌、沙雷杆菌、产碱杆菌、葡萄球菌、粪链球菌和铜绿假单胞菌等，偶见厌氧菌、真菌、衣原体、原虫及病毒等感染。本节重点叙述细菌感染引起的尿路感染。

（二）发病机制

1. 感染途径　上行感染为最常见的感染途径，多为细菌沿尿道逆行至膀胱、输尿管及肾盂。正常情况下，尿道周围是有细菌寄生的，当机体抵抗力下降或尿道黏膜有轻微损伤（如月经期、尿液过度浓缩、性生活后等）或细菌毒力大时，可引起感染。此外，可见少量的血行感染、淋巴道感染和直接感染。

2. 机体防御能力　正常情况下，细菌进入膀胱但并不引起尿感的发生。这主要与排尿的冲刷作用、尿路和膀胱黏膜的杀菌能力、男性前列腺的杀菌作用及尿液不利于细菌生长等因素有关。

3. 易感因素　在各种易感因素影响下，尿路抵抗力会被削弱，容易发生尿感。①尿路梗阻：如结石、肿瘤等使尿路不畅，尿流郁积处细菌大量繁殖，引起细菌逆流到肾造成感染。②膀胱输尿管反流。③机体抵抗力降低：如糖尿病、长期卧床、艾滋病或长期应用免疫抑制剂的患者等，均可使机体抵抗力下降而易患本病。④泌尿系统畸形和结构异常也是主要的易感因素。⑤性别：

女性尿道较短而宽，且距离肛门较近。⑥其他：尿道内或尿道口周围的炎症病变、局部使用杀精化合物避孕、导尿和尿路器械检查、遗传因素等均可增加尿感的易感性。

4．细菌的致病力　细菌进入膀胱能否引起尿感与其致病力有很大关系。如大肠埃希菌，只有少数具有特殊致病力的菌株能引起症状性尿感。细菌的致病力取决于其对尿路上皮细胞的吸附能力。

【临床表现】

（一）膀胱炎

占尿路感染的60%以上，主要表现为尿频、尿急、尿痛、排尿不适、下腹部胀痛等。一般无全身感染的表现。常有白细胞尿，约30%的患者有血尿。

（二）肾盂肾炎

1．急性肾盂肾炎

（1）全身症状：起病急，常有寒战、高热（39℃以上，多为弛张热）、头痛、食欲缺乏、恶心、呕吐、全身不适、乏力等。一般无高血压和氮质血症。

（2）泌尿系统表现：有尿频、尿急、尿痛及下腹不适、腰痛、肾区叩痛、脊肋角区压痛，腰痛的程度不一，多为钝痛或酸痛。部分患者下尿路症状不典型或缺如。

2．慢性肾盂肾炎　大多数由急性肾盂肾炎未治愈反复发作引起，急性肾盂肾炎反复发作，病情迁延不愈，尿培养为真性细菌尿，病程达到半年以上可诊断为慢性肾盂肾炎。临床表现多不典型，病程较长，迁延不愈并反复发作。急性发作时可有全身症状及局部刺激症状，与急性肾盂肾炎相似。

（三）无症状细菌尿

无症状细菌尿又称隐匿型尿感，指患者有真性细菌尿但无尿感症状。其发生率随年龄增长而增加，超过60岁的妇女发生率可达10%，此外，孕妇中约5%有无症状细菌尿，如不治疗，约20%以后会发生急性肾盂肾炎。

（四）并发症

1．肾乳头坏死　常发生于严重的肾盂肾炎伴有糖尿病或尿路梗阻时，可出现败血症、急性肾衰竭等。主要表现为寒战、高热、剧烈腰痛、血尿，可有坏死组织脱落并从尿中排出，阻塞输尿管时可发生肾绞痛。

2．肾周围脓肿　常由严重的肾盂肾炎直接扩展而来，患者多有尿路感染等易感因素。除原有肾盂肾炎症状加重外，常出现明显的单侧腰痛，向健侧弯腰时疼痛加剧。

3．慢性肾盂肾炎可发展为慢性肾衰竭。

【辅助检查】

1．尿常规和尿白细胞计数　可有蛋白尿、白细胞尿、红细胞尿，其中以白细胞尿最常见，尿沉渣镜下白细胞＞5个/HP，对尿路感染诊断意义较大。若见白细胞（或脓细胞）管型有助于肾盂肾炎的诊断，有症状的尿感常有白细胞尿。

2．尿细菌学检查　是诊断尿感的主要依据。尿沉渣镜检细菌是一种快速诊断有意义细菌尿的方法，用高倍镜查找清洁中段尿沉渣，如平均每个视野≥20个细菌，即为有意义细菌尿。临床常采用清洁中段尿、导尿及膀胱穿刺做尿细菌定量培养，如清洁中段尿含菌量≥10^5/ml，称为真性菌尿，可确诊尿路感染；10^4～10^5/ml，为可疑阳性，须复查；＜10^4/ml，可能为污染。现在已有一些快速测定有意义细菌尿的方法问世，如光度对比法、生物发光法等。此外，临床上常采用浸试条法（亚硝酸盐试验加白细胞酯酶测定）作为尿感的筛选试验。

3．血液检查　急性肾盂肾炎时白细胞增高，血沉可加快。

4．肾功能检查　慢性期可出现肾小管、肾功能损害，肾小管浓缩功能减退，如夜尿增多，内生肌酐清除率降低，血尿素氮、肌酐增高。

5．其他检查

（1）X线检查：①腹部X线平片：观察肾大小、形态、位置，有无结石。②造影：包括静脉肾盂造影（IVP）、逆行性肾盂造影等。目的是明确有无肾盂、肾盏变形、缩窄，反流，肾肿瘤等。一般用于慢性肾盂肾炎的诊断。

（2）B型超声检查：可了解肾的大小、形态、结构改变。

【治疗要点】 在未有药物敏感试验结果时，应选用对革兰阴性杆菌有效的抗菌药物，常用的是喹诺酮类或复方磺胺甲唑。

（一）急性膀胱炎

可不做尿细菌培养，先给予治疗。

1．初诊用药 常用3日疗法，可用甲氧苄啶；或复方磺胺甲唑；或氧氟沙星。

2．复诊处理 停用抗生素7天后，须进行尿细菌定量培养。如结果阴性表示已治愈；如仍有真性细菌尿，应继续给予2周抗菌药物治疗。

（二）急性肾盂肾炎

1．一般治疗 休息、多饮水，促进排尿，保持每日尿量在2000～2500ml。给予碳酸氢钠以碱化尿液，减轻尿路刺激征，还可增强青霉素类、磺胺类、氨基糖苷类等抗菌药物的疗效。

2．抗感染治疗 在留取尿标本做尿常规、细菌检查之后，立即应用抗菌药物。

（1）病情较轻者：应口服有效抗菌药物治疗，疗程为10～14天。常用药物有喹诺酮类、半合成青霉素类、头孢菌素类等。

（2）严重感染者：须静脉输注肾毒性小、敏感的抗菌药物，必要时联合用药。用药至患者热退3天后再改为口服抗菌药物，完成2周疗程。治疗72h无好转，应按药敏结果更换抗菌药物，疗程不少于2周。经此治疗仍持续发热者，应考虑有无并发症的出现。

知识链接

尿路感染疗效评价

尿路感染的疗效评价标准为：①见效：治疗后复查菌尿转阴。②治愈：完成治疗疗程后，菌尿转阴，于停用抗菌药物1周和1个月分别复查1次，如无菌尿，则可认为尿感已治愈。③治疗失败：治疗后持续菌尿或复发。

（三）慢性肾盂肾炎

治疗的关键是积极寻找并去除易感因素，如尿路梗阻，尿流不畅应解除，纠正尿路畸形，提高机体抵抗力等。急性发作时，按急性肾盂肾炎治疗。

（四）无症状细菌尿

对于非妊娠妇女一般不予治疗；对妊娠妇女必须治疗，治疗与一般尿感相同，须选肾毒性较小的抗生素，如青霉素类、头孢菌素类等。

（五）再发性尿路感染

指尿感经过治疗，细菌尿转阴后再次发生真性细菌尿，包括重新感染和复发。

1．重新感染 指另一种新的致病菌侵入（多在1个月后）尿路引起的感染，约占80%。治疗方法与首次发作相同。为了预防再发，目前多用长疗程、低剂量抑菌疗法，即每晚睡前排尿后口服小剂量抗生素一次，如复方磺胺甲唑半片或呋喃妥因或氧氟沙星，每7～10天更换药物一次，连用半年。

2．复发 指原先的致病菌再次引起尿感，常在停药1个月内发生。治疗应积极寻找并去除易感因素如尿路梗阻等，并延长疗程强化治疗。

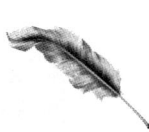

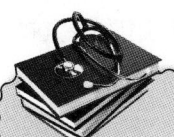

案例 5-3

患者，女，25岁，新婚。因畏寒发热伴尿频、尿急、尿痛3天入院。自诉新婚后感全身不适、腰背酸痛，进而出现畏寒发热伴尿频、尿急、尿痛。检查：T 39.2℃、P108次/min、R24次/min、BP110/70mmHg。急性面容，神清，皮肤黏膜无出血点，全身浅表淋巴结未扪及，心肺（-），肝脾未扪及，双肾区叩痛。实验室检查：血常规：RBC4.1×10^{12}/L、Hb116g/L、WBC14.2×10^9/L，N0.88；尿常规：上皮细胞（+）、白细胞（++++）。

问题与思考：
1．该患者患了何病？有何依据？还需做何检查？
2．请提出2个主要护理问题？
3．请对该患者实施合理的护理措施，并进行合理的健康指导。

【常用护理诊断/问题】

1．疼痛：腰痛　与肾炎症致肾被膜牵拉有关。
2．体温过高　与引起肾盂肾炎的细菌感染有关。
3．排尿型态异常：尿频、尿急、尿痛　与炎症刺激膀胱有关。
4．焦虑　与膀胱刺激征引起的不适、疾病反复发作及担心预后有关。
5．潜在并发症：肾乳头坏死、肾周脓肿、中毒性休克。

【护理措施】

（一）一般护理

1．休息与活动　急性肾盂肾炎及慢性肾盂肾炎急性发作期应卧床休息，同时提供安静、舒适的病室环境，做好生活护理。缓解期可适当增加活动量，但应以患者不感到疲劳为主，可进行适当的有氧锻炼，如散步、打太极拳等。

2．饮食护理　急性期进食清淡、易消化、营养丰富的食物，避免刺激性食物及饮酒或咖啡。多饮水，勤排尿，一般每天饮水量要超过2000ml，以增加尿量达到冲洗膀胱、尿道的目的，减轻尿路刺激症状。

3．皮肤护理　急性期患者体温升高，大量出汗，应注意保持皮肤清洁、干燥，勤更换衣裤，保持床单位清洁。

（二）病情观察

监测生命体征尤其是体温的变化，对高热患者注意做好降温和生活护理，同时观察腰痛的部位、性质、程度及变化。同时注意患者有无肾乳头坏死、肾周脓肿、中毒性休克等并发症的发生。

（三）尿细菌学检查的护理

向患者解释检查的意义和方法。尽量取清晨第一次（须在膀胱内停留6～8h以上）清洁、新鲜的中段尿送检。为确保检查的准确性，应做到：①在应用抗生素之前或停用抗生素5天之后留取。②取尿液时应严格执行无菌操作原则，先清洁外阴、包皮，消毒尿道口，再留取中段尿，标本需要在1h内送检，或冷藏保存。③尿液标本中勿混入消毒药液，女性患者应注意勿混入月经或白带。

（四）用药护理

向患者解释相关药物的作用、用法，强调坚持疗程的重要性及注意事项，不可自行停药、换

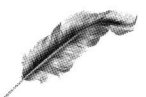

药，同时应避免使用对肾有损害的药物。用药期间应注意多休息、多饮水和同时服用碳酸氢钠，以增强疗效，减少磺胺结晶的生成。

（五）心理护理

症状轻者，耐心做好解释工作，提高患者对疾病的重视，坚持治疗；对症状重者，主动关心患者，分散对自身不适的注意力，排尿时保持环境安静，不催促，以减轻其焦虑，缓解尿路刺激征。帮助患者建立支持系统，家人给予理解、支持、关心患者，积极配合治疗。

【健康指导】

1. 知识指导 向患者及家属讲解有关疾病的病因、发病机制、主要表现及治疗方法。

2. 生活方式指导 保持良好的卫生习惯，教会女性清洁外阴的方法，便后用柔软卫生纸从会阴部往后擦至肛门口，不可来回擦拭；经常清洗外阴，女性患者月经期间增加外阴清洗次数，以保持外阴清洁、干燥。日常多饮水，勤排尿（每2～3h排尿一次），排尿彻底，不留残尿。平时要劳逸结合、注意饮食营养均衡，增强抵抗力。

3. 预防指导 尽量避免使用尿路器械，如必须使用，要严格执行无菌操作并防止损伤；与性生活有关的尿感，性交后即排尿，并按常用量服用一次抗菌药物以预防；有膀胱、输尿管反流者，养成"二次排尿"的习惯，即每一次排尿后数分钟再排尿一次。

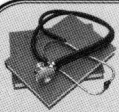
小　结

尿路感染主要是由细菌感染而引起的肾感染。最常见的致病菌是大肠埃希菌，最常见的感染途径是上行感染。白细胞管型和腰痛及肾区叩击痛有助于肾盂肾炎的诊断。真性菌尿是诊断尿感的重要依据。主要的治疗是选择敏感的抗菌药进行治疗，停药的指征是尿培养阴性3～5d。主要的护理措施是大量饮水，主要的预防措施是保持会阴部清洁。

（丁建华）

第四节　肾衰竭患者的护理

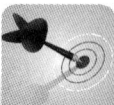
学习目标

通过本节内容的学习，学生应能

识记：
描述肾衰竭的概念、慢性肾衰竭的分期和辅助检查。

理解：
区分急性和慢性肾衰竭的病因、临床表现和治疗原则；理解急性和慢性肾衰竭的护理措施。

运用：
运用护理程序为急性和慢性肾衰竭的患者进行整体护理和健康指导。

肾衰竭（renal failure）是指各种肾疾病发展到后期引起的肾功能部分或全部丧失的一种病理状态，按其发作之缓急分为急性和慢性两种，急性肾衰竭的病情进展快速，因肾血液供应不足（如外伤或烧伤等）、或因某种因素阻塞造成功能受损或因毒物伤害而致；慢性肾衰竭主要原因是长期肾病变，导致肾功能逐渐下降，造成肾衰竭。

一、急性肾衰竭

急性肾衰竭（acute renal failure，ARF）是由于各种原因引起肾功能在短期内（数小时至数天）急剧、进行性下降而出现的氮质废物潴留和尿量减少的临床综合征。当肾衰竭发生时，原来应由尿液排出的废物，因为尿少或无尿而积存于体内，导致血肌酐、尿素氮进行性升高，水、电解质和酸碱平衡失调以及全身各系统并发症。

ARF有广义和狭义之分，广义地说急性肾衰竭分为肾前性、肾性和肾后性三类，狭义的急性肾衰竭是指急性肾小管坏死（acute tubular necrosis，ATN）。

【病因及发病机制】

（一）病因

1．肾前性　包括循环血容量减少和肾内血流动力学改变（包括肾前小动脉收缩或肾后小动脉扩张）等。

2．肾后性　指肾以下尿路梗阻引起的急性肾衰竭，如膀胱或双侧输尿管梗阻（结石、肿瘤），前列腺肥大等引起。

3．肾性　肾实质损伤，包括急性肾小管坏死、急性肾间质病变及肾小球和肾血管病变。其中急性肾小管坏死（ATN）是最常见的急性肾衰竭类型，可由肾缺血和肾毒性药物（生物毒素、化学毒素、抗菌药物、造影剂等）损伤肾小管上皮细胞引起。本节主要介绍ATN。

（二）发病机制

ATN的发病机制尚未完全明了，不同病因、不同病理损害类型，有其不同的始动机制和持续发展因素。目前对于缺血所致的ATN的发病机制主要认为有肾血流动力学改变、肾毒素或肾缺血-再灌注所致的肾小管上皮细胞损伤及脱落、管型形成和肾小管阻塞等。

【临床表现】　临床典型病程可分为三期：

（一）起始期

此期可预防，患者常有如低血压、缺血、脓毒血症和肾毒素等病因，无明显肾实质损伤。但随着肾小管上皮损伤的进一步加重，GFR逐渐下降，临床表现开始明显，进入维持期。

（二）维持期

又称少尿期。典型者持续7～14日，也可短至几日，长达4～6周。患者可出现少尿，也可没有少尿，称为非少尿型急性肾衰竭，其病情轻，预后较好。但无论尿量是否多少，随着肾功能减退，可出现一系列尿毒症表现。

1．全身表现

（1）消化系统症状：食欲缺乏、恶心、呕吐、腹胀、腹泻等，严重者有消化道出血。

（2）呼吸系统症状：除感染的并发症外，尚可因容量负荷增大出现呼吸困难、咳嗽、憋气、胸闷等。

（3）循环系统症状：多因尿少和未控制饮水致体液过多，出现高血压和心力衰竭；可因毒素滞留、电解质紊乱、贫血及酸中毒引起各种心律失常及心肌病变。

（4）其他：常伴有肺部、尿路感染，感染是急性肾衰竭引起死亡的主要原因之一，死亡率高达70%。此外，患者也可出现神经系统表现如意识不清、昏迷等。严重者可有出血倾向，如DIC等。

2．水、电解质和酸碱平衡失调　其中高钾血症、代谢性酸中毒最常见。

(1) 高钾血症：与肾排钾减少、酸中毒、组织分解过快等因素有关。高钾血症对心肌细胞有毒性作用，可诱发各种心律失常，严重者出现心室颤动、心脏停搏。

(2) 代谢性酸中毒：主要由酸性代谢产物排出减少引起，同时急性肾衰竭常合并高分解代谢状态，又使酸性产物明显增多。

(3) 其他：主要有低钠血症，由水潴留引起。还可有低钙、高磷血症，但远不如慢性肾衰竭明显。

（三）恢复期

肾小管细胞再生、修复，肾小管完整性恢复，肾小球滤过率逐渐恢复正常或接近正常范围。少尿型患者开始出现利尿，可有多尿表现，每日尿量可达 3000～5000ml，通常持续 1～3 周，继而再恢复正常。少数患者可遗留不同程度的肾结构和功能缺陷。

【辅助检查】

1．血液检查　少尿期有轻、中度贫血，血肌酐、尿素氮逐渐升高，血 pH 值常低于 7.35，血钾可升高，常 > 5.5mmol/L，有低钠、低钙、高磷血症。

2．尿液检查　尿常规检查尿蛋白为 ±～++，尿沉渣可见肾小管上皮细胞、上皮细胞管型和颗粒管型，偶见红、白细胞等。尿比重降低且固定，多在 1.015 以下。尿渗透浓度低于 350mmol/L；尿钠增高，多为 20～60mmol/L。

3．其他　尿路影像学检查对排除尿路梗阻和慢性肾功能不全很有帮助。

【治疗要点】

（一）起始期的治疗

治疗要点是纠正病因，预防额外损伤。对于严重外伤、心力衰竭、急性失血等都应进行治疗，同时停用影响肾灌注或肾毒性的药物。

（二）维持期的治疗

治疗重点为调节水、电解质和酸碱平衡，控制氮质血症，供给足够的营养和治疗原发病或致病因素。

1．高钾血症的处理　高血钾常是急性肾衰竭死亡原因之一。当血钾超过 6.5mmol/L 时，应紧急处理：①10% 葡萄糖酸钙 10～20ml 稀释后缓慢静脉注射；②5% 碳酸氢钠 100～200ml 静脉滴注；③50% 葡萄糖 50ml 加胰岛素 10U 缓慢静脉注射；④钠离子型交换树脂 10～30g，每日 3 次，口服。

2．透析疗法　透析治疗包括腹膜透析与血液透析，在治疗急性肾衰竭中占重要地位，能有效纠正水中毒、电解质紊乱，排除尿毒症的毒物。透析指征：①急性左心衰竭肺水肿。②高钾血症（血清钾 > 6.5mmol/L）。③高分解代谢状态，每日血钾增加 1.0mmol/L，尿素氮增加 27.5mmol/L。④无尿或少尿 2 天以上，伴有水中毒。

3．其他　纠正水、电解质和酸碱平衡失调，控制心力衰竭，预防和治疗感染。

（三）多尿期治疗

重点仍是维持水、电解质和酸碱平衡，控制氮质血症，治疗原发病和防止各种并发症。尤其对不能起床患者注意预防肺部和尿路感染。对已施行透析者仍应维持，当症状明显改善后可逐渐减少透析次数，直至病情稳定。

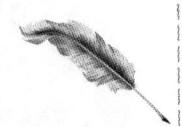

（四）恢复期治疗

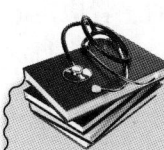

案例 5-4

患者，男性，55岁。因急性广泛性心梗后出现少尿2天，颜面水肿1天并伴有恶心、呕吐。诊断并发急性肾衰竭，家属非常着急。

问题与思考：
1. 该患者为什么会出现急性肾衰竭？怎样进行病情观察？
2. 面对该患者目前情况及家属的心情，护士应怎样进行护理？

避免使用对肾有毒性的药物，定期复查肾功能。

【常用护理诊断/问题】

1. 体液过多　与急性肾衰竭所致肾小球滤过功能受损、水分控制不严等因素有关。
2. 营养失调：低于机体需要量　与患者食欲缺乏、饮食中限制蛋白质、透析、原发疾病等因素有关。
3. 有感染的危险　与透析、机体抵抗力降低等有关。
4. 恐惧　与肾功能急骤恶化、症状重等有关。
5. 潜在并发症：急性左心衰竭、高血压脑病、心律失常、DIC、多脏器功能衰竭等。

【护理措施】

（一）一般护理

1. 休息与活动　少尿期应绝对卧床休息，做好生活护理，保持安静，以减轻肾的负担，对意识障碍者，应加护栏。当尿量增加、病情好转时，可逐渐增加活动量，但应注意利尿后的高分解代谢，患者会有肌无力现象，避免独立下床。

2. 饮食护理

（1）限制水分：急性肾衰竭少尿时，常发生水过多，因此少尿期应严格记录24h的出入液量，按照"量出为入"的原则补充入液量。

（2）能量摄入：①限制蛋白质摄入，对于能进食的给予高生物效价的优质蛋白，摄入量为0.8g/（kg·d），并适量补充必需氨基酸。②供给能量应>126kJ/（kg·d）（30kcal/（kg·d））。③急性少尿期应限制含钾高的食物，如蘑菇、榨菜、马铃薯、橘子、香蕉等。必要时静脉补充营养物质。

（二）病情观察

监测患者的神志、生命体征、尿常规、肾功能，注意血电解质如血钠、血钾、血钙、血磷，血pH值等的变化，及时发现高钾血症。准确记录24h出入液量，每天测体重，以了解水分在体内潴留情况。观察有无高血压或急性左心衰竭的征象；有无感染迹象；有无出现水中毒或稀释性低钠血症的症状。

（三）用药护理

在使用血管扩张剂时注意监测血压变化，防止眩晕及低血压；纠正高血钾及酸中毒时，应监测电解质；使用肝素或双嘧达莫要注意有无皮下出血或内脏出血；输血应禁用库存血；抗感染治疗时避免用有肾毒性的抗生素。

（四）预防感染

感染是急性肾衰竭少尿期的主要死因，护理中要注意预防感染。具体措施为：①将患者尽量

安置在单人房间,病室定期消毒,避免与上呼吸道感染者接触。②避免任意插放导尿管。③需留置尿管的患者应加强消毒、定期更换尿管和检查尿液以确认有无尿路感染。④卧床的患者应定时翻身,协助其做好全身皮肤的清洁,防止发生皮肤感染。⑤意识清醒者,鼓励患者每小时进行深呼吸及有效排痰,意识不清者,定时抽取气管内分泌物,以预防肺感染。⑥做好口腔护理。⑦严格无菌操作。⑧避免其他意外损伤。

(五)心理护理

急性肾衰竭是急危重病之一,患者可有濒死感、恐惧感。护士要将急性肾衰竭的疾病发展过程告诉患者,减轻其不安情绪。告诉患者及家属早期透析的重要性,以取得支持与理解。如需要透析按本章第五节透析护理进行。

【健康指导】

1. 预防指导 禁用库存血;慎用氨基糖苷类抗生素;避免妊娠、手术、外伤;避免接触重金属、工业毒物等。

2. 生活方式指导 合理休息,劳逸结合;严格遵守饮食计划,并注意加强营养;注意个人卫生;注意保暖。在生活中能调节自己的情绪,保持愉快的心境,积极配合治疗。

3. 病情监测 学会自测体重、尿量;定期门诊随访,监测肾功能、电解质等。

二、慢性肾衰竭

慢性肾衰竭(chronic renal failure,CRF)是各种慢性肾疾病引起的 GFR 下降及与此相关的代谢产物潴留,水、电解质及酸碱代谢失衡和全身各系统症状为表现的一种临床综合征。依据1992年黄山肾病专业研讨会座谈纪要,慢性肾衰竭分为4个阶段(表5-4-1)。

表5-4-1 我国CRF分期法

	肌酐清除率(Ccr)(ml/min)	血肌酐(Scr)		临床症状
		μmol/L	mg/dl	
肾功能代偿期	50~80	133~177	1.6~2.0	患者无症状
肾功能失代偿期	20~50	186~442	2.1~5.0	通常无明显症状
肾衰竭期	10~20	451~707	5.1~7.9	明显贫血,夜尿增多及水、电解质失调,伴有轻度胃肠道、心血管和中枢神经系统症状
尿毒症期	<10	≥707	≥8.0	临床表现和血生化异常十分明显

知识链接

世界肾脏日

鉴于当前全球慢性肾病发病率不断上升,而公众对该病的防治知识普遍缺乏,经国际肾病学会与国际肾基金联盟联合呼吁和提议:呼吁每个人都应关爱自己"神奇"的肾,及早发现肾损害并接受必要治疗,以免引发严重病症;提议决定从2006年起将每年3月份的第二个星期四确定为世界肾脏日。目的在于提高人们对慢性肾病以及相关的心血管疾病和死亡率的认识,并重视在慢性肾病的早期的检测和预防方面全球的迫切需求。其意义是加强宣传,在全体居民中通过健康检查或疾病普查,早期发现可能引起各种慢性肾病的常见疾病,并及时进行有效治疗,是降低慢性肾病发生率、改善其预后的基本途径。

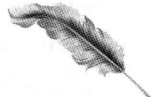

【病因及发病机制】

任何能破坏肾的正常结构和功能的泌尿系统疾病,均可导致肾衰竭。在我国主要病因是原发性肾小球肾炎、糖尿病肾病、高血压肾病等。国外主要病因是糖尿病肾病、高血压肾小动脉硬化。有些由于起病隐匿，到肾衰竭晚期才就诊的患者，往往因双侧肾已固缩而不能确定病因。

慢性肾衰竭发病机制未完全清楚，目前多数学者认为与下列因素有关（图5-4-1）。

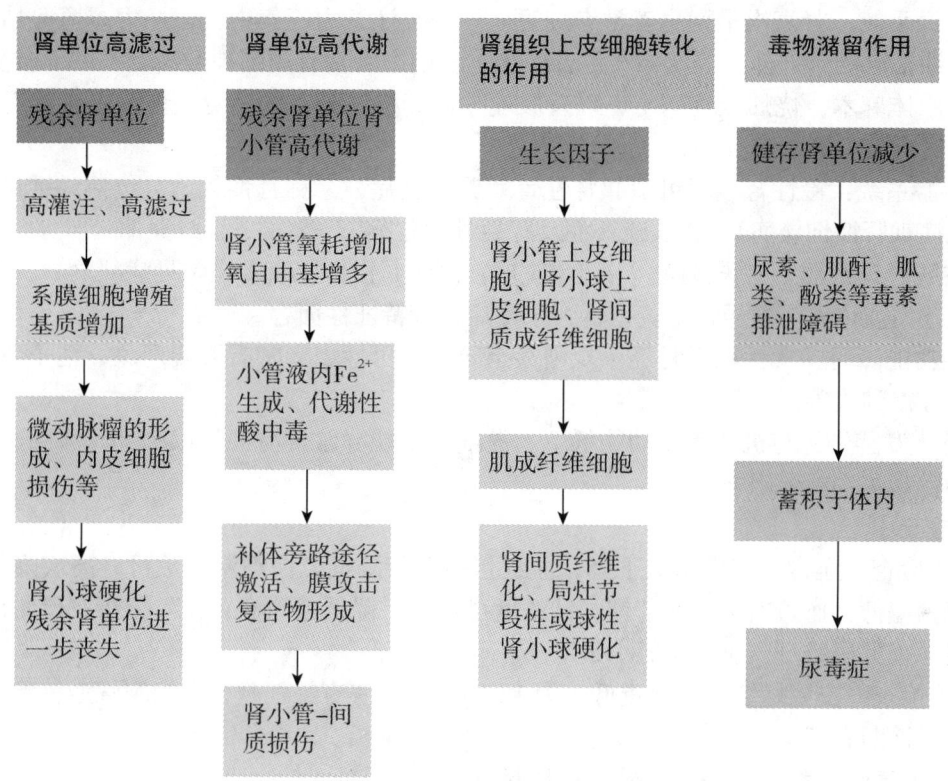

图 5-4-1　慢性肾衰竭的发生机制

【临床表现】

慢性肾衰竭的病变十分复杂，可累及各脏器，出现各种代谢紊乱及尿毒症临床表现。

1．水、电解质和酸碱平衡失调　表现为钠、水平衡失调，如高钠或低钠血症、水肿或脱水；钾平衡失调，如高钾血症或低钾血症；代谢性酸中毒；低钙血症、高磷血症；高镁血症等。

2．糖、脂肪、蛋白质代谢障碍　可表现为糖耐量降低、高三酰甘油血症、高胆固醇血症、蛋白质营养不良和血浆清蛋白水平降低。

3．各系统症状

（1）消化系统：厌食是常见的早期表现。另外，患者可出现口腔有尿味、恶心、呕吐、腹胀、腹泻及消化道出血等。

（2）心血管系统：①高血压：尿毒症时约80%以上的患者有高血压，与水、钠潴留、肾素-血管紧张素增高或某些舒张血管的因子不足所致。②心力衰竭：可表现为急性左心衰竭或慢性心力衰竭，是常见死亡原因之一，与水、钠潴留，高血压及尿毒症性心肌病有关。尿毒症性心肌病可能与代谢毒素蓄积和贫血等因素有关。③心包炎：尿毒症性心包炎及心包积液在慢性肾衰竭患者中较常见，多与尿毒症毒素蓄积、低蛋白血症、心力衰竭等因素有关。心包炎可分为尿毒症性和透析相关性，心包积液多为血性。④动脉粥样硬化：与高血压、脂质代谢紊乱、钙磷代谢紊乱引起血管钙化等因素有关，动脉粥样硬化常发展迅速，是主要的死亡原因之一。

（3）呼吸系统：常表现为气促，若发生酸中毒时可表现深而长的呼吸。循环负荷过重、心功能不全时或发生肺水肿，部分患者发生尿毒症性肺炎、胸膜炎或胸腔积液。

（4）血液系统：①贫血：为正细胞正色素性贫血。主要原因是肾产生促红细胞生成素（EPO）减少；铁、叶酸摄入减少；血液透析时失血及经常性的抽血化验；红细胞寿命缩短；与抑制血细胞生成的物质等因素有关。②出血倾向：常有皮肤黏膜出血点、瘀斑、鼻出血、月经量过多，严重时可有消化道出血、颅内出血等；出血倾向与血小板功能障碍以及凝血因子减少等有关。③白细胞异常：中性粒细胞趋化、吞噬和杀菌能力减弱，易发生感染；部分患者白细胞减少。

(5) 神经系统：肾衰竭早期患者常有疲乏、失眠及注意力不集中、记忆力减退等精神症状，后期可出现性格改变、抑郁、淡漠，严重者昏迷。晚期患者常有周围神经病变，以下肢受累最多见。患者有肢体麻木、烧灼或疼痛感，以及肢端"袜套样"分布的感觉丧失，患者常有肌无力。上述症状在透析后可消失或改善。

(6) 骨骼系统：慢性肾衰竭可引起肾性骨营养不良症，又称肾性骨病。包括纤维囊性骨炎、肾性骨软化症（肾性佝偻病）、骨质疏松症及肾性骨硬化症。

(7) 皮肤表现：常见皮肤瘙痒、干燥伴脱屑，瘙痒是慢性肾衰竭最常见症状之一。患者因贫血出现面色苍白或色素沉着异常呈黄色，为尿毒症患者特征性面容。

(8) 性功能障碍：女性患者月经不规则甚至闭经。男性患者常有阳痿现象，精子数量减少。透析后可部分得到改善。

(9) 易伴发感染：与机体免疫功能低下、白细胞功能异常等有关，以肺部及尿路感染多见。感染是慢性肾衰竭主要死因之一。

【辅助检查】

1. 血液检查　血常规红细胞数下降，血红蛋白含量降低，白细胞计数可升高或降低；血浆清蛋白、血钙偏低，血磷增高；血清钾、钠浓度可正常、降低或增高；血气分析有代谢性酸中毒等；肾功能检查见血肌酐、血尿素氮水平增高。

2. 尿液检查　夜尿增多，尿比重低，为 1.010。尿沉渣有红细胞、白细胞管型、颗粒管型及蜡样管型等对诊断有意义。

3. B 型超声或 X 线平片检查　显示双肾变小。

【治疗要点】

慢性肾衰竭应重视原发疾病的治疗，积极防治各种加重慢性肾衰竭进展的危险因素，保护肾功能，减少并发症，并根据疾病分期所处的不同阶段，采取不同的防治策略。

1. 治疗原发病和纠正加重慢性肾衰竭的因素　治疗原发疾病如高血压、糖尿病、狼疮性肾炎等，纠正某些可逆因素，如循环血容量不足、水电解质和酸碱平衡紊乱、使用肾毒性药物、尿路梗阻，控制感染、高血压、心力衰竭等，以延缓或防止肾功能减退，保护残存肾单位。

2. 营养治疗

(1) 饮食疗法：饮食治疗可以延缓肾单位的破坏速度，缓解尿毒症的症状。给予优质低蛋白质饮食时应考虑个体化，并密切监测营养指标，具体见本节饮食护理。

(2) 必需氨基酸或 α-酮酸疗法：慢性肾衰竭患者低蛋白饮食，若每天 20g，超过 3 周，可发生负氮平衡，因此要适当补充必需氨基酸。α-酮酸为氨基酸的前体，可利用体内的尿素通过氨基作用转化为氨基酸，故补充 α-酮酸具有减轻尿毒症毒素蓄积、改善蛋白质营养的优点。

3. 控制血压和（或）肾小球内高压力　肾小球内高压力会促使肾小球硬化，高血压不仅会促使肾小球硬化，而且能增加心血管并发症的发生，故必须控制。首选血管紧张素转化酶抑制剂（ACEI）和血管紧张素Ⅱ受体拮抗剂（ARB）。

4. 纠正水、电解质和酸碱平衡失调

(1) 水钠平衡失调：水肿者应限制水的摄入。有明显水肿、高血压时可使用利尿剂，已透析者加强超滤，严重水钠潴留、急性左心衰竭者，应尽早透析治疗。

(2) 高血钾：尿毒症患者易发生高钾血症，应定期监测血钾，高钾血症的防治同急性肾衰竭。

(3) 钙、磷失调：若血磷高、血钙低时限制磷的摄入，应用肠道磷结合剂活性，如进餐时口服碳酸钙。活性维生素 D_3（骨化三醇）主要用于长期透析的肾性骨病患者，但要注意监测血钙、

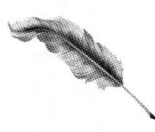

磷的浓度。

（4）代谢性酸中毒：一般口服碳酸氢钠，酸中毒明显者应静脉补碱。在纠正酸中毒过程中同时补钙，防止低钙引起的手足抽搐发作。

5．贫血的治疗　重组人红细胞生成素（rHuEPO）是治疗肾性贫血的特效药，治疗目标为血红蛋白110～120g/L，应同时补充造血原料（铁剂、叶酸），部分透析患者口服铁剂吸收较差，故需要静脉补充铁剂、右旋糖酐铁，效果更好。由于rHuEPO的应用使绝大多数尿毒症患者无需输血，仅严重贫血者给予输血。

6．控制感染　抗感染治疗时，应结合细菌培养和药物敏感试验及使用无肾毒性或毒性低的抗生素治疗，并根据肾小球滤过率来调整药物剂量。

7．其他对症治疗　促进肠道清除尿毒症毒素：口服吸附剂（氧化淀粉或活性炭）、导泻（大黄制剂或甘露醇）促进毒素排出；皮肤瘙痒者给予外用炉甘石洗剂或乳化油剂涂抹，口服抗组胺药、控制磷的摄入对部分瘙痒患者有效；高脂血症者给予他汀类或贝特类药物治疗。

8．替代治疗

（1）透析疗法可以替代肾排泄功能，但不能替代肾的内分泌功能。尿毒症患者经药物治疗无效时，有透析指征时应及早行透析治疗。透析方法可分为血液透析和腹膜透析，两者疗效相近，各有优缺点，应综合患者情况选用。

（2）肾移植：肾移植是目前治疗终末期肾衰竭最有效的方法。成功的肾移植可使肾功能恢复正常，但排异反应可导致肾移植失败，故应选择ABO血型配型和HLA配型合适的供者，并在肾移植后需要长期服用免疫抑制剂。

9．中医中药治疗：在西医的基础上，进行中医辨证施治，加用冬虫夏草、黄芪、川芎等中药有助于保护残存肾功能、延缓病情进展。

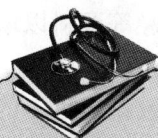

案例 5-5

李先生，56岁。患者1个月来感疲乏无力，偶有牙龈出血、鼻出血，近10天来出现活动后气促，尿量减少。查：血压160/90mmHg，面色苍白，水肿。血常规：红细胞3.0×10^{12}/L，白细胞6.5×10^9/L，血小板110×10^9/L，血红蛋白55g/L。血生化：钾6.5mmol/L，尿素氮24.8 mmol/L，血肌酐868μmol/L。入院诊断为慢性肾小球肾炎，慢性肾衰竭，肾性贫血。

问题与问题：

1．判断该患者肾损害为哪一期？出现乏力、气促与哪些因素有关？
2．目前该患者主要的救治措施包括哪些？
3．该病人进行饮食护理和避免感染的措施有哪些？

【常用护理诊断/问题】

1．营养失调：低于机体需要量　与食欲缺乏、长期限制蛋白质摄入、消化功能紊乱等因素有关。

2．体液过多　与肾小球滤过功能下降导致水、钠潴留，多饮水或补液不当等因素有关。

3．活动无耐力　与心脏病变，贫血，水、电解质和酸碱平衡失调有关。

4．有感染的危险　与白细胞功能降低、透析等有关。

5．潜在并发症：上消化道出血、心力衰竭、肾性骨病、尿毒症肺炎等。

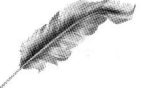

【护理措施】

（一）一般护理

1. 休息与活动 以休息为主，避免劳累。病情稳定者，鼓励适当活动，活动以不出现疲劳、头晕、胸痛、呼吸困难为度；症状明显、病情重或有心肺疾病者，须绝对卧床休息。对长期卧床者，定时为患者翻身和做肢体被动活动，防止压疮、静脉血栓和肌肉萎缩。协助患者做好日常生活护理，如对视物模糊者，将物品放在固定易取的地方，对皮肤瘙痒的患者，每日用温水擦洗。保证患者的安全与舒适，如对意识不清者加床栏，防止患者跌落。

2. 饮食护理

（1）蛋白质：蛋白质的摄入应根据病人的 GFR 来调整。当 GFR < 50ml/min 时，应开始限制蛋白质的摄入，且要求饮食中 60% 以上的蛋白质是富含必需氨基酸的蛋白（即高生物价优质蛋白），如鸡蛋、牛奶、瘦肉等。当 GFR < 5ml/（min·1.73m^2）时，每日摄入蛋白约为 20g（0.3g/kg）；当 GFR 在 5～10ml/（min·1.73m^2）时，每日摄入的蛋白约为 25g（0.4g/kg）；GFR 在 10～20ml/（min·1.73m^2）者约为 35g（0.6g/kg）；GFR > 20ml/（min·1.73m^2）者约 40g（0.7g/kg）。尽量少摄入植物蛋白，如花生、豆类及其制品，因其含非必需氨基酸多。当患者蛋白质摄入低于 0.6g/（kg·d）时，需补充 8 种必需氨基酸或 α-酮酸，可使患者达到正氮平衡。透析患者的蛋白质摄入参见本章第五节透析疗法护理。

（2）热量：每天摄入足够的热量，防止体内蛋白质的过度分解，供给热量为 126～147kJ/（kg·d）[30～35kcal/（kg·d）] 主要由糖和脂肪供给。可选用热量高蛋白质含量低的食物，如麦淀粉、藕粉、薯类、粉丝等。对已开始透析的患者，应改为透析时的饮食疗法（参见本章第五节透析疗法一节）。

（3）改善患者的食欲：采取措施改善患者的食欲，加强口腔护理，适当增加活动量，提供色、香、味俱全的食物，提供整洁、舒适的进食环境，烹饪时可加醋、番茄汁、柠檬等调料以增加患者食欲，少量多餐。

（4）盐分和水分：肾衰竭早期，患者无法排出浓缩的尿液，需要比正常人摄入或排出更多的水分和盐分，才能处理尿中溶质。又因肾小管对钠的重吸收能力减退，而每日从尿中流失的钠增加，所以应增加水分和盐分的摄入。到肾衰竭末期，由于肾小球的滤过率降低，尿量减少，钠由尿的丢失已不明显，应注意限制水分和盐分的摄入。

（5）其他：注意补充钙、铁及维生素 B_{12}；避免摄入含钾高的食物，如白菜、萝卜、梨、葡萄、西瓜等；低磷饮食，不超过 600mg/d；多食富含维生素 B、C 和叶酸的食物。

（二）病情观察

观察症状和体征的变化；监测生命体征及意识状态、监测血清蛋白和血红蛋白水平等，以了解肾功能和营养状况；定时测量体重，记录出入液量。观察有无水肿的症状和体征；观察有无高血压脑病、心力衰竭、尿毒症肺炎及电解质紊乱和酸碱平衡失调等并发症的表现。观察有无感染的征象（如体温升高、寒战、疲乏、咳嗽、咳脓痰、尿路刺激征、白细胞增高等）。

（三）用药护理

用促红细胞生成素纠正贫血时，观察有无不良反应，如头痛、高血压、癫痫发作等。使用骨化三醇治疗肾性骨病时，要监测血钙、磷的浓度。用降压药、强心药、降脂药等，要注意观察不良反应。静脉输入必需氨基酸时应注意输液速度，如果有恶心、呕吐应给止吐剂，减慢输液速度，切勿在氨基酸内加入其他药物，以免引起不良反应。

（四）预防感染

具体措施见急性肾衰竭的相关内容，但要注意慢性肾衰竭患者由于尿素霜的刺激，常感皮肤瘙痒，注意不要用力搔抓，可每日用温水清洗后涂抹止痒剂。此外，应加强口腔护理，保持口腔湿润，防止口腔感染。

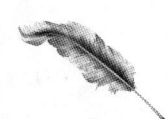

(五)心理护理

慢性肾衰竭预后不佳,加上身体形象改变,患者产生忧郁、烦躁等心理反应,所以应多关心患者,随时注意患者的情绪变化和精神需要,使其感受到真诚与温暖,能以愉快、乐观的态度接受治疗。

【健康指导】

1. 生活方式指导　要劳逸结合,避免劳累和重体力劳动。遵从饮食治疗的原则,注意水、钠限制和合理摄入蛋白质。注意调节心理,保持好的心态,增强应对能力。

2. 预防指导　注意个人卫生,保持皮肤、口腔及会阴部清洁。注意保暖,避免受凉。尽量避免妊娠。预防感冒,适当加强锻炼。

3. 病情观察指导　准确记录每日的尿量、体重、血压。定期检查肾功能、血清电解质等。

4. 用药指导　按医嘱用药,避免使用肾毒性药物,如氨基糖苷类抗生素等。

5. 透析指导　应注意保护和有计划地使用血管,尽量保护前臂、肘部等部位的大静脉,以备血液透析。已透析者,应保护好动静脉瘘和腹膜透析管道。

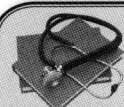

小　结

急性肾衰竭为肾功能急剧下降而出现氮质产物蓄积,水电解质和酸碱平衡紊乱及全身各系统并发症,治疗及时肾功能可恢复。典型者可分为起始期、维持期和恢复期。治疗主要是透析,护理主要是对症护理。

慢性肾衰竭是各种肾疾病晚期的共同转归。临床将慢性肾衰竭分为肾功能代偿期、失代偿期、肾衰竭期、尿毒症期。胃肠道症状是尿毒症最早、最突出的症状;贫血是尿毒症必有的症状,感染是病情恶化的诱因,也是主要死因之一。饮食治疗、控制血压和肾小球内高压可延缓肾衰竭的进展,晚期透析治疗可延长生命。护理重点是饮食和休息,同时加强健康宣传,早期进行健康体检,早发现、早治疗。

(黄小红)

第五节　泌尿系统疾病常用诊疗技术及护理

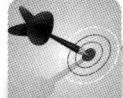

学习目标

通过本节内容的学习,学生应能

识记:

复述血液透析、腹膜透析的概念、适应证和禁忌证。

理解:

解释血液透析、腹膜透析操作过程。

运用:

能对进行血液透析、腹膜透析患者进行护理。

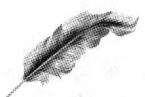

一、血液透析

血液透析（hemodialysis，HD）简称血透，是常用的血液净化方法，能部分代替肾功能，利用弥散对流原理清除血液中的毒性物质，达到纠正机体电解质紊乱、维持酸碱平衡的目的。

【适应证】
1. 急性肾衰竭。
2. 慢性肾衰竭。
3. 急性药物或毒物中毒。
4. 其他疾病，如严重的水、电解质紊乱和酸碱平衡失调，常规治疗难以纠正的疾病。

【相对禁忌证】 血液透析无绝对禁忌证，相对禁忌证有：颅内出血或颅内压升高、药物难以纠正的严重休克、心力衰竭、心律失常、极度衰竭，活动性出血以及精神障碍不合作者。

【操作流程】

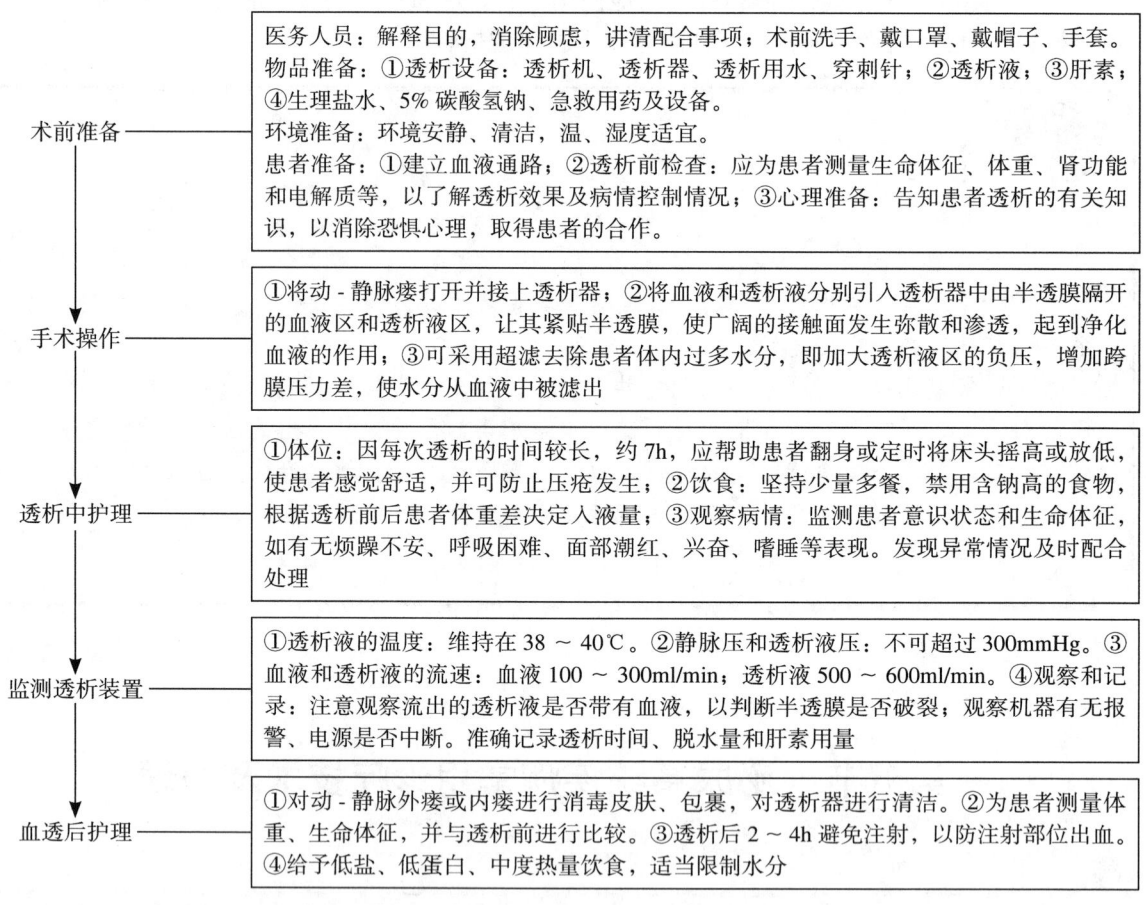

术前准备
医务人员：解释目的，消除顾虑，讲清配合事项；术前洗手、戴口罩、戴帽子、手套。
物品准备：①透析设备：透析机、透析器、透析用水、穿刺针；②透析液；③肝素；④生理盐水、5%碳酸氢钠、急救用药及设备。
环境准备：环境安静、清洁、温、湿度适宜。
患者准备：①建立血液通路；②透析前检查：应为患者测量生命体征、体重、肾功能和电解质等，以了解透析效果及病情控制情况；③心理准备：告知患者透析的有关知识，以消除恐惧心理，取得患者的合作。

手术操作
①将动-静脉瘘打开并接上透析器；②将血液和透析液分别引入透析器中由半透膜隔开的血液区和透析液区，让其紧贴半透膜，使广阔的接触面发生弥散和渗透，起到净化血液的作用；③可采用超滤去除患者体内过多水分，即加大透析液区的负压，增加跨膜压力差，使水分从血液中被滤出

透析中护理
①体位：因每次透析的时间较长，约7h，应帮助患者翻身或定时将床头摇高或放低，使患者感觉舒适，并可防止压疮发生；②饮食：坚持少量多餐，禁用含钠高的食物，根据透析前后患者体重差决定入液量；③观察病情：监测患者意识状态和生命体征，如有无烦躁不安、呼吸困难、面部潮红、兴奋、嗜睡等表现。发现异常情况及时配合处理

监测透析装置
①透析液的温度：维持在38～40℃。②静脉压和透析液压：不可超过300mmHg。③血液和透析液的流速：血液100～300ml/min；透析液500～600ml/min。④观察和记录：注意观察流出的透析液是否带有血液，以判断半透膜是否破裂，观察机器有无报警、电源是否中断。准确记录透析时间、脱水量和肝素用量

血透后护理
①对动-静脉外瘘或内瘘进行消毒皮肤、包裹，对透析器进行清洁。②为患者测量体重、生命体征，并与透析前进行比较。③透析后2～4h避免注射，以防注射部位出血。④给予低盐、低蛋白、中度热量饮食，适当限制水分

【常见并发症的预防及处理】 常见并发症的预防及处理见表5-5-1。

表5-5-1 血液透析常见并发症的预防及处理

	症状性低血压	失衡综合征	致热原反应	出血
发生原因与机制	超滤水过多、过快、血容量不足、心源性休克、过敏反应、醋酸盐对心肌及外周血管张力的抑制	严重高尿素氮质血症患者开始透析时，脑脊液的渗透压大于血液渗透压，水分由血液进入脑脊液中形成脑水肿	多在透析开始约1h发生，由于内毒素进入体内所致	肝素的应用、高血压、血小板功能不良
临床表现	恶心、呕吐、胸闷、面色苍白、出汗、甚至一过性意识障碍	轻者头痛、恶心、呕吐、血压升高，重者抽搐、昏迷	寒战、发热	牙龈、鼻、消化道出血，甚至颅内出血

续表

	症状性低血压	失衡综合征	致热原反应	出血
预防与处理措施	立即减慢血流速度，安置平卧位，抬高床尾，给予吸氧；在血液通路输注50%葡萄糖40～60ml或10%氯化钠10ml，或生理盐水、碳酸氢钠、林格液或血液	预防：最初几次透析时间应短，不超过4h，脱水速率不宜过快；静脉注射50%葡萄糖40ml，或采用高钠、高碳酸氢盐透析液。处理：静注高渗糖、高渗钠，并可应用镇静剂	严格遵守无菌操作原则，作好透析器和透析管道的消毒与冲洗、透析用水装置的定期处理；发生反应立即停止透析，给予异丙嗪25mg肌内注射，地塞米松2～5mg静脉注射；注意保暖	透析中密切观察患者情况，一旦明确有出血，立即协助处理，必要时停止透析

【注意事项】

1．操作中严格执行无菌操作原则，外敷的无菌敷料应每天更换，以防感染。

2．外瘘者应防止导管弯折、扭曲及导管脱落发生大出血而导致死亡；导管使用时间不可过长，以防感染、血栓形成、血管炎、皮肤坏死等发生。

3．内瘘者应有计划地安排穿刺部位，因同一部位反复穿刺可致动脉瘤或假性动脉瘤，每次穿刺应移动穿刺点的位置，原则上由近端向远端移动；严密观察血管变化，以防血管腔狭窄引起的"偷窃综合征"，即指尖发冷、麻木、疼痛、大鱼际肌萎缩、肢体坏疽等；穿刺做到一次成功，并做好压迫止血，以防发生血肿。

【健康指导】

1．知识宣教 ①协助维持透析患者适应以透析治疗替代自身肾工作带来的生理功能变化，让患者学会配合治疗，增强治疗依从性，维持稳定的身体状况。②指导患者根据健康状况，参加社会活动和力所能及的工作，提高生活质量。③做好病情监测，提高自我护理能力。

2．血液通路护理（内瘘血管） ①慢性肾衰竭患者在保守治疗期间，应保护一侧上肢的静脉，避免穿刺和输液，以备用作动-静脉内瘘。②内瘘术后应观察血管是否通畅，手术部位有无血肿和出血及吻合口端循环情况。③避免术肢受压，告知患者不穿紧袖衣服，不在术肢戴手表、测量血压，不可在内瘘血管进行抽血、注射和输液。④为促进内瘘管成熟，应早期实施功能锻炼。如手握橡皮握力圈，每日3～4次，每次10min；也可用手、止血带或血压计袖带在吻合口上方（上臂），轻轻加压至静脉中度扩张，每日3次，每次15～20min。⑤术后保持术侧肢体清洁、干燥，防止伤口感染。⑥熟练掌握内瘘血管穿刺技术，避免因穿刺失败而损伤血管，透析结束拔针后按压穿刺点应在10min以上，直至彻底止血。⑦教会患者判断内瘘是否通畅的方法，如可用手触摸吻合口的静脉端，若扪及震颤，则提示通畅。⑧注意保护内瘘血管，如勿提重物，避免碰撞致伤，以延长使用期。

3．饮食指导 血透患者的营养是非常重要的，营养状况直接影响患者长期生存和生活质量。因此，应加强饮食指导，使患者合理调配饮食。

(1) 热量：在轻度活动状态下，能量供给为147～167kJ/（kg·d），即35～40kcal/（kg·d），其中糖类为60%～65%，以多糖为主，脂肪为35%～40%。

(2) 蛋白质：摄入量以1.2～1.4g/（kg·d）为宜，其中50%以上为优质蛋白。

(3) 控制液体摄入量：两次透析之间，体重增加以不超过4%～5%为宜。每天饮水量一般以前1天尿量加500ml为宜。

(4) 限制钾、钠、磷摄入：①钠：给予低盐饮食，无尿时盐摄入量应控制在1～2g/d。②钾：慎食含钾高的食物，如海带、香菇、莲子、豆类、卷心菜、榨菜、橘子、香蕉等。③磷：磷的摄入量以600～1200mg/d为宜，避免含磷高的食物，如动物内脏、全麦面包、硬壳类、干豆类、乳酪、奶粉、蛋黄、巧克力等。

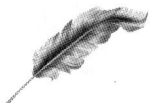

(5) 维生素及矿物质：①维生素：透析时水溶性维生素易丢失，须补充维生素 C、叶酸等；脂溶性维生素 A、D、K 一般不须额外补充。②钙：每天钙摄入量应达到 1000～1200mg，因此，除膳食中的钙外，还要补充钙剂。③锌：蛋白质的摄入不足，可导致锌的缺乏，应补充一定量的锌。

二、腹膜透析

腹膜透析简称腹透，是将腹膜这一天然的半透膜作为透析膜，把适量的透析液引入腹腔并停留一段时间，通过弥散（血液中的尿毒症毒素顺浓度梯度从腹膜毛细血管弥散至腹透液中，而腹透液中的葡萄糖、乳酸盐、钙则向相反方向弥散）、超滤（腹透液具有相对的高渗透性，可引起血液中的水超滤，同时伴有溶质的转运）、吸收（在弥散和超滤的同时，腹腔淋巴管还直接和间接地从腹腔中吸收水和溶质）作用完成腹膜毛细血管内的血液和腹膜透析液之间的水和溶质的交换过程。常见的腹透方式有间歇性腹膜透析（IPD）、夜间间歇性腹膜透析（NIPD）、持续循环腹膜透析（CCPD）、持续不卧床腹膜透析（CAPD）。

【适应证】 适应证与血液透析相同，有下列情况的患者更适合腹膜透析：①年龄＞65 岁的老年人；②原有心血管疾病或心血管系统功能不全的患者；③糖尿病患者；④儿童；⑤反复血管造瘘失败的患者；⑥有明显出血倾向不适于肝素化的患者。

【禁忌证】

1. 绝对禁忌证　腹膜有严重缺损者，各种腹部病变导致腹膜的超滤和溶质转运功能降低。

2. 相对禁忌　腹腔内有新鲜异物；腹部手术 3 天内，腹腔置有外科引流管；腹腔有局限性炎性病灶；肠梗阻；椎间盘疾病；严重全身性血管病变致腹膜滤过功能降低；晚期妊娠、腹内巨大肿瘤、巨大囊肾；慢性阻塞性肺疾病；硬化性腹膜炎；不合作者或精神病患者；横膈有裂孔；过度肥胖或严重营养不良、高分解代谢等。

【操作流程】

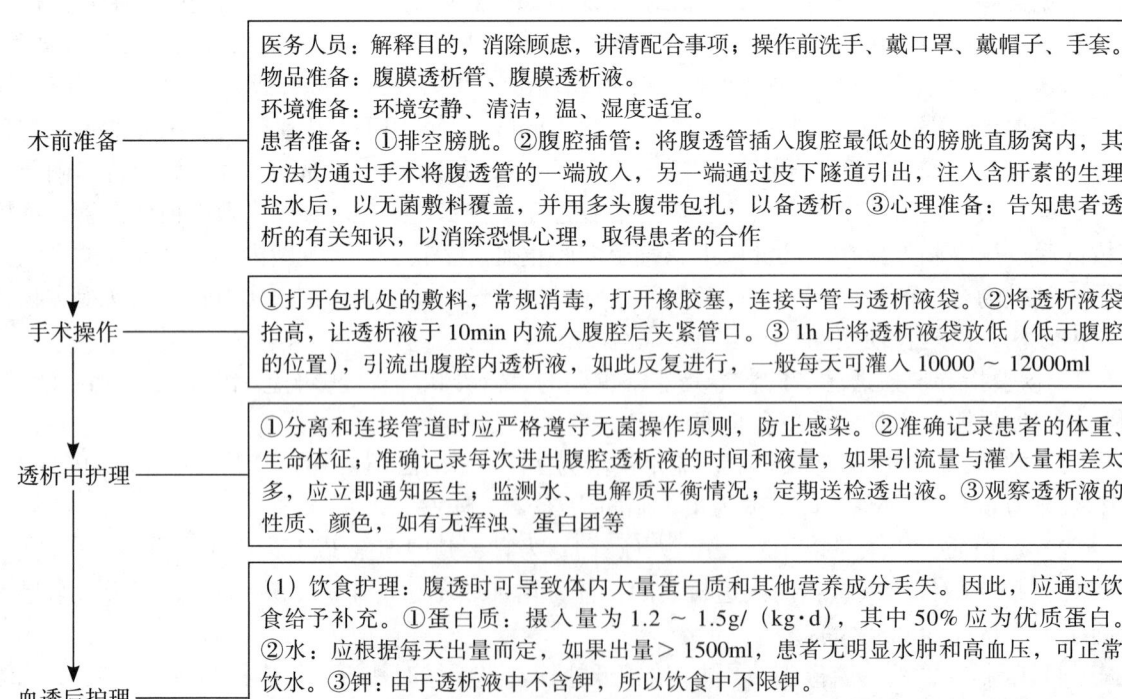

【常见并发症及护理】 常见并发症及护理见表5-5-2。

表5-5-2 腹膜透析常见的并发症及护理

	引流不畅或腹透管堵塞	腹膜炎	腹痛
发生原因	腹透管移位、扭曲、受压、纤维蛋白堵塞、大网膜粘连	感染来自透析管道皮肤出口处，主要由革兰阳性球菌引起	透析液温度或酸碱度不当；渗透压过高；透析液流入、流出速度过快；腹膜炎
临床表现	腹透液进出受阻	是腹透主要并发症，表现为发热、寒战、腹痛、腹部压痛、反跳痛，渗出液浑浊	腹部疼痛
护理方法	改变体位，或将床头抬高45°；排空膀胱；服用导泻剂或灌肠，促进肠蠕动；透析管内注入肝素、尿激酶、生理盐水、透析液使堵塞导管纤维块溶解；在X线透视下调整透析管位置或重新手术置管	用1000ml透析液连续腹腔冲洗3～5次；暂改为IPD；按医嘱在腹透液中加入抗生素、肝素及全身应用抗生素；经2～4周感染不能控制，应考虑拔除透析管	调节好透析液的温度、渗透压；控制透析液进出的速度；治疗腹膜炎

【注意事项】
1．腹透患者应注意清洁，操作中应严格遵守无菌操作原则，防止发生感染。
2．注意保暖，以防受凉。
3．保留腹透液期间，应鼓励患者咳嗽、翻身。
4．记录患者的出入液量、每天更换腹透液的次数和透析时间。

（丁建华　张根萍）

自 测 题

一、名词解释
1．少尿　　2．膀胱刺激征　　3．肾病综合征　　4．慢性肾衰竭

二、填空题
1．尿路感染的感染途径有_____、_____、_____、_____，其中以_____最常见。
2．慢性肾小球肾炎以_____、_____、_____、_____及_____为基本临床表现。
3．尿路刺激征的主要表现为_____、_____、_____。

三、选择题
【A_1型题】
1．多尿是指成人24h尿量大于
　　A．500ml
　　B．1500ml
　　C．2000ml
　　D．2500ml
　　E．3000ml
2．慢性肾小球肾炎血压变化的特点是
　　A．血压呈一过性升高
　　B．血压在活动时升高
　　C．血压在饱餐后升高
　　D．血压常呈持续性轻度升高

E. 血压常呈持续性中度以上升高
3. 急性肾小球肾炎多见于下列哪种微生物的感染
   A. 巨细胞病毒
   B. 乙肝病毒
   C. β-溶血性链球菌
   D. 葡萄球菌
   E. 沙眼衣原体
4. 肾盂肾炎患者在细菌培养未有结果之前应首选
   A. 对革兰阴性杆菌有效的抗生素
   B. 广谱抗生素
   C. 对革兰阳性球菌有效的抗生素
   D. 抗真菌药
   E. 退热药
5. 血尿是指离心后尿沉渣镜检每高倍视野红细胞为
   A. 3 个以上
   B. 5 个以上
   C. 8 个以上
   D. 10 个以上
   E. 15 个以上
6. 护理慢性肾小球肾炎患者，错误的一项是
   A. 急性发作期应卧床休息
   B. 少量蛋白尿时可从事轻微劳动
   C. 有氮质血症者应给大量高生物效价的蛋白质饮食
   D. 使用糖皮质激素应注意观察血压
   E. 高热量饮食
7. 急性肾小球肾炎的首发症状多为
   A. 水肿
   B. 尿量减少
   C. 蛋白尿
   D. 血尿
   E. 高血压
8. 急性肾盂肾炎患者每日液体入量应在
   A. 500ml 以上
   B. 1500ml 以上
   C. 2000ml 以上
   D. 2500ml 以上
   E. 3000ml 以上
9. 可诱发肾衰竭的药物是
   A. 甲硝唑
   B. 红霉素
   C. 阿司匹林
   D. 氨基糖苷类
   E. 糖皮质激素
10. 慢性肾衰竭患者皮肤瘙痒，清洁皮肤应用
    A. 消毒剂
    B. 肥皂水
    C. 清洁剂
    D. 温水
    E. 酒精
11. 治疗慢性肾小球肾炎患者肾素依赖性高血压，首选
    A. 血管紧张素转换酶抑制剂
    B. 血管紧张素Ⅱ受体拮抗剂
    C. 钙通道阻滞剂
    D. β-受体阻断剂
    E. 利尿剂
12. 下列哪项对诊断尿路感染最有意义
    A. 尿频、尿急、尿痛
    B. 畏寒、发热、头痛
    C. 清洁中段尿白细胞 > 5/HP
    D. 清洁中段尿培养细菌计数 ≥ 10^5/ml
    E. 血白细胞总数增高
13. 护理尿路刺激征患者，错误的一项是
    A. 卧床休息
    B. 随时清洁尿道口
    C. 多饮水、勤排尿
    D. 避免应用阿托品类药物
    E. 碱化尿液，减轻疼痛
14. 慢性肾衰竭护理措施错误的一项是
    A. 多卧床休息
    B. 少量多餐
    C. 尽量多摄入植物蛋白
    D. 定时测量体重，准确记录出入量
    E. 高热量、高维生素、高钙、低磷和优质蛋白饮食
15. 慢性肾小球肾炎治疗的主要目的是
    A. 消除尿蛋白
    B. 消除管型
    C. 控制高血压
    D. 消除血尿

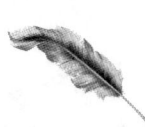

E．延缓肾功能进行性减退
16．有利于急性肾小球肾炎诊断的血液生化改变是
   A．血浆蛋白明显下降
   B．血清胆固醇升高
   C．抗链球菌溶血素"O"滴度增高
   D．血清补体 C3 下降
   E．血清免疫球蛋白升高
17．急性肾衰竭最常见的电解质紊乱是
   A．高钾血症
   B．低钾血症
   C．低钠血症
   D．低钙血症
   E．高磷血症
18．慢性肾小球肾炎终末期的主要并发症是
   A．感染
   B．心力衰竭
   C．贫血
   D．高血压脑病
   E．肾衰竭
19．导致容量依赖型高血压的主要因素是
   A．肾血管痉挛
   B．水、钠潴留
   C．醛固酮增多
   D．肾血流量下降
   E．低蛋白血症
20．有关肾盂肾炎的健康指导，不妥的一项是
   A．注意休息
   B．注意会阴部的卫生
   C．避免不必要的尿路器械检查
   D．经常预防性用抗菌药
   E．鼓励患者多饮水，勤排尿
21．慢性肾衰竭最常见的诱因是
   A．严重高血压
   B．摄入过多蛋白质
   C．感染
   D．心功能不全
   E．水、盐代谢紊乱
22．无尿是指成人 24h 尿量少于
   A．300ml
   B．200ml
   C．100ml
   D．50ml
   E．10ml
23．肾病综合征的用药护理，下列哪项不正确
   A．注意观察药物不良反应
   B．初始利尿不能过猛
   C．伴有心脏病的患者慎用血浆制品利尿
   D．输注血浆制品不可过多、过频
   E．少尿患者多用渗透性利尿剂
24．一般不出现高血压的疾病是
   A．急性肾盂肾炎
   B．慢性肾盂肾炎
   C．慢性肾小球肾炎
   D．急性肾小球肾炎
   E．慢性肾衰竭
25．慢性肾衰竭患者的贫血为
   A．大细胞低色素性贫血
   B．大细胞正色素性贫血
   C．正细胞正色素性贫血
   D．小细胞低色素性贫血
   E．正细胞低色素性贫血
26．慢性肾小球肾炎必有的临床表现是
   A．蛋白尿
   B．中度以上的高血压
   C．低蛋白血症
   D．明显水肿
   E．大量肉眼血尿
27．下列哪项不是肾病综合征的临床表现
   A．高脂血症
   B．高血压
   C．大量蛋白尿
   D．水肿
   E．低血浆白蛋白
28．符合急性肾盂肾炎实验室检查结果的是
   A．尿蛋白（++++）
   B．尿镜检见大量白细胞
   C．尿镜检见大量红细胞
   D．血肌酐升高
   E．血尿素氮升高
29．少尿是指 24h 尿量少于
   A．100ml
   B．200ml

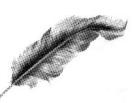

C. 300ml
D. 400ml
E. 500ml

30. 慢性肾衰竭患者出现高血钾时最有效的抢救措施是
   A. 5%碳酸氢钠
   B. 呋塞米
   C. 透析疗法
   D. 10%葡萄糖酸钙
   E. 5%葡萄糖加胰岛素

【A₂型题】

31. 吴先生，46岁，确诊为慢性肾衰竭，出现酸中毒后给予5%碳酸氢钠100ml静脉滴注，护士发现患者突然手足搐搦，此时首要的抢救措施是
   A. 肌内注射苯妥英钠
   B. 静脉注射10%葡萄糖酸钙
   C. 稳定情绪
   D. 口服碳酸钙
   E. 肌内注射地西泮

32. 马女士，45岁。患慢性肾小球肾炎，经噻嗪类利尿药治疗后尿量明显增多，水肿明显减轻，病情观察中应特别注意
   A. 低钾血症
   B. 低镁血症
   C. 高钠血症
   D. 低钠血症
   E. 高钙血症

33. 秦女士，37岁。突然寒战、高热，伴尿频、尿急、尿痛，右肾区叩击痛2天。尿常规：白细胞（+++），红细胞（++）。最可能的临床诊断是
   A. 急性肾小球肾炎
   B. 慢性肾小球肾炎
   C. 急性肾盂肾炎
   D. 肾结核
   E. 肾肿瘤

34. 刘先生，30岁。患慢性肾小球肾炎、尿毒症，血压中度以上持续升高。夜间护士巡视病房时发现患者突然惊醒，端坐呼吸，烦躁不安，咳嗽频繁，咳白色泡沫痰。应首先考虑发生的情况是
   A. 心包炎
   B. 肺炎
   C. 左心衰竭
   D. 胸膜炎
   E. 右心衰竭

【A₃/A₄型题】

（35～37题共用题干）

李女士，26岁，已婚。寒战、高热伴尿频、尿急、尿痛2天，肾区叩击痛（+）。

35. 该患者尿常规检查最可能出现
   A. 脓尿
   B. 蛋白尿
   C. 血尿
   D. 乳糜尿
   E. 胆红素尿

36. 做清洁中段尿细菌培养，采集标本正确的是
   A. 用清水清洗尿道口
   B. 留取晨起第一次尿液
   C. 停用抗生素3天后留取尿液
   D. 大量饮水后留取尿液
   E. 留取尿液在1h后做细菌培养

37. 清洁中段尿细菌培养的阳性标准是尿细菌含量
   A. $\geqslant 10/ml$
   B. $\geqslant 10^3/ml$
   C. $\geqslant 10^4/ml$
   D. $\geqslant 10^5/ml$
   E. $\geqslant 10^6/ml$

（38～39题共用题干）

王先生，45岁，确诊慢性肾小球肾炎3年，近日水肿加重。查体：血压170/110mmHg，全身水肿，尿蛋白（++），红细胞10个/高倍镜视野。

38. 该患者治疗的主要目的是
   A. 消除尿蛋白
   B. 消除血尿
   C. 消除水肿
   D. 降低血压

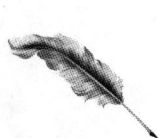

E．防止肾功能减退
39．该患者目前最主要的护理诊断是
　A．活动无耐力
　B．知识缺乏
　C．营养失调
　D．体液过多
　E．排尿异常

（40～41题共用题干）

患者，女性，69岁，确诊为慢性肾衰竭，近1个月间断恶心、呕吐，食欲缺乏，伴尿少，血清钾7.2mmol/L，作为责任护士，对患者进行病情观察。

40．最主要的观察是
　A．血气与电解质
　B．尿量
　C．呕吐物的颜色、气味与量
　D．心电图监护有无严重心律失常
　E．休克

41．高血钾症最有效的治疗是
　A．血液透析
　B．禁食含钾高的食物
　C．卧床休息
　D．静脉注视10%葡萄糖酸钙
　E．输入库血

（42～43题共用题干）

患者，男性，54岁，慢性肾小球肾炎近10年，1周前受凉后出现食欲缺乏。恶心、呕吐晨起最明显，夜尿增多。内生肌酐清除率为30ml/min。

42．患者饮食中蛋白质的选择正确的是
　A．大量动物蛋白
　B．大量植物蛋白
　C．少量动物蛋白
　D．少量植物蛋白

E．禁食蛋白质

43．为了维持水电解质、酸碱平衡，下列护理措施不正确的是
　A．食用含钾高的食物
　B．限制磷的摄入
　C．补充活性维生素D
　D．限制钠、水的摄入
　E．补充钙、铁

（44～46题共用题干）

王女士，63岁，慢性肾炎13年，伴高血压4年，近1个月来食欲缺乏，恶心、呕吐，精神萎靡，失眠，头晕疲乏，皮肤干燥、瘙痒，肾功能检查：尿素氮34.7mmol/L，肌酐775μmol/L，电解质显示血钾轻度升高。

44．该患者出现皮肤瘙痒的主要原因是
　A．尿素霜刺激皮肤
　B．继发真菌感染
　C．体内毒素潴留
　D．皮肤干燥
　E．钙沉着于皮肤

45．该患者出现食欲缺乏、恶心呕吐的主要原因是
　A．水钠潴留
　B．贫血
　C．体内毒素刺激胃肠道黏膜
　D．糖代谢紊乱
　E．缺钙

46．针对该患者的护理措施，错误的是
　A．高维生素、高热量、高生物效价低蛋白饮食
　B．卧床休息，减轻肾负担
　C．注意口腔护理和饮食调节
　D．若严重贫血，可输入库存血
　E．观察体重、尿量变化及液体出入量情况

四、简答题

1．简述高钾血症的紧急处理措施。
2．简述尿毒症患者贫血发生的原因。

（丁建华　张根萍）

第六章 血液系统疾病患者的护理

第一节 血液系统疾病常见症状、体征及护理

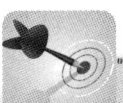

学习目标

通过本节内容的学习，学生应能
识记：
陈述贫血、出血倾向、继发感染的概念、护理评估内容。
理解：
解释贫血、出血倾向、继发感染的临床特点、常用护理诊断/问题和护理措施。
运用：
运用护理程序为贫血、出血倾向、继发感染的患者进行对症护理。

一、贫血

贫血（anemia）是指单位容积周围血液中的血红蛋白浓度（Hb）、红细胞计数（RBC）和（或）血细胞比容（HCT）低于相同年龄、性别和地区的正常标准。贫血是血液病最常见的症状，常见原因为红细胞生成减少、红细胞破坏过多、出血。轻度贫血多无症状，中度以上贫血患者常出现头晕、耳鸣、疲乏无力、活动后心悸、气短等。贫血若为逐渐发生，机体能逐渐适应低氧状况，虽然贫血严重，但患者自觉症状可以相对较轻，生活仍然可以自理。若贫血发展迅速，患者常表现极度乏力、生活自理困难。贫血的护理参见本章第二节"贫血患者护理"内容。

二、出血或出血倾向

出血（hemorrhage）是指机体自发性多部位出血和（或）轻度受伤后出血不止。

【常见原因】

1. 血管壁异常 如遗传性出血性毛细血管扩张症、过敏性紫癜及某些感染性疾病等。
2. 血小板异常 如特发性血小板减少性紫癜、再生障碍性贫血、白血病、脾功能亢进、血小板无力症等。
3. 凝血异常 如血友病、肝病致凝血因子缺乏、尿毒症性凝血异常、弥散性血管内凝血等。

【护理评估】

（一）健康史

询问患者有无各种引起出血或出血倾向的病史：如再生障碍性贫血、血小板减少性紫癜、白

血病、肝硬化等；询问家族成员的健康情况；工作环境中有无对骨髓造血功能损害的因素，如放射性物质，化学毒物污染等；有无特殊用药史。

（二）身体状况

1．出血特点

（1）出血部位与症状：出血部位可遍及全身，以皮肤、鼻腔、齿龈和眼底出血多见。关节腔、内脏出血，如呕血、便血、血尿、阴道出血等也较常见。严重者可发生颅内出血，危及生命。①血管脆性增加及血小板异常所致的出血多表现为皮肤黏膜瘀点、瘀斑；②凝血因子缺乏引起的出血常有内脏、肌肉、关节腔出血或软组织血肿，疼痛难忍，有时因血肿过大或血肿位于要害部位，可压迫脏器而引起相应器官功能障碍。③出血后关节肿胀，患者常呈被动体位，生活不能自理，因关节腔反复出血可致使关节畸形，甚至致残。

（2）出血程度：见表 6-1-1。

表 6-1-1　出血程度及症状

出血程度	出血量	临床表现
轻度	小于 500ml	无明显临床征象
中度	500～1000ml	收缩压低于 90mmHg，有眩晕、烦躁不安、尿少等
重度	大于 1000ml	收缩压低于 60mmHg，心率 120 次 / 分以上，有出汗、尿少或无尿、四肢厥冷、甚至意识模糊

2．伴随症状　是否伴有贫血、发热等。

3．身体状况　患者生命体征有无改变，如脉搏细速或扪不清、血压下降；患者的意识状态，是清醒还是嗜睡、模糊、昏睡或昏迷；四肢皮肤颜色和温湿度，皮肤、黏膜有无出血点或瘀点、瘀斑；鼻腔黏膜、牙龈及眼底有无出血；血友病患者关节有无肿胀、畸形等。

（三）心理评估

评估患者的精神状态，有无烦躁不安、紧张、恐惧等心理反应及其程度。

（四）辅助检查

了解血常规（尤其是血小板计数）、出血时间、凝血时间、凝血因子情况，以及束臂试验等检查有无异常。

【常用护理诊断 / 问题】

1．有损伤的危险：出血　与血小板异常、凝血异常、血管壁异常有关。

2．恐惧　与出血量大或反复出血有关。

3．潜在并发症：颅内出血。

【护理目标】　患者能减少或避免出血；恐惧感减轻或消失；未发生颅内出血，或颅内出血被及时发现并得到处理。

【护理措施】

（一）一般护理

轻度出血者可适当活动，避免剧烈或易致损伤的活动及工作。急性出血者应卧床休息。避免使用具有扩张血管及抑制血小板聚集作用的药物，如阿司匹林、噻氯匹定、吲哚美辛等，以免加重出血。提供营养丰富、易消化、富含维生素 C 及维生素 D 的食物，鼓励患者多食水果、蔬菜、禁酒，忌食刺激性食物。过敏性紫癜患者应避免进食可能发生过敏的食物。

（二）病情观察

严密观察出血部位、出血量及出血范围，特别应注意有无内脏出血及颅内出血的征象，如呕血、便血、咯血、血尿、血压下降、脉搏增快以及呕吐、视物模糊、意识模糊、口腔黏膜血疱等

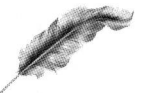

表现。

(三) 对症护理

1. **皮肤出血的预防及护理** 保持床单平整，被褥、衣裤轻软，静脉穿刺时，尽量缩短压脉带的使用时间，避免皮肤摩擦及肢体受挤压而引起出血。保持皮肤清洁，定期洗澡，擦洗时不可用力。勤剪指甲，以免抓伤。尽量避免人为的创伤，如肌内注射、各种穿刺、拔牙等，必须注射或穿刺时应快速、准确，严格无菌操作，拔针后局部加压时间适当延长，并观察有无渗血。穿刺部位应交替使用，以防局部血肿形成。发生出血时，应定期检查出血部位，注意出血点、瘀点、瘀斑的消失情况。

2. **鼻出血的预防及护理** 指导患者勿用力擤鼻，鼻腔干燥时，可用棉签蘸少许液体石蜡或抗生素软膏轻轻涂擦，以保持鼻黏膜湿润，禁止用手指挖鼻腔或人为剥去鼻腔内血痂。少量出血时，可用棉球或明胶海绵填塞，无效者可用1:1 000肾上腺素棉球填塞，并局部冷敷。出血严重时，尤其是后鼻腔出血时可用凡士林油纱条做后鼻腔填塞术，术后定时用无菌液体石蜡滴入，保持黏膜湿润，术后3天可取出油纱条，仍出血者，需更换油纱条再填塞。患者鼻腔填塞后，被迫张口呼吸，因此，应加强口腔护理，保持口腔湿润，增加患者舒适感，同时可避免感染发生。

3. **口腔、牙龈出血的预防及护理** 指导患者用软毛牙刷刷牙，忌用牙签剔牙，进食清淡、少渣软食，保持口腔清洁，进餐前后和睡前用氯已定、生理盐水漱口。牙龈渗血时，可用肾上腺素棉球或明胶海绵片贴敷牙龈，及时用生理盐水或1%过氧化氢清除口腔内陈旧血块，以避免引起口臭而影响食欲和心情。

4. **关节腔出血或深部组织血肿的预防及护理** 减少活动量，避免过度负重和易致创伤的运动。一旦出血，立即停止活动，卧床休息，抬高患肢并固定于功能位。局部用冰袋冷敷，使出血局限，可采取绷带压迫止血，测量血肿范围。当出血停止后，应改为热敷，以利于淤血消散。

5. **内脏出血的护理** 消化道小量出血者，可进食温凉的流质饮食；大量出血者应禁食，并建立静脉输液通道，配血和做好输血的准备，保证液体、止血药物和血液制品的输入。准确记录出入量。

6. **眼底及颅内出血的护理** 眼底出血时，尽量卧床休息，嘱患者不要揉擦眼睛，以免引起再出血。若突然视物模糊、头晕、头痛、呼吸急促、喷射性呕吐、甚至昏迷，提示颅内出血的可能，应及时与医生联系，并协助处理：①随时吸出呕吐物或口腔分泌物，保持呼吸道通畅；②吸氧；③按医嘱快速静脉滴注或静脉注射20%甘露醇、50%葡萄糖溶液、地塞米松、呋塞米等，以降低颅内压；④观察并记录患者的生命体征、意识状态及瞳孔大小。

(四) 用药护理

1. **输全血或成分血的护理** 出血明显时，依据出血的不同原因，遵医嘱输入新鲜全血、浓缩血小板悬液、新鲜血浆等。输血前认真核对；血小板取回后，应尽快输入；新鲜血浆于采集后6h内输完，并观察有无输血反应发生。

2. **用药护理** 遵医嘱使用止血药物，观察药物疗效及副作用。

(五) 心理护理

加强与患者及家属的沟通，了解其需求与忧虑，给予必要的解释与疏导，增强患者战胜疾病的信心。尽快清除血迹及血腥味，消除不良刺激，增加舒适感。护理大出血患者时，要沉着镇静，各项护理操作敏捷准确，以增加患者的安全感和信任感。

(六) 健康指导

指导患者避免引起或加重出血的诱因，一旦发现出血点、瘀斑等，应减少活动，卧床休息，保持情绪稳定，必要时就医；对于慢性易复发疾病，应定期检查。

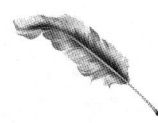

【护理评价】 患者是否能掌握减少或避免出血的措施；恐惧感是否减轻或消失；未发生颅内出血，或颅内出血被及时发现并得到处理。

三、继发感染

继发感染（secondary infection）是指血液病患者由于机体免疫力降低或因营养不良、贫血、化疗等，易致病原体侵袭而引起感染。

【常见原因】

1．白细胞由于数量减少和（或）功能缺陷，不能抵抗细菌的侵袭而引起感染。

2．免疫抑制剂的应用及贫血或营养不良致机体抵抗力下降。常见疾病有白血病、再生障碍性贫血、淋巴瘤等。

【护理评估】

（一）健康史

询问患者有无白血病、严重贫血、再生障碍性贫血、粒细胞缺乏症等病史；有无应用化学药物、长期使用糖皮质激素及免疫抑制剂等情况；有无受凉、进食不洁食物、与感染性疾病患者接触史、侵入性治疗等诱因。

（二）身体状况

1．继发感染的特点　感染部位多见于口腔黏膜、咽及扁桃体、肺部、泌尿道以及肛周皮肤，严重时可发生败血症。发热是继发感染最常见的症状，具有持续时间长、热型不一、一般抗生素治疗效果不理想的特点。继发感染是白血病患者最常见的死亡原因之一。

2．伴随症状　患者有无贫血、出血；有无食欲和体重下降；有无意识障碍、惊厥等伴随症状。

3．身体评估　评估感染发生的部位，发热的急缓、时间、程度、热型等特点；有无肝、脾、淋巴结肿大。

（三）心理评估

反复感染及治疗效果不佳，常使患者产生抑郁和焦虑等心理问题。

（四）辅助检查

白细胞计数和分类；根据不同感染部位选择相应的检查，如胸部X线检查、尿常规、排泄物、分泌物、渗出物检查；骨髓穿刺有助于血液病病因的诊断；分泌物培养及药敏试验有助于明确致病菌，以选择有效的抗生素。

【护理诊断/问题】 体温过高　与继发感染、肿瘤细胞的高度分化与增生有关。

【护理目标】 患者的体温下降至正常，感染得到有效控制。

【护理措施】

（一）一般护理

1．饮食护理　给予高热量、高维生素、营养丰富、易消化的半流质或软食。注意饮食卫生，忌食生冷及不洁食物。

2．皮肤护理　注意保暖，防止受凉；勤剪指甲，避免抓伤；勤洗澡，勤换衣裤，保持皮肤清洁、干燥；高热者应及时擦洗和随时更换汗湿的衣物、被套、床单；年老体弱长期卧床者，每日用温水擦洗皮肤，按摩受压部位，协助翻身，预防压疮；女性患者应每日清洗会阴部。

3．口腔护理　①每天护理口腔4次，根据口腔pH值酌情选择1~2种漱口液（3%硼酸水、3%碳酸氢钠溶液、呋喃西林溶液等）于进餐前、后漱口，每次呕吐或吐痰后漱口；口腔黏膜有溃疡时，可增加漱口次数，于饭后、睡前涂搽冰硼散或锡类散；合并真菌感染时，用2.5%制霉菌素液含漱或局部用克霉唑甘油（克霉唑研成粉与甘油调匀）涂搽。②不可用牙签剔牙。③口腔

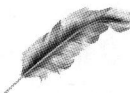

黏膜有改变时，取分泌物做细菌培养和药敏试验。④若出现口腔黏膜疼痛影响进食与睡眠，可给予生理盐水 200ml 加利多卡因 200mg 分次含漱。

4．鼻腔护理　忌用手指挖鼻腔，鼻腔干燥时可用抗生素软膏涂抹鼻腔黏膜。

5．肛周护理　睡前、便后用 1/5000 高锰酸钾溶液坐浴，每次 15～20min，保持排便通畅，预防肛裂，若发现肛周脓肿应及时处理。

（二）病情观察

监测体温及热型变化，观察发热前有无寒战和伴随症状。观察感染部位的病情变化，同时注意监测心率、呼吸、脉搏、血压的变化。

（三）发热护理

1．卧床休息，维持室温 20～24℃，湿度 55%～60%。

2．鼓励患者多饮水，至少 2000ml/d。

3．高热者可予物理降温，伴有出血倾向者禁用乙醇擦浴。物理降温无效时，遵医嘱应用药物降温，注意观察降温后的反应。

（四）用药护理

遵医嘱及时、准确使用抗生素，并现配、现用，以保证药物有效浓度和疗效。对长期使用抗生素的患者，应注意观察有无口腔黏膜二重感染征象。

（五）预防外源性感染

1．保持病室整洁，空气新鲜，定时开窗通风，用紫外线或臭氧照射，定期用消毒液擦拭家具、地面。

2．限制探视的人数、次数。

3．对粒细胞缺乏症患者，实行保护性隔离。

4．进行各项治疗及护理操作时，严格执行无菌操作原则。

【健康指导】　指导患者及家属建立良好的生活方式，增强自我防护意识，适当运动与锻炼，增强体质。生活要有规律，保证充足睡眠、营养，提高机体抵抗力；避免到人多的地方，保持皮肤清洁卫生，预防各种感染。发现有发热及时就诊。

【护理评价】　患者体温是否下降至正常，感染得到有效控制。

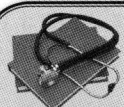

小　结

血液病最常见的临床表现有发热、出血、贫血，在配合新技术、新疗法的开展过程中，血液病的治疗护理已得到发展，包括各种支持疗法、缓解症状、加强营养、心理支持、减少病人痛苦、预防和控制感染、出血的护理等。护理的重点是对症护理，心理支持。

（丁建华）

第二节 贫血患者的护理

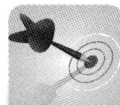

学习目标

通过本节内容的学习，学生应能
识记：
说出贫血的诊断标准，缺铁性贫血、巨幼细胞贫血、再生障碍性贫血的病因。
理解：
区别缺铁性贫血、巨幼细胞贫血、再生障碍性贫血的发病机制和临床表现。
运用：
联系实际为贫血的患者做出正确的护理诊断，并实施有效的护理及健康指导。

一、概述

贫血是血液病最常见的症状，是多种原因或疾病引起的一种病理状态。一般认为在平原地区，成年人贫血的诊断标准如表 6-2-1 所示。

表 6-2-1 贫血的实验室诊断标准

性别	Hb	RBC	HCT
男	< 120g/L	< 4.5×10^{12}/L	0.42
女	< 110g/L	< 4.0×10^{12}/L	0.37
妊娠期女性	< 100g/L	< 3.5×10^{12}/L	0.30

【分类】 基于不同的临床特点，贫血有不同的分类。贫血常根据红细胞形态、血红蛋白浓度或引起贫血的原因和发病机制来分类。

1. 按红细胞形态特点分类 根据红细胞平均体积（MCV）、红细胞平均血红蛋白浓度（MCHC）将贫血分为大细胞性贫血、正常细胞性贫血和小细胞低色素性贫血三类见表 6-2-2。

表 6-2-2 贫血的细胞形态分类

类型	MCV（fl）	MCHC	常见疾病
大细胞性贫血	> 100	32% ~ 35%	巨幼细胞贫血、伴网织红细胞大量增生性贫血、骨髓增生异常综合征、肝病
正常细胞性贫血	80 ~ 100	32% ~ 35%	再生障碍性贫血、纯红细胞再生障碍性贫血、溶血性贫血、急性失血
小细胞低色素性贫血	< 80	32%	缺铁性贫血、铁粒幼细胞性贫血、珠蛋白生成障碍性贫血

2. 按血红蛋白的浓度分类 根据血红蛋白的浓度可将贫血分为轻度、中度、重度和极重度贫血四个等级，见表 6-2-3。

表 6-2-3 贫血严重度的划分标准

贫血严重度	血红蛋白浓度（g/L）	临床表现
轻度	>90	症状轻微
中度	60~90	活动后感心悸气促
重度	30~59	静息状态下仍感心悸气促
极重度	<30	常并发贫血性心脏病

3. 按贫血的病因与发病机制分类 根据贫血的病因与发病机制可将贫血分为红细胞生成减少性贫血、红细胞破坏过多性贫血和失血性贫血三大类，见表6-2-4。

表 6-2-4 贫血的病因学分类

类型	病因及机制	常见疾病
红细胞生成减少性贫血	造血干祖细胞异常	再生障碍性贫血、造血系统肿瘤性疾病（白血病）等
	造血调节异常	慢性病性贫血、造血系统肿瘤性疾病等
	造血原料不足或利用障碍	巨幼细胞贫血、缺铁性贫血等
红细胞破坏过多性贫血（溶血性贫血）	红细胞自身异常	葡萄糖-6-磷酸脱氢酶缺乏症、海洋性贫血等
	红细胞周围环境异常	免疫性溶血性贫血、大面积烧伤、血浆渗透压改变等
失血性贫血	出凝血性疾病	特发性血小板减少性紫癜、血友病、严重肝病等
	非出凝血性疾病	外伤、支气管扩张、消化性溃疡、肝病、痔疮等

【临床表现】 各类贫血都有其共同的临床表现。主要是由于血红蛋白量减少，血液携氧能力降低，引起全身各器官和组织缺氧而产生相应的变化。取决于贫血的严重程度、贫血发生及发展的速度、循环血容量有无改变、患者的年龄，以及心、血管、呼吸系统对贫血的代偿和耐受能力等。其主要临床表现如下：

1. 一般表现 疲乏、困倦、软弱无力为贫血最常见和出现最早的症状。皮肤、黏膜苍白是贫血最突出的体征，其产生机制主要是在贫血状态下，机体为保证重要器官的供血、供氧（如脑、心、肾等），通过神经-体液因素的调节，促使血液重新再分配，皮肤黏膜供血相对减少。患者尚有皮肤干燥、弹性下降和肌张力降低、毛发稀疏等体征。

2. 神经肌肉系统表现 由于脑组织的缺血、缺氧，无氧代谢增强，能量合成减少，患者常出现头痛、头晕、耳鸣、晕厥、失眠、怕冷、记忆力减退及注意力不集中等症状。老年患者可有神志模糊及精神异常的表现。维生素B_{12}缺乏者有肢体麻木和感觉障碍的症状。

3. 心血管系统表现 轻度贫血对心肺功能影响不明显，中度贫血者体力活动后可出现心悸、气短。严重贫血者轻微活动甚至休息状态均可发生呼吸困难。这是缺氧状态下机体交感神经活动性增强，促使心率加快、心搏出量增加、血流加速的结果。

4. 消化系统表现 贫血时消化腺分泌减少甚至腺体萎缩，患者常出现食欲缺乏、恶心、胃肠胀气、腹泻或便秘、舌炎和口腔炎等。

5. 泌尿、生殖系统表现 由于长期的贫血影响睾酮的分泌，可减弱男性特征；对女性，因影响女性激素的分泌而导致月经异常。

6. 其他 贫血严重时由于体表循环不良而致皮肤散热能力减退，可有低热。

【辅助检查】

1. 血常规 血红蛋白及红细胞计数是确诊贫血的可靠指标。红细胞平均体积（MCV）、红细胞平均血红蛋白浓度（MCHC）有助于贫血的形态学分类及其病理诊断。网织红细胞计数可作

为贫血的鉴别诊断及疗效的观察与评价指标,外周血涂片检查可观察红细胞、白细胞及血小板的量及形态的改变,有无异常细胞及原虫等,可对贫血的性质、类型提供诊断线索。

2．骨髓检查　骨髓检查是贫血病因诊断的必要检查方法,包括骨髓细胞涂片分类和骨髓活检。根据骨髓的增生情况可将贫血分为增生性贫血和增生不良性贫血。

3．病因检查　包括原发病诊断的相关检查、各种造血原料水平测定等。

【治疗要点】

1．病因治疗　积极寻找和去除病因是治疗贫血的首要原则。慢性失血只有根治出血原因,才能纠正贫血并彻底治愈。某些药物诱发的溶血性贫血,在停用药物后贫血会很快得到纠正。

2．药物治疗　病因未明确前,不能随便用药。应根据贫血的发病机制,合理使用抗贫血药物。铁剂治疗缺铁性贫血;叶酸、维生素B_{12}治疗巨幼细胞贫血;雄激素、抗淋巴细胞球蛋白(ALG)、环孢素治疗再生障碍性贫血;糖皮质激素治疗用于自身免疫性溶血性贫血及再生障碍性贫血或阵发性睡眠性血红蛋白尿的发作期。

3．对症和支持治疗　目的是短期内改善贫血,恢复血容量,缓解组织器官的缺氧状态及恢复其功能。输血能迅速减轻或纠正贫血,是对症治疗的主要措施,重度贫血应根据患者病情需要选择红细胞成分输血。有感染者应积极控制感染。

二、缺铁性贫血

缺铁性贫血(iron deficiency anemia)是体内用来制造血红蛋白的贮存铁缺乏,血红蛋白合成量减少而引起的一种小细胞低色素性贫血。缺铁性贫血是贫血中最常见的一种,以生长发育期的儿童和育龄妇女发病率较高。全球有6亿~7亿人患有缺铁性贫血。儿童的发病率高达50%,而成年男性约为10%。

【病因及发病机制】

(一)病因

1．需铁量增加而摄入不足　是妇女、儿童缺铁性贫血的主要原因。婴幼儿、青少年、妊娠和哺乳期的妇女需铁量增加,如果饮食中缺铁则易引起缺铁性贫血。人工喂养的婴儿,以含铁量较低的牛乳、谷类为主要饮食,如不及时补充含铁量较多的食物,也可引起缺铁性贫血。

2．铁吸收不良　铁主要在十二指肠及空肠上段被吸收,在胃大部切除及胃空肠吻合术后,铁的吸收受影响。胃酸缺乏、小肠黏膜病变、肠道功能紊乱、服用抗酸药以及H_2受体拮抗剂等均可引起铁的吸收不良。

3．铁丢失过多　慢性失血是成人缺铁性贫血最多见、最重要的原因,反复多次小量失血可使体内贮存铁逐渐耗竭,如消化道溃疡出血、肠息肉、肠道癌肿、月经过多、钩虫病、痔出血等。

知识链接

铁代谢

1．铁的分布　正常成人体内含铁量:男性50~55mg/kg,女性35~40mg/kg,其中67%存在于血红蛋白中,29%以铁蛋白和含铁血黄素的形式贮存于肝、脾、骨髓等器官的单核-吞噬细胞系统内,称为贮存铁。其余为组织铁,占4%,存在于肌红蛋白、细胞色素及含铁类酶中。

2．铁的来源和吸收　内源性铁来自红细胞破坏;外源性铁来自食物,食物中三价铁在胃酸及还原酶作用下还原成二价铁在十二指肠及空肠上段被吸收。肠黏膜吸收铁的量与体内贮存铁量保持动态平衡。当体内铁贮备量丰富时,铁的吸收就减少,反之增多。

> **知识链接**
>
> 3．铁的排泄　铁主要由胆汁或经粪便排出，育龄妇女主要经过月经、妊娠、哺乳而丢失。正常男性每日约丢失1mg。正常女性每日约丢失1～1.5mg，一次月经丢失40～80ml血液，大约失铁20～40mg。
>
> 4．铁的转运：吸收的Fe^{2+}在小肠黏膜上皮细胞中氧化为Fe^{3+}，与血浆中的转铁蛋白结合，才被转运到各组织中去。每一分子的转铁蛋白可与两分子的Fe^{3+}结合。体内仅1/3的转铁蛋白呈饱和状态，说明正常情况下，转铁蛋白饱和度为33%。

（二）发病机制

当体内贮存铁减少到不足以补偿功能状态的铁时，铁代谢指标发生异常，铁蛋白、含铁血黄素减少，血清铁和转铁蛋白饱和度降低、总铁结合力和未结合铁的转铁蛋白升高、组织缺铁、红细胞内缺铁。红细胞内缺铁，则血红素合成障碍。大量原卟啉不能与铁结合成为血红素，以游离原卟啉的形式积累在红细胞内或与锌原子结合成为锌原卟啉，血红蛋白生成减少，红细胞胞质少、体积小，发生小细胞低色素性贫血。严重时粒细胞、血小板的生成也受影响。

铁是构成血红蛋白的关键。铁＋原卟啉──→血红素，血红素＋珠蛋白──→血红蛋白。

【临床表现】

1．一般贫血共有的表现　如面色苍白、乏力、易倦、头晕、心悸、气促、耳鸣等。

2．本病特征性表现　与机体缺血、缺氧和组织细胞中含铁酶和铁的依赖酶的活性降低有关。

（1）组织缺铁表现：如舌炎、口角炎、吞咽困难、皮肤干燥、角化、萎缩、毛发干枯易脱落、指（趾）甲扁平、不光整、脆薄易裂、甚至反甲或匙状甲。

（2）精神行为表现：易激惹、好动、注意力不集中、尤其是儿童。少数患者有异食癖，喜吃生米、泥土、石子、茶叶等。

3．缺铁原发病的表现　如消化性溃疡、肿瘤或痔疮导致的黑便、血便或腹部不适，肠道寄生虫感染导致的腹痛或粪便性状改变，妇女月经过多，肿瘤性疾病引起的消瘦，血管内溶血导致的血红蛋白尿等。

【辅助检查】

1．血象　典型血象为小细胞低色素性贫血。红细胞体积较小，形态不一，大小不等，中心淡染区扩大。MCV、MCHC值均降低。网织红细胞正常或轻度增高，血小板计数高低不一。严重病例可出现三系细胞减少。

2．骨髓象　增生活跃或明显活跃；以中晚幼红细胞为主，体积变小、染色质颗粒致密、胞浆少，粒细胞和巨核细胞无明显变化。骨髓涂片染色示骨髓细胞外铁消失，铁粒幼细胞极少或消失。

3．铁代谢的生化检查　血清铁（ST）低于8.95μmol/L，血清总铁结合力（TIBC）升高，大于64.44μmol/L；血清铁蛋白（SF）测定可准确反映体内贮存铁情况，低于12μg/L可作为缺铁的重要依据。

【治疗要点】

1．病因治疗　是纠正缺铁性贫血的关键。病因或原发病确诊后，要积极治疗。

2．铁剂治疗　是纠正缺铁性贫血的有效措施。首选口服铁剂，每日剂量应含元素铁150～200mg。常用铁剂有硫酸亚铁、富马酸亚铁和琥珀酸亚铁。注射铁剂的指征为口服铁剂后

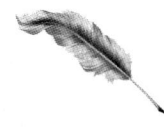

胃肠道反应严重而无法耐受、消化道疾病导致铁吸收障碍及病情要求迅速纠正贫血，如妊娠晚期、急性大出血的患者。

3．中药治疗　不良反应少，可作为辅助性治疗。

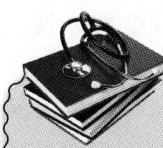

案例6-1

患者，女性，19岁。主诉活动后头晕、乏力2个月。患者近两个月以来活动后出现头晕、乏力，体检发现面色苍白。血常规：Hb 85g/L，RBC 3.0×10^{12}/L。患者自述最近正在减肥，每餐只吃素食。诊断为：缺铁性贫血。医嘱给予口服硫酸亚铁治疗。

问题与思考：
1．该患者为何种程度的贫血？
2．护士应如何指导患者口服硫酸亚铁？
3．护士应如何指导患者的饮食？

【常用护理诊断/问题】
1．活动无耐力　与贫血引起全身组织缺血、缺氧有关。
2．营养失调：低于机体需要量　与铁摄入不足、吸收不良、需要量增加或丢失过多有关。
3．口腔黏膜受损　与贫血引起口腔炎、舌炎有关。
4．焦虑　与记忆力减退，导致学习、工作能力下降有关。

【护理措施】

（一）一般护理

1．休息与活动　根据患者贫血的程度及发生速度合理休息与活动。活动量以不感到疲劳、不加重症状为度。妥善安排各种护理及治疗时间，使患者有充分时间休息。在活动期间脉搏≥100次/分，应停止活动。重度贫血伴缺氧症状者应注意：①卧床休息，减轻心脏负荷。②吸氧，以改善组织缺氧症状。③保持房间温暖，以防因寒冷引起血管收缩，加重缺氧。④协助做好生活护理。如沐浴、翻身、进食及其他日常活动，起床和如厕时改变体位宜缓慢，要扶墙起立，避免登高，防止晕倒摔伤。

2．饮食护理

（1）纠正不良饮食习惯：进食含铁丰富、高蛋白、高维生素、高热量食品是预防和辅助治疗缺铁性贫血的重要措施。不偏食、不挑食、合理的饮食习惯和饮食搭配，可增加铁的吸收。口腔炎或舌炎者，要避免进食过热或过辣的刺激性食物。

（2）增加含铁丰富食物的摄取：鼓励患者多吃含铁丰富且吸收率较高的食物（如动物肉类、肝、血、蛋黄、海带与黑木耳等）或铁强化食物。适当搭配富含维生素C的蔬菜和水果，促进食物中铁的吸收。

（二）病情观察

注意观察患者的自觉症状，特别是原发病及贫血的症状和体征、饮食疗法与药物应用的状况。了解主要的化验结果，如血红蛋白、红细胞、网织红细胞等。

（三）对症护理

严重贫血患者可有疲乏无力的现象，可给予吸氧。必要时遵医嘱输血或浓缩红细胞以减轻贫血症状，缓解机体缺氧。注意控制输注速度，防止因心脏负荷过重而诱发心力衰竭。

（四）用药护理

1. 口服铁剂的护理　①口服铁剂易引起胃肠道反应，如恶心、呕吐及胃部不适，餐后或用餐时服用可减少反应，如不能耐受可从小剂量开始。②避免与牛奶、茶、咖啡同时服用，因茶中鞣酸与铁结合成不易吸收物质，牛奶含磷较高，均可影响铁的吸收。③口服液体铁剂时须使用吸管，避免牙齿染黑。④服铁剂期间，粪便会变成黑色，应做好解释，以消除患者顾虑。⑤铁剂治疗后自觉症状可很快减轻；网织红细胞数逐渐上升，1周左右达高峰，以后又降至正常，其增加可作为铁剂治疗有效的指标；2周后血红蛋白浓度上升，约1~2个月恢复至正常。在血红蛋白完全正常后，患者仍需继续服用铁剂3~6个月，目的是补足体内贮存铁。

2. 注射铁剂的护理　采用深部肌内注射并经常更换注射部位，以促进吸收，避免硬结形成。药液的溢出可引起皮肤染色，故注射时应：①不要在皮肤暴露部位注射。②抽取药液入空针后，更换针头注射。③可采用"Z"型注射法或留空气注射法，以免药液溢出。注射铁剂的不良反应除局部肿痛外，可有面部潮红、恶心、头痛、肌肉和关节痛、淋巴结炎及荨麻疹，严重者可发生过敏性休克，故注射时应备肾上腺素。部分患者用药后可出现尿频、尿急，应嘱其多饮水。

（五）心理护理

观察患者的情绪反应，及时发现异常行为，帮助患者家属对异常行为表示理解、同情，多关心、多沟通，鼓励患者说出关注的问题，并及时给以心理疏导，取得患者信任。并帮助患者认识并发的异常行为，增加战胜疾病的信心。

【健康指导】

1. 生活方式指导　根据贫血程度行适当休息与运动，保证营养供给的指导，遵循饮食治疗原则，合理安排食谱。建议其用铁锅炒菜、煮饭，以得到一定量的无机铁。注意保暖和个人卫生，预防感染。

2. 疾病知识指导　介绍缺铁性贫血的疾病知识，提高患者及家属对疾病的认识、治疗及护理的依从性，使其主动配合治疗，并掌握自我护理方法。遵医嘱按时、按量服药，并避免同时食用影响铁剂吸收的食物。定期到门诊检查血象。

3. 高危人群食物铁或口服铁剂的预防性补充　如给婴幼儿及时添加含铁丰富且铁吸收率高的辅食，合理搭配膳食。提倡母乳喂养，以谷类或牛奶为主食的婴幼儿食品中可加入适量铁剂。青少年发育期注意补充含铁丰富的食物，改变不良饮食习惯，避免挑食或偏食。妊娠期、哺乳期妇女、早产儿2个月左右可给小剂量预防性补充铁剂。及时治疗各种慢性出血，如月经过多、消化性溃疡、肛痔出血等。

三、巨幼细胞贫血

巨幼细胞贫血（megaloblastic anemia）是指叶酸和（或）维生素 B_{12} 缺乏或某些影响核苷酸代谢药物的作用，导致细胞核脱氧核糖核酸（DNA）合成障碍所引起的贫血。其特点是骨髓呈典型"巨幼变"。

【病因及发病机制】

（一）病因

1. 叶酸缺乏　①摄入量不足：食物中缺少新鲜蔬菜，过度烹煮或腌制食物使叶酸丢失。②吸收不良：消化系统疾病（如小肠的炎症、肿瘤及手术切除后），或某些药物（如甲氨蝶呤、乙胺嘧啶、异烟肼等）均可导致叶酸吸收不良。③需要量增加：婴幼儿、青少年、妊娠、哺乳期妇女对叶酸的需要量增加。

2. 维生素 B_{12} 缺乏　维生素 B_{12} 缺乏多与肠道疾病或功能紊乱有关。①摄入减少：常见于绝

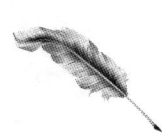

对素食、偏食等。②吸收障碍：先天性或后天性原因使内因子生成减少或体内产生内因子抗体使维生素 B_{12} 吸收减少，如胃大部切除术后、慢性萎缩性胃炎、胃体部糜烂性胃炎、胃体癌肿破坏壁细胞。③其他：严重肝病影响维生素 B_{12} 的储备。

（二）发病机制

四氢叶酸和维生素 B_{12} 是合成 DNA 过程中重要的辅酶，而维生素 B_{12} 还可促进叶酸进入细胞和各种生化反应。当叶酸和维生素 B_{12} 缺乏到一定程度时，细胞核中的 DNA 合成速度减慢，细胞的分裂和增殖时间延长，而胞浆内的 RNA 仍继续成熟，RNA 与 DNA 的比例失调，造成细胞核浆发育不平衡，细胞体积变大而核发育较幼稚，形成巨幼细胞。DNA 的代谢阻滞对骨髓粒细胞、巨核细胞的成熟也有影响，生成无效粒细胞和血小板，故白细胞和血小板减少（出现巨型晚幼粒、巨核细胞分叶过多）；其他迅速增殖的细胞，如口腔、胃、小肠的上皮细胞，表现为胞体增大，核不成熟，产生消化道症状。此外，维生素 B_{12} 缺乏亦使相关依赖酶的催化反应发生防碍，影响脂肪酸的合成，干扰神经鞘膜的功能，出现神经系统症状。

【临床表现】

1．营养性巨幼细胞贫血　绝大多数因叶酸缺乏所致。

（1）血液系统表现：起病多缓慢，主要为一般贫血表现，如乏力、皮肤黏膜苍白、心悸、气短等。20% 左右患者伴有白细胞和血小板减少，可发生感染和出血。少数有肝、脾大，部分患者可出现轻度黄疸。

（2）消化道表现：早期出现食欲缺乏、腹胀、腹泻或便秘。部分出现口角炎、舌炎、舌面光滑称"镜面舌"或舌质绛红称"牛肉舌"。

（3）其他：消瘦、全身水肿或末梢神经炎，小儿生长发育迟缓。少数患者可出现锥体束征、共济失调及精神症状，如健忘、易怒、表情呆滞、甚至精神失常。

2．恶性贫血　缺乏内因子致维生素 B_{12} 吸收障碍，可能与自身免疫有关。临床上除营养性巨幼细胞贫血的表现外，较为严重的神经精神症状是其特点所在。

【辅助检查】

1．血象　呈大细胞性贫血，血涂片中红细胞大小不等，以大卵圆形红细胞为主。白细胞、血小板减少，中性粒细胞呈多分叶现象。网织红细胞数正常或轻度增多。

2．骨髓象　骨髓增生活跃，以红系增生为主，可见各阶段巨幼红细胞。细胞核发育晚于细胞浆，称"幼核老浆"现象。粒细胞亦出现巨型变。巨核细胞数目大致正常，亦可见巨型变，部分核呈分叶状。

3．叶酸和维生素 B_{12} 测定　是诊断本病的重要指标。用微生物法测定血清维生素 B_{12} < 74pmol/L（100ng/ml）、血清叶酸浓度 < 6.8nmol/L（3ng/ml）有诊断意义。红细胞叶酸浓度可低于 227nmol/L（100ng/ml）。

【治疗要点】

1．病因治疗　针对不同原因采取相应的措施，如改变不合理饮食结构或烹调方式、彻底治疗原发病，因药物引起者须停药等。

2．药物治疗

（1）叶酸：叶酸缺乏者给予叶酸口服，每日 3 次，直至血象完全恢复正常。胃肠道不能吸收者，可用亚叶酸钙肌内注射。

（2）维生素 B_{12}：维生素 B_{12} 缺乏者，可给予维生素 B_{12} 肌内注射，每周 2 次；若无吸收障碍可口服维生素 B_{12} 片剂，直至血象正常。恶性贫血血象正常后须终身维持治疗。

【护理诊断/问题】

1．活动无耐力　与贫血引起组织缺氧有关。

2．营养失调：低于机体需要量　与叶酸、维生素 B_{12} 摄入不足、吸收不良以及需要量增加

有关。

3. 感知改变　与维生素 B_{12} 缺乏引起神经系统损害有关。

【护理措施】

(一) 一般护理

1. 休息与活动　参见缺铁性贫血的护理。

2. 饮食护理　改变不良的饮食习惯，进食富含叶酸和维生素 B_{12} 的食品；婴幼儿和妊娠妇女对叶酸需要量增加，特别要注意补充。指导患者少饮酒。改善烹调方式，蔬菜在烹调过程中不宜用酸处理，不宜高温或时间过长，烹煮后不宜久置。食欲缺乏、腹胀等消化道症状重者或胃肠吸收不好者应少食多餐。

(二) 病情监测

注意观察患者贫血的症状、体征、活动的耐受能力。了解主要检查结果，如血红蛋白、红细胞、网织红细胞等，以判断贫血程度。

(三) 对症护理

出现口腔炎或舌炎的患者，应注意保持口腔清洁，饭前、饭后用复方硼砂含漱液（朵贝液）或生理盐水漱口。口腔溃疡面可涂溃疡膜等。末梢神经炎、四肢麻木无力者，应注意保暖、避免受伤。共济失调者走路要有人陪伴。

(四) 用药护理

遵医嘱正确用药，并注意观察药物疗效及不良反应。肌内注射维生素 B_{12} 偶有过敏反应，应注意观察并及时处理。严重贫血在补充叶酸及维生素 B_{12} 后，血钾可大量进入新生成的红细胞，导致血清钾突然下降。因此老年人、有心血管疾患和不能进食者，应注意遵医嘱预防性补钾并加强观察。

(五) 心理护理

告知患者及家属可能出现的神经精神症状，帮助患者建立支持系统，得到帮助，减少孤独，消除不良情绪，增加战胜疾病的信心。

【健康指导】

1. 生活方式指导　指导患者及家属采用正确的烹调方法，纠正偏食，戒酒，食用富含叶酸和维生素 B_{12} 的食物。合理安排膳食。保证休息和充足睡眠。注意口腔和皮肤的清洁，勤洗澡更衣，预防感染。

2. 疾病知识指导　给患者及家属讲述营养性贫血的有关知识，只要坚持合理的饮食及药物治疗，一般预后很好，增强患者治疗的信心，主动配合治疗。

四、再生障碍性贫血

再生障碍性贫血（aplastic anemia，AA）简称再障，是由多种原因导致造血干细胞的数量减少和（或）功能异常而引起的一类贫血，又称骨髓造血功能衰竭症。临床主要表现为骨髓造血功能低下、进行性贫血、出血、感染和全血细胞减少。我国再障年发病率为 0.74/10 万，可发生于任何年龄段，老年人发病率较高；男女发病率无明显差别。

【病因及发病机制】

(一) 病因

按病因明确与否分为原发性和继发性再障。约有一半以上患者找不到明确原因，称为原发性再障；在继发性再障的因素中以药物、化学、物理因素和病毒感染较为常见。

1. 药物及化学物质　①药物：已知高度危险性的药物有抗肿瘤药、氯霉素、磺胺类药、保泰松、苯巴比妥、阿司匹林、抗癫痫药、吲哚美辛、甲巯咪唑、卡比马唑、异烟肼等，其中以氯霉素最多见，氯霉素是否引发再障与用药剂量和疗程无关，而与个人的敏感性有关，后果较为严

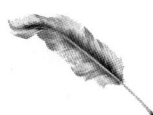

重。②化学物质：化学物质中骨髓抑制毒物以苯及其衍生物为主，如油漆、塑料、染料、杀虫剂等，这类化学物品对骨髓的抑制作用与其剂量有关，只要接受足够的剂量，任何人都会发生再障。长期与苯接触比一次大剂量接触危险性更大。

2．物理因素　各种电离辐射如X射线、γ射线及其他放射性物质等。

3．病毒感染　风疹病毒、EB病毒、流感病毒、特别是肝炎病毒均可引起再障。

4．其他因素　少数阵发性睡眠性血红蛋白尿、系统性红斑狼疮、慢性肾衰竭等疾病可演变成再障。

（二）发病机制

目前认为可能与以下三个因素有关。

1．造血干细胞内在缺陷（"种子"学说）　包括造血干细胞质和量的减少。造血干细胞数量减少是各型再障的必有表现。

2．造血微环境异常（"土壤"学说）　再障患者骨髓活检除发现造血干细胞减少外，还有骨髓"脂肪化"、静脉窦壁水肿、出血、毛细血管坏死；部分骨髓基质细胞体外培养生长情况差；骨髓基质细胞受损的再障行造血干细胞移植不易成功。但研究数据提示，再障患者造血微环境并非发病的决定因素。

3．免疫异常（免疫学说）　再障患者骨髓或外周血淋巴细胞比例高，T细胞亚群失衡，分泌的造血负调控因子明显增多，髓系细胞凋亡亢进，多数患者用免疫抑制剂治疗有效。

【临床表现】　再生障碍性贫血主要表现为进行性贫血、出血及感染，肝、脾、淋巴结多无肿大。通常将该病分为重型再障（SAA）和非重型再障（NSAA），两者的具体表现见表6-2-5。

表6-2-5　重型再障与非重型再障的区别

区别点	重型再障（SAA）	非重型再障（NSAA）
起病方式	急、进展迅速	缓、进展慢
出血	重，不同程度的皮肤、黏膜和内脏出血，可因颅内出血而死亡	轻，以皮肤、黏膜多见，内脏出血少
发热和感染	重，高热，以呼吸道感染最多见，不易控制，常合并败血症	多数无或为一般性感染，以上呼吸道感染为主
贫血	进行性贫血	首发及主要表现
中性粒细胞	$< 0.5 \times 10^9/L$	$> 0.5 \times 10^9/L$
血小板	$< 20 \times 10^9/L$	$> 20 \times 10^9/L$
网织红细胞绝对值	$< 15 \times 10^9/L$	$> 15 \times 10^9/L$
骨髓	多部位增生极度减低	增生减低或活跃，常有增生灶
预后	不良，多于6~12个月内死亡	较好，经治疗多数可长期存活，少数死亡

【辅助检查】

1．血象　全血细胞减少，但三系细胞减少的程度不同，少数病例可呈双系或单系细胞减少。淋巴细胞比例相对增高。网织红细胞绝对值低于正常。其中网织红细胞< 1.0%，绝对值< $15 \times 10^9/L$；中性粒细胞< $0.5 \times 10^9/L$，血小板计数< $20 \times 10^9/L$有助于重型再障的临床诊断。

2．骨髓象　骨髓涂片可见较多脂肪滴。SAA骨髓增生低下或极度低下，粒、红两系及巨核细胞明显减少，淋巴细胞及非造血细胞比例明显增高。NSAA骨髓增生减低或呈灶性增生；三系细胞均有不同程度减少；淋巴细胞相对增多。

【治疗要点】

1．去除病因　去除或避免再接触周围环境中有可能导致骨髓损害的因素，禁用对骨髓有抑制的药物。

2. 支持和对症治疗

（1）预防和控制感染：做好个人卫生和环境的清洁消毒，减少感染机会。发生感染时，早期应用抗生素。

（2）止血：皮肤、鼻黏膜出血可用糖皮质激素。出血严重或内脏出血可输浓缩血小板或新鲜冷冻血浆。

（3）纠正贫血：重度贫血伴缺氧明显者，考虑输注全血或浓缩红细胞，但应避免输血过多，因为会增加以后造血干细胞移植时的排斥几率。

3. 雄激素

为治疗慢性再障的首选药。其机制是刺激肾产生促红细胞生成素，直接作用于骨髓促进红细胞生长，长期使用还可促进粒细胞系统和巨核细胞系统的增生。常用丙酸睾酮肌内注射，或用睾酮衍生物司坦唑醇口服，为目前治疗慢性再障的常用药物。

4. 免疫抑制剂

抗胸腺细胞球蛋白（ATG）和抗淋巴细胞球蛋白（ALG），能够抑制患者 T 淋巴细胞或非特异性自身免疫反应，是目前治疗重型再障的主要药物。环孢素 A（CYA）选择性作用于 T 淋巴细胞，可用于急、慢性再障。临床上也常用大剂量甲泼尼龙或丙种球蛋白治疗重型再障。

5. 造血细胞因子

主要用于重型再障，一般在免疫抑制剂治疗的同时或以后应用，有促进血象恢复的作用。包括粒细胞集落刺激因子（rhG-CSF）、粒-巨噬细胞集落刺激因子（rhGM-CSF）、促红细胞生成素（EPO）和白介素-3（IL-3）。

6. 造血干细胞移植

主要用于重型再障。最适时机是年龄不超过 40 岁、未接受输血、未发生感染者。

7. 其他

脾切除。

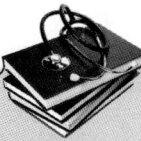

案例 6-2

患者，女，30 岁。主诉头晕、乏力 2 个月，发热 2 天。患者半年前搬入新居后出现不明原因的发热，牙龈出血，偶有鼻出血及皮下出血点，未重视。近 2 个月出现头晕、疲乏、精神差、食欲缺乏等症状。查体：体温 39.8℃，呼吸 24 次/分，脉搏 126 次/分。面色苍白，肝脾淋巴结未扪及，大腿及上臂内侧皮肤可见出血点。血象：Hb45g/L，中性粒细胞 0.4×10^9/L，PLT 11.2×10^9/L。

诊断为重型再障。

问题与思考：
1. 请列出该患者的诊断依据。
2. 请提出主要的护理问题。
3. 如何对该患者实施合理的护理措施及健康指导？

【常用护理诊断/问题】

1. **活动无耐力** 与再障致贫血有关。
2. **有感染的危险** 与粒细胞减少有关。
3. **有损伤的危险：出血** 与血小板减少有关。
4. **预感性悲哀** 与治疗效果差、反复住院有关。

【护理措施】

（一）一般护理

1. **饮食护理** 给予高热量、高蛋白、维生素丰富、易消化的软饭或半流质饮食，以补充能

量消耗，大出血患者应暂禁食。

2. 休息与活动　重症患者应卧床休息，一般患者应适当休息，避免劳累，降低氧耗量。

3. 生活护理　保持病室清洁、定期消毒，外周血中性粒细胞 $< 0.5 \times 10^9/L$ 时应进行保护性隔离；进行各项护理操作时要严格遵守无菌原则；观察体温变化，及时发现继发感染，并积极配合抗感染治疗。

（二）病情观察

注意观察贫血的症状、体征、活动的耐受能力。了解主要的化验结果，以判断贫血程度。观察皮肤、黏膜有无损伤，有无内脏或颅内出血的症状和体征等。观察有无感染征象，注意体温变化和热型。观察发热前有无寒战和其他伴随症状，警惕败血症发生，必要时抽血送培养。

（三）对症护理

出血、感染护理参见本章第一节"血液系统疾病常见症状、体征及护理"。

（四）用药护理

1. 雄激素　①丙酸睾酮为油剂，不易吸收，常可形成硬块，甚至发生无菌性坏死。故须深部缓慢分层肌内注射，并注意轮换注射部位，经常检查局部有无硬结，发现硬结及时处理。②司坦唑、达那唑对肝有损害，治疗过程中应定期检查肝功能。③观察药物疗效，定期监测血红蛋白、白细胞总数及网织红细胞计数，通常药物治疗1个月左右网织红细胞开始上升，随之血红蛋白升高，3个月后红细胞开始上升，而血小板上升需要较长时间。

2. 免疫抑制剂　①应用抗淋巴/胸腺细胞球蛋白（ATG/ALG）治疗时可出现超敏反应、出血加重和血清病（如猩红热样皮疹、发热、关节痛）等不良反应，用药期间应注意保护性隔离，预防出血和感染，密切观察有无药物不良反应。②用环孢素时应定期检查肝、肾功能。③用环磷酰胺时应观察有无血尿，指导患者多饮水，防止出血性膀胱炎。④应用糖皮质激素时可有医源性肾上腺皮质功能亢进、机体抵抗力下降等，应密切观察有无诱发或加重感染，有无血压上升，有无上腹痛及黑便等不良反应。

3. 造血生长因子　用药前应做过敏试验，用药期间定期检查血象。①重组人粒系集落刺激因子（G-CSF）皮下注射，患者偶有皮疹、低热、消化道不适、骨痛等不良反应，一般在停药后消失。② GM-CSF 用药后注意观察有无发热、骨痛、肌痛、胸膜渗液、静脉炎、腹泻、乏力等，严重者可见心包炎、血栓形成。③促红细胞生成素（EPO）可静脉注射或皮下注射。用药期间应监测血压。偶可诱发脑血管意外或癫痫发作，应密切观察。

（五）造血干细胞移植的护理

详见本章第六节。

（六）心理护理

帮助患者认识不良心理状态对身体康复不利，若病情允许，鼓励进行自我护理。争取社会支持系统的帮助，克服焦虑、悲哀、恐惧情绪，增强康复的信心，积极配合治疗。

【健康指导】

1. 疾病知识指导　向患者及家属说明日常生活不可滥用药物，特别是对造血系统有害的药物。注意保暖，避免受凉感冒，尽量少去公共场所，防止交叉感染，避免外伤。教会患者防治出血的简单方法。解释治疗措施，说明坚持用药的重要性，坚持按医嘱用药，定期到门诊复查血象，以便了解病情变化。

2. 自我防护　对因职业关系长期接触毒物如X线、放射性物质、农药、苯及其衍生物等人员，应让他们对工作环境的危害有所认识，提高自我保护意识及能力，做好防护工作，严格遵守操作规程，加强营养，定期检查血象。

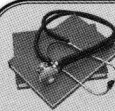

小 结

贫血是血液病最常见的症状。缺铁性贫血是体内贮存铁缺乏，使血红蛋白合成减少而引起的一种小细胞低色素贫血，临床表现有一般贫血症状外，还有原发病的临床表现及组织缺铁的表现。其特点是红细胞呈小细胞低色素性改变，骨髓、肝、脾及其他组织中缺乏可染色铁，血清铁蛋白浓度降低，血清铁浓度和转铁蛋白饱和度亦降低。治疗护理重点是根除病因，补足贮存铁，加强健康指导。

巨幼细胞贫血是由于叶酸和（或）维生素 B_{12} 缺乏所致的贫血。血象呈大细胞性贫血，骨髓增生活跃，以红系增生显著，呈现巨幼细胞形态。人体不能合成叶酸、维生素 B_{12}，依靠外源补充。食物供给不足是叶酸缺乏最主要的原因。摄入不足和呼吸障碍是维生素 B_{12} 缺乏的主要原因。恶性贫血是内因子不可逆缺乏所致。治疗护理重点是补充叶酸、维生素 B_{12}。

再障是一种获得性骨髓造血功能障碍性疾病。以骨髓造血功能低下，进行性贫血、出血、感染为主要表现，而肝、脾、淋巴结不肿大。血常规中全血细胞减小，骨髓象表现为多部位增生减低等是确诊再障的主要依据。治疗护理重点是去除病因、纠正贫血、控制出血、防治感染。

（王燕燕）

第三节　出血性疾病患者的护理

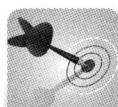

学习目标

通过本节内容的学习，学生应能

识记：

说出特发性血小板减少性紫癜、过敏性紫癜、血友病及弥散性血管内凝血的定义、病因和治疗要点。

理解：

区分特发性血小板减少性紫癜、过敏性紫癜、血友病及弥散性血管内凝血的发病机制、临床表现和护理措施。

运用：

联系实际为出血性疾病的患者做出正确的护理诊断/问题，并实施有效的护理及健康指导。

一、概述

出血性疾病是由于正常的止血机制发生障碍，引发自发性出血或轻微损伤后出血不止的一组疾病。任何原因造成血管壁通透性增加、血小板数目减少及其功能异常和凝血功能障碍，均可能导致出血。

【分类】

1. 血管壁异常 ①遗传性：遗传性出血性毛细血管扩张症、家族性单纯性紫癜等；②获得性：由重症感染、维生素C、P缺乏症，过敏性紫癜，糖尿病，库欣病等引起。

2. 血小板异常

(1) 血小板数量异常：①血小板生成减少：再生障碍性贫血、白血病；②血小板破坏过多：特发性血小板减少性紫癜；③血小板消耗过多：血栓性血小板减少性紫癜、弥散性血管内凝血。

(2) 血小板质量异常：①遗传性：血小板无力症；②获得性：抗血小板药物、重症感染、尿毒症、严重肝病、异常球蛋白血症等。

3. 凝血异常 ①遗传性：各型血友病、遗传性凝血酶原缺乏症、遗传性纤维蛋白原缺乏症等；②获得性：严重肝病、尿毒症及维生素K缺乏症。

4. 抗凝及纤维蛋白溶解异常 主要为获得性疾病，如因子Ⅷ抗体、抗凝药物治疗、蛇咬伤等。

5. 复合性止血机制异常 ①遗传性：血管性血友病；②获得性：弥散性血管内凝血。

【临床表现】 根据出血性疾病的临床表现及相关实验室检查，大致可将出血性疾病分为血小板性疾病、血管性疾病与凝血障碍性疾病，常见出血性疾病的临床特点见表6-3-1。

表6-3-1 常见出血性疾病的临床特点

项目	血管性疾病	血小板性疾病	凝血性疾病（血友病）	弥散性血管内凝血（DIC）
性别	女性多见	女性多见	80%～90%为男性	无性别差异
阳性家族史	较少见	罕见	常见	无
出血诱因、原因	多为自发性	多为自发性	多为外伤后	感染最常见
出血部位及表现	皮肤紫癜、腹痛、关节痛及血尿等	多为皮肤紫癜、瘀斑，内脏出血、眼底出血常见，月经过多	多为血肿、关节腔内出血，内脏出血常见	自发性、多发性出血遍及全身，休克、栓塞微血管病性溶血
手术或外伤后渗血不止	少见	可见	多见	可见
疾病过程	短暂、多反复发作	短暂、多反复发作	常为终身性	短，进展迅速

【辅助检查】

1. 筛选试验 包括束臂试验、出血时间、血小板计数、血块回缩试验、凝血时间、激活的部分凝血活酶时间（APTT）、血浆凝血酶原时间（PT）、凝血酶时间（TT）等。

2. 特殊检查

(1) 血小板及血管异常：包括血小板形态、平均体积测定、血小板黏附试验及血小板聚集试验、血小板相关抗体测定等。

(2) 凝血功能障碍：包括凝血活酶时间纠正试验及凝血酶原时间纠正试验，有条件时直接测定凝血因子的含量及活性，以检出缺乏的凝血因子。

(3) 抗凝异常：包括抗凝血酶Ⅲ（AT-Ⅲ）抗原及活性或凝血酶-抗凝血酶复合物测定和蛋白C测定等。

(4) 纤溶异常：包括鱼精蛋白副凝试验，血、尿纤维蛋白降解产物（FDP）测定，纤溶酶原测定等。

【治疗要点】

1. 病因防治 主要针对获得性出血性疾病的患者。应有效预防与治疗原发病，对血管性血

友病、血小板质量异常等患者应避免使用扩张血管及抑制血小板聚集的药物，如阿司匹林、双嘧达莫、吲哚美辛、保泰松等。过敏性紫癜者应避免再次接触致敏物质。

2．止血措施

（1）补充凝血因子或血小板：遗传性出血性疾病可补充相应的凝血因子。

（2）止血药物：血管异常所致出血者可用增加毛细血管致密度或改善其通透性的药物，如维生素 C、肾上腺色腙（卡巴克洛）、糖皮质激素、曲克芦丁、垂体后叶素等。肝病可用维生素 K 等。纤溶亢进所致出血可用氨基己酸、氨甲苯酸等。促进凝血因子释放的药物有去氨加压素。局部止血药有凝血酶、巴曲酶及明胶海绵等。

（3）局部处理：肌肉、关节腔明显出血可用弹性绷带压迫止血，必要时行关节固定以限制活动。

3．其他治疗　血浆置换、脾切除、关节成形术等。

二、特发性血小板减少性紫癜

特发性血小板减少性紫癜（idiopathic thrombocytopenic purpura，ITP）是一种因血小板免疫性破坏，导致外周血中血小板减少的出血性疾病。临床特征为自发性皮肤黏膜及内脏出血、血小板计数减少、血小板生存时间缩短及抗血小板自身抗体形成，骨髓巨核细胞发育成熟障碍。有急性型和慢性型之分。急性型多见于儿童，慢性型多见于 40 岁以下女性，男女之比约为 1：4。

【病因及发病机制】

病因未明，可能与下列因素有关：

1．感染　细菌或病毒感染与 ITP 发病密切相关，尤其上呼吸道感染。

2．免疫因素　感染不能直接导致 ITP 发病。免疫因素的参与可能是 ITP 发病的重要原因。血小板相关抗体（PAIg）作用于血小板，可能造成血小板被破坏、减少，这是导致出血的主要原因。

3．肝、脾因素　脾是 ITP 患者血小板相关抗体（PAIg）的产生部位，被抗体结合的血小板其表面性状发生改变，容易在脾被破坏。肝在血小板的破坏中有类似脾的作用。

4．其他因素　慢性型多见于女性，青春期后及绝经期前易发病。可能与雌激素抑制血小板生成及促进单核-巨噬细胞对血小板的破坏有关。

【临床表现】

1．急性型　多见于儿童。①起病方式：80% 以上的患者起病前 1～2 周有呼吸道感染或病毒感染史。起病急骤，常有畏寒、寒战、发热。②皮肤黏膜出血：全身皮肤可有瘀点、紫癜、瘀斑，严重者可有血疱及血肿形成。鼻、牙龈及口腔黏膜出血较重，出血常先出现于四肢，尤其是下肢。③内脏出血：如呕血、黑便、咯血、血尿、阴道出血等。颅内出血可致剧烈头痛、意识障碍、瘫痪及抽搐，是本病致死的主要原因。④其他：出血量过大或范围过于广泛者，可出现程度不等的贫血、血压降低甚至失血性休克。

2．慢性型　以 40 岁以下的成年女性多见。①起病方式：起病缓慢，一般无前驱症状。②出血倾向：出血症状相对较轻，常反复发生皮肤黏膜瘀点、瘀斑，女性患者月经过多，每次发作常持续数周或数月、甚至数年。严重内脏出血较少见。③其他：长期月经过多者，可出现失血性贫血。反复发作者常有轻度脾大。

急性与慢性两者比较见表 6-3-2。

表 6-3-2　急性型与慢性型 ITP 的比较

项目	急性型	慢性型
主要发病年龄	2~6 岁小儿	成人 20~40 岁

续表

项　目	急性型	慢性型
性别差异	无	男：女 =1：4
发病前感染史	常有	不常有
起病	急	缓慢
口腔、舌黏膜血泡	严重时有	一般无
血小板计数	常 < $20×10^9$/L	$(30~80)×10^9$/L
嗜酸性粒细胞增多	常见	少见
骨髓中巨细胞	正常或增多，幼稚型	正常或明显增多，产血小板巨核细胞减少
病程	2~6 周，最长 6 个月	或缺如数月至数年
自发缓解	80%	少见、常反复发作

【辅助检查】

1．血象　急性型发作期血小板常低于 $20×10^9$/L，慢性型常为 $50×10^9$/L。血小板平均体积偏大，功能多正常。

2．骨髓象　巨核细胞增加或正常。急性型幼稚巨核细胞比例增多，胞体大小不一，以小型多见；慢性颗粒型巨核细胞增多，胞体大小基本正常。有血小板形成的巨核细胞显著减少（< 30%）。

3．其他　束臂试验阳性、出血时间延长、血块收缩不良；80% 以上 ITP 患者抗血小板抗体（多为 PAIgG）和血小板相关补体（PAC3）增高，缓解期可降至正常值。90% 以上患者血小板生存时间明显缩短。

【治疗要点】

1．一般疗法　血小板明显减少、出血严重者应卧床休息，防止创伤。避免应用降低血小板数量及抑制血小板功能的药物。

2．糖皮质激素　为首选药物，近期有效率约为 80%。该类药物可减少抗体生成，减轻抗原抗体反应，阻滞单核 - 巨噬细胞血小板的破坏，刺激骨髓造血及血小板向外周释放。常口服泼尼松，病情急重者，静脉输液甲基泼尼松龙或地塞米松。

3．脾切除　适应证为正规使用糖皮质激素治疗 3 ~ 6 个月无效者；糖皮质激素维持量大于 30mg/d；糖皮质激素应用禁忌者；^{51}Cr 扫描脾区放射指数升高。

4．免疫抑制剂　用于以上疗法无效或疗效差者，可与糖皮质激素合用提高疗效及减少糖皮质激素的用量。常用药有长春新碱、环磷酰胺、硫唑嘌呤等。环孢素主要用于难治性 ITP。

5．输血及血小板悬液　仅用于危重出血或脾切除术。输新鲜血或浓缩血小板悬液有较好的止血效果，但反复多次输血易产生同种抗体，引起血小板破坏加速。

6．急重症处理　血小板计数≤$20×10^9$/L 者、出血严重而广泛者、疑有或已发生颅内出血者、近期将实施手术或分娩者，其紧急处理方法如下。①紧急静脉补充血小板，暂时控制或预防严重出血。②大剂量甲泼尼龙，有效抑制单核 - 巨噬细胞系统的吞噬效应，减少血小板破坏。③静脉输入丙种球蛋白，与单核 - 巨噬细胞 Fc 受体封闭、抗体中和及免疫调节等有关，是目前 ITP 紧急救治最有效的方法之一。

7．其他　达那唑也可用于难治性 ITP，与糖皮质激素有协同作用。此外，中药也有一定疗效。大剂量丙种球蛋白用于严重出血、手术前准备；血浆置换用于新发病的急性型患者。

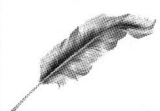

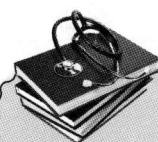

案例 6-3

患者，男，8岁。以间断发热3周，皮肤紫癜1周为主诉入院，3周前受凉后出现发热，最高37.8℃，伴乏力、头痛，无咳嗽、咳痰。1周前出现无明显诱因全身紫癜，伴牙龈渗血，口唇血泡，无呕吐，无关节疼痛，至我院就诊。血常规提示白细胞$5.8×10^9/L$，血红蛋白156g/L，血小板$3×10^9/L$，以入院查体T36.5℃，P80次/min，R20次/min，BP120/80mmHg。发病来食欲正常，睡眠、排尿排便正常。

入院诊断：特发性血小板减少性紫癜。

问题与思考：
1. 该患者首选的治疗药物是什么？用药过程应注意哪些？
2. 该患者有哪些护理问题？

【常用护理诊断/问题】
1. 有损伤的危险：出血　与血小板减少有关。
2. 有感染的危险　与糖皮质激素治疗有关。
3. 恐惧　与血小板过低，随时有出血的危险有关。
4. 潜在并发症：颅内出血。

【护理措施】

（一）一般护理

出血严重者应卧床休息。给予高维生素、高蛋白、高热量的饮食。根据病情具体指导，如有牙龈出血，食物的温度不宜太高。多吃蔬菜、水果；防止便秘；禁吃坚硬、多刺、辛辣食物，最好提供半流质和软食。

（二）预防和避免加重出血

①减少活动，血小板过低时应卧床休息。避免一切可能造成身体受伤害的因素，如剪短指甲以防抓伤皮肤，禁用牙签剔牙或用硬毛牙刷刷牙等。保持皮肤清洁，穿棉质宽松衣物。②避免使用可能引起血小板减少或抑制其功能的药物等。③便秘、剧烈咳嗽会引起颅内压增高，有可能导致颅内出血，要积极预防并及时处理。

（三）病情观察

注意观察皮肤、黏膜有无损伤出血、出血部位和出血量。监测血小板计数、出血时间。严密观察生命体征及内脏出血的征象。面色苍白加重，呼吸、脉搏增快，出汗、血压下降提示失血性休克。

（四）用药护理

向患者解释，让其了解药物的作用及不良反应。长期服用糖皮质激素者可引起医源性库欣综合征，易诱发或加重感染。长春新碱可引起骨髓造血功能抑制、末梢神经炎。环磷酰胺可致出血性膀胱炎等。用药期间定期监测血压、血糖、尿糖、白细胞分类计数，并观察药物的疗效。

（五）心理护理

鼓励患者及家属提出与疾病有关的问题，进行耐心细致的解释说明。加强心理疏导，消除思想顾虑。及时处理沾污血渍的衣物、床单及地板等，避免不良刺激。消除紧张、恐惧的情绪。若发生严重出血，护士应沉着冷静地配合抢救，给患者以安全感。

【健康指导】

1. 生活方式指导　注意休息，适当运动，避免碰撞；合理营养，饮食宜软，避免刺激引起

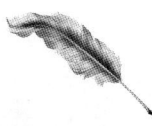

消化道出血,保证营养供给;生活规律,保证睡眠,保持心情舒畅。

2. 疾病知识指导　指导患者及家属学会压迫止血的方法,并能识别出血征象。长期服用糖皮质激素者,不可自行减量或突然停药,以防出现"反跳现象"。避免使用可引起血小板减少或抑制其功能的药物。避免引起出现的各种因素。

三、过敏性紫癜

过敏性紫癜(allergic purpura)是一种常见的血管变态反应性出血性疾病。主要表现为皮肤瘀点或紫癜,可伴有腹痛、便血、关节痛、血尿及血管神经性水肿和荨麻疹等过敏表现,多为自限性。本病多见于儿童及青少年,男性略多于女性,以春秋季发病居多。

【病因及发病机制】

（一）病因

可由下列多种因素引起:

1. 感染　细菌（以β溶血性链球菌所致上呼吸道感染最多见,其次是扁桃体炎、猩红热及其他局灶性感染）、病毒（如麻疹、水痘、风疹病毒）以及肠道寄生虫感染等。

2. 食物　主要是机体对异种蛋白质过敏,如鱼、虾、蟹、蛋及乳类等。

3. 药物　抗生素类（如青霉素、链霉素、头孢菌素类等）、磺胺类、异烟肼及解热镇痛药（如水杨酸类、保泰松、吲哚美辛）及奎宁类等。

4. 其他　寒冷刺激、花粉、尘埃、昆虫咬伤、疫苗接种等。

（二）发病机制

目前认为是免疫介导的一种全身血管炎症。导致血管壁通透性和脆性增加,血液外渗,产生紫癜、黏膜及某些器官出血。可同时伴发血管神经性水肿,荨麻疹等其他过敏表现。

【临床表现】

起病前1～3周常有上呼吸道感染,常见症状为皮肤紫癜。根据病变累及部位所出现的表现可分为以下五型:

1. 紫癜型　最常见,为首发的特征性表现。以反复皮肤紫癜为主要表现,局限于四肢,尤其以下肢及臀部多见,呈对称分布,分批出现,瘀点大小不等,呈紫红色,可融合成片或略高出皮肤表面,可伴有皮肤水肿、荨麻疹。严重者可融合成大血疱。瘀点、瘀斑可在数日内逐渐消退,也可反复出现。

2. 腹型　是最具潜在危险和最易误诊的类型。约见于1/3的患者,多发生于皮肤紫癜出现1周内,偶有发生于紫癜出现前。除皮肤紫癜外,由于胃肠黏膜水肿、出血,常有腹痛,伴恶心、呕吐、腹泻及血便。多呈阵发性绞痛或持续性钝痛,腹痛位于脐周或下腹部。伴恶心、呕吐、腹泻、便血,肠鸣音活跃或亢进,无明显腹肌紧张及反跳痛。

3. 关节型　除皮肤紫癜外,因关节部位血管受累出现关节肿胀、疼痛,反复发作,呈游走性,多见于膝、踝、肘及腕关节,可伴红、肿及活动障碍。关节症状一般在数月内消失,不留后遗症。

4. 肾型　过敏性紫癜肾炎的病情最为严重。在皮肤紫癜的基础上,因肾小球毛细血管袢炎症反应而出现血尿、蛋白尿及管型尿等表现。肾损害多发生于紫癜出现后一周,亦可延迟出现。多数患者在3～4周内恢复,少数病例因反复发作而发展为慢性肾炎或肾病综合征,甚至发生尿毒症。

5. 混合型　具备两种以上类型的特点,称混合型。

除以上常见类型外,少数患者还可因病变累及眼部、脑及脑膜血管,而出现视神经萎缩、虹膜炎、视网膜出血及水肿、中枢神经系统相关症状、体征等。

【辅助检查】　半数以上患者束臂试验阳性,肾型或混合型者可有血尿、蛋白尿、管型尿。

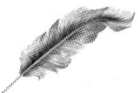

白细胞计数多正常，寄生虫感染时嗜酸性粒细胞增高。血小板计数、出血时间及凝血各项试验均正常。

【治疗要点】

1．病因防治　找出致病因素并去除，如消除病灶，驱除肠道寄生虫，避免再次接触可疑的过敏药物、食物等。

2．药物治疗　抗组胺药物的应用，如异丙嗪、阿司咪唑、氯苯那敏及静脉注射钙剂等；辅助性应用大剂量的维生素C、曲克芦丁；腹痛可用解痉剂，如阿托品。糖皮质激素对腹型和关节型疗效较好。肾型或糖皮质激素疗效不佳者可用免疫抑制剂如环磷酰胺或硫唑嘌呤治疗。近年来用双嘧达莫、转移因子加泼尼松等治疗疗效显著。

【护理诊断/问题】

1．有损伤的危险：出血　与血管壁通透性和脆性增加有关。

2．疼痛：腹痛、关节痛　与局部过敏性血管炎性病变有关。

3．潜在并发症：消化道出血、肾功能损害。

【护理措施】

（一）一般护理

急性期应绝对卧床休息。避免过早或过多的行走活动。可根据病情选择清淡、少刺激、易消化的软食或半流饮食。若有消化道出血，应避免过热饮食，必要时禁食。不食用易引起过敏的鱼、虾、牛奶等，多食蔬菜、水果。

（二）病情观察

单纯型应观察皮肤出血的部位及范围。腹型应评估疼痛的性质、部位、程度、持续时间以及伴随症状，如恶心、呕吐、腹泻、便血等。若出现便血应定时测量血压、脉搏，记录便血量、听肠鸣音。若肠鸣音消失，出现腹胀和腹肌紧张，则有肠梗阻或肠穿孔发生的可能。关节型应注意观察关节局部肿、热、痛情况。

（三）对症护理

协助采取舒适体位，如腹痛者宜取屈膝平卧位等；关节肿痛者要注意局部关节的制动与保暖；必要时遵医嘱使用解痉剂或消炎止痛剂，注意药物疗效及不良反应的观察与预防。

（四）用药护理

遵医嘱正确、规律给药。用药前做好解释工作，以取得患者的充分理解和配合。若使用糖皮质激素，应向患者及家属讲明可能出现的不良反应，特别是感染的问题。用环磷酰胺时，嘱多饮水，注意观察尿量及尿色改变。对出血严重或禁食者，应建立静脉通道，遵医嘱静脉补液，做好配血与输血的各项护理。

（五）心理护理

加强与患者与家属的沟通，做好解释和疏导工作，强调紧张和恐惧不利于病情控制，列举治疗效果成功的病例，使患者增强信心。

【健康指导】

1．生活指导　养成良好的个人卫生习惯，避免食用不洁食物。

2．疾病知识指导　向患者及其家属解释引发本病的有关因素及避免再次接触的重要性。教会患者对出血情况及其伴随症状或体征的自我监测。发现新发大量瘀点或紫癜、明显腹痛或便血、关节肿痛、血尿、水肿、泡沫尿甚至少尿者，多提示病情复发或加重，应及时就医。

四、血友病

血友病（hemophilia）是一组遗传性凝血活酶生成障碍引起的出血性疾病，包括血友病A和B，其中以血友病A较为常见。血友病以阳性家族史、幼年发病、自发或轻微外伤后出血不止、

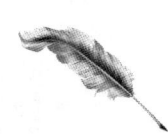

血肿形成及关节出血为特征。

【病因及发病机制】

血友病A缺乏凝血因子Ⅷ（FⅧ），血友病B缺乏凝血因子Ⅸ（FⅨ），A、B两型均属于典型的X连锁隐性遗传性疾病，男性发病，女性传递。部分血友病患者无家族遗传史，发病原因不明，可能由于基因突变或隔代遗传所致。

不同类型血友病的发病基础与其所缺乏的凝血因子种类有关，其结果是造成机体内源性凝血途径正常运作的原料缺乏，凝血活酶生成减少，凝血酶原激活受限，最终导致凝血功能障碍而致患者发生出血或出血倾向。

【临床表现】 终身具有轻微创伤后异常出血倾向及出血导致的压迫症状，其严重程度取决于血友病的类型及相关凝血因子缺乏的程度。血友病B患者的表现与血友病A相似，但出血较轻。

1．出血 出血多为自发性或轻度外伤、小手术后（如拔牙）出血不止，具备以下特征：①与生俱来，伴随终生；②出血部位以皮下组织及肌肉出血是为最常见，关节腔内出血（主要是负重关节）次之，内脏出血较少见，一旦出血后果严重，颅内出血是患者死亡的主要原因；③负重关节，如膝、踝关节等反复出血甚为突出，最终可致关节肿胀、僵硬、畸形，同时伴有骨质疏松、关节骨化及肌肉萎缩。

2．压迫症状及体征 血肿压迫周围神经，可致局部疼痛、麻木；压迫呼吸道，可致呼吸困难，甚至窒息；压迫输尿管，可致排尿障碍。

（三）心理-社会状况

由于关节等部位出血、不适，影响学习、工作及社交活动，患者产生烦躁、易怒等心理反应。由于治疗难度大、费用高及预后不良，给患者及家属带来严重的精神和经济负担。

【辅助检查】

1．血液检查 红细胞、白细胞及血小板计数、出血时间、凝血酶原基本正常。

2．凝血时间（CT）和活化部分凝血活酶时间（APTT）延长，凝血酶原消耗（PCT）不良及简易凝血活酶生成试验（STGT）异常。

3．FⅧ或FⅨ活性检测 用于血友病A或B的临床确诊及分型。按血浆FⅧ：C的活性，将血友病A分为3型：(1)重型FⅧ：C的活性低于1%；中型：FⅧ：C的活性为1%～5%；(3)轻型：FⅧ：C活性为6%～30%。

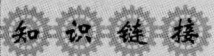

血友病的基因诊断试验

基因诊断试验主要用于携带者的检测和产前诊断，目前用于基因分析的方法主要有DNA印迹法、限制性内切酶片段长度多态性等。产前诊断可在妊娠第10周左右进行绒毛膜活检确定胎儿的性别及通过胎儿的DNA检测致病基因；在妊娠第16周左右行羊水穿刺。

【治疗要点】

1．替代疗法 目前治疗血友病仍以替代疗法为主，即补充缺失的凝血因子，是防治血友病出血的重要措施。主要制剂有基因重组的纯化FⅧ、FⅧ浓缩制剂、新鲜冰冻血浆、冷沉淀物等。

2．局部出血处理 皮肤表面的出血，局部可采用压迫止血法；鼻黏膜出血，可用凝血酶、巴曲酶（立止血）、止血海绵等药物加压或堵塞止血；出血较多的伤口或拔牙后出血不止者，可采用含相关凝血因子的粘贴物覆盖伤口或创面。深部组织出血应避免活动，早期采用加压冷敷或

绷带压迫止血；关节出血后可抬高和固定患肢；肌肉出血常为自限性，不主张血肿穿刺，以免感染。

3．其他 去氨加压素是一种半合成的抗利尿激素类似物，有促进内皮细胞等释放凝血因子的作用，糖皮质激素、抗纤溶药物均有止血作用。目前血友病已开始试用基因治疗。

【常用护理诊断/问题】

1．组织完整性受损 与血小板减少、血管壁的通透性与脆性增加、凝血因子缺乏等原因所致的出血有关。

2．恐惧 与害怕出血不止、危及生命有关。

3．潜在并发症：颅内出血。

【护理措施】

（一）一般护理

1．休息与活动 ITP患者血小板计数＞（40～50）×10^9/L者，出血不重，可适当活动，避免外伤；血小板≤50×10^9/L时，应减少活动，增加卧床休息时间；血小板≤20×10^9/L者，即使出血不重，也应绝对卧床休息，并保持心情平静。

2．饮食护理根据病情选用清淡、少刺激、易消化的流食、半流食或普食。若有消化道出血，避免过热饮食，必要时禁食。

（二）病情观察

观察出血发生、发展或消退情况，特别是出血部位、范围和出血量；观察神志改变、监测生命体征及血小板计数变化等，及时发现出血或内脏出血，一旦血小板计数≤20×10^9/L、严重而广泛出血、疑有或已发生颅内出血者，及时通知医生，并配合抢救。

（三）对症护理

1．预防出血 告诉患者不要过度负重或进行剧烈的接触性运动（拳击、足球、篮球）；不要穿硬底鞋或赤脚走路；尽量避免手术治疗，必须手术时，术前根据手术规模大小常规补充足够量的凝血因子；尽量避免或减少各种不必要的穿刺或注射，必须时，拔针后局部按压5min以上，直至出血停止；禁止使用静脉留置套管针，以免针刺点渗血难止；注意口腔卫生，防龋齿；遵医嘱用药；避免使用阿司匹林等有抑制凝血机制作用的药物。

2．关节康复训练 针对病变关节进行科学合理的康复训练，是预防血友病患者发生关节失用的重要措施。急性期为避免出血加重，促进关节腔内出血的吸收，应予局部制动并保持肢体于功能位；在肿胀未完全消退、肌肉力量未恢复之前，切勿使患肢负重，适当增加卧床时间，避免过早行走，预防反复的关节腔出血；指导患者进行股四头肌收缩功能训练，以利局部肌力的恢复。在关节腔出血控制后，可帮助患者循序渐进地进行受累关节的被动或主动活动，可给予理疗以促进受累关节功能的康复。

（四）用药护理

长期使用糖皮质激素会引起医源性库欣综合征，应预防各种感染、监测骨密度、监测血压等。长春新碱可引起骨髓造血功能抑制、末梢神经炎，应定期检查血象及骨髓象；使用环磷酰胺时，嘱患者多饮水，观察尿量及颜色。

（五）心理护理

加强与患者和家属的沟通，做好解释和疏导，如解释出血的原因、减轻或避免加重出血的方法目前治疗与护理的措施及其配合要求，强调紧张与恐惧不利于控制病情。介绍治疗效果成功的案例，增强患者战胜疾病的信心。

【健康指导】 健康指导避免关节负重和碰撞，参见"特发性血小板减少性紫癜患者的护理"。

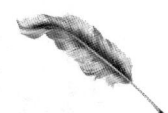

五、弥散性血管内凝血

> **知识链接**
>
> **DIC 诊断标准**
>
> 1. 临床表现
> （1）存在易引起 DIC 的基础疾病。
> （2）有下列两项以上临床表现：①多发性出血倾向；②不易用原发病解释的微循环衰竭或休克；③多发性微血管栓塞的症状、体征，如皮肤、皮下、黏膜栓塞性坏死及早期出现的肺、肾、脑等脏器衰竭；④抗凝治疗有效。
> 2. 实验检查指标 同时有下列三项以上异常：①血小板 $< 100 \times 10^9/L$ 或进行性下降，肝病、白血病患者血小板 $< 50 \times 10^9/L$。②血浆纤维蛋白原含量 $< 1.5g/L$ 或进行性下降，或 $> 4g/L$，白血病及其他恶性肿瘤 $< 1.8g/L$，肝病 $< 1.0g/L$。③3P 试验阳性或血浆 FDP $> 20mg/L$，肝病、白血病 FDP $> 60mg/L$，或 D-二聚体水平升高或阳性。④PT 缩短或延长 3s 以上，肝病、白血病延长 5s 以上，或 APTT 缩短或延长 10s 以上。

弥散性血管内凝血（disseminated intravascular coagulation，DIC）是由多种致病因素激活机体内外源性凝血系统，大量凝血酶生成导致机体弥漫性微血栓形成，凝血因子大量消耗并继发纤溶亢进，引起全身性出血、微循环障碍、单个或多个器官功能衰竭的一种临床综合征。微血栓形成是 DIC 的基本和特异性病理变化。临床主要表现为严重出血、休克、栓塞及溶血。本病多起病急、进展快、病死率高，为临床急重症之一。

【病因及发病机制】
（一）病因
1. 感染性疾病 最多见，常见有败血症、斑疹伤寒、流行性出血热、内毒素血症、重症肝炎、麻疹和脑型疟疾等。
2. 恶性肿瘤 次之，常见于急性白血病、淋巴瘤、前列腺癌、胰腺癌、肝癌、绒毛膜上皮癌、肾癌、肺癌及脑肿瘤等。
3. 病理产科 常见于羊水栓塞、胎盘早剥、感染性流产、死胎滞留、重症妊娠高血压等。
4. 组织损伤 少见，如大面积烧伤、严重创伤、毒蛇咬伤、富含组织因子的器官的手术（如脑、前列腺、胰腺、子宫及胎盘等）。
5. 其他 包括全身各系统多种疾病，如恶性高血压、肺心病、ARDS、严重肝衰竭、急性胰腺炎、急进性肾炎、糖尿病酮症酸中毒、系统性红斑狼疮、异型输血、脂肪栓塞、移植物抗宿主病等。

（二）发病机制
上述各种原因导致组织损伤和细胞破坏，促使组织因子释放，或其类似物质直接作用（如蛇毒），启动外源性或内源性凝血途径，激活机体的凝血系统，导致弥漫性微血栓形成，亦可同时通过直接或间接方式激活纤溶系统，继发纤溶亢进。随着血小板及凝血因子被大量消耗和纤溶酶形成后对凝血因子的降解作用增强，使血液处于低凝状态，从而引起广泛性出血。此外，由于弥漫性微血栓形成、微循环障碍造成组织器官供血不足，可导致一个或多个器官的功能衰竭。

DIC 按发展过程可分为三个阶段，即高凝血期、消耗性低凝血期、继发性纤溶亢进期。由于全身病变进展不同步，临床上各期之间常难以截然分开。

【临床表现】 除原发病的症状体征外，具体表现可因原发病、DIC 病期不同而有较大差异。

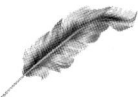

1．出血　多为自发性、多发性出血，是DIC最常见的临床表现之一。出血部位可遍及全身，多见于皮肤、黏膜、伤口和穿刺部位，其次为某些内脏出血，如呕血、咯血、便血、血尿及阴道出血，严重者可发生颅内出血而致死。

2．休克或微循环障碍　轻者表现为一过性血压下降，重者出现休克，且早期即可出现肾、肺、脑等器官功能不全。患者常表现为四肢皮肤湿冷、少尿、呼吸困难、发绀及意识障碍等。

3．栓塞　与弥漫性微血栓的形成有关。浅层栓塞表现为皮肤黏膜缺血、坏死及局部溃疡形成，皮肤损害多见于眼睑、四肢、胸背及会阴部，黏膜损伤易发生于口腔、消化道、肛门等部位；深部器官栓塞多见于肾、肺、脑等，可引起呼吸衰竭、意识障碍、颅内高压和急性肾衰竭等。

4．微血管病性溶血　表现为进行性贫血，贫血程度与出血量不成比例；大量溶血时可见黄疸、血红蛋白尿等。

【辅助检查】血小板计数减少、凝血酶原时间（PT）延长、纤维蛋白原含量减少、部分凝血活酶时间（APTT）延长、血浆鱼精蛋白副凝试验（3P试验）阳性、D-二聚体定量增高或定性阳性。

【治疗要点】

1．消除诱因，防治原发病　如积极控制感染、治疗肿瘤、处理外伤、防治休克、纠正电解质和酸碱平衡紊乱等。

2．抗凝疗法　首选肝素抗凝，目前临床常用低分子肝素治疗，首次静滴25mg，以后按每4～6小时给予6mg，连续用药3～5天。一旦病因消除，DIC被控制，应及早停用。

3．补充凝血因子和血小板。

4．抗纤溶治疗　适用于继发性纤溶亢进为主的DIC晚期。

5．溶栓治疗　适用于DIC后期。

（王燕燕）

【常用护理诊断/问题】

1．组织完整性受损　与DIC所致凝血因子被消耗、继发性纤溶亢进有关。

2．组织灌注量改变　与DIC所致的微循环障碍及出血引起循环血容量减少有关。

3．潜在并发症：多器官功能衰竭。

【护理措施】

（一）一般护理

安静卧床，避免情绪紧张，根据病情采取合适体位，如休克患者取中凹位、呼吸困难者取半卧位；保持呼吸道通畅，持续吸氧，以改善组织缺氧及避免脑出血的发生，遵医嘱进食流质或半流质饮食，必要时禁食；加强皮肤护理，防止压疮；协助排便，必要时保留尿管。

（二）病情观察

严密观察病情变化，及早发现休克或重要器官功能衰竭。监测生命体征、神志、尿量，记录24h出入量；观察皮肤颜色、温度、末梢感觉；有无重要器官栓塞的表现，如肺栓塞表现为突发胸痛、呼吸困难、咯血；脑栓塞出现头痛、抽搐、昏迷；肾栓塞可引起腰痛、血尿、少尿或无尿，甚至发生急性肾衰竭；胃肠黏膜栓塞有消化道出血；皮肤栓塞表现为手指、足趾、鼻、颈、耳部发绀，甚至出现干性坏死。

（三）用药护理

迅速建立两条静脉通路，注意维持静脉输液通畅。遵医嘱给予预防低血压的药物，以防血压降低后进一步减少末梢循环血量。熟知肝素的药理、适应证和禁忌证。肝素的主要不良反应是出血，使用时注意观察患者的出血状况，监测凝血时间以指导用药，在肝素抗凝过程中，补充新鲜凝血因子，并观察输血反应。

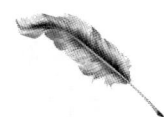

（四）健康指导

1．疾病知识指导　向患者及家属介绍疾病的相关病因、主要表现、临床治疗配合、预后等。

说明反复进行实验室检查的意义、抗凝治疗、输血治疗的目的、氧气吸入的重要性等。

2. 生活方式指导　指导患者在疾病康复期应加强营养，适当运动，保证充足的休息和睡眠，保持情绪平稳，以促进身体的康复。

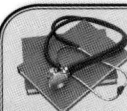

小　结

ITP是由于自身免疫导致血小板破坏，以皮肤、黏膜出血为主要表现，严重者可发生内脏出血。急性型出血症状严重，可自发缓解，慢性型出血症状相对较轻，反复发作，很少自发缓解，血小板、血小板抗体、骨髓检查均异常。治疗首选糖皮质激素；护理主要是加强观察，预防和避免出血。

过敏性紫癜是毛细血管壁变态反应引起的出血性疾病，以皮肤紫癜、黏膜出血、腹痛、关节痛及血尿等为临床特征。血小板计数、出凝血时间均正常，束臂试验可以阳性。治疗护理重点是去除病因，抑制变态反应和对症护理。

血友病是一组遗传性凝血因子缺乏的出血性疾病。以血友病 A 最为常见（Ⅷ因子缺乏）。常表现为皮下软组织及深部肌肉内血肿，负重关节反复出血甚为突出。凝血活酶生成障碍，凝血时间延长。最有效的治疗措施为凝血因子替代治疗。护理要点是出血的护理；关节的护理；用药护理。

弥散性血管内凝血是由多种致病因素激活机体内外源性凝血系统，大量凝血酶生成导致机体弥漫性微血栓形成，凝血因子大量消耗并继发纤溶亢进，引起全身性出血、微循环障碍、单个或多个器官功能衰竭的一种临床综合征。严重感染是其最常见的病因。临床主要表现为严重出血、休克、栓塞及溶血。治疗首选肝素抗凝治疗；补充凝血因子和血小板；晚期抗纤溶治疗、溶栓治疗。其护理要点为观察出血、及早发现休克或重要器官功能衰竭；遵医嘱用药，肝素的不良反应是出血，注意监测凝血时间。

（李群芳）

第四节　白血病患者的护理

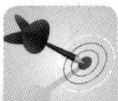

学习目标

通过本节内容的学习，学生应能

识记：
复述白血病的概念、分类、相关病因、实验室检查和治疗要点。

理解：
解释白血病的发病机制、临床表现和护理措施。

运用：
联系实际为患者做出正确的护理诊断，并实施有效的护理及健康指导。

一、概述

白血病（leukemia）是起源于造血干细胞的恶性克隆性疾病。受累细胞（白血病细胞）出现增殖失控、分化障碍、凋亡受阻，停滞在细胞发育的不同阶段。并大量积蓄在骨髓和其他造血组织中，从而抑制骨髓正常造血功能并浸润淋巴结、肝、脾等组织器官。临床以进行性贫血、持续发热或反复感染、出血和组织器官浸润等为表现，以外周血中出现幼稚细胞为特征。

白血病约占癌症总发病率的 5%。我国白血病发病率约为 3～4/10 万人口，以急性白血病多见，男性发病率略高于女性。

【分类】

（一）根据白血病细胞的分化程度和自然病程分类

可分为急性和慢性两大类。

1. 急性白血病（acute leukemia，AL）的细胞分化停滞在较早阶段，多为原始细胞及早期幼稚细胞，病情发展迅速，自然病程仅数月。急性白血病可根据细胞形态学和细胞化学分类，目前通用 FAB 分类法（即法、美、英白血病协作组，简称 FAB），将其分为急性淋巴细胞白血病（ALL）和急性非淋巴细胞白血病（ANLL）或急性髓系白血病（AML）。这两类再分成多种亚型见表 6-4-1。

表 6-4-1　急性白血病 FAB 分型

分型	急性淋巴细胞白血病	分型	急性非淋巴细胞白血病
L1 型	原幼淋巴细胞以小细胞（直径≤12μm）为主，胞浆较少，核型规则	M_0 型	急性粒髓细胞白血病微分化型
		M_1 型	急性粒细胞白血病未分化型
L2 型	原幼淋巴细胞以大细胞（直径＞12μm）为主，胞浆较多，核型不规则	M_2 型	急性粒细胞白血病部分分化型
		M_3 型	急性早幼粒细胞白血病
L3 型	原幼淋巴细胞以大细胞为主，大小一致，胞浆多，内有明显空泡，嗜碱性，核型规则	M_4 型	急性粒-单核细胞白血病
		M_5 型	急性单核细胞白血病
		M_6 型	红白血病
		M_7 型	急性巨核细胞白血病

2. 慢性白血病（chronic leukemia，CL）的细胞分化停滞在较晚阶段，多为成熟和较成熟的细胞，病情相对缓慢，自然病程可达数年。慢性白血病按细胞类型分为慢性粒细胞白血病、慢性淋巴细胞白血病、慢性单核细胞白血病三型。我国以慢性粒细胞白血病多见，慢性淋巴细胞白血病较少见，慢性单核细胞白血病罕见。

（二）根据白细胞计数分类

多数患者白细胞计数增高，超过 $10×10^9$/L，称为白血病增多性白血病；若超过 $100×10^9$/L，称为高白细胞性白血病；部分患者白细胞计数在正常水平或减少，称为白细胞不增多性白血病。

【病因及发病机制】

病因尚不完全清楚。实验与临床资料表明与下列因素有关：

1. 生物因素　人类 T 淋巴细胞病毒 Ⅰ 型（HTLV-Ⅰ）是第一个被发现与成人 T 细胞白血病/淋巴瘤（ATL）有关的反转录病毒。可以由母亲向胎儿垂直传播，或者通过性接触、血制品输注而横向传播。此外，EB 病毒、HIV 病毒与淋巴系统恶性肿瘤的关系也已被认识。

2. 化学因素　多种化学物质或药物可诱发白血病，苯及其衍生物、氯霉素、保泰松、乙双吗啉、烷化剂均可致白血病。化学物质所致白血病多为急性非淋巴细胞白血病。

3. 放射因素　X 射线、γ 射线等电离辐射都有致白血病的作用。其发病风险的高低取决于放射剂量、时间和年龄等。

4. 遗传因素　在同卵双胎中，如果一个人发生白血病，另一个人的发病率约 1/5，比双卵孪

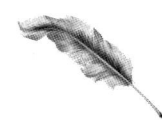

生者高 12 倍。某些染色体有畸变、断裂的遗传性疾患常伴有较高的白血病发病率，如 Down 综合征、先天性血管扩张红斑症（Bloom 综合征）和先天性再生障碍性贫血等。

5．其他血液病　某些血液病也可以进展成白血病，如骨髓增生异常综合征、淋巴瘤、多发性骨髓瘤、阵发性睡眠性血红蛋白尿症等。

二、急性白血病

急性白血病（acute leukemia，AL）是一组起源于造血干细胞的恶性克隆性疾病。不成熟的造血干细胞大量增殖并蓄积于骨髓和外周血液中，导致正常造血功能受到抑制，同时浸润肝、脾、淋巴结等组织器官。病情发展迅速，如不及时治疗，通常数月内死亡。

【临床表现】　起病急缓不一。临床表现多与正常造血功能受抑制和白血病细胞浸润有关。

（一）正常骨髓造血功能受抑制表现

1．发热　半数患者以发热为早期表现，主要与粒细胞缺乏所致的感染或白血病本身发热有关。热度从低热到高热不等，热型不定。常见的感染部位有上呼吸道、肺部、口腔以及肛周等，严重时可致菌血症或败血症。因白细胞减少，局部炎症症状可不典型。最常见的致病菌为革兰阴性杆菌，如肺炎克雷伯杆菌、铜绿假单胞菌等。因伴有免疫功能缺陷，还可能出现病毒、真菌及卡氏肺孢子菌感染。

2．出血　40% 患者以出血为早期表现。主要与血小板减少和凝血功能异常有关。出血部位可遍及全身，以皮肤瘀点、瘀斑、鼻出血、牙龈出血、月经过多等为多见。眼底出血可致视力障碍，颅内出血可出现头痛、呕吐、双侧瞳孔不对称，甚至昏迷、死亡。约 62% 的 AL 患者死于出血。急性早幼粒细胞白血病易并发弥散性血管内凝血（DIC）而出现全身广泛出血。

3．贫血　半数患者就诊时已有重度贫血。多呈现正常细胞性贫血，进行性加重。表现为面色苍白、虚弱、头昏甚至呼吸困难等。

（二）白血病细胞增殖浸润表现

1．肝、脾、淋巴结肿大　淋巴结肿大以急性淋巴细胞白血病为多见。以颈、腋下和腹股沟等处多见，一般无触痛和粘连、质地中等。可有轻到中度的肝、脾大。

2．骨骼和关节　胸骨下段局部压痛较为常见，提示骨髓腔白血病细胞过渡增殖，具有一定的特异性。白血病细胞浸润骨膜、骨和关节会造成关节、骨骼疼痛，尤以儿童多见。

3．口腔和皮肤　白血病细胞浸润可使牙龈增生、肿胀；皮肤可出现蓝灰色斑丘疹，局部隆起、变硬，呈紫蓝色结节。

4．中枢神经系统白血病（CNSL）多见于儿童、高白血病细胞、ALL、M_5 患者，可发生在疾病的各个时期，常发生在化疗后缓解期，少数以 CNSL 为首发表现。临床上轻者表现为头痛、头晕，重者有呕吐、颈项强直、甚至抽搐、昏迷等。脊髓浸润可发生截瘫，神经浸润可产生各种麻痹症状。

5．粒细胞肉瘤　粒细胞白血病形成的粒细胞肉瘤或绿色瘤常累及骨膜，尤其是眼眶部，引起眼球突出、复视或失明。

6．睾丸　睾丸受浸润时表现为一侧无痛性肿大，多见于急性淋巴细胞白血病化疗缓解后的幼儿和青年。此外尚可累及心、肺、胃肠等部位，但不一定出现相应的症状。

7．其他　胸膜、肺、心脏、消化道、泌尿系统等均可受累，可无临床表现。儿童患者的扁桃体、阑尾炎或肠系膜淋巴结被浸润时，常被误诊为外科疾病。

【辅助检查】

1．血象　多数患者白细胞计数增多，可大于 $100 \times 10^9/L$，部分患者白细胞数正常或减少。分类中可发现原始细胞和（或）幼稚细胞。伴有不同程度的贫血，约 50% 患者血小板小于 $60 \times 10^9/L$。

2．骨髓象　骨髓检查是诊断急性白血病的重要依据,骨髓增生多明显活跃或极度活跃,多数患者骨髓象中白血病性的原始细胞和幼稚细胞增多,而较为成熟的中间阶段细胞缺如,并残留少量成熟粒细胞,形成"裂孔"现象。若原始细胞占全部骨髓有核细胞的30%以上,则可以做出急性白血病的诊断。此外,正常巨核细胞和幼红细胞减少。少数患者的骨髓呈增生低下。

3．细胞化学染色　主要用于协助血细胞类型的鉴别。常用方法有过氧化酶染色、糖原染色、非特异性脂酶及中性粒细胞碱性磷酸酶测定等。

4．其他　免疫学检查、染色体和基因检查可协助诊断和分型。血液中尿酸浓度及尿液中尿酸排泄均增加,化疗期间更甚,这是由于大量白血病细胞被破坏所致。

【治疗要点】

（一）支持治疗

1．紧急处理高白细胞血症　高白细胞血症不仅会增加患者的死亡率,也增加髓外白血病的发病率和复发率,因此,当血中白细胞 $> 100 \times 10^9/L$ 时,就应紧急采取下列措施。

（1）使用血细胞分离机单采清除过高的白细胞。

（2）给予化疗药物：可按诊断分类实施相应方案,也可化疗前短期予处理,ALL 地塞米松 $10mg/m^2$,静脉注射；AML 羟基脲 $1.5 \sim 2.5g/6h$（总量 $6 \sim 10g/d$）,约36h。然后进行联合化疗。

（3）预防高尿酸、酸中毒、电解质紊乱凝血异常等并发症。

2．防治感染　白血病患者常伴有白细胞减少,特别在化疗、放疗期间出现的粒细胞缺乏持续时间相当长,同时化疗常致黏膜损伤,故患者在化疗期间必须强调无菌操作,有条件的应安置在层流病房治疗。如出现发热,及时查明感染部位及病原菌,及时使用有效抗生素。

3．成分输血支持

（1）严重贫血,可吸氧、输浓缩红细胞,维持 $Hb > 80g/L$,但白细胞淤滞时不宜马上输红细胞以免进一步增加血黏度。

（2）为预防严重出血,需要维持 $PLT \geqslant 10 \times 10^9/L$,血小板过低引起出血时,需输注单采血小板悬液直至止血。

（3）为防止异体免疫反应所致的无效输注和发热反应,可以采用白细胞滤器去除成分血中的白细胞；为预防输血后移植物抗宿主病,须在输注前将含细胞成分的血液照射 $25 \sim 30Gy$,以灭活其中的淋巴细胞。

4．预防尿酸性肾病　由于白细胞大量破坏,特别在化疗时更甚,血清和尿中尿酸浓度增高,集聚在肾小管,引起阻塞而发生高尿酸血症肾病。临床有少尿、无尿和急性肾衰竭。应鼓励患者多饮水并碱化尿液。

高白细胞性白血病在化疗同时给予别嘌醇 100mg/次,每日3次,以阻断次黄嘌呤代谢,从而抑制尿酸合成。对少尿、无尿,应按急性肾衰竭处理。

5．维持营养　白血病系严重消耗性疾病,特别是化、放疗的副作用引起的消化道功能紊乱。应注意补充营养,维持水、电解质平衡,给患者高蛋白、高热量、易消化食物,必要时经静脉补充营养。

（二）化学治疗

化学治疗是目前治疗白血病的最主要的方法。也是造血干细胞移植的基础。

1．化疗的原则

（1）联合药物：作用于细胞周期不同阶段的药物联合应用,以增强相互作用,最大程度地杀灭白血病细胞。

（2）周期用药：剂量要足,争取 $1 \sim 2$ 个疗程达到完全缓解。

（3）顺序用药：同样药物、同一剂量按不同顺序应用时,疗效和毒性各不相同,因此要注意

化疗方案中的用药顺序。

（4）间隙用药：白血病细胞增殖周期约5天左右，所以化疗一个疗程须持续7～10天，每一个疗程结束后，间歇1～2周再进行下一个疗程。间隙的目的是使正常造血恢复，使处于休止期的白血病细胞进入增殖期，有利于下一疗程化疗药物的杀灭。休止期白血病细胞常是复发的根源。

（5）阶段给药：整个化疗过程分为诱导缓解和缓解后治疗两个阶段。

诱导缓解的目的是通过化疗使白血病细胞被大量杀灭，机体正常造血恢复，达到完全缓解；完全缓解（CR）的指征：白血病的症状和体征消失，血象和骨髓象基本正常，血片中一般找不到白血病细胞，骨髓中原始细胞＜5%。

缓解后治疗的目的是继续采取巩固、强化和维持化疗。轮换或交替使用不同的化疗方案，进一步消灭残留的白血病细胞，防止复发，延长缓解期和无病成活期，争取彻底缓解。

（6）个体化用药：根据白血病细胞生物性特性和白血病分型以及患者的年龄、性别、体质和对化疗药物的耐受性等实际情况灵活选用化疗方案。

2．常用化疗药物见表6-4-2。

3．化学治疗方案 根据白血病细胞动力学原理，选择作用于细胞增殖不同阶段的药物，制订联合化疗方案。可提高疗效及延长抗药性的发生。白血病常用联合化疗方案见表6-4-3。

表 6-4-2　治疗急性白血病常用化疗药物

药　名	类　别	药理作用	主要不良反应
长春新碱（VCR）	生物碱	抑制有丝分裂	末梢神经炎、消化道反应
泼尼松（P）	激素类	破坏淋巴细胞	库欣综合征、易感染、高血压、高尿酸血症、糖尿病、溃疡病
巯嘌呤（6-MP）	抗嘌呤代谢	阻碍 DNA 合成	肝损害、骨髓抑制
硫鸟嘌呤（6-TG）	抗嘌呤代谢	阻碍 DNA 合成	肝损害、骨髓抑制
甲氨蝶呤（MTX）	抗叶酸代谢	干扰 DNA 合成	口腔、胃肠道黏膜溃疡，骨髓抑制，恶心、呕吐、肝损害
阿糖胞苷（Ara-C）	抗嘧啶代谢	阻碍 DNA 合成	恶心、骨髓抑制、口腔溃疡
安西他滨（CY）	抗嘧啶代谢	阻碍 DNA 合成	恶心、骨髓抑制、口腔溃疡
门冬酰胺酶（L-ASP）	酶类	影响癌细胞蛋白合成	肝损害、过敏反应、高血糖、胰腺炎、氮质血症、高尿酸血症
柔红霉素（DAUN 或 DNR）	抗生素	抑制 DNA、RNA 合成	心脏毒性、消化道反应、骨髓抑制
阿霉素（ADM）	抗生素	抑制 DNA、RNA 合成	心脏毒性、消化道反应、骨髓抑制
高三尖杉酯碱（H）	生物碱	破坏 DNA	心脏毒性、消化道反应、骨髓抑制
环磷酰胺（CTX）	烷化剂	使白血病细胞分化为具有正常表型功能的血细胞	脱发、恶心、骨髓抑制、出血性膀胱炎、肝损害
维 A 酸（ATRA）	肿瘤细胞诱导分化剂	阻碍 DNA 合成	皮肤黏膜干燥、消化道反应、肝损害
羟基脲（HU）	抗嘧啶嘌呤代谢	阻碍 DNA 合成 干扰 DNA、RNA 的合成	骨髓抑制、消化道反应
依托泊苷（VP-16，又称足叶乙苷）	生物碱		骨髓抑制、消化道反应

表 6-4-3 白血病常用联合化疗方案

白血病类型	治疗阶段	治疗方案
ALL	诱导缓解	DVLP 方案：DNR+VCR+L-ASP+P
	缓解后治疗	HD Ara-C 或 HD MTX
AML	诱导缓解	DA（"标准"方案）：DNR+Ara-C
		HA：方案：H+Ara-C
		DAE 方案：DNR+ Ara-C+ VP-16
	M_3 诱导缓解	ATRA
	缓解后治疗	HD Ara-C；可单用或与 DNR、IDR 等联合使用

注：HD 为高剂量

4．中枢神经系统白血病的防治

（1）预防：通常在缓解后鞘内注射甲氨蝶呤 10mg 加地塞米松 5mg，每周 2 次共 3 周。ALL 尤为重要。

（2）治疗：确诊为中枢神经系统白血病时立即鞘内注射甲氨蝶呤和地塞米松，每周 2 次。同时用头颅放射线照射，直至脑脊液恢复正常，然后改用每 6～8 周注射 1 次，随全身化疗结束而停用。如甲氨蝶呤不能耐受或疗效欠佳，也可改用阿糖胞苷 25mg 鞘内注射。

（三）造血干细胞移植

造血干细胞移植为有效的治疗方法。重建造血系统和免疫功能。除儿童急性淋巴细胞白血病以外（化疗效果较好），所有 50 岁以下的急性白血病患者，均应在第一次缓解期内进行异基因造血干细胞移植。详见第六节"造血干细胞移植"。

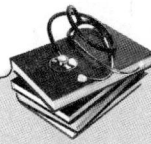

案例 6-4

患者，男，20 岁。1 个月前不明原因反复发热，曾应用抗生素治疗，体温下降后又回升，最高达 40℃，1 天前出现牙龈出血来院就诊。查体：T 39℃、P 100 次/min、R 25 次/min、BP 120/70mmHg。精神萎靡，贫血貌，未见皮下出血点，全身浅表淋巴结无肿大，扁桃体Ⅰ度肿大，胸骨有明显压痛，肝脾均肋下 2cm，轻度压痛。血常规检查：WBC $60×10^9$/L，PLT $60×10^9$/L。外周血中可见到原始及幼稚细胞。骨髓检查：有核细胞增生极度活跃，原粒细胞占 78%。

初步诊断：急性粒细胞白血病。

根据以上所学知识思考：1．判断急性白血病的依据是什么？

2．请提出主要的护理问题。

3．如何对该患者实施合理的护理措施及健康指导。

【**常用护理诊断/问题**】

1．有损伤的危险：出血　与血小板减少、白血病细胞浸润等有关。

2．有感染的危险　与正常粒细胞减少、化疗有关。

3．潜在并发症：颅内出血、化疗药物的不良反应。

4．活动无耐力　与大量、长期化疗，白血病引起代谢增高及贫血有关。

5．悲伤　与急性白血病治疗效果差、死亡率高有关。

6．自我形象紊乱　与化疗引起脱发有关。

【护理措施】

(一) 一般护理

1. 休息与活动　病情轻和缓解期可适当休息，进行力所能及的日常活动和适当的运动；化疗期间、严重贫血、感染或有明显出血倾向者，应绝对卧床休息。

2. 饮食护理　应给予高热量、高蛋白、高维生素、易消化的饮食，多食新鲜蔬菜与水果，不断改变饮食种类，改善烹饪方法，以增进食欲；化疗时饮食宜清淡，少量多餐，多饮水。

3. 清洁护理　保证病室空气新鲜，定时进行空气和地面消毒，如病房紫外线消毒一日两次。保持口腔及皮肤清洁卫生，预防感染。定期洗澡更衣，勤剪指甲；女性患者应注意会阴部清洁，保持排便通畅，预防肛周感染。

(二) 病情观察

密切观察患者的生命体征，口腔、咽喉、肺部等感染征象，贫血加重的征象及颅内出血征象，检测白细胞计数及分类，发现异常，及时报告医师。

(三) 感染护理

在诱导缓解期间很容易发生感染，当粒细胞绝对值≤$0.5×10^9/L$ 时，应行保护性隔离，将患者置于单人病房，保证室内空气新鲜，空气和地面定时消毒，谢绝探视以避免交叉感染。加强口腔、皮肤及肛周护理。若显示有感染征象，应协助医生做血液、咽部、尿液、粪便和伤口分泌物的培养。一旦有感染，遵医嘱用强力的抗生素。

(四) 化疗护理

1. 静脉炎及组织坏死的防护　多数化疗药物对组织刺激性大，多次注射或药液渗漏会引起静脉周围组织炎症或坏死，故化疗时应注意：①合理选用静脉，反复多次化疗者，最好采用中心静脉或深静脉留置管给药，若使用浅静脉应选择有弹性且直的大血管。②静脉化疗前，先用生理盐水输注，确定针头在静脉内后方能注入药物，药物输注完毕后再用生理盐水冲洗后拔针，以减轻药物对局部组织的刺激。③联合化疗时，先输注对血管刺激性小的药物，再输注刺激性发疱性药物。④输注时疑有或发生外渗，立即停止注入，不要立即拔针，由原部位抽取3～5ml血液以除去一部分药液，局部滴入生理盐水以稀释药液或遵医嘱应用相应的拮抗剂。此外，可局部冷敷后再用25%硫酸镁湿敷，亦可用利多卡因局部封闭。

2. 骨髓抑制的防护　大剂量化疗药物的使用可引起严重的骨髓抑制，因此，从化疗开始到停止化疗后2周内应加强预防感染和出血的措施。定期查血象，疗程结束必要时做骨髓穿刺，以便观察疗效及骨髓受抑制情况。护士给药操作时做好自身防护。

3. 消化道反应的防护　化疗药物可引起恶心、呕吐、纳差等反应。出现的时间和反应程度除与化疗药物的种类有关外，常有较大的个体差异。化疗期间应注意：①给患者提供一个安静、舒适、通风良好的休息环境，避免不良刺激。②选择胃肠道症状最轻的时候让患者进食，避免在治疗前后2h进食；高热量、高蛋白、高维生素清淡易消化饮食，少量多餐，避免过甜、过油腻、产气、辛辣和高脂食物。③当患者出现恶心、呕吐时不要让其进食，保持口腔清洁。④遵医嘱给予止吐药物。⑤减慢化疗药物的滴速。⑥如胃肠道症状较严重，应尽早给予静脉补充营养。

4. 肝、肾功能损害的防护　部分化疗药物对肝功能有损害作用，用药期间应观察患者有无黄疸，并定期监测肝功能。

5. 鞘内注射化疗药物护理　协助患者取头低抱膝侧卧位，推注药物宜慢，注射完毕去枕平卧4～6h，注意观察有无头痛、呕吐、发热等反应。

6. 脱发的护理　①化疗前心理护理：使患者有充足的心理准备。②化疗期预防或减轻脱发：头部持续冷敷及使用冰帽等以减少化疗药物对毛囊的抑制和损伤。③化疗后，指导患者使用假发或戴帽子，鼓励亲友支持患者，鼓励患者参与正常的社交活动。

7. 预防尿酸性肾病的护理　化疗期间定期检查白细胞计数、血尿酸和尿酸含量以及尿沉渣

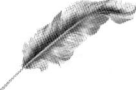

等。记录24h出入量，注意观察有无血尿或腰痛发生。供给充足的水分。以利于尿酸和化疗药降解产物的稀释和排泄。遵医嘱口服别嘌呤醇，以抑制尿酸的形成。

8．其他不良反应的防护　长春新碱可引起末梢神经炎而出现手足麻木感，停药后可逐渐消失。柔红霉素、阿霉素、高三尖杉酯碱类药物可引起心肌及心脏传导损害，用药前后要监测心率、心律及血压。某些化疗药物可引起脱发，应加强心理护理。

（五）心理护理

建立良好的护患关系。多与患者沟通，向患者耐心解释化疗的重要性、必要性及可能出现的不良反应，使患者有充分的心理准备，坚持完成化疗。

【健康指导】

1．疾病知识指导　指导患者及其家属避免接触对造血系统有损害的理化因素如电离辐射，亚硝酸胺类物质、染发剂、油漆等含苯物质，保泰松及其衍生物、氯霉素等药物。并说明白血病虽然难治，但目前治疗进展快、效果好，应树立信心。坚持每月巩固强化治疗可延长急性白血病的缓解期和生存期。

2．生活指导　缓解期应保持良好的生活方式，保证充足的休息和睡眠，适当进行健身活动，如散步、慢跑、打太极拳等，以提高抗病能力。饮食应富含营养、清淡、少刺激、避免辛辣的食物。注意个人卫生，少去人群拥挤的地方，注意保暖，避免受凉。

3．病情监测　经常检查口腔、咽部有无感染，学会自测体温，勿用牙签剔牙、用手挖鼻孔，避免创伤等。定期到门诊复查血象，发现出血、发热及骨、关节疼痛要及时去医院检查。按医嘱用药，不使用对骨髓造血系统有损害的药物等。

三、慢性粒细胞白血病

慢性粒细胞白血病（chronic myeloid leukemia，CML）简称慢粒白血病，是一种发生在多能造血干细胞上的恶性骨髓增生性疾病（获得性造血干细胞恶性克隆性疾病），主要涉及髓系。病程发展缓慢，外周血粒细胞显著增多并有不成熟性，脾明显肿大。自然病程分为慢性期（CP）、加速期（AP）、急变期（BP）。大多因急性病变而死亡。本病各年龄组均可发病，中年居多，男女比例3∶2。

【临床表现】

1．慢性期（CP）　起病缓，可持续1～4年，早期常无自觉症状，随着病情发展，可出现乏力、低热、多汗或盗汗、体重减轻等代谢亢进的表现。巨脾为最突出的体征，脾大见于90%的CML患者，可达脐水平，甚至可伸入盆腔，质地坚实、平滑、无压痛。若发生脾梗死，则压痛明显。半数患者肝中度肿大，浅表淋巴结多无肿大。大多数患者可有胸骨中下段压痛，此为重要体征。当白血细胞显著增高时可有眼底静脉充血及出血。白细胞极度增高时（如＞100×10^9/L）可发生"白细胞淤滞症"，临床表现见急性白血病。

2．加速期（AP）和急变期（BP）　起病后1～4年内70%患者进入加速期，主要表现为原因不明的高热、虚弱、体重下降，脾迅速肿大，骨、关节痛以及逐渐出现贫血、出血。白血病细胞对原来有效的药物发生耐药。加速期持续几个月到1～2年即进入急变期（即慢性粒细胞白血病终末期）。多数为急粒变，有20%～30%为急淋变。

【辅助检查】

1．血象　白细胞数明显增高，常超过20×10^9/L，疾病早期多在50×10^9/L以下，晚期明显增高，可达100×10^9/L以上。血涂片中粒细胞显著增多，可见各阶段粒细胞，以中性中幼粒、晚幼粒和杆状核粒细胞居多；原始细胞一般为1%～3%，不超过10%；嗜酸、嗜碱性粒细胞增多，后者有助于诊断。疾病早期血小板在正常水平，部分患者增多。晚期血小板减少，并可出现贫血。

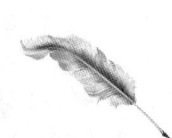

2. 骨髓　骨髓增生明显至极度活跃，以粒细胞为主，粒：红比例可增至 10～30：1，其中中性中幼、晚幼和杆状核粒细胞明显增多；原粒细胞不超过 10%。嗜酸、嗜碱性粒细胞增多。红系细胞相对减少。巨核细胞正常或增多，晚期减少。偶见 Gaucher 样细胞。

3. 细胞遗传学及分子生物学改变　90% 以上的慢粒白血病患者的血细胞中出现 Ph 染色体，即 t（9；22）（q34；q11），9 号染色体长臂上 C-abl 原癌基因易位至 22 号染色体长臂的断裂点集中区（bcr），形成 bcr/abl 融合基因。Ph 染色体可见于粒、红、单核及巨核细胞中。慢粒白血病急变过程中，尚可有其他异常，例如 8 号染色体三体性（+8）、额外的 Ph 染色体或 17 号染色体长臂的等臂染色体等。

4. 血液生化　血清及尿中尿酸浓度增高，主要是化疗后大量白细胞破坏所致。血清维生素 B_{12} 浓度及维生素 B_{12} 结合力显著增加，且与白血病细胞增多程度呈正比。其原因与白血病粒细胞和正常粒细胞产生过多的运输维生素 B_{12} 的钴胺蛋白 Ⅰ、Ⅲ 有关。

【治疗要点】

1. 酪氨酸酶抑制剂（TKI）通过抑制酪氨酸激酶活性，抑制细胞增殖并诱导其凋亡，是第一个用于 CML 的靶向药物，也是目前 CML 首选治疗药物。临床常用甲磺酸伊马替尼（IM），其主要不良反应为早期白细胞和血小板减少，水肿、皮疹及肌肉痉挛等。对于 IM 耐药或者不耐受的 CML 患者可以选用新型 TKI，包括尼洛替尼、达沙替尼和博舒替尼等。

2. 化学治疗

（1）羟基脲：周期特异性抑制 DNA 合成，是目前 CML 的首选化疗药物。起效快，但持续时间短。用药后 2～3 天白细胞数就下降，停药后又很快回升。常用剂量为 3g/d，分 2 次口服，待白细胞减至 $20×10^9$/L 左右剂量减半，减至 $10×10^9$/L 时，改为小剂量（0.5～1g/d）维持治疗。需经常检查血象，以便调节药物剂量。副作用较少，与烷化剂无交叉耐药性。用该药治疗慢粒白血病其中数生存期比用白消安者长些。

（2）白消安（马利兰）：烷化剂的一种，起效慢，后作用长。用药 2～3 周后外周白细胞才开始较少，停药后白细胞减少可持续 2～4 周。初始剂量为 4～6mg/d，口服。当白细胞降至 $20×10^9$/L 时，宜暂停药，待稳定后改为小剂量（每 1～3 天 2mg），使白细胞保持在 $7×10^9$/L。用药过量往往造成严重的骨髓抑制，且恢复较慢。个别患者即使剂量不大也可出现骨髓抑制，应提高警惕。长期用药可出现皮肤色素沉着，类似慢性肾上腺功能减退的表现；精液缺乏及停经；此外还有促进急性变的可能。

（3）小剂量 Ara-C[15～30mg/（$m^2·d$），静滴]，不仅可控制病情发展，且可使 Ph 染色体阳性细胞减少甚或转阴。

化疗时宜加用别嘌醇（100mg，每 6 小时 1 次）。并保持每日尿量在 1500ml 以上和尿碱化，防止高尿酸血症肾病。待白细胞下降后停药。

3. 干扰素 α（IFN-α）　IFN-α 具有抗肿瘤细胞增殖、抗血管新生及细胞毒性作用。300～900 万 U/d，皮下或肌内注射，每周 3～7 次，持续用数月至两年不等。药物起效慢。对白细胞过多者，宜在 1～2 周并用羟基脲或白消安。约 1/3 患者 Ph 染色体阳性细胞减少。该药与小剂量阿糖胞苷联合应用，可提高疗效。

4. 异基因造血干细胞移植　须在慢粒白血病慢性期缓解后尽早进行，以 45 岁以下为宜。移植成功者一般可长期生存或治愈。

5. 慢粒白血病急变的治疗同急性白血病的化疗方法。

6. 其他　白细胞淤滞症可利用血细胞分离机除去大量白细胞，减少体内白细胞数量。也可用于急需治疗的孕妇。

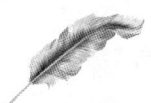

知识链接

慢性粒细胞白血病的治疗着重于慢性期。初始目标为控制异常增高的白细胞，缓解相关症状；最终目标是力争达到血液学、细胞遗传学和分子生物学三个层次的缓解，避免疾病进展。

【国际通用疗效标准】（遗传学标志和分子标志血液学缓解）

疗效水平	定 义
完全血液学缓解（CHR）	血细胞计数正常，白细胞分类计数正常，无髓外白血病表现
微小细胞遗传学缓解	Ph 阳性细胞 66%～95%
轻度细胞遗传学缓解	Ph 阳性细胞 36%～65%
部分细胞遗传学缓解	Ph 阳性细胞 1%～35%
完全细胞遗传学缓解（CCR）	Ph 阳性细胞 0%
显著细胞遗传学缓解（MCR）	Ph 阳性细胞 0%～35%
显著分子生物学缓解（MMR）	BCR-ABL，mRNA 水平减低≥3 个对数级
完全分子生物学缓解（CMR）	RT-PCR 检测 BCR-ABL 为阴性

【常用护理诊断/问题】

1．疼痛：脾胀痛　与脾大、脾梗死有关。
2．活动无耐力　与虚弱或贫血有关。
3．营养失调：低于机体需要量　与机体代谢亢进有关。
4．潜在并发症：尿酸性肾病。

【护理措施】

（一）一般护理

给患者提供高热量、高蛋白、高维生素、易消化吸收的饮食和安静、舒适的环境，减少活动，尽量卧床休息，脾胀痛者取左侧卧位。尽量避免弯腰和碰撞腹部，以避免脾破裂。

（二）病情观察

每日测量患者脾的大小、质地并做好记录。观察脾区有无突感疼痛、发热、多汗以致休克，脾区拒按，有明显触痛，脾进行性肿大，脾区可闻及摩擦音，甚至产生血性腹水等脾栓塞或脾破裂的表现。尿酸性肾病患者的护理措施参见"急性白血病"中相关内容。

（三）用药护理

主要观察用药效果及不良反应。用药前向患者说明用药期间可能出现的不良反应。经常复查血象和肝功能，不断调整药物剂量。

慢粒白血病急变后护理诊断及护理措施同急性白血病。

【健康指导】

1．疾病知识指导　慢性期患者病情稳定后可工作和学习，适当锻炼，但不可过劳。并向患者说明主动配合治疗的重要性。
2．生活方式指导　提供高热量、高蛋白、高维生素、易消化吸收的饮食。慢性期病情稳定后，可工作和学习，适当锻炼。生活要有规律，保证充足的休息和睡眠。
3．病情监测　注意药物不良反应，定期查肝、肾功能及血象。学会自我监测，出现贫血加重、发热、腹部剧烈疼痛，尤其是腹部受撞击怀疑脾破裂时，立即到医院检查。

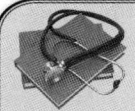

小 结

白血病是恶性造血系统疾病,分为急性和慢性两大类,根据FAB标准再分若干亚型。临床上以骨髓正常造血功能受抑制并浸润淋巴结、肝、脾等组织器官为主要表现(贫血、出血、感染、白血病细胞浸润四大症状)。治疗以化疗为主,包含诱导缓解治疗和缓解后治疗。其护理要点是合理膳食;遵医嘱用药,加强化疗护理、心理护理、健康指导,提高患者的生活质量。

(印 琼)

第五节 淋巴瘤患者的护理

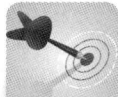

学习目标

通过本节内容的学习,学生应能
识记:
陈述淋巴瘤的概念、病因、辅助检查和治疗要点。
理解:
解释淋巴瘤的临床分期、临床表现、护理诊断/问题和护理措施。
运用:
运用护理程序为患者提供优质的护理和健康教育。

淋巴瘤(lymphoma)是起源于淋巴结或其他淋巴组织的免疫系统恶性肿瘤。其发生大多与免疫应答过程中淋巴细胞增殖分化产生的某种免疫细胞恶变有关,以无痛性进行性的淋巴结肿大和局部肿块为其特征性的表现,并可有相应器官压迫症状。

淋巴瘤可发生在身体的任何部位,其中淋巴结、扁桃体、脾及骨髓等部位最易受累。组织病理学上将淋巴瘤分为霍奇金淋巴瘤(Hodgkin lymphoma,HL)和非霍奇金淋巴瘤(non Hodgkin lymphoma,NHL)两大类(表6-5-1)。我国淋巴瘤总发病率男性为1.39/10万,女性为0.84/10万,淋巴瘤的死亡率为1.5/10万,排在恶性肿瘤死亡原因的第11~13位。

【病因及发病机制】

淋巴瘤的病因与发病机制尚不清楚。病毒学说颇受重视。

1. 病毒感染 ①EB病毒(系DNA疱疹病毒)可能是Burkitt淋巴瘤的病因,80%以上Burkitt淋巴瘤患者血中EB病毒抗体滴定度明显增高。②反转录病毒人类T细胞白血病病毒Ⅰ型已被认为与T细胞淋巴瘤发病有关。

2. 免疫缺陷 宿主的免疫功能低下也与淋巴瘤的发病有关。

3. 其他因素 幽门螺旋杆菌抗原的存在与胃黏膜相关性淋巴样组织结外边缘区淋巴瘤发病有密切关系。

【临床表现】

HL 多见于青年，儿童少见。NHL 可见于各年龄段。原发部位可在淋巴结，也可在结外的淋巴组织，如扁桃体、鼻咽部、胃肠道、骨骼等。

1. 淋巴结肿大 多以无痛性的颈部或锁骨上淋巴结进行性肿大（占 60%~70%）为首发症状，其次是腋下、腹股沟等处的淋巴结肿大，以 HL 多见。深部淋巴结肿大可压迫邻近器官引起症状，如纵隔淋巴结肿大可致咳嗽、胸闷、气促及上腔静脉压迫综合征等；腹膜后淋巴结肿大可压迫输尿管，引起肾盂积水等。

2. 全身症状 30%~40% 的 HL 以不明原因的持续或周期性发热为首发症状。但 NHL 仅在晚期或病变弥散时才发热。部分 HL 有局部或全身皮肤瘙痒。NHL 较常见皮下结节、浸润性斑块等。

3. 组织器官受累 脾大不常见。肝受累可引起肝大和肝区疼痛，少数可发生黄疸。胃肠道和肾损害以 NHL 为多见，出现腹痛、腹泻、肿块、肾肿大、高血压、尿素氮潴留等症状。还可见肺实质浸润，胸腔积液，脑膜、脊髓浸润，骨髓浸润及口、鼻咽部等处受累。

表 6-5-1 霍奇金淋巴瘤与非霍奇金淋巴瘤的鉴别

	霍奇金淋巴瘤（HL）	非霍奇金淋巴瘤（NHL）
发病年龄	青年多见，儿童少见	各年龄组，随年龄增长而增加
起病	60%~80% 无痛性颈或锁骨上淋巴结肿大为首发	常以高热和各系统症状起病
结外侵犯	可有，多为病情后期	可原发累计结外淋巴组织，器官累及较 HL 多见
播散方式	沿淋巴引流方向进行	可多中心起病，跳跃性播散
肝脾肿大	较少见	较 HL 多见，亦多为病情后期
皮肤损害	皮肤瘙痒，带状疱疹	肿块、浸润性斑块、皮下结节等，皮肤瘙痒少见
组织学特点	组织学分类复杂多样，共同特点：肿瘤细胞多为单克隆性，形态单一，弥漫散在。反应性细胞少	可见特殊形态的肿瘤性巨细胞：R-S 细胞，与种类多样的非肿瘤性炎症细胞混合存在
预后	较 NHL 好	多为侵袭性，进展迅速

4. 分期 根据病变范围不同，可将淋巴瘤分为四期。多采用 1966 年 Ann Arbor 会议推荐的临床分期法：

Ⅰ期：病变仅限于 2 个淋巴结区（Ⅰ）或单个结外器官局部受损（ⅠE）。

Ⅱ期：病变累及横膈同侧 2 个以上淋巴结区（Ⅱ），或病变局限侵犯淋巴结以外器官及横膈同侧 1 个淋巴结区（ⅡE）。

Ⅲ期：病变累及横膈上、下两侧淋巴结区（Ⅲ），可伴有脾受累（ⅢS）、结外器官局限性受累（ⅢE），或脾与局限性结外器官受累（SE）。

Ⅳ期：1 个或多个结外器官受到广泛性或播散性侵犯，伴或不伴淋巴结肿大。肝和骨髓只要受累，均属Ⅳ期。

所有各期又可分为：无全身症状者为 A 组，有发热（38℃以上，连续 3 天，且无感染原因）、盗汗、体重减轻（6 个月减轻 10% 以上）等全身症状者为 B 组。

【辅助检查】

1. 血象、骨髓象 HL 血象变化较早，常有轻或中度贫血，约 1/5 患者嗜酸性粒细胞升高。

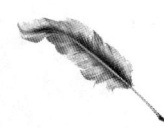

骨髓浸润广泛或有脾功能亢进时，全血细胞下降。骨髓象多为非特异性，若能找到 R-S 细胞是 HL 脊髓浸润的依据。NHL 白细胞多正常，伴淋巴细胞绝对或相对增多，约 20% 原淋巴细胞型在晚期并发白血病，此时血象酷似急性淋巴细胞白血病。

2．其他检查　淋巴结活检是确诊和分型的主要依据，胸部超声或 CT 等有助于确定病变的部位及范围。HL 活动期血沉增快、血清乳酸脱氢酶活力增加，乳酸脱氢酶增高提示预后不良；骨骼受累时血清碱性磷酸酶活力或血钙增加。NHL 可并发抗人球蛋白试验阳性的溶血性贫血。

【治疗要点】　以化疗为主、化疗与放疗相结合，联合应用相关生物制剂的综合治疗，是目前淋巴瘤治疗的基本策略。

1．放射治疗　^{60}Co 或直线加速器照射病变部位，适用于 Ⅰ、Ⅱ 期病例。放射治疗有扩大及全身淋巴结照射两种。扩大照射除被累及的淋巴结及肿瘤组织外，还包括附近可能侵及的淋巴结构，如病变在膈以上采用"斗篷"式；如病变在膈以下采用倒"Y"字式。扩大照射主要用于 HLIA 和 ⅡA 患者，疗效较好。NHL 对放疗敏感但易复发。放射剂量为 30～40Gy，3～4 周为一个疗程。

2．化学治疗　多采用联合化疗，争取首次治疗获得完全缓解，有利于患者长期存活。常用化疗方案如表 6-5-2。

表 6-5-2　淋巴瘤常用联合化疗方案

	方案	药物
HL	MOPP	氮芥、长春新碱、丙卡巴肼、泼尼松
	ABVD（首选）	多柔比星、博来霉素、长春新碱、达卡巴嗪
	ICE	异环磷酰胺、卡铂、依托泊苷
	DHAP	地塞米松、顺铂、阿糖胞苷
	ESHAP	依托泊苷、甲泼尼龙、阿糖胞苷、顺铂
NHL	COP（基本方案）	环磷酰胺、长春新碱、泼尼松
	CHOP	环磷酰胺、多柔比星、长春新碱、波尼松
	EPOCH	依托泊苷、多柔比星、环磷酰胺、长春新碱、泼尼松
	R-HyperCVAD	利妥昔单抗、环磷酰胺、长春新碱、多柔比星、地塞米松、甲氨蝶呤、阿糖胞苷
复发淋巴瘤	ESHAP	依托泊苷、甲泼尼松、阿糖胞苷、顺铂

3．其他治疗　干扰素、造血干细胞移植均在临床试验阶段。对于原发于胃、小肠、肾及脾等器官的 NHL 可考虑手术治疗，但术后须配合放疗和化疗。

【常用诊断/问题】
1．体温过高　与 HL 或感染有关。
2．有皮肤完整性受损的危险　与放疗引起局部皮肤烧伤有关。
3．有感染的危险　与放、化疗使机体免疫力低下有关。
4．焦虑　与治疗反应及疾病预后不良有关。
5．活动无耐力　与肿瘤对机体的消耗或放、化疗有关。
6．预感性悲哀　与治疗效果差或淋巴瘤复发有关。

【护理措施】
（一）一般护理
加强营养补充，给予高热量、高蛋白、高维生素饮食，提高患者对疾病的抵抗力，食物以柔软、易咀嚼、易消化为原则。化疗出现恶心、呕吐、吞咽困难时，应给予静脉补充营养。

（二）观察病情
观察是持续性还是周期性发热，注意全身或局部有无感染灶。观察放疗后局部皮肤反应，有

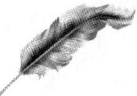

无发红、瘙痒、灼热感以及渗液、水疱形成等。

（三）对症护理

1. 局部皮肤护理　照射区的皮肤一般都有轻度损伤，应避免局部皮肤受到热、冷刺激，如不要使用热水袋、冰袋，避免阳光直接照射；不用刺激性的化学物品，如肥皂、乙醇、油膏、胶布等。应穿宽大、质软的纯棉或丝绸内衣，洗浴毛巾要柔软，水浴温度以37℃～40℃为宜，洗澡时局部皮肤应轻擦。保持局部皮肤清洁、干燥，防止破损。

2. 放射损伤皮肤的护理　局部皮肤有发红、痒感时，应及早涂油膏以保护皮肤。如局部皮肤灼痛，可给予0.2%薄荷淀粉或氢化可的松软膏外涂；如局部皮肤刺痒、渗液，有水疱，可用2%甲紫、冰片蛋清、氢化可的松软膏外涂，也可用硼酸软膏外敷后加压包扎1～2天，待渗液吸收后暴露局部；如局部皮肤有溃疡坏死，应全身抗感染治疗，局部清创，植皮。

（四）心理护理

观察患者对疾病的态度，了解其对疾病的认识程度，以诚恳的态度给予关怀、鼓励与协助。向患者解释说明放疗及化疗中可能出现的不良反应，以免治疗期间因不良反应的发生而有退缩心理和行为。

【健康指导】

1. 疾病知识指导　向患者说明淋巴瘤是起源于淋巴结或其他淋巴组织的免疫系统恶性肿瘤。可发生在身体的任何部位，其中淋巴结、扁桃体、脾及骨髓等部位最易受累。目前发病机制不明确。但是，近年来由于治疗方法的改进，淋巴瘤的缓解率已大大提高，坚持定期巩固强化治疗可延长淋巴瘤的缓解期和生存期。

2. 用药指导　指导患者积极主动配合治疗，应坚持定期巩固强化治疗，要遵医嘱按时、正确服药，不要擅自停药或改药。

3. 病情监测　患者应学会自我监测，定期复查血象，学会自测体温。若有身体不适，如乏力、发热、盗汗、消瘦、咳嗽、气促、腹痛、腹泻、皮肤瘙痒以及口腔溃疡等，或发现肿块，应及早就诊。

4. 生活方式指导　加强营养，注意食谱多样化，避免进食不易消化的油炸、油腻、生冷食物和容易产气的食物。口腔及咽喉部溃疡疼痛者，可给流食、清淡饮食。缓解期或全部疗程结束后仍要保证充分休息、睡眠，适当参与室外锻炼，如散步、打太极拳等，以提高机体免疫力。注意个人卫生，皮肤瘙痒者避免用指甲抓搔。沐浴时避免水温过高，选用温和的沐浴液。

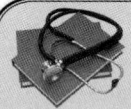

小　结

淋巴瘤是起源于淋巴结和淋巴组织的免疫系统恶性肿瘤。组织病理学上可分为霍奇金淋巴瘤和非霍奇金淋巴瘤两大类，以无痛性、进行性的淋巴结肿大或局部肿块为主要临床表现。治疗以化疗为主，化疗与放疗相结合，联合应用相关生物制剂的综合治疗。护理要点：加强营养支持，重视病情自我检测，注重放疗后皮肤护理。

（印　琼）

第六节 血液系统疾病常用诊疗技术及护理

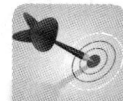

学习目标

通过本节内容的学习，学生应能
识记：
陈述造血干细胞移植、骨髓穿刺的概念、适应证和禁忌证。
理解：
总结造血干细胞移植、骨髓穿刺方法及护理措施。
运用：
联系实际为骨髓移植和骨髓穿刺患者提供优质护理。

一、造血干细胞移植术

造血干细胞移植（hemopoietic stem cells transplantation，HSCT）是指对患者进行全身照射、化疗和免疫抑制预处理后，将正常供体或自体的造血干细胞经血管输注给患者，使之重建正常的造血和免疫功能。

【分类】 造血干细胞移植按造血干细胞的来源，分为自体造血干细胞移植和异体造血干细胞移植。后者又分为同基因造血干细胞移植和异基因造血干细胞移植。根据干细胞采集的部位不同又可分为骨髓移植、外周血造血干细胞移植和脐血移植。

【适应证】
1. **恶性疾病** 如急性淋巴细胞白血病、急性非淋巴细胞白血病、慢性粒细胞白血病、恶性淋巴瘤、多发性骨髓瘤、慢性淋巴细胞白血病等。
2. **非恶性疾病** 如重型再生障碍性贫血、先天性免疫缺陷病、先天性造血异常症、地中海贫血、骨髓纤维化、阵发性睡眠性血红蛋白尿以及系统性自身免疫性疾病等。

【方法】
1. **供体的选择** 自体造血干细胞移植供体是患者自己，应能承受大剂量放化疗，能动员采集到不被肿瘤细胞污染的足量的造血干细胞。异体造血干细胞移植应首先选择供者，供、受者抽血做组织配型，混合淋巴细胞培养、细胞遗传及基因检查等。首选 HLA 配型相合的同胞，次选 HLA 配型相合的无血缘供体。若有多个 HLA 相合者，宜选择年轻、男性、巨细胞病毒阴性和 ABO 血型相合者。
2. **供体的准备** ①身体准备：安排供者留观或住院，若需采集外周血造血干细胞，可于采集前 5～7 天开始，给供者皮下注射造血生长因子，以扩增外周血中干细胞的数量。②心理准备：观察供体有无心理反应，做好心理疏导，提高供体的安全感和信任感，并签署知情同意书。
3. **造血干细胞采集**

（1）骨髓造血干细胞采集：在无菌条件下，对供者行硬膜外麻醉或全身麻醉，在供者的髂前或髂后上棘多点穿刺抽取骨髓血。采集量以受者的体重为依据，单个核数为 $(2～4)×10^8/$ 千克体重采集的骨髓经无菌不锈钢网或尼龙网过滤，清除内含的脂肪颗粒后装入血袋。

(2) 外周血造血干细胞采集：供者经造血刺激因子动员后，当白细胞总数 > $5×10^9$/L 时，应用血细胞分离机采集外周血造血干细胞。分离采集的次数以能达到所需单个核细胞（MNC）数而定。通常需连续采集 2～3 日。采集的外周血造血干细胞需低温或冷冻保存。

(3) 脐带血造血干细胞采集：健康产妇分娩时待胎儿娩出后，迅速结扎脐带，以采血针穿刺脐静脉收集残留于脐带和胎盘内的血液。采集的脐带血需经冷冻处理后保存在 –196℃ 液氮罐中，要求有核细胞达到 $2×10^8$/kg（患者体重）。

4. 患者预处理　在造血干细胞移植前，受者须常规接受 1 个疗程超剂量的化疗和（或）放疗，称为"预处理"。其目的是杀灭肿瘤或白血病细胞，抑制或摧毁受者体内的免疫细胞，使移植的造血干细胞得以成活。预处理方案有大剂量化疗和放疗或同时使用免疫抑制剂。

5. 造血干细胞输注　经静脉将造血干细胞注入患者体内。

【护理】

1. 无菌层流室的准备　室内及其一切用物均需严格消毒、灭菌处理。室内不同空间采样行空气细菌学监测，合格后患者方可进入。

2. 患者进入无菌层流室前的护理

(1) 心理护理：①了解患者及家属对所患疾病及造血干细胞移植重要性的认识，对造血干细胞移植过程、可能的不良反应的了解程度，是否有充分的思想准备，患者的经济状况等。②帮助患者提前熟悉无菌层流室环境、规章制度等，以解除其恐惧及疑虑。

(2) 体检和辅助检查：包括骨髓象、血象，心、肺、肝、肾等功能检查，免疫及内分泌功能检查，口腔、鼻腔、直肠的检查；彻底清除慢性和潜在的感染病灶。

(3) 消毒隔离和预防感染：①指导患者入层流室前做好个人卫生，如剃毛发、洁脐、剪指（趾）甲等。前 3 日开始服用肠道不易吸收的抗生素。用 0.05% 氯己定漱口，眼、耳、鼻滴相应抗生素液，便后用氯己定溶液坐浴，坐浴后在肛周涂抗生素软膏。②入层流室当日清洁灌肠，用 0.05% 氯己定溶液沐浴 30～40min 后，换无菌衣裤进入层流室。③所有置入室内的物品，包括被服、衣服、药物、食具、便器等，均需消毒处理，以预防外源性感染。

3. 进入无菌层流室后的护理

(1) 严格保持环境无菌：①对层流室地面、墙壁、门窗及物品等每日用含氯消毒剂拖擦 2 次。②凡接触的物品及医疗护理器具、药品等，根据物品的性状及耐受性采取不同的方法进行消毒灭菌。③消毒液、泡手液每日定时更换。④加强无菌层流室使用的管理，如控制入室人员，监测空气含菌、含尘浓度明显增高时，应及时查找原因和检修。

(2) 严格医护人员的自身净化制度：①入室前淋浴，穿无菌衣裤，戴帽子、口罩，穿无菌袜套，换无菌拖鞋，穿无菌隔离衣，快速皮肤消毒剂消毒双手，戴无菌手套后才可进入层流室。②呼吸道感染者禁入室内。

(3) 严格保持患者无菌：①每日以 1:2000 氯己定进行擦浴 1 次，便后、睡前坐浴，女性月经期间增加外阴冲洗次数。②穿丝、棉制品，不穿过紧的衣服，避免用力擦洗皮肤，严禁搔抓皮肤。③若皮肤出现水疱或脱落，用消毒的温盐水沐浴后，用适宜的药膏覆盖破损皮肤。④每日给予抗生素滴眼、滴鼻、擦拭外耳道，加强呼吸道消毒，雾化吸入抗菌药、抗病毒药物。⑤指导患者勿用手挖鼻及外耳道。⑥口腔护理，每天 3～4 次；进食前后用 0.05% 氯己定、3% 碳酸氢钠交替漱口。

(4) 生活护理：协助患者的日常生活及活动，防止损伤。鼓励进食高蛋白、高维生素、无渣、清淡、易消化饮食。食物须经微波炉消毒后才可食用，水果用 0.05% 氯己定浸泡 15min 削皮后食用。

(5) 病情观察：①观察有无移植并发症　如感染、肝静脉闭塞病、间质性肺炎及移植物抗宿主病。②观察患者的血象和骨髓象　移植后每日或隔日做血常规检查，通常第 2 周开始血象上

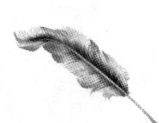

升,第4~6周血象迅速恢复,骨髓象转为正常。③观察造血干细胞移植植活的证据 主要依据供、受者间性别、红细胞血型和人白细胞抗原(HLA)的不同,分别通过细胞学和分子遗传学方法取得植活的实验室证据。

(6)锁骨下静脉导管的护理:预处理时行锁骨下静脉置管术,向患者说明维持中心静脉插管的重要性,每次应用前应检查局部伤口情况,检查导管有无裂隙进气或接头滑脱,切忌用手触摸伤口表面,防止感染和空气栓塞。导管局部换药每周2~3次。封管用肝素10~100U/ml或生理盐水。

(7)用药护理:入室后继续口服肠道不吸收抗生素,药物需用紫外线消毒后服用。移植当日开始应用粒细胞集落刺激因子、粒-单核细胞集落刺激因子,可缩短粒细胞恢复时间,减少因粒细胞低下而发生的严重感染和败血症。应注意有无发热、皮疹、胸痛、全身肌肉、关节酸痛、头痛等表现,如有异常及时报告医生。

(8)心理护理:患者独居层流室时间较长,心理压力和精神负担较重,常有孤独感和对健康状况变化及死亡的恐惧。护士应鼓励、关心、安慰、体贴患者,向其讲解造血干细胞移植技术的先进性、可靠性,了解其对治疗、护理的需求,并尽量给以满足,及时传送家属与患者之间的信息,有效地处理不良反应,尽可能减轻患者的痛苦,尽力帮助患者度过移植难关。

4.造血干细胞输注护理 在无菌层流室进行。用输血器经中心静脉插管快速静脉滴注,6h内输完。输入的造血干细胞会自动在受者骨髓中定居。每袋骨髓血输注至最后5ml时应留在袋中弃去,以防脂肪颗粒引起肺栓塞,输注过程中要观察有无输血反应和栓塞现象。外周血干细胞解冻后不需过滤即可输入。

5.移植后并发症的观察与护理

(1)感染:感染是造血干细胞移植术最常见的并发症之一,也是移植成败的关键。感染预防首先应严格保持环境无菌,严格执行医护人员的自身净化制度,其次应注意观察静脉穿刺置管处伤口,每天换药一次,在患者白细胞和血小板明显下降时要绝对卧床休息,注意层流室内温度的变化,注意保暖,预防感冒,减少感染机会,最后,应高度重视患者的主诉,注意检测体温变化,每天检测血象、尿、粪常规。每天定时听肺部呼吸音,及时发现新的感染灶及时采取措施。

(2)出血:预处理后血小板极度减少是导致患者出血的主要原因。因此要每天检测血小板计数,观察有无出血倾向,必要时遵医嘱输注经25Gy照射后或白细胞过滤器过滤后的单采血小板。

(3)GVHD:植活的干细胞含有免疫活性细胞,主要是T淋巴细胞,与患者组织发生免疫反应,可导致组织损害,此病称移植物抗宿主病(GVHD)。是最严重的并发症。主要临床症状是皮肤损害,肝损害和肠道损害,早期表现为皮肤出现红色皮疹或丘疹,尤其要注意手掌、脚心、耳廓后的皮肤变化。移植后应注意观察消化道反应如腹泻情况,观察粪便的色、质、量,有无肠黏膜脱落。环孢素和甲氨蝶呤是预防急性GVHD的主要药物,用药时剂量要准确,按时用药。应用环孢素时要定时检测体内环孢素的浓度,每周2次。注意监测免疫抑制剂的临床副作用,如嗜睡、抽搐等。

二、骨髓穿刺术

骨髓穿刺术(bone marrow puncture)是一种常用的诊疗技术,目的是采取骨髓液,用以观察骨髓内细胞形态及分类,以协助诊断血液病;做骨髓涂片或细菌培养,用以检查某些传染病和寄生虫病;采集供者骨髓,以备骨髓移植。

【适应证】

1.各类白血病、再生障碍性贫血、恶性组织细胞病、多发性骨髓瘤、骨髓转移瘤等诊断;对化疗和免疫抑制剂治疗效果和不良反应的观察。

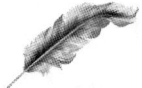

2. 骨髓给药或骨髓移植。

【禁忌证】 血友病等出血性疾病。

【操作流程】

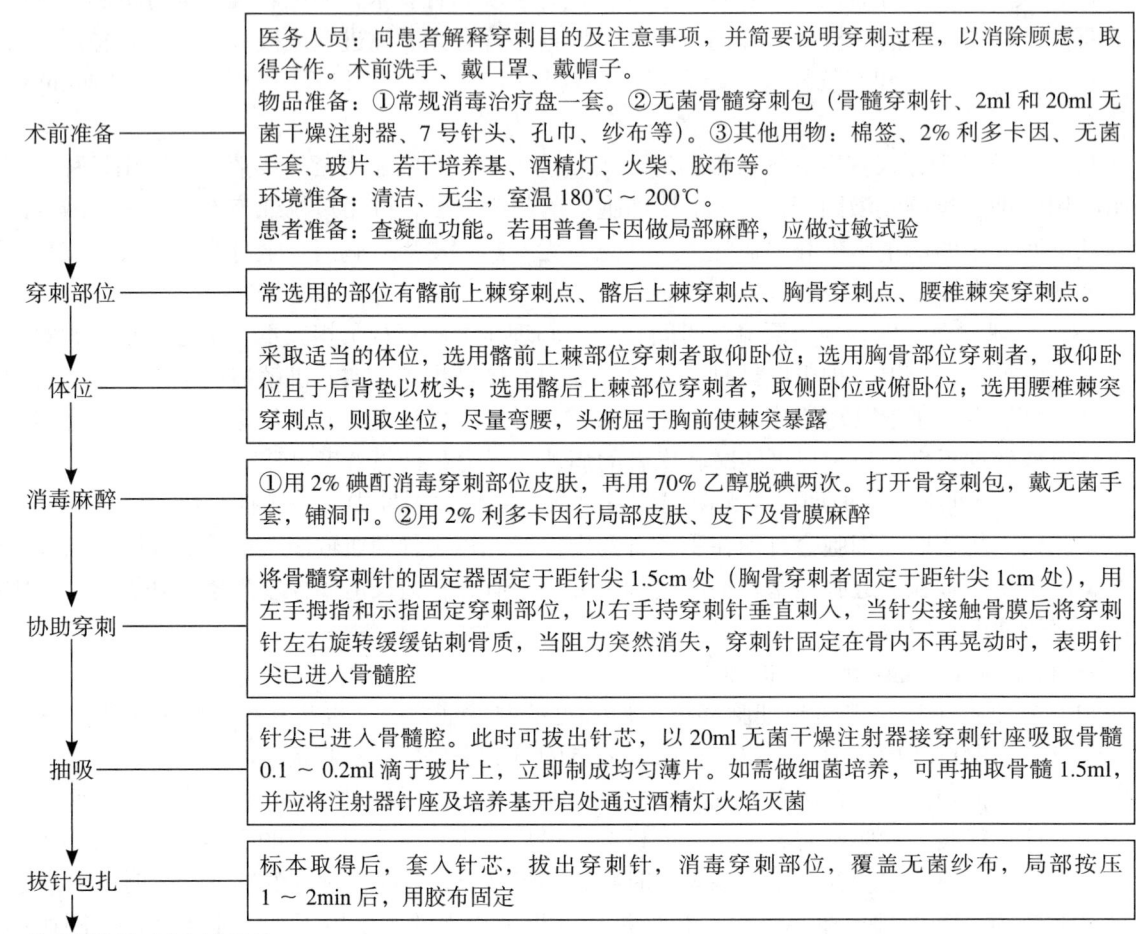

整理用物及时将标本送检。

【操作后护理】

1. 拔针后局部加压，血小板减少者至少按压 3~5min，并观察穿刺部位有无出血。若覆盖纱布被血液或汗液浸湿，要及时更换。穿刺后 48~72h 不要沐浴，防止伤口感染。

2. 健康指导 向患者说明术后穿刺处疼痛是暂时的，不会对身体有影响。术后应多卧床休息，避免剧烈活动，防止伤口感染。

（印 琼）

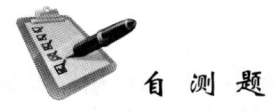

自 测 题

一、名词解释

1. 贫血　2. 出血倾向　3. 缺铁性贫血　4. 过敏性紫癜　5. 白血病
6. 诱导缓解　7. 造血干细胞移植

二、填空题

1. 贫血最突出的体征是_____，检查以_____、_____、_____及_____较为可靠。
2. 铁的主要吸收部位在_____及_____上端。_____是治疗缺铁性贫血的首选措施。
3. 引起缺铁性贫血常见的病因有_____、_____和_____。
4. 再生障碍性贫血的主要表现为_____、_____、_____、_____。
5. 慢性粒细胞白血病病程可分为_____、_____、_____。
6. 特发性血小板减少性紫癜最严重的并发症是_____，女性患者的主要表现是_____，治疗的首选药物是_____。
7. 过敏性紫癜常见的临床类型有_____、_____、_____、_____和_____。
8. 目前治疗血友病最好的方法是_____，最好的治疗方式是_____。
9. DIC按发展过程可分为三个阶段，即_____、_____和_____。
10. 急性白血病的化疗过程分为_____及_____治疗两个阶段。

三、选择题

【A_1型题】

1. 血液病患者最应警惕发生的情况是
   A. 皮肤黏膜血肿
   B. 消化道出血
   C. 呼吸道出血
   D. 泌尿生殖道出血
   E. 颅内出血

2. 成人缺铁性贫血最常见的病因是
   A. 慢性失血
   B. 铁摄入不足
   C. 铁吸收不良
   D. 铁利用障碍
   E. 慢性溶血

3. 有关化疗静脉给药的护理错误的是
   A. 药物应现配现用
   B. 注意保护静脉
   C. 药液外漏，应立即热敷
   D. 静脉推药过程中要反复试抽回血
   E. 药液外渗，可用0.5%普鲁卡因局部封闭

4. 化疗药物最常见的毒性作用是
   A. 骨髓抑制
   B. 局部刺激
   C. 胃肠道反应
   D. 肝功能损害
   E. 脱发

5. 对有出血倾向患者实施的护理措施中错误的是
   A. 护理操作宜轻柔
   B. 减少或避免肌内注射
   C. 少吃坚硬食物
   D. 及时剥去鼻腔内血痂
   E. 保持鼻腔黏膜湿润

6. 重型再生障碍性贫血患者死亡的原因是
   A. 皮肤黏膜出血
   B. 皮肤感染
   C. 肺部感染
   D. 脑出血和严重感染
   E. 败血症

7. 最常见的贫血类型为
   A. 缺铁性贫血
   B. 巨幼细胞贫血
   C. 再生障碍性贫血
   D. 恶性贫血
   E. 溶血性贫血

8. 诊断贫血最为重要的依据是
   A. 皮肤黏膜苍白
   B. 血红蛋白浓度下降
   C. 红细胞计数减少
   D. 疲乏无力
   E. 头晕

9. 营养室制订含有瘦肉、蛋黄、猪肝、

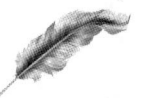

黑木耳的菜谱适合哪种血液病患者
A．急性白血病
B．缺铁性贫血
C．再生障碍性贫血
D．特发性血小板减少性紫癜
E．过敏性紫癜

10．下列哪种食物或饮料有利铁剂的吸收
A．咖啡
B．茶
C．皮蛋
D．橘子
E．奶类

11．一位特发性血小板减少性紫癜患者出现牙龈出血，正确的护理措施是
A．去甲肾上腺素棉球贴敷牙龈
B．5%过氧化氢液体漱口
C．用牙签清理牙齿
D．用液状石蜡涂抹口唇
E．用牙刷刷牙

12．再生障碍性贫血患者应用丙酸睾酮治疗，该药的正确使用方法是
A．该药吸收快，可浅部肌内注射
B．用药1个月即可停药
C．该药作用快，用药剂量不要大
D．注射时速度要快
E．需经常更换注射部位，防止注射处发生硬结

13．特发性血小板减少性紫癜治疗首选
A．激素治疗
B．抗生素治疗
C．免疫抑制剂
D．输血
E．脾切除

14．护士对某血友病患者进行健康教育时，说法错误的是
A．少吃坚硬食物
B．避免肌内注射
C．避免做剧烈的运动
D．使用刀、剪时应戴防护手套
E．发烧时可用阿司匹林

15．急性白血病患者出现头痛、恶心、呕吐、颈项强直等症状常提示
A．颅内出血
B．败血症
C．脑膜白血病
D．上消化道出血
E．脑栓塞

16．急性白血病发生高热的主要原因是
A．感染
B．白细胞浸润
C．贫血
D．化疗药物不良反应
E．出血

17．慢性粒细胞性白血病患者慢性期最突出的体征是
A．乏力
B．消瘦
C．低热
D．盗汗
E．脾大

18．引起DIC最常见的病因是
A．严重创伤
B．恶性肿瘤
C．休克
D．感染
E．妊娠期高血压疾病

19．弥漫性血管内凝血（DIC）早期高凝状态的表现是
A．出血
B．抽血时血液不易抽出
C．皮肤有出血点，出血斑
D．出血时间延长
E．凝血时间延长

20．血友病最好的治疗方式是
A．病因治疗
B．对症治疗
C．预防性治疗
D．药物治疗
E．手术治疗

【A₂型题】

21．李某，女性，36岁。长期月经过多，临床表现为软弱无力、头晕、心慌、记忆力减退。诊断贫血最重要的表现是
A．皮肤黏膜苍白

B．脉搏加快
C．低热
D．呼吸急促
E．心尖部收缩期杂音

22．郝女士，28岁。诊断缺铁性贫血，经口服铁剂后血红蛋白已恢复正常，为补足体内贮存铁，有关继续铁剂治疗的正确疗程是
A．1个月
B．3个月
C．6个月
D．3～6个月
E．先服1个月，6个月后再服1个月

23．一急性白血病患者，突然出现头痛、呕吐、视物模糊，常提示
A．脑膜炎
B．中枢神经系统白血病
C．颅内出血
D．失血性休克
E．脑炎

24．孙先生，48岁。患慢性白血病3年，近日来出现原因不明的高热、胸骨疼痛难忍，脾迅速增大。此情况需考虑
A．类白血病反应
B．脾功能亢进
C．急性白血病
D．慢粒急性变
E．白血病细胞浸润

25．李女士，30岁，患"慢性再生障碍性贫血"3年，2周来乏力、牙龈出血加重，伴发热、咳嗽、食欲缺乏。其护理诊断及合作性问题应除外
A．活动无耐力
B．组织完整性受损
C．营养失调：低于机体需要量
D．体液过多
E．潜在并发症：感染

26．杨先生，25岁，经病理学检查诊断为"淋巴瘤"，可为行病理检查提供重要线索的临床表现是
A．周期性发热
B．进行性消瘦
C．严重贫血

D．无痛性淋巴结肿大
E．多器官浸润

27．患者，女，32岁，确诊为缺铁性贫血，需服用铁剂。护士指导口服铁剂的最佳方法是
A．加大剂量
B．餐前服药
C．与牛乳同服
D．与维生素C同服
E．使用三价铁

28．某急性再生障碍性贫血患者，突然出现头痛、头晕，视物模糊、呕吐，疑为颅内出血，护士首先应给予患者
A．头部置冰袋
B．低流量吸氧
C．头低脚高位
D．保持口腔清洁
E．鼻饲流质饮食

29．当再生障碍性贫血患者血小板 $< 20 \times 10^9/L$ 时，患者出现剧烈头痛、呕吐，应警惕的并发症是
A．眼底出血
B．鼻出血
C．脑出血
D．关节出血
E．消化道出血

30．女性，32岁，患急性再生障碍性贫血入院，给予丙酸睾酮治疗，应定期检查
A．肾功能
B．肝功能
C．尿常规
D．血压
E．X线摄片

31．患者，女性，23岁。3周前上呼吸道感染，1周前出现畏寒、发热，全身皮肤、黏膜出血，但皮肤的瘀点、瘀斑非常明显。护理措施不正确的是
A．用乙醇擦浴皮肤，物理降温
B．血小板 $< 20 \times 10^9/L$，应警惕脑出血
C．避免使用损伤血小板的药物
D．预防外伤
E．可适当散步

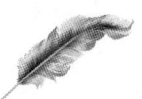

32. 患者女性，36岁，诊断为特发性血小板减少性紫癜，入院后告知患者禁用的药物是
   A．泼尼松
   B．阿司匹林
   C．红霉素
   D．阿莫西林
   E．地西泮

33. 患者女性，30岁。诊断特发性血小板减少性紫癜。血常规显示：红细胞 $3.6×10^{12}/L$，血红蛋白 90g/L，白细胞 $6.8×10^9/L$，血小板 $15×10^9/L$，该患者最大的危险是
   A．贫血
   B．继发感染
   C．颅内出血
   D．心力衰竭
   E．牙龈出血

34. 某女青年反复出现皮肤瘀点，并有鼻出血、月经过多，近来出现贫血、脾大，血小板 $30×10^9/L$，错误的护理措施是
   A．适当限制活动
   B．预防各种创伤
   C．尽量减少肌内注射
   D．鼻腔内血痂应剥去
   E．高蛋白、高维生素、低渣饮食

35. 患者，女性45岁。患白血病需要使用多柔比星进行化疗，关于预防和处理静脉炎不正确的是
   A．静注时速度要慢
   B．静注后生理盐水冲洗
   C．血管要轮流使用
   D．发生静脉炎时用普鲁卡因局部封闭
   E．发生静脉炎时可热敷

36. 患者，男性，从事油漆工作，患急性白血病接受化疗。在缓解期患者突然出现头痛、恶心、呕吐、瘫痪。该患者最可能出现了
   A．中枢神经系统白血病
   B．脑炎
   C．脑膜炎
   D．颅内出血

   E．败血症

37. 患者女性，28岁，四肢皮肤反复出现瘀斑已2年余，血象：血红蛋白 110g/L，血小板 $40×10^9/L$；骨髓象：巨核细胞增多，在对该患者做保健指导时，应嘱咐患者避免使用的药物是
   A．泼尼松
   B．长春新碱
   C．环磷酰胺
   D．VitC
   E．吲哚美辛

38. 患者，女性，30岁。诊断为再生障碍性贫血，检查发现嘴唇及口腔黏膜有散在瘀点，轻触出血，护士为其行口腔护理应特别注意
   A．先取下义齿
   B．夹紧棉球
   C．擦洗动作轻柔
   D．禁忌漱口
   E．患处涂冰硼散

39. 患者，女性15岁，诊断为缺铁性贫血，在进行铁剂治疗后能最早反映其治疗效果的血液指标是
   A．红细胞计数升高
   B．血红蛋白增多
   C．网织红细胞数增加
   D．血清铁增加
   E．面色红润

40. 患者，女性，25岁，急性白血病，出血的主要原因是
   A．弥散性血管内凝血
   B．血小板减少
   C．血小板功能异常
   D．凝血因子减少
   E．血管损伤

41. 一再障住院患者，血常规：红细胞 $3.0×10^{12}/L$，血红蛋白 70g/L，白细胞 $2.8×10^9/L$，血小板 $80×10^9/L$。若你拒绝患者请假外出，理由主要是
   A．避免加重皮肤出血
   B．避免诱发颅内出血
   C．避免发生感染
   D．避免影响休息

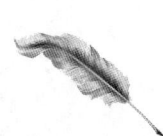

E. 避免发生意外

42. 患者，女性，13岁。因经常感觉头晕、耳鸣、疲乏无力来就诊，经医院检验 Hb 90g/L，RBC 3.8×10^{12}/L，该患者治疗的首要原则是
   A. 及时补充造血物质
   B. 反复多次输血
   C. 卧床休息
   D. 积极寻找和去除病因
   E. 休息和吸氧

43. 某患者因特发性血小板减少性紫癜而入院，且长期应用糖皮质激素治疗，当患者询问护士此药常见不良反应时，回答不应包括下列哪一项
   A. 感染
   B. 糖尿病
   C. 多毛症
   D. 高血压
   E. 末梢神经炎

44. 患者，女性，61岁，再生障碍性贫血，四肢皮肤散在性瘀点，右颊部可见约 1.5cm×0.5cm 的口腔溃疡，为有效项防感染，目前其采取的首要护理措施是
   A. 加强营养
   B. 定期洗浴
   C. 保持皮肤干燥
   D. 加强口腔护理
   E. 避免到人群聚集的地方

45. 某急性白血病患者，乏力、消瘦1个月，伴发热1周，食欲缺乏。化疗后有恶心的反应，但无呕吐。测血白细胞计数 2×10^9/L，血小板计数 150×10^9/L。该患者的护理问题可排除下列哪一项
   A. 潜在的感染
   B. 营养失调：低于机体需要量
   C. 活动无耐力
   D. 舒适的改变：发热、恶心
   E. 潜在的颅内出血

【A_3/A_4型题】

(46~48题共用题干)

张先生，38岁。于3年前因胃溃疡做过"胃切除术"，近半年来常头晕、心悸，体力逐渐下降，诊断为缺铁性贫血。

46. 该患者贫血的原因可能是
   A. 铁摄入不足
   B. 铁需要量增加
   C. 铁吸收不良
   D. 铁利用不良
   E. 慢性失血

47. 对诊断缺铁性贫血最有意义的检查结果是
   A. 血涂片见红细胞大小不等
   B. 骨髓铁染色检查见细胞外铁减少
   C. 血清铁蛋白减低
   D. 血清铁减低
   E. 血红蛋白减低

48. 患者采取口服铁剂（硫酸亚铁）治疗，错误的护理措施是
   A. 宜于进餐时或进餐后服用
   B. 禁饮茶
   C. 如有消化道反应，可与牛奶同服
   D. 血红蛋白恢复正常后，仍应继续治疗数月
   E. 宜从小剂量开始，逐渐加至全量

(49~52题共用题干)

患者，男，15岁，寒战、高热三天，伴鼻出血和口腔溃疡，体格检查：全身可见散在出血点，浅表淋巴结不肿大，胸骨无压痛，肝脾未触及；血象：Hb100g/L，WBC 1.0×10^9/L，中性粒细胞0.15，淋巴细胞0.85，血小板 18×10^9/L，网织红细胞0.001。

49. 此患者诊断最可能是
   A. ITP
   B. 重型再障
   C. 急性粒细胞缺乏症
   D. 急性早幼粒细胞白血病
   E. 败血症合并DIC

50. 为明确诊断，应进一步检查
   A. 骨髓象检查
   B. ECT骨成像
   C. 骨髓细胞染色体检查
   D. 血培养致病菌+药敏试验
   E. 凝血功能检查

51. 此患者健康评估方面应补充
    A．现病史
    B．既往病史
    C．有害物质接触史
    D．生长发育史
    E．家族
52. 本患者治疗首选
    A．抗生素＋激素＋肝素
    B．环孢素＋抗生素＋G-CSF
    C．雄性激素＋抗生素＋血小板输注
    D．联合化疗＋抗生素
    E．自体骨髓移植

（53～54题共用题干）

李某，男性，30岁。3年前诊断为慢性粒细胞白血病，不规则使用羟基脲、干扰素治疗。1周前出现发热，体温最高达39.5℃，伴全身骨骼酸痛。身体评估：T39.2℃，贫血貌，胸骨下段明显压痛，心肺提示无异常，腹软，肝肋下2指触及，脾肿大至脐水平。血象：WBC4.0×10⁹/L，HB65g/L，PLT20×10⁹/L。

53. 根据现有资料，下列护理诊断的依据不足
    A．知识缺乏
    B．体温过高
    C．疼痛：骨骼疼痛
    D．活动无耐力
    E．潜在并发症：脾破裂
54. 下列降温措施中不妥的是
    A．大动脉冷敷
    B．使用冰帽降温
    C．鼓励患者多喝水
    D．酒精擦浴
    E．退热剂

（55～59题共用题干）

患者，男性，45岁。腹胀痛、乏力、消瘦近1年。身体评估：贫血貌，胸骨压痛，心肺听诊无异常，腹软，肝肋下2cm触及，脾肿大至脐水平。血象：WBC60×10⁹/L，分类见大量中、晚幼粒细胞及嗜碱性粒细胞，HB95g/L，PLT400×10⁹/L。

55. 根据现有的临床资料，该患者有下列哪种疾病的可能性最大
    A．更年期综合征
    B．缺铁性贫血
    C．慢性再生障碍性贫血
    D．慢性粒细胞白血病
    E．急性早幼粒细胞白血病
56. 为进一步明确诊断，下列哪项检查最重要
    A．腹部CT检查
    B．腹部B超检查
    C．脑脊液检查
    D．血液生化
    E．骨髓检查
57. 此患者首选的治疗药物是
    A．谷维素
    B．硫酸亚铁
    C．雄激素
    D．伊马替尼
    E．全反式维A酸
58. 若患者住院期间突感腹部疼痛加剧、面色苍白、大汗，T38.5℃，BP85/50mmHg。你认为此患者最有可能发生的并发症是
    A．白细胞淤滞症
    B．胃肠道穿孔
    C．脾破裂出血
    D．肝破裂出血
    E．尿酸性肾病
59. 如果你的判断成立，患者当前最主要的护理诊断是
    A．疼痛：腹痛
    B．组织灌注量改变
    C．活动无耐力
    D．营养失调：低于机体需要量
    E．潜在并发症：脾破裂

（60～62题共用题干）

患者，男性，56岁，主诉疲倦无力2个月余，伴心悸、头晕、失眠，诊断缺铁性贫血，给予铁剂治疗。

60. 护士在给液体铁剂时应指导患者
    A．避免与牙齿接触
    B．研碎后服下

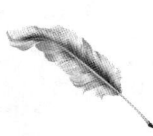

C．多饮水

D．避免与酸性药物接触

E．少饮水

61．在保证药效的同时应禁忌

A．空腹服

B．服用稀盐酸

C．饮茶

D．饮水

E．饮食

62．应用铁剂治疗时，下列说法不正确的是

A．铁剂要做深部肌内注射

B．铁剂可能引起过敏反应

C．指导患者空腹口服铁剂

D．注射铁剂的同时最好备有肾上腺素1支

E．使用铁剂时量要正确

（63～65题共用题干）

患者，女性，38岁。因反复皮下紫癜伴月经量明显增多3个月余，拟以"ITP"收住入院治疗。血常规：红细胞 3.2×10^{12}/L，血红蛋白 80g/L，白细胞 4.5×10^9/L，血小板 18×10^9/L。

63．目前患者最大的危险是易于发生

A．贫血性心脏病

B．全心衰竭

C．颅内出血

D．失血性休克

E．继发感染

64．下列除了哪一项，均为护理上必须注意的事项

A．避免患者的情绪波动

B．保持患者的排便通畅

C．严格控制补液速度

D．保证患者充足的睡眠

E．避免外出活动

65．若患者突发头痛，下列措施哪项是错误的

A．立即通知医生

B．去枕平卧

C．耐心安慰直至患者情绪稳定

D．迅速建立静脉通道

E．必要时保留尿管

四、简答题

1．如何预防血液病患者发生医院内感染？
2．简述缺铁性贫血患者口服铁剂的护理要点。
3．简述化疗时保护静脉、保证化疗顺利进行的护理要点。
4．简述中枢神经系统白血病。

（印 琼 黄小红）

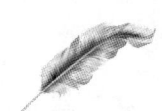

第七章 内分泌和代谢性疾病患者的护理

第一节 内分泌和代谢性疾病常见症状、体征的护理

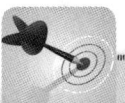

学习目标

通过本节内容的学习，学生应能
识记：
说出身体外形的改变、生殖发育及性功能异常的概念、原因，常用的护理诊断/问题。
理解：
归纳身体外形的改变、生殖发育及性功能异常的护理评估内容和护理措施。
运用：
运用护理程序为身体外形的改变、生殖发育及性功能异常的患者进行对症护理。

一、身体外形的改变

身体外形的改变常指包括面容、体形、身高、体态、毛发和皮肤黏膜色素等的异常变化，是一组影响患者生理和心理状态的临床征象。身体外形的长期改变可使患者产生自卑感、羞辱感、焦虑、易怒等情绪，严重时可发生精神疾病。

【护理评估】

（一）健康史

评估是否有引起身体外形改变的原因：①内分泌疾病：如脑垂体、甲状腺、甲状旁腺、肾上腺等内分泌器官的功能障碍或失调。②代谢性疾病：如先天代谢缺陷或遗传因素、环境因素（包括食物、药物、创伤、感染等）。

（二）身体状况

1. 身体外形改变的特点

（1）身材过高或过矮：身材过矮见于侏儒症、呆小症患者；身材过高见于肢端肥大症、巨人症患者。

（2）肥胖与消瘦：①肥胖：指实际体重超过标准体重的20%或体重指数（BMI：体重/身高^2）>$25kg/m^2$，分单纯性肥胖和继发性肥胖。继发性肥胖常见于下丘脑疾病、Cushing综合征、性腺功能减退症、甲状腺功能减退症、2型糖尿病（肥胖型）、代谢综合征等。②消瘦：指实际体重低于标准体重的20%或体重指数（BMI）<$18.5kg/m^2$。常见于甲状腺功能亢进症、1型与2型糖尿病（非肥胖型）、肾上腺皮质功能减退症、Sheehan病、嗜铬细胞瘤、内分泌腺的恶性肿瘤等。

（3）毛发异常：皮质醇增多时患者躯体和面部出现毛发增多；甲状腺功能减退时，患者可出

现头发干燥、稀疏、脆弱，睫毛和眉毛脱落（尤以眉梢为甚），男性胡须生长缓慢。

（4）面容异常：肢端肥大症可表现为脸部增长、下颌增大、颧骨突出、嘴唇增厚、耳、鼻长大等异常面容；甲状腺功能减退症的黏液性水肿患者出现面颊及眼睑水肿、表情淡漠，形成"假面具样面容"；甲状腺功能亢进患者出现眼裂增宽、眼球突出、表情惊愕，称为"甲亢面容"以及 Cushing 综合征患者出现"满月面容"等。

（5）皮肤异常：①皮肤黏膜色素沉着：是由于表皮基底层的黑色素增多以致皮肤色泽加深所致。如原发性慢性肾上腺皮质功能减退症的患者可出现皮肤、黏膜色素沉着，尤以摩擦处、掌纹、乳晕、瘢痕处明显；异位 ACTH 综合征和 ACTH 依赖性 Cushing 综合征患者可出现皮肤色素明显加深。②皮肤紫纹和痤疮：紫纹是 Cushing 综合征的特征之一。病理性痤疮见于 Cushing 综合征、先天性肾上腺皮质增生症等。

2．身体状况　评估患者体形、毛发、有无满月脸、皮肤紫纹、痤疮和色素沉着等变化；有无突眼、甲状腺是否肿大等。

3．伴随症状　除外形改变外有无原发病的症状，如糖尿病有"三多一少"等。

（三）心理-社会状况

因身体外形的改变对患者的影响，评估是否有焦虑、自卑、恐惧、抑郁等心理反应。评估患者对疾病认知度，是否给工作和日常生活带来影响，给家庭增加经济负担和精神压力，以及家属对患者的支持状况等。

（四）辅助检查

包括垂体、甲状腺、甲状旁腺和肾上腺皮质功能有无异常，胰岛素水平是否变化等。

【护理诊断/问题】　自我形象紊乱　与疾病引起身体外形改变等因素有关。

【护理目标】　患者能建立良好的人际关系；身体外形改变有所改善。

【护理措施】

1．提高修饰技巧　指导患者采取适当的方法改善自身形象，合适的衣着、恰当的修饰可以增加患者心理的舒适度和美感，如甲亢突眼患者外出可佩戴有色眼镜等。

2．改善营养状况　针对患者的情况，调节摄入的营养成分，制订饮食计划，以改善患者的营养状态。

3．心理护理　尊重、理解患者；交谈时语言温和、耐心倾听、建立互相信任的护患关系；提供精神支持，帮助患者接受身体外观的改变；鼓励患者表达自身感受，与患有相同疾病并成功治疗的患者进行沟通，耐心讲解，消除紧张情绪，树立自信心。帮助患者建立支持系统；鼓励患者加入社区中的支持团体；指导家属和周围人群勿歧视患者，避免伤害其自尊；关注患者的行为举止，预防自杀。

【护理评价】　患者能接受身体外形改变的事实，积极配合治疗；身体外形得到改善。

二、生殖发育及性功能异常

生殖发育及性功能异常是指生殖器官发育迟缓或过早、性欲减退或丧失。女性表现为月经紊乱、溢乳、闭经或不孕；男性表现为勃起功能障碍（ED）或乳房发育。

【护理评估】

（一）健康史

评估有无发生性功能异常的原因：如躯体疾病、心理障碍、性知识缺乏等、主要症状、性欲改变情况、女性患者的月经及生育史，男性患者有无勃起功能、射精障碍（包括早泄、不射精或逆行射精）等。

（二）身体状况

1．生殖发育及性功能异常的特点　自儿童期起腺垂体生长激素缺乏或性激素分泌不足，导

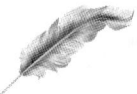

致青春期性器官发育不全，第二性征缺如；青春期前开始的性激素或促性激素分泌过早、过多，则为性早熟；下丘脑综合征者，出现性欲减退或亢进，女性月经失调，男性阳萎。

2．身体评估　评估有无女性月经紊乱、闭经、溢乳。男性乳房发育，以及生殖器官的发育是否正常。是否伴有皮肤、毛发，身体外形改变。

（三）心理 - 社会状况

由于性功能异常影响性生活和生育，治疗时医疗费用高，时间长，效果不一定理想等，患者可表现出焦虑、抑郁、焦躁、夫妻不和等情况。评估患者及家属对疾病的认知，家属对患者的态度以及支持状况等。

（四）实验室及其他检查

测定性激素水平有无变化。

【常用护理诊断/问题】　性功能障碍　与内分泌功能紊乱、性激素分泌异常有关。

【护理目标】　患者对性问题有正确的认识；性功能逐渐恢复，达到其希望的性满足和生育。

【护理措施】

1．选择环境　提供隐蔽舒适的环境，选取恰当的时间，鼓励患者描述目前情况，如性功能、性活动、性生活型态等，使患者能开放地讨论问题。

2．专业指导　①尊重并理解患者讨论性问题时所表现出的焦虑；②鼓励患者说出使其烦恼的有关性爱或性功能方面的问题，给患者讲解所患疾病及用药治疗对性功能的影响，使患者积极配合治疗；③提供咨询服务，如专业医生、心理健康顾问、性咨询门诊等；④鼓励患者与配偶交流彼此的感受，并一起参加性健康教育及阅读有关性教育的资料；⑤女性患者若有性交痛，可建议使用润滑剂，润滑剂以水性为佳，如不能提供足够的润滑剂，可改用油剂。

【护理评价】　患者知晓其性功能障碍原因，能正确对待性问题；性功能逐渐恢复，能采取恰当的方式进行性生活，达到其希望的性满足和生育。

（刘继荣）

第二节　腺垂体功能减退症患者的护理

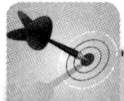

学习目标

通过本节内容的学习，学生应能

识记：

描述腺垂体功能减退症的定义、病因和治疗要点。

理解：

总结腺垂体功能减退症的发病机制、临床表现和护理措施。

运用：

联系实际为患者提出正确的护理诊断/问题，并实施有效的护理及健康指导。

腺垂体功能减退症（Simmonds-Sheehan syndrome）是由腺垂体激素分泌减少或缺乏所致的复合症候群，可以是单种激素如生长激素（GH）、催乳素（PRL）减少；或多种激素如促性腺激素（Gn）、促甲状腺激素（TSH）、促肾上腺皮质激素（ACTH）同时缺乏。本病可原发于垂体病变，或继发于下丘脑病变，临床表现变化较大，容易造成诊断延误，但补充所缺乏的激素治疗后症状可迅速缓解。

【病因及发病机制】

1．垂体瘤　为成人最常见原因，大都属于良性肿瘤。腺瘤可分为功能性（PRL瘤、GH瘤、ACTH瘤）和非功能性（无生物作用、但可由激素前体产生）。腺瘤增大可压迫正常垂体组织，引起腺垂体功能减退，垂体也可为其他恶性肿瘤的转移部位。

2．下丘脑病变　如肿瘤、炎症、浸润性病变（如淋巴瘤、白血病）、肉芽肿（如结节病）等可直接破坏下丘脑神经分泌细胞，使释放激素分泌减少，从而减少腺垂体分泌各种促靶腺激素、生长激素和催乳素等。

3．垂体缺血性坏死　妊娠期垂体呈生理性肥大，血供丰富，若围生期因前置胎盘、胎盘早剥、胎盘滞留、子宫收缩无力等引起大出血、休克、血栓形成，使腺垂体大部分缺血坏死和纤维化，以致腺垂体功能低下，临床称为席汉综合征（Sheehan syndrome）。血管病变，如糖尿病、海绵窦血栓形成等可导致垂体缺血性坏死。

4．蝶鞍区手术、创伤或放射性损伤　垂体瘤切除、术后放疗以及乳腺癌做垂体切除治疗等，均可导致垂体损伤。颅骨骨折可损毁垂体柄和垂体门静脉血液供应。鼻咽癌放疗也可损坏下丘脑和垂体，引起垂体功能减退。

5．感染和炎症　各种感染如病毒、细菌、真菌等引起的脑炎、脑膜炎、流行性出血热、结核等均可引起下丘脑-垂体损伤而导致功能减退。

6．其他　长期使用糖皮质激素、垂体卒中以及空泡蝶鞍、颈动脉炎、海绵窦处颈内动脉瘤等均可引起本病。

【临床表现】　腺垂体组织破坏50%则出现症状，破坏75%有明显临床表现，破坏达95%可有严重垂体功能减退。最早表现为促性腺激素（Gn）、生长激素（GH）和催乳素（PRL）缺乏；促甲状腺激素（TSH）缺乏次之；可伴有促肾上腺皮质激素（ACTH）缺乏。席汉综合征患者多表现为全垂体功能减退，但无占位性病变表现。垂体功能减退主要表现为各靶腺功能减退。

1．性腺功能减退　常最早出现。女性多有产后大出血、休克、昏迷病史，表现为产后无乳、乳房萎缩、月经不再来潮、性欲减退、不育、性交痛等；检查有无阴道分泌物减少，外阴、子宫和阴道萎缩，毛发脱落，尤以阴毛、腋毛为甚。成年男子性欲减退、勃起功能障碍，检查睾丸松软缩小、胡须、腋毛和阴毛稀少。

2．甲状腺功能减退　见第三节甲状腺疾病。

3．肾上腺皮质功能减退　患者常有明显疲乏、软弱无力、畏食、恶心、呕吐、体重减轻，血压偏低。因黑色素细胞刺激素减少可有皮肤色素减退。

4．生长激素不足　成人一般无特殊症状，儿童可引起侏儒症。

5．垂体功能减退性危象（简称垂体危象）　在全垂体功能减退症基础上，各种应激均可诱发垂体危象，如感染、腹泻、呕吐、失水、饥饿、寒冷、脑卒中、手术、外伤、麻醉及使用镇静剂、催眠药、降糖药等。临床表现为：①高热型（体温>40℃）；②低温型（体温<30℃）；③低血糖型；④低血压、循环虚脱型；⑤水中毒型；⑥混合型。各种类型可伴有相应的症状，突出表现为循环系统、消化系统和神经、精神方面的症状，如高热、循环衰竭、休克、恶心、呕吐、头痛、神志不清、谵妄、抽搐、昏迷等严重垂危状态。

【辅助检查】

1．性腺功能测定　女性有血雌二醇水平降低，男性见血睾酮水平降低或正常，阴道涂片、基础体温和精液检查等可反映卵巢和睾丸的分泌功能。

2．甲状腺功能测定　TT4、FT4均降低，TT3、FT3正常或降低。

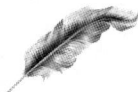

3．肾上腺皮质功能测定　24h尿17-羟皮质类固醇及游离皮质醇排出量减少，血浆皮质醇浓度降低。

4．腺垂体激素测定　促卵泡素（FSH）、黄体生成素（LH）、促甲状腺激素（TSH）、促肾上腺皮质激素（ACTH）、催乳素（PRL）和生长激素（GH）血浆水平低于正常低限，同时测定垂体促激素和靶腺激素水平，有助于判断靶腺功能减退为原发性或继发性。

5．其他检查　可用X线、CT、MRI了解病变部位、大小、性质及其对邻近组织的侵犯程度，同时也可对病因进行判断。

【治疗要点】

1．病因治疗　垂体功能减退症可由多种病因引起，应针对病因治疗。肿瘤患者可通过手术、化疗或放疗等措施治疗。对于出血、休克而引起的缺血性垂体坏死，关键在于预防，可加强产妇围生期的监护。

2．激素替代治疗　多采用靶腺激素替代治疗，需要长期、甚至终身维持治疗。治疗过程中应先补给糖皮质激素，然后再补充甲状腺激素，以防危象发生。甲状腺激素宜从最小剂量开始，并缓慢递增剂量，以免诱发危象，常用左甲状腺素片或甲状腺素片。病情较轻的育龄妇女可采用人工月经周期治疗，维持第二性征和性功能，促进排卵和发育，男性可用丙酸睾酮治疗，改善性功能，治疗不育。

3．垂体危象抢救　①首先给予50%葡萄糖40～60ml静脉注射以抢救低血糖，然后用5%葡萄糖盐水，每500～1000ml中加入氢化可的松50～100mg静脉滴注，以解除急性肾上腺功能减退危象。②对症治疗：循环衰竭者按休克原则治疗，败血症者应积极抗感染治疗，水中毒患者应加强利尿，可给予泼尼松或氢化可的松。③低温者采取保暖措施或给予小剂量甲状腺激素，高温者应给予降温。④预防诱因，防止诱发昏迷。

【常用护理诊断/问题】

1．性功能障碍　与促性腺激素分泌不足有关。

2．活动无耐力　与肾上腺皮质、甲状腺功能低下有关。

3．便秘　与继发性甲状腺功能减退有关。

4．潜在并发症：垂体危象。

【护理措施】

（一）一般护理

患者生活规律，避免过度劳累。注意保暖，尤其在气候变化季节，以免受凉感冒，诱发呼吸道感染。症状明显时，应卧床休息，更换体位时动作缓慢。调整患者饮食，给予高热量、高蛋白、高维生素饮食。便秘者，增加纤维素和豆制品的摄入，养成按时排便的习惯。

（二）病情观察

密切观察患者生命体征和意识状态的变化，注意有无低血糖、低血压、低体温等情况，观察瞳孔大小、对光反射等神经系统体征，尽早发现垂体危象的征象，及时配合医生抢救。

（三）用药护理

用药过程中注意观察药物的作用与不良反应，并告知患者腺垂体功能减退症为终身性疾病，需要终身激素替代治疗。

（四）垂体危象的护理

一旦发生垂体危象，立即通知医生并协助抢救。①迅速建立静脉通道，补充适当的水分，保证激素类药及时准确使用。②保持呼吸道通畅，给予氧气吸入。③低温者应保暖，高热型患者给予降温处理。④做好口腔护理、皮肤护理，保持排尿通畅，防止尿路感染。

（五）心理护理

因腺垂体功能减退，患者可出现性欲减退、生长发育障碍、记忆力减退、精神萎靡、体力不

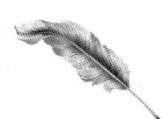

支等，其家庭生活与社会活动受到明显影响，心理负担沉重，患者常出现悲观、抑郁、焦虑等心理反应。护理中应关心体贴患者，鼓励患者诉说使其烦恼的因素；向患者及家属详细解释病情，提供咨询服务，帮助患者树立战胜疾病的信心，消除不良心理状态。

【健康指导】

1．生活方式指导　指导患者进食高热量、高蛋白、高维生素、易消化饮食，少量多餐，以增强机体抵抗力；患者保持情绪稳定，注意生活规律，适当运动，避免过度劳累。冬天注意保暖，更换体位时动作应缓慢，以免发生晕厥。

2．病情监测　教会患者及家属识别垂体危象的征象，若有感染、发热、外伤、腹泻、呕吐、头痛等新情况发生时，应及时就医。平时注意皮肤的情况，预防外伤，少到公共场所或人多之处，以防发生感染。外出时随身携带写有姓名、地址、家庭电话、所患疾病、可能发生的意外、救治方法等内容的识别卡，以防发生意外。

3．用药指导　嘱患者遵医嘱按时、按量服药，不得随意更改或增减药物剂量。

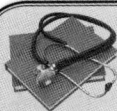

小　结

腺垂体功能减退症是一种或多种垂体激素分泌不足而引起相应的靶腺功能减退的综合征。主要与垂体本身及周围组织的疾病与下丘脑及大脑皮质病变有关。主要治疗为激素替代治疗；护理主要是用药护理和病情观察。

（刘继荣）

第三节　甲状腺疾病患者的护理

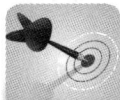

学习目标

通过本节内容的学习，学生应能

识记：

描述单纯性甲状腺肿、甲亢、甲状腺危象和甲状腺功能低下的定义、病因或诱因和治疗要点。

理解：

解释单纯性甲状腺肿、甲亢、甲状腺危象和甲状腺功能低下的发病机制，区分其临床表现，总结常用的护理诊断/问题及护理措施。

运用：

联系实际为单纯性甲状腺肿、甲亢、甲状腺危象和甲状腺功能低下患者实施有效的护理及健康指导。

一、单纯性甲状腺肿

单纯性甲状腺肿（simple goiter），也称非毒性甲状腺肿，是指非炎症、非肿瘤原因引起的不

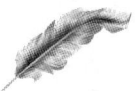

伴有甲状腺功能异常的甲状腺肿。甲状腺可呈弥漫性或多结节性肿大。本病可呈散发性和地方性分布。散发的单纯性甲状腺肿患者约占人群的5%，女性较男性发病率高。当人群中单纯性甲状腺肿的患病率超过10%时，为地方性甲状腺肿（endemic goiter）。

【病因及发病机制】

1. 地方性甲状腺肿　碘缺乏是本病的主要原因，所以也称碘缺乏性甲状腺肿，在山区和远离海洋的地区较多见。碘缺乏时甲状腺激素合成不足，反馈性引起垂体分泌过多的促甲状腺素（TSH），刺激甲状腺增生、肥大。

2. 散发性甲状腺肿　原因较复杂。内源性因素包括先天性甲状腺激素合成障碍引起甲状腺肿大，是引起儿童散发性甲状腺肿的主要原因。外源性因素包括致甲状腺肿物质（如萝卜、甘蓝、卷心菜、核桃等）、药物（如硫脲类、保泰松、锂盐、过氯酸盐等）和碘过量。目前认为患者体内产生的甲状腺生长免疫球蛋白（thyroid growth immunoglobulins，TGI）只能刺激甲状腺细胞生长，但不能引起甲状腺激素合成增加，因此仅出现单纯性甲状腺肿而无甲状腺功能亢进。

3. 生理性甲状腺肿　在某些情况下（如青春期、妊娠期、哺乳期），机体对甲状腺激素的需要量增加，可因相对缺碘而出现单纯性甲状腺肿。

【临床表现】　临床上一般无显著症状，甲状腺常呈轻度或中度弥漫性肿大，表面光滑，质地较软，无压痛。重度甲状腺肿大时可引起压迫症状，如压迫气管可出现咳嗽、气促；压迫食管可出现吞咽困难；压迫喉返神经可出现声音嘶哑；胸骨后甲状腺肿可使头部、颈部和上肢静脉回流受阻而出现面部青紫、水肿，颈、胸部浅静脉扩张。

【辅助检查】

1. 甲状腺功能检查　血清三碘甲状腺原氨酸（T_3）、四碘甲状腺原氨酸（T_4）、促甲状腺激素（TSH）基本正常，T_3/T_4比值常升高。

2. 血清甲状腺球蛋白（Tg）多增高，增高的程度与甲状腺肿的体积呈正相关。

3. 甲状腺摄^{131}I率及T_3抑制试验　摄^{131}I率多增高但无高峰前移，可被T_3抑制。

4. 甲状腺扫描　可见弥漫性甲状腺肿大，常呈均匀分布。

【治疗要点】

1. 缺碘性甲状腺肿可适当补充碘剂，WHO推荐成人每日碘摄入量为150μg。在地方性甲状腺肿流行的地区可用普遍食盐碘化（universal salt iodization，USI）的方法防治。但应避免长期或大量使用，以免发生碘甲亢。

2. 由服用致甲状腺肿的物质所致者，应停用这些物质。

3. 甲状腺肿的治疗　一般不需治疗。甲状腺肿大明显的患者可试用左甲状腺素（L-T_4）。对甲状腺肿大明显、有压迫症状者应积极采取手术治疗。

【常用护理诊断/问题】

1. 知识缺乏：缺乏单纯性甲状腺肿大的相关知识。

2. 自我形象紊乱　与甲状腺肿大、颈部外形改变有关。

3. 潜在并发症：呼吸困难、声音嘶哑、吞咽困难等。

【护理措施】

（一）一般护理

1. 休息与活动　注意劳逸结合，适当休息。

2. 饮食护理　指导患者多食含碘丰富的食物，如海带、紫菜等海产品；避免过多食用萝卜、花生、卷心菜、核桃等抑制甲状腺激素合成的食物及硫脲类、保泰松、锂盐、过氯酸盐等抑制甲状腺激素合成的药物；地方性甲状腺肿大患者应食用加碘盐。

（二）病情观察

观察甲状腺肿大的程度、质地、有无结节及压痛，有无颈部增粗的情况、压迫症状及甲状腺

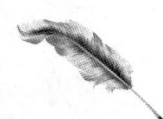

功能亢进的表现。

（三）用药护理

指导患者按医嘱用药，观察其疗效及不良反应。如患者出现心慌、气促、食欲亢进、怕热、多汗等甲状腺功能亢进表现时，及时通知医生进行处理。碘剂补充应适量，以免发生碘甲亢。使用中要监测血清TSH水平，当TSH减低或处于正常下限时，须停药。

（四）心理护理

患者常因颈部增粗而产生自卑的心理及挫折感；由于缺乏疾病的相关知识，常怀疑肿瘤甚至癌变而焦虑、恐惧。护士应主动与患者多沟通，说明甲状腺肿大的原因及预后，让其了解补碘等治疗后甲状腺肿可逐渐减小或消失，消除紧张的心理，帮助患者进行恰当的修饰打扮，改变形象，树立信心，使其能积极配合治疗和护理，鼓励家属多给予患者心理支持。

【健康指导】

1. 饮食指导　指导患者多食用含碘丰富的食物，适当使用碘盐，以预防地方性甲状腺肿大；避免过多摄入萝卜、花生、卷心菜、核桃等抑制甲状腺激素合成的食物。

2. 用药指导　指导患者按医嘱用药，避免过多用硫脲类、保泰松、锂盐、过氯酸盐等抑制甲状腺激素合成的药物。教会患者观察药物疗效及不良反应。

3. 防治指导　在地方性甲状腺肿大流行的地区，积极宣教，强调食盐加碘的重要性。对青春发育期、妊娠期、哺乳期者，应适当增加碘的摄入。

二、甲状腺功能亢进症

甲状腺功能亢进症（hyperthyroidism）简称甲亢，是指甲状腺腺体本身产生甲状腺激素过多所致的一组临床综合征。其病因包括弥漫性毒性甲状腺肿（Graves病）、多结节性毒性甲状腺肿和甲状腺自主高功能腺瘤（Plummer病）。其中Graves病是甲状腺功能亢进症的常见原因，占全部甲亢的80%~85%，本节将重点讲述。

Graves病

Graves病（Graves disease，GD）是一种伴甲状腺激素分泌增多的器官特异性自身免疫病。本病在普通人群中的患病率约为1%，女性显著高发，男女比例为1:4~6，20~50岁为高发年龄。临床主要表现有甲状腺毒症、弥漫性甲状腺肿、眼征和胫前黏液性水肿。

【病因及发病机制】　目前本病病因虽尚未完全阐明，但公认其发生与自身免疫有关，属于器官特异性自身免疫性甲状腺病（autoimmune thyroid disease，AITD）。

1. 遗传因素　本病有显著的遗传倾向，且与一定的人类白细胞抗原（HLA）类型有关。

2. 免疫因素　最明显的体液免疫特征是GD患者的血清中存在针对甲状腺细胞TSH受体结合的抗体（TRAb），TRAb其中的甲状腺刺激抗体（TSAb）或甲状腺刺激球蛋白（TSI），其作用与TSH作用相似，能与TSH受体结合，活化腺苷酸环化酶，从而使甲状腺激素合成、分泌增加，导致甲状腺肿。

3. 环境因素　环境因素对本病的发生发展有重要影响，如精神刺激、细菌感染、性激素、应激和锂剂的应用等，可能是疾病发生和病情恶化的重要诱因。

【临床表现】　多数患者起病缓慢，少数在感染、创伤或精神刺激等应激后急性起病。典型表现为甲状腺激素分泌过多所引起的甲状腺毒症表现、甲状腺肿和眼征。老年和小儿患者表现多不典型。

1. 甲状腺毒症表现

（1）高代谢综合征：由于甲状腺激素分泌增多导致交感神经兴奋性增高和新陈代谢加速，患者常有疲乏无力、怕热多汗、多食易饥、消瘦等，危象时可有高热。

(2) 精神神经系统：神经过敏、多言好动、焦躁易怒、紧张不安、记忆力减退、注意力不集中、有时有幻觉甚至精神分裂症表现。可有手、眼睑和舌细震颤、腱反射亢进等。

(3) 心血管系统：心悸、气促、心动过速（在静息或睡眠时心率仍增快是本病的特征性表现之一）、第一心音亢进。收缩压上升而舒张压降低，脉压增大，可出现周围血管征。合并甲状腺功能亢进性心脏病（简称甲亢性心脏病）时可出现心律失常（以心房颤动等房性心律失常多见，偶见房室传导阻滞）、心脏增大和心力衰竭。

(4) 消化系统：肠蠕动加快，排便次数增多，重者可有肝大、肝功能异常，偶有黄疸。

(5) 肌肉骨骼系统：主要为甲亢性周期性瘫痪（thyrotoxic periodic paralysis，TPP），多见于 20～40 岁青年男性，发作诱因包括剧烈运动、高糖饮食、注射胰岛素等，主要累及下肢，有低钾血症。TPP 病程呈自限性，甲亢控制后可以自愈。少数患者发生甲亢性肌病，肌无力多累及近心端的肩胛和骨盆带肌群。

(6) 血液系统：白细胞总数减低、血淋巴细胞比例增加、单核细胞增多，伴血小板减少性紫癜。

(7) 生殖系统：女性月经减少或闭经，男性阳痿，偶有乳腺发育。

2. 甲状腺肿　多数呈弥漫性、对称性甲状腺肿大，随吞咽动作上下移动，质软、无压痛。甲状腺上、下极可触及震颤，闻及血管杂音，这是本病的重要体征。

3. 眼征

(1) 单纯性突眼：与甲状腺毒症所致的交感神经兴奋性增高有关。表现为轻度突眼（突眼度 ≤18mm）、瞬目减少、睑裂增宽、上眼睑挛缩、双眼向下看时上眼睑不能下移、向上看时前额皮肤不能皱起、看近物时眼球内侧聚合不良。

(2) 浸润性突眼（即 Graves 眼病）：与眼眶周围组织的自身免疫炎症反应有关。表现为眼球突出明显；超过眼球突出参考值上限 3mm（中国人群突眼度女性 16 mm，男性 18.6 mm）少数患者仅有单侧突眼。患者诉眼内有异物感、胀痛、畏光、流泪、视力下降、复视、斜视；查体眼睑肿胀，结膜充血水肿；严重者眼球固定，角膜外露而形成角膜溃疡、全眼炎，甚至失明。

4. 特殊临床表现及类型

(1) 甲状腺危象（thyroid crisis）：也称甲亢危象，是本病急性加重的综合征。①发生原因：可能与血液中游离三碘甲状腺原氨酸（FT_3）水平增高所致，也与交感神经兴奋或反应性增高有关。②诱因：感染、手术、放射碘治疗、创伤、严重精神刺激、严重药物反应、过量服用甲状腺激素（TH）制剂、心肌梗死等。③临床表现：原有的甲亢症状加重，继而高热（体温 > 39℃）、心动过速（140～240 次 /min）、常有心房颤动或扑动、烦躁不安、呼吸急促、大汗淋漓、厌食、恶心、呕吐、腹泻等，严重致虚脱、休克、嗜睡、谵妄或昏迷，部分患者出现心力衰竭、肺水肿。

(2) 淡漠型甲亢：多见于老年人。起病隐匿，高代谢综合征、甲状腺肿和眼征均不明显，主要表现有明显消瘦、心悸、嗜睡、乏力、头晕、表情淡漠和腹泻、厌食等，易误诊。

(3) 亚临床甲亢：本症须在排除其他能够抑制 TSH 水平的疾病的前提下，依靠实验室检查才能诊断，即血清 T_3、T_4 正常，血清 TSH 降低。

(4) 其他特殊类型甲亢：妊娠期甲状腺功能亢进症、三碘甲状腺原氨酸（T_3）型和四碘甲状腺原氨酸（T_4）型甲状腺功能亢进症、甲状腺功能亢进性心脏病以及 Graves 眼病。

【辅助检查】

1. 甲状腺功能测定　血清游离甲状腺素（FT_4）、游离三碘甲状腺原氨酸（FT_3）升高，FT_3、FT_4 是血清中具有生物活性的甲状腺激素，不受血甲状腺激素结合球蛋白（TBG）的影响，直接反映了甲状腺的功能状态，是诊断临床甲亢的首选指标。

2. 促甲状腺激素（TSH）是反映甲状腺功能最敏感的指标，甲亢时因 TSH 受抑制而降低。

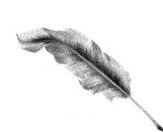

3. 促甲状腺激素释放激素（TRH）兴奋实验 GD 时血 T_3、T_4 升高，反馈性抑制 TSH，所以 TSH 细胞不被 TRH 兴奋。当静脉注射 TRH 后，TSH 不增高则支持甲亢诊断。

4. 甲状腺自身抗体测定 GD 患者血清中甲状腺刺激抗体（TSAb）、TSH 受体抗体（TRAb）阳性，是诊断 GD 的重要指标之一。

5. 甲状腺摄 ^{131}I 率 总摄取量增加，摄取高峰前移，不被 T_3 抑制，用于甲状腺毒症病因的鉴别。

6. 基础代谢率（BMR）的测定 BMR 正常为 $-10\% \sim \pm 15\%$。BMR $10\% \sim 30\%$ 为轻度甲亢，BMR $30\% \sim 60\%$ 为中度甲亢，BMR $> 60\%$ 为重度甲亢。测量时必须禁食 12h，睡眠 8h 后于清晨空腹静卧测定。其计算方法为：BMR%=（脉率＋脉压差）-111。具体操作方法、注意事项见本章第八节常用诊疗技术及护理。

7. 其他影像学检查 超声、放射性核素扫描、CT、MRI 等有助于甲状腺、异位甲状腺肿和球后病变性质的诊断。

【治疗要点】

1. 抗甲状腺药物治疗 抗甲状腺药物治疗是甲亢的基础治疗。抗甲状腺药物的作用是抑制甲状腺激素的合成。常用的抗甲状腺药物有硫脲类和咪唑类两类。硫脲类包括丙硫氧嘧啶（PTU）和甲硫氧嘧啶等；咪唑类包括甲巯咪唑（MMI，他巴唑）和卡比马唑（甲亢平）等。其中 PTU、MMI 比较常用。此外，PTU 还可抑制外周组织 T_4 转化为 T_3 以及改善免疫监护功能的作用，故严重病例或甲亢危象时作为首选药物。

(1) 适应证：①病情轻、中度患者；②甲状腺轻至中度肿大；③年龄在 20 岁以下，或孕妇、高龄或合并其他严重疾病而不宜手术者；④手术前或 ^{131}I 治疗前的准备；⑤手术后复发且不宜用 ^{131}I 治疗者。

(2) 剂量与疗程：以 PTU 为例，如用甲巯咪唑剂量为 PTU 的 1/10，治疗分初治期、减量期和维持期，剂量根据病情轻重决定。①初治期：$300 \sim 450$ mg/d，分 $2 \sim 3$ 次口服，临床症状缓解或 T_3、T_4 恢复正常后开始减量；②减量期：每 $2 \sim 4$ 周减量一次，每次减 $50 \sim 100$ mg/d，症状完全消除，体征明显好转再减至最小；③维持期：即 $50 \sim 100$ mg/d，维持治疗 $1 \sim 1.5$ 年。

(3) 停药指标：主要根据临床症状和体征。目前认为抗甲状腺药物维持治疗 $18 \sim 24$ 个月可以停药。当患者出现甲状腺肿明显缩小、TSH 受体刺激抗体（TSAb）转为阴性、T_3 抑制试验恢复正常时提示甲亢可能治愈。

2. 放射性碘治疗 放射性碘的治疗机制是 ^{131}I 被甲状腺摄取后释放出 β 射线，破坏甲状腺组织细胞，减少甲状腺激素分泌，因 β 射线在组织内的射程仅为 2mm，不会累及相邻组织。

(1) 适应证：①年龄大于 25 岁；②中度甲亢；③抗甲状腺药物治疗无效或过敏；④不宜手术或不愿手术者。

(2) 禁忌证：①妊娠、哺乳期妇女；②年龄在 25 岁以下者；③严重心、肝、肾衰竭或活动性肺结核；④外周血白细胞小于 3×10^9/L 或中性粒细胞小于 1.5×10^9/L；⑤重度浸润性突眼患者；⑥甲状腺危象。

(3) 并发症：甲状腺功能减退、放射性甲状腺炎、诱发甲状腺危象或加重浸润性突眼等。

3. 手术治疗 有手术指征者行外科甲状腺次全切除术，治愈率达 70%。

4. 甲状腺危象的治疗

(1) 积极去除诱因。

(2) 迅速减少甲状腺激素的合成和释放：①大剂量抗甲状腺药物抑制甲状腺激素（TH）合成，首选 PTU；②抑制甲状腺激素（TH）释放：服 PTU 后 1h 后服用复方碘溶液；③抑制外周组织 T_4 转化为 T_3：PTU、β 受体阻滞剂和糖皮质激素都可抑制外周组织 T_4 转化为 T_3，按病情使用；④上述效果不满意时进行降低和清除血 TH 浓度：可选用腹膜透析、血液透析或血浆置换等方法。

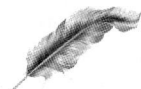

(3) 对症治疗：有感染者用抗生素，高热者降温，吸氧，纠正水电解质紊乱及心力衰竭。

5．Graves 眼病治疗　有效控制甲亢是治疗 Graves 眼病的关键。严重者给予甲泼尼龙加入生理盐水中静脉输液，继以口服大剂量泼尼松 4 周左右，待病情缓解后逐渐减至维持量。如上述疗效欠佳，采用眶放射治疗、眶减压术等。

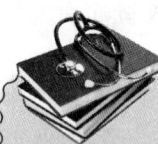

案例 7-1

患者，女，28 岁。怕热、多汗、多食、体重下降、心慌气短半年。近日因劳累后，出现心悸加重，呼吸急促，烦躁不安，四肢无力，多汗等症状而就医。查体：T 39.2℃、P 120 次 /min、R 32 次 /min、BP 110/70mmHg，心律不齐，心率大于脉率，身体消瘦，甲状腺肿大 II 度，两手震颤，眼球突出。实验室检查：FT_3 升高，FT_4 升高，TSH 降低。

问题与思考：
1．该患者是什么病？怎样进行治疗？
2．该患者存在哪些护理问题？如何针对这些护理问题进行护理及健康指导？

【常用护理诊断/问题】

1．活动无耐力　与机体蛋白质分解增加、甲亢性心脏病、甲亢性肌病等有关。
2．营养失调：低于机体需要量　与机体代谢率增快、消化吸收障碍有关。
3．焦虑　与神经系统功能改变、甲亢所引起的全身不适等有关。
4．有组织完整性受损的危险　与浸润性突眼有关。
5．潜在并发症：甲状腺危象。

【护理措施】

（一）一般护理

1．休息与环境　应将患者安置在安静、整洁、舒适的环境中，减少噪音和强光刺激，保证休息和睡眠。轻症患者可以适当活动，参加正常的工作和学习，但要避免过度劳累；对于紧张不安、失眠者可给予镇静剂；病情重、伴心力衰竭或合并严重感染者须卧床休息。

2．饮食护理　①给予高热量、高蛋白质、高维生素及矿物质丰富的饮食，多食奶类、蛋类、瘦肉类等；②保证充足的水分，每天饮水在 2000～3000ml 以补充出汗、腹泻、呼吸加快等所丢失的水分，对有心脏病的患者避免大量饮水，以防因血容量增加而诱发水肿和心力衰竭；③避免辛辣等刺激性的食物，不饮浓茶、咖啡等兴奋性饮料；④避免进食高纤维类食物；⑤避免食用含碘丰富的食物，如海带、紫菜等。

（二）病情观察

观察生命体征，尤其心率、脉压的变化，注意基础代谢率的变化，判断甲亢的程度。观察检查结果，及早发现特殊类型的甲亢。观察有无甲状腺危象的发生，如果原有症状加重、体温升高、大汗淋漓、心率加快、腹泻、嗜睡甚至昏迷等，立即通知医生并配合处理。

（三）对症护理

1．眼部护理　①配戴有色眼镜，防止光线刺激和灰尘、异物的侵害；复视者戴单侧眼罩。②经常用眼药水湿润眼睛，避免过度干燥；睡前涂抗生素眼膏，用生理盐水纱布覆盖双眼。③休息或睡觉时，抬高头部，按医嘱使用利尿剂，限钠盐，以减轻球后组织水肿。④嘱患者在眼睛有刺痛、异物感或流泪时，勿用手直接揉搓眼睛。⑤按医嘱使用免疫抑制剂、左甲状腺素片等以减轻浸润性突眼。⑥定期检查，一旦有角膜溃疡或全眼炎，应配合医生处理。

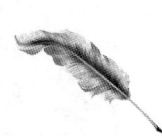

2. 放射性碘治疗的护理

（1）放射碘服用方法：①告知患者在治疗前、后1个月避免用含碘的食物和药物。②按医嘱空腹服用，服药后2h内不吃固体食物，以免引起呕吐而造成 ^{131}I 丢失。③服药后24h内避免咳嗽、咳痰，以减少 ^{131}I 丢失。④用药后2~3日，饮水量应达到2000~3000ml/d，以增加排尿。⑤避免按压甲状腺，避免过度刺激和感染。

（2）排泄物及用物的处理：患者的排泄物、用具、衣服、被褥等须单独存放，待放射作用消失后再做清洁处理，以免污染环境，在处理排泄物等物品时须戴手套，以免伤害自身。

（3）病情监测：密切观察病情，定期检查甲状腺功能，尽早发现及治疗并发症。如果患者出现发热、心动过速、大汗淋漓等症状，须考虑有无甲状腺危象的发生，及时与医生联系，做好抢救准备。

3. 甲状腺危象的抢救配合

①休息与体位：安置患者在安静、室温偏低的病房中，绝对卧床休息，避免不良刺激。烦躁不安者，根据医嘱用镇静剂。呼吸困难时取半坐卧位，吸氧。②营养支持：给予高蛋白、高热量、高维生素的饮食，保证足够的液体摄入，维持体液平衡。③监测病情：观察患者的生命体征，意识状态，心、肾功能，24h尿量的变化并记录。④对症护理：躁动不安者用床栏保护，以防坠床；昏迷者加强皮肤、口腔护理，定时翻身，防止发生压疮、肺炎。高热者给予物理降温，但避免用乙酰水杨酸制剂。⑤用药护理：按医嘱用PTU和碘剂。观察碘剂是否过敏。如出现腹泻、恶心、呕吐等症状，立即停药并通知医生处理。

（四）用药护理

1. 抗甲状腺药物　①抗甲状腺药物起效慢，一般用药4周左右开始见效，所以要告知患者，以免患者因用药后不见即时疗效而心生疑虑，心理负担重。②告诉患者抗甲状腺药物须按初治期、减量期、维持期剂量服用，总疗程1.5~2年，患者不能任意更改剂量或中断治疗。③抗甲状腺药物的不良反应主要是粒细胞减少，重者引起粒细胞缺乏症。主要发生在治疗开始的2~3个月内，所以开始时应每周查血白细胞计数和分类，以后每2~4周查一次。如果外周血白细胞小于 $3.0\times10^9/L$ 或中性粒细胞小于 $1.5\times10^9/L$，应立即停药并通知医师。此外，也可出现肝功能损害、皮疹、血管神经性水肿、中毒性肝炎、急性关节痛等。

2. 辅助用药的护理　①普萘洛尔：可以阻断甲状腺激素对心脏的兴奋作用和抑制外周组织 T_4 转化为 T_3。用药时要观察心率，防止出现心动过缓。有哮喘病史者禁用。②甲状腺片：用于抗甲状腺药物治疗过程中，症状缓解但甲状腺反而增大或突眼加重的患者。作用是稳定下丘脑-垂体-甲状腺轴的功能，避免 T_3、T_4 下降过快对TSH的反馈抑制减弱。用药从小剂量开始，防止剂量过大引起心绞痛。

（五）心理护理

观察患者的精神状态，有无激动易怒、敏感多疑的现象。关心患者，与其交流时态度要和蔼，避免刺激性言语。鼓励患者说出内心的感受，理解和同情患者，减轻不安情绪；告知患者甲状腺肿大、突眼等变化在治疗后会得到改善，减轻患者焦虑，配合治疗；向患者家属、同事解释患者紧张易怒的行为是暂时的，经治疗后会改善。帮助患者建立愉快的生活氛围，设计简单的团体活动，鼓励患者参与，以免因社交障碍而焦虑。

【健康指导】

1. 生活方式指导　指导患者合理地工作和休息，保持乐观开朗的情绪，避免过度、紧张的劳累和精神刺激。鼓励家属与患者建立良好的家庭关系，以减轻患者的精神压力。

2. 疾病知识指导　向患者及家属讲解甲亢的相关知识，使患者能够自我护理。上衣领宜宽松，避免压迫甲状腺，不要用手挤压甲状腺以免甲状腺激素分泌过多，加重病情。

3. 用药指导　患者应按时、按量服用，不要任意减量或停药。服药期间，每周查一次血常规，每隔2周左右查肝功能一次，每1~2个月查甲状腺功能，每日清晨起床前自测脉搏，定期测体重，脉搏减慢或体重增加说明治疗有效。

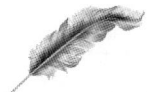

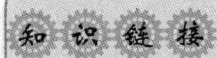

甲亢患者能否怀孕?

甲亢妇女怀孕有众多不利因素和危害。因为女性患者妊娠时，雌激素分泌明显增加，甲状腺的合成增加，母体和胎儿都处于消耗状态，特别是妊娠期间使用治疗甲亢的药物，可影响胎儿正常发育，造成先天性智力低下，故甲亢症状未控制之前，不宜妊娠。

三、甲状腺功能减退症

甲状腺功能减退症（hypothyroidism）简称甲减，是由多种原因引起的低甲状腺激素血症或甲状腺激素抵抗导致的全身低代谢综合征，病理特征是黏多糖在组织和皮肤堆积，表现为黏液性水肿。普通人群的患病率为0.8%～1.0%。

本病的分类方法如下：一是根据病变部位分为：甲状腺腺体本身病变引起的原发性甲减；垂体病变引起的TSH分泌减少为继发性甲减；下丘脑病变引起的促甲状腺激素释放激素（TRH）分泌减少为中枢性甲减。甲状腺激素在外周组织作用缺陷为甲状腺激素抵抗综合征。二是根据病变原因分为药物性甲减、手术后甲减、^{131}I治疗后甲减、特发性甲减等。三是根据起病的年龄不同分为呆小病（克汀病）、幼年型甲减及成年型甲减。本节主要介绍成人原发性甲状腺功能减退症。本病多见于中年女性，男女之比约为1:5～10，轻者无明显表现，重者出现黏液性水肿昏迷。

【**病因及发病机制**】 成人原发性甲状腺功能减退症占原发性甲减的90%～95%，病因包括：①自身免疫性损伤：自身免疫性甲状腺炎为最常见原因，如桥本甲状腺炎、产后甲状腺炎、亚急性淋巴细胞性甲状腺炎等。②甲状腺破坏：如放射碘、手术治疗。③摄碘过量：可使具有潜在甲状腺疾病者发生一过性甲减，也能诱发和加重自身免疫性甲状腺炎。④抗甲状腺药：如硫脲类、锂盐等。上述原因都可导致甲状腺激素分泌不足而发病。

【**临床表现**】

1. **一般表现** 怕冷、无汗、乏力、体重增加、记忆力减退、嗜睡、精神抑郁、表情淡漠、反应迟钝、便秘、肌肉痉挛等。查体见面色苍白、表情淡漠，皮肤干燥、发凉、粗糙、脱屑，颜面、眼睑和皮肤水肿，声音嘶哑，毛发稀疏，眉毛外1/3脱落，手、脚皮肤呈姜黄色。

2. **肌肉与关节** 肌肉乏力，可有暂时性肌强直、疼痛、痉挛等，部分肌肉出现肌萎缩。

3. **心血管系统** 表现为心动过缓、心输出量下降。患者由于血胆固醇增高，易并发冠心病，重者心包积液、心脏扩大。

4. **消化系统** 厌食、腹胀、便秘等，重者出现麻痹性肠梗阻或黏液水肿性巨结肠。

5. **血液系统** 由于甲状腺激素缺乏而使血红蛋白合成障碍或铁、叶酸、维生素B_{12}吸收障碍而致贫血。

6. **内分泌系统** 女性月经过多或闭经。长期病情严重者可引起垂体增生、蝶鞍增大。部分患者发生溢乳。

7. **黏液性水肿昏迷** 见于病情严重者。冬季寒冷时多发。诱因有寒冷、手术、严重的全身性疾病、甲状腺激素替代治疗中断和使用麻醉、镇静剂等。表现为嗜睡、低体温（体温<35℃）、呼吸减慢、心动过缓、血压下降、四肢肌肉松弛、反射减弱或消失，甚至昏迷、休克、肾功能不全而致命。

【**辅助检查**】

1. **血常规** 多为轻、中度正细胞正色素性贫血。
2. **生化检查** 血清中胆固醇、三酰甘油增高。

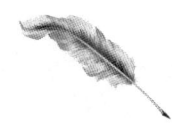

3. 甲状腺功能检查 血清 FT_4 降低、TSH 升高是诊断本病的必备条件，血清 TT_4 降低；TT_3、FT_3 可正常或减低。亚临床甲减只有血清 TSH 升高，血清 FT_4 或 TT_4 正常；甲状腺摄 ^{131}I 率降低。

4. 促甲状腺激素释放激素（TRH）兴奋试验 主要用于鉴别病变部位。静脉注射 TRH 后，血清 TSH 在增高的基础上进一步升高提示为原发性甲减；不升高者提示为垂体性甲减；延迟升高者提示为下丘脑性甲减。

【治疗要点】 本病一般不能治愈，需终生替代治疗。

1. 替代治疗 首选左甲状腺素（$L-T_4$）口服。从小剂量开始，逐渐增加至维持剂量，注意个体差异，避免剂量过大诱发和加重冠心病、引起骨质疏松。

2. 黏液性水肿昏迷的治疗 ①补充甲状腺激素。首选 T_3 静脉注射，直至症状改善，清醒后改为口服。②保持呼吸道通畅、吸氧、保暖，必要时行气管切开、机械通气等。③氢化可的松静脉滴注，清醒后逐渐减量。④按需补液，但入液量不宜过多。⑤控制感染，治疗原发病。

【常用护理诊断/问题】

1. 体温过低 与基础代谢率降低有关。
2. 便秘 与代谢率低下及活动减少引起肠蠕动减慢有关。
3. 活动无耐力 与代谢率低下及肌肉松弛有关。
4. 有皮肤完整性受损的危险 与黏多糖在皮下堆积导致的黏液性水肿有关。
5. 潜在并发症：黏液性水肿昏迷。

【护理措施】

（一）一般护理

1. 休息与环境 要劳逸结合，注意休息。室温最好为 22℃～24℃，注意保暖，病床不要靠近窗户，以免患者着凉。

2. 饮食护理 给予高蛋白、高维生素、低钠、低脂肪饮食，少量多餐，细嚼慢咽，多食蔬菜、水果，以保证粗纤维和水的摄入，食物要注意色、香、味俱全，增进患者食欲。桥本甲状腺炎所致甲减者应避免摄入含碘的食物和药物，以免诱发和加重黏液性水肿。

（二）病情观察

1. 观察体温、脉搏、呼吸、血压、神志及体重的变化。如果患者出现嗜睡、低体温（体温 <35℃）、呼吸浅慢、心动过缓或口唇发绀、呼吸深长、喉头水肿等黏液性水肿昏迷的表现，立即通知医生抢救。

2. 观察黏液性水肿的变化，如皮肤有无发红、发绀、水疱、破损，皮肤弹性与水肿情况，服药后的改善情况。

3. 观察排便次数、性质、量的改变，有无腹胀、腹痛等麻痹性肠梗阻的表现。

（三）对症护理

1. 便秘护理 ①养成每日定时排便的习惯。②为患者创造良好的排便环境。③指导患者促进便意的方法，如按摩腹部（顺时针）以促进胃肠蠕动而排便。④指导患者适当增加活动以减轻便秘。⑤多食粗纤维食物，如蔬菜、水果等。⑥必要时按医嘱给缓泻剂，清洁灌肠等。

2. 皮肤护理 ①每日用温水擦洗皮肤。②皮肤粗糙、干燥时，可涂抹乳液或润肤油来保护皮肤。③洗澡时避免用刺激性物品，如肥皂、浴液等。④协助患者按摩受压部位，以免发生压疮。

（四）用药护理

指导患者按医嘱用药，不能随意停药或更改剂量。甲状腺制剂应从小剂量开始，逐渐加量，以防组织需氧量突然增加而诱发心绞痛或心肌梗死。同时观察药物的疗效及不良反应。观察体重及水肿的情况，如出现心悸、胸痛、情绪不安等药物过量的表现，立即通知医生。长期替代治疗者须 6～12 个月检查一次血清 TSH，使血 TSH 恒定在正常范围内。

（五）心理护理

评估患者有无焦虑、抑郁，参与社交的能力，家属对疾病的理解及接受程度。多与患者交谈，鼓励患者说出内心的感受，及时给予鼓励，使患者感到温暖和关怀，从而增强自信心。鼓励家属与患者沟通，使其理解患者的行为，提供心理支持。

【健康指导】

1. 生活方式指导　保持良好、规律的生活方式，有足够的休息。指导患者注意个人卫生，冬季须保暖，避免去公共场所，以防感染和创伤。

2. 疾病知识指导　向患者及家属讲解本病的原因、表现及黏液性水肿发生的原因。解释多数患者须长期终身替代治疗，不可随意停药或更改剂量，否则易导致心血管疾病。告之患者甲状腺激素服用过量的症状，指导其自我监测。慎用镇静和安眠、麻醉等药物。

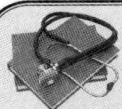

小　结

单纯性甲状腺肿是指甲状腺肿大，但不伴有甲状腺功能异常。碘缺乏是地方性甲状腺肿的主要原因，主要治疗和护理是补充碘剂。

甲亢是甲状腺激素分泌过多所引起以高代谢症候群、甲状腺肿大和突眼为特征表现，伴有TSH降低，T_3、T_4升高，常采用药物治疗、手术治疗和放射性碘治疗。最严重的并发症是甲亢危象，其抢救和护理是抑制甲状腺素合成和减少甲状腺素释放的药物的应用和降温等对症处理。甲亢的护理主要是用药护理、心理护理和对症护理。

甲减是甲状腺激素分泌不足或甲状腺激素生物效应降低所引起的全身代谢降低，器官功能下降综合征。伴有TSH增高，治疗需要终身使用甲状腺素替代治疗，严重的并发症是黏液水肿昏迷，抢救是使用甲状腺素和糖皮质激素，护理措施是保持气道通畅、吸氧、保暖。

（刘继荣）

第四节　皮质醇增多症患者的护理

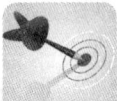

学习目标

通过本节内容的学习，学生应能

识记：

陈述皮质醇增多症的定义、病因、治疗要点。

理解：

归纳皮质醇增多症的发病机制、临床类型及临床表现、常见护理诊断/问题和护理措施。

运用：

联系实际为该患者实施有效的护理及健康指导。

皮质醇增多症又称库欣综合征（Cushing syndrome），是由多种原因引起的肾上腺皮质分泌过多的糖皮质激素（主要是皮质醇）所致疾病的总称。临床表现有满月脸、向心性肥胖、多血质、紫纹、高血压、继发性糖尿病、骨质疏松等。本病多见于女性，男女之比 1：2～3。

【病因及发病机制】 皮质醇增多症按病因分为以下两类：

1．依赖垂体促肾上腺皮质激素（ACTH）的 Cushing 综合征 ①库欣病：最常见，约占库欣综合征的 70%。指垂体 ACTH 分泌过多，伴肾上腺皮质增生，垂体多有微腺瘤，少数为大腺瘤，也有未发现肿瘤者。②异位 ACTH 综合征：指垂体以外的恶性肿瘤（小细胞肺癌最常见）分泌大量的 ACTH，伴肾上腺皮质增生。

2．不依赖 ACTH 的 Cushing 综合征 ①肾上腺皮质腺瘤：占 15%～20%；②肾上腺皮质癌占 5% 以下，进展快，病情重；③不依赖 ACTH 的双侧肾上腺小结节性增生；④不依赖 ACTH 的双侧肾上腺大结节性增生等。

【临床表现】 Cushing 综合征临床表现形式多样，典型表现如下：

1．外形改变 满月脸、向心性肥胖、多血质，面圆呈暗红色，颈、胸、腹、背脂肪增厚，到疾病后期，因肌肉消耗、脂肪转移，四肢相对瘦小。

2．全身及神经、精神系统表现 肌无力，下蹲后起立困难；患者可出现情绪不稳定、烦躁、失眠，严重者精神失常。

3．皮肤表现 皮肤薄，微血管脆性大，轻微损伤就可引起瘀斑。皮下弹性纤维断裂，微血管显露，在大腿外侧、下腹、臀等处出现紫纹。手、脚、指（趾）甲、肛周易发生真菌感染。异位 ACTH 综合征及较重的库欣病患者皮肤色素明显加深。

4．心血管表现 常见高血压，同时伴有动脉硬化和肾小动脉硬化。长期高血压又可并发左心室肥大、心力衰竭和脑血管意外。由于凝血功能异常、脂代谢紊乱，易发生动、静脉血栓，加重了心血管并发症。

5．感染 长期皮质醇分泌增多使免疫功能降低，患者容易感染，其中肺部感染多见。患者感染后，炎症反应往往不显著，发热不高，易漏诊而致后果严重。

6．性功能异常 女性患者由于肾上腺雄激素分泌过多及皮质醇对垂体促性腺激素的抑制作用，出现月经减少、不规则或停经、不育、痤疮等，但明显男性化者少见。男性患者性欲减退、睾丸变软、阴茎缩小等。

7．代谢障碍 大量皮质醇抑制外周组织对葡萄糖的利用，促进肝糖原异生，并拮抗胰岛素，使血糖升高，糖耐量减低，部分患者出现类固醇性糖尿病。明显的低钾低氯性碱中毒主要见于肾上腺皮质癌和异位 ACTH 综合征。部分患者有轻度水肿。病程较久者可出现骨质疏松。儿童患者生长发育受抑制。

【辅助检查】

1．皮质醇测定 血浆皮质醇水平增高并且昼夜节律消失，表现为早晨高于正常，晚间下降不明显。

2．24h 尿 17- 羟皮质类固醇和尿游离皮质醇均升高，后者因能反映血中游离皮质醇水平，诊断价值较前者更高。

3．小剂量地塞米松抑制试验 血浆皮质醇不受地塞米松的明显抑制，不低于对照值的 50%。

4．ACTH 试验 垂体性库欣病和异位 ACTH 综合征患者有反应，原发性肾上腺皮质肿瘤患者多无反应。

5．影像学检查 肾上腺 B 型超声、蝶鞍区 X 线片、CT、MRI 等有助于定位诊断。

【治疗要点】 根据不同的病因做相应的治疗。

1．Cushing 综合征 ①经蝶窦切除垂体微腺瘤，为治疗本病的首选疗法。②垂体放射治疗。③垂体手术加肾上腺切除术。④药物：可选溴隐亭、赛庚啶、米托坦、美替拉酮、氨鲁米特、酮

康唑等肾上腺皮质激素合成阻滞药。

2. 异位ACTH综合征　应治疗原发性恶性肿瘤，可根据病情做手术、放疗、化疗或联合应用肾上腺皮质激素合成阻滞药。

3. 肾上腺皮质癌　应尽早手术治疗，未能根治或已有转移者可选用肾上腺皮质激素合成阻滞药。

4. 不依赖ACTH的双侧肾上腺小结节性或大结节性增生　做双侧肾上腺切除术，术后进行激素替代治疗。

【常用护理诊断/问题】

1. 活动无耐力　与蛋白质分解过多、肌肉萎缩有关。
2. 体液过多　与盐皮质激素分泌过多引起的水、钠潴留有关。
3. 自我形象紊乱　与库欣综合征引起的形象改变有关。
4. 有感染的危险　与蛋白质分解代谢作用增强、机体抵抗力降低有关。
5. 有皮肤完整性受损的危险　与疾病所致的皮肤干燥、菲薄、水肿有关。

【护理措施】

（一）一般护理

1. 休息与活动　合理的休息可避免水肿加重，减少蛋白质的消耗。久病致骨质疏松者适当限制运动，做好安全防护，防止皮肤损伤或骨折。

2. 饮食护理　给予高蛋白、低热量、低钠、高钾的食物，避免刺激性食物，禁烟、酒。水肿明显者，须减少液体摄入。适当摄取含钙和维生素D丰富的食物，预防骨质疏松。有糖尿病症状者按糖尿病饮食。

（二）病情观察

观察血压、心率、心律的变化，及早发现高血压对心脏的影响。观察体温的变化，注意有无感染的症状、体征。观察有无低血钾的表现、进食量和有无糖尿病表现、有无关节痛或腰背痛、水肿等情况。

（三）对症护理

1. 感染的预防及护理　患者对感染的抵抗力降低，容易感染，护理时须注意：①保持环境及床单位清洁，室内湿度、温度适宜，防止感染。②医护人员应严格执行无菌操作技术。③对患者及家属进行生活指导，如保持皮肤、衣着、用具等清洁卫生，减少感染机会，一旦感染，按医嘱及早治疗。

2. 外伤的预防及护理　①减少安全隐患，避免过度劳累。②环境中不必要的用物应移去，浴室应铺防滑垫，防止出现外伤或骨折。③避免剧烈运动，防止摔伤，变换体位时应动作轻柔，防止骨折。④护理操作时动作应轻柔，避免擦伤患者皮肤。

（四）用药护理

应用肾上腺皮质激素合成阻滞药时，注意观察疗效及不良反应。这类药的不良反应主要有食欲缺乏、恶心、呕吐、乏力、嗜睡等。部分药物对肝损害较大，须定期查肝功能。

（五）心理护理

鼓励患者说出自己的感受，耐心倾听患者的诉说，对患者的情绪反应给予理解，避免言语刺激，安慰患者，给患者提供治疗成功患者的资料，使其明确治疗效果及病情转归，消除紧张情绪，树立信心；嘱家属给予患者物质及精神支持。

【健康指导】

1. 生活指导　教会患者自我护理，保持心情愉快、生活规律；减少或避免去公共场所，防止感染；指导患者及家属有计划地安排活动，增强患者的自信心及自尊感。

2. 疾病知识指导　告知患者及家属有关疾病的过程及治疗方法，指导患者正确用药并观察

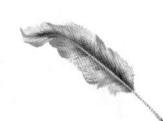

药物疗效及不良反应。对激素替代治疗者,要详细介绍用法及注意事项。

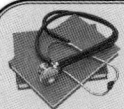
小 结

Cushing 综合征是肾上腺皮质激素分泌过多所致,主要与垂体病变和肾上腺本身的病变有关。主要表现为外貌及体态变化(满月脸、多血质、向心性肥胖、皮肤紫纹),血压升高、骨质疏松、抵抗力下降等。护理主要是生活护理、心理护理和用药护理。

(刘继荣)

第五节 糖尿病患者的护理

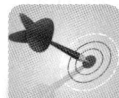
学习目标

通过本节内容的学习,学生应能

识记:
陈述糖尿病的定义、病因、诊断标准、辅助检查和治疗要点。

理解:
理解糖尿病的发病机制、临床表现、护理措施。

运用:
为患者提出护理诊断/问题、并实施有效护理及健康指导。能演示胰岛素注射、血糖、尿糖测定。

糖尿病(diabetes mellitus,DM)是一组由多原因引起的以血糖升高为特征的代谢性疾病,由于胰岛素分泌和(或)作用缺陷所引起。长期糖、脂肪及蛋白质代谢紊乱可引起多系统损害,导致眼、肾、神经、心脏、血管等组织器官慢性进行性病变、功能减退及衰竭;病情严重或应急时可发生急性严重代谢紊乱,如糖尿病酮症酸中毒(DKA)、高渗性昏迷等。

我国传统医学对糖尿病已有认识,属"消渴"症范畴,早在公元前2世《黄帝内经》已有论述。

糖尿病是一种常见病、多发病,是严重威胁人类健康的世界性公共卫生问题。目前在世界范围内,糖尿病患病率、发病率和糖尿病患者数量急剧上升,据国际糖尿病联盟(IDF)统计:2011年全世界糖尿病患者数已达到3.66亿,较2010年的2.85亿增加近30%。近30年来,随着我国经济的高速发展,生活方式西方化和人口老龄化、肥胖率上升,我国糖尿病患病率也呈快速增长趋势;现成年人糖尿病患者达9.7%,而糖尿病前期的比例高达15.5%。更为严重的是我国约有60%的糖尿病患者未被诊断,而已接受治疗者,糖尿病的控制状况也不理想。另外,儿童和青少年2型糖尿病的患病率显著增加,目前已成为超重儿童的关键健康问题。为此,我国卫生部早于1955年制订了国家《糖尿病防治纲要》以指导我国糖尿病的防治工作。

【分型】 根据1999年WHO的分类方法将糖尿病分为四大类型。1型糖尿病(T1DM)、2型糖尿病(T2DM)、其他类型糖尿病和妊娠糖尿病(GDM)。1型、2型糖尿病是临床常见类型,

其他类型糖尿病是病因相对明确的一些高血糖状态。本节主要介绍1型、2型糖尿病患者的护理。

【病因及发病机制】 1型、2型糖尿病的病因和发病机制较复杂，至今未完全明了，总地来说，遗传因素和环境因素共同参与其发病过程，但又有不同病因导致胰岛β细胞分泌胰岛素缺陷（或）胰岛素作用缺陷，引起糖、脂肪、蛋白质等物质代谢紊乱。

1．1型糖尿病 是自身免疫性疾病、遗传因素和环境因素共同参与其发病过程，但主要与自身免疫有关。病毒感染是最重要的启动胰岛β细胞的自身免疫反应的环境因素之一。病毒感染可直接损伤胰岛组织引起糖尿病或因损伤胰岛组织而诱发自身免疫反应，进一步损伤胰岛组织，体内胰岛素分泌不足且进行性加重，导致糖尿病。见简图7-5-1。

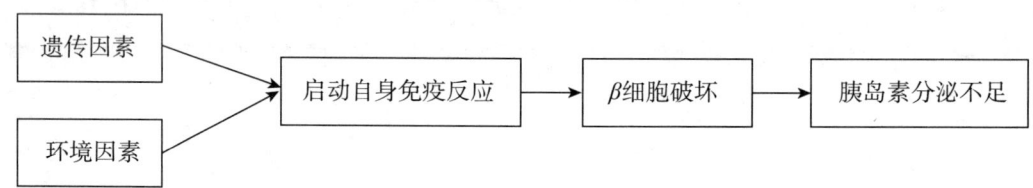

图 7-5-1　1型糖尿病主要发病机制

2．2型糖尿病

（1）遗传因素与环境因素：T2DM有更明显的遗传倾向，可由多基因变异引起。环境因素包括营养因素、人口老龄化、中心型肥胖（又称腹内性或内脏型肥胖）、都市化程度、体力活动不足、子宫内环境及应激、化学毒物等。

（2）胰岛素抵抗和β细胞功能缺陷：胰岛素抵抗（IR）和胰岛素分泌缺陷是T2DM发病机制的两个主要环节。胰岛素抵抗（IR）是指机体对一定量胰岛素的生物学反应低于预计正常水平的一种现象。β细胞功能缺陷在T2DM的发病中起关键作用，β细胞对胰岛素抵抗的失代偿导致T2DM发病的最后共同机制。从糖耐量减低到T2DM的进程中，β细胞功能呈进行性减退。

（3）糖耐量减低（IGT）和空腹血糖调节受损（IFG）：IGT（空腹血糖6.1～6.9mmol/L）和IFG（葡萄糖耐量试验血糖7.8～11.1mmol/L）代表了正常葡萄糖稳态和糖尿病高血糖之间的中间代谢状态，表示机体对葡萄糖的调节受损。目前认为IGT和IFG均为糖尿病的危险因素，是发生心血管病的危险标志。

（4）临床糖尿病：此期血糖升高，并达到糖尿病的诊断标准。但可无明显症状，或逐渐出现代谢紊乱症状或糖尿病症状（图7-5-2）。

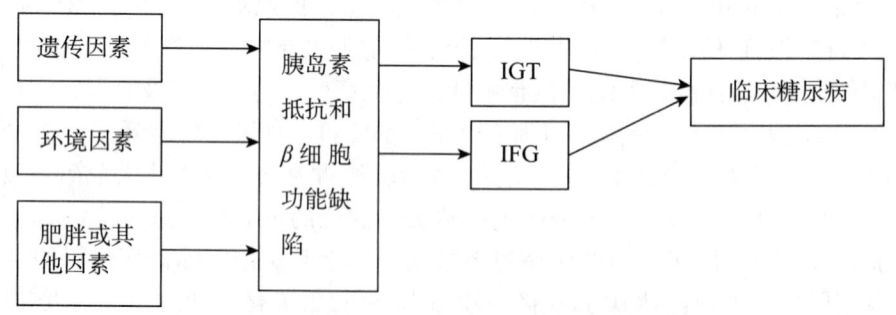

图 7-5-2　2型糖尿病主要发病机制

【病理生理】 糖尿病时，葡萄糖在肝、肌肉和脂肪组织的利用减少以及肝葡萄糖输出增多是引起高血糖的主要原因。脂肪代谢方面，由于胰岛素不足，脂肪组织摄取葡萄糖及从血浆中移除三酰甘油减少，脂肪合成减少。脂蛋白活性降低，血三酰甘油和游离脂肪酸浓度升高。近来研究表明，脂代谢障碍可能是糖尿病及其并发症的原发性病理变化。此外，在胰岛素极度缺乏时，脂肪组织大量动员分解，生成大量酮体，当超过机体对酮体的氧化利用能力时，大量酮体堆积而形成酮症或发展为酮症酸中毒。蛋白质合成减弱，分解代谢加速，导致负氮平衡。

【临床表现】

(一) 代谢紊乱症候群

血糖升高后，大量葡萄糖从肾排除，引起渗透性利尿而多尿，继而因失水口渴而多饮。外周组织对葡萄糖的利用发生障碍，脂肪、蛋白质的分解代谢增加，患者出现乏力、消瘦，故糖尿病临床表现被描述为"三多一少"，即多尿、多饮、多食和体重下降。但中年以上的2型轻症糖尿病常因多食而肥胖。另外，由于尿糖刺激局部皮肤，患者可有皮肤瘙痒，外阴尤其瘙痒。高血糖可使眼房水、晶体渗透压改变而引起屈光改变致视物模糊。其他症状可有四肢酸痛、麻木、腰痛、月经失调、性欲减退、阳痿、不育等。也有一些患者并无明显症状，仅因出现并发症或健康检查时发现高血糖。

(二) 急性并发症的表现

1. 糖尿病酮症酸中毒（diabetic ketoacidosis，DKA）糖尿病病情加重时，脂肪动员和分解加速，大量脂肪酸经β氧化产生大量乙酰乙酸、β-羟丁酸和丙酮，三者统称为酮体。血清酮体积聚超过正常水平时出现酮血症和酮尿，临床统称为酮症。乙酰乙酸和β-羟丁酸均为较强的有机酸，大量消耗体内储备碱，如果代谢紊乱进一步加剧，血酮体继续升高，超过机体的处理能力时就可发生代谢性酸中毒。

(1) 诱因：T1DM患者有自发DKA倾向，T2DM患者在一定诱因下也可发生DKA。常见诱因有感染、胰岛素治疗中断或剂量不足、饮食不当、外伤、手术、妊娠和分娩、麻醉、急性心肌梗死等，有时也可无明显诱因。

(2) 临床表现：糖尿病症状加重，随后出现食欲缺乏、恶心、呕吐，伴头痛、嗜睡、烦躁、呼吸深快且呼出气中有烂苹果味（丙酮味）。病情进一步恶化会出现严重脱水、尿量减少、皮肤干燥、弹性差、眼球下陷、脉细速、血压下降。晚期各种反射迟钝，甚至消失，出现昏迷。少数患者有腹痛等急腹症的表现，容易误诊。部分病人以DKA为首发表现。

2. 高渗性非酮症糖尿病昏迷（hyperosmolar nonketotic diabetic coma，简称高渗性昏迷） 是糖尿病急性代谢紊乱的另一临床类型。多见于50~70岁的中老年人，约2/3的患者于发病前常无糖尿病病史或症状轻微。常见诱因有感染、急性胃肠炎、胰腺炎、脑血管意外、严重肾疾病、血透或腹透、静脉高营养、不合理限制水分以及应用某些药物等而诱发。患者起初症状不明显，随后出现神经、精神症状，表现为嗜睡、幻觉、定向障碍、偏盲、偏瘫等，甚至昏迷。

3. 感染 糖尿病患者常反复发生疖、痈等皮肤化脓性感染，重者可引起败血症或脓毒血症。皮肤真菌感染如足癣、体癣等也常见。女性患者常见真菌性阴道炎以及肾盂肾炎和膀胱炎等。肺结核发病率高，进展快，易扩展播散形成空洞。

4. 糖尿病低血糖 指糖尿病患者在药物治疗过程中发生的血糖过低现象，导致患者不适，甚至有生命危险。一般将血糖<2.8mmol/L作为低血糖标准，而接受药物治疗的糖尿病患者只要血糖水平≤3.9 mmol/L，就属低血糖范畴。引起低血糖常见于降糖药物，其临床表现与血糖水平及血糖下降速度有关，表现为交感神经兴奋（心悸、焦虑、出汗、饥饿感、手抖、视物模糊等）和中枢神经症状（神志改变、认知障碍、抽搐和昏迷）。但老年人发生低血糖时表现行为异常或其他非典型症状。夜间低血糖因难以发现而得不到及时处理，有些患者并发低血糖后，表现为先兆症状的低血糖性昏迷。

(三) 慢性并发症

糖尿病的慢性并发症可累及全身各个器官。这些并发症可单独出现或以不同的组合同时或先后出现。多数糖尿病患者死于心、脑血管动脉粥样硬化。慢性并发症主要有以下几种。

1. 大血管病变 糖尿病患者易伴发动脉粥样硬化，且发病年龄较轻，病情进展较快，与糖代谢和脂质代谢异常等有关。动脉粥样硬化主要侵犯主动脉、冠状动脉、大脑动脉、肾动脉和肢体外周动脉等，引起冠心病、缺血性或出血性脑血管疾病、肾动脉硬化、肢体动脉硬化等。肢体

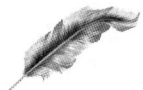

外周动脉粥样硬化常以下肢动脉病变为主，表现为下肢疼痛、感觉异常和间歇性跛行，严重供血不足可导致肢体坏疽。

2．微血管病变　微循环障碍、微血管瘤形成和微血管基底膜增厚是糖尿病微血管病变的典型改变。微血管病变主要表现在视网膜、肾、神经和心肌组织，以糖尿病肾病和视网膜病变最为重要。

（1）糖尿病肾病：常见于病史超过10年的患者，是T1DM患者的主要死因。病理改变有结节性肾小球硬化型病变、弥漫性肾小球硬化型病变、渗出性病变。典型表现有蛋白尿、水肿和高血压，晚期出现氮质血症，最终发生肾衰竭。

（2）糖尿病视网膜病变：常见于糖尿病病程超过10年的患者，多数有不同程度的视网膜病变，是失明的主要原因之一。病变早期为非增殖性视网膜病变，表现为视网膜出血、渗出等，到后期属于增殖性视网膜病变，表现为新生血管形成，机化物增生，以至视网膜脱落导致失明。

（3）其他：心脏微血管病变和心肌代谢紊乱可引起糖尿病心肌病，可诱发心力衰竭、心律失常、心源性休克和猝死。

3．神经病变　主要由微血管病变及山梨醇旁路代谢增强导致山梨醇增多所致。

（1）周围神经病变：最常见，常为对称性，下肢较上肢严重。临床上先出现呈袜子或手套状分布的肢端感觉异常，伴麻木、针刺、灼热感等，随后有肢体疼痛，夜间及寒冷季节加重，后期累及运动神经，出现肌力减弱甚至肌萎缩和瘫痪。

（2）自主神经病变：也较常见，出现较早，影响胃肠、心血管、泌尿生殖系统功能。表现有瞳孔改变和排汗异常、胃肠功能失调、直立性低血压、心动过速等自主神经功能失调，以及尿潴留、尿失禁、阳痿等。

（3）中枢神经系统并发症：①伴随严重DKA、高血糖、高渗状态或低血糖症出现的神态改变；②缺血性脑卒中；③脑老化加速及老年性痴呆危险性增高等。

4．糖尿病足（DF）与下肢远端神经异常和不同程度的周围血管病变相关的足部感染、溃疡和（或）深层组织破坏，是截肢、致残的主要原因。DF常见诱因为修足损伤，新鞋磨破伤、足部外伤、趾间或足部皮肤瘙痒抓破皮肤引起溃疡、冬季取暖不慎烫伤、足部真菌感染等。常用Wagner分级法对DF严重程度进行分级（表7-5-1）。

表7-5-1　糖尿病足Wagner分级法

分级	临床表现
0级	有发生足溃疡的危险因素，目前皮肤完好
1级	表面溃疡，临床无感染
2级	较深的感染，常合并软组织炎，无脓肿或骨的形成
3级	深度感染，伴有骨组织病变或脓肿
4级	局限性坏疽
5级	全足坏疽

【辅助检查】

1．尿糖测定　尿糖阳性是诊断糖尿病的重要线索，但尿糖受肾糖阈的影响，尿糖阴性亦不能排除糖尿病的可能。

2．血糖测定　血糖升高是诊断糖尿病的主要依据，又是判断糖尿病病情和控制情况的主要指标。常用静脉血浆测定正常范围为3.9～6.0mmol/L（70～108mg/dl）。

3．口服葡萄糖耐量试验（OGTT）　用于血糖高于正常范围而未达到诊断标准者。OGTT应在清晨空腹进行（禁食8～12h）。试验前3天进食糖不可少于150g/d，患者无恶心、呕吐、无发热。成人口服75g葡萄糖，儿童为1.75g/kg，总量不超过75g。溶于250～300ml水中，3～5min内服完，服后30、60、120、180min取静脉血测血浆糖。整个试验期间，禁止进食、吸烟、

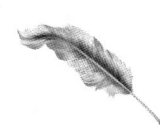

做消耗体力运动。

4．糖化血红蛋白（GHbA1） GHbA1 测定可反映取血前 2～3 个月总的血糖水平，为糖尿病控制情况的主要监测指标之一。GHbA1 包括 a、b、c 三种，以 GHbA1c 为主要。正常人 GHbA1 为 8%～10%，GHbA1c 为 3%～6%。

5．血浆胰岛素和 C 肽测定 有助于了解胰岛 β 细胞功能和指导治疗，C 肽清除率慢且不受外源性胰岛素影响，故能较准确反映胰岛 β 细胞功能。

6．果糖胺测定（FA） 果糖胺形成的量也与血糖浓度和持续时间相关，正常值 1.7～2.8mmol/L。反映患者近 2～3 周内平均血糖水平，为糖尿病患者近期病情监测指标。

7．其他 根据病情需要选用血脂、肝、肾功能等常规检查。急性严重代谢紊乱时酮体、电解质、酸碱平衡检查；心、肝、肾、脑、眼以及神经系统的各项辅助检查。

【诊断要点】 目前国际上通用 WHO 糖尿病专家委员会提出的诊断标准（1999 年），有糖尿病症状加空腹血糖或 OGTT 中 2h 血糖或任意血糖的值，具体如下（表 7-5-2）。

表 7-5-2 糖尿病诊断标准血糖值汇总表（单位 mmol/L）

项目	正常	IFG（空腹血糖受损）	IGT（糖耐量降低）	糖尿病
空腹血糖	3.9～6.0	6.1～6.9		≥7.0
OGTT 中 2h 血糖	≤7.7		7.8～11.1	≥11.1
任意血糖				≥11.1
糖尿病症状 +（空腹血糖 ≥7.0，或 OGTT 中 2h 血糖 ≥11.1，或随机血糖 ≥11.1，符合任意一条），并在另一天再次证实则诊断为糖尿病				

【治疗要点】 糖尿病治疗强调早期、长期、综合治疗及治疗措施个体化的原则。国际糖尿病联盟提出糖尿病现代治疗的 5 个要点：糖尿病教育、医学营养治疗、运动疗法、血糖监测和药物治疗。4 项措施：降血糖、降血压、调节血脂和改变不良生活方式。

（一）糖尿病教育

糖尿病教育是重要的基本治疗措施之一，也是其他治疗成败的关键。教育患者认识糖尿病的危害及防治措施，并积极配合治疗，此措施有利于血糖达标。

（二）饮食治疗

饮食治疗是所有糖尿病治疗的基础，是预防和控制糖尿病必不可少的措施。对 1 型糖尿病患者有利于控制高血糖和防止低血糖的发生；对 2 型糖尿病患者，尤其是肥胖或超重患者，有利于减轻体重，使血糖、血脂到达或接近正常水平。

（三）运动疗法

运动疗法是糖尿病的基础治疗之一，尤其对肥胖的 2 型糖尿病患者更重要。适当运动有利于减轻体重、提高胰岛素敏感性、改善血糖和脂代谢紊乱，有利于预防冠心病、动脉硬化等，并可减少降糖药物或胰岛素的剂量。

（四）自我监测血糖

自我监测血糖（self-monitoring of blood glucose，SMBG）是近 10 年来糖尿病患者管理方法的主要进展之一。经常了解患者的血糖水平，可以为调整药物剂量提供依据。此外，每 2～3 个月复查 GHbA1c 或每 2～3 周复查果糖胺（FA），了解糖尿病病情的控制程度，及时调节治疗方案。每年全面复查 1～2 次，了解血脂水平，心、肾、神经功能和眼底情况，尽早发现并发症，给予相应的治疗。

（五）药物治疗

1．口服降糖药

（1）促进胰岛素分泌剂：适用于无急性并发症的 T2DM 患者，并且机体胰岛 β 细胞尚存有

一定功能；不适于T1DM患者、有严重并发症的T2DM患者、孕妇、哺乳期妇女、全胰腺切除术后等。分为磺脲类（SU）和非磺脲类。①磺脲类：作用机制是通过作用于胰岛β细胞表面的受体促进胰岛素的释放，提高机体对胰岛素的敏感性。常用药物有甲苯磺丁脲（D-860）、氯磺丙脲、格列本脲（优降糖）、格列吡嗪（美吡哒）、格列齐特（达美康）、格列喹酮（糖适平）、格列美脲等。②非磺脲类：作用机制与磺脲类相似，但降糖作用快而短，主要用于控制餐后高血糖，常用药物有瑞格列奈（诺和龙）和那格列奈。

（2）双胍类：作用机制是提高外周组织对葡萄糖的摄取和利用、降低肝葡萄糖输出、加速无氧糖酵解、改善胰岛素敏感性，是肥胖或超重的T2DM患者的首选药。常用药物有二甲双胍（甲福明），苯乙双胍（降糖灵）。

（3）α葡萄糖苷酶抑制剂（AGI）：通过竞争性抑制α-葡萄糖苷酶活性，延缓糖的吸收，来降低餐后高血糖。主要用于餐后血糖明显升高的T2DM患者。常用药有阿卡波糖（拜糖平），伏格列波糖（倍欣）。

（4）胰岛素增敏剂：为噻唑烷二酮类，也称格列酮类。主要作用是增加靶组织对胰岛素的敏感性，减轻胰岛素抵抗。用于胰岛素抵抗明显的T2DM患者，不宜用于治疗T1DM、孕妇、哺乳期妇女和儿童。常用药物有罗格列酮（文迪雅）。

2．胰岛素（insulin）治疗

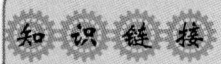

谁首先发现了胰岛素

1923年，诺贝尔生理学或医学奖授予加拿大著名医生班廷，他因首次发现胰岛素而获此殊荣。班廷的实验室切除犬的胰腺，发现这些犬都患上糖尿病，他再次从尸体胰腺内分离出来的提取物注射到这些病犬身上，实验初期犬接连不断地死亡去，当实验到第92只犬的时候，奇迹出现了，那只患糖尿病的犬，注射了提取物后，血糖开始下降，濒于死亡的犬居然又活了过来，终于证明胰腺中有胰岛素。

（1）适应证：①T1DM。②T2DM患者经饮食及口服降糖药效果不好。③糖尿病酮症酸中毒、高渗性昏迷和乳酸性酸中毒伴高血糖。④合并严重感染、消耗性疾病、肾病、视网膜病变、神经病变等。⑤各种应激状态，如急性心肌梗死、脑卒中等。⑥围手术期、妊娠和分娩等。⑦全胰腺切除引起的继发性糖尿病。

（2）制剂类型：按起效作用快慢和持续时间分为速（短）效、中效和长（慢）效三类。几种制剂的特点（表7-5-3）。速效胰岛素主要控制一餐后高血糖；中效胰岛素主要控制两餐后高血糖，以第二餐为主；长效胰岛素无明显作用高峰，主要提供基础水平胰岛素。

表7-5-3　胰岛素制剂类型及作用时间

作用类别	制剂类型	皮下注射作用时间（h）		
		开始	高峰	持续
速（短）效	胰岛素（RI）	0.5	2～4	6～8
中效	低精蛋白胰岛素（NPH） 慢胰岛素锌混悬液	1～3	6～12	18～26
长效	精蛋白锌胰岛素（PZI） 特慢胰岛素锌混悬液	3～8	14～24	28～36

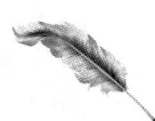

另外，有些患者须使用混合胰岛素，临床上可有各种比例的预混制剂，如诺和灵 30R、诺和灵 50R 等。

胰岛素吸入剂：有经肺、口腔黏膜和鼻腔黏膜吸收 3 种方式，已开始上市。

胰岛素"笔"型注射器使用预先装满胰岛素的笔芯，不必抽吸或混合胰岛素，使用方便且便于携带。

胰岛素泵是将装有速效胰岛素的容器通过导管分别与针头和泵连接，针头放于腹部皮下组织，用可调程序的微型电子计算机根据血糖浓度来控制胰岛素的输注，模拟生理性胰岛素分泌，使血糖控制在正常或接近正常水平。

(3) 使用原则和剂量调整：应在综合治疗基础上进行，由小剂量开始，根据血糖水平调整剂量，直到血糖控制良好。胰岛素治疗个人剂量差异大，须严格个体化。

(六) 胰腺移植和胰岛细胞移植

主要治疗伴终末期肾病的 T1DM 患者，单独胰腺移植或胰肾联合移植可解除对胰岛素的依赖，改善生活质量。胰岛细胞移植技术已取得一定进展，移植成功率有一定提高，但目前仍处于临床试验阶段。

(七) 糖尿病酮症酸中毒治疗

1．输液　输液是抢救本病首要的、关键的措施。开始多使用生理盐水，当血糖降至 13.9mmol/L（250mg/dl）左右时改用 5% 葡萄糖溶液（每 3～4g 糖加入 1U 胰岛素）。如无心力衰竭，开始补液速度应较快，2h 内输入 1000～2000ml，尽快补充血容量，之后根据脱水情况决定补液量。一般第一个 24h 输液总量 4000～5000ml，严重失水者可达 6000～8000ml。

2．胰岛素治疗　采用每小时每千克体重 0.1U 持续静脉滴注。尿酮体消失后，根据患者尿糖、血糖及进食情况调节胰岛素剂量或改用每 4～6h 皮下注射胰岛素 1 次。然后逐渐恢复平时治疗。

3．纠正电解质及酸碱失衡　轻、中度酸中毒患者经补液及胰岛素治疗后即可纠正，无需补碱，对于 pH≤7.0 的严重酸中毒者应予小剂量的碳酸氢钠静滴，但补碱不宜过多过快，以避免诱发或加重脑水肿。须监测血钾水平，结合心电图及尿量决定补钾时机、补钾量及速度。

4．处理诱因及防治并发症　积极控制感染，防止休克、心力衰竭、心律失常、肾衰竭、脑水肿等。

(八) 高渗性非酮症糖尿病昏迷的治疗

治疗大致与 DKA 相近。患者有严重失水，应积极补液。无休克者目前多主张先用等渗溶液，如治疗前已有休克，应该先输生理盐水和胶体溶液尽快纠正休克。同时给小剂量胰岛素（以每小时每千克体重 0.1U）持续静脉滴注。当血糖降至 16.7mmol/L（300mg/dl）时，改用 5% 葡萄糖溶液并加入胰岛素（每 3～4g 葡萄糖加入 1U 胰岛素），参照尿量补钾。去除诱因及治疗并发症。

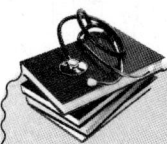

案例 7-2

患者，女，22 岁。8 年前出现多饮、多食、多尿、消瘦，诊断为 1 型糖尿病，之后使用胰岛素治疗。6 天前受凉后咳嗽、咳痰、随之食欲缺乏、乏力、口渴、多饮症状加重、呕吐、腹痛。1h 前出现嗜睡及烦躁不安，急诊入院。查体：T 38.6℃，P 136 次/min，R 30 次/min，BP 90/60mmHg。患者嗜睡，皮肤干燥，呼吸深大，有烂苹果味。心、肺无异常，腹胀气，无明显压痛、反跳痛，肝、脾未及，双下肢无水肿。血糖 28mmol/L，血钾 3.5mmol/L，血尿素氮 8.68mmol/L，尿糖（+++），尿酮体（++++）。

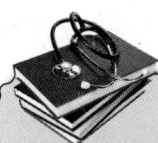

案例 7-2

问题与思考：
1. 该患者什么病？并说明理由？
2. 该患者的抢救配合措施是什么？
3. 该患者存在哪些护理问题？如何针对这些护理问题进行护理及健康指导？

【常用护理诊断/问题】

1. 营养失调：低于或高于机体需要量　与糖尿病患者胰岛素分泌或作用缺陷引起糖、蛋白质、脂肪代谢紊乱有关。
2. 有感染的危险　与血糖升高、营养不良、脂代谢紊乱、微循环障碍等有关。
3. 知识缺乏：缺乏糖尿病的预防和自我保健知识。
4. 潜在并发症：糖尿病酮症酸中毒、高渗性昏迷。

【护理措施】

（一）饮食护理

让患者了解饮食治疗的目的、意义及具体措施，使患者能积极配合，取得最佳效果。

1. 制订总热量　按患者性别、年龄和身高查表或用简易公式推算出理想体重：理想体重（kg）=身高（cm）-105，然后根据理想体重和工作性质算出每日的总热量。成人在不同活动状态下所需热量（表7-5-4），儿童、孕妇、乳母、消瘦和营养不良者酌情增加 5kcal/kg，肥胖者酌减 5kcal/kg，使病人体重逐渐控制在理想体重的 ±5% 范围内。

表 7-5-4　成人在不同活动状态下所需热量

活动状态	热量需求（kcal/kg）
休息状态	25～30
轻度体力劳动	30～35
中度体力劳动	35～40
重度体力劳动	>40

2. 糖类、蛋白质和脂肪的分配　糖类提供的热量占饮食总热量的 50%～60%，提倡用粗制米、面和一定量杂粮。蛋白质提供的热量一般不超过饮食总热量的 15%，成人每日每千克体重 0.8～1.2g，儿童、孕妇、乳母、营养不良和消瘦、伴有消耗性疾病者应增加至 1.5～2.0g，伴糖尿病肾病而肾功能正常者限制至 0.8g，血尿素氮升高者，限制在 0.6g。脂肪提供的热量约占饮食总热量的 30%。

3. 热量分配　可按每日三餐分配为：1/5、2/5、2/5 或 1/3、1/3、1/3，也可按四餐分为 1/7、2/7、2/7、2/7。治疗过程中，根据患者生活习惯、病情和药物治疗的需要进行适当调整。

4. 食用膳食纤维　膳食纤维可延缓食物吸收，降低餐后血糖，并促进胃肠蠕动，防止便秘。每天饮食中纤维素含量以不小于 40g 为宜，提倡食用绿色蔬菜、豆类、粗谷物、含糖低的水果等。

5. 注意事项　①按时进食。②控制饮食的关键在于控制总热量。在保持总热量不变的前提下，增加一种食物时应同时减去另一种食物。当患者因控制饮食出现饥饿感时，可增加含糖量小

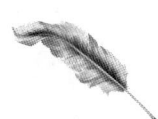

于5%的蔬菜,如小白菜、大白菜、油菜、菠菜、芹菜、卷心菜、韭菜、西红柿、茄子、茭白、冬瓜、黄瓜、丝瓜等。③严格限制各种甜食,包括各种食糖、糖果、点心、饼干、冷饮及各种含糖饮料等。体重过重者,不要吃油炸、油煎食物。炒菜不要用动物油,最好用植物油。少食动物肝、虾子、蟹黄、鱼子等含胆固醇多的食物。限制饮酒,食盐<6g/d。④体育锻炼时不要空腹,应补充少量食物,防止发生低血糖。⑤每周定期测量体重,如果体重改变超过2kg,应报告医生。

(二)运动疗法的护理

根据年龄、性别、体力、病情及有无并发症等不同条件,有选择、有规律地适当运动,循序渐进并长期坚持。

1. 运动时间　T1DM患者体育锻炼宜在餐后进行,运动量不宜过大,持续时间不宜过长,并于餐前在腹壁皮下注射胰岛素,避免运动时胰岛素吸收速度增加而发生运动后低血糖反应;T2DM患者(尤其肥胖者)中等强度运动(脉率=170-年龄),持续时间不宜过长(每次30~40min)能加快脂肪分解,减轻体重和降低脂肪;每周至少3次,可根据患者情况逐渐延长。糖尿病并发急性感染、活动性肺结核及严重急、慢性并发症时,不宜运动而应增加卧床休息时间。

2. 运动方式　最好做有氧运动,如散步、慢跑、骑自行车、健身操、太极拳等,可根据年龄、性别、身体状况及爱好选择。

3. 注意事项　①尽量避免恶劣天气,不在酷热或严寒天气运动;随身携带糖果,当出现饥饿感、心慌、出冷汗、头晕及四肢无力或颤抖等低血糖反应时停止运动并进甜食。②指导患者逐渐增加活动量及时间,以不感到疲劳为宜。③运动可能诱发心绞痛、心肌梗死、心律失常或加重玻璃体和视网膜出血。因此,若出现胸闷、胸痛、视物模糊等应立即停止运动并及时处理。④运动不宜在空腹时进行,应在餐后1h,防止低血糖反应。运动中需要补充水分,随身携带糖果,当出现低血糖反应时及时食用并暂停运动。⑤随身携带写有姓名、年龄、家庭住址、电话号码和病情的糖尿病卡,以备急用;运动后应做好运动日记,以便观察疗效和不良反应。

(三)病情观察

1. 观察糖尿病是否控制在理想状态　定期监测血糖、血脂、血压、糖化血红蛋白、眼底、体重等,以正确判断病情。临床常用血糖值来判断T2DM是否控制在理想状态见表7-5-5。

表7-5-5　糖尿病血糖控制目标

		理想	尚可	差
血浆葡萄糖(mmol/l)	空腹	4.4~6.1	≤7.0	>7.0
	非空腹	4.4~8.0	≤10.0	>10.0

2. 急性并发症的观察　在原有糖尿病的基础上患者出现显著软弱无力、极度口渴、尿量增多伴食欲缺乏、呕吐等,应警惕酮症酸中毒;如原来糖尿病较轻,因失水或摄糖过多等因素患者出现嗜睡、幻觉、定向障碍、偏盲、偏瘫甚至昏迷时,应考虑为高渗性昏迷;观察体温及有关症状,及时发现感染情况。

3. 低血糖观察与处理　当患者出现心慌、出冷汗、面色苍白、饥饿感、头晕、四肢无力、颤抖,或睡眠中突然觉醒、皮肤潮湿多汗等表现,提示发生低血糖,应立即采取治疗措施。也有个别患者低血糖症状以烦躁不安、躁狂为主要表现,应监测血糖后给予处理。一旦确定为低血糖,意识清楚者,口服15~20g糖类食品(葡萄糖为佳);意识障碍者,给予50%的葡萄糖溶液20ml静脉注射,直至纠正低血糖。

4．糖尿病足观察 每天检查双足一次，观察足部皮肤颜色、温度及感觉变化，检查趾甲、趾间、足底部皮肤有无鸡眼、甲癣、红肿、水疱、溃疡、坏死等，及时发现糖尿病足，做好相应处理。

（四）对症护理

1．感染的预防和护理 糖尿病患者抵抗力差，容易合并各种感染，而且一旦感染则不易控制，使病情加重。应指导患者注意个人卫生，保持全身和局部清洁，尤其要加强皮肤、口腔和会阴的清洁，做到勤洗澡、勤换衣。注射胰岛素时皮肤应严格消毒，以防感染。当发生皮肤感染时，伤口应做细菌培养及药敏试验，以选用敏感的抗生素，局部不要乱用药。

2．足部护理

（1）促进足部循环：①每日进行适度的运动，避免同姿势站立过久。坐位时，避免两足交叉。②经常按摩足部。③注意足部保暖，避免长期暴露于寒冷或潮湿的环境中。④积极戒烟，以免刺激血管。

（2）避免足部受伤：①应选择轻巧柔软、前头宽大、大小合适的鞋；袜子以弹性好、透气及散热性好的棉毛质地为佳。②不要赤脚走路，以防刺伤；外出时不要穿拖鞋，以免踢伤。③冬天使用电热毯或烤灯时谨防烫伤，禁用热水袋；鸡眼、脚癣等应及时治疗。

（3）保持足部清洁：①勤换鞋袜，每日用温水（＜40℃）清洁足部，保持趾间清洁、干燥。②趾甲不能过长、过短。③局部出现红、肿、热、痛等感染表现时，立即治疗。

3．酮症酸中毒、高渗性昏迷的护理

（1）一般护理：绝对卧床休息，吸氧，保暖，寻找并去除诱因。

（2）建立静脉通道：立即建两条静脉通道，遵医嘱补液，给予胰岛素，纠正电解质和酸碱失衡。

（3）观察病情：严密观察和记录患者的神志、生命体征、呼出气味、皮肤弹性、四肢温度及24h液体出入量变化。监测并记录血糖、尿糖、血酮体、尿酮体水平及动脉血气分析和电解质的变化，为治疗提供依据。

（五）用药护理

1．口服降糖药 应了解各类降糖药物的作用、剂量、用法，注意药物的不良反应和注意事项，指导患者正确服用，及时纠正不良反应。

（1）磺脲类药物：甲苯磺丁脲常于三餐前服用，而第二代药物常于早餐前半小时1次服用或早、晚餐前分2次服用。主要不良反应是低血糖，其他可有胃肠道反应、肝功能损害、皮肤瘙痒、皮疹等。

（2）双胍类：应餐中或餐后服用以减轻不良反应。主要不良反应为胃肠道反应，如厌食、恶心、呕吐、口中金属味、腹泻等；重者有乳酸性酸中毒。应注意，双胍类对正常血糖无降糖作用，单独用药不引起低血糖。

（3）α葡萄糖苷酶抑制剂：应在进食第一口食物后服用，且饮食中应有一定量的糖类，否则不能发挥作用。常见不良反应有腹胀、排气增多或腹泻，一般无全身不良反应。

（4）胰岛素增敏剂：主要不良反应为水肿，有心力衰竭或肝病者慎用或禁用。

2．胰岛素的护理

（1）给药方法：胰岛素于餐前半小时皮下注射，中效或长效胰岛素常在早餐前1h皮下注射。紧急情况下，只有胰岛素可静脉给药。

（2）药物抽取：使用1ml或胰岛素的专用注射器抽吸，药物剂量须准确，我国常用药物制剂有每毫升含40U或100U两种规格。抽吸时可轻轻摇匀药物，但避免剧烈晃动。当需混合使用长、短效胰岛素时，应先抽短效胰岛素，再抽长效胰岛素，然后混匀，不可反向操作，以免长效胰岛素混入短效胰岛素内，影响后者速效性。

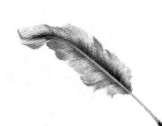

(3) 注射部位：胰岛素多从皮下给药，腹壁注射吸收最快，其次为上臂三角肌、大腿前侧、臀部等，注射部位应交替使用以免形成局部硬结和脂肪萎缩，影响药物吸收及疗效。

(4) 药物保存：胰岛素不可冰冻保存，避免温度过高或过低。未开封的胰岛素应放于冰箱4～8℃冷藏，正在使用的胰岛素置于常温下（不超过28℃）可使用28天，避免过热、过冷和日光照射，如果出现颗粒或过期则不能使用。

(5) 不良反应的观察及处理：①低血糖反应：为最主要的不良反应，与剂量过大和（或）饮食失调有关。应及时测血糖，根据病情进食糖果、含糖饮料或静注50%葡萄糖液20～30ml。②过敏：表现为注射部位瘙痒、荨麻疹样皮疹，全身性荨麻疹少见，严重过敏反应罕见。应更换胰岛素制剂种类，使用抗组胺药物、糖皮质激素及脱敏疗法，严重过敏者需停止或暂时中断胰岛素治疗。③注射部位皮下脂肪萎缩或增生：停止该部位注射后可缓慢自然恢复。

（六）心理护理

评估患者对疾病的反应，对健康和生活的信心，有无焦虑、悲观失望甚至恐惧的心理。关心和理解患者，鼓励其说出内心感受，并与之交流、沟通，帮助患者认识病情，使他们了解糖尿病虽不能根治，但可通过饮食控制、规律生活和适当体育锻炼等避免并发症的发生，可以和正常人一样地生活和长寿；说明不良情绪可以加重病情，解除焦虑、紧张情绪，使其配合治疗及护理；与患者家属共同制订饮食、运动计划，鼓励家属和朋友多关心患者，使其获得感情上的支持；鼓励患者多参加各种糖尿病病友团体活动，增加战胜疾病的信心。

【健康指导】

1．知识指导　采取举办集体讲座、提供有关学习资料和个别辅导相结合的方法，对患者进行全面有效的指导，使患者及家属认识糖尿病是一种终身治疗疾病，了解各种治疗方法在控制疾病、防止并发症发生中的作用，使其配合治疗。保持全身皮肤，尤其是口腔、足部和外阴的清洁，如有破损或感染应立即就医。告知患者避免可以引起酮症酸中毒及高渗性昏迷等的诱发因素。

2．生活方式指导　①饮食指导：患者应掌握饮食治疗的具体要求和措施。指导患者通过观察住院期间餐饮的供给量和主要食物的搭配方法，掌握饮食控制的基本做法。为患者准备一份常用食物营养素含量和替换表，使患者学会自我调整饮食。②运动指导：让患者了解体育锻炼的意义，掌握体育锻炼的具体方法及注意事项。运动时应随身携带糖果和病情卡片以备急需，运动中如感到头晕、无力、心悸等应立即停止运动。③生活指导：规律生活，戒烟、酒。注意个人卫生，养成良好的卫生习惯。④心理指导：心理平衡，情绪稳定，以良好心态面对疾病。

3．用药指导　指导患者掌握口服降糖药的服用方法和不良反应的观察，掌握胰岛素的注射方法、不良反应的观察和低血糖反应的处理。

4．监测指导　教会患者血糖、尿糖测定方法和结果的判定并记录结果。同时让患者了解尿糖和血糖测定结果的意义。

定期监测血糖，监测频率为：①血糖控制平稳者，一般一周测7个点血糖（三餐前后及睡前），可以不放在一天监测；血糖控制较差者，每天测4～7次，直到血糖控制稳定为止；1型糖尿病患者，每天3次或4次；出现低血糖、生病、感觉不适或血糖升高时，随时测量血糖，并短期内增加血糖监测次数，直到血糖平稳。指导患者了解糖尿病的控制目标（表7-5-6）。②血压至少每月测一次，体重每1～3个月测一次。③糖化血红蛋白每3个月检查一次。④尿微量白蛋白每6个月检查一次。⑤血脂正常者，每年检查一次；高血脂者，每3个月检查一次。⑥眼底检查每6个月检查一次，⑦全面体检每年一次。

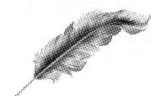

表 7-5-6 糖尿病控综合控制目标（2010年中国2型糖尿病防治指南）

表 7-5-6 2型糖尿病的控制目标

监测指标		目标值
血糖（毛细血管）	空腹（mmol/L）	3.9～7.2
	非空腹（mmol/L）	≤10.0
HbAlc（%）		<7.0
血压（mmHg）		<130/80
三酰甘油（mmol/L）		<1.7
HDL-C（高密度脂蛋白胆固醇）	男性（mmol/L）	>1.0
	女性（mmol/L）	>1.3
LDL-C（低密度脂蛋白胆固醇）	未合并冠心病（mmol/L）	<2.6
	合并冠心病（mmol/L）	<2.07
体重指数（kg/m²）		<24
或尿蛋白排泄率（mg/24h）		<30 或 <20μg/min
主动有氧活动（分钟/周）		≥150

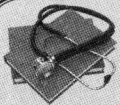

小 结

糖尿病是胰岛素绝对或相对不足所引起的以血糖增高为主的临床综合征，主要临床表现为"三多一少"和并发症，而急慢性并发症对病人的健康危害极大。糖尿病的治疗是综合药物、饮食、运动、健康教育和病情检测5项措施共同作用的结果。而健康教育贯穿每一个治疗方法的始终，糖尿病的治疗和保健关键是让病人掌握自我护理，明确每个治疗方法的重要性，从而达到降低血糖、预防并发症以提高生活质量的目的。

（刘继荣）

第六节 痛风患者的护理

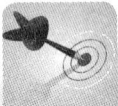

学习目标

通过本节内容的学习，学生应能

识记：
描述痛风的定义、病因、治疗要点、辅助检查。

理解：
归纳痛风的发病机制和临床表现、护理措施。

运用：
为患者做出正确的护理诊断，并实施有效的护理及健康指导。

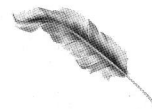

痛风（gout）是一组嘌呤代谢长期紊乱和（或）尿酸排泄障碍所致血尿酸增高的异质性疾病。其临床特点为：高尿酸血症、痛风性急性关节炎反复发作、痛风石沉积、特征性慢性关节炎和关节畸形，累及肾引起慢性间质性肾炎和肾形成尿酸结石。

【病因及发病机制】 痛风的生化指标是高尿酸血症，但只有当高尿酸血症的患者出现尿酸盐结晶沉积、关节炎和（或）肾病、肾结石时，才称之为痛风。原发性痛风多有阳性家族史，属多基因遗传缺陷，且常伴有肥胖、原发性高血压、动脉粥样硬化、冠心病、糖尿病，并与胰岛素抵抗关系密切。与发病有关的因素主要有以下两个方面：

1. 尿酸排泄过少 为引起高尿酸血症的主要因素。包括肾小球尿酸滤过减少、肾小管重吸收增多、肾小管尿酸分泌减少及尿酸盐结晶在泌尿系统的沉积，其中以肾小管尿酸分泌减少最为重要。

2. 尿酸生成增多 在嘌呤代谢过程中，各环节都有酶参与调控。当嘌呤核苷酸代谢酶缺陷或（和）功能异常时，则引起嘌呤合成增加而导致血尿酸水平增高。

【临床表现】 多见于中老年人，男性占95%以上，女性多见于绝经后妇女。

1. 急性关节炎期 为痛风的首发症状，是尿酸盐结晶沉积引起的炎症反应。其特点为：①常因饮酒、过度疲劳、关节受伤、寒冷、摄入大量高嘌呤食物、手术、感染等因素诱发。②常午夜起病，因疼痛而惊醒，突然发生下肢远端单一关节红、肿、热、痛和功能障碍，最易受累的部位是拇趾及第一跖趾关节，其余依次为踝、膝、腕、指、肘等关节。③伴发热、白细胞增多等全身症状，经秋水仙碱治疗后，关节炎症状可迅速缓解，有特殊的治疗效果。④初次发作常呈自限性，经1~2日或数周自行缓解，缓解后关节局部可出现特有的脱屑和瘙痒的表现。⑤高尿酸血症。⑥关节液白细胞内有尿酸盐结晶或痛风石，细针活检有尿酸盐结晶，这些是确认本病的依据。

2. 痛风石及慢性关节炎期 痛风石为痛风的特征性损害，是尿酸盐沉积所致。痛风石可存在于任何关节、肌腱和关节周围软组织，一般以耳轮、跖趾、指间和掌指处多见。痛风石通过破溃皮肤排出白色尿酸盐结晶，瘘管周围组织呈慢性肉芽肿，不易愈合，但很少继发感染。痛风石的形成与高尿酸血症的程度以及持续时间密切相关。

3. 肾病变 包括痛风肾病和尿酸性尿路结石。痛风肾病是痛风特征性病理变化之一，多为尿酸盐结晶沉积引起慢性间质性肾炎所致，可出现蛋白尿、夜尿增多、等渗尿，逐渐发生高血压、氮质血症等肾功能不全表现；尿酸性尿路结石为尿酸盐结晶在肾形成的结石，可出现肾绞痛、血尿等表现。

4. 代谢综合征 常伴发肥胖、冠心病、高脂血症、糖耐量减低及2型糖尿病。

【辅助检查】

1. 血、尿酸测定 血尿酸男性＞420μmol/L（7.0mg/dl），女性＞350μmol/L（5.8mg/dl）则可确定为高尿酸血症。限制嘌呤饮食5天后，每日尿酸排出量＞3.57mmol/L（600mg）可认为尿酸生成增多。

2. 滑囊液检查 急性期穿刺关节腔，抽取滑囊液检查，在旋光显微镜下可见针形尿酸盐结晶。

3. 其他检查 X线检查可出现骨质的穿凿样、凿空样、虫蚀样等缺损，为痛风的X线特征；CT、MRI检查可发现关节内的痛风石。

> **知识链接**
>
> ### 诊断要点
>
> 男性和绝经后的女性血尿酸＞420μmol/L（7.0mg/dl），女性绝经前＞350μmol/L（5.8mg/dl）可诊断为高尿酸血症。中老年男性出现特征性关节炎表现、尿路结石、肾绞痛，伴高尿酸血症可考虑痛风。关节液穿刺或痛风石活检为尿酸结晶可做出诊断。

【治疗要点】 对于原发性痛风目前尚无有效办法根治。其防治目的主要为迅速终止急性关节炎发作、控制高尿酸血症、防止尿酸结石形成和肾功能损害。

1. 终止急性关节炎发作 一般采用：①秋水仙碱：为治疗痛风急性发作的特效药。应尽早使用，对制止炎症、止痛有特效。②非甾体抗炎药（NSAID）：有吲哚美辛、双氯芬酸、布洛芬、罗非昔布等，效果不如秋水仙碱，但较温和，发作超过48h也可使用。禁止同时服用两种以上NSAID，症状消退后减量。③促肾上腺皮质激素（ACTH）或糖皮质激素：上述两类药无效或有禁忌时用，该药起效快、缓解率高，但易出现"反跳"症状，一般尽量不用。

2. 间歇期和慢性期处理 ①促进尿酸排泄药：常用的有苯溴马隆、丙磺舒、磺吡酮。②抑制尿酸合成药：主要有别嘌呤醇。③其他：保护肾功能，关节理疗，手术剔除较大痛风石等。

【常用护理诊断/问题】

1. 疼痛：关节痛 与尿酸盐结晶沉积在关节引起炎症反应有关。
2. 潜在并发症：肾衰竭。

【护理措施】

（一）一般护理

1. 休息与活动 注意休息，避免过度劳累。当痛风性关节炎急性发作时，要绝对卧床休息，抬高患肢。病情控制后，鼓励患者保持适当的活动。痛风石严重时局部皮肤菲薄，应注意保护，保持患处清洁，避免摩擦、损伤，防治溃疡的发生。

2. 饮食护理

（1）控制总热量：因患者大多肥胖，总热量应限制在5020～6276kJ/d（1200～1500kcal/d），其中糖类占总热量的50%～60%，尽量避免进食蔗糖或甜菜糖，以免增加尿酸生成。蛋白质控制在1g/（kg·d）以内。

（2）限制高嘌呤性食物：可防止或减轻痛风急性发作。患者应禁食动物内脏、鱼虾、肉类、蛤、蟹、菠菜、蘑菇、黄豆、扁豆、豌豆等。

（3）增加碱性食物摄入：可增加尿酸在尿中的可溶性，促进尿酸的排出。患者可进食牛奶、鸡蛋、马铃薯、各类蔬菜、柑橘类水果等碱性食物。

（4）鼓励患者多饮水：多饮水可稀释尿液，增加尿酸的排泄。保证患者液体摄入总量达2500～3000ml/d，排尿量达2000ml/d以上，防止结石的形成。在睡前或夜间饮水可防止尿液浓缩。

（5）禁酒：饮酒一方面可使血清尿酸含量明显升高，诱使痛风发作，另一面还可刺激嘌呤合成增加，使血尿酸水平升高，故应戒酒。

（二）病情观察

观察疼痛部位、性质、间隔时间，有无夜间疼痛而惊醒，受累的关节有无炎症表现；发病前有无过度疲劳、寒冷、潮湿、紧张、饮酒、饱餐、脚扭伤等诱发因素；有无痛风石的特征，了解其部位及相应症状，局部皮肤的变化；定期监测血、尿中尿酸的水平。

（三）减轻疼痛的护理

避免受累关节负重，可在病床上安放支架支托盖被，减少患部受压，疼痛缓解72h后方可恢复活动。当侵犯手、腕或肘关节时以夹板固定制动，可减轻疼痛，也可在受累关节给予冰敷或25%硫酸镁湿敷，消除关节的肿胀和疼痛。

（四）用药护理

1. 秋水仙碱 ①应及早用药，以提高药物的疗效。②口服时不良反应以恶心、呕吐、厌食、腹胀和水样腹泻多见，另外可引起白细胞、血小板的减少及脱发。③静脉给药可引起骨髓抑制、肾衰竭、DIC、肝坏死等严重的不良反应，所以临床上极少应用。必须使用时，注意注射速度要慢，时间大于5min，切勿漏出血管外，以免造成组织坏死。

2. 排尿酸药物 不良反应为皮疹、发热、胃肠道刺激等。用药期间，嘱患者多饮水和服碳

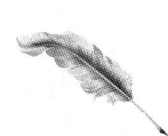

酸氢钠等碱性药物。应从小剂量开始逐步递增。

3．别嘌呤醇　不良反应有皮疹、发热、胃肠道、肝损害、骨髓移植等，多发生于肾功能不全的患者。因此，对肾功能不全患者，剂量应减半。

（五）心理护理

因疾病反复发作可导致关节畸形和肾功能损害，疼痛影响进食和睡眠，患者思想负担较重，常出现焦虑、抑郁等情绪。护理人员应向其宣教痛风的有关知识，讲解饮食与疾病的关系，并给予精神上的安慰和鼓励，使之能配合治疗。

【健康指导】

1．生活方式指导

（1）饮食：告知患者合理饮食，避免进食高嘌呤的食物，戒酒、戒烟；多饮水有助于尿酸从尿液排出。适当运动，肥胖者要减轻体重，要劳逸结合，生活规律，保证睡眠。避免情绪紧张，以消除各种心理压力。

（2）运动：适当运动，肥胖者要减轻体重，要劳逸结合，并掌握保护关节的技巧：①运动后疼痛超过 1 ~ 2h，应暂时停止运动。②尽量使用大块肌肉完成运动，如能用肩部负重者则不用手提，能用手臂者则不要用手指。③交替完成轻、重不同的工作，同一肌群不可长时间持续工作。④经常改变姿势，保持受累关节舒适，若有局部发热和肿胀，尽可能避免活动该关节。

（3）心态和生活方式：生活规律，保证睡眠。避免情绪紧张，以消除各种心理压力。

2．病情监测　教导患者自我检查，如平时定期触摸耳轮及手足关节处是否产生痛风石；嘱患者定期复查血尿酸，肾功能，有病情变化及时就诊。

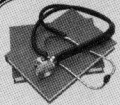

小　结

痛风是嘌呤代谢紊乱所致的慢性代谢疾病，临床特点为高尿酸血症，反复发作的痛风性急性关节炎、间质性肾炎和痛风石形成，严重者关节畸形及功能障碍，常伴尿酸性尿路结石。本病绝大多为男性，治疗和护理是调整饮食和对症处理，减轻疼痛和防止肾功能损害。

（刘继荣）

第七节　肥胖症患者的护理

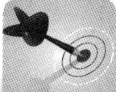

学习目标

通过本节内容的学习，学生应能

识记：

说出肥胖症的定义、病因和判定的标准。

理解：

理解肥胖症的发病机制和临床表现；概述肥胖症治疗要点。

运用：

为肥胖患者做出正确的护理诊断 / 问题，并实施有效的护理措施及健康指导。

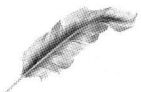

肥胖症（obesity）是指体内脂肪堆积过多和（或）分布异常，体重增加，是遗传、环境等多因素相互作用所引起的慢性代谢性疾病。临床分单纯性肥胖症和继发性肥胖症两大类。临床上无明显内分泌及代谢性病因所致的肥胖症称为单纯性肥胖症。若继发于某些疾病则称为继发性肥胖症。

【病因及发病机制】 肥胖症的病因未完全明了，主要是遗传因素和环境因素共同作用的结果。其中遗传因素、高热量、高脂肪饮食、运动减少是肥胖的主要原因，另外，社会城市化、心身问题和某些药物等均可使体重增加。如机体的能量摄入与消耗之间保持平衡，则体重维持在一定正常范围内。如能量摄入增加而（或）消耗减少，多余的能量便以脂肪的形式逐渐积存于体内，逐渐形成肥胖。

【临床表现】 继发性肥胖症的患者除肥胖外，尚具有原发病的临床表现。肥胖症的临床表现包括肥胖本身的症状和并发症的症状。

1. 肥胖症本身的症状 患者可出现腰痛、关节痛、消化不良和气喘。按脂肪组织分布的不同，通常可分为两种体型：①苹果型：脂肪主要分布在腹腔和腰部，多见于男性，故又称内脏型、男性型。②梨型：脂肪主要分布在腰部以下，以下腹部、臀部、大腿部为主，又称女性型。

2. 并发症 可有睡眠呼吸暂停综合征、静脉血栓等，女性可有子宫内膜癌、绝经后乳腺癌，男性可有结肠癌、直肠癌、前列腺癌。皮肤皱褶处易发生皮炎、溃疡，易合并化脓性或真菌感染。

【辅助检查】

1. 体重指数（BMI） BMI=体重（kg）/身高（m^2），主要反映全身性超重和肥胖，是临床常用指标。目前国内外尚未统一，2003年《中国成人超重和肥胖症预防控制指南（试用）》以BMI$\geq$24kg/m^2为超重，BMI$\geq$28kg/m^2为肥胖。

2. 腰围 我国男性腰围$\geq$85cm，女性腰围$\geq$80cm为腹型肥胖。

3. CT和MRI测量 主要用于测量内脏脂肪面积。

【治疗要点】 控制体重以行为、饮食为主，药物治疗为辅的综合治疗。

1. 行为治疗 行为治疗的内容包括食物行为（选购、贮存、烹饪）、摄食行为（时间、地点、陪伴、环境、用具、菜单）和自尊。此治疗方法要取得患者信任。

2. 药物治疗 减肥药是饮食、运动治疗的辅助治疗。常用减肥药包括非中枢性减肥药，如奥利司他；中枢性减肥药，如西布曲明。

3. 手术治疗 仅用于重度肥胖患者，方法有吸脂、切脂和空肠回肠分流术等。

4. 继发性肥胖症应针对病因进行治疗。

【常用护理诊断/问题】

1. 营养失调：高于机体需要量 与能量摄入过多和消耗失衡有关。

2. 自我形象紊乱 与肥胖对身体外形影响有关。

【护理措施】

（一）一般护理

1. 饮食护理

（1）制订饮食计划：①制订合理的计划，并监督实施情况；②给予低能量、低脂肪、适量优质蛋白、含复杂糖的饮食，补充足够的新鲜蔬菜和水果；③控制每日摄入量，使体重每周下降0.5～1.0kg。

（2）培养进食习惯：①建立良好进食行为；②不进食油煎食品、快餐、零食，少食甜食等；③克服疲乏、厌烦、抑郁期间的进食冲动；④避免非饥饿性因素的进食。

2. 合理运动 ①制订运动计划，运动要循序渐进，避免过度、过猛，指导患者固定每天运动的时间，每天间歇活动的时间应累计30min以上；②选择有氧运动，如散步、慢跑、游泳、跳

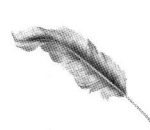

舞、太极拳等；③运动方式根据年龄、性别、体力、病情及有无并发症等情况确定；④一旦运动过量，应立即停止。

（二）病情观察

观察患者的饮食习惯、进餐次数及量、排便习惯，找出引起肥胖的原因；观察肥胖后伴随症状及并发症，观察有无热量摄入过低的情况。

（三）用药护理

按医嘱服药，并观察药物不良反应。奥利司他，餐中进服，主要不良反应为胃肠胀气、排便次数增多和脂肪便。西布曲明的不良反应主要有头痛、口干、食欲缺乏、心率快、便秘和失眠，部分患者服药后可有轻度血压增高，故冠心病、充血性心力衰竭、心律失常和脑卒中患者禁用。

（四）心理护理

患者因肥胖可出现自卑感、焦虑、抑郁等心理问题。鼓励患者表达自己的感受，增加战胜疾病的信心。也可与患者进行个别交谈，并给予恰当的分析、指导，使患者积极配合检查和治疗。

【健康指导】 加强健康教育，坚持适当运动；讲解体重超重对健康的危害性；减肥不求速效，因人而异、量力而行；合理安排饮食，防止中国饮食西方化；指导患者正确使用减肥药并学会观察药物的疗效和不良反应。在制订城市建设、交通及住宅规划时应充分考虑自发性体育活动的需求。

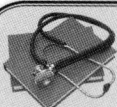

小　结

肥胖症是指体内脂肪堆积过多和（或）分布异常，体重增加，是一种多因素的慢性代谢性疾病。临床分单纯性肥胖症和继发性肥胖症两大类。肥胖症的临床表现包括肥胖本身的症状和并发症的症状。治疗要点：控制体重以行为、饮食为主，药物治疗为辅的综合治疗。护理要点是饮食护理和合理运动。

（刘继荣）

第八节　内分泌和代谢性疾病常用诊疗技术及护理

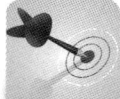

学习目标

通过本节内容的学习，学生应能

识记：

复述基础代谢的概念、基础代谢率测定和血糖检测的目的、操作后护理。

理解：

分析基础代谢率测定和血糖检测的流程。

运用：

演示基础代谢率测定和血糖检测操作过程。

一、基础代谢率测定

基础代谢率（BMR）测定是指在人体清醒、静卧、未做肌肉活动，无精神紧张，食后 12～14h、室温在 20～24℃ 的条件下进行，测得的单位时间内人体产生的热量，可以反映人体全身代谢的基本状况，是用来判断甲状腺功能状态的一项指标，对诊断甲状腺功能亢进症也有帮助，是临床较常用的检测项目，正常值为 -10%～+15%，其增高或降低对多种疾病的诊断、病情估计及疗效评价有一定的参考意义。

【适应证】
1．调整甲亢治疗中药物的剂量，并判断疗效。
2．判断甲状腺功能状态。
3．辅助其他内分泌疾病如嗜铬细胞瘤、腺垂体功能减退症的诊断。

【操作过程】

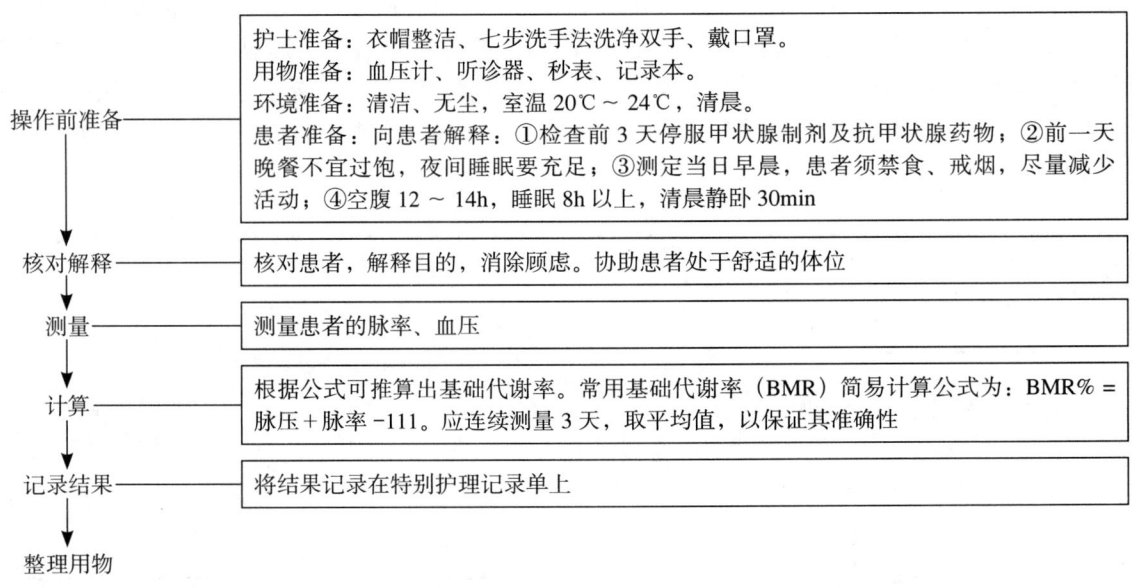

【操作后护理】
1．测量前交代须注意的问题，以免影响测量结果。
2．整理用物，将结果报告医生。

二、血糖检测技术

血糖检测仪是医护人员或糖尿病患者及家属检测血糖所用的仪器。现医院内多采用便携式小型血糖检测仪，操作简便，检测开始后 30s 即可得到精确的血糖值。

【适应证】 用于糖尿病筛查和血糖监测。

【操作过程】

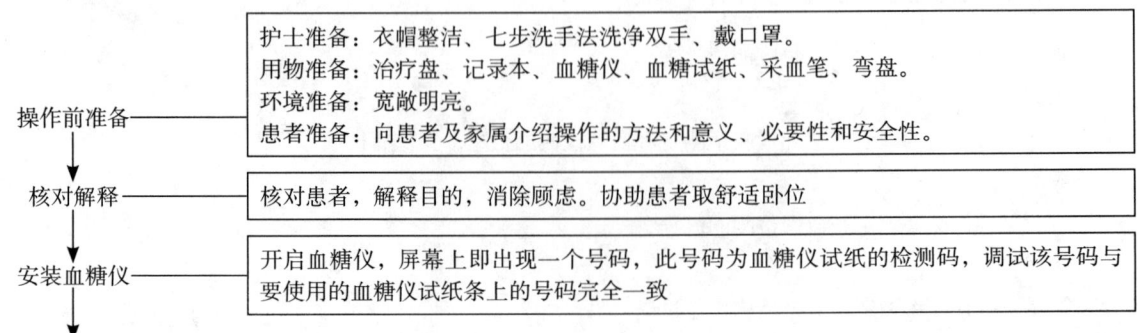

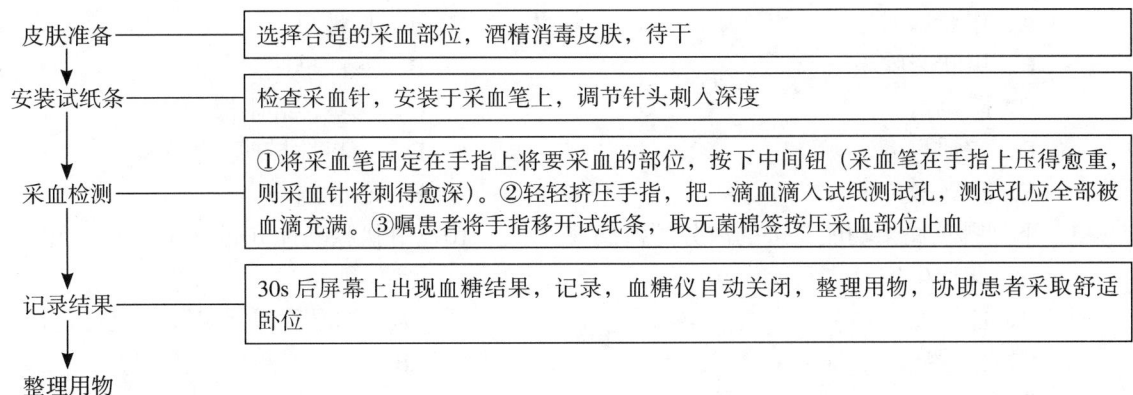

【操作后护理】

1．采血最常选的部位为手指，如患者手指不能采血，可选择耳垂、脚趾或静脉取血，但不可从静脉输液处取血。

2．测量后如未显示结果，更换采血针、试纸条，选取另外部位采血。

3．更换试纸条时要确定血糖仪上的号码与试纸条上的号码一致。

4．采血过程中，保持操作环境的清洁，避免血源受到污染。

5．血糖仪的保养　①不能自行拆卸血糖仪；②不能将血糖仪放在湿度过大、温度过高或过低的房间内；③要保持血糖仪试纸条插口处清洁，不要使灰尘等进入血糖仪内部；④仪器外部如需清洁，可用拧干水分的湿布擦拭插口以外的部分及屏幕。

（刘继荣　张根萍）

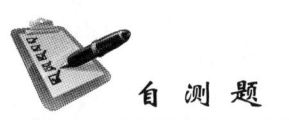

自 测 题

一、名词解释

1．高代谢综合征　　2．胰岛素抵抗　　3．糖尿病足　　4．痛风　　5．库欣综合征

二、填空题

1．腺垂体功能减退症的主要表现为_____、_____、_____等靶腺功能减退。

2．根据病因，糖尿病可以分为_____、_____、_____、_____四型。

3．肥胖症通常可分为两种体型：_____、_____型。

4．典型的Graves病临床表现为_____、_____、_____和_____。

5．急性痛风性关节炎，最常受累的部位是_____及_____。

6．国际糖尿病联盟提出糖尿病现代治疗的5大措施是：_____、_____、_____、_____和_____。

7．胰岛素常见的不良反应有_____和_____。

三、选择题

【A₁型题】

1．下列哪项是人体最重要的神经内分泌器官

A．甲状腺

B．下丘脑

C．腺垂体

D．性腺

E．甲状旁腺

2．具有促进物质代谢及生长发育功能的激素是

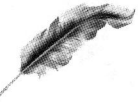

A. 甲状腺激素
B. 甲状旁腺激素
C. 降钙素
D. 皮质醇
E. 胰岛素

3. 下列哪项属于功能亢进的内分泌疾病
    A. 艾迪生病
    B. 侏儒症
    C. 糖尿病
    D. 呆小症
    E. 巨人症

4. 关于甲状腺功能亢进病因的描述，错误的是
    A. 与遗传因素有关
    B. 多见于20～40岁的女性
    C. 与免疫因素无关
    D. 感染、创伤、精神刺激等是其诱因
    E. 有家族发病倾向

5. 甲亢患者的临床表现不包括
    A. 怕热、多汗
    B. 易激动
    C. 脉压减少
    D. 双手震颤
    E. 周期性瘫痪

6. 库欣综合征中最常见的类型为
    A. 库欣病
    B. 异位ACTH综合征
    C. 肾上腺皮质腺瘤
    D. 肾上腺皮质癌
    E. 双侧肾上腺大结节性增生

7. 皮质醇增多症患者应给予的饮食为
    A. 低盐、低脂
    B. 高钠、低钾、高蛋白、低热量
    C. 低钾、低脂、低蛋白、低热量
    D. 低钠、高钾、低热量、高蛋白
    E. 低钠、高钾、低蛋白、低热量

8. 引起地方性甲状腺肿的最常见原因是
    A. TH需要量增加
    B. 致甲状腺肿物质
    C. TH合成障碍
    D. 碘过多
    E. 碘缺乏

9. Graves病易发生心律失常，最常见的是
    A. 房性早搏
    B. 室性早搏
    C. 房室传导阻滞
    D. 交界性早搏
    E. 心房颤动

10. 甲状腺功能亢进症最有诊断意义的重要体征是
    A. 弥漫性甲状腺肿伴血管杂音
    B. 双手震颤
    C. 突眼征
    D. 颈前黏液性水肿
    E. 心率加快，第一心音亢进

11. 哪项饮食适宜于甲状腺功能亢进症患者
    A. 低热量、低蛋白、低盐
    B. 高热量、低蛋白、低盐
    C. 高蛋白、高热量、高盐
    D. 高热量、低蛋白、低维生素
    E. 高热量、高蛋白、高维生素

12. 放射性^{131}I治疗甲亢时，正确的服药时间是
    A. 空腹时
    B. 和第一口饭同时服
    C. 餐后1h
    D. 餐后2h
    E. 睡前

13. 2型糖尿病发病机制的两个基本环节是
    A. 胰岛素抵抗和胰岛素分泌缺陷
    B. 高胰岛素血症和胰岛素抵抗
    C. 胰岛素抵抗和糖耐量减低
    D. 高胰岛素血症和糖耐量减低
    E. 高胰岛素血症和糖耐量增高

14. 甲状腺危象抢救时首选的药物是
    A. 普萘洛尔
    B. 复方碘剂
    C. 丙硫氧嘧啶
    D. 甲巯咪唑
    E. 卡比马唑

15. 日常生活中使用加碘食盐主要是为了预防
    A. 甲亢
    B. 单纯性甲状腺肿
    C. 甲状腺功能减退
    D. 甲状腺炎

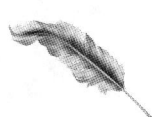

E. 甲状腺瘤
16. 甲状腺危象的常见诱因是
    A. 肥胖
    B. 感染
    C. 出血
    D. 心脏病变
    E. 突眼
17. 抗甲状腺药物不良反应中最严重的是
    A. 药物热
    B. 粒细胞减少
    C. 皮疹
    D. 肝功能损害
    E. 胃肠道反应
18. 1型糖尿病患者的主要死亡原因是
    A. 糖尿病肾病肾衰竭
    B. 感染
    C. 心血管事件
    D. 脑血管意外
    E. 糖尿病周围神经病变
19. 糖尿病酮症酸中毒的患者呼气中出现
    A. 恶臭味
    B. 芳香味
    C. 烂苹果味
    D. 氨味
    E. 大蒜味
20. 肥胖患者应避免食用
    A. 芹菜
    B. 冬瓜
    C. 黄瓜
    D. 南瓜
    E. 快餐
21. GHbA1的临床意义为反映糖尿病患者
    A. 近半月内血糖总的水平
    B. 近2～3周内血糖总的水平
    C. 近2～3个月内血糖总的水平
    D. 近16周内血糖总的水平
    E. 近5个月内血糖总的水平
22. 下列哪项指标可用于鉴别Cushing综合征与肥胖症
    A. 血浆ACTH水平
    B. 血浆皮质醇浓度
    C. 尿游离皮质醇
    D. 血糖
    E. 尿17-羟皮质类固醇
23. 痛风症是因为血中某种物质在关节、软组织处沉积，其成分为
    A. 尿酸
    B. 胆固醇
    C. 尿素
    D. 黄嘌呤
    E. 次黄嘌呤
24. 甲亢患者服^{131}I治疗期间，错误的护理指导是
    A. 禁服含碘食物
    B. 服药后第一周内常用手按压甲状腺
    C. 避免精神刺激
    D. 预防感染
    E. 患者排泄物待放射作用消失后，再作清洁处理
25. 关于Cushing综合征饮食护理，错误的是
    A. 高蛋白饮食
    B. 低糖饮食
    C. 低钾饮食
    D. 高钙饮食
    E. 低热量饮食

【A$_2$型题】

26. 张女士，32岁，因患甲状腺功能亢进症服用丙硫氧嘧啶治疗，出现以下哪种情况时需要立即停药
    A. 恶心、呕吐
    B. 腹泻
    C. 中性粒细胞＜1.5×10^9/L
    D. 头晕
    E. 毛囊炎
27. 李先生，45岁，多饮，多食，多尿，体重减轻10年，诊断为糖尿病，之后一直用胰岛素治疗，近2个月来出现眼睑及双下肢轻度水肿，血压160/100mmHg，尿蛋白（+++），该患者可能的诊断是
    A. 营养不良
    B. 糖尿病肾病
    C. 肝硬化
    D. 右心力衰竭

E．低蛋白血症

28．女，52岁。糖尿病患者，用胰岛素治疗，晚12时突起头晕、心慌、多汗、乏力，随后神志不清。查体：脉搏120次/分。尿糖（－），尿酮体（－），尿素氮10.0mmol/L。该患者最可能为
 A．低血糖昏迷
 B．高渗性昏迷
 C．酮症酸中毒昏迷
 D．尿毒症昏迷
 E．脑血管意外

29．患者，女性，18岁，因甲状腺肿大就诊，查甲状腺Ⅱ度肿大，无结节，TSH在正常范围，甲状腺功能正常，可诊断为
 A．甲亢
 B．单纯性甲状腺肿
 C．慢性甲状腺炎
 D．甲状腺功能减退
 E．亚急性甲状腺炎

30．患者，女性，19岁，因双侧甲状腺肿大住院，查血清T_4正常，甲状腺扫描可见弥漫性甲状腺肿，均匀分布。医生诊断单纯性甲状腺肿，单纯性甲状腺肿局部表现是
 A．出现压迫症状
 B．发生恶变
 C．出现大小不等的结节
 D．弥漫性肿大
 E．闻及血管杂音

31．患者，女性，30岁，患甲状腺功能亢进2年，现正在服用甲硫氧嘧啶，该药的作用机制是
 A．破坏甲状腺组织
 B．抑制T_4转变为T_3
 C．阻断甲状腺素的合成
 D．阻断甲状腺素的释放
 E．抑制TSH释放

32．患者，女性，22岁。近2个月来怕热、多汗、易激动、心悸，有甲亢家族史。为确诊是否患甲亢，最好做下列哪项检查
 A．血清总T_3、T_4
 B．血清游离T_3、T_4
 C．甲状腺摄^{131}I
 D．基础代谢率
 E．TRH兴奋试验

33．患者，女性，39岁，既往体健，近1个月来发现记忆力减退、反应迟钝、乏力、畏寒，住院检查：体温35℃，心率60次/min，黏液水肿，血TSH升高，血FT_4降低，可能的诊断是
 A．单纯性甲状腺肿
 B．甲状腺炎
 C．甲状腺功能亢进
 D．甲状腺功能减退
 E．甲状腺瘤

34．某糖尿病患者，口服格列本脲（优降糖）治疗，护士须指导患者此药服用的时间在
 A．餐后0.5h
 B．餐前0.5h
 C．餐后20min
 D．餐前20min
 E．餐前1h

35．某护士为糖尿病患者注射胰岛素时，关于胰岛素的使用下列哪项不妥
 A．已经开封正在使用的胰岛素，宜放在室温（不超过28℃）下保存
 B．注射部位应经常更换
 C．两种胰岛素混合使用时应先抽吸长效胰岛素，后抽吸速效胰岛素
 D．经常监测血糖变化，如血糖持续升高或波动大，应及时通知医生
 E．剂量必须准确

36．某女性糖尿病患者，胰岛素治疗期间突然心悸、饥饿、出汗，随即意识不清。首要的措施为
 A．加大胰岛素剂量
 B．加用格列本脲
 C．静脉注射50%葡萄糖
 D．静脉滴注碳酸氢钠
 E．应用呼吸兴奋剂

37．患者女性，29岁，初发糖尿病，准备注射胰岛素治疗，胰岛素每瓶为10ml含胰岛素400单位，现患者需注射胰

岛素 20 单位，应抽吸
- A．0.4ml
- B．0.5ml
- C．1ml
- D．2ml
- E．5ml

38．患者女性，60 岁，因视力障碍收入院，查空腹血糖 10mmol/L，餐后血糖 18mmol/L，该患者可能是
- A．老花眼
- B．糖尿病视网膜病变
- C．动脉硬化
- D．黄斑变性
- E．角膜溃疡

39．患者女性，26 岁。妊娠 7 个月，体格检查发现，尿糖（+++），血糖：空腹 7.8mmol/L，餐后 2h 16.7mmol/L。治疗主要选择
- A．饮食治疗
- B．体育锻炼
- C．口服降糖药
- D．胰岛素
- E．无需治疗

40．患者男性，50 岁，下班后与朋友聚餐，很晚回家休息。午夜突发左脚第 1 跖趾关节剧痛。约 3h 后局部出现红、肿、热、痛和活动困难，遂来急诊就诊。检查血尿酸为 500μmol/L；X 线提示：可见非特征性软组织肿胀。患者可能诊断是
- A．痛风
- B．假性痛风
- C．风湿性关节炎
- D．类风湿性关节炎
- E．化脓性关节炎

41．患者男性，38 岁，因与朋友聚餐饮啤酒约 800ml，第二天清晨出现左脚第 1 跖趾关节红、肿、热、痛和活动困难，遂来医院就诊。检查血尿酸为 780μmol/L；X 线提示：可见非特征性软组织肿胀。诊断为痛风。护士对该患者进行健康指导时错误的是
- A．卧床休息，抬高患肢
- B．发病 24h 内可用冰敷
- C．疼痛时可服用秋水仙碱
- D．每天饮水应＞2000ml
- E．可食大豆、香菇

42．患者男性，45 岁，检查血尿酸为 650μmol/L。护士指导该患者饮食不合理的是
- A．避免进食高蛋白饮食
- B．避免进食高嘌呤的食物
- C．禁饮酒
- D．忌饮牛奶
- E．忌饮浓茶

43．小明，15 岁，患 1 型糖尿病，消瘦，"三多一少"症状明显。其饮食总热量应
- A．按实际体重计算再酌增
- B．按实际体重计算再酌减
- C．按标准体重计算再酌增
- D．按标准体重计算再酌减
- E．按标准体重计算不增不减

44．某患者，男，48 岁，身高 1.72m，体重为 80kg，护士对该患者进行身体评估时，其体型为
- A．正常
- B．肥胖前期
- C．Ⅰ度肥胖
- D．Ⅱ度肥胖
- E．Ⅲ度肥胖

45．患者，女性，39 岁，因向心性肥厚伴高血压。皮肤紫纹就诊。入院后最主要的检查是
- A．24h 尿 17 羟皮质类固醇
- B．24h 尿 17 酮皮质类固醇
- C．血浆皮质醇
- D．血浆 ACTH
- E．小剂量地塞米松抑制试验

【A₃/A₄型题】
（46～47 题共用题干）

女性，28 岁，糖尿病史已 10 余年，身高 160cm，体重 45kg，护理体检：下肢水肿，查血糖 12mmol/L，尿糖（+++），尿蛋白（++），血尿素氮和肌酐正常。

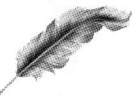

46. 该患者每日糖摄入量应为
   A. 200g
   B. 250g
   C. 300g
   D. 350g
   E. 400g
47. 患者可能并发了
   A. 周围神经病变
   B. 肾血管病变
   C. 自主神经病变
   D. 动脉粥样硬化
   E. 酮症酸中毒

(48～51题共用题干)

患者，男性，42岁，因工作压力过大，下班后邀朋友聚餐、饮酒。午夜突发左脚第1跖趾关节剧痛，局部出现红、肿、热、痛和行走困难，遂在家人的帮助下来就诊。急查血尿酸为980μmol/L。

48. 该患者可能诊断是
   A. 急性关节炎
   B. 痛风
   C. 风湿性关节炎
   D. 类风湿性关节炎
   E. 化脓性关节炎
49. 该患者发病的最主要诱因是
   A. 过度劳累
   B. 感染
   C. 关节受损
   D. 酗酒
   E. 寒冷
50. 控制该患者的症状首选下列哪种药物治疗
   A. 泼尼松
   B. 秋水仙碱
   C. 别嘌呤醇
   D. 布洛芬
   E. 双氯芬酸钠
51. 针对该患者的健康教育，不正确的是
   A. 知识宣教
   B. 生活要有规律
   C. 避免食入高蛋白、高嘌呤食物
   D. 每天多喝茶，以加速尿液排出
   E. 日常活动中要注意保护关节

(52～54题共用题干)

张女士，40岁。自述怕热，多汗，心慌，乏力，焦躁易怒，每日排便5～6次，诊断为甲亢。治疗好转后自行停药，半年后再次出现上述症状，且体重下降6kg。体检发现患者情绪易激动，目光炯炯有神，轻度突眼，甲状腺Ⅱ度肿大，质软，无压痛，局部可闻及血管杂音，心率124次/min。

52. 该患者最可能出现的是
   A. 甲状腺功能减退症
   B. 伴发心脏病
   C. 伴发糖尿病
   D. 甲状腺功能亢进症复发
   E. 发生心力衰竭
53. 对该患者不正确的护理是
   A. 嘱患者多吃含碘丰富的食物，如海带、紫菜等
   B. 应注意休息，加强营养
   C. 嘱用药维持时间1.5～2年
   D. 嘱患者不要自行中断治疗或随意减量
   E. 应用普萘洛尔
54. 该患者应采用的治疗是
   A. 补碘
   B. 大量应用甲状腺片
   C. 继续服用抗甲状腺药物
   D. 补碘加少量甲状腺片
   E. 手术治疗

(55～56题共用题干)

李女士，20岁。1型糖尿病患者，一直应用胰岛素治疗。3天前受凉后出现发热、咳嗽、咳痰，2h前出现嗜睡、烦躁不安急诊入院。查体：体温38.6℃，脉搏130次/min，呼吸28次/min，皮肤干燥，呼吸深大，呼出气有烂苹果味，心、肺无异常，肝、脾未触及。血糖33.3 mmol/L，尿素氮20mmol/L，血钠140mmol/L，血钾4.1mmol/L，CO_2CP 15mmol/L，尿酮体（+++）。

55. 该患者最可能出现的是
   A. 脑出血昏迷

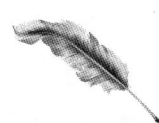

B. 糖尿病酮症酸中毒
C. 尿毒症昏迷
D. 乳酸酸中毒
E. 低血糖昏迷

56. 对该患者的处理不正确的是
   A. 立即应用胰岛素
   B. 立即补液
   C. 尿酮体消失即停用胰岛素
   D. 纠正水、电解质紊乱及酸碱平衡失调
   E. 寻找并处理诱因

(57～60题共用题干)

患者，男性，48岁。发现口渴、多饮、消瘦3个月，突发昏迷2日。血糖30mmol/L，血钠132 mmol/L，血钾4.0 mmol/L，尿素氮9.9 mmol/L，CO_2结合力18.3 mmol/L，尿糖、尿酮体强阳性。

57. 该患者最可能的诊断是
   A. 高渗性昏迷
   B. 糖尿病酮症酸中毒
   C. 糖尿病代谢性酸中毒
   D. 糖尿病合并脑血管意外
   E. 应激性高血糖

58. 该患者首选的治疗是
   A. 快速静滴生理盐水＋小剂量胰岛素
   B. 快速静滴高渗盐水＋小剂量胰岛素
   C. 快速静滴低渗盐水＋小剂量胰岛素
   D. 快速静滴生理盐水＋大剂量胰岛素
   E. 快速静滴碳酸氢钠＋大剂量胰岛素

59. 治疗8个小时后，患者神志渐醒，血糖降至12.5 mmol/L，血钾3.3 mmol/L。此时，可采用的治疗是
   A. 输5%葡萄糖＋胰岛素
   B. 输5%葡萄糖＋胰岛素＋适量钾
   C. 输10%葡萄糖＋胰岛素
   D. 输碳酸氢钠＋胰岛素
   E. 输低渗盐水＋胰岛素＋适量钾

60. 护士应首选采取的护理措施是
   A. 每2小时监测血糖、神志和生命体征
   B. 皮肤护理
   C. 监测尿量
   D. 预防感染
   E. 口腔护理

(61～65题共用题干)

患者，女性，25岁。患甲亢2年，2天前因感冒受凉，体温39.2℃，突眼、恶心、呕吐、腹泻、心悸、脉搏120次/min，血压130/70mmHg，四肢无力，继而出现昏迷

61. 该患者可能出现了
   A. 急性肺炎
   B. 甲状腺危象
   C. 急性心力衰竭
   D. 休克
   E. 急性肺水肿

62. 该患者的基础代谢率为
   A. 29%
   B. 39%
   C. 49%
   D. 59%
   E. 69%

63. 甲亢患者应限制
   A. 高热量饮食
   B. 高蛋白饮食
   C. 高脂肪饮食
   D. 高维生素饮食
   E. 高纤维素饮食

64. 该患者突眼的护理措施中，错误的是
   A. 经常点眼药水
   B. 外出时佩戴有色眼镜
   C. 睡前涂眼药膏
   D. 低盐饮食
   E. 去枕平卧

65. 针对该患者的护理措施，错误的是
   A. 将患者安置在安静低温的环境中
   B. 物理降温，必要时可使用阿司匹林
   C. 监测生命体征
   D. 持续低流量给氧
   E. 避免精神刺激

四、简答题

1. 简述甲状腺危象患者的抢救配合要点。
2. 简述糖尿病酮症酸中毒的治疗要点。
3. 试述痛风的处理原则。

（刘继荣　张根萍）

第八章 风湿性疾病患者的护理

第一节 风湿性疾病常见症状、体征及护理

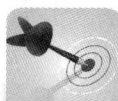

学习目标

通过本节内容的学习，学生应能
识记：
复述关节疼痛与肿胀、关节僵硬与活动受限及皮肤受损的概念、特点、护理评估内容。
理解：
解释关节疼痛与肿胀、关节僵硬与活动受限及皮肤受损的常用护理诊断/问题及护理措施。
运用：
运用护理程序为关节疼痛与肿胀、关节僵硬与活动受限及皮肤受损进行护理。

风湿性疾病（rheumatic diseases）简称风湿病，泛指影响骨、关节及其周围软组织，如肌肉、肌腱、滑囊、筋膜、神经等的一组疾病。主要临床表现是关节疼痛与肿胀、关节僵硬活动受限，病程进展缓慢，发作与缓解交替出现，部分患者可发生脏器功能损害，甚至功能衰竭。风湿性疾病发病率呈上升趋势，发病率高。有一定的致残率，危害人类健康的同时给社会和家庭带来了沉重的经济负担。常见症状有如下几个。

一、关节疼痛与肿胀

关节疼痛常是受累关节的首发症状，也是风湿性疾病患者就诊的主要原因。几乎所有的风湿性疾病患者均可引起关节疼痛。关节疼痛的特点可有肿胀和压痛，多因关节腔积液或滑膜肥厚导致，是滑膜炎或周围组织炎的体征。

【护理评估】

（一）健康史

询问关节疼痛与肿胀时应注意：①疼痛的起始时间、起病特点，发病年龄，是缓慢发生还是急骤发作，是游走性疼痛还是部位固定；②疼痛呈发作性还是持续性，是否可逆；③疼痛的严重程度、与活动的关系；④具体受累的关节，是多关节还是单关节；⑤疼痛是否影响关节的附属结构（肌腱、韧带、滑囊等）；⑥有无关节畸形和功能障碍；⑦有无晨僵，晨僵持续时间，缓解方法等；⑧有无既往特殊用药史，如异烟碱、普鲁卡因胺、甲基多巴、氯丙嗪等。

（二）身体状况

1. 疼痛的特点 不同疾病关节疼痛的部位和性质有所区别，如类风湿性关节炎多影响腕、掌指、近端指间关节等小关节，呈多个对称分布，持续性疼痛；系统性红斑狼疮多侵犯四肢关

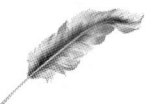

节,以指、腕、肘、膝关节为常见,呈对称性,疼痛、肿胀日晒后加重,可有晨僵;强直性脊柱炎以骶髂关节、髋、膝、踝关节受累最为常见,多为不对称性,呈持续性疼痛;痛风多累及单侧第一跖趾关节,疼痛固定剧烈。疼痛的关节均可有肿胀和压痛,多由关节腔积液或滑膜肥厚所致,是滑膜炎或周围组织炎的体征。

2. 伴随症状 是否伴随其他症状,如长期低热、乏力、食欲缺乏、皮肤日光过敏、皮疹、蛋白尿、少尿、血尿、心血管或呼吸系统症状、口眼干燥等。

3. 身体评估 评估四肢、关节和脊椎有无压痛、触痛、肿胀、局部发热、活动及功能受限、关节畸形状等。受累的关节是大关节还是小关节,是多关节还是单关节,有无影响到关节的附属结构;有无晨僵及晨僵持续时间,如何缓解等。

(三)心理-社会状况

评估患者的精神状态,有无焦虑、抑郁、失望及其程度,既往采取减轻疼痛的方法及其效果。评估疼痛对患者的影响,患者对控制疼痛的期望和信心。

(四)辅助检查

了解自身抗体测定结果、滑液检查及关节X线检查结果,关节镜检查、肌肉活检等。

【常用护理诊断/问题】

1. 疼痛:慢性关节疼痛 与关节炎性反应有关。
2. 躯体活动障碍 与关节持续疼痛、僵硬有关。
3. 焦虑 与疼痛反复发作、病情迁延不愈有关。

【护理目标】 患者学会应用减轻疼痛的技术和方法,使关节疼痛减轻或消失,最大程度保持躯体活动水平,减轻焦虑程度,增加生理和心理上的舒适感。

【护理措施】

(一)一般护理

1. 休息与体位 急性期关节肿胀伴体温升高时,应卧床休息。帮助患者采取舒适体位,尽可能保持关节的功能位置,必要时给予石膏托、小夹板固定。避免疼痛部位受压,可用支架支起床上盖被。

2. 日常护理 依据患者自理情况,做好患者日常生活护理,协助患者完成进食、如厕、洗漱、翻身等日常活动。

(二)慢性疼痛护理

减轻关节疼痛:①为患者创造适宜的环境,避免过于杂乱、吵闹,或过于寂静,以免患者因感觉超负荷或感觉剥夺而加重疼痛感;②合理应用非药物性止痛措施:如松弛术、皮肤刺激疗法(冷敷、热敷、加压、震动等)、分散注意力;③根据病情使用蜡疗、磁疗、超短波、红外线等物理治疗方法缓解疼痛,也可按摩肌肉、活动关节,防止肌肉挛缩和关节活动障碍;④疼痛加重时遵医嘱用药:常用的非甾体类抗炎药有布洛芬、萘普生、阿司匹林、吲哚美辛等,告诉患者按医嘱服药的重要性和有关药物的不良反应。

(三)病情观察

观察关节疼痛与肿涨的程度,活动受限的情况,治疗护理的效果及有无药物的副作用。

(四)心理护理

对患者关心、体贴,建立良好的护患关系,鼓励患者说出自己的感受并予以理解,减少患者的焦虑情绪,鼓励患者树立战胜疾病的信心。劝导家属多给予关心,帮助建立支持系统。

(五)健康指导

告知患者疼痛是人体的一种应激状态,止痛应采取积极的态度,如果非药物止痛方法能缓解疼痛,就可以不使用止痛剂,止痛药物具有耐受性、依赖性及成瘾性,指导患者采取心理、行为疗法来缓解疼痛。

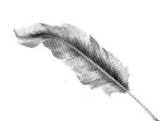

【护理评价】 患者能否正确运用减轻疼痛的技术和方法，能否主动配合休息、药物等治疗。疼痛是否有所减轻或消失。并能够运用适当的应对技术减轻焦虑程度，使舒适感增加。

二、关节僵硬与活动受限

关节僵硬是指经过一段时间的静止或休息后，患者试图再活动某一关节时，感到局部不适、难以达到平时关节活动范围的现象。由于常在晨起时表现最明显，故又称为晨僵。晨僵是判断滑膜关节炎症活动性的客观指标，其持续时间与炎症的严重程度相一致。早期关节活动受限主要由肿胀、疼痛引起，晚期则主要由于关节骨质破坏、纤维骨质粘连和关节半脱位引起，此时关节活动严重障碍，最终导致功能丧失。

【护理评估】

（一）健康史

询问患者发生的时间、特点及发病年龄；有无诱发因素，如寒冷、潮湿、饮食、生活及生活方式等；发病后是否与日常生活有关，是否能从事社会工作，有无自理能力受限等。

（二）身体状况

1．关节僵硬与活动受限特点　僵硬关节的分布，活动受限的程度，有无关节畸形和功能障碍。典型类风湿关节炎者，晨僵持续数小时；系统性红斑狼疮者等其他病因所致的关节僵硬，持续时间较短。

2．伴随症状　有无血栓性静脉炎、腓肠肌痛、肢体发红、局部肿胀、温度升高等；有无耳廓、肩胛、肘、骶骨等骨突处发红、有无局部缺血。

3．身体评估　评估关节僵硬和受限的发生时间、持续时间、部位、缓解方式；关节僵硬与活动的关系，活动受限是急性突出还是慢性渐进。早期关节活动受限，晚期活动严重障碍、关节功能丧失，最终导致关节畸形。评估关节僵硬的范围，有无肌萎缩。评估是否有不安全的因素存在。

（三）心理 - 社会状况

同时应注意评估患者有无因不能活动或活动受限而产生不良的心理反应，如焦虑、沮丧、悲哀等不良的心理状态。

（四）辅助检查

了解自身抗体测定、关节影像学和关节镜等检查结果。

【常用护理诊断／问题】

躯体活动障碍　与关节疼痛、僵硬以及关节、肌肉功能障碍有关。

【护理目标】　患者关节僵硬和活动受限程度减轻；能进行基本的日常生活活动和工作。

【护理措施】

（一）一般护理

1．日常生活护理　根据病人活动受限的程度，协助患者洗漱、进食、排便及个人卫生等，将经常使用的物品放在患者健侧手伸手可及之处，鼓励患者使用健侧手臂从事自我照顾的活动，尽可能帮助患者恢复生活自理能力。

2．休息与锻炼　夜间睡眠时注意对病变关节保暖，预防晨僵。关节肿痛时，限制活动。急性期后，鼓励患者坚持每天定时进行被动和主动的全关节活动锻炼，并逐步从主动的全关节活动锻炼过渡到功能性活动，以恢复关节功能，加强肌肉力量与耐力。活动量以患者能忍受为度。如活动后出现疼痛或不适持续 2h 以上，应减少活动量。必要时给予帮助或提供适当的辅助工具，如拐杖、助行器、轮椅等，并教给患者个人安全的注意事项，指导患者及家属正确使用辅助性器材，使患者既能避免长时间不活动而致关节僵硬，又能在活动时掌握安全措施，避免损伤。

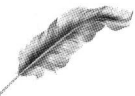

（二）心理护理

帮助患者接受活动受限的事实，重视发挥自身残存的活动能力。允许患者以自己的速度完成工作，并在活动中予以鼓励，以增进患者自我照顾的能力和信心。鼓励患者表达自己的感受，注意疏导、理解、支持和关心患者。

（三）病情观察及预防并发症

①评估患者的营养状况，注意有无热量摄入不足或负氮平衡；②严密观察患病肢体的情况，并做肢体按摩，防止肌肉萎缩；③卧床患者应鼓励有效咳嗽和深呼吸，防止肺部感染；④加强保护措施，尤其患者活动初期应有人陪伴，防止受伤；⑤保持肢体功能位，如用枕头、沙袋或夹板保持足背屈曲，以防止足下垂；⑥协助患者定时翻身、适当使用气垫等抗压力器材，以预防压疮；⑦采取预防便秘的措施，如保证足够的液体入量，多食富含纤维素的食物，适当活动，必要时给予缓泻剂。

（四）健康教育

1. 保护关节功能　注意关节保暖；指导并帮助使用辅助工具；适当运动但避免发生关节损伤。

2. 功能训练指导　功能训练是促进康复的关键，应根据病情变化调节训练方法；急性期多休息，缓解期在医生指导下进行关节训练。

【护理评价】　患者是否掌握缓解关节僵硬的方法，关节僵硬与活动限程度是否减轻，能否进行适度的关节活动。卧床患者未发生压疮等并发症。能否独自进行穿衣、进食、如厕等日常生活活动或参加工作。

三、皮肤受损

皮肤受损是风湿病常见症状。主要表现有皮肤的皮疹、红斑、溃疡、水肿、皮下结节、毛发脱落，黏膜炎症、溃疡等。

【护理评估】

（一）健康史

了解皮肤损害的起始时间、演变特点，有无诱发因素，询问患者的皮肤损害对活动能力有无影响，皮肤受压是否有感知变化情况及程度等。

（二）身体状况

1. 皮肤受损的特点

（1）皮疹、皮炎特点：①皮肤瘙痒和各种皮疹，常见的皮疹有皮肤红斑、红肿、丘疹、水疱、渗出糜烂和溃疡；②皮肤色素沉着与脱色、毛发脱落等；③结缔组织病特征性皮损，如SLE患者颊部的蝶形红斑、皮肤盘状红斑等。

（2）皮下结节特点：①风湿结节一般提示有风湿活动，是风湿热常见的皮肤表现，多发于四肢关节伸侧，如手足背骨隆起处，直径0.5～2cm、质坚、无压痛、肤色正常，1～2周后自行消退；②类风湿性关节炎皮下结节常位于关节隆突和受压部位，如尺骨鹰嘴、前臂近端伸侧，结节质硬、无痛、边缘清楚，结节表面皮肤易破损引起溃疡和感染。

（3）黏膜受损特点：以口腔黏膜受损最多见，如30%～45%的系统性红斑狼疮患者有口腔黏膜损害，主要表现为口腔黏膜溃疡、糜烂、疼痛明显，周围有红色斑点条纹，受损部位的黏膜水肿、出血或瘀斑等。

（4）雷诺现象：部分患者可出现因寒冷、情绪激动等原因的刺激，导致突然发作的肢端和暴露部位的皮肤苍白继而青紫再发红，并伴有局部发冷、疼痛的表现，称雷诺现象。雷诺现象典型发作可分为3期（表8-1-1）。

（5）伴随症状：有无关节疼痛、日光过敏、口眼干燥、胸痛等伴随症状。

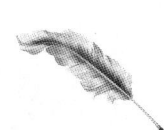

2. 全身评估　评估生命体征，皮肤受损的部位、面积大小、形态，发作的频率、持续时间及范围等。

表 8-1-1　雷诺现象典型发作分期及表现

分期	临床表现
缺血期	由于动脉痉挛引起双侧指（趾）近端皮肤发作性苍白、僵冷、疼痛或麻木
缺氧期	受累部位继续缺血，毛细血管扩张淤血，出现发绀、皮肤温度降低和疼痛
充血期	血管痉挛缓解，动脉充血，皮温回升，皮肤潮红，可有刺痛

（三）心理 - 社会状况

评估患者的心理状态，如有无敏感、多疑、焦虑、抑郁、偏执和悲观等心理反应及其程度。评估患者及家属对皮肤受损及其相关疾病认知情况，以及家属对患者情感的支持程度。

（四）辅助检查

可做皮肤狼疮带试验、肾活检、肌肉活检等，以协助诊断。

【常用护理诊断/问题】

1. 皮肤完整性受损　与血管炎性反应，肢端小动脉反复痉挛引起局部营养障碍有关。
2. 外周血管灌注量改变　与肢端血管痉挛、血管舒缩功能调节障碍有关。

【护理目标】　患者受损皮肤面积缩小或完全修复；学会自我护理皮肤的方法；外周血管灌注量得到改善，手指和足趾颜色正常。

【护理措施】

（一）一般护理

鼓励患者摄入足够的蛋白质、维生素和水分，以维持正氮平衡，满足组织修复的需要。饮食宜清淡、易消化，避免咖啡等刺激性饮食等。以免引起交感神经兴奋，病变小血管痉挛，防止局部组织缺血、缺氧。注意肢端保暖，以免引起血管收缩。

（二）皮肤护理

①保持皮肤清洁干燥。用温水擦洗，忌用碱性肥皂。②有皮疹、红斑或光敏感者，指导患者外出时采取遮阳措施，避免阳光直接照射裸露皮肤，忌日光浴。皮疹或红斑处可遵医嘱用抗生素治疗，做好局部清创换药处理；③避免接触刺激性物品，如染发烫发剂、定型发胶、农药等；④避免服用容易诱发风湿疾病的药物，如普鲁卡因胺、肼屈嗪等。

（三）病情观察

观察皮肤损害情况，有无皮疹、红斑、水肿及溃疡等发生；肢体末梢有无发冷、感觉异常，皮肤有无苍白、发绀等。观察雷诺现象发生的频率、持续的时间及诱发因素；观察皮疹状况，如皮疹形态、面积大小、发生部位、有无破损出血等。

（四）用药护理

非甾体类、糖皮质激素、免疫抑制剂、血管扩张和抑制血小板聚集的药物注意观察效果及不良反应。

（五）心理护理

及时与患者沟通，鼓励患者说出自己的感受、顾虑，帮助患者树立信心，学会修饰自己，如脱发者带假发，提高家属对疾病的认识及对患者的关心和支持程度。

（六）健康指导

指导患者在寒冷的天气注意肢端保暖；有皮疹、红斑或光敏感者，外出采取遮阳措施，避免阳光直射裸露皮肤；避免皮肤接触刺激性化学剂与食物；服用免疫抑制剂期间，嘱育龄妇女避孕。保持情绪愉快，以防因情绪激动或劳累而诱发血管痉挛；保持良好心态，逐步融入正常社会活动中。

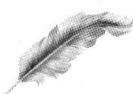

【护理评价】 患者能说出皮肤防护及避免血管收缩的方法，皮肤受损面积缩小并渐愈合。没有出现新的皮肤损伤。末梢血液循环良好，手指和足趾皮肤颜色正常，雷诺现象发作频率降低。

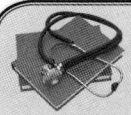

小 结

风湿性疾病是一类涉及多学科、多系统的疾病。临床上常见症状有关节疼痛与肿胀、关节僵硬与活动受限及皮肤受损。最重要的治疗目的是防止复发。护理的关键是做好对症护理及患者心理护理，提高患者战胜疾病的信心和提高生活质量。

（魏丽鸿）

第二节 系统性红斑狼疮患者的护理

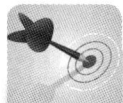

学习目标

通过本节内容的学习，学生应能

识记：
复述系统性红斑狼疮的概念、病因、实验室检查和治疗要点。

理解：
总结系统性红斑狼疮的发病机制、临床表现和护理措施。

运用：
运用护理程序为系统性红斑狼疮的患者进行整体护理，并进行健康指导。

系统性红斑狼疮（systemic lupus erythematosus，SLE）是一种累及多系统、多器官的自身免疫性疾病。临床上主要表现为皮肤、关节和肾损害，血清中出现多种自身抗体，并有多种免疫反应异常。本病女性多见，约占90%，多为育龄妇女。

【病因及发病机制】

（一）病因

本病的病因还不十分清楚，目前认为可能与遗传、性激素和环境因素有关。

1. 遗传因素 SLE患者的近亲患病率可高达13%；据统计同卵孪生的患病率约为40%，而异卵孪生仅为3%；本病的发病率在不同种族中有差异；具有SLE易感基因的人群，患病率明显高于正常人。

2. 雌激素 大部分SLE患者是育龄妇女。SLE患者不论男女均有雌酮羟基化产物增高，且妊娠可诱发本病或加重病情，提示本病与激素水平改变有关。

3. 环境因素 诱发因素：①阳光：紫外线使皮肤上皮细胞出现凋亡，新抗原暴露而出成为自身抗原；②感染：出现发热、乏力及肌痛等症状，均与病毒感染有关；③食物：某些含补骨脂的食物（如芹菜、无花果）能增强人对紫外线的敏感性；④药物服用：某些药物（如青霉胺、肼苯达嗪、异烟肼、氯丙嗪）等药物后，出现狼疮样症状，停药后消失。

（二）发病机制

发病机制至今尚未清楚。可能是具有遗传体质者，在环境因素或（和）性激素的影响下，促发了异常的免疫应答，持续产生大量的免疫复合物和致病性自身抗体，其中尤以抗核抗体为重要，使体液和细胞免疫系统紊乱，导致组织炎症性损伤。

【临床表现】 起病可为暴发性、急性或隐匿性。临床表现多种多样，变化多端，多数患者呈缓解与发作交替过程。

（一）全身症状

活动期患者多数有全身症状。约90%患者可出现发热，以长期低、中度热多见。此外，疲倦、乏力、体重减轻等亦常见。

（二）皮肤与黏膜

约80%患者有皮肤黏膜损害，常于颜面、四肢等暴露部位出现对称性皮疹。①蝶形红斑是SLE最具有特征性的皮肤改变，表现为双面颊和鼻梁部呈蝶形分布的红斑，为不规则的水肿型红斑，色鲜红或紫红，有痒感和痛感；病情缓解时红斑可消退，留有棕黑色色素沉着。其次约半数以上患者有广泛或局限性斑丘疹，亦可为其他皮疹，如盘状红斑、红点、丘疹、紫癜、水疱和大疱等。②40%的患者呈现光过敏现象，如受日光或其他紫外线照射后，出现面部红斑。③40%的患者可有头发及其他部位的毛发脱落现象。④30%的患者出现口腔溃疡。⑤部分患者有雷诺现象。

（三）骨关节和肌肉

约90%以上患者关节受累，大多数关节肿痛是首发症状，呈间歇性。受累的关节常是近端指间关节、腕、足部、膝和踝关节，多呈不对称分布，较少引起畸形；肌痛见于40%患者，有时出现肌炎，但很少引起肌肉萎缩。

（四）脏器损害

1．肾 几乎所有患者均有肾损害，有临床表现者约占75%，以慢性肾炎（狼疮性肾炎）和肾病综合征较常见。随病情进展，患者可出现不同程度的水肿、血尿、蛋白尿、管型尿、高血压等，晚期发生尿毒症，是SLE死亡的常见原因。

2．心血管与肺 约30%患者有心血管表现，以心包炎最常见，还有心肌炎、血栓性静脉炎。约35%患者有胸膜炎，少数可发生狼疮性肺炎。

3．消化系统 约30%患者有食欲缺乏、腹痛、腹泻、呕吐、腹水及血清转氨酶升高症状，也可有肝大，常无黄疸。少数可发生各种急腹症，如急性腹膜炎、胰腺炎、肠穿孔等。

4．神经系统 约25%患者有神经系统损伤，脑损伤最多见，表现为精神障碍、癫痫发作。少数可出现偏瘫、蛛网膜下腔出血、脊髓炎、颅神经和外周神经病变。凡有中枢神经系统症状者预示病变活动，预后不良。

5．血液系统 贫血常见，并有血小板减少性紫癜及颈部、腋下出现无痛性、轻或中度淋巴结肿大。

（五）其他症状

约30%患者有继发性干燥综合征，有唾液腺和泪腺功能不全。少数患者有眼底出血、视网膜血管炎等。

【辅助检查】

（一）血液检查

多数患者有轻至中度贫血，病情活动时血沉多增快，1/3患者有血小板减少、白细胞计数减少；肝功能和肾功能可出现异常。

（二）免疫学检查

1．自身抗体 患者血清中可以查到多种自身抗体，最多见的为抗核抗体。①抗核抗体（ANA）：阳性率达95%，是目前最佳的SLE筛选试验，但其特异性较低。②抗双链DNA抗体：

特异性高达95%，敏感性约70%，对确诊SLE和判断狼疮的活动性参考价值大。③抗Sm抗体：特异性高达95%，但敏感性仅25%，本抗体与SLE活动性无关，可作为回顾性诊断的重要标志。

2．补体　活性CH_{50}（总补体）、C_3、C_4降低，有助于SLE的诊断，并提示狼疮活动，其阳性率约为80%。

3．狼疮带试验　用免疫荧光法检测皮肤的表皮与真皮交接处有无免疫球蛋白（Ig）沉积带，SLE阳性率约为70%，IgG沉着诊断意义大。

（三）肾活检

对诊断、治疗狼疮性肾炎和估计预后有价值。

（四）影像学检查

X线、超声、心动图及CT检查，有利于早期发现肺部浸润病变、心血管病变及出血性脑病等。

【治疗要点】　SLE目前尚不能根治，治疗要个性化，但经合理治疗后可以达到长期缓解。治疗原则是在防治病因及一般治疗（休息）的基础上，急性期积极用药诱导缓解，尽快控制病情活动；病情缓解后调整用药，并维持缓解治疗使其保持缓解状态，保护重要器官功能并减少药物副作用。

1．糖皮质激素　是目前治疗SLE的首选药物，一般选用泼尼松晨起顿服。可根据病情调整药物剂量，一般治疗4～6周，病情明显好转后逐渐减量，防止反跳。对急性、暴发性狼疮，脏器受损，溶血性贫血，血小板减少性紫癜等严重病例，可采用激素冲击疗法。皮疹患者用糖皮质激素软膏涂抹局部。

2．非甾体抗炎药　主要用于有发热、关节肌肉疼痛、关节炎、浆膜炎等。但无明显内脏或血液病变的轻症患者。该类药物可损伤肝细胞，使肾小球滤过率降低，血肌酐上升，对肾炎患者需慎用。常用药物有阿司匹林、吲哚美辛、布洛芬、萘普生等。

3．抗疟药　主要治疗皮肤损害，通常用磷酸氯喹，其衍生物排泄缓慢，可在体内蓄积，引起视网膜退行性病变，故应定期查眼底。

4．免疫抑制剂　病情反复、活动程度严重的SLE患者宜加用免疫抑制剂。常用药有环磷酰胺、硫唑嘌呤、长春新碱等。本类药物的毒性反应主要为胃肠道不适、出血性膀胱炎、脱发、肝损害、骨髓抑制等，应用过程中应定期查血象及肝、肾功能。

5．其他　中医辨证施治获得一定效果，雷公藤对狼疮性肾炎有一定疗效，但不良反应较大。

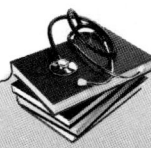

案例8-1

患者，女，36岁，间歇性发热、食欲缺乏，面颊部和鼻梁部有蝶形红斑，口腔有溃疡，对光过敏，伴腕、膝关节酸痛1个月余。体检：面颊部和鼻梁部有蝶形红斑，口腔有溃疡，头发稀少，余未见明显异常。关节检查：左膝及右腕关节局部红肿、压痛明显，但无畸形。实验室检查：尿蛋白（+），血红蛋白$3.7×10^9$/L，ALT 60U/L，红细胞沉降率45mm/h，LE细胞（-），抗核抗体（+），抗双链DNA抗体（+）、抗sm抗体（+）。

问题与思考：
1．该患者可能的临床诊断是什么？
2．请提出主要的护理问题？
3．如何对该患者实施护理措施及健康指导。

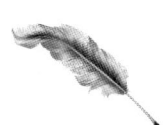

【常用护理诊断/问题】

1．皮肤完整性受损　与SLE所致的血管炎性反应有关。

2．疼痛：关节疼痛　与自身免疫反应有关。

3．潜在并发症：慢性肾衰竭。

4．口腔黏膜受损　与自身免疫反应、长期使用激素等因素有关。

5．焦虑　与SLE的慢性过程、反复发作、面容损毁等有关。

【护理措施】

（一）一般护理

患者的病床宜安排在没有阳光直射的地方。急性活动期应卧床休息，缓解期逐步恢复日常活动，避免过度劳累。一般应给予高蛋白、高维生素饮食。如有肾功能不全者，应给予低盐、低蛋白饮食；避免辛辣等刺激性食物；忌食可增强光敏感的食物，如芹菜、香菜、无花果等含补骨脂素的食物，以免诱发或加重病情。

（二）皮肤和疼痛护理

详见本章第一节"风湿性疾病常见症状与体征护理"。

（三）病情观察

注意观察体温变化，皮肤损害部位、面积，关节疼痛部位、性质、活动度和功能改变，全身其他脏器损害的表现，尤其注意观察有无水肿及肾功能改变。

（四）用药护理

本病常用糖皮质激素或免疫抑制剂治疗，应密切注意药物的不良反应。对长期服用糖皮质激素患者，应告知服用方法、长期服药的意义及可能出现的不良反应，定期查血压、血糖及血象等。

（五）心理护理

本病易反复发作、迁延不愈，使患者产生焦虑、悲观、失望心理，护士应鼓励患者增强治疗信心，克服不良情绪，以利于康复。

【健康指导】

1．避免诱因　教育患者避免一切可能诱发本病的因素，如阳光照射、妊娠、分娩、药物及手术等。为避免日晒和寒冷的刺激，外出时可戴宽边帽子，穿长袖衣及长裤。育龄妇女应避孕。病情活动伴有心、肺、肾功能不全者属妊娠禁忌，并避免接受各种预防接种。

2．生活方式指导　鼓励患者保持积极开朗的情绪，正确对待疾病。在疾病的缓解期，患者应逐步增加活动，可参加社会活动和日常工作，但要注意劳逸结合，避免过度劳累。患者抵抗力差，易发生感染，应尽量少去公共场所。注意口腔、皮肤、会阴等易感部位的卫生。

3．用药指导　坚持严格按医嘱治疗，不可擅自改变药物剂量或突然停药，保证治疗计划得到落实。应向患者详细介绍所用药物的名称、剂量、给药时间和方法等，并教会其观察药物疗效和不良反应。

4．疾病知识教育与心理调适指导　向患者及家属介绍本病的有关知识，使其了解本病并非"不治之症"，若能及时正确有效治疗，病情可以长期缓解，过正常生活。嘱家属给予患者以精神支持和生活照顾，以维持其良好的心理状态。

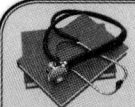

小　结

SLE是累及多系统、多器官的自身免疫性结缔组织疾病。SLE最常累及的组织器官是皮肤、关节、肾。蝶形红斑是SLE典型症状。抗核抗体、抗双链DNA抗体、抗Sm抗体是重要的免疫学检查指标。重型SLE首选糖皮质激素治疗。最具特色的护理是皮肤护理。

（魏丽鸿）

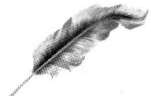

第三节 类风湿关节炎患者的护理

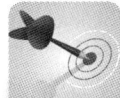

学习目标

通过本节内容的学习，学生应能
识记：
描述类风湿性关节炎的概念、病因、实验室检查和治疗要点。
理解：
总结类风湿性关节炎的发病机制、临床表现和护理措施。
运用：
演示晨僵的护理措施；能对类风湿关节炎患者进行健康指导。

类风湿关节炎（rheumatoid arthritis，RA）是一种以累及周围关节为主的多系统性、炎症性的自身免疫性疾病。临床上以慢性、对称性、周围性多关节炎性病变为其主要特征，表现为关节疼痛、肿胀以及功能下降，当炎症破坏软骨和骨质时，出现关节畸形和功能障碍。

知识链接

10月12日是"世界关节炎日"。关节炎是最常见的慢性疾病之一，共有100多种类型，其中最常见的是骨关节炎和类风湿关节炎两种。

目前全世界关节炎患者有3.55亿人，估计中国大陆有1亿人以上患这种世界头号致残性疾病，而且人数还在不断增加。"世界关节炎日"的目的就是要提醒人们，对关节炎要早预防、早诊断、早治疗，防止致残。

【病因及发病机制】 病因不明确，一般认为是遗传、感染及某些诱因导致的自身免疫性疾病。

1. 感染因素 某些细菌、病毒、支原体、原虫等的感染与RA的关系密切。发病机制可能是：①感染物侵入且持续存在于靶组织（尤其是滑膜组织）导致组织对感染物产生免疫反应而致病。②免疫系统的效应细胞因免疫调节反应紊乱丧失识别能力，致使RA患者对某些微生物产生高免疫反应。

2. 遗传因素 目前认为本病的发病有家族聚集趋向，如同卵双胞胎RA的发病率约15%。RA是多基因疾病。

3. 激素 本病患病率有性别差异，如绝经前妇女发病率显著高于男性，口服避孕药、妊娠可缓解病情。以上现象表明性激素在RA发病中的作用。

【临床表现】
（一）全身表现
多数患者起病缓慢，在出现明显的关节症状前可有数周的低热、乏力、全身不适、体重下降

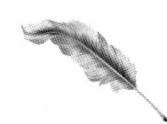

等症状。

（二）关节表现

关节受累常为对称性。最常侵犯的关节依次是腕、近端指间、掌指关节，大关节亦常受累。主要表现为：

1. 疼痛与压痛　关节痛往往是最早的症状，多为持续性钝痛或胀痛，时轻时重，常伴有压痛。
2. 关节肿胀　在急性发作期，滑液增加和关节外软组织的肿胀使关节肿胀呈梭形，特别是近端指间关节，称之为梭状指。
3. 晨僵　大多数患者的病变关节在静止不动后可出现僵硬，活动受限，如胶黏着的感觉，适度活动后逐渐减轻，尤以晨起时最明显，称为晨僵。晨僵的程度和持续时间可作为判断病情活动度的指标。
4. 关节畸形　多见于较晚期患者。因滑膜炎的绒毛破坏软骨和软骨下的骨质而造成关节纤维性或骨性强直，又因关节周围的肌腱、韧带受损而使关节不能保持在正常位置，出现手指关节的半脱位如尺侧偏斜、屈曲畸形、"天鹅颈"样畸形等。
5. 功能障碍　关节肿痛和畸形造成了关节的活动障碍。美国风湿病学会将本病影响生活的程度分为四级（表8-3-1）。

表 8-3-1　类风湿关节炎活动障碍程度

分级	活动情况
Ⅰ级	能照常进行日常生活和各项工作
Ⅱ级	可进行一般的日常生活和某种职业工作，但参与其他活动受限
Ⅲ级	可进行一般的日常生活，但参与某种职业工作或其他活动受限
Ⅳ级	日常生活的自理和参与工作的能力均受限。

（三）关节外表现

当病情严重或关节症状突出时易见。受累的脏器可以是某一器官，也可同时伴有多个内脏受累，受累程度也可不同。

1. 类风湿结节　15%～25%的 RA 患者有类风湿结节。大多见于病程较晚期，类风湿因子持续阳性和有严重全身症状者，有时也可出现在 RA 的任何时期。结节常发生在关节隆突部以及经常受压部位，如肘关节鹰嘴附近、足跟腱鞘、手掌屈肌腱鞘、坐骨结节区域关节周围等部位。结节大小约 0.2～3cm，呈圆形或卵圆形，数量不等，触之有坚韧感，按之无压痛。结节也常见于心包、胸膜、心肺实质组织、脑等内脏，若结节影响脏器功能，可出现受损脏器的症状。一般来说，出现类风湿结节提示 RA 病情活动，但有时结节也会出现在关节炎好转时，与病情发展和关节表现不一致。
2. 类风湿血管炎　是关节外损害的病理基础，多影响中小血管，可发生于任何部位。血管炎的病理基础是免疫复合物及补体沉积于血管壁以及淋巴细胞浸润。多见于甲床梗死、指端坏死、小腿溃疡或末端感觉神经病变。侵犯肺部可出现胸膜炎、肺间质性病变。心脏受累最常见的是心包炎，冠状动脉炎可引起心肌梗死。神经系统受累可出现脊髓受压、周围神经炎的表现。
3. 其他　30%～40%患者出现干燥综合征，可出现口干、眼干和肾小管中毒。部分患者可出现小细胞低色素性贫血，贫血系病变本身或服用非甾体类抗炎药引起胃肠道长期少量出血所致。RA 伴有脾大、中性粒细胞减少，甚至出现贫血和血小板减少，称弗尔他（Felty）综合征。长期 RA 可并发肾淀粉样变性。

【辅助检查】

1. 血液检查　有轻至中度贫血。白细胞及分类多正常。血沉增快，是滑膜炎症的活动性

指标。

2. **免疫学检查** C反应蛋白是炎症过程中出现的急性期蛋白，它的增高提示本病的活动性。类风湿因子（RF）在80%患者中呈阳性，其滴度与本病活动性和严重性成正比。

3. **关节滑液检查** 在关节有炎症时滑液增多，滑液中的白细胞也明显增多。

4. **关节X线检查** 本项检查对本病的诊断、关节病变的分期、监测病变的演变均很重要，其中以手指及腕关节的X线片最有价值。

知识链接

美国风湿病学会1987年对RA的分类标准是：①晨僵每日持续最少1h，病程至少6周。②有3个或以上的关节肿，至少6周。③腕、掌指、近端关节肿至少6周。④对称性关节肿至少6周。⑤有皮下结节。⑥手X线片表现为至少有骨质疏松及关节间隙狭窄。⑦类风湿因子阳性（滴度＞1:20）。符合其中4项或以上者即可诊断。

【**治疗要点**】 早期诊断和尽早地进行合理治疗是本病治疗的关键。治疗目的是减轻关节肿痛及缓解关节外症状，延缓病情发展，防止和减少关节破坏，保持受累关节功能，促进已破坏关节最大限度康复，提高患者生活质量。

1. **非甾体抗炎药** 是RA非特异性对症治疗的首选药。通过抑制环氧酶活性阻止体内前列腺素的合成，达到消炎、止痛的目的。常用药物有阿司匹林（乙酰水杨酸），吲哚美辛（消炎痛），还有布洛芬、萘普生等。

2. **慢作用抗风湿药** 见效时间比非甾体抗炎药缓慢，有控制病程进展的作用，临床上常与非甾体抗炎药联合应用。常用药物有甲氨蝶呤（MTX）、雷公藤、青霉胺、硫唑嘌呤、环磷酰胺等。

3. **糖皮质激素** 本药抗炎作用强，可使关节炎症状得到迅速缓解，但不良反应多，停药后易复发，适用于有关节外症状者。常用药物有泼尼松，症状控制后递减，逐渐以非甾体抗炎药代替。

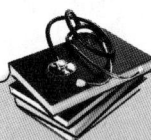

案例8-2

患者，女性，53岁，以全身多关节对称性肿痛5年就诊。5年前因受风寒引起发热、全身疼痛无力，双手近端指间关节出现肿胀疼痛、晨僵，膝关节发凉僵硬，屈伸不利，阴天及受凉后加重。近1年来病情逐渐加重，指关节、腕关节轻度变形。实验室检查：血红蛋白100g/L，类风湿因子（+），血沉103mm/h。X线检查：双手骨质疏松，关节软组织肿胀，部分掌指、近端指关节间隙狭窄、模糊、小囊样变。

问题与思考：
1. 该患者可能的临床诊断是什么？
2. 请提出主要的护理问题？
3. 如何对该患者实施合理的护理及健康指导。

【常用护理诊断/问题】

1. 疼痛：关节疼痛　与关节炎性反应有关。
2. 生活自理缺陷　与关节疼痛、僵直、功能障碍有关。
3. 有废用综合征的危险　与关节疼痛、畸形引起功能障碍有关。
4. 预感性悲哀　与疾病久治不愈、关节可能致残、影响生活质量有关。

【护理措施】

（一）一般护理

急性活动期，除关节疼痛外，常伴有发热、乏力等全身症状，应卧床休息，以减少体力消耗，保护关节功能，避免脏器受损。限制受累关节活动，保持关节功能位，如膝下放一平枕，使膝关节保持伸直位，足下放置足板，避免垂足。但不宜绝对卧床。给予含足量蛋白质、高维生素、营养丰富的饮食，有贫血者给予含铁食物。

（二）病情观察

主要观察关节疼痛、肿胀和活动受限的变化，晨僵、关节畸形的进展和缓解情况，注意有无关节外症状，如胸闷、心前区疼痛、腹痛、消化道出血、头痛、发热、咳嗽、呼吸困难，提示病情严重，应尽早给予适当的处理。还应观察药物疗效和不良反应，评估用药效果。

（三）预防关节失用

为保持关节功能，防止关节畸形和肌肉萎缩，护士应指导患者锻炼。在症状基本控制后，鼓励患者及早下床活动，必要时提供辅助工具，避免长时间不活动。肢体锻炼由被动向主动渐进，活动强度应以患者能承受为限。也可配合理疗、按摩，以增加局部血液循环，松弛肌肉，活络关节，防止关节失用。

（四）心理护理

指导患者自我调整心理状态，保持乐观情绪；嘱家属多关心、理解、照顾患者，使其获得感情上的支持与生活上的需求。组织患者集体进行学习疾病的知识或座谈，以达到相互启发、相互学习、相互鼓励，也可让患者参加集体娱乐活动，充实生活。

【健康指导】

1. 生活方式指导　强调休息和康复锻炼的重要性，鼓励患者积极进行功能锻炼、自我护理，从事力所能及的活动。注意保暖，避免各种诱因，如感染、寒冷、潮湿、过度疲劳、精神刺激等，争取得到较长的缓解期。
2. 疾病知识指导　帮助患者及家属了解疾病的性质、病程和治疗方案。为延缓关节畸形和功能受损，应在关节软骨尚未受到破坏、关节炎尚有逆转可能时，尽早接受正规治疗。嘱患者坚持按医嘱服药，告知服药方法、用药注意事项及注意观察药物的不良反应。定期复查，每半年摄关节 X 线片一次，观察骨破坏的情况。疾病复发时，应及早就医，以免加重病情。

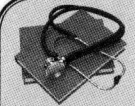

小　结

RA 是自身免疫性疾病。其典型症状是手足小关节对称性肿、痛、畸形、功能障碍。关节症状比关节外症状更突出。晨僵是最突出的临床表现。以药物治疗为主，非甾体抗炎药常与慢作用抗风湿药联合应用。主要护理措施是急性期休息，缓解期锻炼关节功能，以及关节疼痛护理。最具特色的护理是晨僵护理。

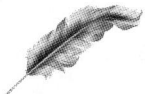

（魏丽鸿）

第四节　强直性脊柱炎患者的护理

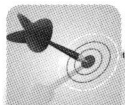

学习目标

通过本节内容的学习，学生应能
识记：
陈述强直性脊柱炎的概念、病因、实验室检查和治疗要点。
理解：
解释强直性脊柱炎的发病机制、临床表现、护理措施。
运用：
联系实际为强直性脊柱炎患者进行护理和健康指导。

强直性脊柱炎（ankylosing spondylitis，AS）是一种以中轴关节慢性炎症为主，也可累及内脏及其他组织的慢性进展性风湿性疾病。本病为常见风湿病之一，在我国患病率约为0.25%。多见于青少年男性，男女之比为10∶1，发病年龄多在10~40岁，以20~30岁为高峰。16岁以前发病者称幼年型强直性脊柱炎；45~50岁以后发病者称晚起病强直性脊柱炎。典型病例X线表现为骶髂关节明显破坏，后期脊柱呈"竹节样"变化。

【病因及发病机制】　病因至今未明，一般认为是遗传因素和环境因素相互作用所致。多数病例与HLA-B27相关。其原因可能是由于B27分子某些部位氨基酸序列的差异。环境因素一般认为与感染有关，且与某些肠道革兰阴性杆菌感染相关可能性大。

发病机制也不清楚，可能与HLA-B27有关序列和细菌通过某种机制相互作用有关。分子模拟学说认为，本病由于病原体如某些肠道革兰阴性菌和B27分子存在共同的抗原决定簇，免疫系统在抗击外来抗原时不能识别自我而导致持续免疫反应；受体学说则认为B27分子有结合外源性多肽的作用，从而增加机体的患病易感性而致病。

【临床表现】
（一）症状

早期症状常为腰骶痛或不适、晨僵等。也可表现为臀部、腹股沟酸痛或不适症状可向下肢放射，类似坐骨神经痛。

1．首发症状　约半数患者为下肢大关节如髋、膝、踝炎症，常为非对称性，反复发作与缓解，较少表现为持续性和破坏性，此为区别于类风湿性关节炎的特点。少数患者可以颈和胸痛为首发症状。症状在静止、休息时反而加重，活动后可以缓解。夜间腰痛可影响睡眠，严重者可在睡眠中痛醒，须下床活动疼痛缓解后方能重新入睡。

2．其他症状　如附着点炎所致胸肋连接、脊椎棘突、髂嵴、大转子、坐骨结节及足跟、足掌等部位疼痛。随着病情进展，整个脊柱可自下而上发生强直。先是腰椎前凸消失，进而呈驼背畸形，颈椎活动受限。胸肋连接融合，胸廓变硬，呼吸靠膈肌运动。晚期病例常伴严重骨质疏松，易发生骨折。颈椎骨折常可致死。

3．关节外症状　包括眼葡萄膜炎、结膜炎、肺上叶纤维化、升主动脉根和主动脉瓣病变，以及心传导系统受累等。神经、肌肉症状如下肢麻木、感觉异常及肌肉萎缩等也不少见。

（二）体征

常见体征为骶髂关节压痛，脊柱前屈、后伸、侧弯和转动受限，胸廓活动度减低，枕墙距＞0 等。

【辅助检查】

（一）实验室检查

无特异性或标记性指标。类风湿因子阴性，活动期可有血沉加快，C 反应蛋白、免疫球蛋白（尤其是 IgA）升高。约 90% 患者 HLA-B27 阳性。

（二）影像学检查

影像学骶髂关节炎是诊断的关键，因此提高其敏感性和可靠性均很重要。

1．X 线片 简便经济，应用最广。主要观察骶髂关节、髋关节、坐骨、耻骨联合等部位的病变。腰椎是脊柱最早受累部位，常表现为韧带钙化、脊柱"竹节样"变、椎体方形变以及椎小关节和脊柱生理弯曲度改变等。

2．CT 检查 CT 分辨力高，能发现骶髂关节轻微的变化，有利于早期诊断。可用于对常规 X 线片难以确诊的病例，还可用于患者随访。

3．MRI 检查 能比 CT 发现更早期的骶髂关节炎，但价格昂贵，尚难普及。

【治疗要点】 尚无根治方法。目前治疗主要为缓解症状，保持良好姿势和减缓病情进展。

（一）药物治疗

1．非甾体抗炎药 主要用以减轻疼痛和晨僵，对此类药物反应良好是本病的特点。

2．抗风湿药 柳氮磺吡啶对轻型病例尤其以外周关节受累为主者有效。甲氨蝶呤、雷公藤总苷等，疗效有待确定。

3．糖皮质激素 主要用于眼急性葡萄膜炎。

（二）外科治疗

主要用于髋关节僵直和脊柱严重畸形的晚期患者的矫形。

【常用护理诊断/问题】

1．疼痛 与滑膜、关节囊、韧带或肌腱骨附着点多发性、非特异性炎症有关。

2．躯体移动障碍 与附着点炎症和脊柱强直有关。

3．潜在并发症：骨折。

【护理措施】

（一）一般护理

鼓励患者适当锻炼，注意立、坐、卧正确姿势。宜睡硬板床、低枕，避免长期固定于一个姿势及过度负重和剧烈运动。宜仰卧低枕位、睡硬板床。饮食应营养丰富，易消化，禁辛辣、生冷食物。

（二）病情观察

观察血压、脉搏、心率（律）；观察呼吸频率、节律和深度、呼吸音和肺部啰音，痰的性状和排痰情况，动脉血氧饱和度变化；观察吞咽功能、意识状态和皮肤受压情况等。

（三）用药护理

遵医嘱给药，观察药物毒性和不良反应，定时监测肝肾功能，避免药物引起的不良反应。夜间疼痛明显者，宜用抗炎栓剂，在患者睡前指导和协助其放入肛门。伴眼葡萄膜炎、结膜炎的患者按时滴眼药。

（四）心理护理

AS 是一种慢性进展性疾病，青年人发病多，最终可致脊柱融合，活动受限，患者对个人前途忧心忡忡。护士应向患者介绍该病的有关知识，树立长期与疾病做斗争的信心，积极配合治疗护理。

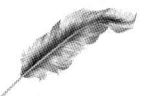

【健康指导】

1. 生活指导 指导患者合理饮食，口服非甾体抗炎药期间，注意保护性饮食，如牛奶、稀饭等，避免进食韭菜、辣椒等刺激胃酸分泌的食物。避免寒冷刺激，注意保暖，树立长期治疗的信心。

2. 疾病知识指导 严格执行医师制订的治疗方案，不要随意减量或停药。长期坚持功能锻炼及理疗，即使病情反复也要持之以恒，切忌半途而废。定期到专科门诊随诊。本病不危及生命，但可致残，影响患者正常的生活和工作。所幸的是，严重脊柱关节畸形只占少数。

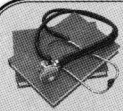

小 结

AS是一种以中轴关节慢性炎症为主，也可累及内脏及其他组织的慢性进展性风湿性疾病。早期症状常为腰骶痛或不适、晨僵等。以药物治疗为主，手术治疗主要用于晚期患者的矫形。主要护理措施是做好生活护理，患者需睡硬板床。

（魏丽鸿）

 自测题

一、名词解释

1. 晨僵　2. 类风湿关节炎

二、填空题

1. 风湿性疾病常见的皮损有_____、_____、_____和_____。
2. 系统性红斑狼疮患者最具特征性的红斑是_____。
3. 治疗系统性红斑狼疮的主要药物是_____。
4. 类风湿关节炎特异性的皮肤表现是_____。

三、选择题

【A_1型题】

1. 类风湿关节炎缓解期最重要的护理是
   A. 卧床休息
   B. 给予营养丰富的饮食
   C. 治疗性锻炼
   D. 注意保暖，防冻防潮
   E. 心理护理

2. 下列系统性红斑狼疮患者的护理措施哪项不妥
   A. 活动期卧床休息
   B. 忌食冷冻食品
   C. 安排在向阳的房间行日光照射
   D. 给予高蛋白、高热量、高维生素饮食
   E. 避免日晒和寒冷刺激

3. 系统性红斑狼疮是
   A. 免疫缺陷性疾病
   B. 感染性疾病
   C. 自身免疫性疾病
   D. 代谢性疾病
   E. 传染性疾病

4. 类风湿因子是一种
   A. 细胞免疫因子

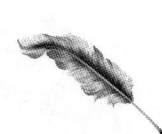

B．抗原
C．抗原抗体复合物
D．抗体
E．C反应蛋白

5．约半数系统性红斑狼疮患者有
A．心包炎
B．狼疮性肾炎
C．脑损害
D．关节与肌肉疼痛
E．肺部感染

6．系统性红斑狼疮最常见的皮肤损害发生在
A．面部
B．胸部
C．腹部
D．暴露部位
E．腿部

7．系统性红斑狼疮最常见的死亡原因是
A．心肌炎
B．颅内高压
C．尿毒症
D．上消化道大出血
E．脑水肿

8．类风湿关节炎活动期的关节护理，错误的是
A．预防褥疮
B．注意姿势，减轻疼痛
C．使用支架，避免关节畸形
D．禁止病变关节活动
E．保持关节功能位

9．系统性红斑狼疮的病因不包括
A．病毒
B．雌激素
C．性格
D．异烟肼
E．日光照射

10．强直性脊柱炎患者不应食用下列哪种食物
A．牛奶
B．稀饭
C．辣椒
D．芹菜
E．菠萝

【A₂型题】

11．某患者因风湿关节炎引起关节疼痛，在服用阿司匹林时，护士嘱其饭后服用的目的是
A．减少对消化道的刺激
B．避免尿少时析出结晶
C．提高药物的疗效
D．减少对肝的损害
E．减少药物的毒性

12．周女士，22岁，面部有蝶形红斑，诊断为系统性红斑狼疮。护理措施错误的是
A．避免晒太阳
B．局部用清水冲洗
C．勿用刺激性化妆品
D．脱屑处用碱性肥皂清洗
E．外出时戴宽边帽

13．患者，女性患类风湿关节炎3年，近来关节肿胀疼痛加剧，对患者进行关节护理，最主要的目的是
A．缓解症状
B．减轻疼痛
C．防止外伤
D．防止反复发作
E．保护关节功能

14．SLE患者女性，31岁。面部有比较严重的蝶形红斑，且有脱发及糖皮质激素治疗引起的容貌改变，不愿意见人。该患者最主要的护理诊断是
A．皮肤完整性受损
B．活动无耐力
C．自我形象紊乱
D．知识缺乏
E．自理缺陷

【A₃/A₄型题】

(15～16题共用题干)

患者女性，32岁。面部水肿，疲倦、乏力半月余，双侧面颊和鼻梁部有蝶形红斑，表面光滑，指掌部可见充血红斑。实验室检查：抗核抗体（+），抗Sm抗体（+），尿蛋白（+++），Hb和血WBC正常。

15．该患者可能的诊断是

A．系统性红斑狼疮
B．蛋白尿
C．慢性肾炎
D．肾病综合征
E．狼疮肾

16．需采取的护理措施是
A．多在阳光下活动
B．洗脸时涂一些营养霜
C．多吃香菜
D．加强皮肤护理
E．勤洗头

（17～19题共用题干）

患者，女性，50岁，因腕及掌指关节肿痛，伴膝关节疼痛、行走困难而入院。入院血液检查：血沉70mm/h，白细胞总数 4.10×10^9/L，红细胞计数 3.6×10^{12}/L，血红蛋白110g/L。免疫学检查：C_3、C_4 均增高，RF（+），尿蛋白（-），伴有晨僵

17．患者最可能的疾病诊断是
A．风湿性关节炎
B．系统性红斑狼疮
C．干燥综合征
D．骨性关节炎
E．类风湿关节炎

18．此期患者的护理措施，不妥的是
A．加强关节功能锻炼
B．嘱患者定时定量服药
C．遵医嘱给予消炎止痛剂
D．注意观察药物不良反应
E．卧床休息，保持正确体位

19．治疗类风湿关节炎药物的不良反应不包括
A．皮肤黏膜出血

B．骨髓抑制
C．骨髓活跃
D．胃肠道不适
E．肝功能异常

（20～23题共用题干）

患者，女性，28岁，4年来全身各大小关节疼痛，活动后减轻，拟诊为类风湿性关节炎

20．类风湿关节炎的基本病理改变是
A．软组织炎
B．肌炎
C．滑膜炎
D．肌腱炎
E．骨膜炎

21．关于该病关节病变的特点，错误的是
A．多对称
B．关节可畸形
C．发作时疼痛
D．关节周围软组织可受累
E．远端指间关节最常受累

22．查体发现患者腕部及踝部出现皮下结节，提示
A．病情活动
B．病情减轻
C．已累及内脏
D．降低药物的毒性
E．减少对肝的损害

23．对该患者的关节护理中，错误的是
A．注意姿势，减轻疼痛
B．预防压疮
C．保持关节功能位
D．禁止病变关节活动
E．使用支架，避免关节畸形

四、简答题
1．简述类风湿关节炎患者晨僵的护理措施？
2．简述系统性红斑狼疮患者皮肤黏膜的表现？

（魏丽鸿）

第九章 神经系统疾病患者的护理

第一节 神经系统疾病常见症状、体征及护理

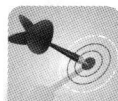

学习目标

通过本节内容的学习,学生应能
识记:
描述意识障碍、语言障碍、运动障碍、感觉障碍的概念和病因,常用护理诊断。
理解:
解释意识障碍、语言障碍、运动障碍、感觉障碍的护理措施。
运用:
为意识障碍、语言障碍、运动障碍、感觉障碍的患者进行护理;演示瘫痪、感觉障碍、语言障碍的康复操作。

神经系统疾病是指由血管病变、感染、变性、肿瘤、中毒、外伤、免疫障碍、遗传因素、营养缺陷、代谢障碍等致病因素引起脑、脊髓、周围神经和骨骼肌的病变。临床上可出现意识、认知、感觉、运动、反射等神经功能障碍。神经系统疾病的特点是发病率高、死亡率高、致残率高,严重威胁人类的生存和生活质量。

一、意识障碍

意识障碍(disorders of consciousness)是指机体对周围环境及自身状态的识别和觉察能力出现障碍。意识是指机体对自身和周围环境的刺激所做出的应答反应的能力。意识的内容为高级神经活动,包括定向力、感知力、注意力、记忆力、思维、情感和行为等。任何病因引起的大脑皮质、皮质下结构、脑干网状上行激活系统等部位的损害或功能抑制,均可出现意识障碍。意识障碍包括意识水平下降(觉醒障碍)和意识内容改变两方面。前者按其程度表现为嗜睡、昏睡和昏迷,昏迷又可分为浅昏迷、中度昏迷和深昏迷;后者表现为意识模糊和谵妄。

引起意识障碍的常见原因有:①颅内疾病:主要包括颅内感染,如脑炎、脑膜炎等;脑血管疾病,如脑出血、脑梗死等;脑外伤,如脑挫裂伤、脑震荡等;颅内占位性病变,如脑肿瘤等。②全身感染性疾病:如败血症等。③心血管疾病:如高血压脑病、肺性脑病等。④代谢性疾病:如糖尿病酮症酸中毒、肝性脑病、尿毒症等。⑤中毒性疾病:催眠药中毒、一氧化碳中毒等。

【护理评估】
(一)健康史
评估有无引起意识障碍的原因:如颅内疾病、全身感染性疾病、心血管疾病、代谢性疾病、

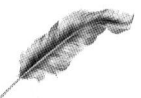

中毒性疾病等。

（二）身体状况

1．意识障碍的程度

（1）以意识水平障碍为主的意识障碍

1）嗜睡：是意识障碍最轻、最早的表现，主要是意识清晰度水平的下降。表现为睡眠时间过度延长，呼唤或轻的刺激均可唤醒患者，唤醒后能进行基本交谈和配合检查，停止刺激后又入睡。

2）昏睡：其意识清晰度水平较嗜睡低。一般外界刺激不能使其觉醒，需高声呼唤或较强的痛的刺激方可唤醒，醒后能做简单、模糊、不完全的答话。停止刺激后立即进入熟睡。

3）昏迷：是一种最为严重的意识障碍，患者意识完全丧失，各种强刺激均不能使其觉醒。昏迷按程度不同又分为：①浅昏迷：意识完全丧失，对周围事物及声、光刺激全无反应，可有较少无意识的自发动作，对强烈刺激（如压迫眶上缘）有躲避反应及痛苦表情，不能回答问题和执行简单命令。角膜反射、瞳孔对光反射、咳嗽反射、吞咽反射、腱反射及生命体征无明显改变。②中度昏迷：对外界的正常刺激均无反应，但对强烈的刺激稍有反应，角膜反射、瞳孔对光反射减弱，生命体征可有改变。③深昏迷：自主运动完全消失，对任何刺激均无反应，深、浅反射均消失，病理反射可继续存在或消失，有排便失禁，生命体征常有明显改变。

（2）以意识内容改变为主的意识障碍

1）意识模糊：对周围环境的理解与判断失常，定向力障碍、错觉。

2）谵妄：定向力、自知力差，出现错觉、幻觉，情感和行为异常。

（3）特殊类型的意识障碍：①去皮质综合征：广泛缺氧性脑病、脑炎、外伤时，患者出现无意识睁眼、闭眼、眼球活动，瞳孔对光反射、角膜反射存在，病理反射阳性，可有无意识咀嚼、吞咽，存在觉醒、睡眠周期。但对外界刺激无意识反应。②无动性缄默症（睁眼昏迷）：为脑干上部与丘脑网状结构损害，大脑半球及传出通路无病变。患者能注视检查者和周围人，貌似觉醒，但缄默不语，不能说话。

（4）脑死亡：指全脑（包括大脑、小脑和脑干）功能的不可逆丧失。表现意识丧失、呼吸停止、脑干和脑神经反射全部消失，但脊髓反射可以存在。

2．发病情况及伴随症状 急骤出现的意识障碍，多见于颅脑外伤、急性脑血管病、外源性中毒等。高血压、动脉硬化的患者，突然出现意识障碍，首先考虑脑出血。缓慢发生的意识障碍，多为代谢紊乱、脑肿瘤等。在高温或烈日环境下长时间工作，而突然发生意识障碍，多为中暑。如伴有高热、头痛，考虑颅内感染或颅外严重感染。

3．身体评估 通过与患者或家属交谈，了解其思维、反应、情感活动、定向力等；必要时疼痛刺激、检查病人有无睁眼动作、肢体反应；角膜反射、瞳孔对光反射等，判断意识障碍的程度。观察生命体征是否平稳；检查瞳孔是否等大等圆；有无肢体瘫痪、颅脑外伤；有无脑膜刺激征和锥体束征阳性；观察眼底是否有视神经乳头水肿。是否有并发症：如意识障碍的患者，因咳嗽反射减弱或消失，易引起吸入性肺炎或窒息；因长期卧床者，易发生压疮、肌肉失用性萎缩及关节功能障碍；颅内压高者可出现脑疝，此时意识障碍加重，恶心、呕吐、双侧瞳孔忽大忽小不对称、对光反射消失。

（三）心理评估

意识障碍常给家属带来不安及恐惧，且由于患者行为、意识紊乱，给家属增添精神和生活负担，可能产生厌烦心态和不耐心的言行。评估时注意患者的家庭背景，经济状况，家属的心理状态及对患者的关心程度等。

（四）辅助检查

血液生化检查如：血糖、血脂、电解质及血常规是否正常；头颅CT或MRI检查有无异常发现；脑电图是否提示脑功能受损等。

【常用护理诊断/问题】 意识障碍 与脑组织受损、功能障碍等有关。

【护理目标】 病人意识障碍减轻或神志清醒，不发生长期卧床引起的各种并发症。

【护理措施】

（一）一般护理

1．饮食 以保证营养供给为原则，昏迷不能进食者、给予鼻饲流质饮食。注意口腔卫生，每天口腔护理2～3次。

2．环境与体位 提供安静、舒适的环境；协助保持舒适体位，谵妄躁动者加床栏，防止坠床，必要时使用约束带。

3．皮肤护理 保持床单整洁、干燥，定时翻身、拍背，在骨骼隆突处放置软垫，或睡气垫床防压疮。做好大小便护理，保持会阴部清洁、卫生，防尿路感染发生。

（二）病情监测

严密监测生命体征及意识、瞳孔的变化，准确记录液体的出入量，及时观察有无脑疝、上消化道出血等并发症的发生。

（三）对症护理

1．保持呼吸道通畅 平卧位时头偏向一侧，取下活动的义齿，及时清除口、鼻分泌物，防止舌根后坠、窒息、误吸或肺部感染。痰多者及时吸痰，必要时气管切开。

2．意识功能的训练 对谵妄者及时纠正患者的错误概念和定向错误；使用日历、钟表、照片等帮助患者恢复定向力。昏迷者嘱其亲人多与其叙述或交谈，或听喜欢的音乐，声音来唤醒患者。

（四）心理护理

向患者家属耐心解释，提供有关疾病的信息以树立信心，减轻其恐惧心理；指导家属多关心、安慰和陪伴患者，提高对疾病的应对能力。

（五）健康指导

1．教会患者家属必要的护理技能，如摆放患者的体位、翻身、拍背、换尿布、清洗会阴部等。

2．指导患者家属促进意识恢复的方法。

3．对于反复发生意识障碍者，说明检查的必要性，以便及时发现病因，能有针对性的治疗。向患者及家属提供正面信息，消除恐惧和绝望心理。

【护理评价】 患者神志是否逐渐清楚；是否出现了因意识障碍引起的损伤。

二、语言障碍

语言障碍（language disorders）可分为失语症和构音障碍。失语症是由于脑损害所致的语言交流能力障碍；构音障碍则是因为神经肌肉的器质性病变，造成发音器官的肌无力及运动不协调所致。

【护理评估】

（一）健康史

询问患者的职业、文化水平与语言背景；了解患者以往和目前的语言能力；评估意识水平、精神状态及行为表现；能否进行自发性谈话、命名及复述，有无语音含混不清，发音不准，或语音流利、发音清晰，但错语较多、答非所问；能否理解他人的语言，并能与人对话；能否看明白一个物体，并能将其正确地表达。

（二）身体状况

1．语言障碍的特点

（1）失语的类型及特点

1）Broca 失语：又称运动性失语或表达性失语，病变在优势半球额下回后部。以口语表达障

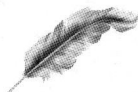

碍最为突出，患者能理解别人语言的意义，但缺乏完整表达语言的能力。表现为讲话不流畅，能讲一两个字，常用错词，能自我察觉，因语量少仅限于实词，且缺乏语法结构而呈电报式语言。多伴有右上肢的轻瘫。

2）Wernicke 失语：又称为感觉性失语或听觉性失语，病变在优势半球颞上回后部。以口语理解障碍最为突出，对别人和自己的讲话不理解，或仅理解个别词或短语；发言流利，但内容不正常，严重时别人完全听不懂，如将"帽子"说成"袜子"。

3）命名性失语：又称遗忘性失语，病变在优势半球颞中回后部或颞枕交界区。以命名不能为主要特征，称呼物件和人名的能力丧失，但能叙述某物是如何使用的，提示名称时能辨别是否正确。

4）传导性失语：病变在优势半球缘上回皮质或深部白质内的弓状纤维。复述较其他语言功能不成比例受损为其最大特点。患者理解力完好，自发谈话表达流畅，但有语音错误，如将"铅笔"说成"先北"，伴不同程度的书写障碍。

5）完全性失语：又称混合性失语，优势半球较大范围的病变，通常由大脑中动脉完全梗死引起。特点是所有语言功能均有明显障碍，口语表达障碍可表现为刻板性语言（只能发出无意义的"吗、吧、哒"等声音），预后差。常伴有偏瘫、偏身感觉障碍。

（2）构音障碍特点：由于神经肌肉的器质性病变，造成发音器官的肌肉无力、瘫痪或肌张力异常和运动不协调等而出现的发声、发音、共鸣、韵律、吐字不清等异常。与发音清楚用词不正确的失语不同。

2. 身体评估　了解患者言语障碍的类型、程度；评估患者有无视觉、听觉缺损，是否能自动书写，是否能按照检查者指令完成有目的的动作，面部表情是否改变等。

（三）心理 - 社会状况

评估病人的心理状态，观察有无因无法进行正常语言交流而感到孤独、烦恼甚至悲观失望；是否能够得到家属、朋友体贴、关心、尊重和鼓励，并能够与之交谈；患者是否处于一种和谐的亲情氛围和语言学习环境之中。

（四）辅助检查

头颅 CT 或 MRI 检查有无异常等。了解新斯的明试验是否为阳反应等。

【常用护理诊断/问题】　语言沟通障碍　与大脑语言中枢病变或发音器官的神经肌肉病变有关。

【护理目标】　病人能说简单的词和句子，言语障碍有所减轻；能有效地进行交流，自信心增强。

【护理措施】

（一）语言康复训练

协助语言师共同制订训练计划，耐心指导，循序渐进。是一个由少到多、由易到难、由简单到复杂的过程。具体方法有：

1. 肌群运动训练　进行唇、舌、齿、软腭、喉、咽与颌部肌群运动。包括缩唇、叩齿、伸舌、卷舌、鼓腮、吹气、咳嗽等活动。

2. 发音训练　由训练张口诱发唇音（a, o, u）、唇齿音（b, p, m）、舌音、到反复发单音节（ba, ha, ma），当能完成单音节发音后，让患者复诵简单句，如上 - 上午 - 上午好。

3. 复述训练　复述单词和词汇，可出示与需要复诵内容相一致的图片，让患者每次复述 3 ～ 5 遍轮回训练，巩固效果。

4. 命名训练　让患者指出常用物品的名称及说出家人的姓名等。

5. 刺激训练　采用患者所熟悉的、常用的、有意义的内容进行刺激，要求语速、语调和词汇长短调整合适；刺激后应诱导而不是强迫患者应答；多次反复给予刺激，且不宜过早纠正错误；可利用相关刺激和环境刺激法等，如听语指图、指物和指字等。

（二）心理护理

失语患者心理比较脆弱与敏感，因此要鼓励患者克服羞怯心理，大声说话，也最需要护理人员及家属充满爱心的帮助。应多与患者交谈，能正确理解患者的问题并及时、耐心地解释，直至患者理解为止；护理过程中给患者列举治疗效果好的病例，使患者树立战胜疾病的信心。

【健康指导】 指导患者身心放松，坚持语言康复训练，循序渐进。鼓励家属与患者多沟通，采取适当方法耐心、缓慢、清楚地进行语言训练，营造良好语言沟通环境。指导家属借助卡片、书写、图片、手势或表情进行有效地简单的双向交流。只要患者有进步就要及时给予肯定和表扬，从而增强语言训练的勇气和信心。

【护理评价】 患者自我感觉言语障碍减轻，听、说、写及表达能力增强；得到有效的语言沟通，情绪好转，自信心增强。

三、感觉障碍

感觉是作用于感受器的各种形式的刺激在人脑中的直接反映。感觉障碍（disorders of sensation）是指机体对各种形式的刺激（如痛、温度、触、压、位置、振动等）无感知、感知减退或异常的一组综合征。

【护理评估】

（一）健康史

询问患者引起感觉障碍的病因，注意感觉障碍的部位、类型、范围、性质及程度；是立即还是缓慢出现并逐渐加重，如外伤、感染、血管病变所引起者立即出现，肿瘤、药物及毒物引起者出现较缓。在没有任何外界刺激下，患者是否有麻木感、冷热感、潮湿感、震动感或出现自发痛；有无其他伴随症状，如瘫痪、不同程度的意识障碍、肌营养障碍等。

（二）身体状况

1．感觉障碍类型　临床上将感觉障碍分为抑制性症状和刺激性症状两大类。

（1）抑制性症状：感觉路径被破坏或功能受抑制时，出现感觉缺失或感觉减退。在同一部位各种感觉均缺失，称完全性感觉缺失；在同一部位只有某种感觉障碍而其他感觉保存者，称分离性感觉障碍。

（2）刺激性症状：感觉路径受到刺激或兴奋性增高时出现，主要表现有感觉过敏、感觉倒错、感觉过度、感觉异常及疼痛。

2．感觉障碍的类型及临床特点　因病因不同，感觉障碍的临床表现多样（图9-1-1）。

（1）末梢型：肢体远端对称性完全性感觉缺失，呈手套袜子形分布，可伴有相应区域内运动及自主神经功能障碍，见于多发性神经病。

（2）节段型：脊髓某些节段的神经根病变可产生受累节段的感觉缺失；脊髓空洞症导致节段性痛觉缺失、触觉存在，称为分离性感觉障碍。

（3）传导束型：①脊髓半切综合征：病变水平以下对侧痛、温觉丧失，同侧深感觉丧失及上运动神经元瘫痪。②脊髓横贯性损伤：病变水平以下传导束性全部感觉障碍，伴截瘫或四肢瘫痪。

（4）交叉型：脑干病变为交叉型感觉障碍，如延髓外侧或脑桥病变时，常出现病变同侧的面部和对侧肢体的感觉缺失或减退。

（5）偏身型：脑桥、中脑、丘脑及内囊等处病变均可导致对侧偏身（包括面部）感觉缺失或减退，可伴有肢体瘫痪或面、舌瘫痪等。

（6）单肢型：因大脑皮质感觉区分布较广，一般病变损及部分区域，常产生对侧上肢或下肢感觉缺失，以复合感觉障碍为其特点。

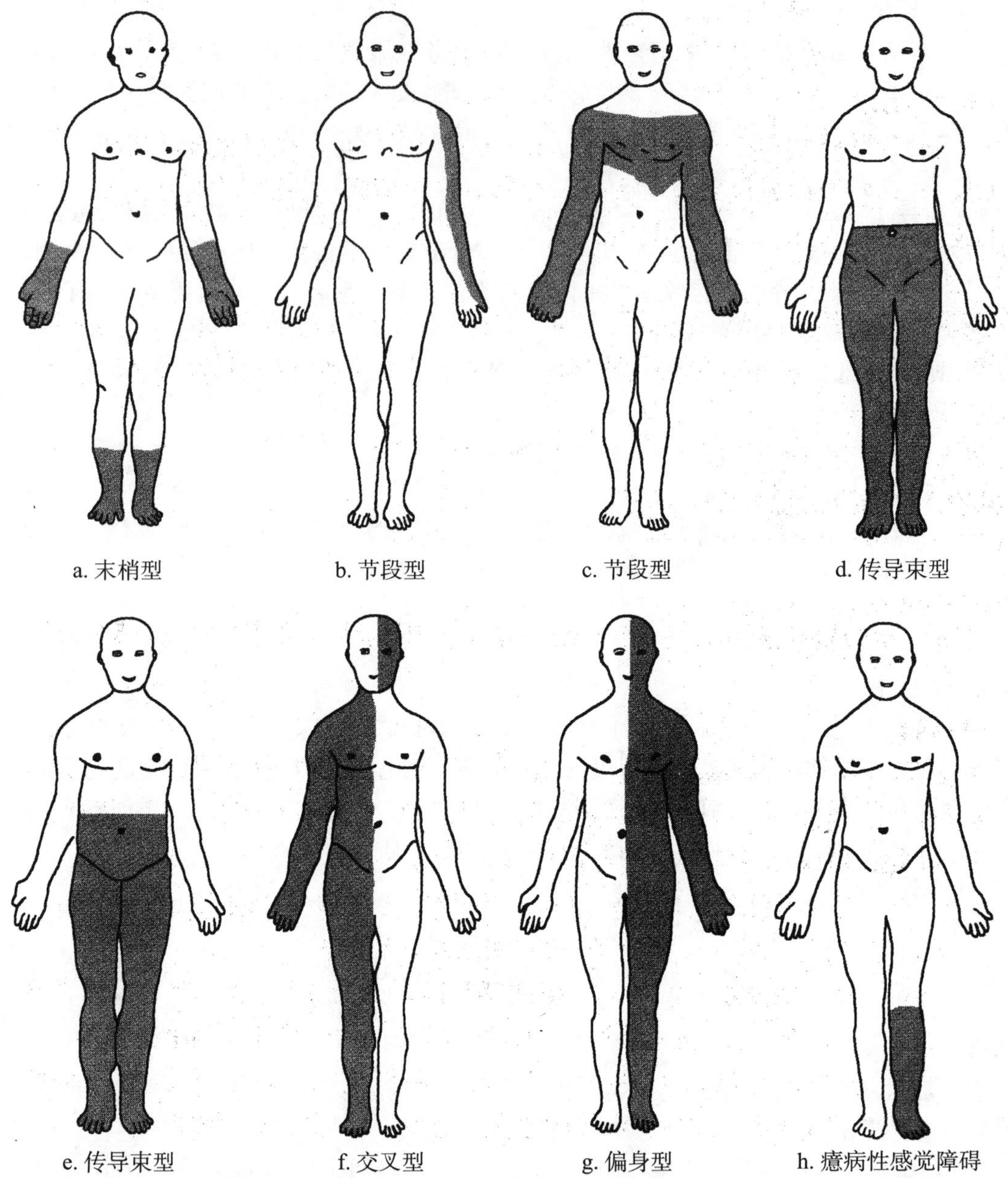

| a. 末梢型 | b. 节段型 | c. 节段型 | d. 传导束型 |

| e. 传导束型 | f. 交叉型 | g. 偏身型 | h. 癔病性感觉障碍 |

图 9-1-1　各种感觉障碍的分布

(三) 心理评估

患者是否因自己的感觉异常而感到烦闷、忧虑，甚至悲观厌世。有无认知、情感或意识方面的异常；是否有疲劳感或注意力不集中；家属是否能给予极大的呵护与关爱。

(四) 辅助检查

肌电图、诱发电位及 MRI 检查，可帮助诊断。

【常用护理诊断／问题】

1．感知改变　与脑、脊髓病变及周围神经受损有关。
2．有受伤的危险　与感觉障碍有关。

【护理目标】　患者感觉障碍减轻或逐渐消失；情绪稳定，学会使用其他方法感知事物；感觉障碍部位未发生损伤。

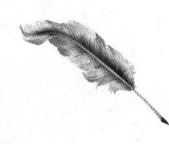

【护理措施】

1. 一般护理 保持床单整洁，防止感觉障碍部位受压或机械性刺激；肢体可加盖毛毯保暖，慎用热水袋或冰袋，防止烫、冻伤，如保暖需用热水袋时，水温不宜超过50℃；感觉过敏者，减少不必要的刺激；对感觉异常者应避免搔抓，以防皮肤损伤。

2. 保证安全 对深感觉障碍的患者，在活动过程中应注意保证患者的安全，如病房内、走廊、卫生间都要有扶手，光线要充足，预防跌倒及外伤的发生。

3. 知觉训练 每日用温水（40～50℃）擦洗感觉障碍的身体部位，以促进血液循环恢复；对无感知患者，用砂纸、毛线刺激触觉；冷水、温水刺激温觉；用针尖刺激痛觉等。

4. 全身或局部按摩 按摩可以促进血液和淋巴液回流，对患侧肢体有一种感觉刺激作用，还能防止或减少局部水肿，有利于机体的康复。按摩动作要轻柔、缓慢、有节律，切不可用粗暴的手法；按摩的顺序应该从肢体的远端到近端，以利于血液循环。在按摩的同时可配合穴位按压以增加疗效。

5. 心理护理 加强与患者的沟通，耐心听取患者对感觉异常的叙述，进行必要的解释，帮助患者正确面对疾病，树立信心，积极配合治疗和训练。劝导家人多关心、陪伴患者，避免不良刺激和伤害患者自尊的言行。

【护理评价】 患者感觉障碍减轻或消失，情绪稳定，未发生冻伤、烫伤、抓伤、碰伤、压伤。

四、运动障碍

运动系统由上运动神经元、下运动神经元、锥体外系统、小脑系统四部分组成。当运动系统中任何部位受损，均可引起运动障碍（movement disorders）如瘫痪、肌张力障碍、不自主运动、共济失调。

【护理评估】

（一）健康史

了解患者起病的缓急，运动障碍的性质、分布、程度及伴发症状；注意有无发热、抽搐或疼痛，是否继发损伤；饮食和食欲情况，是否饱餐或酗酒；过去有无类似发作病史。

（二）身体状况

1. 瘫痪（paralysis）是指肢体因肌力下降而出现的运动障碍。按病变部位可分为上运动神经元性瘫痪和下运动神经元性瘫痪，二者区别见表9-1-1；不伴肌张力增高者称弛缓性瘫痪（又称软瘫、周围性瘫痪），伴有肌张力增高者称痉挛性瘫痪（又称硬瘫、中枢性瘫痪）；肌力完全丧失而不能运动者为完全性瘫痪，而保存部分运动者为不完全性瘫痪。按临床表现可分为单瘫、偏瘫、交叉性瘫痪、四肢瘫、截瘫、局限性瘫痪等。

表9-1-1 上、下运动神经元性瘫痪的区别

	上运动神经元性瘫痪	下运动神经元性瘫痪
病损部位	大脑皮质、内囊、脊髓	脊髓前角、前根、神经丛或周围神经
瘫痪分布	以整个肢体瘫痪（单瘫、偏瘫、截瘫等）	以一组或几组肌群受累
肌萎缩	无或轻度废用性萎缩	明显，且早期出现
肌张力	增高，呈痉挛性瘫痪	降低，呈弛缓性瘫痪
腱反射	亢进	减低或消失
病理反射	阳性	阴性
肌束颤动	无	有
肌电图	传导速度正常，无失神电位	传导速度异常，有失神电位
肌肉活检	正常，后期呈废用性萎缩	失神经性改变

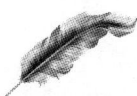

(1) 肌力的分级：见表 9-1-2。

表 9-1-2　肌力分级

肌力	临床表现
0 级	肌肉无任何收缩（完全瘫痪）
1 级	肌肉可轻微收缩，但不能产生动作
2 级	肢体能在床面上移动（水平移动），但不能抵抗地心引力而抬起
3 级	肢体能抵抗地心引力抬离床面，但不能抵抗阻力
4 级	肢体能做抵抗阻力运动，但未达到正常
5 级	正常肌力

(2) 瘫痪的类型

1) 局限性瘫痪：为某一神经根支配区或某些肌群无力。如单神经病变、局限性肌病、肌炎等所致的肌肉无力。

2) 单瘫：单个肢体的运动不能或运动无力，多为一个上肢或一个下肢。病变部位在大脑半球、脊髓前角细胞、周围神经或肌肉等。

3) 偏瘫：一侧面部和肢体瘫痪，常伴有瘫痪侧肌张力增高、腱反射亢进和病理征阳性等体征。多见于一侧大脑半球病变，如内囊出血、大脑半球肿瘤、脑梗死。

4) 交叉性瘫痪：指病变侧脑神经麻痹和对侧肢体瘫痪。中脑病变时表现病灶侧动眼神经麻痹和对侧肢体瘫痪；脑桥病变时表现病灶侧展神经、面神经麻痹和对侧肢体瘫痪；延脑病变时表现病灶侧舌下神经麻痹和对侧肢体瘫痪。此种交叉性瘫痪常见于脑干肿瘤、炎症和血管性病变。

5) 截瘫：双下肢瘫痪称截瘫，多见于脊髓胸腰段的炎症、外伤、肿瘤等引起的脊髓横贯性损害。

6) 四肢瘫痪：四肢不能运动或肌力减退。见于高颈段脊髓病变（如外伤、肿瘤、炎症等）和周围神经病变（如吉兰 - 巴雷综合征）。

2. 肌张力障碍　肌张力是指静息状态下，对肌肉放松的肢体做被动运动时，检查者所感到的阻力。肌张力障碍包括：①肌张力减低：肌肉松软，被动运动时阻力减少或消失。见于下运动神经元病变、小脑病变、肌肉病变、脊髓或脑休克期。②肌张力增高：肌肉紧张变硬，被动运动时阻力增高。见于锥体束及锥体外系损害。锥体外系病变时伸肌和屈肌肌张力均增高，被动运动检查时，向各方向活动所遇阻力一致，称"铅管样肌强直"；伴震颤时，可感到断续相间的阻力变化，称"齿轮样肌强直"。

3. 不自主运动　是指由锥体外系病变引起的不随意志控制的无规律、无目的的面、舌、肢体、躯干等骨骼肌的不正常运动。临床上可分为震颤、舞蹈、手足徐动、扭转痉挛、投掷动作等。所有不随意运动的症状随睡眠而消失。

4. 共济失调　是因小脑、本体感觉及前庭功能障碍所致的运动笨拙和不协调，并非肌无力，可累及四肢、躯干及咽喉肌，引起姿势、步态和语言障碍。正常时依靠功能完整的小脑、深感觉、前庭和锥体外系统的参与来完成共济运动，小脑对完成精巧动作起着重要作用。小脑蚓部病变时出现躯干性共济失调，表现为站立不稳，行走时步基较宽，摇晃不定，步态蹒跚，状如醉汉，又称醉汉步态或共济失调性步态；小脑半球损害时出现肢体性共济失调，表现为走路时向患侧倾斜。

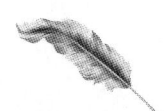

（三）心理评估

患者是否因运动障碍产生无能感、焦虑情绪及悲观、抑郁心理；康复训练过程中患者是否出现注意力不集中、缺乏主动性、情感活动难以自制等现象；患者有无克服困难，增强自我照顾能力的自信心；家属在患者的康复中是否能给予支持和帮助。

（四）辅助检查

CT、MRI 可了解中枢神经系统有无病灶；必要时可做肌电图检查及神经肌肉活检等。

【常用护理诊断/问题】

1．躯体移动障碍 与患者肢体瘫痪或协调能力异常有关。

2．有废用综合征的危险 与肢体运动障碍、长期卧床有关。

3．有皮肤完整性受损的危险 与长期卧床有关。

【护理目标】 患者掌握各种运动锻炼方法，肌力逐渐增强或恢复正常；生活自理能力增强或完全自理；不发生各种并发症。

【护理措施】

（一）一般护理

指导或帮助患者完成进食，洗漱，排便，排尿，穿、脱衣服及个人卫生等日常生活，帮助患者翻身和保持床单整洁，满足患者基本生活需要。

（二）安全保护

患者床周应有护栏，防止坠床；走廊、厕所要装扶手；地面要保持平整、干燥，防湿、防滑；恢复期患者练习行走时，应搀扶患者，并清除活动范围内的障碍物。

（三）康复护理

1．告知患者及家属早期康复训练的重要性，指导患者保持瘫痪肢体的功能位置，防止关节变形而失去正常功能。

2．与康复师一起制订康复计划，按计划实施康复，协助和督促患者进行早期床上桥式主动运动（训练用患腿负重，抬高和放下臀部，为患者行走做准备，以防止患者在行走中的膝关节锁住）、Bobath 握手（十字交叉握手，避免手的僵硬收缩），床上坐起及下床进行日常生活活动的主动训练；鼓励患者试用健侧肢体从事自我照顾的活动，并协助患肢进行被动运动。运动应合理、适度、循序渐进，主动与被动相结合。

3．加强肢体功能训练，同时配合针灸、理疗、推拿按摩等辅助治疗，以防肌萎缩和关节畸形。

（四）心理护理

鼓励患者正确对待疾病，消除忧郁、恐惧心理或悲观情绪；关心患者，避免任何刺激和伤害患者自尊的言行，尤其在帮助患者进食、洗漱和处理尿液和粪便时不要流露出厌烦情绪；多与患者交谈，鼓励患者克服困难，增强自我照顾能力与自信心，摆脱对他人的依赖心理，保持自强、自尊的良好心态。同时家人要给予支持和关心。

【护理评价】 患者积极配合和坚持肢体功能康复训练，恢复或逐渐恢复活动能力；无肢体挛缩、屈曲发生；未发生压疮和（或）受伤等并发症。

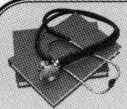

小　　结

神经系统疾病可分为中枢神经系统疾病和周围神经系统疾病。常见的症状有意识障碍、语言障碍、感觉障碍、运动障碍。主要的护理措施包括保持呼吸道通畅、语言功能训练、促进知觉的恢复、肢体的功能锻炼等康复护理措施。

（魏丽鸿）

第二节　周围神经疾病患者的护理

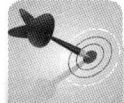

学习目标

通过本节内容的学习，学生应能

识记：
复述三叉神经痛、面神经炎、多发性神经病、吉兰-巴雷综合征的概念、病因及治疗要点。

理解：
总结三叉神经痛、面神经炎、多发性神经病、吉兰-巴雷综合征的临床表现、护理措施。

运用：
联系实际为三叉神经痛、面神经炎、多发性神经病、吉兰-巴雷综合征的患者进行护理和做出健康指导。

周围神经疾病（peripheral nerve diseases）是指原发于周围神经系统功能障碍或结构改变的一组疾病。临床症状为周围神经支配范围内的感觉、运动、反射及自主神经功能障碍。

一、三叉神经痛

三叉神经痛（trigeminal neuralgia）是一种原因未明的三叉神经分布区内短暂而反复发作的剧痛。又称原发性三叉神经痛。也可由脑桥小脑脚占位性病变、炎症、血管病变、多发性硬化等病因引起，称为继发性三叉神经痛。

【病因及发病机制】　原发性三叉神经痛病因尚不清楚，可能为三叉神经根被邻近的小团异常血管压迫，造成三叉神经纤维挤压、脱髓鞘而产生异位冲动或伪突触传递所致。

【临床表现】　多发生于中老年人，40岁以上占70%~80%，女性略多于男性，多为单侧。临床上以面部三叉神经分布区内突发的剧痛为特点，似电击、刀割或撕裂样，每次数秒至1~2min，以口角、鼻翼、颊部、舌部最敏感，轻触即可诱发，称为"扳机点"。严重者洗脸、刷牙、咀嚼、讲话也可诱发，以致不敢做这些动作。发作时患者常双手紧握拳或用力按压痛处，以减轻疼痛。神经系统检查一般无阳性体征。

【辅助检查】　周围血象、脑脊液检查等无明显改变，必要时进行脑桥臂或颅底摄片、鼻咽部活检等，以协助查明病因。

【治疗要点】　迅速有效地止痛是治疗本病的关键。

1. 药物治疗　卡马西平为首选药。疼痛停止后逐渐减量，找出最小有效维持剂量。还可选用苯妥英钠、氯硝西泮、氯丙嗪、氟哌啶醇等。

2. 射频热凝治疗　射频热凝治疗对大多数患者有效，可缓解疼痛数月至数年。

3. 封闭治疗　药物治疗无效者可行三叉神经纯乙醇封闭治疗。

4. 手术治疗　以上治疗长达数年仍无效且又能耐受手术者可考虑三叉神经感觉根切断术和三叉神经微血管减压术。

【护理诊断/问题】

1. 疼痛：面颊、上下颌及舌疼痛　与三叉神经受损害有关。

2. 焦虑　与疼痛发作剧烈、难以忍受有关。

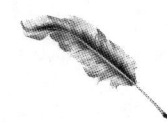

【护理措施】

（一）一般护理

为患者提供安静、舒适的环境，保证充分休息，以利于疼痛的减轻。与患者探讨疼痛的诱发及缓解因素，尽量避免各种刺激。合理安排休息、娱乐，生活要有规律，分散注意力，消除紧张情绪。

（二）疼痛护理

观察患者疼痛的部位、性质，与患者进行交谈，帮助患者了解疼痛的原因与诱因；指导病人运用想象、分散注意力、放松、适当按摩疼痛部位等技巧减轻疼痛；鼓励患者参加一些娱乐活动如看电视、杂志、听音乐、跳交谊舞等，以减轻疼痛和消除紧张情绪。

（三）用药护理

指导患者遵医嘱正确服用止痛药，并告知药物可能出现的不良反应。如卡马西平可导致头晕、嗜睡、口干、恶心、行走不稳、肝功能损害、皮疹和白细胞减少；服用哌米清患者可于治疗后4～6周出现手颤、记忆力减退、睡眠中出现肢体不随意抖动等，可于数天后自行消失，患者不要随意更换药物或自行停药，护士应观察、记录并及时报告医生。

（四）心理护理

患者由于剧烈疼痛容易出现精神抑郁和情绪低落等表现，护士应关心、理解、体谅患者，帮助患者减轻心理压力，增强战胜疾病的信心。指导家人给予理解和支持。

【健康指导】

1. 生活方式指导　指导患者要规律生活，保证充分的身心休息。饮食宜松软，避免难咀嚼的食物以免触及"扳机点"。向患者说明乐观对待疾病存在的现实，保持情绪稳定。

2. 疾病知识指导　向患者讲解三叉神经痛疾病知识，不适当地洗脸、刷牙、剃须、咀嚼、吞咽、说话等可诱导发作；指导患者服用卡马西平期间不要独自外出，不能开车或高空作业，遵医嘱用药，不可随意停、换药物；每周查1次血象；避免刺激性饮食，食物宜软，忌生硬。

二、面神经炎

面神经炎（facial neuritis）是茎乳孔内面神经非特异性炎症导致的周围性面瘫，又称特发性面神经麻痹（idiopathic facial palsy），或Bell麻痹（Bell palsy），是一种最常见的面神经瘫痪疾病。

【病因及发病机制】　病因与发病机制尚未完全阐明。受凉、病毒感染、中耳炎、茎乳孔周围水肿及面神经在面神经管出口处受压、缺血、水肿等均可引起发病。早期病理改变为神经水肿和脱髓鞘，严重者可出现轴突变性。

【临床表现】　任何年龄均可发病，男性略多于女性。通常急性起病，数小时或1～3天内达高峰。病初可有麻痹侧耳后或下颌角后疼痛。主要症状为一侧面部表情肌瘫痪，额纹消失，不能皱额蹙眉，眼裂闭合不能或闭合不完全。闭眼时眼球向上外方转动，显露白色巩膜，称为Bell征。患侧鼻唇沟变浅，示齿时口角偏向健侧，吹口哨及鼓腮时患侧漏气；少数患者可有茎乳孔附近及乳突压痛。面神经病变在中耳鼓室段者可出现说话时回响过度和病侧舌前2/3味觉缺失。影响膝状神经节者，除上述表现外，还出现病侧乳突部疼痛，耳廓与外耳道感觉减退，外耳道或鼓膜出现疱疹，称为Hunt综合征。

【辅助检查】　周围血象、脑脊液常规、乳突及内听道摄片均无明显异常。面神经传导检查，对早期完全麻痹者的预后判断有意义。

【治疗要点】　改善局部血液循环，减轻面部神经水肿，促使功能恢复。

1. 药物治疗　急性期应尽早使用糖皮质激素，可用地塞米松静脉滴注或泼尼松，并用大剂量维生素B_1、B_{12}等肌内注射，改善神经营养。如系带状疱疹病毒感染引起的Hunt综合征，可

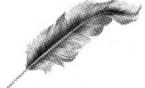

口服阿昔洛韦。

2．物理治疗　急性期应用红外线照射或超短波深部透热治疗可减轻面神经水肿；恢复期可行碘离子透入疗法、针刺或电针治疗。

3．手术治疗　2～3个月后，对恢复较差的患者可行面神经减压术，以争取恢复的机会。发病后1年以上仍未恢复者，可考虑整容手术或面-舌神经或面-副神经吻合术。

【常用护理诊断/问题】　自我形象紊乱　与面神经麻痹所致口角歪斜有关。

【护理措施】

（一）一般护理

急性期注意休息，避免风寒，特别是患侧茎乳孔周围应加以保护，如出门穿风衣或系围巾等。有味觉障碍的患者，应注意食物的冷热度，防止烫伤与冻伤口腔黏膜。保持口腔清洁，餐后及时漱口，清除口腔患侧滞留的食物。眼睑不能闭合者应加强眼部防护，如应予以眼镜、眼罩及眼药等保护。

（二）康复护理

指导患者尽早开始面肌的主动与被动运动，可对着镜子做皱眉、举额、闭眼、示齿、鼓腮和吹口哨等动作，每日数次，每次5～15min，并辅以面肌按摩，以促进早日康复。

（三）心理护理

患者口角歪斜，尤其是在说话时面神经抽搐加剧，造成心理负担加重。鼓励患者表达对面部形象改变的自身感受和对疾病预后担心的真实想法，告诉患者本病大多预后良好，指导他们克服急躁情绪和害羞心理，积极配合治疗，正确对待疾病，同时护士在与患者接触中，应语言柔和、态度亲切，避免做出取笑等伤害患者自尊的言行。

【健康指导】

1．生活方式指导　鼓励患者保持心情愉快，防止受凉、感冒，面瘫未完全恢复时注意保暖和适当修饰。指导进食清淡软食，保持口腔清洁，预防口腔感染。

2．疾病知识指导　指导患者掌握自我护理的方法，如眼部的防护和面肌的锻炼等。向患者说明抓住急性期治疗的机遇，积极配合医生及早进行糖皮质激素和大剂量B族维生素治疗对康复的重要意义。指导患者保护角膜，防治角膜溃疡。经积极有效的治疗，大部分患者预后良好，病情较轻者1～2个月内可恢复；部分病例需要3～6个月；6个月以上仍未开始恢复者，日后完全恢复正常的可能性较小。

3．功能锻炼　指导病人掌握面肌功能训练的方法，坚持每天数次面部按摩和运动。

三、多发性神经病

多发性神经病（polyneuropathy）主要表现为四肢远端对称性末梢型感觉障碍、下运动神经元瘫痪和（或）自主神经障碍的临床综合征，亦称多发性神经炎、周围神经炎和末梢神经炎。

【病因与发病机制】　无论是周围神经的轴突变性、神经元病或节段性脱髓鞘，只要累及全身，特别是四肢的周围神经，都表现为多发性神经病。本病可由多种原因引起，常见病因如下：

1．中毒　如异烟肼、呋喃类药物、有机磷农药、重金属（铅、砷、汞等）以及白喉毒素等。

2．营养缺乏或代谢障碍　B族维生素缺乏、慢性乙醇中毒、妊娠、慢性胃肠道疾病或手术后等；代谢障碍性疾病如糖尿病、尿毒症、血卟啉病、黏液性水肿、淀粉样变、恶病质等。

3．自身免疫性　可见于急性炎症性脱髓鞘性神经病、急性过敏性神经病、结缔组织病（如类风湿性关节炎、结节性多动脉炎、红斑狼疮、结节病）以及白喉性、麻风性多发性神经病等。

4．遗传性　遗传性运动感觉神经病、遗传性共济失调性多发性神经病、遗传性自主神经

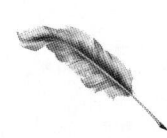

障碍。

【临床表现】 由于本病为多种病因引起，故其起病、病程、病情轻重各不相同，但其临床表现具有共同特点：四肢远端对称性分布的感觉、运动和（或）自主神经障碍。病情发展由肢体远端向近端扩展，缓解则由近端向远端恢复。

1. 感觉障碍 受累肢体远端可有疼痛和感觉异常，体检可发现有手套袜套样深、浅感觉障碍、皮肤触痛和肌肉压痛。

2. 运动障碍 受累肢体远端可有对称性无力，其程度自轻瘫至全瘫不等，远端重于近端，大多有垂腕、垂足，行走时可呈跨越步态。肌张力减低，腱反射减弱，病程较久者可出现肌肉萎缩，后期可因屈肌痉挛而产生畸形。

3. 自主神经障碍 肢体末端皮肤菲薄、干燥、变冷、苍白或青紫、少汗或多汗等，严重时出现心律失常、直立性低血压等。

【辅助检查】 根据神经传导速度和肌电图检查，可做出早期诊断。脑脊液检查、血生化检查、免疫学检查及神经活检等，应根据需要选择进行。

【治疗要点】

1. 病因治疗 查找病因，针对病因采取不同治疗。

2. 综合治疗 急性期卧床休息，特别是累及心肌者。各种病因所致的多神经病均可应用大剂量 B 族维生素（B_1、B_6、B_{12} 等），严重病例可并用辅酶 A、ATP 及神经生长因子等。疼痛严重时可用镇痛剂，如卡马西平、苯妥英钠。恢复期可行针灸、理疗、康复治疗以促进恢复。

【常用护理诊断/问题】

1. 自理缺陷 与周围神经损害所致肢体远端运动和感觉异常有关。

2. 感知改变 与周围神经损害有关。

【护理措施】

1. 饮食护理 给予高维生素饮食，多食新鲜蔬菜和水果，补充足够的 B 族维生素。对于营养缺乏者要保证各种营养物质的供给。

2. 对症护理 对于自理能力受限的患者应加强生活护理，协助患者进食、穿衣、洗漱、如厕等，满足日常生活需要；重症患者应定时翻身，并维持肢体的功能位。对于运动障碍的患者应防止摔伤；对于感觉障碍的患者应防止烫伤和冻伤；对于多汗或皮肤干燥、脱屑等自主神经功能障碍者要勤换衣服、被褥，保持皮肤清洁。

3. 康复护理 指导患者进行肢体的主动和被动运动，并辅以针灸、理疗、按摩等，促进肢体运动功能恢复。安置瘫痪肢体于关节功能位，有手、足下垂者应用夹板或支架，防止肢体挛缩和畸形发生。并为其提供宽敞的活动环境和必要的辅助设施。

4. 心理护理 帮助患者正确面对疾病，树立信心积极配合康复训练；医务人员及家人均要给予关心，支持患者，以减轻不良情绪。

【健康指导】

1. 生活方式指导 指导患者合理饮食，多食富含 B 族维生素的食物，如绿叶蔬菜、新鲜水果、大豆、谷类、蛋、瘦肉等，坚持功能锻炼和适当运动，以加快功能恢复。

2. 疾病知识指导 向患者介绍疾病的相关知识，告知有浅感觉障碍的患者避免烫伤、冻伤、刺伤、压伤；对有深感觉障碍的患者，叮嘱其防止摔伤。强调由于长时间卧位或蹲位变立位时，动作要缓慢，以防发生直立性低血压。

四、急性炎性脱髓鞘多神经病

急性炎性脱髓鞘多神经病（acute inflammatory demyelinating polyneuropathy，AIDP）又称吉

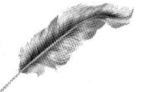

兰-巴雷综合征（Guillain-Barré syndrome，GBS），主要病变是周围神经和神经根广泛的炎症性节段性脱髓鞘；部分病例以轴突损害为主，脱髓鞘改变较轻。

【病因及发病机制】 本病的病因和发病机制不明，一般认为是迟发性自身免疫性疾病。其免疫致病因子可能为存在患者血流中的抗周围神经髓鞘抗体或对髓鞘有害的细胞因子等。本病在发病前有上呼吸道、肠道感染史等。

【临床表现】 各年龄段均可发病，男性略高于女性，四季都有发病。多数患者在发病前1～4周有上呼吸道或消化道感染症状，个别患者有疫苗接种史。多呈急性或亚急性起病，首发症状是自远端向近端发展的四肢对称性无力，呈对称性、弛缓性瘫痪，腱反射减低或消失。严重者出现呼吸肌麻痹。轴突变性可引起远端肌萎缩。发病时四肢远端感觉异常、疼痛，也可有四肢末端手套、袜状感觉减退。自主神经症状可见皮肤潮红、出汗、营养障碍，严重者可出现窦性心动过速、直立性低血压、高血压、尿潴留。个别患者有脑神经麻痹，双侧面神经麻痹，舌咽、迷走神经麻痹及眼肌麻痹。

【辅助检查】

1. 脑脊液　第2周起脑脊液的蛋白增高，第3周蛋白增高最明显，而细胞数正常，称蛋白-细胞分离现象。

2. 神经传导速度（NCV）检查　早期可有F波和H波反射延迟或消失（F波异常代表神经近端或神经根损害）；脱髓鞘电生理特征是神经传导速度减慢，轴突损害特征是波幅减低。

【治疗要点】

1. 辅助呼吸　呼吸肌麻痹是GBS的主要危险，呼吸肌麻痹的抢救成功与否是增加本病的治愈率、降低病死率的关键，而呼吸机的正确使用是成功抢救呼吸肌麻痹的保证。因此，应严密观察病情，对有呼吸困难者及时进行气管切开和人工辅助呼吸。

2. 病因治疗　可采用血浆置换，应用免疫球蛋白、糖皮质激素等进行治疗。

（1）血浆交换疗法：周围神经脱髓鞘时，由于体液免疫系统的作用，病人血液中存在与发病有关的抗体、补体及细胞因子等，在发病2周内采用血浆交换疗法，可缩短临床症状，缩短需用呼吸机的时间，降低并发症发生率，并迅速降低抗周围神经髓鞘抗体滴度。适应证为不能独立行走、肺活量明显减少或延髓麻痹等病情较严重的患者。但本法只能在具有一定条件和经验的医疗中心进行，且费用昂贵。

（2）免疫球蛋白：应用大剂量的免疫球蛋白静滴治疗急性病例，可获得与血浆置换治疗相接近的效果，而且安全。但有部分病例可复发，再治疗仍然有效。

（3）糖皮质激素：糖皮质激素曾长期广泛地用于本病治疗，近年来的临床研究发现其效果未优于一般治疗，且可能发生并发症，现多已不主张应用，但慢性GBS对激素仍有良好反应。

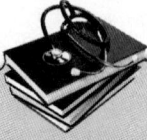

案例 9-1

女性，32岁，1周前曾患上呼吸道感染，进行性四肢无力3天，呛咳1天。体检：神清，双侧提腭差，咽反射消失，颈软，四肢肌张力低，双侧肘、膝以下针刺觉减退，跖反射无反应，克氏征阳性。

问题与思考：

1. 该患者可能的临床诊断是什么？
2. 请提出主要的护理问题？
3. 如何对该患者实施护理措施及健康指导。

【常用护理诊断/问题】
1. 低效性呼吸型态　与周围神经损害和呼吸肌麻痹有关。
2. 躯体活动障碍　与四肢出现进行性瘫痪有关。
3. 吞咽困难　与脑神经受损致延髓麻痹、咀嚼肌无力等因素有关。
4. 潜在并发症：深静脉血栓形成等。

【护理措施】

（一）饮食护理

指导进食高蛋白、高维生素、高热量且易消化的软食，多食水果、蔬菜，补充足够的水分。延髓麻痹不能吞咽进食和气管切开、呼吸机辅助呼吸者应及时插胃管予鼻饲流质，以保证机体足够的营养供给，维持水、电解质平衡，预防营养失调。留置胃管的病人强调在进食时和进食后30min应抬高床头，防止食物反流引起窒息和坠积性肺炎。

（二）病情观察

观察血压、脉搏、心率（律）；观察呼吸频率、节律和深度、呼吸音和肺部啰音，痰的性状和排痰情况，动脉血氧饱和度变化；观察吞咽功能、意识状态和皮肤受压情况等。

（三）氧疗

保持呼吸道通畅，持续低流量给氧，并保持输氧管道的通畅。当患者动脉血氧饱和度下降时应加大氧流量。

（四）准备抢救用物

床头常规备吸引器、气管切开包及机械通气设备，以利随时抢救。

（五）心理护理

本病起病急，进展快，患者常因呼吸费力而紧张、恐惧，害怕呼吸停止，害怕气管切开，恐惧死亡，常表现为躁动不安及依赖心理。护士应及时了解患者的心理，主动关心患者，尽可能陪伴在患者身边，耐心倾听患者的感受，告知医护人员会认真观察其病情的细微变化，使其情绪稳定、安心休息。

【健康指导】
1. 生活方式指导　让患者选择高蛋白、维生素丰富的饮食；避免受凉疲劳，防止感冒。
2. 疾病知识指导　教会患者家属观察脉搏、呼吸、吞咽和肌力的方法；指导恢复期患者进行肢体功能锻炼，坚持肢体主动与被动运动；加强日常生活能力训练。

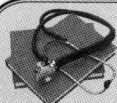

小　结

周围神经疾病特点为感觉障碍、运动障碍、自主神经障碍、腱反射减弱或消失等。三叉神经痛很少自愈，病程呈周期性。面神经炎的预后取决于病情的严重程度及处理是否及时适当。多发性神经病的预后因病因及临床表现的不同而异。吉兰-巴雷综合征的预后大多良好。

（魏丽鸿）

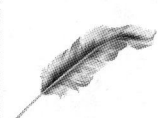

第三节 脊髓疾病患者的护理

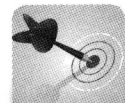

学习目标

通过本节内容的学习,学生应能
识记:
列举急性脊髓炎、脊髓压迫症的概念、病因和治疗要点。脊髓疾病的临床表现、护理措施。
理解:
总结急性脊髓炎、脊髓压迫症的发病机制、临床表现、护理措施。
运用:
联系实际为脊髓疾病的病人做出正确的护理及健康指导。

脊髓是脑干向下延伸的部分,上端与延髓相连,下端以终丝终止于第一尾椎的骨膜。脊髓损害时主要表现为运动障碍、感觉障碍及自主神经功能障碍。

一、急性脊髓炎

急性脊髓炎(acute myelitis)是脊髓白质脱髓鞘或坏死所致的急性横贯性脊髓损害。临床特征为病变水平以下肢体运动障碍、传导束性感觉障碍和自主神经功能障碍。若病变迅速上升波及高颈段脊髓或延髓,则称为急性上升性脊髓炎。

【病因及发病机制】 病因不清,大部分病例是因病毒感染或疫苗接种后引起自身免疫反应。脊髓血管缺血和病毒感染后,抗病毒抗体所形成的免疫复合物在脊髓血管内沉积可能是本病的发病原因。

【临床表现】 任何年龄均可发病,以青壮年多见,无性别差异。发病前1～2周常有发热、全身不适或上呼吸道感染症状,或有疫苗接种史。受凉、疲劳、外伤等常为发病诱因。急性起病,常在数小时至2～3日发展至完全性瘫痪。首发症状多为双下肢麻木无力,病变相应部位症状有背痛、病变节段束带感,进而发展为脊髓完全性横贯性损害,以胸髓最常受累。典型表现是:

1. 运动障碍 早期常呈脊髓休克表现(损伤节段以下继发的完全性弛缓性瘫痪,伴有各种反射、感觉、括约肌功能丧失的临床现象),截瘫肢体肌张力低、腱反射消失、病理反射阴性、腹壁反射及提睾反射消失。脊髓休克期多为2～4周,如合并肺部及尿路感染和压疮等并发症,则可延长至数月。恢复期肌张力逐渐增高,腱反射亢进,出现病理反射,肢体肌力由远端逐渐恢复。

2. 感觉障碍 病变节段以下所有感觉丧失,随病情恢复,感觉障碍平面逐步下降,但较运动功能恢复慢,也不明显。

3. 自主神经功能障碍 早期为尿、粪便潴留,膀胱可因充盈过度而出现充盈性尿失禁。随着脊髓功能的恢复,可自主排尿。损伤平面以下无汗或少汗、皮肤脱屑及水肿、指甲松脆和角化过度等。

【辅助检查】 腰穿脑脊液压力正常,细胞数、蛋白含量正常或轻度增高;少数脊髓水肿严重者,脊髓腔可部分梗阻;脊髓造影或磁共振成像可见病变部位脊髓增粗等改变。

【治疗要点】 本病的治疗原则为减轻症状、防治并发症及促进功能恢复。

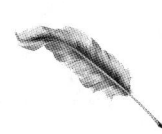

1. 药物治疗 急性期以糖皮质激素为主,可减轻脊髓水肿,控制病情发展。常用地塞米松10～20mg 静脉滴注或氢化可的松 100～200mg 静脉滴注,每日 1 次,10 天为一个疗程,再改用泼尼松口服,40～60mg/d,逐渐减量停药。B 族维生素有助于神经功能恢复。为预防感染可选用适当的抗生素。

2. 康复治疗 早期康复训练对功能恢复及改善预后有重要意义,肢体被动活动与按摩可改善肢体血液循环,部分肌力恢复时应鼓励患者主动活动。

二、脊髓压迫症

脊髓压迫症(compressive myelopathy)是各种病变引起脊髓或供应脊髓的血管受压所出现的受累脊髓以下脊髓功能障碍的一组病症。病变呈进行性发展,最后导致不同程度的脊髓横贯性损害和椎管阻塞。

【病因及发病机制】

(一)病因

1. 肿瘤 最常见,约占 1/3 以上,绝大多数起源于脊髓组织及邻近结构,如神经鞘膜瘤、脊髓瘤、髓内恶性胶质瘤等。

2. 炎症 脊髓非特异性炎症、结核性脑脊髓膜炎、严重椎管狭窄、椎管内反复注药、椎间盘病变、反复手术和脊髓麻醉等可导致蛛网膜粘连或压迫血管影响血液供应,引起脊髓、神经根受损症状。

3. 脊柱外伤 如骨折、脱位及椎管内血肿形成。

4. 脊柱退行性病变 如椎间盘脱出等导致椎管狭窄。

5. 先天性疾病 如脊髓血管畸形、硬脊膜或硬脊膜下血肿。

(二)发病机制

1. 机械受压 脊柱骨折、肿瘤等硬性结构直接压迫脊髓或神经根,出现脊髓受压、移位和神经根刺激或麻痹等症状。

2. 浸润性改变 脊柱和脊髓的转移癌、脓肿、白血病等浸润脊膜、脊神经根和脊髓,引起脊髓充血、水肿、肿胀,出现脊髓受压。

3. 缺血性改变 供应脊髓的血管被肿瘤等占位病变所挤压,引起相应节段脊髓缺血性改变,使脊髓出现肿胀、坏死、软化等病理改变,从而出现脊髓压迫的症状。

【临床表现】 脊髓压迫症的病因多样,故发病形式、临床表现差别很大。

1. 急性脊髓压迫症 病变进展迅速,常于数小时至数日内脊髓功能完全丧失,表现为脊髓横贯性损害,多伴有脊髓休克(损伤节段以下继发的完全性弛缓性瘫痪,伴有各种反射、感觉、括约功能丧失的临床现象)。

2. 慢性脊髓压迫症 病情缓慢进展,典型的临床过程可分刺激期、脊髓部分受压期和脊髓完全横贯性损害三期。

(1) 刺激期:病变早期,多从一侧神经根受刺激开始,表现为根性疼痛,如电击、针刺、烧灼、刀割或撕裂样疼痛,有时出现相应节段"束带感"。局部皮肤感觉过敏或痛觉减退。夜间症状加重,白天减轻;咳嗽时加重,活动时减轻。

(2) 脊髓部分受压期:随病情的发展,可出现脊髓部分受压现象。从神经根、脊髓后角受压出现节段性受压症状逐渐发展至脊髓侧束受压,表现为病变同侧病损以下脊髓的上运动神经元性瘫痪。半侧受压时出现病侧下肢肌张力增高、腱反射亢进、锥体束征阳性和病变对侧肢体的痛觉、温度觉缺失或减退。

(3) 脊髓完全横贯性损害:先为脊髓一侧病变的直接压迫,逐渐病变向对侧移位受压,致使两侧脊髓同时受压,而出现脊髓横贯性损害。临床上表现的运动、感觉和自主神经功能障碍与急

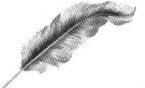

性脊髓炎的症状一致。

【辅助检查】

1. 脑脊液检查　梗阻越完全，蛋白含量则越高，压颈试验可证实有无椎管梗阻，对脊髓压迫症的诊断有重要意义。

2. 影像学检查　脊柱 X 线平片可发现脊柱骨折、脱位、错位、结核、骨质破坏及椎管狭窄。CT 和 MRI 检查对脊髓压迫症的定位、定性诊断有重要参考价值。

【治疗要点】　脊髓压迫症的治疗原则是尽快去除病因及尽早手术，如切除椎管内占位性病变、椎板减压术及硬脊膜囊切开术等。恶性肿瘤或转移瘤可酌情手术、放疗或化疗。急性脊髓压迫更需要抓紧时机，在发病 6h 内减压。如硬脊膜外脓肿应紧急手术并给予足量抗生素。脊柱结核可在手术同时施行抗结核治疗。

三、脊髓疾病的护理

【常用护理诊断/问题】

1. 躯体移动障碍　与脊髓病变所致截瘫有关。
2. 感知改变　与脊髓病变所致感觉缺失有关。
3. 排尿异常　与自主神经功能障碍有关。
4. 潜在并发症：肺炎、尿路感染。

【护理措施】

（一）一般护理

急性期卧床休息，有呼吸困难者应抬高床头；予以高营养且易消化的食物，多食瘦肉、豆制品，多饮水，多食新鲜蔬菜、水果及含纤维素多的食物，以刺激肠蠕动，减轻便秘及肠胀气。避免厚棉被等重物压迫肢体，瘫痪肢体应保持功能位，每日给予肢体按摩，防止肢体痉挛和关节挛缩；定时翻身，保持床单清洁、干燥，预防压疮；若排尿困难，可给予膀胱区按摩、热敷或针灸等，必要时可留置导尿。

（二）病情观察

密切观察呼吸的频率、节律变化，及时发现上升性脊髓炎的征兆，如瘫痪从下肢迅速波及上肢或延髓支配肌群，出现吞咽困难、构音障碍、呼吸无力等，应立即通知医生并做好相应护理。

（三）用药护理

大剂量使用激素时，注意观察有无消化道出血倾向，观察粪便颜色，必要时做粪便隐血试验。

（四）心理护理

患者常因卧床、生活不能自理而焦虑，心理负担重，护理人员应以高度的同情心和责任心加强与患者的沟通，解释疾病的过程和预后，帮助患者渡过难关。

【健康指导】

1. 生活方式指导　加强营养，指导患者多食高蛋白、高维生素、高纤维素食物，保持排便通畅；鼓励患者多饮水、勤排尿，保持会阴部清洁，防止尿路感染；环境要通风、温暖，防止呼吸道感染。保护受压部位，防止压疮形成。

2. 疾病知识指导　指导患者及家属掌握疾病康复知识和自我护理方法，恢复期加强肢体锻炼，促进肌力恢复，鼓励患者进行日常生活动作训练，锻炼时要加以保护，以防跌伤等意外。急性脊髓炎患者若无严重并发症，常在 3~6 个月可恢复到生活自理。若为急性上升性脊髓炎，病情发展迅速，出现吞咽困难、构音障碍、呼吸肌麻痹等，可导致死亡。如发生压疮、肺部及泌尿系感染则往往影响康复，或留有不同程度的后遗症。

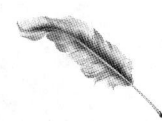

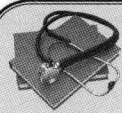

小 结

脊髓损害的临床表现为三大主要症状：运动障碍、感觉障碍和自主神经功能障碍。早期康复训练对功能恢复及改善预后有重要意义，肢体被动活动与按摩可改善肢体血液循环，部分肌力恢复时应鼓励患者主动活动。

（魏丽鸿）

第四节 脑血管疾病患者的护理

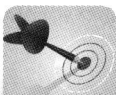

学习目标

通过本节内容的学习，学生应能
识记：
陈述脑血管疾病、脑卒中、TIA 的定义，列举脑血管疾病的病因和分类。
理解：
区分脑出血、蛛网膜下腔出血、脑血栓形成、脑栓塞的发病机制、临床表现和治疗要点。
运用：
联系实际为脑血管疾病患者提出正确的护理诊断/问题，并实施有效的护理措施及健康指导。

一、概述

脑血管疾病（cerebral vascular diseases，CVD）是指在脑血管病变或血流障碍的基础上发生的局限性或弥漫性脑功能障碍。脑卒中（stroke）是指急性起病，由于脑局部血液循环障碍所致的神经功能缺损综合征，症状持续在24h以上。如脑缺血的症状持续数分钟至数小时，最多不超过24h，且无CT或MRI显示的结构性改变称为短暂脑缺血发作（transient ischemic attacks，TIA）。脑血管疾病的发病率、病死率、致残率都较高，且随年龄增长而增高。据统计，在我国城市居民主要疾病死因前十位中脑血管疾病居第二位，仅次于恶性肿瘤。

【脑的血流供应】 脑的血液供应（图9-4-1）包括颈内动脉系统和椎-基底动脉系统。①颈内动脉系统（前循环）：颈内动脉起自颈总动脉，进入颅内后分出眼动脉、脉络膜前动脉、后交通动脉、大脑前动脉及大脑中动脉，供应眼和大脑半球前3/5的血液。②椎-基底动脉系统（后循环）：两侧椎动脉起自锁骨下动脉，经枕骨大孔入颅后汇合成为基底动脉，椎-基底动脉的分支有脊髓前、后动脉、小脑后下动脉、小脑前下动脉、小脑上动脉、迷路动脉、脑桥动脉、大脑后动脉，供应大脑半球后2/5、脑干和小脑及脊髓的血液。③脑底动脉环（Willis环）：颈内动脉和椎-基底动脉通过几组吻合支形成丰富的侧支循环，其中最重要的是脑底动脉环，该环由双侧

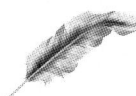

大脑前动脉、颈内动脉、大脑后动脉、前交通动脉和后交通动脉组成。当环的某处血液供应减少或闭塞时，可互相调节血液供应。正常情况下，脑的能量代谢几乎全靠脑组织丰富的血液供应葡萄糖，当脑血供障碍使脑组织葡萄糖和氧的供应减少时，将出现脑细胞受损和脑功能障碍。

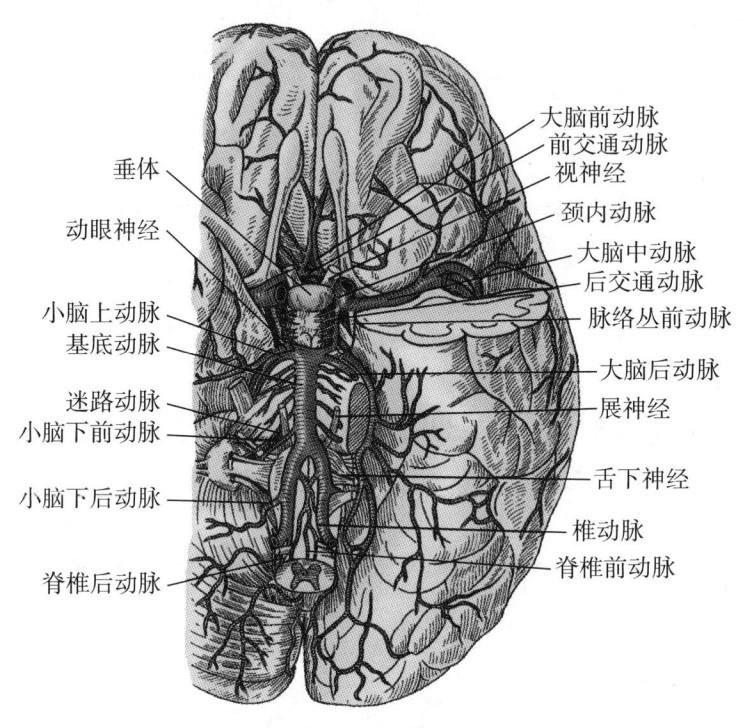

图 9-4-1 脑的血液供应

【脑血管疾病的分类】 脑血管疾病有不同的分类方法：①依据症状持续的时间分为短暂脑缺血发作和脑卒中（图9-4-2）；②按病理性质分为缺血性和出血性两大类；③根据发病的急缓分为急性脑血管疾病和慢性脑血管疾病。

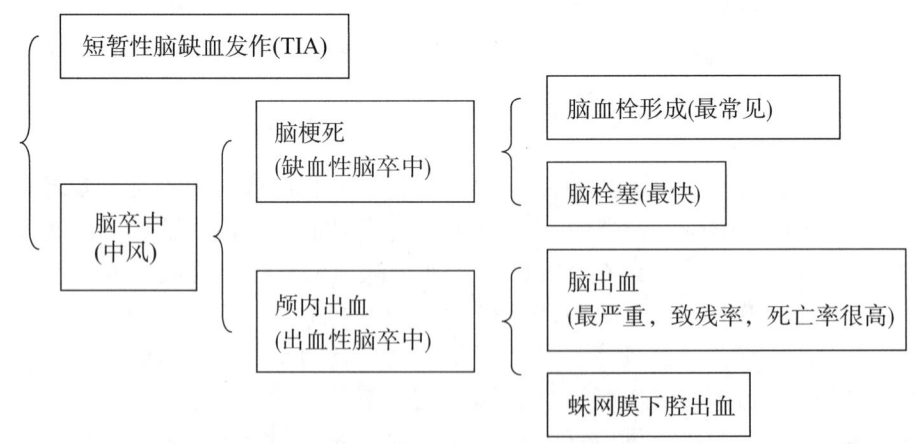

图 9-4-2 脑血管疾病依据症状持续的时间分类

【脑血管疾病的病因】

1. 血管壁病变 以动脉粥样硬化和高血压性动脉硬化最常见。其次为脑动脉炎、先天性动脉瘤、血管畸形等。
2. 血液成分和血液流变学改变 如血液黏稠度增高、凝血机制异常。
3. 心脏病和血流动力学改变 如高血压、低血压、心脏功能障碍等。

4．其他　空气、脂肪、癌细胞和寄生虫等栓塞，脑血管受压、外伤、痉挛等。

【脑血管疾病的危险因素】　与脑血管疾病的发生及发展有密切关系的危险因素主要有：

1．不可干预因素　如年龄、性别、性格、种族、遗传等。55 岁以后发病率明显增高；男性卒中发病率高于女性；家族直系亲属中有脑卒中史的子女卒中风险增加。

2．可干预因素　如高血压、高血脂、心脏病、糖尿病、高同型半胱氨酸血症、吸烟及酗酒、活动少、肥胖、高盐饮食、高脂饮食等。其中高血压是最重要的独立的危险因素，与脑卒中发病风险呈正相关。糖尿病、吸烟及酗酒均是重要的危险因素。

【脑血管疾病的预防】

循证医学证据表明，对脑血管疾病的危险因素进行早期干预，可以有效降低脑血管疾病的发病率。

1．一级预防　指发病前的预防，即通过早期改变不健康的生活方式，积极主动地控制危险因素，从而达到使脑血管病不发生或推迟发生的目的。如防治高血压、糖尿病、心脏病和血脂异常，合理膳食，适度运动，控制体重，戒烟限酒等。

2．二级预防　指再次脑血管疾病发病的预防，通常将短暂性脑缺血发作（TIA）患者作为卒中二级预防对待。通过调控可干预的危险因素、抗血小板聚集治疗、抗凝治疗、治疗 TIA，以预防或降低再次发生卒中的危险，减轻残疾程度。

二、短暂性脑缺血发作

短暂性脑缺血发作（TIA）是局灶性脑缺血导致的突发性、短暂性、可逆性的神经功能障碍。TIA 是公认的缺血性卒中最重要的危险因素。

【病因及发病机制】　TIA 的病因及发病机制不完全清楚。基础病因是动脉粥样硬化，在此基础上小动脉发生微栓子，形成微血栓，引起脑局部缺血症状。也可由脑血管痉挛、血液成分、血流动力学改变等引起。

【临床表现】　临床特征为发病突然，历时很短，一般为 10～15min，多在 1h 内恢复，最长不超过 24h；出现局灶性神经功能缺失症状及体征；反复发作，但不留神经功能缺损的体征，可完全恢复。

1．颈内动脉系统 TIA

（1）常见症状：对侧单肢无力或轻偏瘫。

（2）特征性症状：病变侧单眼一过性黑矇；优势半球受累出现失语症。

2．椎 - 基底动脉系统 TIA

（1）常见症状：眩晕、平衡障碍，大多不伴有耳鸣。

（2）特征性症状：跌倒发作（下肢突然失去张力而跌倒，无意识障碍，很快站立）；短暂性全面性遗忘症（短时记忆力丧失伴定向力障碍，患者有自知力）；双眼视力障碍。

【辅助检查】　脑电图检查、头颅 CT、MRI 大多正常，数字减影血管造影（DSA）可见动脉粥样硬化斑块、狭窄。

【治疗要点】　TIA 是脑卒中的高危险因素，需要积极治疗。目的是消除病因、减少和预防复发，保护脑功能。

（一）病因治疗

是预防 TIA 复发的关键。应积极查找原因，针对存在的危险因素进行治疗。如控制高血压、治疗高脂血症和糖尿病、治疗心律失常、纠正血液成分异常、防止颈部过度活动等。

（二）药物治疗

只要有 TIA 均是脑卒中的重要危险因素而应进行适当的治疗。对于 TIA 频繁发作者，应视

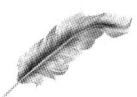

为神经科急症进行处理,迅速控制其发作。

1. 抗血小板聚集药　常用阿司匹林、噻氯匹定等以减少微栓子发生,减少 TIA 复发。

2. 抗凝药物　对频繁发作的 TIA,特别是颈内动脉系统的 TIA 起预防作用。常用的有肝素、低分子肝素、华法林。

3. 脑保护治疗　可扩张血管,防止脑血管痉挛,常用的药物有尼莫地平等。

4. 中医中药　如川芎、丹参、红花、三七等单方或复方制剂等。

【常用护理诊断/问题】

1. 有受伤的危险　与突发眩晕、一过性失明及平衡失调有关。

2. 潜在并发症:脑卒中。

【护理措施】

（一）一般护理

1. 休息与活动　发作时卧床休息,并采取适当的防护措施。卧床休息时,注意枕头不宜太高（15°～20°为宜）,以免影响头部的血液供应。仰头或头部转动时应缓慢、动作轻柔,转动幅度不要太大,频繁发作者避免重体力劳动,沐浴和外出应有家人陪伴,以防发生跌倒和外伤。缓解时,鼓励患者增加及保持适当的体育运动,指导患者注意运动量和运动方式。

2. 饮食护理　给予低盐、低脂、低胆固醇、充足蛋白质和丰富维生素的饮食。可多食谷类和鱼类、新鲜蔬菜、水果、豆类；少吃糖类和甜食；限制钠盐（＜6g/d）和动物油的摄入；忌辛辣刺激性食物和暴饮暴食；戒烟、限酒。

（二）用药护理

按医嘱服药,用抗血小板聚集药、抗凝药物时,密切观察有无出血倾向。阿司匹林有胃肠道反应,宜饭后服用；噻氯匹定可出现白细胞和血小板减少,应定期查血象。

（三）病情观察

对频繁发作者,应注意观察和记录每次发作的持续时间、间隔时间和伴随症状；观察患者肢体无力或麻木等症状有无减轻或加重,有无头痛、头晕或其他脑功能受损的表现,警惕完全性缺血性脑卒中的发生。

【健康指导】

1. 疾病知识指导　详细告知患者 TIA 的基本知识,阐明积极治疗原发病和干预危险因素的重要性。遵医嘱服药。告知患者药物的用法、不良反应及用药的注意事项。如发现病情变化,要及时就医,以免造成严重后果。

2. 生活方式指导　坚持适当的体育锻炼,如慢跑、快走、太极拳等,注意劳逸结合。经常发作的患者不宜从事过重的体力劳动及单独外出,以防止发生意外。指导患者改变不合理的饮食习惯和饮食结构。保持情绪稳定,正确认识 TIA。

三、脑梗死

脑梗死（cerebral infraction,CI）又称缺血性脑卒中,是指由于脑的血液供应障碍,缺血、缺氧引起的局限性脑组织的缺血性坏死或脑软化。临床常见类型为脑血栓形成和脑栓塞。脑梗死占全部脑卒中的 70%～80%。

（一）脑血栓形成

脑血栓形成是脑梗死中最常见的一种,指脑动脉主干或皮质支动脉粥样硬化导致血管增厚、管腔狭窄闭塞和血栓形成,引起脑局部血流减少或供血中断,脑组织缺血缺氧导致软化坏死,出现局灶性神经系统症状体征。

【病因及发病机制】　脑血栓形成最常见病因是脑动脉粥样硬化,其次为高血压、糖尿病和

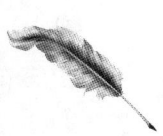

血脂异常等；较少见的病因是各种脑动脉炎、血液病、高半胱氨酸血症等。

急性脑梗死病灶由中心坏死区和周边缺血半暗带组成，坏死区由于完全性缺血导致脑细胞坏死，而缺血半暗带因存在侧支循环，可获得部分血供，尚有大量可存活的神经元，如血流迅速恢复使脑代谢改善，损伤仍然是可逆的。因此保护半暗带是脑梗死成功治疗的关键。

【临床表现】

1．一般特点 好发于中老年，多数有头痛、头昏、肢体麻木、无力等前驱症状，发病急，常在安静休息状态下发病，或睡眠中发生，于次晨起床时发现不能说话，一侧肢体瘫痪。病后10h或1～2天达高峰，多数意识清醒，没有明显头痛。

2．不同部位脑梗死的表现 ①颈内动脉系统血栓形成：主要是同侧大脑半球受累，表现为对侧偏瘫或单瘫、偏身感觉障碍、同向偏盲及失语等。②椎-基底动脉系统血栓形成：主要是脑干和小脑受累，表现为眼球震颤、共济失调、吞咽困难、构音障碍、交叉性瘫痪或四肢瘫痪等。

3．临床类型 依据起病形式和病程分为：

（1）完全型：起病后6h内病情达高峰，病情重，表现为一侧肢体完全瘫痪、甚至昏迷。

（2）进展型：发病后病情在48h内逐渐进展或呈阶梯式加重。

（3）缓慢进展型：起病2周以后症状仍逐渐发展。

（4）可逆性缺血性神经功能缺失：症状和体征持续超过24h，但在1～3周内完全恢复，不留任何后遗症。

【辅助检查】 脑脊液检查正常，CT检查在起病24～48h后可见低密度梗死灶；MRI在数小时内即有MR信号改变；数字减影脑血管造影（DSA）可显示血栓形成的部位、程度及侧支循环。

【治疗要点】

1．对症治疗 控制血压，控制感染，控制血糖，控制脑水肿，控制癫痫，预防肺栓塞和深静脉血栓形成，心电监护，预防心律失常和猝死。

（1）血压升高不需紧急处理，病后24 h内收缩压大于200mmHg，舒张压大于110mmHg才需要降低血压。一般将血压控制在收缩压≤185mmHg或舒张压≤110mmHg是安全的。

（2）发病后3～5天为脑水肿高峰期，可用20%甘露醇、呋塞米等脱水剂降颅压。

（3）积极防治感染。

2．超早期溶栓治疗 超早期溶栓治疗是抢救缺血半暗带的关键，治疗时间窗为6h。常用的溶栓药物：尿激酶（我国常用）；重组组织型纤溶酶原激活剂（rt-PA）。患者接受治疗必须在具有确诊脑卒中和处理出血并发症能力的医院进行。掌握溶栓适应证及禁忌证、并发症。

3．脑保护治疗 包括自由基清除剂（维生素E和C、过氧化物歧化酶）、阿片受体阻断剂纳洛酮、钙通道阻断剂、胞磷胆碱等。梗死范围大者用甘露醇降颅内压。

4．抗凝治疗 肝素、低分子肝素、华法林，一般用于进展性脑卒中、溶栓后再闭塞，注意出血，监测凝血时间和凝血酶原时间。

5．降纤治疗 降解血中纤维蛋白原，增强纤溶系统活性以抑制血栓形成。药物有巴曲酶、降纤酶、蚓激酶等。

6．抗血小板治疗 可降低发病在48h内患者的死亡率和复发率，常用药物有阿司匹林、噻氯匹定。

7．高压氧舱治疗 若患者呼吸道分泌物少，呼吸正常，无抽搐及血压正常者，宜及早配合高压氧治疗。

8．康复治疗 早期进行，遵循个体化原则。护理和康复治疗贯穿于整个恢复期全程，系

地为患者进行运动、语言和感觉的康复训练。

(二)脑栓塞

脑栓塞指各种栓子随血流进入颅内动脉,使血管腔急性闭塞,引起相应供血区脑组织缺血坏死及脑功能障碍。

【病因及发病机制】 脑栓塞最常见的病因是心源性,占脑栓塞的60%~75%,最常见于风湿性心脏病二尖瓣狭窄,尤其伴心房颤动者,其次栓子可来源于心内膜炎赘生物、心肌梗死等;另外,动脉粥样硬化斑块的脱落、肺静脉血栓、脂肪栓、气栓、高凝状态、癌栓等非心源性原因也可引起;还有少数栓子来源不明。

【临床表现】 青壮年多见。于活动中骤然发生局灶性神经体征而无先兆,起病瞬间即达到高峰,起病时癫痫发作较常见。大多意识清醒,主干闭塞或椎-基底动脉系统栓塞可发生意识障碍。神经功能障碍与闭塞动脉供血区功能相对应(参考脑血栓形成)。可发现栓子来源的原发病。

【辅助检查】 脑栓塞时,心电图应作为常规检查,是确定心肌梗死、风湿性心脏病、心律失常的证据;超声心动图可证实心源性栓子;颈动脉超声可评价颈动脉狭窄及斑块。

【治疗要点】

1. 一般治疗与脑血栓形成相同。心源性脑栓塞发病数小时内可用血管扩张剂罂粟碱、麦全冬定(烟酸)。

2. 抗凝治疗 对有房颤或有再栓塞风险的心源性病因患者可用肝素抗凝治疗。

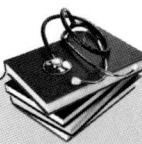

案例 9-2

患者,女性,70岁。右侧肢体无力3h。患者于早晨6时左右醒来时,发觉右侧肢体无力,说话含糊不清,口角歪斜,急诊入院。患者原有糖尿病史20余年。发病后无头痛、呕吐、抽搐等。体检:T 36.5℃,P 65次/min,R18次/min,BP160/95mmHg。意识清楚。双侧瞳孔等大等圆,对光反应灵敏。心、肺检查无特殊发现。左侧鼻唇沟变浅,右侧上、下肢瘫痪,右侧躯体及肢体浅感觉减退。头颅CT示左侧基底节区密度减低。临床诊断:脑血栓形成。

问题与思考:
1. 判断脑血栓形成的依据?
2. 请提出主要的护理问题?
3. 如何对该患者实施合理的护理措施及健康指导。

(三)脑梗死的护理

【常用护理诊断/问题】

1. 躯体活动障碍 与偏瘫或共济失调有关。
2. 语言沟通障碍 与语言中枢功能受损有关。
3. 感知改变 与感觉传导通路受损有关。
4. 吞咽障碍 与意识障碍及舌咽、迷走神经损伤有关。

【护理措施】

(一)一般护理

急性期绝对卧床休息,宜取平卧位,以便使较多血液供给脑部,禁用冰袋等冷敷头部,以免脑血管收缩、脑血流量减少;给予低盐、低糖、低脂、低胆固醇、含丰富维生素、足量纤维素的

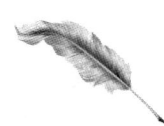

饮食；预防压疮、防止意外，注意安全，防跌倒；当患者能坐起时，协助患者逐渐恢复生活自理。

（二）病情观察

密切观察生命体征、意识、瞳孔等，警惕梗死灶扩大或合并颅内出血，一旦发现，立即报告医生。

（三）用药护理

使用溶栓、抗凝药物时，监测出、凝血时间，观察有无出血倾向；用扩血管药物应观察血压变化；甘露醇用量过大、持续时间过长，应注意肾功能损害。

（四）康复护理

瘫痪肢体保持功能位，进行关节按摩及被动运动，防止关节功能丧失。应早期进行康复训练，一般只要意识清楚，生命体征平稳，病情不再发展后48h即可开始。肢体功能训练、语言康复、感觉康复（见本章第一节　神经系统常见症状体征的护理）。

（五）心理护理

患者对突然发生的偏瘫感到自卑、恐惧，失语、生活不能自理、担心医疗费用等常使患者急躁不安。而不良心理会使血压升高、病情加重，应关心、开导患者，减轻患者焦虑、悲观的情绪，树立患者战胜疾病的信心。帮助患者建立支持系统，家人多给予关心、帮助。

【健康指导】

1．疾病知识指导　应帮助患者和家属掌握本病的有关知识和自我护理方法。积极治疗原发病，如高血压、心脏病、高脂血症、糖尿病等，去除危险因素，避免诱因，养成良好的生活习惯；向患者及家属说明超早期溶栓治疗的重要性，发病后应立即就诊。脑栓塞复发率高，再发时病死率更高，积极防治心脏病是预防脑栓塞的重要环节。教会患者康复训练的基本方法，说明坚持训练的重要性。鼓励患者做力所能及的家务，适当参加一些体育锻炼。通过运动、感觉、语言功能等身体功能的康复和心理康复，逐步达到生活自理、职业康复和社会康复。

2．生活方式指导　养成良好的饮食习惯，宜采取低盐、低糖、低脂、低胆固醇、含丰富维生素的饮食，戒烟限酒。老年人醒后不要急于起床，最好安静10min后缓慢起床，改变体位动作要慢，洗澡时间不宜过长，水温不要过高，以防止发生直立性低血压，诱发脑血栓形成。

四、脑出血

脑出血（intracerebral hemorrhage，ICH）是指原发性非外伤性脑实质内出血，占急性脑血管病的20%～30%。其中大脑半球出血约占80%，脑干和小脑出血约占20%。临床特点为起病急骤，迅速出现头痛、呕吐等颅内压升高的表现和偏瘫、失语等局灶性神经功能缺损脑出血表现，可伴有意识障碍。病死率高，致残率高。

【病因及发病机制】　高血压是脑出血最常见的病因，长期高血压致使血管壁发生微小动脉瘤，情绪激动、用力等诱因使血压进一步升高，脑血管破裂而发生脑出血。大脑中动脉的深部分支豆纹动脉呈直角分出，为最常见的出血动脉，导致基底节区即内囊附近为出血好发部位。其他病因还有脑动脉粥样硬化、血液病、脑淀粉样血管病、动脉瘤、动静脉畸形、脑动脉炎、原发或转移性肿瘤等。脑出血后，血肿周围脑组织受压，水肿明显，较大血肿可引起脑组织移位、变形等，引起颅内压增高、脑水肿和脑疝形成。脑疝形成是脑出血最常见的直接致死原因。

【临床表现】　出血前常无先兆，少数有头昏、头痛、肢体麻木等前驱症状。多在情绪激动、用力活动及排便、过度劳累时骤然起病，出现头痛、呕吐、意识障碍、偏瘫、失语、排便失禁等。鼾声呼吸，重则呈潮式呼吸或不规则呼吸，脉搏缓慢有力。临床症状体征因出血部位及出血量不同而异。

1．基底节区出血　又称内囊出血。其中壳核和丘脑是高血压性脑出血的两个最常见的部位。

出现典型的三偏综合征,即病灶对侧偏瘫、对侧偏身感觉障碍和双眼对侧同向偏盲。

2. 脑桥出血　出血先自一侧脑桥开始,表现为交叉性瘫痪,两眼向病灶侧凝视麻痹;出血迅速波及两侧后,出现四肢瘫痪、昏迷、双侧瞳孔呈"针尖样"缩小、中枢性高热和呼吸障碍则病情危重。

3. 小脑出血　表现为一侧枕部头痛、眩晕、呕吐、眼球震颤、共济失调,但无肢体瘫痪。

4. 并发症和后遗症　病情严重者常并发脑疝、消化道出血、坠积性肺炎、泌尿系感染等,如出现血压进行性升高,意识障碍进行性加重,频繁呕吐,两侧瞳孔大小不等,脉搏、呼吸变慢等,提示有脑疝的可能,脑疝是脑出血最常见的直接死亡原因。病后可遗留瘫痪,排便、排尿功能障碍,痴呆等。

【辅助检查】

1. 头颅CT　疑诊脑出血时的首选检查,呈高密度出血影,可早期显示脑出血的部位、范围,并可据此计算出血量及判断其预后。

2. MRI　对脑干的检查优于CT;较CT易于发现脑血管畸形、血管瘤及肿瘤等出血原因。

3. 脑脊液检查　一般不需进行腰椎穿刺检查,以免诱发脑疝形成,如需排除颅内感染和蛛网膜下腔出血,可谨慎进行。脑脊液压力增高,血液破入脑室者脑脊液呈血性。

4. 数字减影脑血管造影(DSA)　适用于怀疑脑动脉瘤、脑动静脉畸形、血管炎等,尤其是血压正常的年轻患者。

【治疗要点】

1. 调控血压,防止再出血　脑出血后的血压升高是对颅内压增高的一种反射性自我调节,应先降颅压后再根据血压情况决定是否进行降压治疗。一般当收缩压＞200mmHg或平均动脉压＞150mmHg时,需持续静滴降压药物积极降低血压;血压过低者应升压治疗,以保持脑灌注压。

2. 控制脑水肿,降低颅内压　脑水肿48h达高峰,3～5日后逐渐消退。颅内压增高导致脑疝是脑出血的主要死因。因此,降低颅内压是急性期治疗的重要环节,首选20%甘露醇125～250ml快速静滴(30min内滴完)每6～8h 1次;也可用呋塞米和10%复方甘油等。

3. 维持生命体征和防治并发症。

4. 止血药物　一般止血药效果不大,若有凝血功能障碍或消化道出血时可应用。

5. 手术治疗　对大脑半球出血量≥30ml和小脑出血量≥10ml者,均可考虑手术治疗,如开颅血肿清除术、去骨瓣减压术、微创血肿清除术等。

6. 康复治疗　只要患者病情不再进展,生命体征平稳,康复治疗应尽早进行。最初3个月内神经功能恢复最快,是治疗的最佳时机。

知识链接

卒中单元

脑卒中单元是指改善住院卒中患者的医疗管理模式,专为卒中患者提供药物治疗、肢体康复、语言训练、心理康复和健康教育,提高疗效的组织系统。卒中单元的核心工作人员包括临床医师、专业护士、物理治疗师、职业治疗师、语言训练和社会工作者。

具有以下特点:①针对住院的卒中患者,因此它不是急诊的绿色通道,也不是卒中的全程管理,只是患者住院期间的管理;②卒中单元不是一种疗法,而是一种病房管理系统;③这个新的病房管理系统应该是一种多元化医疗模式,也就是多学科的密切合作的医疗模式;④患者除了接受药物治疗,还应该接受康复治疗和健康教育;⑤卒中单元体现对患者的人文关怀,体现了以人为本。

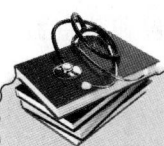

案例 9-3

患者，男性，58 岁。头痛伴左侧肢体无力 2h。患者于上午 10 时左右与人争吵时突感剧烈头痛，左侧肢体无力，吐词不清，逐渐意识模糊，烦躁不安，伴喷射性呕吐 1 次，为胃内容物。立即送来医院。患者经常酗酒，有高血压病史 8 年。体检：T36.5℃，P85 次/min，R19 次/min，BP180/120mmHg。意识模糊，检查欠合作。双侧瞳孔等大等圆，对光反应迟钝。左侧鼻唇沟变浅，口角右歪，左侧肢体痛、触觉消失，肌力 0 级，肌张力增高，腱反射（+++），巴宾斯基征（+）。头颅 CT 示右侧基底节区高密度影。临床诊断：脑出血。

问题与思考：
1. 判断脑出血的依据？
2. 请提出主要的护理问题。
3. 如何对该患者实施合理的护理措施及健康指导？

【常用护理诊断/问题】
1. 意识障碍　与脑出血有关。
2. 躯体活动障碍　与肢体瘫痪有关。
3. 语言沟通障碍　与语言中枢功能受损有关。
4. 生活自理缺陷　与肢体瘫痪、意识障碍有关。
5. 潜在并发症：脑疝、消化道出血、感染。

【护理措施】

（一）一般护理

1. 休息　急性期应绝对卧床休息，尤其在发病 24～48h 内避免搬动，卧床休息 2～4 周；取侧卧位以利于保持呼吸道通畅，抬高床头 15°～30°，以利颅内静脉回流，减轻脑水肿；头置冰袋或冰帽，以减少脑细胞耗氧量；病室应保持安静，限制探视，各项护理操作须动作轻柔，以免加重出血。

2. 饮食护理　禁食 24～48h，昏迷或有吞咽困难者在发病第 2～3 天应鼻饲，给予高蛋白、高维生素的清淡流质饮食，保证患者营养，注意水、电解质平衡。

3. 排便护理　便秘者用缓泻剂，排便时避免屏气。留置导尿者防止泌尿系统感染。

4. 生活护理　加强皮肤、口腔护理，预防压疮，防止意外等。

（二）病情观察

密切观察生命体征、意识、瞳孔等变化，有条件时应对昏迷患者进行监护，如发现烦躁不安、频繁呕吐、意识障碍进行性加重、两侧瞳孔大小不等、血压进行性升高、脉搏减慢、呼吸不规则等脑疝前驱症状时，应立即与医生联系。注意观察有无消化道出血、坠积性肺炎、泌尿系感染等并发症的出现。

（三）用药护理

遵医嘱快速给予脱水剂等药物。甘露醇应在 15～30min 内滴完，注意防止药液外渗，不能与电解质溶液等混用，以免发生沉淀；因低温出现结晶时，须加温溶解后再用；注意尿量与电解质的变化，尤其应注意有无低血钾发生。

（四）并发症的护理

1. 脑疝　一旦发现脑疝，立即采取急救护理措施：①迅速建立静脉通路，按医嘱快速静脉

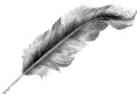

滴注 20% 甘露醇 250ml，迅速降低颅内压。②保持呼吸道通畅。③备好气管切开包和脑室引流包。④避免引起颅内压增高的因素（剧咳、打喷嚏、躁动、用力排便、大量输液等）。

2．上消化道出血　急性期应注意观察患者有无呕血、便血。每次鼻饲前要抽吸胃液，并定时做粪便隐血试验。若胃液呈咖啡色或患者粪便呈黑色，立即通知医生。应禁食，遵医嘱用去甲肾上腺素 4～8mg 加入生理盐水 150ml 经胃管分次灌注，也可静脉滴注雷尼替丁或奥美拉唑以止血。

3．感染　呼吸道感染可有坠积性肺炎、吸入性肺炎等。对意识障碍、咳嗽反射减弱的患者应勤翻身拍背、勤吸痰，保持呼吸道通畅。注意保暖，做好口腔护理，防止误吸。观察患者尿液和体温的变化，及时发现尿路感染；保持会阴部清洁，多喝水，勤排尿，卧床女患者每日 2 次冲洗会阴；对留置尿管的患者，要严格无菌操作，做好导尿护理。

（五）康复护理

脑出血后，只要患者的生命体征平稳、病情不再进展，宜尽早进行康复训练，包括肢体功能康复训练、语言功能康复训练等。

（六）心理护理

患者如能清醒，面对肢体瘫痪的现实以及担心预后会表现为情绪沮丧、悲观绝望和心情急躁。应鼓励患者增强生活的勇气和信心，在康复护理时首先要求患者达到心理康复，告之患者经过顽强的锻炼，1～3 年内机体功能有望逐渐改善，并说明早期锻炼的重要性。还要注意对家属要给以心理指导，要充满信心，不放弃。

【健康指导】

1．疾病知识指导　帮助患者和家属掌握本病的有关知识和自我护理方法，积极治疗原发病，将血压控制在适当水平。教会患者和家属康复训练的方法，尽量使患者做到日常生活自理，康复训练应循序渐进，持之以恒。定期随访，必要时复查脑 CT，以及时发现异常、及时就医。

2．生活方式指导　避免情绪激动，注意劳逸结合，勿用力排便。饮食宜清淡，低脂肪、低胆固醇、低盐，戒烟、酒，生活要规律。

脑血栓形成和脑出血比较见表 9-4-3。

表 9-4-3　脑血栓形成和脑出血比较

项目	脑血栓形成	脑出血
发病机理	脑动脉粥样硬化使脑血栓形成、脑动脉闭塞，脑组织缺血缺氧、坏死，液化，引起神经定位体征	高血压合并动脉硬化使脑动脉硬化，微动脉瘤形成，血管破裂，形成血肿压迫脑组织，导致颅内压增高，脑组织缺血缺氧、坏死
好发部位	大脑中动脉影响内囊，表现为"三偏征"	豆纹动脉破裂影响内囊，表现为"三偏征"
起病情况	常在静态发病，发病过程慢，生命体征平稳。	常在动态（活动或情绪激动时）发病，发病过程快，生命体征不稳。
CT	发病 24h 内 CT 正常，24h 后呈低密度阴影	2hCT 立即显示病变部位、范围。
颅内高压	一般无	有，甚至并发脑疝
治疗	超早溶栓（6h 内）	降颅内压、调控血压
护理	早期康复	严密监护，防脑疝，防再出血

五、蛛网膜下腔出血

蛛网膜下腔出血（subarachnoid hemorrhage，SAH）是多种原因所致脑底部或脑表面血管破裂的急性出血性脑血管病，血液直接流入蛛网膜下腔，为原发性 SAH；脑实质或脑室出

血，外伤性硬膜下或硬膜外出血进入蛛网膜下腔为继发性SAH。本文只介绍原发性蛛网膜下腔出血。

【病因及发病机制】 原发性蛛网膜下腔出血的病因：①先天性颅内动脉瘤，最常见，占75%。②动静脉畸形，占第二位，为10%，多见于青年人。③高血压、动脉粥样硬化，老年人常见。④脑底异常血管网（Moyamoya）病，占儿童SAH的20%；⑤其他：颅内肿瘤、脑血管炎、血液病、颅内静脉系统血栓等。10%原因不明。

【临床表现】 剧烈运动、情绪激动、用力排便、咳嗽等是常见的诱因。突然发生剧烈头痛，呈爆裂样疼痛，多伴有恶心、呕吐，最特征性的体征是脑膜刺激征（颈项强直、Kernig征、Brudzinski征）。常伴有颈项背痛或下肢痛。轻者可无明显症状及体征。重者很快死亡。有时脑膜刺激征是唯一的临床表现。也可出现局灶性神经体征及精神症状。60岁以上老年人临床表现不典型，头痛、脑膜刺激征不明显，而意识障碍、精神障碍、脑实质损害较重。

再出血是致命的并发症，多在病情稳定情况下突然再次出现剧烈头痛、恶心、呕吐、抽搐、昏迷、去大脑强直、脑膜刺激征加重，脑脊液再次呈鲜红色。20%的患者病后10～14日发生再出血。病后5～14日是迟发性脑血管痉挛的高峰期，是死亡和致残的重要因素。

【辅助检查】
1．头颅CT 是确诊SAH的首选方法，可见蛛网膜下腔高密度出血征象。
2．脑脊液检查 是诊断SAH的重要依据，肉眼见均匀一致的血性脑脊液，压力明显升高。注意腰穿可增加脑疝形成的风险。
3．数字减影脑血管造影（DSA）可发现病因，确定病灶位置，显示血管解剖行程、侧支循环和血管痉挛，对制订合理外科治疗方案有重要价值。

【治疗要点】 治疗原则是去除病因，防止继续出血，防治继发性脑血管痉挛，预防复发。
1．内科治疗
（1）一般处理：绝对卧床4～6周，避免一切可引起血压及颅内压增高的诱因，烦躁不安者给予镇静剂，心电监护。
（2）降颅压：20%甘露醇、呋塞米等。
（3）防止再出血：常用抗纤溶药6-氨基己酸、氨甲苯酸等，静脉滴注。止血剂应用仍有争论。
（4）防治迟发性脑血管痉挛：常用钙通道拮抗剂，如尼莫地平、氟桂利嗪等，可静脉滴注尼莫地平。
（5）放脑脊液（CSF）疗法：每次放10～20ml，每周2次。可减轻头痛，减少迟发性血管痉挛和正常颅压脑积水发生率。
2．手术及血管内介入治疗 是根除病因、防止复发的有效方法。

【常用护理诊断/问题】
1．疼痛：头痛 与颅内压增高、脑血管痉挛有关。
2．恐惧 与剧烈头痛、担心再次出血有关。
3．潜在并发症：再出血、脑疝。

【护理措施】
与脑出血护理相似。主要是防止再出血：①应绝对卧床4～6周，抬高床头15°～30°，避免搬动和过早离床活动，保持环境安静，严格限制探视，避免各种刺激。②避免一切使血压和颅内压增高的因素（用力排便、咳嗽、喷嚏、情绪激动、劳累等）。保持排便通畅。③剧烈头痛和烦躁不安者，可应用止痛剂、镇静剂。④密切观察病情变化，初次发病第2周最易发生再出血。如患者再次出现剧烈头痛、呕吐、昏迷、脑膜刺激征等，应立即报告医生并处理。

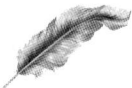

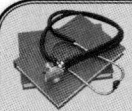

小 结

TIA是缺血性卒中最重要的危险因素,基础病因是动脉粥样硬化。治疗是以病因和抗凝治疗为主,关键是防止脑卒中。主要护理要点是适当运动、合理膳食;遵医嘱用药;加强健康指导。

脑血栓形成是脑梗死中最常见的一种。最常见病因是脑动脉粥样硬化。常在安静休息状态下发病。以一侧肢体瘫痪、语言障碍为主要表现。治疗采取早期溶栓、抗凝,防治脑水肿,扩张脑动脉,尽早行高压氧治疗。关键的护理是溶栓护理、病情观察和早期康复。

脑栓塞指各种栓子随血流进入颅内动脉,使血管腔急性闭塞,引起相应供血区脑组织缺血缺氧、坏死及脑功能障碍。最常见的病因是风心病二尖瓣狭窄。青壮年多见,起病急骤,瞬间达高峰。神经功能障碍与闭塞动脉供血区功能相对应。治疗护理与脑血栓形成相似,同时治疗原发病,防止脑栓塞复发。

脑出血是指原发性非外伤性脑实质内出血。多在情绪激动、用力活动时骤然起病,迅速出现头痛、呕吐等颅内压升高的表现和偏瘫、失语等局灶性神经功能缺损表现,可伴有意识障碍。最常见的出血部位是内囊,表现为"三偏征"。脑疝是脑出血最常见的直接死亡原因。首选检查是头颅CT,呈高密度阴影。控制脑水肿,降低颅内压是急性期治疗的重要环节。护理要点是降颅内压、加强病情观察和防止再出血。

蛛网膜下腔出血是指多种原因所致脑底部或脑表面血管破裂,血液直接流入蛛网膜下腔。临床特点是突然发生剧烈头痛、呕吐、脑膜刺激征,一般无肢体瘫痪。再出血是致命的并发症。脑脊液检查是呈均匀一致的血性脑脊液。最主要的治疗护理是防止再出血,绝对卧床4~6周;脱水降颅压;止血等。

(李群芳)

第五节 帕金森病患者的护理

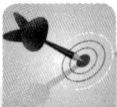

学习目标

通过本节内容的学习,学生应能

识记:
复述帕金森病的定义、病因和治疗要点。

理解:
解释帕金森病的发病机制、临床表现和护理措施。

运用:
为患者做出正确的护理诊断/问题,并实施有效的护理及健康指导。

帕金森病（Parkinson disease，PD），又称震颤麻痹（paralysis agitans），是一种较为常见的黑质和黑质纹状体通路变性的慢性疾病，主要临床特点为静止性震颤、运动迟缓、肌强直和姿势步态异常等。我国65岁以上老年人总体患病率为1700/10万，并随年龄增长而增高。

【病因及发病机制】 本病的病因未明，目前认为可能与下列因素密切相关：

1．年龄老化　PD主要发生于中老年人，40岁以前极少发病，提示年龄老化与发病有关。研究表明，随着年龄的增长，黑质多巴胺能神经元数目逐渐减少，纹状体内多巴胺递质水平逐渐下降，纹状体的D_1和D_2受体逐年减少。然而仅少数老年人患PD，说明正常神经系统老化不足以致病，年龄老化只是PD的一个促发因素。

2．环境因素　环境中类似于1-甲基4-苯基1,2,3,6-四氢吡啶（MPTP，为合成阿片的副产物）的某些工业或农业毒物可能是PD的病因之一。可能抑制线粒体呼吸链复合物Ⅰ的活性，使ATP生成减少，并促进自由基生成，导致多巴胺能神经元变性死亡。

3．遗传　约10%为家族性PD，多具有不完全外显的常染色体显性遗传或隐性遗传特征。

【临床表现】 多于60岁以后发病，男性稍多于女性。起病缓慢，逐渐进展。初始症状以震颤最多见，依次为步行障碍、肌强直、运动迟缓。症状常自一侧上肢开始，逐渐扩展至同侧下肢、对侧上肢及下肢，即呈"N"字形进展。

1．静止性震颤　常为首发症状。多自一侧上肢远端开始，表现为手指规律性的屈曲和拇指对掌运动，如"搓丸样"动作。震颤可逐渐扩展至四肢，下颌、口唇、舌及头部受累较晚。震颤在静止时明显，精神紧张时加重，做随意动作时减轻，睡眠时消失。少数无震颤，尤其是70岁以上发病者。

2．肌强直　PD的肌强直可表现为伸肌和屈肌的张力同时增高。被动运动时，检查者感受到的阻力增高是均匀一致的，称为"铅管样强直"；如合并有震颤，则在伸屈肢体时可感到以均匀阻力出现断续的停顿，如同齿轮转动，称为"齿轮样强直"。

3．运动迟缓　可表现为多种动作的缓慢，随意运动减少，尤以动作开始时为甚。如坐下时不能起立，起床、翻身、变换方向等困难；手指精细动作如解、系纽扣或鞋带困难，书写时字越写越小，呈现"写字过小征"。面部表情肌少动，表现为面部无表情、双眼凝视、不眨眼，称为"面具脸"。

4．姿势步态异常　由于四肢、躯干和颈部肌肉强直，患者表现为头前倾、躯干俯屈、肘关节屈曲、腕关节伸直、前臂内收、髋和膝关节略弯曲。"慌张步态"是PD患者特有的体征，表现为行走时起步困难，一迈步时即以极小的步伐前冲，越走越快，不能立刻停步。

5．其他　自主神经功能紊乱的表现为顽固性便秘、流涎、多汗。皮脂腺分泌亢进时出现油脂面。精神异常表现为抑郁症，可有认知障碍。

6．并发症　由于体位不稳，易跌伤；长期卧床，且翻身困难，而出现压疮和肺部感染；进食时常有噎梗、呛咳或窒息。

【辅助检查】 本病缺乏有价值的辅助检查。脑脊液中多巴胺的代谢产物高香草酸含量可降低。

【治疗要点】

（一）药物治疗

药物治疗是PD最主要的治疗方法。以替代性药物（如复方左旋多巴）及多巴胺受体激动剂效果较好，但都存在不良反应和长期应用后药效衰减的缺点，故应掌握好用药时机，疾病早期无须特殊治疗，并坚持"细水长流、不求全效"的用药原则。

1．抗胆碱药　可协助维持纹状体内的递质平衡，对震颤和肌强直有效。常用苯海索，其他如丙环定、苯扎托品等，作用与苯海索相似。

2．金刚烷胺　可促进神经末梢释放多巴胺和减少多巴胺的再摄取，从而减轻症状。适用于

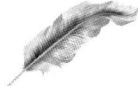

轻症患者。

3. 多巴胺替代疗法　是 PD 最重要的治疗方法。由于多巴胺不能透过血脑屏障，须应用其前体左旋多巴，左旋多巴进入脑内经脱羧转化为多巴胺而发挥作用。为增强疗效和减少外周不良反应，将左旋多巴与外周多巴胺脱羧酶抑制剂制成复方左旋多巴，可减少多巴类药物的使用。复方左旋多巴主要有两种，即美多巴（加苄丝肼）和帕金宁（加卡比多巴）。开始小剂量服用，逐渐增加。

4. 多巴胺受体激动剂　常用药物有溴隐亭，缓慢增加剂量，逐渐增加剂量。

（二）外科治疗

手术治疗适用于药物治疗无效、不能耐受或出现异动症的患者。常用苍白球或丘脑毁损术、脑深部电刺激术等。

【常用护理诊断/问题】

1. 躯体活动障碍　与震颤、肌强直、体位不稳、随意运动异常有关。
2. 自尊低下　与震颤、面肌强直、流涎等身体形象改变有关。
3. 营养失调：低于机体需要量　与吞咽困难及震颤、肌强直所致机体消耗量增加有关。
4. 自理缺陷　与震颤、肌强直、运动迟缓等有关。

【护理措施】

（一）一般护理

1. 加强巡视，主动了解患者的需要，指导和鼓励患者自我护理，做力所能及的事情，必要时协助患者洗漱、进食、沐浴、排便料理。

2. 对出汗多的患者，指导其穿柔软、宽松的棉质衣物，经常清洁皮肤，勤换被褥、衣服，勤洗澡，若洗澡有困难则应指导其家人协助完成，如调节适宜的水温至患者满意，洗澡用具放在患者容易拿到的地方，提供安全保护措施。

3. 对如厕有困难者，应去除厕所通道上的障碍物，提供必须的辅助便器，如高度适中的坐厕或便桶，便桶支撑侧要有长的扶手或周围有扶手，手纸放在患者伸手可及处，指导、训练、鼓励患者尽量使用便器。

4. 穿着、修饰能力差的患者，提供穿衣时适当的隐蔽条件，鼓励患者独立更衣、修饰，必要时提供帮助，更衣时将患者安置在轮椅或椅子上，以便患者有依靠，鼓励患者穿宽松的衣服，建议患者穿不用系带的鞋。

（二）饮食护理

指导患者合理饮食和正确进食，有助于改善营养状况。

1. 告知患者及家属导致营养低下的原因、饮食治疗的原则和目的；仔细了解患者的吞咽反应是否灵敏，有无控制口腔活动的能力，是否存在咳嗽和呕吐反射，能否吞咽唾液；准备好有效的吸引装置。

2. 安置患者正确的体位，餐前餐后让患者取坐姿坐在椅子上或床沿上保持 10~15min。

3. 从小量食物开始，让患者逐渐掌握进食的每一步骤，进食时不要催促，并注意保持合适的食物温度，以防进食时烫伤，餐具最好使用不易打碎的不锈钢餐具，不能持筷进食者改用汤勺。

4. 尽可能提供患者便于食用的食物，对咀嚼能力减退的患者提供易咀嚼、易消化的、无刺激的软饭或半流质饮食，如选用稀粥、面条、蒸蛋等精细制作的小块食物或黏稠不易反流的食物，少量分次吞咽。对进流质、饮水反呛患者，经口进食易引起误吸、窒息或吸入性肺炎，应及时给予鼻饲，必要时按医嘱给予静脉维持营养。

5. 给予高热量、高维生素、高纤维素、低脂、适量优质蛋白的易消化饮食，并及时补充水分，蛋白不宜盲目给予过多，以免降低左旋多巴类药物的疗效。

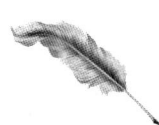

6. 在实施指导合理饮食和正确进食的过程中，注意观察患者营养状况改善和体重变化的情况。

（三）运动护理

1. 首先要告知患者和家属运动锻炼的目的在于避免肌肉萎缩和关节强直，维持身体的灵活性，增加肺活量，防止便秘、保持并增强自我照顾能力。应与患者或家属商定切实可行的运动锻炼计划。

2. 鼓励患者尽量参与各种形式的活动，如养花、散步、太极拳、体操等，注意保持身体和各关节的活动强度与最大活动范围，做到每星期至少3次，每次至少30min。

3. 对有功能障碍如起坐困难的患者，应指导其在做完每日的一般运动后，反复多次练习起坐动作；对起步较困难或步行时突然僵住不能动的患者，指导其思想要尽量放松，尽量跨大步，向前走时脚尽量抬高，双臂要摆动，眼睛注视前方不要注视地面等，护士或家属在协助患者行走时，不要强行拉着患者走；在运动锻炼过程中要活动与休息交替进行，对不能行走的患者，应每日协助做全关节运动及伸展运动，按摩四肢肌肉，并注意动作轻柔，以免造成患者疼痛。要为功能锻炼的环境配备沙发或坐椅，配置床护栏、手杖、走道扶手等必要的辅助设施，呼叫器置于患者床边。

（四）病情观察

动态监测病情有助于掌握病情的发展和演变，早期发现并发症及药物的治疗效果。重点观察震颤和肌强直的发展情况，吞咽困难的程度，有无肺炎、压疮等并发症出现。

（五）用药护理

指导患者遵医嘱正确服药，并告知注意事项，观察药物的疗效和不良反应。治疗药物的不良反应有：①抗胆碱药：主要有口干、眼花、少汗或无汗、排尿困难、恶心、便秘，合并有前列腺肥大及青光眼者禁用。②左旋多巴：主要有恶心、呕吐、直立性低血压，长期服用的主要并发症有症状波动、运动障碍及精神障碍（幻觉、妄想等）。运动障碍又称异动症，表现为舞蹈样或异常不随意运动，出现面、舌嚼动，摇头以及双臂、双腿和躯干的各种异常运动。③金刚烷胺：不良反应较少见，如烦躁不安、失眠、头晕、头痛、下肢网状青斑、踝部水肿等。癫痫、肾功能不全者禁用。④多巴胺受体激动剂：主要的不良反应为恶心、呕吐、直立性低血压及精神症状。

知识链接

左旋多巴的远期并发症——症状波动

症状波动为长期（5～12年）服用左旋多巴出现的主要并发症之一，包括两种形式：①疗效减退或剂末恶化，每次用药的有效时间缩短，症状随血药浓度发生规律性波动。可根据具体情况增加每日服药次数，或增加每次服药剂量，或改用控释剂；②开关现象，症状在突然缓解（开期）和突然加重（关期）之间波动，多见于病情比较严重的患者，其发生与服药时间、血药浓度无关，这些患者在"关期"常伴有明显的无动症，而"开期"常伴异动症。治疗较困难，使用多巴胺受体激动剂或息宁控释片可改善症状。

（六）心理护理

患者因不自主的震颤、肌强直和运动减少，精细动作很难完成，甚至丧失劳动能力、生活自理能力下降，以及"面具脸"、流涎等影响自身形象，患者易产生自卑、抑郁、绝望心理。护理人员应鼓励患者正确面对病情，帮助寻找和培养简单易做的爱好，鼓励患者参与病房的活动，帮助亲人和朋友接受患者形象的改变，以获得社会支持，消除其心理障碍。

【健康指导】

1. 疾病知识指导　应告知患者和家属本病的有关知识和自我护理方法。按医嘱正确用药，告知患者用药的注意事项、药物的不良反应和处理方法，定期复查肝、肾功能，监测血压变化。指导患者及家属注意观察病情变化和并发症的出现，发现异常及时就诊。

2. 生活指导　保持健康的心态，遇事沉着、冷静，避免情绪激动，以免加重病情。饮食结构和营养合理，保证足够的营养供给，预防便秘。坚持参加力所能及的活动和体育锻炼，尽量做最大程度的全关节活动，以防止关节僵硬与强直。注意保暖，防止受凉感冒。

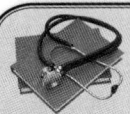

小　结

帕金森病是中老年常见的神经系统变性疾病，其发病主要与黑质和纹状体中多巴胺受体减少有关。主要临床特点为静止性震颤、运动迟缓、肌强直和姿势步态异常等。治疗以多巴胺替代疗法及多巴胺受体激动剂效果较好。最关键的护理是生活护理、运动护理、饮食护理、用药护理。

（李群芳）

第六节　癫痫患者的护理

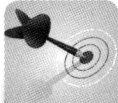

学习目标

通过本节内容的学习，学生应能

识记：
描述癫痫的定义和病因、诱因、分类和辅助检查。

理解：
归纳癫痫的发病机制、临床表现和护理措施。

运用：
为患者提出正确的护理诊断/问题，并实施有效的护理及健康指导。

癫痫（epilepsy）是一组由大脑神经元异常放电所引起的短暂中枢神经系统功能失常的综合征，具有短暂性、重复性、刻板性及反复发作的特点。大脑皮质神经元过度放电是各种癫痫发作的病理基础。因病变累及大脑的部位不同，临床可表现为运动、感觉、意识、行为和自主神经等障碍。

【病因及发病机制】

1. 病因　按病因是否明确分为：

（1）特发性癫痫：又称原发性癫痫。病因不清楚，有遗传倾向，多在儿童或青少年首次发病，药物治疗效果较好。

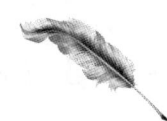

(2) 症状性癫痫：又称继发性癫痫。有明确的病因，主要为脑部疾病或全身性疾病所致，如颅脑外伤、颅内感染（各种脑炎、脑膜炎）、脑部占位性病变、脑血管病、药物或食物中毒、尿毒症等。

(3) 隐源性癫痫：临床表现提示为症状性癫痫，但现有检测手段不能发现明确的病因。

2．发病机制　迄今为止未完全明确。不论是何种原因引起的癫痫，其电生理改变是一致的，即发作时大脑神经元出现异常过度的同步放电。

3．诱发因素　睡眠剥夺、饥饿、疲乏、精神刺激、饮酒、便秘、过度饮水、过度换气、闪光等常是癫痫发作的诱因。

【临床表现】　癫痫的临床表现多样，但都有发作性、短暂性、重复性、刻板性等共同特征。

（一）部分性发作

部分性发作是指源于大脑半球局部神经元的异常放电。

1．单纯部分性发作　以局部症状为特征，无意识障碍，发作时程短，一般不超过1min。

(1) 部分运动性发作：指局部肢体抽动，多见于一侧眼睑、口角、手指或足趾，也可波及一侧面部、肢体。如放电沿大脑皮质运动区分布逐渐扩展，自一侧拇指沿腕部、肘部、肩部扩展，称为杰克逊（Jackson）发作。部分运动性发作后，如遗留暂时性局部肢体瘫痪，称Todd麻痹。

(2) 部分感觉性发作：躯体感觉性发作表现为一侧肢体麻木感和针刺感，多发生于口角、舌、手指或足趾等部位。特殊感觉性发作可表现为视觉性（如闪光、黑矇）、听觉性、嗅觉性和味觉性发作。眩晕性发作表现为坠落感、飘动感等。

(3) 自主神经性发作：出现苍白、面部及全身潮红、多汗、瞳孔散大、呕吐、腹痛、烦渴和欲排尿感。

(4) 精神性发作：表现为各种类型的记忆障碍（如似曾相识、强迫思维）、情感障碍（如无名恐惧、忧郁、欣快、愤怒）、错觉（如视物变大或变小、声音变强或变弱）、复杂幻觉等。精神性发作虽可单独出现，但常为复杂部分性发作的先兆，也可继发全面性强直-阵挛发作。

2．复杂部分性发作　占成人癫痫发作的50%以上，也称为精神运动性发作，主要特征是有意识障碍。常出现精神症状和自动症，如吸吮、咀嚼、舔唇、搓手、解扣、脱衣、摸索衣裳和挪动桌椅等，甚至游走、奔跑、乘车上船等，还可出现自言自语、唱歌、叫喊等，发作过后不能回忆发作中的情形。病灶多在颞叶，又称为颞叶癫痫。

3．部分性发作继发全面性发作　先出现上述部分性发作，随后出现全身性发作。

（二）全面性发作

1．全面性强直-阵挛发作（GTCS）也称为大发作，是最常见的发作类型之一，以意识丧失和全身抽搐为特征。先有瞬间麻木、疲乏、恐惧等先兆。发作可分三期：

(1) 强直期：患者突然意识丧失，跌倒在地，全身骨骼肌呈持续性收缩，头后仰，眼球上翻，喉部痉挛发出叫声，口先强张后突闭，可咬破舌尖，上肢屈肘、下肢伸直，呼吸暂停，瞳孔散大，对光反应消失，持续10~20s后进入阵挛期。

(2) 阵挛期：全身肌肉节律性一张一弛地抽动，阵挛频率由快变慢，最后一次强烈阵挛后发作停止，进入惊厥后期，本期持续约30~60s。

(3) 发作后期：抽搐停止，口吐白沫，然后进入昏睡状态，生命体征逐渐恢复正常，意识逐渐苏醒，自发作开始至意识恢复约5~15min；清醒后常感到头昏、头痛、全身酸痛和乏力，对发作不能回忆。

2．肌阵挛发作　表现为快速、短促、触电样肌肉收缩，可遍及全身，也可限于某个肌群。

3．强直性发作　表现为与全身强直阵挛发作中强直期相似的全身骨骼肌强直性收缩，常伴有瞳孔扩大、面色苍白等自主神经症状。

4．阵挛性发作　类似全身强直阵挛发作中阵挛期的表现。

5. 失神发作 通常称为小发作。多见于儿童，表现为意识突然短暂中断，停止当时的活动，呼之不应，两眼瞪视不动，状如"愣神"，一般不会跌倒，手中持物可坠落，5～10s 后立即清醒，继续原有的活动，对发作全无记忆。

6. 失张力发作 表现为部分或全身肌张力突然丧失，可致垂头、张口、肢体下垂或跌倒。

（三）癫痫持续状态

癫痫持续状态是指一次癫痫发作持续 30min 以上，或发作在短时间内频繁发生，两次发作之间意识不清楚。多因突然停用抗癫痫药或饮酒、感染、孕产等所致，常伴有高热、脱水、酸中毒等，如不及时终止发作，可因呼吸、循环、脑功能衰竭而死亡。

【辅助检查】

1. 脑电图检查 对癫痫的诊断有重要价值，且有助于分型、估计预后及手术前定位。即使在间歇期也可出现各种痫样放电，如棘波、尖波、棘慢波等病理波。常规脑电图记录时间短，可应用 24h 脑电图监测。

2. 头颅 CT、MRI 及脑血管造影等对癫痫诊断无用，但通过检查可以发现病因。

【治疗要点】

（一）病因治疗

对症状性癫痫应积极治疗原发病，进行病因治疗，对颅内占位性病变首先考虑手术治疗。

（二）药物治疗

目前癫痫治疗仍以药物治疗为主。

1. 药物治疗的基本原则

（1）确定是否用药：偶然发病或首次发作患者在查清病因前不宜用药。

（2）根据发作类型、患者对药物治疗的反应及患者的年龄、耐受性等选择最佳药物。

（3）尽量单药治疗，一种药物增加到最大剂量且已达最高血药浓度，仍不能控制发作者，则须换用或加用第二种药物。

（4）坚持长期规律治疗，除非出现严重不良反应，不宜随意减量或停药，以免诱发癫痫持续状态。

（5）增减药物、换药及停药原则：①增减药物：增药可适当快，减药一定要慢。②换药：应在第一种药逐渐减量时增加第二种药的剂量至控制发作或出现不良反应。③停药：一般在完全控制发作 4～5 年后可考虑停药，停药前应有一个缓慢减量的过程，这个时期一般不少于 1～1.5 年。

2. 常用抗癫痫药物 常用抗癫痫药物包括卡马西平、苯妥英钠、丙戊酸钠、苯巴比妥、扑痫酮、乙琥胺、氯硝西泮、拉莫三嗪、托吡酯、奥卡西平、加巴喷丁、氨己烯酸、左乙拉西坦等。强直性发作、部分性发作和部分性发作继发全面性发作首选卡马西平；全面性强直-阵挛发作、典型失神、肌阵挛发作、阵挛性发作首选丙戊酸钠。

（三）癫痫持续状态

1. 控制发作 迅速控制发作是治疗的关键。①首选地西泮（安定）10～20mg 缓慢静脉注射，儿童 0.25～0.5mg/kg，如有效，再将地西泮 60～100mg 溶于 5% 的葡萄糖生理盐水 500ml 中，于 12h 内缓慢静脉滴注。② 10% 水合氯醛 20～30ml，加等量植物油保留灌肠。③苯妥英钠 0.3～0.6g 溶于生理盐水 500ml 中静脉滴注，速度不超过每分钟 50mg。

2. 其他治疗 ①对症处理：保持呼吸道通畅，吸氧，必要时气管插管或切开，进行心电图、血压、呼吸、脑电图的监测，定时做血气分析、血液生化检查；查找诱发癫痫持续状态的原因并治疗。②防治并发症：脑水肿可用 20% 甘露醇 125～250ml 快速静滴；预防性应用抗生素，控制感染；高热者给予物理降温；纠正酸中毒和低血糖、低血钠、低血钾、高渗状态及肝性脑病等代谢紊乱，给予营养支持治疗。

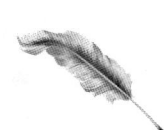

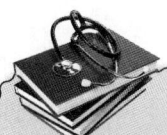

案例 9-4

患者，女性，18岁。有发作性昏倒史5年，昨因睡眠不足，出现疲乏、麻木感，半小时前突然尖叫倒地，全身肌肉强直收缩，随之四肢抽搐，两眼上翻，口吐白沫，牙关紧闭，口唇发绀，瞳孔散大，对光反应消失。并伴尿失禁。持续约1min后抽搐停止，昏睡约5min，醒时对发作毫无记忆。

临床诊断：癫痫

问题与思考：

1. 判断癫痫的依据？该患者为哪种发作类型？
2. 请提出主要的护理问题？
3. 如何对该患者实施合理的护理措施及健康指导。

【常用护理诊断/问题】

1. 有窒息的危险　与癫痫发作时意识丧失、喉头痉挛、气道分泌物增多有关。
2. 有受伤的危险　与癫痫发作时肌肉抽搐、意识障碍有关。
3. 潜在并发症：脑水肿、酸中毒、水电解质紊乱。

【护理措施】

（一）一般护理

保持环境安静，避免睡眠不足、过度疲劳、情感冲动、饥饿、便秘、强光刺激；给予清淡饮食，避免辛、辣等刺激性食物，避免过饱，戒除烟、酒；适当参加体力和脑力活动，劳逸结合。

（二）发作时护理

1. 防止意外　发作时迅速将患者就地平卧，防止摔伤，用软物垫在患者头下；移走身边危险物体，以免抽搐时碰撞造成外伤；用牙垫或厚纱布包裹压舌板于患者上、下臼齿之间以防咬伤舌头；不可用力按压抽搐肢体，以免造成骨折及脱臼；抽搐停止前，护理人员应守护在床边观察，并保护患者。有精神症状的患者，应防止其自伤或伤人。

2. 防止窒息　应将患者头位放低，偏向一侧，便于唾液和分泌物从口角流出；解开领扣和裤带；取下活动性义齿，及时清除口鼻腔分泌物；必要时托起下颌，用舌钳将舌拉出，防止舌后坠堵塞呼吸道；不可强行喂水、喂药，以免误入气管导致窒息或吸入性肺炎。

（三）用药护理

护士应指导患者遵医嘱服药，切不可突然停药、间断、随意增减药物剂量、不规则服药、换药等，向患者说明药物不良反应（表9-6-1），监测血、尿常规和肝、肾功能，并定期测量血药浓度，以防药物的毒性反应和不良反应。多数抗癫痫药有胃肠道反应，宜分次餐后服用；如出现共济失调、嗜睡等应及时报告医生。

表9-6-1　常用抗癫痫药物的不良反应

药　物	不良反应
苯妥英钠	眼球震颤、共济失调、胃肠道反应、牙龈增生、面部粗糙、多毛、肝损害
卡马西平	头晕、困倦、共济失调、复视、粒细胞减少、胃肠道反应、肝损害
丙戊酸钠	震颤、困倦、厌食、恶心、呕吐、肥胖、脱发、血小板减少、肝损害
苯巴比妥	嗜睡、共济失调、复视、认知和行为异常
托吡酯	震颤、头痛、头晕、共济失调、胃肠道反应、体重减轻、肾结石
拉莫三嗪	头晕、嗜睡、共济失调、恶心、呕吐、皮疹

（四）癫痫持续状态护理

1. 迅速建立静脉通路，遵医嘱缓慢静脉注射地西泮，速度不超过每分钟 2mg，以免抑制呼吸，用药中密切观察呼吸、血压、心率的变化，如出现呼吸变浅、昏迷加深、血压下降，宜暂停注射。
2. 保持环境安静，避免外界各种刺激，床旁加床挡，并设专人护理。
3. 严密观察生命体征、神志、瞳孔等变化，及时发现高热、周围循环衰竭、脑水肿等严重情况并做好抢救处理。
4. 保持呼吸道通畅和口腔清洁，防止感染。
5. 控制液体入量，遵医嘱快速静脉滴注脱水剂和吸氧，以防脑水肿。高热者可采用物理降温。

（五）心理护理

某些癫痫发作有损自身形象，且癫痫反复发作影响工作、学习和生活，患者易产生自卑感、忧虑和沮丧。护士应了解患者的心理状态，鼓励患者正确对待疾病，克服自卑心理。告知患者及家属疾病相关的知识并让其明白，癫痫是可以控制的。鼓励家属和亲人给患者更多的关爱，解除患者的精神负担，增强其自信心。

【健康指导】

1. **疾病知识指导** 向患者及家属介绍本病的基本知识和发作时的紧急处理方法。嘱患者按医嘱服药，切不可突然停药、随意增减药物剂量、换药等，注意药物不良反应，定期检测血药浓度、血常规和肝、肾功能，一旦出现药物毒性反应和不良反应应及时就诊。避免单独行动，随身携带病情诊疗卡，注明姓名、电话、地址、病史等，以便发作时得到及时有效的处理。禁止从事带有危险性的活动，如攀高、游泳、驾驶车辆、带电作业等，以免突然发作时造成生命危险。
2. **生活方式指导** 鼓励患者参加有益的社交活动，适当参加体力和脑力活动，注意劳逸结合。指导患者养成良好的生活习惯，避免睡眠不足、过度疲劳、情感冲动、饥饿等诱发因素。饮食应清淡、富含营养，避免辛、辣、咸等刺激性食物，多食蔬菜和水果，避免过饱，戒烟、酒。

知识链接

癫痫患者的饮食原则

癫痫是一种顽固性疾病，饮食不当很容易导致癫痫发作。有些过分忌口或过分偏食都是不行的。以下我们简单介绍一下癫痫患者的饮食原则：

1. 饮食有节。切忌过饥或过饱，以及一次性大量饮水，均可诱发癫痫。
2. 禁喝浓茶、大量咖啡因。二者可诱发癫痫发作。
3. 戒除烟酒。烟酒均能诱发癫痫，尤其是饮酒的危害更大，慢性酒精中毒可引起大脑皮质结构和功能的改变，从而使癫痫发作期饮酒成瘾者突然戒酒也可引起癫痫发作。酒精还可以加速抗癫痫药物的代谢，降低血药浓度而降低药物疗效。因此，癫痫患者应禁止饮用一切酒类和含酒精的饮料。

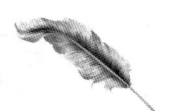

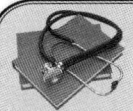

小 结

癫痫是一组由大脑神经元异常放电所引起的短暂中枢神经系统功能失常的综合征,具有短暂性、重复性、刻板性及反复发作的特点。以全面性强直-阵挛发作最常见,以癫痫持续状态最危险。脑电图检查对癫痫的诊断有重要价值。癫痫发作时主要是防止窒息和受伤,发作间歇期长期、规律服用抗癫痫药物以控制发作或最大限度地减少发作。癫痫持续状态首选地西泮缓慢静脉注射以迅速控制发作。护士应加强用药护理和健康指导。

(李群芳)

第七节 重症肌无力患者的护理

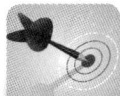

学习目标

通过本节内容的学习,学生应能

识记:

陈述重症肌无力的定义、病因、临床分型和治疗要点。

理解:

总结重症肌无力的发病机制、临床表现和护理措施。

运用:

为患者提出正确的护理诊断/问题,并实施有效的护理及健康指导。

重症肌无力(myasthenia gravis,MG)是一种神经肌肉接头传递障碍的自身免疫性疾病。病变主要累及神经肌肉接头突触后膜上的乙酰胆碱受体(AChR)。临床特点为受累的骨骼肌极易疲劳,活动后加重,经休息或胆碱酯酶抑制剂治疗后减轻。年发病率为 8～20/10 万,患病率为 50/10 万。

【**病因及发病机制**】 80% 的重症肌无力患者有胸腺肥大、淋巴滤泡增生,10%～20% 的患者有胸腺瘤,而胸腺切除后 70% 的患者症状改善或痊愈;重症肌无力患者常合并其他自身免疫疾病,如甲状腺功能亢进、系统性红斑狼疮、类风湿性关节炎等,这些均提示本病与自身免疫有关。研究表明,重症肌无力是由于神经肌肉接头突触后膜上的乙酰胆碱受体(AChR)被自身抗体损害所致的自身免疫性疾病。其发病机制为体内产生的 AChR 抗体,在补体的参与下与突触后膜的 AChR 产生免疫应答,破坏了大量的 AChR,导致突触后膜传递障碍而产生肌无力。

【**临床表现**】 任何年龄组均可发病,但有两个发病高峰期:一是 20～40 岁,女性多于男性,另一个是 40～60 岁,男性多见。感染、精神创伤、过度劳累、妊娠、分娩等为常见的诱因,有时甚至诱发重症肌无力危象。

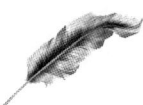

1. 受累骨骼肌病态疲劳 肌肉连续收缩后出现严重肌无力，经短暂休息后症状减轻。肌无力症状易波动，多于下午或晚上劳累后加重，晨起和休息后减轻，称为"晨轻暮重"。

2. 受累肌肉的分布 首发症状为眼外肌麻痹，如上睑下垂、斜视和复视，严重者眼球运动明显受限，甚至眼球固定，但瞳孔括约肌不受累。面肌和口咽肌受累则出现表情淡漠、苦笑面容；连续咀嚼无力，引起进食经常中断；说话带鼻音、饮水呛咳、吞咽困难。胸锁乳突肌和斜方肌受累则转颈、抬头困难，耸肩无力。四肢肌肉受累以近端为重，表现为抬臂、梳头、上楼困难。呼吸肌受累出现呼吸困难、呼吸衰竭，称为重症肌无力危象，是本病致死的主要原因。

临床上常采用 Osserman 分型法进行分型：

1．成年型

Ⅰ眼肌型（15%～20%）：仅眼外肌受累，出现上睑下垂和复视。

ⅡA 轻度全身型（30%）：可累及眼、面、四肢肌肉，无明显咽喉肌受累，生活多可自理。

ⅡB 中度全身型（25%）：四肢肌群受累明显，除伴眼外肌受累外，还有较明显的咽喉肌无力症状，如构音困难、吞咽困难、饮水呛咳、咀嚼无力，但呼吸肌受累不明显。

Ⅲ急性重症型（15%）：发病急，进展迅速，数周达高峰。有重症肌无力危象，需做气管切开，病死率高。

Ⅳ迟发重症型（10%）：病程达 2 年以上，常由Ⅰ、ⅡA、ⅡB 型发展而来，症状同Ⅲ型。常合并胸腺瘤，预后较差。

Ⅴ肌萎缩型：少数患者肌无力伴肌萎缩。

2．儿童型 大多数病例仅限于眼外肌麻痹，约 1/4 的病例可自然缓解，仅少数累及全身。

3．少年型 多在 10 岁后起病，多为单纯眼外肌麻痹，部分伴吞咽困难及四肢无力。

【辅助检查】

1．疲劳试验（Tolly 试验） 受累肌肉重复活动后肌无力明显加重。

2．胆碱酯酶抑制剂试验 ①新斯的明试验：新斯的明 0.5～1mg 肌内注射，20min 后症状明显减轻为阳性，可同时肌注阿托品 0.5mg 以对抗新斯的明的不良反应。②依酚氯铵试验：依酚氯铵 10mg 用注射用水稀释至 1ml，静脉注射 2mg，观察 20s，如无出汗、唾液增多等不良反应，再给予 8mg，1min 内症状好转则为阳性。

3．重复神经电刺激 是常用的具有确诊价值的检查方法。重复低频电刺激后动作电位波幅递减程度在 10% 以上，或高频电刺激递减程度在 30% 以上为阳性。90% 的重症肌无力患者低频刺激时为阳性，且与病情密切相关。

4．其他 单纤维肌电图测量同一神经支配的肌纤维电位间的间隔时间延长，抗 AChR 抗体滴度增高，均有助于诊断。

【治疗要点】

（一）药物治疗

1．胆碱酯酶抑制剂 为最基本的治疗用药。常用溴吡斯的明，每次口服 60～120mg，每日 3～4 次；溴新斯的明每次 15～30mg，每日 3～4 次。

2．糖皮质激素 可抑制自身免疫反应，适用于各种类型的 MG，住院危重病例、已用气管插管或呼吸机者可用甲基泼尼松龙冲击疗法。

3．其他 免疫抑制剂如硫唑嘌呤，适用于不能耐受大剂量糖皮质激素的患者；另外，大剂量静脉注射免疫球蛋白可作为辅助治疗缓解病情。

（二）血浆置换

通过正常人血浆置换患者血浆，能清除血浆中抗 AchR 抗体及免疫复合物。起效快，但疗效短暂，且价格昂贵。适用于危象和难治性 MG。

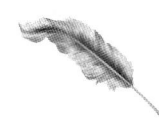

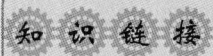

血浆置换

血浆置换是现代生物医学工程领域中净化血液的重要手段之一。其基本原理是利用血细胞分离机,在体外将患者的血液分离成血浆和血细胞成分(红细胞、白细胞、血小板)。然后弃去含有害致病物质的血浆,用等量的置换液代替,再把血细胞成分和血浆置换液一起回输到患者的体内。

由于血浆置换法不仅可以清除体内中、小分子的代谢毒素,还清除了蛋白、免疫复合物等大分子物质,因此对有害物质的清除率远比血液透析、血液滤过、血液灌流为好。应该说明的是,血浆置换治疗不属于病因治疗,因而不影响疾病的基本病理过程。针对病因的处理不可忽视。

(三)胸腺切除

适用于有胸腺瘤、胸腺肥大和高抗 AChR 抗体效价者及年轻女性全身型。约70%的患者术后症状缓解或治愈。

(四)危象的处理

一旦发生呼吸肌瘫痪,应立即行气管切开,应用人工呼吸机辅助呼吸,根据危象类型进行对症治疗。

1. **肌无力危象**　最常见,往往是因胆碱酯酶抑制剂药量不足引起。主要表现为全身肌肉极度无力,特别是累及呼吸肌而出现呼吸困难,是 MG 致死的主要原因。如注射依酚氯铵后症状减轻,则应增加胆碱酯酶抑制剂的剂量。

2. **胆碱能危象**　由胆碱酯酶抑制剂过量引起,患者肌无力加重,出现肌束颤动及毒蕈碱样反应,静脉注射依酚氯铵 2mg,如症状加重,则应立即停用胆碱酯酶抑制剂,待药物排出后可重新调整剂量。

3. **反拗危象**　由胆碱酯酶抑制剂不敏感所致,依酚氯铵试验无反应,此时应停止胆碱酯酶抑制剂而用输液维持或改用其他方法治疗。

【常用护理诊断/问题】

1. 自理缺陷　与眼外肌麻痹、全身肌无力有关。
2. 营养失调:低于机体需要量　与咀嚼无力、吞咽困难等有关。
3. 潜在并发症:重症肌无力危象、胆碱能危象。

【护理措施】

(一)一般护理

1. **休息与活动**　早期或缓解期可进行适当的活动,以活动后不感到疲劳为原则,活动时间最好是选择清晨、休息后或肌无力症状较轻时进行。病情进行性加重者须卧床休息。

2. **饮食**　给予高热量、高蛋白、高维生素的营养饮食,进餐前充分休息,安排患者在用药后药物作用最强的时间(用药后 15～30min)进餐,咀嚼无力者嘱其放慢进餐速度,进食出现呛咳或无法吞咽的患者,应予以鼻饲流质,必要时可静脉维持营养。

(二)病情观察

密切观察病情,如肌力、呼吸频率和节律,若突然出现肌无力加重,尤其是出现呼吸困难、发绀、咳嗽无力、唾液或喉头分泌物增多等现象,应及时通知医生并协助处理。

(三)用药护理

告知患者正确的服药方法、注意事项及不良反应。胆碱酯酶抑制剂宜小剂量开始,尽可能

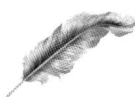

延长用药间隔时间,无效则缓慢加量直至有效。主要不良反应为呕吐、腹痛、腹泻等毒蕈碱样反应,可用阿托品对抗。使用大剂量激素期间,尤其是开始2周内可出现肌无力加重,甚至肌无力危象,应严密观察呼吸的变化,同时备好气管切开包和人工呼吸机,长期应用者应注意有无消化道出血、骨质疏松、股骨头坏死等并发症。服用免疫抑制剂者应定期查血象和肝肾功能,白细胞低于 $3.0 \times 10^9/L$ 应停药。

(四)重症肌无力危象的护理

应避免感染、过度紧张和劳累等以免诱发危象。备好气管切开包、气管插管和呼吸机,一旦发生危象,出现呼吸麻痹,应立即通知医生并积极配合抢救。遵医嘱使用抗生素控制感染;严格气管切开和鼻饲护理,无菌操作,湿化呼吸道,及时吸痰,保持呼吸道通畅。

(五)心理护理

患者因病情重、病程长,影响视力、进食、吞咽等而产生自卑、抑郁、悲观的情绪。护士应经常巡视观察病情,加强与患者的沟通,开导患者,使其保持最佳心理状态,以利于疾病康复。

【健康指导】

1. 疾病知识指导　告知患者和家属本病的有关知识和自我护理方法。告知患者按医嘱正确用药,不可漏服,不能随意更改药物的剂量和用法,更不可自行停药;忌用对神经肌肉接头有影响的药物,如氨基糖苷类抗生素、奎宁、普鲁卡因胺、普萘洛尔、氯丙嗪,以及各种肌肉松弛剂(氨酰胆碱、氯化琥珀胆碱)、镇静剂等,这些药物可能使肌无力加剧或诱发危象,加重病情。教会患者自我观察病情,一旦出现肌无力加重、呼吸困难等,应及时就诊。

2. 生活指导　注意休息,参加一些力所能及的家务劳动和体育锻炼。注意保暖,预防呼吸道感染;避免过度劳累、精神创伤,保持良好的心态;指导患者正确选择饮食,采取适宜的进食时间、体位和方式,以保证足够的营养摄入。育龄妇女应避免妊娠、人工流产,防止诱发危象。

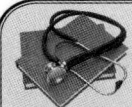

小　结

重症肌无力是一种神经-肌肉接头传递障碍的自身免疫性疾病。临床特点为受累的骨骼肌极易疲劳,活动后加重,经休息后减轻,晨轻暮重。如呼吸肌受累出现呼吸困难、呼吸衰竭,称为重症肌无力危象,是本病致死的主要原因。胆碱酯酶抑制剂为重症肌无力最基本的治疗用药;抢救重症肌无力危象的首要措施是使用呼吸机。其护理措施是用抗胆碱酯酶药物护理。

(李群芳)

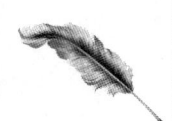

第八节 神经系统疾病常用诊疗技术及护理

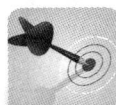

学习目标

通过本节内容的学习,学生应能
识记:
腰椎穿刺技术、脑血管造影技术、高压氧治疗技术的操作流程。

一、腰椎穿刺技术

腰椎穿刺术的目的是测定脑脊液的压力,检查椎管有无梗阻,检查脑脊液性质,以协助中枢神经系统疾病的病因诊断;向鞘内注射药物,治疗中枢神经系统感染、恶性肿瘤。

【适应证】
1. 中枢神经系统感染,如脑膜炎、脑炎。
2. 疑有蛛网膜下腔出血或脑出血破入蛛网膜下腔。
3. 中枢神经系统恶性肿瘤。
4. 脱髓鞘疾病。
5. 脊髓病变。
6. 鞘内药物治疗。

【禁忌证】
1. 有明显视神经乳头水肿或有脑疝先兆者。
2. 休克,衰竭或濒危状态的患者。
3. 穿刺部位或附近有感染者。
4. 血液系统疾病、应用肝素等药物致出血倾向及血小板 $< 50 \times 10^9$/L 者。

【操作流程】

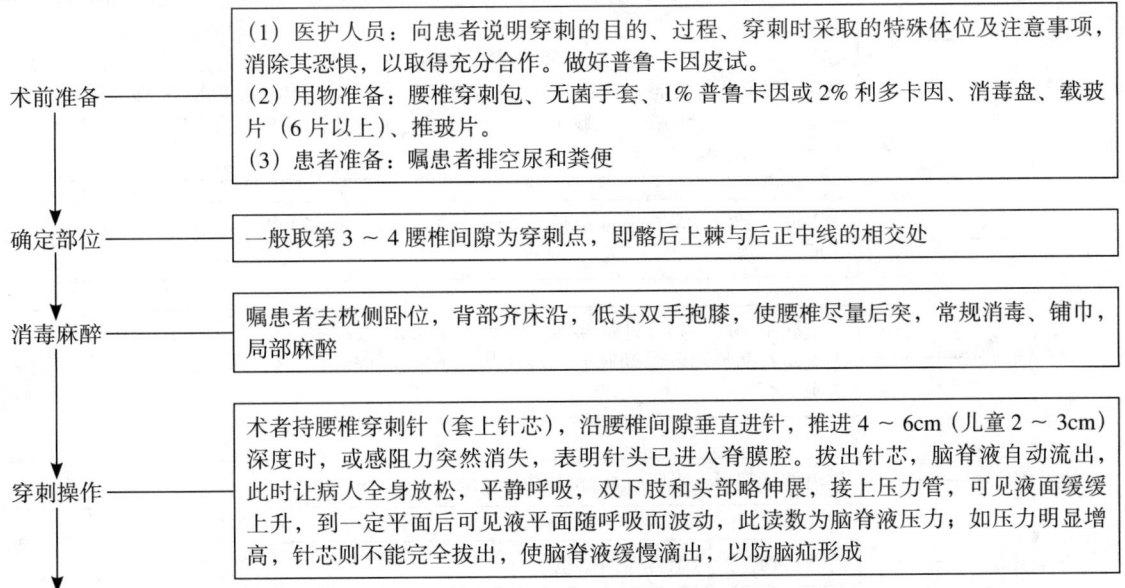

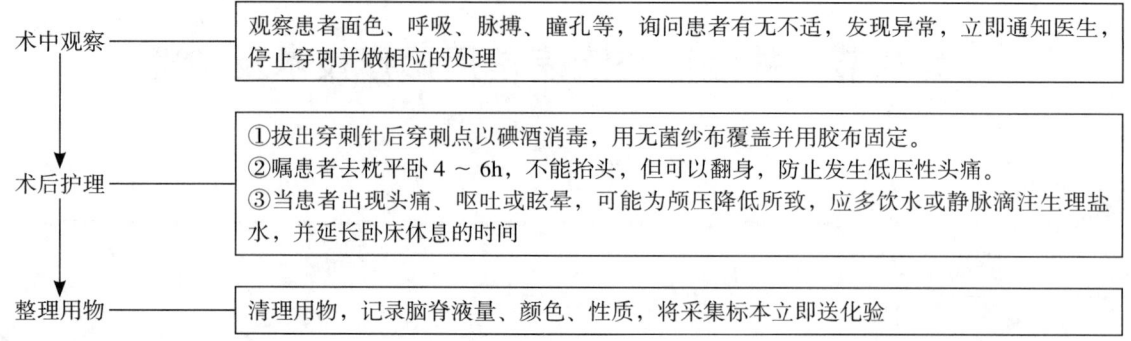

二、脑血管造影技术

脑血管造影检查是将含碘造影剂注入动脉，使血管显影，快速连续摄片，根据血管显影的形态和部位来诊断脑血管病的方法。脑血管造影由于给药部位不同，临床上分颈动脉造影、椎动脉造影、全脑造影和静脉窦造影等。

经血管途径的神经介入治疗，经皮穿刺部位主要在腹股沟部。

【适应证】

1．颅内外血管性疾病　如出血性或闭塞性脑血管病变等。
2．自发性脑内血肿或蛛网膜下腔出血（SAH）的病因检查。
3．颅脑外伤引起的脑外血肿。
4．手术后观察手术效果及脑血管循环状况。

【禁忌证】

1．有严重出血倾向者。
2．对造影剂和麻醉剂过敏。
3．有严重心、肝、肾功能不全者。
4．脑疝晚期，脑干功能衰竭者。

【操作流程】

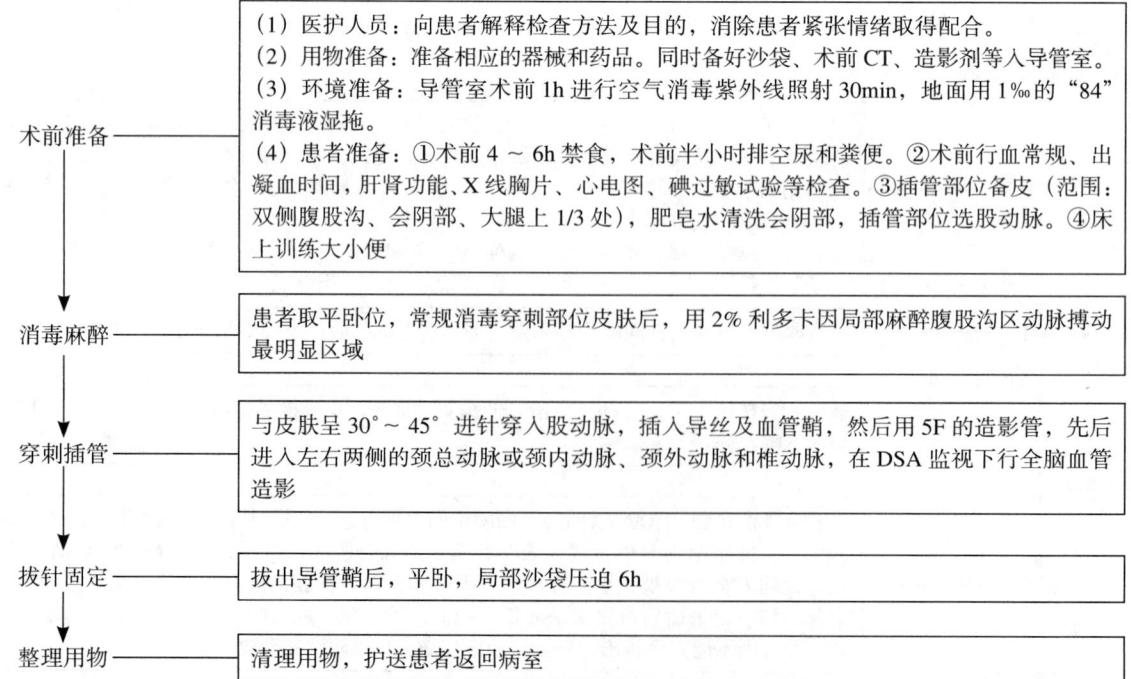

【术后护理】

1．造影结束后穿刺部位按压30min后加压包扎，观察有无活动性出血，如无特殊不适将患者推进病房。

2．穿刺部位压沙袋12h，同时要观察有无出血、渗血情况。

3．患肢制动24h（穿刺侧），严密观察肢体的血运情况。注意观察穿刺肢体的皮肤温度、颜色。

4．严密观察生命体征和瞳孔意识的变化，应用抗生素、改善微循环的药物。

5．加强基础护理，防止并发症发生，做好口腔皮肤护理，定时翻身、拍背、按摩，促进受压部位的血液循环，防止褥疮发生。对留置尿管者行膀胱冲洗、尿道口消毒，男性患者尽量采用外接尿管，以防泌尿系统感染。鼻饲者应配好膳食，加强营养，提高机体抵抗力。

三、高压氧治疗

高压氧舱治疗是让患者在密闭的加压装置中吸入高压力（2~3个大气压）、高流量的氧，以达到提高血氧含量，以降低颅内压，减轻脑水肿，改善脑缺氧，促进觉醒反应和神经功能的恢复。

【适应证】

1．各种急慢性缺氧性疾病　如一氧化碳中毒、缺血性脑血管病、脑炎、中毒性脑病、神经性耳聋等。

2．多发性硬化、脊髓及周围神经损伤。

3．老年性痴呆等。

【禁忌证】

1．恶性肿瘤，尤其是已发生转移者。

2．未经处理的自发性气胸，活动性肺结核。

3．中耳炎、肺部感染、肺气肿。

4．出血性疾病、重症甲亢、血压过高、眼压增高、心动过缓。

5．孕妇和妇女月经期。

6．有氧中毒史或不能耐受高压氧者。

【操作流程】

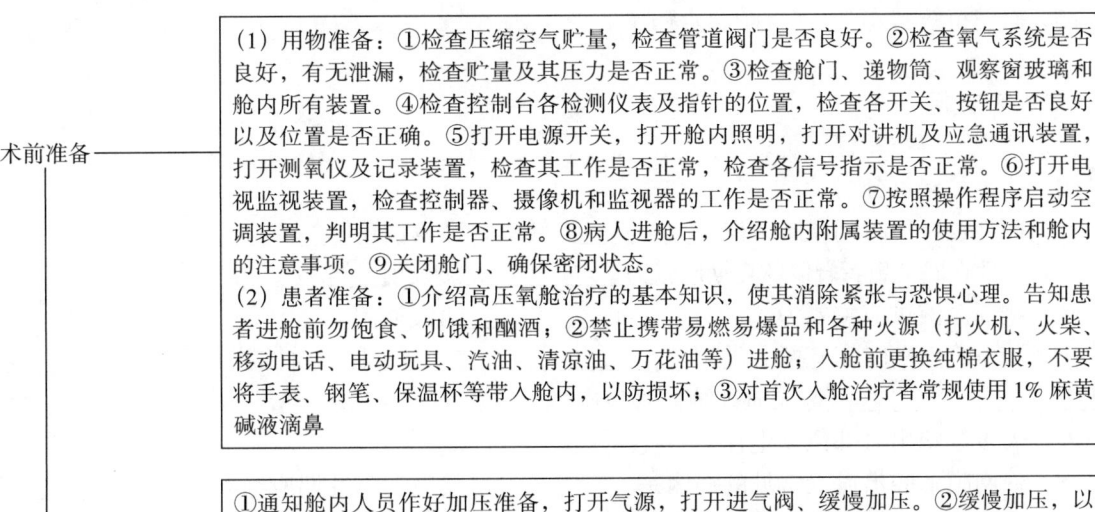

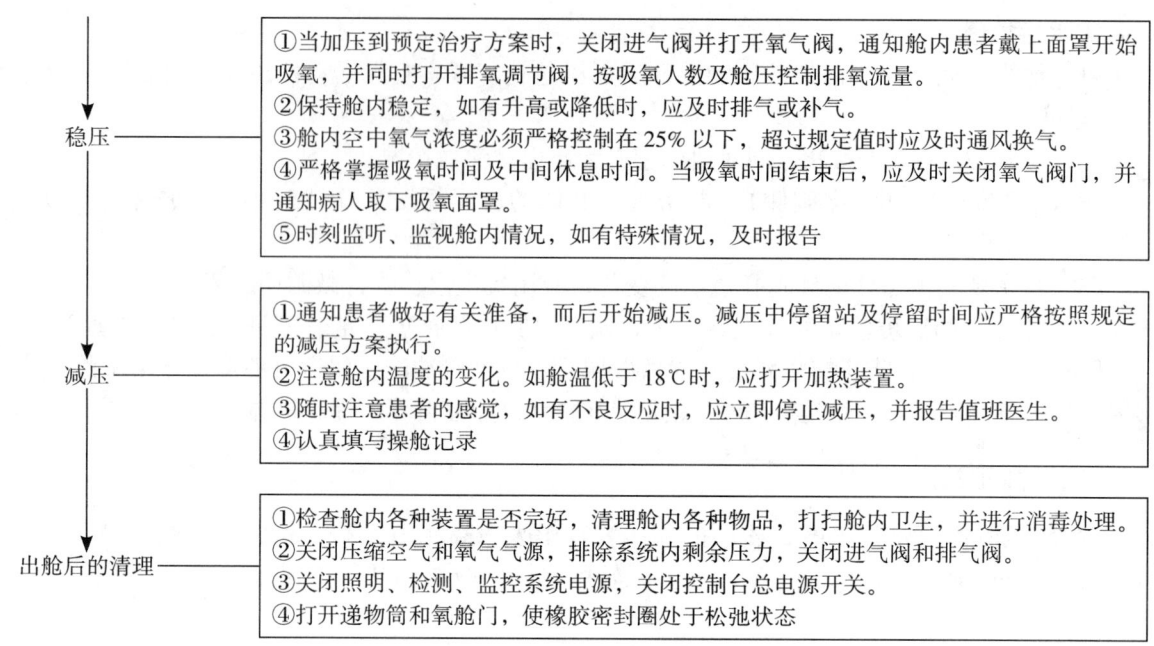

【操作后护理】 若患者出现并发症如氧中毒、肺气压伤、减压病，昏迷患者脑水肿加重、肺水肿，要留院观察病情变化。

（金立军　谢亮球）

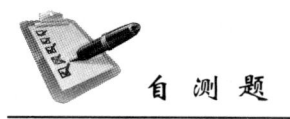

一、名词解释

1．意识障碍　　2．瘫痪　　3．三偏综合征　　4．短暂性脑缺血发作
5．癫痫持续状态　　6．帕金森病

二、填空题

1．意识障碍按其程度可表现为_____、_____和_____。

2．语言障碍可分为_____和_____。

3．面神经麻痹时闭眼眼球向_____方转动，显露白色_____，称为_____。

4．急性脊髓炎患者脊髓休克期肌张力_____，腱反射_____，病理反射_____。

5．脑部血液供应主要为_____和_____两大类。

6．脑血管疾病临床有两大类型，_____、_____称出血性脑血管疾病；_____、_____、_____称缺血性脑血管疾病。

7．大多数脑出血部位发生在_____。

8．蛛网膜下腔出血最常见的病因是_____，其患者急性期应绝对卧床_____周。

9．重症肌无力有两个发病高峰期：一是_____岁，女性多于男性，另一个是_____岁，男性多于女性。

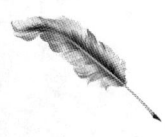

三、选择题

【A_1型题】

1. 末梢型感觉障碍的特点是
   A．有三偏征
   B．节段性带状分布
   C．呈手套、袜套样分布
   D．引起病变对侧肢体痛温觉障碍
   E．有排便功能障碍

2. 一侧肢体偏瘫、偏身感觉障碍，双眼同向偏盲，提示病变在
   A．脑皮质
   B．内囊
   C．脑干
   D．小脑
   E．脑室

3. 吉兰-巴雷综合征患者脑脊液特点是
   A．细胞数升高
   B．蛋白量降低
   C．压力升高
   D．蛋白细胞分离
   E．白细胞增高

4. 脑出血的患者最主要的死亡原因是
   A．消化道大出血
   B．压疮感染
   C．坠积性肺炎
   D．脑疝
   E．呼吸衰竭

5. 降低颅内压的首选药物是
   A．50%葡萄糖
   B．20%甘露醇
   C．50%甘露醇
   D．呋塞米
   E．氢氯噻嗪

6. 脑血栓形成患者超早期溶栓治疗时间窗为
   A．6h
   B．8h
   C．10h
   D．12h
   E．24h

7. 脑血管病患者不宜进食
   A．豆制品
   B．洋葱
   C．水果
   D．动物内脏
   E．瘦肉

8. 下列有关癫痫患者的健康教育哪项欠妥
   A．注意劳逸结合
   B．保持情绪稳定
   C．按医嘱服药
   D．进行适当的锻炼如游泳
   E．避免睡眠不足

9. 治疗癫痫持续状态首选
   A．静脉注射地西泮
   B．静脉注射氯丙嗪
   C．肌内注射苯巴比妥钠
   D．静脉注射苯巴比妥钠
   E．肌内注射苯妥英钠

10. 腰椎穿刺术一般选择的部位是
    A．腰1～2椎间隙
    B．腰3～4椎间隙
    C．胸6～7椎间隙
    D．胸9～10椎间隙
    E．胸8～9椎间隙

11. 昏迷病人的护理，错误的是
    A．绝对卧床，平卧位
    B．垫低枕，使颈部稍前屈
    C．鼻饲富含营养的流质
    D．每日清洁口腔两次
    E．每2小时翻身一次

12. 癫痫大发作时最重要的护理是
    A．避免外伤
    B．保持呼吸道通畅
    C．不可强力按压肢体
    D．禁用口表测试体温
    E．严密观察意识和瞳孔的变化

13. 吉兰-巴雷综合征危及生命的原因是
    A．吞咽困难
    B．面神经麻痹
    C．呼吸肌麻痹
    D．高热
    E．尿毒症

14. 关于吉兰-巴雷综合征的护理措施错误的是
    A．指导患者每晚睡前用温水泡脚

B. 给予高热量、高维生素、易消化软食
C. 康复期指导病人进行肢体的主动、被动运动
D. 鼓励患者多食富含B族维生素的饮食
E. 急性期应加强功能锻炼，鼓励患者多行走

15. 帕金森病的典型临床表现不包括
    A. 静止性震颤
    B. 肌强直
    C. 运动迟缓
    D. 姿势步态异常
    E. 瘫痪

【A₂型题】

16. 患者，男性，45岁，不能唤醒，呼吸不规则，血压70/40 mmHg，排便失禁，两侧瞳孔散大，角膜反射消失，对针刺无反应，其意识状态是
    A. 嗜睡
    B. 意识模糊
    C. 浅昏迷
    D. 昏睡
    E. 深昏迷

17. 患者，男性，70岁。有脑出血病史。检查：肢体能在床上移动，但不能对抗地心引力，不能抬起。该患者肌力为
    A. 1级
    B. 2级
    C. 3级
    D. 4级
    E. 5级

18. 患者，男性，36岁，7天前曾患上呼吸道感染，进行性四肢无力3天。体检：神清，颈软，四肢肌张力低，四肢肌力1级，腱反射减弱；双侧肘膝以下痛觉减退。哪项辅助检查有助于本病的诊断
    A. 新斯的明试验
    B. 腰穿脑脊液检查
    C. 血CPK、LDH
    D. 头颅CT
    E. 心电图和血钾

19. 患者，女性，39岁。既往有风湿性心脏病病史十年余。夜间睡眠中突然口角歪斜，口齿不清，左上肢无力2天入院。考虑医疗诊断为
    A. 脑出血
    B. 脑血栓形成
    C. 蛛网膜下腔出血
    D. 脑栓塞
    E. TIA

20. 患者，男性，25岁，突发剧烈头痛，伴频繁呕吐，继之神志不清。检查：体温36.8℃，颈抵抗，心、肺无异常，肢体无瘫痪，应考虑为
    A. 脑出血
    B. 脑血栓形成
    C. 脑肿瘤
    D. 蛛网膜下腔出血
    E. 脑栓塞

21. 患者，男性，56岁。有糖尿病病史5年。早晨起床时发现眼震、共济失调、吞咽困难、交叉性瘫痪。应考虑为
    A. 颈内动脉系统血管闭塞
    B. 椎-基底动脉系统血管闭塞
    C. 脑干出血
    D. 蛛网膜下腔出血
    E. 内囊出血

22. 患者，女性，58岁。有高血压病史15年，在做家务活动时突发头晕，随即倒地，意识丧失，呈鼾声呼吸，急送医院检查，患者呈昏迷状态，左侧肢体偏瘫，CT见高密度影。最可能的诊断是
    A. 脑血栓形成
    B. 脑出血
    C. 脑梗死
    D. 短暂性脑缺血发作
    E. 脑挫伤

23. 患者，男性，70岁。因右侧肢体活动障碍4h入院，MRI提示脑梗死。下列关于脑梗死的叙述正确的是
    A. 常在运动或情绪激动时发病
    B. 头部使用冰袋冷敷

C. 急性期抬高床头

D. 发病 6h 内可做溶栓治疗

E. 发病 1 个月后开始进行康复训练

24. 某急性脑出血患者，头痛、恶心、喷射性呕吐、呼吸快而不规则、血压明显增高、意识障碍。哪项护理措施对该患者不适用

   A. 绝对安静卧床 4 周以上

   B. 每 2 小时翻身一次，预防压疮

   C. 及时清除口腔分泌物和呕吐物

   D. 头部略抬高，稍向后仰

   E. 若 48h 后病情稳定，可进食流质

25. 儿童，5 岁，吃饭时常把饭碗打破，屡受家长斥责，一次吃饭时，其母发觉小孩眼睛发直，随即饭碗坠地，数秒钟后正常，最有可能的诊断是

   A. 癫痫小发作

   B. 晕厥

   C. 癔病

   D. 精神病

   E. 精神运动性发作癫病

26. 某脑出血病人，处于熟睡状态，压迫眶上神经可勉强使其转醒，醒时答话模糊，答非所问，很快又入睡，该病例的意识状态为

   A. 嗜睡

   B. 意识模糊

   C. 昏睡

   D. 浅昏迷

   E. 深昏迷

27. 患者，女性，60 岁。突然出现剧烈头痛，伴有喷射性呕吐，很快出现意识模糊，且脑膜刺激征阳性，此患者可能的诊断是

   A. 脑出血

   B. 脑栓塞

   C. 蛛网膜下腔出血

   D. 脑血栓形成

   E. 脑梗死

28. 患者，男性，66 岁。有高血压病史 8 年。今起口齿不清，口角歪斜，左侧肢体活动障碍 3 天。目前最合适的检查是

   A. 脑血管造影

   B. 脑电图

   C. 超声波

   D. 头部 CT

   E. 腰穿脑脊液检查

29. 患者，男性，65 岁。有心房颤动病史，清晨起床自行上厕所时摔倒，家人发现其口角歪斜，自述左侧上、下肢麻木。送医院检查：神志清楚，左侧偏瘫，CT 检查见低密度影。最可能的诊断是

   A. 脑出血

   B. 脑挫伤

   C. 脑震荡

   D. 蛛网膜下腔出血

   E. 脑梗死

30. 患者，男性，70 岁，因突然昏迷 1h 入院。体检：左侧鼻唇沟变浅，左上下肢瘫痪，错误的护理是

   A. 暂禁食

   B. 去枕平卧

   C. 吸氧

   D. 留置导尿管

   E. 控制入液量

31. 患者，男性，48 岁。脑出血，入院第 2 天发生颅内压增高，遵医嘱静脉滴注 20% 甘露醇 250ml 时应注意

   A. 慢

   B. 极慢

   C. 一般速度

   D. 快速滴注

   E. 按血压高低调节滴注速度

32. 患者，男性，50 岁，高血压 18 年，上班中出现头晕、头痛，血压 180/100mmHg，同事将其送入医院治疗，不久症状好转，诊断短暂性脑缺血发作，这种发作最常见的病因是

   A. 情绪激动

   B. 高血压

   C. 吸烟

   D. 饮酒

   E. 动脉粥样硬化

33. 患者，女性，67 岁，脑动脉硬化 5 年，

因与家人发生矛盾，突然出现眩晕、枕后痛，呕吐，伴共济失调和眼球震颤，很快出现意识模糊，CT 显示高密度影，根据临床特点，判断出血部位

A．脑干
B．小脑
C．脑桥
D．内囊
E．蛛网膜下腔

34．患者，男性，80 岁，脑出血入院，出现意识模糊，频繁呕吐。右侧瞳孔大，血压 208/120mmHg，左侧偏瘫，应禁止使用的护理措施为

A．绝对卧床休息，头偏向一侧
B．应用脱水剂，降颅压治疗
C．遵医嘱降血压
D．置瘫痪肢体功能位
E．协助生活护理，采用灌肠保持排便通畅

35．某男青年，癫痫全身性强直阵挛发作已 3 年，药物治疗已一年，近年来未见发作，下列健康教育内容中错误的是

A．生活有规律，避免睡眠不足
B．饮食宜清淡，戒除烟酒
C．尽量减少体力及脑力劳动
D．不参加带有危险性的工作和活动
E．用药剂量须稳定，发热时可暂时酌加

36．患儿，9 岁，午餐时突发神志丧失，手中持碗跌落，碗打碎后即醒。脑电图示 3 次 / 秒棘慢波规律性和对称性发放。最可能的诊断是

A．复杂部分发作
B．部分性发作
C．杰克逊（Jackson）癫痫
D．失神发作
E．不能分类的癫痫发作

37．女性，32 岁，突然尖叫一声，随之跌倒于地，两眼上翻，牙关紧闭，口吐泡沫，四肢不断抽搐，不省人事。以下除哪项外均为重要护理

A．防止外伤
B．四肢抽搐切勿强压
C．解松衣领及裤带
D．及早侧卧
E．用舌钳夹住舌头以防舌根后坠

38．患者，女性，63 岁。10 年来阵发性右侧面部剧烈疼痛，每次持续 10～20s，每日发作数十次，常因说话、进食、刷牙而诱发，不敢洗脸、说话或吃饭。患者最主要的护理诊断是

A．焦虑
B．沟通障碍
C．疼痛
D．吞咽困难
E．生活自理缺陷

39．患者，女性，45 岁，反复发作性右侧面部电击样疼痛半年，每次发作的时间为 30s 至 1min，疼痛难以忍受，发作间歇期完全正常，请问患者治疗首选的药物是

A．卡马西平
B．苯妥英钠
C．地西泮
D．维生素 B_{12}
E．苯巴比妥

40．患者，男，68 岁，双手抖动伴动作缓慢 8 年，诊断为帕金森病，需服用多巴丝肼治疗。护理评估：患者慌张步态，双手静止性震颤，面部表情呆板，呈面具脸，可进食。该患者目前不宜进食高蛋白饮食的原因是

A．不易消化
B．可能加重震颤
C．可能出现肌强直
D．可降低多巴丝肼的疗效
E．可引起药物不良反应

【A_3/A_4 型题】

（41～42 题共用题干）

患者，男性，20 岁，有癫痫史，昨因睡眠不足，出现疲乏、麻木感，半小时前突然尖叫倒地，全身肌肉强直收缩，牙关紧闭、青紫，瞳孔散大，对光反应消失

41．该患者用药护理不妥的是

A．坚持长期、规律用药
B．有选择、联合用药

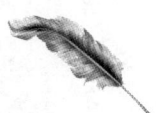

C．饭后服用以减少胃肠道刺激
D．注意观察副反应
E．切勿自行停药和减量

42．该患者健康指导错误的是
A．生活规律，劳逸结合
B．饮食易消化富营养
C．勿参加带有凶险活动如登高、游泳
D．减少外出防止意外
E．随身携带简要病情诊疗卡

（43～45题共用题干）

患者，男性，55岁。有高血压病史20余年，患者有糖尿病病史10余年，有长期吸烟史。因情绪激动出现昏睡，呼之不醒，即送医院急诊。体检：患者意识不清，瞳孔缩小，双眼凝视一侧，右侧肢体偏瘫，血压165/95mmHg。呼吸26次/分，心率108次/分，初步诊断为脑出血

43．若要确定诊断，最有价值的检查是
A．脑血管造影
B．脑部同位素扫描
C．头颅CT或MRI检查
D．头颅X线检查
E．头颅超声波检查

44．在治疗患者的过程中，首要的措施是
A．控制脑水肿，降低颅内压
B．应用止血药，阻止脑内继续出血
C．补充营养
D．降低血压
E．用中药治疗

45．通过积极治疗，患者病情稳定，但其右侧上、下肢瘫痪，护士在制订护理计划时不正确的是
A．为防止再次发生脑出血，不可更换体位
B．患侧手臂维持外展位
C．可用软枕等方法将患肢各关节放置于功能位
D．每天帮助患者或指导家属帮助患者进行瘫痪肢体各关节的被动运动
E．患肢膝下放置小软枕，并将毛巾卷放在髋关节外侧

（46～47题共用题干）

患者，女性，48岁，晚餐后洗衣时突然出现剧烈头痛，恶心、喷射状呕吐，随后意识模糊，被家人送入医院，急行CT检查，图像上呈高密度影，脑膜刺激征阳性，无肢体瘫痪，既往体健

46．该病的诊断是
A．脑出血
B．脑血栓
C．脑梗死
D．蛛网膜下腔出血
E．短暂性脑缺血发作

47．本病最常见的病因为
A．先天性脑动脉瘤
B．高血压
C．血小板减少
D．凝血机制障碍
E．身体健康

（48～51题共用题干）

患者，男性，63岁。晨起时发现言语不清，右侧肢体不能活动，既往无类似病史。发病后5h，体检发现神志清楚，血压120/80mmHg，失语，右中枢性面瘫、舌瘫，右上下肢肌力2级，右半身痛觉减退，颅部CT检查未见异常

48．病变的部位可能是
A．左侧大脑前动脉
B．右侧大脑前动脉
C．左侧大脑中动脉
D．右侧大脑中动脉
E．椎-基底动脉

49．病变的性质是
A．脑出血
B．脑栓塞
C．脑肿瘤
D．脑血栓形成
E．蛛网膜下腔出血

50．应选择治疗方法是
A．调整血压
B．溶栓治疗
C．应用止血剂
D．手术治疗

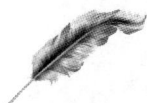

E. 脑保护剂

51. 早期应用尿激酶的目的是
   A. 降低血压
   B. 降低颅内压
   C. 止血
   D. 血管再通
   E. 保护脑细胞

（52～53题共用题干）

患者，男性，26岁。突然出现意识丧失，全身抽搐，眼球上翻，瞳孔散大，牙关紧闭，排尿、排便失禁，持续约3min，清醒后对抽搐全无记忆

52. 根据临床征象，该患者可能为
   A. 癔症
   B. 精神分裂症
   C. 癫痫
   D. 脑血管意外
   E. 吉兰-巴雷综合征

53. 对该患者急性发作时的急救处理首先是
   A. 遵医嘱快速给药，控制发作
   B. 保持呼吸道通畅，防止窒息
   C. 急诊做CT、脑电图检查，寻找原因
   D. 注意保暖，避免受凉
   E. 移走身边危险物体，防止受伤

（54～55题共用题干）

患儿，10岁，看书时突发神志丧失，手中书本失落，书本掉落在地上即醒。脑电图示3次/s棘慢波规律性和对称性发放

54. 最可能的诊断是
   A. 复杂部分发作
   B. 部分性发作
   C. 杰克逊（Jackson）癫痫
   D. 失神发作
   E. 不能分类的癫痫发作

55. 引起该病最可能的病因
   A. 高热惊厥
   B. 先心病
   C. 智力障碍
   D. 营养不良
   E. 脑出血

（56～60题共用题干）

患者，男性，52岁，诊断为脑出血，于22:00入院。凌晨4:00，患者出现烦躁，时有抽搐，意识障碍。T37.5℃，P110次/min，R12次/min，不规则，BP120/86mmHg，双侧瞳孔不等大，光反射尚灵敏

56. 目前可能出现了什么情况
   A. 心律失常
   B. 呼吸衰竭
   C. 癫痫大发作
   D. 脑疝
   E. 脱水剂不良反应

57. 哪项不是判断的依据
   A. 右侧肢体活动不灵
   B. 烦躁、抽搐
   C. 呼吸不规则
   D. 双侧瞳孔不等大
   E. 意识障碍

58. 最关键的处理要点是
   A. 迅速降低颅内压力
   B. 迅速控制血压
   C. 避免打喷嚏、躁动、用力排便等引起颅内压升高的因素
   D. 立即应用脑细胞保护剂
   E. 立即应用止血药物

59. 目前下述哪项护理措施对患者不适合
   A. 绝对安静卧床4周以上
   B. 每2h翻身1次，预防压疮
   C. 及时清除口腔分泌物和呕吐物
   D. 头部略抬高，稍偏向一侧
   E. 若48h后病情稳定，可进流食

60. 经过治疗，患者病情平稳，准备出院。为了促进患者右侧肢体的功能恢复，护士不会交代下属哪项
   A. 积极治疗高血压
   B. 尽量卧床休息
   C. 坚持康复功能锻炼
   D. 加强患肢被动运动
   E. 保持患肢功能位

（61～62题共用题干）

患者，男性，56岁。高血压病。旅游登山中突然左侧肢体麻木、乏力。急送医院，摄头

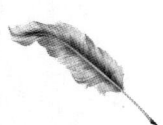

颅CT片示右侧基底核区高密度区病灶。

61．最可能的诊断是
 A．脑出血
 B．脑血栓形成
 C．蛛网膜下腔出血
 D．脑栓塞
 E．短暂性脑缺血发作

62．最可能的病因
 A．高血压
 B．脑动脉瘤
 C．血管畸形
 D．颅内感染
 E．高脂血症

（63~65题共用题干）

患者，女性，66岁。在家宴请客人时突然跌倒在地，当时意识清醒，自己从地上爬起，后因左侧肢体无力再次跌倒，并出现排便失禁。急诊初步诊断为脑血管意外，收入神经内科住院治疗

63．医嘱给予该患者20%甘露醇溶液快速静脉滴注，其目的是
 A．镇静
 B．降低颅内压
 C．预防上消化道出血
 D．止血
 E．降血压

64．最优先考虑的辅助检查项目是
 A．CT
 B．脑脊液检查
 C．血脂
 D．脑电图
 E．脑血管造影

65．经检查，该患者被诊断为右侧基底核区出血。最有可能的病因
 A．高血压
 B．糖尿病
 C．脑血管畸形
 D．脑动脉瘤
 E．青光眼

四、简答题

1．比较上、下运动神经元瘫痪的特点。
2．简述对脑血管疾病患者的康复护理。
3．简述对癫痫患者须进行哪些健康指导。

（金立军　李群芳）

中英文专业词汇索引

B

白血病 leukemia 306

C

肠结核 intestinal tuberculosis 190
出血 hemorrhage 278
传染性非典型肺炎 infectious atypical pneumonia 39
单纯性甲状腺肿 simple goiter 335

D

癫痫 epilepsy 424
短暂脑缺血发作 transient ischemic attacks，TIA 409
多发性神经病 polyneuropathy 402

E

恶心 nausea 169
二尖瓣关闭不全 mitral incompetence 135
二尖瓣狭窄 mitral stenosis 133

F

房室传导阻滞 atrioventricular block，AVB 110
房室结折返性心动过速 atrioventricular nodal reentrant tachycardia，AVNRT 105
非典型性肺炎 atypical pneumonias 39
非甾体抗炎药 non-steroidal inflammatory drug，NSAID 176
肥厚型心肌病 hypertrophic cardiomyopathy，HCM 143
肺结核 pulmonary tuberculosis 47
肺脓肿 lung abscess 45
肺性脑病 pulmonary encephalopathy 65
肺炎 pneumonia 39
肺炎链球菌肺炎 streptococcus pneumonia 40
肺源性呼吸困难 pulmonary dyspnea 6
风湿性疾病 rheumatic diseases 373
腹腔穿刺术 abdominal paracentesis 225
腹痛 abdominal pain 171
腹泻 diarrhea 172

G

肝穿刺活组织检查术 liver biopsy 227
肝肾综合征 hepatorenal syndrome 201
肝性昏迷 hepatic coma 211
肝性脑病 hepatic encephalopathy，HE 211
肝硬化 cirrhosis of liver 198
感觉障碍 disorders of sensation 395
感染性心内膜炎 infective endocarditis，IE 139
高渗性非酮症糖尿病昏迷 hyperosmolar nonketotic diabetic coma 349
骨髓穿刺术 bone marrow puncture 321
冠状病毒 corona virus 39
冠状动脉造影术 coronary arteriography，CAG 158
冠状动脉粥样硬化性心脏病 coronary atherosclerotic heart disease 122
过敏性紫癜 allergic purpura 299

H

呼吸衰竭 respiratory failure 63

J

吉兰-巴雷综合征 Guillain-Barré syndrome，GBS 403
急性白血病 acute leukemia，AL 306，307
急性肺损伤 acute lung injury，ALI 70
急性冠状动脉综合征 acute coronary syndrome，ACS 123
急性呼吸道感染 acute respiratory tract infection 12
急性呼吸窘迫综合征 acute respiratory distress syndrome，ARDS 70
急性脊髓炎 acute myelitis 406
急性糜烂出血性胃炎 acute erosive and hemorrhagic gastritis 176
急性气管-支气管炎 acute trachea bronchitis 12
急性上呼吸道感染 acute upper respiratory tract infection 12
急性肾衰竭 acute renal failure，ARF 261
急性肾小球肾炎 acute glomerulonephritis，AGN 248
急性胃炎 acute gastritis 175
急性心包炎 acute pericarditis 149

急性心力衰竭 acute heart failure, AHF 97
急性炎性脱髓鞘多神经病 acute inflammatory demyelinating polyneuropathy, AIDP 403
急性胰腺炎 acute pancreatitis, AP 216
脊髓压迫症 compressive myelopathy 407
甲亢性周期性瘫痪 thyrotoxic periodic paralysis, TPP 338
甲状腺功能亢进症 hyperthyroidism 337
甲状腺生长免疫球蛋白 thyroid growth immunoglobulins, TGI 336
经皮冠状动脉介入 percutaneous coronary intervention, PCI 159
经皮冠状动脉内支架置入术 percutaneous intracoronary stent implantation 159
经皮腔内冠状动脉成形术 percutaneous transluminal coronary angioplasty, PTCA 159
巨幼细胞贫血 megaloblastic anemia 288

K

咳嗽 cough 4
咳痰 expectoration 4
咯血 hemoptysis 8
溃疡性结肠炎 ulcerative colitis 195
扩张型心肌病 dilated cardiomyopathy, DCM 142

L

类风湿关节炎 rheumatoid arthritis, RA 382
链激酶 streptokinase, SK 129
淋巴瘤 lymphoma 315

M

慢性白血病 chronic leukemia, CL 306
慢性肺源性心脏病 chronic pulmonary heart disease 34
慢性冠脉病 chronic coronary artery disease, CAD 123
慢性肾衰竭 chronic renal failure, CRF 264
慢性肾小球肾炎 chronic glomerulonephritis, CGN 250
慢性胃炎 chronic gastritis 176
慢性心力衰竭 chronic heart failure, CHF 91
慢性支气管炎 chronic bronchitis 27
门体分流性脑病 porto-system encephalopathy, PSE 211
弥散性血管内凝血 disseminated intravascular coagulation, DIC 303
面神经炎 facial neuritis 401

N

脑出血 intracerebral hemorrhage, ICH 415
脑梗死 cerebral infraction, CI 412
脑血管疾病 cerebral vascular diseases, CVD 409
脑卒中 stroke 409
尿激酶 urokinase, UK 129
尿路刺激征 urinary irritation symptoms 244
尿路感染 urinary tract infection, UTI 256
尿异常 abnormal urine 243

O

呕吐 vomiting 169

P

帕金森病 Parkinson disease, PD 421
贫血 anemia 278
普遍食盐碘化 universal salt iodization, USI 336

Q

强直性脊柱炎 ankylosing spondylitis, AS 386
轻微肝性脑病 minimal hepatic encephalopathy, HE 211
轻症急性胰腺炎 mild acute pancreatitis, MAP 216
缺铁性贫血 iron deficiency anemia 285

S

三叉神经痛 trigeminal neuralgia 400
上消化道大出血 upper gastrointestinal massive hemorrhage 222
社区获得性肺炎 community acquired pneumonia, CAP 39
射频消融术 radio frequency catheter ablation, RFCA 157
肾病综合征 nephrotic syndrome, NS 252
肾区疼痛 renal area pain 245
肾衰竭 renal failure 261
肾性高血压 renal hypertension 242
肾性水肿 renal edema 240
十二指肠溃疡 duodenal ulcer, DU 180
室性心动过速 ventricular tachycardia 106
双气囊三腔管压迫止血术 hemostasis via using triple channel double balloon catheter 231
缩窄性心包炎 constrictive pericarditis 150

T

瘫痪 paralysis 397
糖尿病 diabetes mellitus, DM 347
糖尿病酮症酸中毒 diabetic ketoacidosis, DKA 349
特发性血小板减少性紫癜 idiopathic thrombocytopenic purpura, ITP 296
特异性自身免疫性甲状腺病 autoimmune thyroid disease, AITD 337

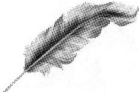

W

胃癌　gastric carcinoma　186
胃溃疡　gastric ulcer，GU　180
胃炎　gastritis　175

X

纤维结肠镜　colonofiberscope　229
腺垂体功能减退症　Simmonds-Sheehan syndrome　332
消化性溃疡　peptic ulcer，PU　180
心导管检查术　cardiac catheterization　155
心房颤动　atrial fibrillation　108
心房扑动　atrial flutter　107
心肌梗死　myocardial infarction，MI　126
心悸　palpitation　89
心绞痛　angina pectoris　123
心力衰竭　heart failure　91
心律失常　cardiac arrhythmia　99
心室颤动　ventricular fibrillation　109
心室扑动　ventricular flutter　109
心源性呼吸困难　cardiac dyspnea　85
心源性水肿　cardiac edema　87
心源性晕厥　cardiac syncope　88
心脏瓣膜病　valvular heart disease　133
心脏再同步化治疗　cardiac resynchronization therapy，CRT　95
胸痛　chest pain　10
血友病　hemophilia　300

Y

医院获得性肺炎　hospital acquired pneumonia，HAP　39
胰岛素　insulin　352
意识障碍　disorders of consciousness　391
语言障碍　language disorders　393
预激综合征　preexcitation syndrome　110
原发性肝癌　primary carcinoma of the liver　205
原发性高血压　primary hypertension　115
原发性支气管肺癌　primary bronchogenic carcinoma　54
运动障碍　movement disorders　397

Z

再生障碍性贫血　aplastic anemia，AA　290
造血干细胞移植　hemopoietic stem cells transplantation，HSCT　319
阵发性心动过速　paroxysmal tachycardia　105
支气管扩张症　bronchiectasis　23
支气管哮喘　bronchial asthma　16
重症肌无力　myasthenia gravis，MG　429
重症急性胰腺炎　severe acute pancreatitis，SAP　216
周围神经疾病　peripheral nerve diseases　400
蛛网膜下腔出血　subarachnoid hemorrhage，SAH　418
主动脉瓣关闭不全　aortic incompetence　136
主动脉瓣狭窄　aortic stenosis　135
自发性气胸　spontaneous pneumothorax　59
自我监测血糖　self-monitoring of blood glucose，SMBG　351

主要参考文献

1. 葛均波，徐永健．内科学．8版．人民卫生出版社，2013．
2. 尤黎明，吴瑛．内科护理学．5版．人民卫生出版社，2012．
3. 王吉耀．内科学．2版．人民卫生出版社，2010．
4. 王吉耀．内科学．2版．人民卫生出版社，2010．
5. 全国护士执业资格考试用书编写专家委员会．2015全国护士执业资格考试指导．人民卫生出版社，2014．
6. 贾建平，陈生弟．神经病学．7版．人民卫生出版社，2013．
7. 李丹，冯丽华．内科护理学．3版．人民卫生出版社，2014．
8. 李丹，张琳．内科护理学．2版．高等教育出版社，2014．
9. 何平先．内科护理学．第四军医大学出版社，2012．
10. 张小来等．内科护理学案例．科学出版社，2014．
11. 郑丽忠等．内科护理学．北京大学医学出版社，2011．
12. 孟共林．内科护理学．世界图书出版公司，2011．
13. 葛均波．现代心脏病学．上海：复旦大学出版社，2011．
14. 陈灏珠，林果为，王吉耀．实用内科学．14版．人民卫生出版社，2013．
15. 刘成玉，健康评估．3版．人民卫生出版社，2014．
16. 金中杰，林梅英．内科护理学．2版．人民卫生出版社，2012．
17. 林三仁．消化内科学高级教程．人民军医出版社，2014．
18. 中华医学会心血管病学分会．中国心力衰竭诊断和治疗指南2014．中华心血管病杂志，2014，42（2）：98-100．
19. 《中国高血压基层管理指南》修订委员会．中国高血压基层管理指南（2014年修订版）．中华健康管理学杂志，2015，9（1）：10-12．
20. 中国血压测量工作组．中国血压测量指南．中华高血压杂志，2011，10（12）：1101-1103．
21. 中华医学会消化病学分会胰腺疾病学组．中国急性胰腺炎诊治指南（2013年，上海）．中华消化杂志，2013，3（4）：17-19．
22. Vahanian A，Alfieri O，Andreotti F，et al. Guidelines on the management of valvular heart disease（version 2012）．Eur heart J，2012，33：2451-2496．

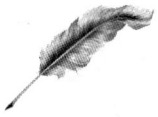